기능 위주의 **신경계재활**

Functional Neurorehabilitation THROUGH THE LIFE SPAN

JN414965

기능 위주의

신경계재활

Functional Neurorehabilitation

THROUGH THE LIFE SPAN

Dolores B. Bertoti MS, PT
Associate Professor and Dean
Alvernia College
Reading, PA
Pediatric Clinical Specialist,
Certified by the American Board
of Physical Therapy Specialists, 1993-2003

영 문 출 판 사

■ 옮긴이 (가나다순)

권미지 광주보건대학 물리치료과 교수
김경미 인제대학교 작업치료학과 교수
김동현 서라벌대학 작업치료과 교수
김미현 인제대학교 물리치료학과 교수
김석범 제주한라대학 작업치료과 교수
김영근 대구보건대학 작업치료과 교수
김종만 서남대학교 물리치료학과 교수
김주상 삼성서울병원 재활의학과 물리치료실
김태윤 원광보건대학 물리치료과 교수
송주영 울산과학대학 물리치료과 교수
엄기매 여주대학 물리치료과 교수
오명화 동신대학교 작업치료학과 교수
우영근 안동과학대학 물리치료과 교수
이건철 경남정보대학 물리치료과 교수
이문규 광주씨티재활병원 치료과장
이향숙 대전보건대학 작업치료과 교수
주 민 안동과학대학 물리치료과 교수
채정병 마산대학 물리치료과 교수
황수진 연세대학교 보건과학연구소 상임연구원
황현숙 제주한라대학 물리치료과 교수

Functional Neurorehabilitation THROUGH THE LIFE SPAN

by DOLORES B. BERTOTI

The Original English language work has been published by:
The F.A. Davis Company, Philadelphia, Pennsylvania
Copyright © 2003. All rights reserved.

Translation copyright © 2011 Yeong Mun Publishing Company

기능 위주의 신경계재활

2011년 2월 7일 초판인쇄
2011년 2월 15일 초판발행

지은이 : Dolores B. Bertoti
옮긴이 : 김 경 미 외
발행인 : 박 병 조
발행처 : 도서출판 영문출판사
등 록 : 1987년 12월 21일 제2-419호
주 소 : 서울시 강남구 삼성동 69-1
전 화 : (02) 514-5590, 776-5590
팩 스 : (02) 756-8943
E-mail : yeongmunsa@empal.com
정 가 : 30,000원
ISBN 978-89-7224-241-3 93510

※ 파본은 교환해 드립니다.

헌정사

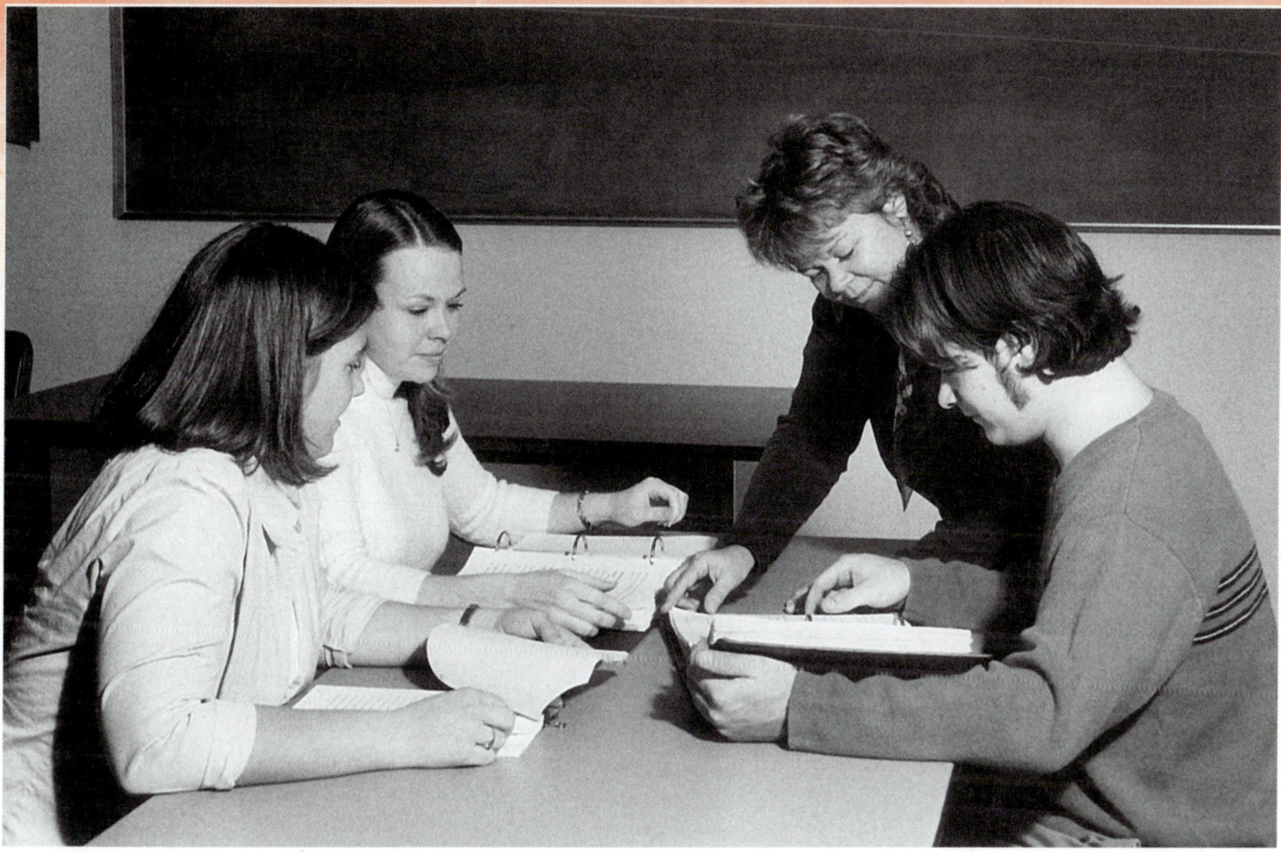

이 책은 나의 신뢰, 각각의 절대적인 사랑과 용기와 함께 나를 축복해 준 모든 환자와 그들의 가족들에게 경의를 표하며 쓰여 졌다. 이 책은 학문의 지속적인 수행, 끊임없는 연구, 세밀한 관찰과 깊은 이해력으로 그들의 학구열에 가득찬 날들을 보내는 것을 대견해하며 모든 학생, 미래의 임상의들에게 바친다.

서 문

이 책은 28년의 임상적 실행, 임상적 연구, 책, 기록과 가르침으로 완성되었다. 나는 나의 일을 내 인생의 가장 큰 축복중 하나라고 생각한다. 나는 젊은 자원봉사자로서의 첫 번째 임상적 경험동안, 그리고 학생, 치료사, 선생님이 된 지금까지 해 온 것을 사랑한다. 내가 좋아하는 것을 매일 할 수 있는 것을 안다는 것은 참으로 행운이다!

이 책은 과거 10년에 대한 나의 머릿속에 있었다. 물리치료 교수와 물리치료와 작업치료 프로그램의 전문교육자를 포함한 위원회에서 보증된 임상적 전문가로, 매일 나는 임상적 실제와 교수의 지식 기초의 발전 사이에서 존재해야하는 공동관계를 생각한다. 폭 넓은 임상적 실제와 과학 증진의 진행은 환자/고객에서 이득이 되기 위해 가장 좋고 가장 현재의 통찰력을 가져오기 위한 시도는 헌신적인 전문가를 위해 촉매작용으로 같다. 실제로, 재활분야에 대한 가장 흥분되는 특징은 분야의 특징을 발달시키는 동적인 것이다. 기초 과학의 증진에서의 지식으로 그것은 이러한 환자 관리에 있어 새로운 신경과학지식을 적용하는 실행자가 그들의 전문기술을 발전시킴으로써 치료적 접근의 자연스런 발전이 될 것이다. 동시적으로, 경험을 한 실행자는 더 나아가 임상적 적용의 과학에서 발생하는 실제적 통찰의 전개를 발전시키기 위해 기초 과학자로부터 혁신적인 해답과 새로운 생각을 요구할 것이다. 다른 책과 함께, 이 책에서 지식을 알리고 임상의와 지원한 연구자가 임상적 적용에서 측정 가능한 결과, 유효성, 증거를 위해 노력함으로써 개정의 진행이 필요할 것이다.

이 책의 목적은 기본적인 신경과학의 통합된 접근을 제공하고 신경재활에 적용하며 신경학적 손상의 기능적 함축을 그림으로 그려 실제적 적용과 함께 나타내는 것이다. 환자의 주요 질문에 답하기 위해 시도하는 이 책은 종종 신경학적 이상에 의한 움직임 손상 이후 기능적 제한을 가진 개인을 마주친 물리치료와 작업치료분야에 있는 실행자의 참가수준에 의한다.

> *환자/고객에게 무엇이 일어나는가를 나에게 말할 뿐만 아니라, 더 중요하게, 내가 환자들의 기능향상을 위해 무엇을 할 수 있고, 내가 어디서 시작하고, 개인에게 나의 중재가 정말 의미있는지를 확신하기 위해 내가 어떻게 노력해야 하는지를 알려줄 수 있나?*

이 책은 신경과학의 중요와 움직임의 조절을 나타내고 있으나, 그녀에게 주어진 독특한 환경아래에서 할 수 있는 그 또는 그녀의 최상의 기능을 시도함으로써 효과적이고 효율적으로 이동하기 위한 개인의 능력에 영향을 주는 임상적 딜레마에 일반적으로 식넌한 해답의 제시로서 실제적 적용을 제공하기 위해 시도한다. 이 책은 실기를 나타내고 그래서 독특한 관점과 주의를 끄는 재활 훈련을 나타낸다. 그것은 정말로 전부 새로운 정보가 아니고 오히려 다른 곳에 볼 수 있는 내용들의 복합으로 독특함과 신선함이다. 관찰된 같은 내용을 통한 시각, 교육자와 문제 해결을 경험한 임상의의 시각으로 새로운 것과 기본적인 것이 무엇인가?

숙달된 임상의가 되는 것은 오직 많은 교수의 대단한 지도자로부터 가르침과 통찰력을 얻는 수 있기 때문에 가능하다. 비록 내가 책을 통해 많은 작가의 연구를 참조했을지라도, 이것은 내가 썼다는 것을 피할 수 없고, 깊은 겸손과 함께, 안내와 지식은 많은 전문적인 지도자들로부터 이미 이용 가능하다. 지도자들과 작가들은 우리의 학생과 환자들이 이득을 얻을 수 있는 대단한 연구에 모두 기여하는

Anne Shumway-Cook, Marjorie Woollacott, Susan O'Sullivan, Thomas Schmitz, Catherine Trombly, Janet Carr, Roberta Shepherd, Rona Alexander, Regi Boehme, Barbara Cupps, Lois Bly, Suznne Campbell, Jane Case-Smith, Susan Duff, Susan Miller Porr, Ellen Berger Rainville, Darcy Umphred, Susan Ryerson, Kathryn Levit, Donna Cech, Suzanne "Tink" Martin, Mary Kessler, Laurie Lundy-Ekman, Jane Styer-Acevedo, Ann VanSant, Pamela Duncan, Faye Horak, Joan Valvans, Toby Long, Susan Herdman, Helen Cohen, Jacqueline Perry, Chuck Leonard, Katherine Ratliffe, Carol Oatis, 그리고 Becky Craik을 좋아한다. 나는 확실히 재활전문직에서 이러한 능력 있는 지도자들로부터 상당히 많이 배운다. 나는 이러한 작가와 우리의 전문적인 신체 지식을 만드는 지식 기여의 연구위에 만든다. 이 책을 인용함으로써 나는 이러한 지도자들로부터 인생 중재의 실제적 접근의 통합되어 쓰여 진 많은 정보를 재구성하는 것을 시도했다. 이 책은 임상적으로 의미 있고 환자관리에 적용하기 쉽게 만들어진 "최고의 실기"통찰을 나타내는 것을 시도한다. 이 책은 극단적인 실기의 시도와는 다르고 개인적으로 의미 있는 결과의 기능에 초점이 맞춰져있고 일생을 통한 어떤 단계의 중재를 위해 나타나는 개인의 이해에 접근한다.

물리치료사로, 나는 항상 작업치료전문인 나의 동료의 전문적인 지식을 중요시하고 신뢰한다. 나는 1장의 공동저자로 Occupational Therapy Guide to Practice, Penelope Moyers, Ed.D. OTR/L, FAOTA 작가로 같이 일한 것이 명예롭다. 이 서론 장은 조직적인 공동작업과 전문적인 자치를 위한 존경의 중요한 의도를 나타낸다. 나는 또한 8장과 9장에서 각각 Catherine Emery, MS, OTR/L, BCN 그리고 Dore' Blanchet, MS, OTR/L의 기여가 영광스럽다. 유능한 작업치료사는 Alvernia 대학의 직원 중 한 사람이고, 나는 그들과 협력해서 일하는 것이 기뻤다. Kate (Catherine Emery)는 신경학적 작업치료에서 보증위원이고 Dore' Blanchet는 감각통합 자격증과 함께 소아 작업치료사이다.

이 책은 물리치료와 작업치료를 포함해서 교육자와 임상의의 사용을 위해 의도되어졌다. 비록 두 직업이 상호보안적이라 할지라도, 그것들은 다르고 나누어져 있다. 그러나 고객은 복합적인 요구를 나타낸다. 두 직업의 다양하고 독특한 가치 있는 통찰은 개인, 활동, 환경 사이에 최대로 효과적인 상호작용에 초점을 맞춘 재활팀에서 분리된 역할을 반영한다. 그 때문에 "무능" 보다 "할 수 있는"을 촉진한다. 작업치료와 물리치료 전문가들은 기능 향상의 중요한 목표를 위해 노력하는 그들의 환자/고객을 돕기 위해 서로 협동한다. 각각 훈련의 특징인 다르고 독특한 기술은 하나의 훈련으로는 획득될 수 없는 방법에서의 기능을 완전하게 문제 해결하기 위한 밀접한 연구 관계의 요구를 유지한다. 유사성만큼 차이점이 전문적인 성장을 위한 끊임없는 기회를 창조하는 것은 기쁘다. 마지막으로, 환자는 분명히 조직적인 관계로부터 이득을 얻는다. 나는 이 책을 만들면서 즐거웠고 진정으로 지속적으로 발전하고 정제하는 물리치료와 작업치료에서 자리 잡기를 진심으로 바란다.

역자 서문

사람의 행동을 이해하는 것은 쉽지 않다. 그러나 신경학적 지식을 기반으로 사람의 행동을 이해하려 한다면 그리 어려운 일도 아니다. 뇌과학의 발달과 신경학적 근거들을 통해 사람들이 어떻게 움직이는지, 재활을 통해 어떻게 변화될 수 있는지를 이해할 수 있다.

"기능 위주의 신경계재활"은 출생에서부터 노년에 이르기까지 생의 주기별로 운동기능의 성장과 변화를 볼 수 있도록 제시하였으며, 이를 통해 재활의 변화가능성과 그 과정에서 나타나는 문제들을 예측할 수 있도록 제시한다. 임상에서 일하는 치료사들은 환자들의 문제를 신경학적으로 이해하고 적용할 수 있을 뿐 아니라 임상에서 가질 수 있는 의문들을 해소하는데 도움을 받을 수 있다. 치료사의 길을 가기 위해 배움의 길에 있는 학생들에게는 사람들의 행동과 나타나는 현상을 신경학적으로 이해할 수 있도록 할 것이라 생각된다.

좋은 책을 만나는 것도 쉽지는 않지만, 좋은 책을 잘 번역하는 일은 참으로 어려운 일임을 매번 깨닫는다. 가능한 저자의 생각과 원문을 고려하여 번역하였으나, 마무리 시점에서 되돌아 볼 때 많이 부족하다. 앞으로 이 책을 접하는 분들의 의견과 격려를 기대한다.

책이 출판될 때 까지 함께 번역에 참여한 교수님들과 책 선정부터 출판에 이르기까지 도움을 제공한 영문출판사 사장님께 감사의 말을 전하고 싶다.

2010년 12월

역자 일동

감사의 글

나의 남편 Willy,와 나의 아들 Christopher, 'just write a book'을 위해 몇 년 동안 나에게 용기를 주고, 내가 몇 년 동안 실기, 임상적 연구, 기록과 가르침을 모은 지식과 통찰의 새롭고 야망이 있는 임상가로 설명하기 위해 의욕적이다. 그들은 "just write a book"이 힘든 연구의 한 달이 지나고 한 달이 되어 번역될 때 프로젝트의 모든 부분에서 나에게 용기를 줬다. Christopher, 나의 대학생 아들, 그리고 그의 친구는 많은 교과서와 책의 부분을 읽고 학생들에게 친근한 글을 쓰고 나에게 좋은 생각을 주을 위해 나를 상기시킨다. "The book"은 우리 함께 살고, 가정 생활과 우리 가족 가운데 사랑스러운 위지를 읻는다. 이것은 우리에게 홍미롭다. 나에게 당신의 모든 믿음을 준 당신들에게 감사합니다. 말할 수 없을 정도로 사랑합니다.

가족은 최고의 버팀목이나. 나의 어머니, 아들, 조카, 형제, 남편 모두는 몇 가지 사진으로써 나에게 모델이다. 얼마나 많은 작가가 운 좋게 여기에서 꿈을 이루는 것을 돕기 위해 원래의 예술적 활동을 기꺼이 하는 능력 있는 오빠를 가질 것인가? 나의 오빠, Timothy Brough는 그의 사랑의 선물을 줬고 능력, 현재 무수히 많은 미래의 학생들과 나에게 아름다운, 원래의 삽화를 제공한다. 그는 그림에 무엇이 필요하다는 나의 설명을 들을 수 있고 명확하고 세밀한 독창적인 균형과 함께 정보의 본질을 포착한다. 그는 정말로 놀랍다. 고마워, Tim.

이 책을 위한 예술적 활동과 사진찍기는 가능하다. 어려운 일과 사람을 상당히 사랑하기 때문이다. Reggie Wickham, 세계적인 사진 작가로, Alvernia College에서 왔고 환자나 모델과 함께 일하는 치료사와 보조자를 감각과 재능으로 사진을 찍는다. Alvernia의 직원이나 Easter Seal of Berks County의 스텝으로부터 치료사는 내일의 임상의와 환자와 함께 재능을 나누는 노력으로 그들의 재능을 설명했다. 사진 촬영에 참여한 성인과 아이는 그들의 열정과 개인과 시간의 선물과 함께 우리를 겸손하게 했다. 나는 당신을 알게 된 것에 경의를 표합니다. 이 책을 만드는데 도움을 준 훌륭한 개인과 그들의 가족들에게 경의를 표하고, 이 책의 사례에서의 이름과 자료는 사진의 사람과 일치 하지 않습니다. 오히려 자료는 임상적 경험에 의해 만들어 졌고 사례는 교육적 목적으로 해석되었다. 다시, 나는 이 노력에 도와준 모두에게 감사하다. 그들은 나에게 선물이고 지금 무수히 많은 사람들에게 선물이다.

내가 현재 부교수로 근무중인 Academic Dean인 Alvernia College는 무수히 많은 작고 큰 상황의 내 순간 나의 노력을 지지한다. 보조자는 위원회, 관리자, 직원, 스텝, 학생 다양한 계층이고, 집필의 대부분을 위해 편안함을 주고, 사진 부분을 위해 편리하게 사용하고 과학기술의 지지, 서지학의 지지와 매우 특별한 학생, Stacey Puzaskas의 보조, 모든 것에 기여한다. 대학 관리자는 내가 영원히 감사하게 여길 명백한 도덕적 지지를 주었다. 그들의 나에 대한 자신감과 믿음은 나의 동기과 에너지를 유지시켰다.

전문적 관점에서 F.A Davis Company와 관련된 것은 놀랄 만하다. Margaret Biblis는 의심할 바 없이 대단한 학급의 전문가이다. 그녀는 에너지가 없을 때 마지막 장애물 위에서 힘들어 얼마간의 불확실한 계획 동안 생각의 홍미로운 발생으로부터 전체 프로젝트를 통해서 작가를 움직이게 하는 훌륭한 능력을 가졌다. 마침내, 달성하기 위해 생각을 불러오기 위해 필요한 모든 팀의 노력에 기뻐한다. 최고의 놀라운 선물은 나의 에너지 넘치고 높은 동기와 발전적인 편집자, Peg Waltner와 함께 일하면서 얻은 우정을 통해서 왔다. 그녀의 지식, 조직적인 능력, 정직함과 강인

함은 실제로 겉으로는 끊임없이 몇 달 글을 쓰고 고치는 것을 하는 나에게 빛을 지탱하게 해주었다. 그녀는 몇 달 글을 쓰고 개정하고 이 책을 완성하는 동안 나에게 정직하고 통찰력 있는 지도원이였다. Peg, 당신이 최고야!

마지막으로, 나의 중심에 자리 잡고 모든 축복을 오게 하는 하느님과 내가 마음을 굳혀 어떤 것을 할 수 있게 해준 항상 나를 믿어준 나의 아버님에게 감사하다. 그들은 항상 나와 함께 하신다.

공헌자

Doré Blanchet, MS, OTR/L
Assistant Professor
Alvernia College
Reading, PA

Catherine Emery, MS, OTR/L, BCN
Assistant Professor and Associate Dean
Alvernia College
Reading, PA

Penelope A. Moyers, Ed.D., OTR, FAOTA
Professor and Dean
University of Indianapolis
Indianapolis, IN

작가에 대해

Dolores Brough Bertoti는 물리치료로 BS와 함께 Temle 대학교를 1975년 졸업하고 이후 같은 학교에서 1984년 물리치료의 advanced 석사를 획득했다. 그녀는 Physical Therapy Specialties의 미국 협회로부터 1993년 Pediatric Clinical Specialist로써 자격증을 획득하고, 그 다음에 Specialization Academy of Content Exerts(SACE)의 구성원으로 지명되어 위원회에서 일하고 1997년부터 1999년까지 항목 기록원으로 Pediatric Specialty Council에서 일했다. Dolores는 물리치료사로 28년 지내왔고, 신경재활, 아동 임상적 실행, 전기치료와 임상적 조사부분에서 18개의 출판물을 썼다. 그녀의 출판물은 사례 연구, 임상적 조사, 종설, 가정 연구 과정 그리고 현재 교과서와 안내책을 포함한다. 그녀의 대부분의 최근 출판물을 포함한다: Bertoti, D.B(2002). 임상적 실행: 소아물리치료. R, Scott, Foundations of physical therapy. 뉴욕: McGraw-Hill; Bertoti, D. B(2002). 전기 자극: 현재 임상적 실행의 반사. 조사와 Engineering Society of North America. Assistive Technology, 12, 21-32; Bertoti D. B.(2000). 뇌성마비: 일생동안의 관리. 정형외과 부분의 가정 연구 과정, 소아과 환자를 위한 정형외과 중재. 미국 물리치료 협회; Stanger, m., & Bertoti D. B.(Eds.). (1997). 소아를 위한 전기 자극의 개요. 소아 물리치료 9 (특별한 이슈); 그리고 Bertoti, D. B. et al.(1997). 뇌성마비 아동을 위한 중재 선택으로써 경피적 근육내 전기 자극. 소아물리치료, 9, 123-127. 임상적 연구와 학구적인 집필의 활동으로, Dolores는 다음에 나오는 상의 수상자로 인정되었다: American Physical Therapy Association Jack Walker Award for Excellence in Clinical Research(1989), Nominee American Physical Therapy Association Pediatric Research Award(1991), 그리고 American Business Club National Therapist of th Year(1990).

그녀의 임상적 실행은 다양하게 두드러지고 선구적인 수행으로써 보증된다. 1977년, Dolores는 Easter Seal Society of Berks County의 첫 번째 초기 중재 프로그램을 발견했고 도전과 함께 부모님의 아이들의 위한 교육을 위해 그녀의 참가를 강조했다. 그녀는 Albright College를 통해 주 전체의 훈련 프로그램에 참여했고, 신체적 손상이 있는 아동을 위한 치료적 중재를 Pennsylvania의 치료사와 교사들에게 훈련했다. 그녀는 1985년부터 2002까지 임상적 실행과 상담으로 다양한 모델을 포함해서 개인적인 실행을 했다. 1986년과 1991년 사이, Dolores는 비영리 단체인 Therapy Coordinator at Sebastian Riding Associates로서 근무했다. 그녀의 노력을 통해서 많은 치료사들은 안전하게 말타기와 상애가 있는 아동과 성인을 위한 치료적인 소리를 훈련 받았고, 그녀는 자세 조절에서 타는 것의 효과에 대한 첫 번째 과학적 조사 연구를 지도하고 발표할 수 있었다. 1993년과 1996년 사이, Dolores는 뇌성마비 아동의 중재 조건으로서 경피의 근육 내 전기 자극의 효과를 조사하는 필라델피아에 있는 Shriners 병원에서 팀과 관련된 연구로 일했다. 다시, 책을 출간하고 보여졌다. 최근에, Dolores는 Amerian Phsical Therapy Association의 지도자와 동등한 정도인 Thomas Jefferson University Occupational Therapy Program Project, Therapy in Natural Environments의 연구 지도자이다.

존경하고 매력있는 강연자, Dolores는 지역적으로, 국가적으로, 세계적으로 전체 25번 이상의 강연을 하고 지속적인 교육 워크샵의 연설자로 초대되었다. 그녀의 강연 주제는 신경 재활의 임상적 실제, 전기 치료, 증거와 중재의 운동조절의 적용에 초점을 맞춘 소아학을 포함해서 광범위하다. 최근에는 전문적인 발전의 중요한 요소로써 학구적인 기록의 중요성과 학생의 성공의 향상을 위해 부속된 주제가 나타난다. 그녀는 일상적으로 상태와 지역과 국가적인 회의에서 포스터 강연을 나타낸다.

Dolores는 그녀가 OT, PTA, AT 프로그램, PTA 프로그램의 프로그램 지시자와 OT프로그램의 중간 프로그램 지시자의 과위원장으로 근무하는 1992년 펜실베니아 Alvernia College in Reading의 교수였다. 그녀는 1992년과 2001년 사이에 Physical Therapist Assistant program을 가르쳤고 1991년과 2000년 사이에는 Pediatric Physical Therapy의 Arcadia University의 조교수로 근무했다. Alvernia에서 그녀는 현재 Movement Science Kinesiology, Neuroscience, Electrotherapy for Occupatioanl Therapy와 Athletic Training programs 부분의 교수이고 프로그램 발전에 도움이 되고 있다. 게다가, Dolores는 Academic Advacement의 학장이다. 대학의 Faculty Development와 Student Success initiatives는 그녀의 지도력으로 조직 되었다. 학급에서 잘 알려진 그녀의 재능과 에너지로, Alvernia College는 그녀에게 1995년 Annual St. Bernar-dine Award for Teaching Excellence 상을 주었다.

미술가에 대해

Timothy Brough는 그녀의 부인 Andrea와 펜실베니아 Upper Darby에 거주하면서 스스로 배운 삽화가이다. 그래픽 아티스트로서 20년이 넘는 경험을 가진 그는 스크린 인쇄와 자수 산업에서 국가적으로 유명한 장식가와 함께 현재 Art Director에서 일하고 있다. 게다가 상업적인 그림으로, Tim은 페인팅하고 그림 그리는 것을 즐긴다. 그의 일은 매년 Philadelphia St. Patrick's Day 퍼레이드에서 두드러진 특색이 있다. 작가의 오빠이고 이것은 의학 도서를 위한 삽화가로서 그의 첫 번째 모험이고, Tim은 그의 성공을 이 훌륭한 이미지를 창조할 수 있도록 그에게 가능성을 만들어준 그의 여동생의 강한 정신, 열정과 날카로운 의사소통 능력으로 돌린다.

사진작가에 대해

Reginald Wickham은 국제적으로 인정받은 뉴저지 Mount Laurel의 사진작가이다. 유명한 미국 사진작가협회의 멤버인 Reggie는 1999년 John Doscher시상식에서 매년 전 세계 한 사람에게만 주는 상을 받았다. 그는 남미의 사진 작가 중 4위에 랭크되어있다. 그의 일은 뉴욕 스태튼섬의 스태튼섬 병원을 위한 Annual Report를 포함해 주요 사진 저널, 매거진, 카탈로그 소책자에 알려졌다.

많은 예술가들은 대단히 발전된 기술을 가진 예술가적 관점을 포함한 그의 비상한 능력에 대한 칭찬을 썼다.

차례

제4장
일생을 통한 운동 발달 ······························101
Life Span Motor Development

제II부
일반적인 임상적 문제 관리를 위한 통합적 접근 방법
An Integrated Clinical Approach to the Management of Common Clinical Problems

제5장
일생동안의 운동학습 ······························155
Motor Learning Through the Life Span

제6장
신경재활 중재 접근법 ·· 195
Neurorehabilitation Intervention Approaches

제7장
기능적 움직임을 방해하는 주요 신경근 손상의 임상적 관리 ·· 247
Clinical Management of the Primary Neuromuscular Impairments That interfere with Functional Movement

제8장
자세 조절과 균형의 장애에 대한 치료 ················ 295
Management of Disorders of Postural Control and Balance

제 1 부

환자 중재 기술에 숨겨진 과학

The Science Behind the Art of Patient Intervention

제 1 장

신경재활에 있어 작업치료와 물리치료의 역할

The Role of Occupational and Physical Therapy in Neurorehabilitation

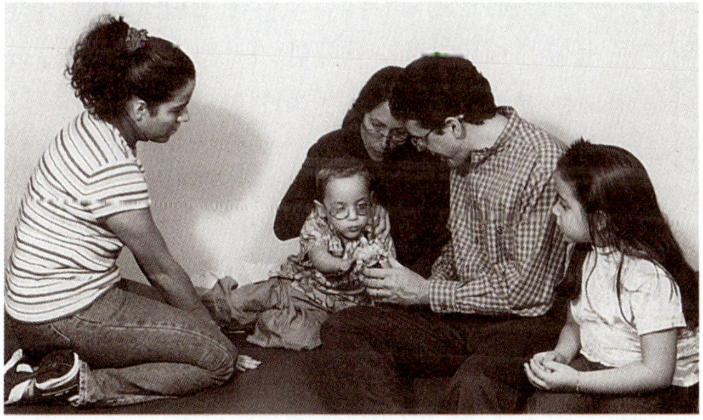

기본 개념

- 물리치료와 작업치료의 기초과학과 이론적 중재 접근법들 사이의 관계
- 신경계 재활에서의 작업치료와 물리치료의 상호보완적 역할
- 무능력 모델(disablement model)의 적용과 능력 중심
- APTA와 AOTA의 실행지침과 실행틀
- 임상적 의사결정(clinical decision making)과 임상추론

작업치료와 물리치료의 명칭의 기원은 실제적으로 치료에 사용하는 방법의 의의에 초첨을 맞추어 명명되었다. 의뢰인(client)에게 효과적으로 치료적 접근을 한다는 것은 의뢰인이 항상 치료팀원 생각의 중심에 있다는 것을 의미하며, 이를 위해 각각의 팀원들은 치료에 있어 독립성을 유지해야 하고, 일반적인 지식과 특수한 통찰력을 가져야 하며, 치료에 대한 각각의 관점이 다른 어느 것보다도 중요하다는 것을 기억해야 한다.

서론 Introduction

환자를 위한 관리는 재활 전문가들에게 있어 가장 중요한 관심사 중 하나이다. 환자 관리 및 인간 서비스는 아마도 선택된 전문직으로서 작업치료사 또는 물리치료사 모두의 포부를 최대로 끌어내는 동기일 것이다. 치료사가 일하는 특수한 치료환경에 상관없이, 사람들을 위한 관리는 우리 모두를 함께 묶어주는 중요한 요소이며, 우리가 매일 근무시간에 접근해야 할 과제 중 하나로 우리를 근무시간에 전념할 수 있도록 해준다. 임상가, 관리자, 교육자, 연구자 및 저자들 모두는 *그들에게 관리를 위임한 사람들을 위하여* 무엇인가를 해주어야만 한다. 환자들은 건강관리 전문가로서 우리가 누구이고 우리가 무엇을 해야 하는지에 대한 의미를 준다. 작업치료와 물리치료 분야가 발전하고 변화하며 성숙해짐에 따라, 환자 또는 의뢰인은 치료의 중심에 있으며, 지속적인 전문적 발달을 위한 동기를 제공해 준다.

작업치료와 물리치료 영역에서는 이러한 전문서비스를 받는 사람들에게 확신을 주기 위하여 몇몇 다른 용어를 사용해 왔다. 물리치료 영역에서의 전통적인 용어인 *환자(patient)*는 특히, 의료 환경으로 의뢰된 개인을 말할 때 가장 일반적으로 사용되어지는 용어이다. 건강관리(wellness), 검진(screening), 교육 및 예방 관리를 포함하는 서비스가 확대됨에 따라, 양쪽 전문직에서는 *의뢰인(client)*이라는 용어를 더 많이 사용하고 있다. 작업치료 분야에서 *의뢰인*이라는 용어가 *환자*라는 용어보다 더 자주 사용되는 것은 작업치료사와 작업치료 보조사들이 의료적 모델(medical model) 환경에서 일하고 있지 않다는 것을 말해주고 있다(Moyers, 1999). 의뢰인이라는 단어는 치료사와 치료보조사들이 의뢰인을 주민, 단체, 지역사회 그룹의 일원으로 보는 사람 중심의 서비스(population-based services)를 제공해야 된다는 것을 말하고 있다. 오히려 의뢰인이 주민그룹의 일원일 때, 작업치료사와 작업치료보조사들은 각 개인의 작업수행요구 이해에 기초를 둔 중재를 제공해야 한다.

이 교재에서는 두 학문 분야를 위하여 환자와 의뢰인이라는 용어를 번갈아가면서 사용하였다. 양쪽 전문직에서는 치료 과정에서 의뢰인과의 공동역할을 의미하는 *중재(intervention)*와 *중재 계획(intervention planning)*이라는 용어를 일반적으로 사용한다. 과거에는 *치료(treatment)*라는 단어를 사람들과 *함께(with)*라기보다는 사람들*에게(to)* 일방적으로 어떤 것을 적용하는 것으로 생각하였다. 이 책에서도 치료라는 단어를 재활모델(rehabilitation model)을 적용하는 시기에 사용하였지만, 저자들은 치료과정 동안의 의사결정에서 환자/의뢰인의 중요성과 환자 중심의 관리(patient-centered care)를 지향하는 철학적 태도에 역점을 두었다.

작업치료사와 물리치료사 및 그들의 보조사들은 담당업무에 따라 신경학적으로 손상당한 환자에게 적용하는 효과적인 재활치료에 참여한다. 업무의 범위와 제한은 잘 규정되어 있으며, 양쪽 학문 분야의 입문-수준 교재에서 쉽게 찾을 수 있다. 비록 작업치료와 물리치료 사이에 중복되는 부분이 있기는 하지만, 이 교재의 목적이 두 전문직 사이의 경계를 흐리게 하기 위함은 아니다. 오히려 이 교재의 목적은 환자/의뢰인의 종합적인 관리에 있어 각각의 학문 분야가 이바지하는 독특한 가치를 강화시키고, 또한 중복되는 부분에 대해서도 이야기함으로써 서로를 이해하고 함께 일하는데 도움을 주고자 하는 것이다.

이 책 전체에 걸쳐 사용되어지는 언어와 전달 방식은 친숙하고 직접적인 방법을 사용했다. 저자와 이 책을 쓰는데 도움을 준 사람들은 본래 복잡한 주제를 탐구하는 학생들이 요구하는 것을 알고 있다. 그러므로 이러한 주제를 수준에 맞도록 쉽게 그리고 호기심을 불러일으킬 수 있도록 또한 재미있게 만드는 것은 현재 저자와 선생들이 된 경험이 많은 치료사들의 직무와 책임이다. 도전하는 것은 즐거운 것이다.

신경과학 그리고 신경재활
Neuroscience and Neurorehabilitation

정의와 범위 (Definitions and scope)

인간 운동의 조직화는 아주 놀랄만한 것이다. 아기가 부모의 얼굴로 정확히 손을 뻗고, 젊은 하키선수가 강력한

슛을 하고, 발레 무용가가 우아한 동작을 통해 감정을 예술적으로 표현하며, 대학생이 수업을 듣기 위해 캠퍼스를 가로질러 달리거나, 교수가 한아름의 책과 서류를 들고 가는 것이든지 간에 인체는 항상 경이롭다. 신경계는 요구되는 과제에 적절히 반응하기 위해 운동을 명령하고, 수정하며, 변화시킨다. 그 다음에 이러한 운동명령은 근골격계를 통해서 표출된다. 인체 운동의 미스테리와 경이로움에 대한 절대적인 호기심은 재활을 공부하는 학생에게 공부에 대한 열의를 불러일으킬 것이다. 재활영역은 오직 운동의 이해로만 끝나는 것이 아니라, 작업치료사와 작업치료보조사들이 다루는 인지 처리, 감정, 지각, 감각 처리, 시각 그리고 심리적 기능과 같은 복합적인 기능의 처리를 담당하는 신경계의 이해까지를 포함한다. 그러나 이 책은 일차적으로 운동에 초점을 맞추었다.

정의에 의하면, **신경과학**(neuroscience)은 의학, 생물학, 수학, 물리학, 화학 그리고 심리학을 포함하는 여러 기초과학으로부터 신경관련 학문과 관련있는 과학을 끌어내는 "신경계 이해를 위한 탐색"이다(Lundy-Ekman, 2002). **신경재활**(neurorehabilitation)은 뇌손상을 가진 환자의 재활에 신경과학을 적용하는 것을 말한다. 신경과학 지식의 습득과 관련된 역사의 고찰은 이 책의 분위기를 조성하는데 도움이 될 것이다. 또한 응용과학으로서 신경재활의 현재 단계에 처음으로 발을 내딛는 새로운 전문가들에게도 도움을 줄 것이다. 역사적 고찰은 현재 진행되는 과학탐구를 설명하는데 유용하다. 역사적 시점에서 오늘날 재활전문가들의 지식은 선임 전문가들의 노력과 발견의 결과로 이루어진 것이다. *역사에서 우리가 있는 이 시기는 현재이다.* 새로운 발견과 진보는 반드시 계속될 것이고, 오늘날의 과학자와 임상가들의 공헌에 의해 당신이 만들어질 것이다.

역사적 고찰 (Historical review)

고대 이집트인들은 행동을 변화시킬 수 있는 병변과 관련된 공간 점유성 구조로서 뇌를 인지하였다. 거의 5000년 전 고대 이집트 의사에 의해 쓰여진 기록을 보면 그들이 뇌손상의 증상 및 징후에 대해 해박한 지식을 가지고 있었다는 것을 알 수 있다(Bear, Connor, & Paradiso, 2001). 그러나 그들은 뇌와 행동 사이의 특정한 관계에 관한 어떠한 이론들도 정립하지 못했다. 사실 그들은 정신 중추를 뇌가 아닌 심장이라고 믿었다. 이런 믿음의 증거로서 당시에는 사후세계를 위하여 신체의 나머지는 조심스럽게 미라로 만들어서 보존하였지만, 사망한 고대 이집트인의 뇌는 콧구멍을 통해 도려낸 후 버렸는데, 이는 뇌가 아니라 심장이 의식과 기억의 근원이라고 생각했기 때문이다.

고대 그리스에서는 인간 지성(intellect)의 중심이 심장인지 뇌인지에 대해서 계속 논쟁하였다. 서양 의학의 아버지인 Hippocrates(460-379 B.C.)는 처음으로 뇌가 지성의 근원이라고 주장하였다. 그러나 유명한 그리스 철학자인 Aristotle(384-322 B.C.)는 심장이 지성의 중심이라는 믿음을 계속 주장함으로써 Hippocrates의 주장을 반박하였다. Aristotle는 뇌를 감정에 따라 들끓는 심장에 의해 과열된 혈액을 냉각시키는 냉각장치로써의 기능을 한다고 주장하였다(Bear et al., 2001).

정교한 분석방법 부족으로 인한 이들 초기의 관찰들과 관찰자들의 경험 제한은 오늘날 신경과학을 공부하는 학생들에게 중요한 교훈을 주고 있다. 이들 고대 과학자들과 오늘날 신경과학을 공부하는 학생들은 관찰방법이 체계적이지 않고, 분석과 이해의 방법이 서로 연결되지 않기 때문에 모든 면에서 제한을 가진다. 물론 정확한 관찰과 정밀한 분석을 위한 기술을 이용할 수 없기 때문이기도 하지만, 문제 해결 방법 자체가 너무 근시안적이기 때문이기도 하다. 초기에 이루어진 관찰들은 관찰 그 자체였다. 초기에는 체계적인 관찰을 위한 시도가 적었고, 관찰을 분석하는 능력 또한 거의 없었다. 오직 관찰 그 자체만을 단순히 기록하는데 그쳤다.

오늘날 학생과 임상가들이 신경과학의 역사에서 배울 수 있는 중요한 교훈은 관찰한 내용을 정리하고 분석하는데 있어 이론적인 지식 없이는 뇌의 기능을 이해하는데 있어 한계가 있다라는 것이다. 가장 단순한 형태의 **이론**(theory)은 중요한 개념 사이의 관계를 설명하는 것으로 정의된다. 이론의 범위는 특정한 현상을 설명하는 하나의 의견에서부터 광범위한 현상을 설명하기 위한 여러 개의 상호관련 의견들까지 모두를 포함한다(Domholdt, 2000). 정상적으로, 구조화된 이론적 배경 없이 관찰을 수행할 경우 그 현상의 이해를 위한 해석(추론)은 할 수 없다. 그러나 현존하는 이론의 영향을 받지 않고 정확하고 체계적으로 관찰을 한다면 새로운 이론 개념과 관계를 개발하는 중요한 단계가 될 수 있다(귀납법, induction). 이와 똑같이 중요한 것으로서, 체계적인 관찰에서 나타난 이론은 반드시 그것의 타당성과 적합성을 결정하는 검증을 실시해야만 한다(연역법, deduction). 검증되지 않은 이론은 정확성이 결여된 비체계적인 관찰을 통해 이루어졌다는 제한점을 갖는다(Cohen, 1999). 연역법과 귀납법 사이의 유동적인 상호작용은 하나의 과학적 과정을 통해 다른 것을 알 수 있기 때문에 반드시 필요한 방법이다. 오늘날 신경과학을 공부하는 학생들은 체계적이고 정확한 이론 발달이 없는 단순한 관찰만을 잘못 수용하는 것과 검증과정 없이 무조건적으로 이론을 수용하는 것을 반드시 경계해야 한다. 이러한 잘못된 수용은 환자/의뢰인의 관리를 어렵게 만들 것이다.

고대 이집트와 그리스 이후 몇 세기가 흐른 뒤에, 역사상 위대한 과학자 중 한 명인 Galen(A.D. 130-200)은 뇌에 관해 알기 위해서 수천 마리의 동물 해부를 실시하였다. Galen은 유명한 로마의 과학자일 뿐만 아니라, 검투사들의 의사였으며, 뇌와 척수 손상의 영향을 확실히 목격한 사람이었다. 그는 그의 이론을 검증하는 방법으로 체계적인 관찰과 이론발달을 서로 연결하기 시작하면서 명성을 얻었다. 그는 해부를 통해서 대뇌와 소뇌의 조직학적 차이를 기술하였고, 처음으로 이들 영역의 기능을 분리하여 설명하였다. 그는 구조 관찰과 기능 분석 사이의 관계를 만든 실제적으로 최초의 사람이었다. Galen은 또한 네 개의 중요한 액체 또는 체액의 균형에 따라 신체가 기능을 발휘한다는 유명한 이론을 주장하였는데, 이 이론은 이후 1500년 동안 받아들여진 이론이었다(Bear et al., 2001).

르네상스 동안 Leonardo da Vinci(1452-1519)와 Rene Descartes(1596-1650)는 뇌구조의 연구를 위한 방법론을 발달시켰다. Descartes는 뇌를 해부할 수 있다라는 개념을 도입하였고, 굴곡 회피 반사(다음 본문에서 논의됨)의 초기 예를 시연하였다. Descartes 이후, Willis(2장에서 논의되는 윌리스 환은 이 사람의 이름을 따서 명명함)는 일부 뇌기능은 뇌의 특정한 영역을 국소화시킬 수 있음을 관찰하였다. 그러나 정신이 뇌와 관련있다는 믿음만이 여전히 만연할 뿐, 구조 자체는 거의 이해되지 않았다. 이 시기동안 "정신"은 뇌 바깥쪽에 수용되는 해부학적 존재로 고려되었다.

18세기 말에 이르러 신경계는 완전히 해부되었고, 육안해부학이 상세히 기술되었다. 뇌의 손상은 지각, 운동을 손상시키고 사망까지 일으킬 수 있음을 인지하였다. 또한 뇌는 신경을 통해 다른 영역과 정보를 주고받는다는 것과, 백색질과 회색질 사이에는 차이점이 존재한다는 것도 이해하였다.

19세기 동안, 전기를 전도할 수 있는 "전선"으로 신경을 바라보는 견해가 증가하였고, 뇌가 전기를 발생시킬 수 있음을 깨달았다. 이때까지 Benjamin Franklin은 전기현상을 발견함으로써 과학의 발전을 앞당겼다. 19세기 연구자들은 신경이 운동을 조절하고, 척수분절이 반사를 조절하는 것을 증명하였다. Broca와 Jackson 및 다른 연구자들에 의한 계속된 연구는 기능 국소화에 대한 관찰 영역을 확장시켰다. 어떻게 적응하는지에 초점을 맞춘 진화론 연구의 발전은 모든 종의 뇌 구조와 기능에 대해 생각하게 하였다. 19세기 말까지 연구자들은 뇌를 분리할 수 없는 뇌물질인 그물망(reticular network)으로 구성되어 있다고 생각하였다. 세기말까지는 많은 기능이 뇌의 다른 부분에 국소화되었다는 것이 통상적으로 받아들여졌다(Bear et al., 2001).

1839년 독일의 동물학자인 Theodor Schwann은 신경계 기초 단위인 신경원을 연구하여 세포설을 주장하였다. 개개의 특징을 가진 몇 개의 다른 세포의 구성으로 뇌를 서술하는 뇌의 세포이론은 광범위하게 받아들여졌고, 특히 광학현미경 기술의 발달 이후 퍼킨제 세포와 슈반 세포를 관찰할 수 있게 되었다. 이와 동시에, 감각과 운동 사이의 관계를 설명한 Sherrington과 같은 연구자들도 중요한 공헌을 하였다(Bear et al., 2001). 오늘날 재활에서 사용되는 많은 중재방법들은 이러한 초기 연구의 결과를 기초로 하여 계속 발전하였다. 앞서 말한 몇몇 과학자들의 이름은 여전히 사람의 신경계의 구조 또는 기능을 설명하는데 사용되어지고 있다. 독자들은 이런 초기 과학자들의 이름을 따서 명명한 신경학적 구조 또는 기능을 설명한 다음 본문에서 Schwann, Broca, Sherrington, Willis 및 Jackson을 포함한 몇몇 과학자들의 이름을 다시 듣게 될 것이다.

신경과학과 치료적 적용 사이의 관계 (Relationship between neuroscience and therapeutic application)

이 책은 신경재활을 적용하는 접근방법과 관련된 신경해부학과 신경생리학의 기초지식을 소개할 것이다. 여기에 소개하는 정보들은 모두 새롭다기 보다는 다른 곳에서 보여지는 정보들의 특수하고 새로운 조합들이다. 무엇이 새롭고 근본적인가 하는 것은 똑같은 과제를 바라보는 교육자, 문제해결자, 숙련된 임상가의 시각에 따라 달려있다.

많은 교육 프로그램에서 기초 과학은 임상응용과학(clinical applied science)과 분리하여 가르쳐왔다. 이것이 학구적으로는 이해할 수 있다고 하지만, 학생들에게는 역효과를 불러올 수 있다. 기초과학과 임상과학이 인위적으로 분리된 대학의 실습은 불행하게도 학생들에게 기초과학과 임상사이의 단절을 조장하여, 미래에 임상가가 되었을 때에도 계속적으로 남아있게 된다. 그러므로 시작할 때부터 이들 두 과학사이의 관계를 정립하고, 연구를 통해 이 관계를 계속 습득하는 것은 매우 중요하다. 포부가 큰 재활 전문가들에게 있어 기초과학은 다소 무미건조하며, 학습하기에 어렵다는 느낌으로 다가갈 수 있다. 그러므로 환자에 대한 임상 적용의 통합은 이러한 기초과학의 학습에 큰 의미를 부여할 것이며, 학습하는 효과 또한 촉진시킬 수 있을 것이다. 이 교재는 두 과학을 서로 통합시키고, 그것을 동시에 보여주기 위해서 많은 시도를 할 것이다.

치료적 접근은 항상 기초과학 지식기반과 응용과학 지식기반 상태에 기초한다. 신경학적 손상을 입은 환자의 재활에 목표를 둔 이론적 접근은 항상 중추신경계가 신체의 내적환경과 외적환경으로부터 받아들여진 정보에 반응하여 어떻게 운동을 조절하는가에 관한 가정에서부터 시작한다. 이런 가정으로부터, 특정한 이론적 접근에 따라 이론적 실습 모델이 계발되고, 이후 임상 연구를 통해 입증해 나가게 된다. 현재의 접근방법이 임상적으로나 이론적으로 부적절하다고 받아들여질 때와 그리고 임상연구가 이론적 가설을 뒷받침하지 못할 때, 치료적 혁신을 위한 최적의 조건이 생성되게 된다. 우리는 임상적 실패가 종종 새로운 시각에서 문제를 바라볼 수 있도록 해주고, 응용과학과 기초과학연구에 있어 새로운 아이디어를 생각해내는 기회를 제공한다는 것을 기억해야만 한다. 새로운 아이디어는 신경과학분야에서의 기초과학연구, 그리고 임상에서의 임상적용을 통한 실험연구를 통해 이론적 진보를 낳는다(Carr & Shepherd, 2000). 기초과학과 응용과학의 통합은 임상현장에서 필요한 두 분야의 정보들이 서로 분리될 수 없는 특징을 가졌다는 것을 다시 설명해 주고 있다.

재활분야에 있어 가장 흥미로운 특징은 오늘날 교육자들이 모두 완성되지 않은 교재를 가지고 가르치고 있다는 것이다. 교재의 마지막 장은 재활분야가 역동적이며 점진적으로 발전하는 특징을 가지고 있기 때문에 끝맺음을 맺을 수 없다. 기초과학의 지식이 증가함에 따라, 임상가들이 새로운 신경과학 지식을 환자/의뢰인 관리에 적용하면서 그들의 응용과학을 변화시킴에 따라 치료적 접근의 자연스런 진화가 이루어진다. 동시에, 숙련된 임상가들은 응용과학의 더 큰 발달을 위하여 기초과학자들의 혁신적인 대답과 새로운 아이디어를 필요로 할 것이다. 그러므로 이 교재 또한 다른 교재들처럼 임상연구가들이 환자 적용에 있어 효과성을 증명한 새로운 지식이 나올 때에는 계속적으로 계정을 해나가야만 한다.

이 교재의 목적은 신경학적 손상과 기능손상과의 관련성을 설명하는 임상사례를 보여주면서, 기초 신경과학과 응용 신경재활의 통합적 접근을 제공하는 것이다. 학생들과 초보 치료사들 및 보조사들은 이 교재를 통해 전문가들이 흔히 하는 말로써 "환자의 병변이 어떻게 진행되고 있는지만을 말하지 말고, 환자의 기능개선을 위해 내가 무엇을 할 수 있는지, 어디서에서부터 치료를 시작해야 하는지, 그리고 내 치료의 결과로서 환자의 기능이 실제로 개선되는지를 내가 어떻게 알 수 있는가?"라는 질문에 유용한 답변을 제시해 줄 것을 기대할 것이다.

이 교재는 신경과학과 운동의 필수지식을 제공하고, 흔히 마주치는 임상적 딜레마의 해답을 제공함으로써 직접적으로 임상에 적용할 수 있도록 노력할 것이다.

신경재활: 공동 노력
Neurorehabilitation: A Joint Effort

작업치료와 물리치료 전문직은 20세기의 전환점에서 의료계와 사회적인 요구에 의해 실제로 동시에 발전이 되었다. 사실, 세계적인 소아마비 전염이라는 단순한 병리적 조건이 1800년대 후반과 1900년대 초기에 있어 물리치료 전문직의 첫째 기원이었다. 물리치료사로서 공식적인 인정을 받은 첫번째 인물인 메리 맥밀란(Mary McMillan)은 교정운동학(corrective exercise science)을 연구한 사람으로, 주로 소아마비 아동과 이외의 발달장애 아동들을 치료하였다(Scott, 2002). 작업치료는 1900년대 초기 특정한 보건 문제에 대한 반작용으로 발생한 도덕치료(Moral Treatment)와 미술 및 수공예운동(Arts and Crafts movement)이라는 두 가지 사회적 영향의 부산물로 발달되었다(Reed, 1993). 도덕치료는 정신병을 가진 사람을 치료하는 방법을 개선하였고, 미술 및 수공예운동은 산업화의 결과로써 큰 도시에 발생한 불충분한 건강과 생활조건에 대한 반작용으로 나타났다. 이들 운동은 마음의 평정을 유지하기 위하여 활동(activity)을 사용할 것과 건강을 증진시키는 방법으로써 취미와 같은 작업(occupation)을 발달시킬 것을 강조하였다.

제1차 세계대전 동안, 이들 초기 작업치료사들은 봉사단체와 자원봉사단체에서 일을 하였는데, 이들은 결국에는 물리치료사 또는 작업치료사가 되었고, 일부 경우는 양쪽 신흥 학문을 계속 연구하였다. 이들 치료사들은 모두 "재건보조원(reconstruction aide)"으로 불려졌다. 이들 중 일부는 자원봉사자로서 근골격 장애를 가진 군인에 초점을 맞추어서 교육을 받았다. 그러나 이전에 정신건강 관련 작업치료를 경험한 재건보조원들은 현재 외상후 스트레스 장애(post-traumatic stress disorder)로 알려진 "유탄 쇼크(shell shock)"를 겪은 군인들을 대상으로 치료활동을 하였다. 작업치료사들은 전쟁 이전에 운영되던 "치료 강좌(curative workshop)"를 들었기 때문에 그들의 치료활동은 대부분 잔존하는 근골격계 장애 또는 정신장애를 가진 군인들을 도와 독립적으로 자신을 돌볼 수 있는 방법을 찾음으로써 사회의 생산인력으로 다시 활동할 수 있는데 초점을 맞추었다.

지금까지 우리는 작업치료와 물리치료 분야가 인간의 움직임에 대한 관심을 어떻게 발달시켜왔는지에 대하여 살펴보았다. 또한 우리는 각각의 분야가 어떻게 그 분야의 특수성을 발달시켜왔는지에 대해서도 알아보았다. 작업치료사는 정신 건강영역과 건강의 재건을 위한 일상 작업(daily occupation)의 사용에 대한 전문가이며, 물리치료사는 운동장애를 가진 개인의 움직임을 촉진시키는 전문가이다. 예로, 신경재활에서 유명한 Margaret Rood는 작업치료사(OT)와 물리치료사(PT)의 교육을 모두 받고 양쪽에 모두 등록되어 있으며, 제1차 세계대전 동안 처음으로 환자를 치료하였다(Low, 1995).

1920년대부터 제2차 세계대전까지 소아마비 유행의 직접적인 결과로써 치료 서비스의 요구가 계속 발생하였는데, 이는 1955년 소아마비 백신이 발견될 때까지 계속되었다. 또한 의학기술의 진보는 척수손상 또는 뇌졸중과 같은 신경장애를 가진 소아와 성인들의 급성기 재활단계에서의 생존율을 높임으로써, 치료사들은 이들 소아와 성인의 재활관련영역에 많이 종사하게 되었다. 1940년대부터 1960년대까지, 신경학적 문제를 가진 소아들의 치료와 학습장애를 가진 소아에 대한 관심은 현재에도 받아들여지고 있는 신경생리학적 및 발달학적 접근방법인 신경발달치료(NDT)와 감각 통합(SI)과 같은 중재방법을 발달시켰다. 가장 최근에는 운동조절(motor control)과 운동학습(motor learning)에 대한 올바른 이해가 이들 중재방법을 지지하는 추진력(driving force)으로 작용하고 있다.

최근에 작업치료사들은 의미있고 목적있는 활동에 능동적으로 참여하는 작업적 존재로서의 사람에 대한 이해를 강조하는 신흥학문분야인 작업과학(occupational science)을 개척함으로써 그들의 전문적 관심사를 명백히 하고 있다. 물리치료사들은 그들 자신을 운동과학자로 간주하여 기능적 제한을 최소화하거나 예방함으로써 환자가 기능적 목표에 도달할 수 있도록 도와주는 것을 중재의 근본이념으로 하고 있다. 이들 전문직들은 움직임 장애를 가진 개인에 대한 임상관리의 기초틀 형성을 위하여 최근에 도입된 운동조절과 운동학습을 사용하고 있다. 현재 대부분의 작업치료사와 물리치료사는 환자/의뢰인의 개인적 요구를 최대로 충족시키기 위한 몇몇 다른 중재 접근방식 중 신중하게 선택된 절충적인 중재 접근방식의 사용에 동의하고 있다. 그러나 여전히 물리치료와 작업치료 모두에서 가장 중요한 강조사항은 사정과 중재에 있어 기능적이며 개별화된 접근방식을 가지는 것이다.

환자/의뢰인 중재를 위한 문제-해결 접근: 무능력 모델

Problem-Soliving Approach to Patient/Client Intervention: Disablement Model

현재 작업치료와 물리치료에서는 환자의 요구를 무능력 모델의 관점에서 바라보기 때문에, 치료과정은 환자와 환자 가족의 삶의 질과 복지(well-being)에 영향을 주는 여러 요인들을 다루고 있다(표 1-1). **무능력**(disablement)의 개념은 신체의 기능과 기본적인 신체 활동 그리고 사회에서 요구하는 필수적이고 일반적이며 개인적으로 희망하는 역할을 수행하기 위한 개인의 능력에 영향을 주는 병리적 상태를 말한다(Jette, 1994; Verbrugge, 1994). 무능력 모델은 질병 자체에 초점을 맞추기 보다는 질병과 손상의 영향을 설명하는데 사용되어지고 있다.

재활 전문가들은 환자들이 질병, 장애, 또는 이런 문제의 위험요소와 상관없이 그들의 공동체내에서의 활동을 유지할 수 있도록 하는 것을 중요하게 여기는 건강원리에 의해 수정된 무능력 패러다임(paradigm)을 받아들이고 있다(Moyers, 1999). 이러한 모든 모델들은 무능력 과정, 바꾸어 말하면 기능에 영향을 주는 상태에 초점을 맞춘다. 다른 이론들과 비교하였을 때 일부 모델들은 장애(disability)보다는 현재 건강하게 남아있는 과정(process of remaining healthy)을 설명한다. 이미 논의하기는 했지만, **기능**(function)이라는 단어는 건강관리전문가들 사이에서 많은 의미를 가지고 있으며, 사회 참여를 위해 필수적인 특정 환경 내에서의 활동 수행뿐만 아니라, 넓게는 신체의 기능수행까지를 말한다(Moyers, 1999; WHO, 2001). 그러므로 물리치료사와 작업치료사의 경우 치료과정에서 각각의 역할이 다르기 때문에, 기능이라는 용어가 무엇인가에 대한 약간 다른 견해를 가질 수 있다.

무능력 모델에서는 치료사들이 질병, 상해 또는 환경내 요소에서 기인한 손상, 기능적 제한, 그리고 장애를 가진 환자/의뢰인뿐만 아니라 위험요소를 가지고 있는 사람에게도 서비스를 제공한다. 이 구조는 환자 관리의 주요 초점으로서 진단을 강조하는 질병의 의학적 모델(medical model)을 부분적으로 부인하는 것이다. 비록 재활 전문가들은 다양한 진단을 반드시 이해해야 하지만, 임상적 관점에서 볼 때 이러한 전문가들이 질병의 실제 증상을 설명하는 역할은 부차적인 것일 뿐이다. 이보다 중요한 재활 전문가의 역할은 기능 유지를 통하여 건강을 촉진시키고, 질병이 기능에 미치는 영향을 검토하며, 처음 질병이 발생했

표 1-1

무능력 모델: 임상 적용

병리/병태생리	손상	기능적 제한	장애
질병, 몸의 이상 또는 장애, 일반적으로 일관된 의학적 진단	질병 또는 병태적 과정의 전형적인 결과; 생리적, 심리적 또는 해부학 구조 또는 기능의 상실 또는 비정상	효율적인 또는 전형적인 방법으로 수행하는 육체적 행동, 활동 또는 과제에 있어 일반적인 사람들의 수준에서 할 수 있는 능력의 제한	사회문화적 환경과 물리적 환경 내에서 개인에게 관례적으로 주어지는 사회적 역할 수행을 위해 일반적으로 요구하는 행동, 과제 또는 활동 수행에 대한 무능력
뇌혈관 사고	균형 결손	잦은 낙상	동료들과의 관계를 유지할 수 없는 상태

을 때부터 이러한 영향들을 예방하는 것이다. 치료적 중재는 가능한 직접 적용하거나, 또는 환자/의뢰인의 기능을 최대한으로 활용하면서 이루어진다.

세 개의 주요 무능력 모델은 지난 30년 동안 나타나기 시작했는데, 모두 유사한 용어를 사용하였으며, 무능력 상태의 사람들을 위한 개선된 삶의 질과 삶의 만족을 지향하였다. 이러한 모델들은 질병(disease), 손상(impairment), 기능적 제한(functional limitation), 장애(disabilities), 그리고 핸디캡(handicap) 또는 사회적 제한(societal limitation) 사이의 상호관계를 설명하였다. 또한 사회참여를 위해 환경과 상호 작용하는 개인의 능력에 영향을 주는 이들 요소들의 영향력에 대한 중요성을 강조하였다.

Saad Nagi는 1965년에 첫 번째 모델을 제안하였다(Nagi, 1965). 세계보건기구(WHO)는 1980년에 변경된 모델을 발전시켜, *손상, 장애 그리고 핸디캡의 국제적 분류법(International Classification of Impairments, Disabilities, and Handicaps*, ICIDH(WHO, 1980)을 발표하였다. 세계보건기구는 이 분류법을 수정하여, 건강과 기능수행이라는 중요한 의미를 부가시킨 *기능수행, 장애, 건강의 국제적 분류법(International Classification of functioning, Disability, and Health*, ICF)을 2001년도에 발표하였다. 세 번째 모델은 국립재활의학연구센터(National Center for Medical Rehabilitation and Research, NCMRR)에 의해 1992년에 발표되었는데, Nagi) 모델과 1980년 WHO 분류법(National Institutes of Health, 1992) 모두에 기원을 두고 있다. 이 모델에서는 1980년 WHO 모델에서 사용된 핸디캡이란 용어의 부정적인 의미를 사용하지 않고, *사회적 제한(societal limitations)*이라는 용어로 바꾸어 사용하였다.

모델들 사이에는 차이점이 존재하지만, 상당한 유사점을 가지고 있기도 하다. 이 교재에서는 가장 널리 적용되는 무능력 모델에서 사용하는 용어인 '병리 또는 병태생리, 손상, 기능제한, 그리고 장애'를 사용하였으며, 이 용어들은 Nagi에 의해 개발되었다. 미국작업치료협회(American Occupational Therapy Association, AOTA)와 미국물리치료협회(American Physical Therapy Association, APTA)는 이 모델을 사용해오고 있으며, 이 기구들은 모두 기능의 중요성과 기능제한의 예방 또는 최소화를 강조하고 있다.

최근에 AOTA는 WHO(2001)의 ICF 모델을 우선적으로 채택하였으며, 이 모델이 의미있는 작업의 치료적 사용과 목적있는 활동들을 통해 환자의 작업적 활동요구를 충족시키는 작업치료의 기능적 강조에 부합될 수 있도록 수정하였다(AOTA, 2002; Moyers, 1999). 작업치료사와 작업치료 보조사들을 돕기 위해 이 교재에 채택된 언어와 ICF 모델(WHO)의 언어 사이에서 변화된 모델 용어 간의 유사성을 설명하였다.

두 언어 사이에서의 주요한 차이점은 새로운 ICF 언어(WHO, 2001)가 이전 1980년 WHO 분류체계의 범위를 확장하여 무능력과 관련된 문제를 부가적으로 설명하는 긍정적인 경험을 사용했다는 것이다. ICF 분류는 '질병의 결과' 분류(1980 판)에서 '건강의 구성요소' 분류로 변화하고 있다(WHO, 2001, p.4). ICF 분류는 두 부분으로 구성되며, 각각 두 요소로 세분화된다. 첫 번째 부분은 기능수행과 장애와 관련있으며, 신체구조/신체기능요소 및 활동과 참여요소를 포함한다. 두 번째 부분은 전후관계인자(contextual factor)와 관련있으며, 환경인자요소와 개인인자요소를 포함한다. 구성요소들은 구조와 기능의 통합, 활동 참여 및 환경 촉진자(environmental facilitators)와 같은 건강 관계를 설명하는 긍정적인 용어로 표현되었다. 만약에 두개의 기능수행 구성요소에서 무능이 발생한다면, 손상이라는 용어는 신체구조/신체기능 구성요소에 나타나는 문제를 의미하는 것이다. **활동 제한**(activity limitation) 또는 **참여 제한**(participation restriction) 이라는 표현 중 하나는 개인의 활동수행이 일반적으로 제한되는지 또는 오직 특정한 환경 내에서만 나타나서 사회에 자유롭게 참여하는 개인의 능력을 제한하는지에 따라 다음 요소 단계에 적용한다.

병리/병태생리(pathology/pathophysiology)는 질병, 몸의 이상(condition), 부조화(disorder)와 동의어로 일반적으로 의학적 진단을 말하며, 주로 세포적 수준에서 확인된다. 병리는 감염, 외상 또는 퇴행성 과정과 같은 수많은 다양한 병인(etiology)의 결과이다. 어떠한 하나의 장애는 정상적인 해부학적 구조 또는 생리적 과정들을 붕괴시킬 수 있다. WHO는 또한 *질병 및 건강관련 문제의 국제통계분류*

10판(International Statistical Classification of Diseases and Related Health Problemss, 10th Revision) (1994)을 출판하였는데, 이것의 ICF 모델(2001)은 병리와 병태생리를 포함하는 무능력의 특정한 단계를 포함하지는 않는다. 그러나 질병과 그것의 병리가 신체구조와 기능의 손상에 모두 영향을 주는 것으로 이해되고 있기 때문에 이러한 문서들은 같이 사용되어지고 있다. 무능력 모델의 사용은 의학적 진단의 중요성을 부정하지는 않지만, 핵심적인 요점에는 포함시키지 않는다. 질병 및 외상과 관련된 세포, 조직 및 기관 수준에서의 변화가 기관계 수준(system level)에서의 손상의 범위와 심각성을 예측할 수 있게 해준다는 것은 분명한 사실이다(APTA, 2001). 예로, 다발성 경화증(multiple sclerosis)의 진단은 치료사에게 질병과 관련된 일반적인 인자들에 대하여 주의할 수 있도록 해주며, 예방적이고 치료적 관리 전략을 실행하는데 있어 매우 중요한 정보를 제공해준다. 그러나 진단만으로는 물리치료와 작업치료 중재에 있어 중요한 요소인 손상과 기능적 제한에 대한 극히 적은 정보만을 제공해 줄 뿐이다.

손상(impairment)은 질병 또는 병리적 과정의 전형적인 결과이고, 더 나아가 생리적, 심리적 또는 해부학적 구조 또는 기능의 상실 또는 비정상으로 정의된다. 증상과 징후는 조직, 기관, 기관계 수준의 손상을 나타낸다. 손상의 예는 비정상적인 근력, 운동범위, 기억 및 전정기능이 있다. 손상은 일차적인 것과 이차적인 것으로 분류할 수 있다. 일차적인 손상은 병리적 과정의 예상되는 전형적인 결과를 말하며, 이차적인 손상은 항상 전형적이지 않지만, 예방할 수는 있는 것을 말한다. 예로, 하지에 말초 신경증을 가진 환자의 일차적인 손상은 족관절 근육 약화이고, 이차적인 손상은 약화로 인해 시간이 지남에 따라 이차적으로 발생하는 족관절 저측굴곡 구축을 예로 들 수 있다.

ICF 모델(WHO, 2001)에서 무능력의 이러한 단계는 신체구조/신체기능의 손상으로 언급한다. 신체 구조와 신체 기능은 많은 범위에서의 구조들과 기능들을 포함하지만, 작업치료사와 물리치료사 및 그들의 보조사에게 있어 가장 관련있는 것 중 하나는 정신 기능, 지각기능과 통증, 눈과 귀의 구조와 기능, 심혈관, 호흡 및 면역계의 구조와 기능, 신경근골격계 및 운동관련 구조와 기능, 피부의 구조와 기능이다. 비슷한 전문지식을 가지고 있는 두 전문직의 경우 손상을 치료하기 위하여 일부 똑같은 전략을 사용하기 때문에, 두 전문직 사이의 중첩되는 영역이 종종 나타난다. 그러나 이들 전문직은 일부 구조와 기능에 대하여 다른 전문직들 보다 더 중요한 역할을 담당한다. 예로, 물리치료사들은 근골격계 사정에 있어 더 많은 전문치식을 가지고 있고, 작업치료사들은 기능제한을 초래하는 시각문제를 처리하는데 있어 더 많은 전문지식을 가지고 있다.

기능적 제한은 완전한 사람수준(level of the whole person)에서의 효율적이고, 일반적으로 기대되는 또는 합법적인 방법으로 신체적 행동, 활동 또는 과제를 수행하는 능력의 제한으로 정의내려진다. ICF 용어학(WHO, 2001)에 의하면, 이는 활동 제한을 의미한다. 작업치료에서는 활동제한이라는 개념이 기능제한이라는 개념보다 더 선호되는 경향이 있는데, 이는 *기능*이라는 단어 사용에 있어 혼란이 있기 때문이다. 앞서 언급했듯이, 기능은 포괄적인 용어로써 사람이 활동을 수행하는 방법뿐만 아니라, 신체 내에서의 기관의 기능수행에도 적용될 수 있다. 그러나 활동제한은 신체구조/신체기능 손상과는 뚜렷하게 구별된다. 왜냐하면 활동수행은 사람의 신체구조/신체기능뿐만 아니라, 과제가 계획되는 방법과 환경의 장애요소에 따라 다르게 나타나기 때문이다(AOTA, 2002).

그러므로 기능적 제한이 개별적으로 경험되어지고, 사람수준에서 측정되어지며, 질병의 증상과 징후와는 다르다라는 것을 기억하는 것이 중요하다. 기능적 제한은 옷걸이에서 외투를 빼지 못하는 것, 침대에서 구르지 못하는 것, 또는 옷을 입는데 어려움을 가지는 것을 포함하는데, 이러한 모든 예들을 **기초 일상생활동작**(Basic activities of daily living, BADL)이라고 한다. 기능적 제한은 또한 쇼핑하기 또는 직장으로 가기 위해 대중교통을 이용하는 것과 같은 **수단적 일상생활동작**(instrumental activities of daily living, IADL)을 포함한다(AOTA, 2002). 작업치료사와 작업치료 보조사들은 작업의 다양한 영역들 또는 제한될 수 있는 활동들과 관련이 있다. 이러한 작업의 영역들에는 ADL과 IADL 뿐만 아니라, 교육, 놀이, 여가 및 사회참여를 포함한다(AOTA, 2002). 작업치료와 물리치료의 중복은 운동을 촉진시키거나 또는 활동수행동안 자세 안정성을 촉진시키고자 할 때 가장 일반적으로 나타난다. 작업치료사들은 또한 성공적인 수행을 위해 요구되어지는 과제-특이성 기술들(task-specific skills)과 활동 참여 패턴(patterns of activity engagement)뿐만 아니라, 인지, 지각 및 심리학적 측면까지 다룬다. 작업치료 전문직은 ADL을 작업의 한 영역으로 분류한다. 작업치료와 물리치료는 모두 관심을 갖는 ADL의 분야가 있는가하면, 반대로 어떤 분야는 둘 중에 하나의 전문직이 더욱 관심을 가지는 분야도 존재한다. 예로, 작업치료는 대화도구(communication device)의 사용에 더욱 관심을 갖는 반면, 물리치료는 기능적 움직임에 더욱 관심을 가진다.

장애(disability)는 특수한 사회 환경과 물리적 환경에서 나이-특이성 역할(age-specific roles)과 성-특이성 역할(gender-specific roles)에 참여할 수 없는 상태로 정의된다(APTA, 2001). 장애는 자기관리, 가정관리, 노동, 공동체 생활 및 여가활동과 관련된 과제와 활동들을 수행하는 능력이 제한된 것이다(APTA, 2001). ICF 모델(WHO, 2001)은 장애를 참여 제한으로 정의하고, 기능수행의 활동요소와 결부시켜 말하고 있다. 참여(participation)는 전후관계인자(contextual factor)가 환경적 또는 개인적(나이, 성별, 교육, 재산 정도 등)이든 간에 활동수행을 할 수 있는 방법 또는 제한하는 방법에 초점을 맞춘다. 작업치료사와 물리치료사 모두는 사람의 기능과 물리적 환경 및 사회적 개인적 배경과의 상호관계에 관심을 갖는다. 작업치료사와 작업치료 보조사들은 또한 광범위한 배경들이 어떻게 수행에 영향을 미치는지에 관심을 가지며, 부가적으로 문화적, 실질적, 일시적, 정신적 배경의 영향에 대해서도 관심을 가진다(AOTA, 2002).

결과적으로, 무능력 모델과 기능수행 모델(functioning model) 또는 ICF 모델(WHO, 2001)은 장애로 진행되는 것을 방지하는 개념과 기능수행을 최대로 촉진시키는 개념을 항상 포함하고 있다. 그러나 병리가 자동적으로 손상을 유발시키지 않고, 손상은 반드시 기능제한(활동제한)을 초래하지 않으며, 기능제한이 장애로 발전되지 않을 수도 있다는 기능수행의 단계들과 기능수행에 있어 관련된 단계에서 나타나는 문제들은 선형적인 관계에 있지 않다 라는 것은 반드시 강조되어야만 한다. 이와 유사하게, 치료에 있어 손상단계를 일차적으로 강조하는 것이 자동적으로 기능을 촉진하고 장애를 예방하지는 못하는 것처럼, 치료의 초점은 무능의 네 단계 모두에서 문제를 보이는 환자라 할지라도 하나의 문제 단계에만 집중된다(Moyers, 1999).

임상 사례:

아래의 두 가지 예는 작업치료와 물리치료에서 적용하는 병리 또는 병태생리, 손상, 기능제한 및 장애 간의 차이점을 설명하기 위한 것이다. 노인재활과 관련된 하나의 예로 뇌졸중을 당한 환자를 둘 수 있다. 물리치료사와 작업치료사들은 모두 뇌졸중을 일으키는 뇌혈관장애에 대한 병리학을 이해해야만 한다. 물리치료에 있어서, 손상은 발목근력과 수의적 움직임의 제한이고, 기능적 제한은 수의적인 움직임의 부족으로 인한 보행시 발가락 끌기(toe drag)이며, 장애는 평탄하지 않은 지역에서 이동할 수 없는 것을 둘 수 있다. 이에 비해 작업치료에 있어서 손상은 물체들 사이에 그리고 물체와 자신사이에 관계를 정확하게 판단하는 능력의 상실을 유발하는 지각 처리 문제라고 할 수 있다. 장애는 정확한 거리 판단의 어려움 때문에 보상이 필요한 사람을 돕기 위해 환경과 과제가 외부적 자극(cues)을 제공하는 것에 실패하였을 때 나타난다. 이러한 보상 없이는, 팔의 움직임이 불충분하고 비효과적이며, 활동수행도 충분히 일어나지 않는다.

소아재활의 예로, 뇌성마비를 앓고 있는 소아를 둘 수 있다. 병리는 뇌성마비의 병인이다. 물리치료에서 손상은 강직을 동반한 약화를 둘 수 있고; 기능제한은 머리위에 닿기 위한 분리된 어깨관절(견관절) 굽힘(굴곡)이 안되는 상태를 말할 수 있으며; 장애는 선생님의 질문에 대답하기 위하여 손을 들어올릴 수 없는 어린이의 무능력을 예로 제시할 수 있다. 이와 약간 다른 방법으로, 뇌성마비를 치료하는 작업치료사들은 손상을 강직을 동반한 약화와 머리위에 닿기 위한 분리된 어깨관절 굽힘이 안되는 상태까지를 말하며, 기능제한은 선생님의 질문에 대답하기 위하여 손을 들어올릴 수 없는 상태, 그리고 장애는 자신이 바라는 것을 표현하기 위하여 다른 학생들과는 다른 도구를 제공받지 못함으로써 교실환경에 적응하지 못하는 것을 들 수 있다. ■

임상사례의 첫번째 예는 각각의 전문가들이 보는 임상 문제의 관점이 다르다라는 것을 보여주는데, 이로 인해 각각의 전문분야의 치료사들은 독특한 치료기술과 전문지식을 가지게 된다. 두번째 예는 무능력의 단계를 판단하는데 있어 약간의 차이가 있음을 설명하고 있다. 이러한 차이점들은 하나의 전문가가 다른 전문가에 비해서 판단이 더 정확하다는 것을 뜻하지는 않는다. 그와 반대로, 이러한 차이점들은 재활팀에서의 분리된 역할을 반영해준다. 전문가들을 모두 비슷하다고 간주하는 대신에, 문제를 해결하는데 있어 하나의 전문분야에 의한 단독적인 수행이 아니라, 두 전문가들 사이의 매우 밀접한 관계형성이 필요하다는 것을 이러한 차이점들이 말해주고 있다. 그러나 작업치료사와 물리치료사의 경우 판단의 기준이 다르기는 하지만, 일부 기술과 지식은 서로 중복되기 때문에, 환자의 임상문제를 해결하는데 불필요한 중복을 피하고 각각의 전문분야의 효과를 최대화시키기 위하여 반드시 서로 의견을 주고받아야만 한다. 작업치료와 물리치료가 공동작업을 할 때는 똑같은 견해를 가져야 된다는 생각으로 인해 생겨나는 오해와 논쟁이 있어서는 안된다. 두 전문식 사이의 견해는 비슷하면서도 동일하지는 않다. 차이점을 받아들이고 신중하게 전문지식을 갖춘 치료사들에게 임상문제를 배분하는 것은 환자의 재활목표에 대한 각각의 전문가들에 특유의 영역을 분명히 하는 것이다.

일반적으로 재활전문가들의 주요 관심사는 사람, 활동, 환경 사이의 효과적인 상호작용을 최대화하여 "무능력" 과정보다는 "능력" 과정을 촉진하는데 있다. 작업치료와 물리치료 전문가들은 무엇보다도 소중한 기능향상이라는 목표를 위해 노력하는 환자를 돕기 위해 최선을 다해야 한다. 물리치료와 작업치료 전문직은 모두 무능력 모델을 채택하였고, 이 모델의 개념은 임상적 추론의 근본이념으로 받아들여지고 있다(임상적 추론은 이 장의 뒤에서 정의내렸다). *물리치료사 실행지침*(APTA, 1997, 2001)과 *작업치료 실행지침*(Moyers, 1999)은 모두 재활영역의 무능력 모델을 근간으로 만들어졌다. 두 전문직은 모두 기능과 관련된 중재의 중요성에 대하여 모두 같은 생각을 가지고 있다. 다시 말해 이 전문직들이 기능의 의미를 다르게 정의하는 것은 '환자/의뢰인 각각의 좀더 완전한 형태의 성과를 이루기 위해서는 두 전문가들의 도움이 필요하다' 는 것을 이야기 해주고 있다.

물리치료사 실행지침
The Guide to Physical Therapist Practice

*물리치료사 실행지침*은 무능력 모델의 확대개념으로, 1997년에 채택되었으며, 2001년 APTA에 의해서 수정되었다(APTA, 2001). 이 지침서는 용어를 통일하였고, 물리치료 진단과 일반적으로 맞닥뜨리는 진단 그룹에 대한 대처 전략의 확립에 있어 보조치료사들의 임상지침서를 소개하고 있다. 지침서에 채택한 용어는 나기(Nagi)에 의해서 최초로 개발된 무능력 모델의 용어에 기초하였으며, 이 용어들에 대한 광범위한 해석을 덧붙였다(APTA, 2001). APTA는 "물리치료사뿐만 아니라 교육자, 학생, 건강관리 정책입안자, 관리의료 제공자(managed care providers), 제3의 지불인(third-party payers) 및 다른 전문가"들을 위한 *물리치료사 실행지침*을 개발하였다(APTA, 2001, pp. 24 25). 그러므로 이 *지침서*는 용어를 표준화하고 일반적으로 자주 쓰이는 임상패턴을 설명하는 노력을 협력분야와 공유하려는 경향이 있다. 이는 중재 프로토콜을 제공하기 위한 것이 아니라, 오히려 일반적인 임상 지침을 제공할 목적으로 만들어졌다.

APTA는 물리치료를 "이론적 · 과학적 근거에 기초한 가장 적절한 신체의 기능을 재건하고, 유지하며 촉진시키기는데 있어 가장 널리 쓰이는 임상 적용방법을 확립시키는 동적인 전문직"으로 정의하였다. 물리치료사의 역할은 운동 기능이상을 진단하고 관리하며 적절한 신체기능뿐만 아니라 적절한 건강관리, 휘트니스 및 움직임과 건강에 관련된 적절한 삶의 질을 회복하고, 유지하며 촉진시키기 위한 신체적 능력과 기능적 능력들을 향상시키는 것이며, 또한 질병, 부조화, 몸의 이상, 또는 외상으로부터 오는 징후, 증상, 손상의 진행, 기능제한 및 장애를 예방하는 것이다(APTA, 2001, p. 21). 물리치료 보조사들은 물리치료 중재의 준비를 돕는 협력적인 전문직 보조원이다.

이 *지침서*는 전문적인 임상 업무를 검사(examination), 평가(evaluation), 진단(diagnosis), 예후(prognosis) 및 중

재(intervention)라는 5개의 특수한 과정으로 분류하였다. 자주 쓰이는 임상패턴은 근골격계, 신경근육계, 심호흡계 및 외피계 영역의 예방 및 임상관리를 위한 포괄적이며 증거에 입각한 관리 전략을 제공한다(APTA, 2001; Scott, 2002). 지침서는 두 개의 파트로 구성되는데, Part 1은 물리치료의 개론과 환자 관리를 위한 전문적인 접근방법에 대한 내용을 포함하며, Part 2는 앞에서 언급했던 다섯 개의 하위분류에 대한 임상패턴을 소개하고 있다. 여기에는 도덕윤리 규범과 표준 실행지침, 물리치료보조사의 표준 행위지침, 문서분류의 지침서와 같은 중요한 주제와 관련 있는 몇 가지 첨가자료를 포함하고 있다. 지침서는 물리치료의 일차적이며 포괄적인 역할뿐만 아니라, 예방의학과 환자와 지역사회 교육 및 건강관리에 대해서도 설명하고 있다. 이 교재는 지침서에서 사용된 용어를 사용할 것이고, 무능력 모델을 개념의 기본이론으로 사용할 것이며, 물리치료사 실행지침에 나와 있는 적절한 임상패턴과 순차적인 중재방법을 독자들에게 소개할 것이다. 신경계 장애를 가진 환자의 임상관리 중 가장 잘 알려진 임상패턴은 신경근육계 패턴과 근골격계 패턴인데, 이 중 신경근육계 패턴이 더 잘 알려져 있다. 신경재활에서 가장 일반적으로 사용되어지는 지침서에 있는 순차적인 중재방법은 이 교재의 6장부터 10장에 걸쳐 나와 있는 운동치료와 기능훈련이다.

작업치료 실행틀 및 작업치료의 실행 지침
Occupational Therapy Practice Framework and The Guide to Occupational Therapy Practice

작업치료 전문직 또한 *작업치료 실행지침*(Moyers, 1999)과 최근에 *작업치료 실행틀*(AOTA, 2002)을 채택하였는데, 사정과 중재에 있어 환자의 기능수행(functional performance)을 근본이념으로 하고 있다. 이 문서에 있어 기능수행이란 작업 수행(occupational performance) 또는 개인의 의미있는 작업과 목적있는 활동의 수행을 의미한다. 작업(occupation)은 개인과 문화에 의해 명명되어지고, 체계화되며, 가치와 의미가 주어지는 일상생활의 활동들을 말한다. 작업은 사람들이 자신을 돌보고,... 삶을 즐기며,...지역사회의 사회적 조직과 경제적 조직에 공헌하는 것을 포함하는 그들 자신이 행하는 모든 것을 말한다(Law, Polatajko, Baptiste, & Townsend, 1997, p. 32). 그러나, 작업과 활동은 다음의 방법들에 의해서 서로 분리해서 정의할 수 있다.

작업은 일반적으로 사람의 삶 속에서 의미와 목적을 가지는 *활동*들로 간주된다. 작업은 사람의 정체성과 적성에 있어 중요한 역할을 담당하며, 사람이 시간을 어떻게 보낼지와 어떻게 결정을 할지에 영향을 준다. 활동(activity)이라는 용어는 목표 지향적인 인간행동의 일반적인 종류를 말한다. 사람들은 목표를 성취하기 위해 활동에 참여하지만, 이러한 활동들은 사람에게 있어 매우 중요한 또는 의미있는 것이 아닐 수도 있다(AOTA, 2002, p. 7).

*작업치료 실행틀*은 ICF 모델(WHO, 2001)의 일부 언어를 사용하고 있으며, *작업치료 표준용어(Uniform Terminology for Occupational Therapy)*라고 불이우는 전문직의 표준 용어 교체를 위한 미국작업치료협회 실무위원회(AOTA Commission on Practice)의 작업의 결과이다(AOTA, 1994). *실행틀*은 *작업치료 실행지침*을 개정한 것으로, 이는 실행지침이 표준용어에 기초하였을 뿐만 아니라, 이전에 명확하게 정의되지 않았던 작업치료 개념들 사이의 일부 혼란을 강조하였기 때문이다.

이 *실행틀*은 작업수행과 관련된 작업치료 영역에 초점을 맞추기 위하여 능력습득 과정(enabling process)과 구조를 기술하고 있다(AOTA, 2002). 사람들의 작업수행 변화과정은 평가와 함께 시작되는데, 이러한 평가들에는 의미있는 작업 및 목적있는 활동들과 관련있는 환자의 병력뿐만 아니라, 수행과 관련된 현재의 능력들과 문제들에 대하여 알 수 있는 환자의 작업 분석표(occupational profile)를 포함하고 있다. 이 분석표에 기초하여, 철저한 평가를 통해 현재의 수행과 예상되는 작업수행의 잠재력을 분석하고, 환자/의뢰인 인자(신체구조/신체기능), 활동요구(예, 사용하는 물건의 조작, 공간적 · 사회적 요구, 필요한 활동 및 그 활동의 타이밍 및 연속성, 그리고 환자 인자에서의 요구사항), 수행 패턴(습관, 일상생활 및 역할), 수행기술(운동, 과정, 또는 대화/상호작용), 또는 배경(물리적, 개인적, 정신적, 사회적, 일시적, 문화적 및 실제적)과 관련된 다양한 요소들의 작용으로 인해 나타나는 문제들을 규명해야 한다.

*실행틀*에 따르면, 중재는 평가 이후에 이루어지고, 여기에는 중재계획〔목표 설정 및 근거중심방법(evidence-based methods)을 선택하고, 퇴원계획을 세우며, 그리고 계획설정에 대한 근거 확보〕, 중재 적용, 그리고 치료서비스를 계속 진행할 것인지 또는 퇴원시킬 것인지를 경정하기 위한 중재방법에 대한 재평가를 포함한다. 중재방법은 치료적 작업/활동의 사용과 관련 있다라는 것을 반드시 숙지해야만 하는데, 치료적 작업/활동은 특별하게 선택해야 하고, 주의 깊게 분석해야 하며, 손상, 기능제한 또는 장애에 적용하기 위하여 각각에 대한 계획을 따로 수립해야 한다. 치료적 활동들과 작업들에 더하여 중재방법은 스플린트, 운동, 감각입력 등과 같은 환자들의 작업참유 유도를 위해 선행되어져야 하는 전략들을 포함한다. 그러나 치료적 작업과 활동들은 작업치료 중재의 "특징"이고, 치료의 방법이며, 치료의 최종 결과이기도 하다(AOTA, 2002). 작업치료과정은 자신의 역할을 가지는 사회적 참여를 유도하기 위한 작업참여의 향상을 측정한 결과들로 이루어진다.

작업치료 실행틀(AOTA, 2002)은 용어의 정의와 설명 그리고 전문직에서 사용되는 복합개념을 제공한다. 이 책은 *작업치료 실행틀*(AOTA, 2002)에서 사용되고 있는 용어를 일차적으로 사용하였다. 이전에 설명했던 것들을 제외하고는 ICF 언어(WHO, 2001) 대신에 나기(Nagi)의 무능력 모델 용어를 사용하였고, 환자와 의뢰인이라는 단어를 모두 사용하였으며, 중재 대신에 때때로 치료라는 용어를 사용하였다. 이 책은 *작업치료 실행지침*(Moyers, 1999)에 있는 적절한 중재와 기술을 사용하여 독자들에게 친근감을 더했다. 이 책의 6장에서 10장까지 나와 있는 중재 접근은 신경학적 손상을 입은 환자의 치료에 적절하고 유용한 임상 모델(practice model)과 참고 틀(frame of reference)을 기초로 하고 있다. 그리고 *물리치료 실행지침*(APTA, 2001)과 *작업치료 실행틀*(AOTA, 2002)의 끝부분에는 용어집이 포함되어 있다. 이 책에 사용된 용어들은 위의 두 지침과 일관되게 사용하였다.

임상추론 및 문제해결
Clinical Reasoning and Problem Solving

환자를 치료하는 모든 전문가들은 중재적용과 환자/의뢰인 간의 상관관계를 규정하기 위하여 몇몇 단계의 임상추론을 사용해야만 한다. 치료사와 보조사들은 예리한 추론과 문제해결 기술을 발달시켜야 한다. 모든 대화, 관찰 및 중재는 몇몇 단계의 문제해결과 임상추론을 반드시 필요로 한다.

임상추론(clinical reasoning)은 가정을 설정하고, 해답을 찾으며, 임상적 딜레마의 적절한 해결을 위하여 환자와 함께 협력적인 의사결정을 내리는 과정을 말한다. 환자와 관련있는 모든 전문직들은 임상추론 과정을 사용한다. 치료사들은 임상추론의 모든 과정에 참여하는데, 의뢰를 받는 시작에서부터 의료기록 검토, 평가, 사정, 목표의 설정을 포함하는 중재 계획 개발, 중재에 대한 재평가, 그리고 최종적으로 치료의 종료와 퇴원계획과 관련된 의사결정까지 모든 부분에 관여한다. 임상추론 전 과정에 대한 철저한 검토는 특히, 치료사의 전문직 교육에 있어 중심적인 요소로써 이 책의 전반에 걸쳐 나타날 것이다. 보조사 또한 측정을 하거나 환자에게 중재를 적용할 때에 의견을 줌으로써 임상추론에 참여한다. 임상추론은 몇몇 단계의 문제해결을 포함하는 매우 특수화된 인지과정이다.

치료사와 보조사들은 그들이 환자를 치료하게 될 것이라고 배우는 순간부터 환자들이 병원을 퇴원하는 순간까지 계속적으로 문제해결을 해야 한다(Umphred, 2001). 중재를 하는 동안, 재사정을 계속 해야 한다. 환자를 치료하는 치료사와 보조사는 *치료/중재*에 사용되어지고 있는 신경생리와 운동조절 과정을 이해해야만 하고, 치료에 사용하는 전략의 이론적 근거를 이해함으로써 필요시 그 전략을 변화시킬 수 있어야만 한다. 이러한 **문제해결**을 위한 자세는 임상적 유연성을 필요로 하는데, 이로 인해 전략들은 환자의 계속적인 요구에 따라 끊임없이 수정될 수 있다. 뛰어난 치료사와 보조사들은 직관(intuition)을 가진다고 종종 이야기한다. 직관적 행동은 경험, 문제들에 대한 충분한 지식, 모든 주변 환경에 대한 민감성, 그리고 이러한 세가지와 적절한 반응을 통합할 수 있는 능력에 기초한다. 효과적인 문제해결을 위해 요구되는 일부 기술들에는 상호작용 추론(interactive reasoning), 패턴 인식(pattern recognition) 및 과정 추론(procedural reasoning)이 있다.

작업치료사와 작업치료보조사들은 환자들이 작업에 참여하는 것에 주요 관심을 가지고 있기 때문에, 추론의 또 다른 형태인 **이야기 추론**(narrative reasoning)을 추가적으로 사용한다(Schell, 1998). 이야기 추론은 환자의 이야기에서 배우는 것으로, 작업치료사들은 환자의 삶속에서 자연스럽게 할 수 있는 작업수행에 관하여 집중적으로 듣는다. 치료에서 강조되는 점은 환자가 이야기를 교정하는 것을 도와줌으로써 환자들이 자신을 미래에 투사할 수 있게 하는 것이다. 즉, 손상, 기능제한 및 장애에 의해 나타나는 환자들의 현재의 상황과는 상관없이 환자들이 의미있는 작업과 목적있는 활동에 어떻게 참여하는가를 상상하는 것이다. 작업치료사에 의해 이루어지는 이야기 추론은 환자들의 가능성에 대해 이해를 할 수 있도록 해주며, 치료 초기에 가지는 어려움에도 불구하고 치료를 계속할 수 있도록 환자들에게 희망과 동기부여를 할 수 있게 해준다.

상호작용 추론(interactive reasoning)은 치료 전문가와 환자 및 환자의 가족 또는 간병인과 정면으로 마주보면서 하는 추론법이다. 환자와 간병인과의 단순한 대화를 통해서 정보를 수집하는데, 이 과정은 환자와 간병인을 만나는 순간부터 바로 시작한다. 추론의 이러한 형태는 임상의들이 환자를 사람으로서 보는 식견을 가질 수 있도록 해준다. 현재 사용되고 있는 상호작용 추론은 몇가지 다른 범주로 나눌 수 있는데, 여기에는 신체 오리엔테이션, 활동, 시선교차(eye contact), 안구 움직임, 비언어적 행동 그리고 소리요소를 포함하는 직접적인 언어적 단서들이 있다. 치료사와 보조사들은 다양한 정보를 전달하기 위해서 지지, 격려, 의욕 유발, 확신과 같은 전략들을 사용할 수 있다(Fleming, 1993). 환자와 간병인에 의해서 알 수 있는 단서들은 치료사 또는 보조사들이 치료과정 동안 환자들에게 가장 효과적으로 동기유발을 시킬 수 있는 방법을 결정하는데 도움을 줄 수 있다. 상호작용 추론의 효과적인 사용은 환자와 간병인들이 치료에 능동적으로 참여할 때 이루어진다.

전문가들은 환자와 간병인들과 함께 목표와 전략을 논의하고, 협조를 유발시키며, *치료/중재* 과정에서의 치료의 의미를 잠재적인 결과와 연결시키는 것을 통해 환자 참여를 유도할 수 있다. 작업치료사와 작업치료보조사들은 또한 상호작용 추론을 **치료기술 자체**로도 사용할 수 있다(AOTA, 2002).

패턴 인식(pattern recognition)은 초기의 문제 확인단계에서 사용되는 전형적인 문제-해결 전략이다. 이는 단서들을 관찰하고 해석하는 능력에 기초한다. 단서들은 환자 또는 상황을 이해하는데 잠재적으로 중요한 상황을 제공해준다. 패턴 인식은 현상을 관찰하고, 중요한 특징(단서)을 식별해 내고, 단서들간의 관련성이 있는지를 결정하며, 비교 또는 결정을 내리는 능력을 가리킨다. 패턴 인식은 예상되는 또는 친숙한 패턴을 발견해 낼 수 있는 비교(comparison)를 필요로 한다. 이러한 비교는 모든 임상가들에게 있어 임상기술을 더욱 효과적으로 만드는 방법을 학습하는 매우 중요한 기술이다. 패턴 인식의 숙달은 일반적으로 경험에 의해 이루어진다. 예로, 경험이 많은 치료사들은 당뇨병의 합병증으로 인해 이차적으로 절단한 환자에게 예상되는 시각손상의 영향을 인지하여, 적절한 기능운동 훈련을 시킬 수 있다. 치료사들은 일반적인 실행 패턴을 인식할 뿐만 아니라 예상할 수 있어야 한다.

과정 추론(procedural reasoning)은 임상의들이 신체, 의학적 진단, 치료실행 모델 또는 이론적 틀, 치료기술과 관련된 전문적 또는 학문적 지식과 생물적, 물리적, 사회적 및 심리과학과 관련된 지식을 배울때 사용되는 학문의 형태이다. 이전에 무능력 모델에서 보여주는 개념들과 전문직 관련 문서(물리치료 실행지침, 작업치료 실행틀)에서의 개념들은 각각의 학문분야와 밀접한 관련이 있는 임상문제의 핵심에 대한 추론과정을 설명해주는 일부 전문지식을 설명해주고 있다(Fleming, 1993 ; Umphred, 2001).

치료사와 보조사들은 어떠한 과정 또는 중재는 반드시 임상적 문제에 효과적이어야만 한다는 가설을 가지고 첫번째 임상경험을 쌓아나간다. 과정 추론은 일반적으로 문제 인식을 통해 시작하지만, 이와 동등한 중요성을 가진 것은 좀 더 새로운 또는 완벽한 정보를 통해 가설을 재평가할 수 있는 능력이다. 보조사와 치료사들은 중재하는 동안 개인치료에 대한 미세조정 및 적응을 위해서 필요한 세부항목과 요소들의 배열을 위하여 무수히 많은 "작은" 가설들을 세울 수 있는 능력이 필요하다.

임상경험은 문제해결을 숙달시키는데 있어 가장 좋은 방법으로, 임상추론은 병원에서 유용한 도구로 사용될 수 있다. 문제해결은 또한 삶의 기술로서, 이중 직관적 추론(intuitive reasoning)은 분명히 가치 있는 기술로 발달시켜야 한다. 학생들과 임상가들은 추론과정을 배우는데 있어 마음을 개방함으로써, (성공과 실패를 포함하는) 배움에 대한 많은 도전을 통해 추론과 직관의 관점을 얻을 수 있을 것이다.

임상 사례:

아래의 글은 임상에서 치료사가 사용하는 서로 다른 문제해결 전략을 보여주고 있다.

52살의 여성인 Betsy의 집에 치료사와 보조사가 방문하였다. 이들은 Betsy에게 부엌에서 안전하게 에너지-보존의 방법으로 활동을 수행할 수 있는 방법에 대하여 교육하였다. Betsy는 7년전 다발성경화증(MS)으로 진단받았었다. 사정(assessment)에서 특별히 이상한 점과 기능적 제한점은 나타나지 않았기 때문에, 이것에 대해서는 자세하게 설명하지 않겠다.

치료사와 보조사가 계속적으로 집을 방문하는 동안, 그들은 다발성 경화증이 신체의 모든 시스템에 미치는 영향에 대한 지식을 바탕으로, Betsy를 소개해 준 사람이 그들에게 준 정보를 논의하였다. 임상의들은 가능한 중재접근에 대한 광범위한 계획을 세웠다(과정 추론). 집에 도착하였을 때, 상지에 진전(tremor)을 보이고 불분명한 언어를 사용하며 수동 휠체어를 타고 있는 살찐 여성이 그들을 반겨주었다(패턴 인식: 이러한 단서들은 임상의에게 비만으로 인해 나타나는 협응장애와 움직임 제한을 말해준다). Betsy는 방문자들을 매우 기쁘게 맞아주었는데, Betsy의 경우 사회적 교류를 하고는 있었지만, "며느리가 매일 와서 식사를 만들어 준다"는 이유 때문에, 어떠한 전문적 도움도 원하지 않고 있었다(상호작용 추론: 임상의들은 Betsy가 방문자들에게 갖는 생각을 알 수 있는데, 그녀의 사회적 편견은 치료의 목적으로 인한 방문을 늦추었고, 사회사업 전문가들의 방문만을 좋아하게 하였다). 치료사와 보조사는 즉시 (작업 또는 물리)치료의 역할에 대하여 Betsy와 대화를 시작하였고, 이를 통해 그녀의 목표, 취미, 흥미 및 좋아하는 목적 있는 활동들에 대하여 주의 깊게 청취하였다(이야기 추론). Betsy와의 대화를 계속하면서, 사정, 중재 계획 및 중재를 시작하였고, 임상의들은 모든 문제해결 전략을 사용하였다. 중재 계획을 논의하는 동안(이야기 추론), Betsy는 각각의 계획들에 대하여 신중하게 반응하였고(상호작용 추론), 중재접근을 위한 계획들을 제시하기 위해 노력하였다(패턴 인식 및 과정 추론).

이 이야기는 전문적인 영역에서의 마음의 상태에 대한 문제해결에 있어 환자가 제공하는 요구도와 단서들에 의해서 계속적으로 변화하는 임상추론의 진행적 특성을 보여주고 있다.

이 교재에서는 임상추론기술의 발달을 강조하였다. 관련 서적에서 보여지는 능동적인 학습경험들은 독자들로 하여금 배움의 과정에 능동적으로 참여할 수 있는 기회를 제공한다. 제Ⅱ부(5-10장)에서부터 시작하는 사례연구는 임상적인 문제해결을 위한 연습의 기회를 줄 것이다. 상호작용 추론, 패턴 인식 및 과정 추론과 같은 기술의 발달을 위해서는 앞으로 계속적인 토론을 해야 할 것이다.

요 약 Summary

이 장은 이 교재의 근거를 제공하는데, 신경과학의 역사뿐만 아니라 기초과학의 지식과 치료적 진보가 어떻게 종속적 관계를 이루는지에 대하여 설명하였다. 일생동안 환자/의뢰인에 대한 효과적인 신경재활 접근방법은 작업치료사와 물리치료사 및 보조사들의 일반적인 목적이며, 무능력 모델의 개념 내에서 이론적 틀에 근거하고 있다. 작업치료와 물리치료 임상가들은 환자관리에 있어 특수하지만 상호보완적인 기술과 접근방식을 가진다.

양쪽 학문분야에서 채택된 이러한 방법은 학문의 특수한 연구분야의 확장을 필요하고 또한 이 책의 전범위에 걸쳐 설명되어지고 있지만, 특수한 프로그램내에서의 전문성은 부분적으로 남아있다. 환자는 두 학문분야의 기술로부터 최대한의 효과를 얻어야 한다. 환자 관리의 효과를 최대화하기 위하여 일부 공통적인 용어를 채택하는 것은 가능할 뿐만 아니라 또한 재활전문가들에게 있어 매우 중요하다. 이 교재는 물리치료 실행지침(APTA, 2001)과 *작업치료 실행틀*(Moyers, 1999) 모두에 나타나는 원리와 지도 개념에 대하여 설명하였다. 임상추론과 문제해결에 대하여 요약하면서 마무리 하는 이 장은 독자들에게 배움의 과정에 있어 개방된 마음을 가질 수 있도록 격려함으로써, 이 책을 읽은 임상가들은 환자에게 최상의 효과를 줄 수 있을 것이다.

참고문헌

American Occupational Therapy Association (1994). Uniform terminology for occupational therapy. *American Journal of Occupational Therapy, 48*, 1047–1054.

American Occupational Therapy Association (2002). *Occupational therapy practice framework: Domain and process.* Bethesda, MD: American Occupational Therapy Association.

American Physical Therapy Association (1997). Guide to physical therapist practice. *Physical Therapy, 77*, 1163–1165.

American Physical Therapy Association (2001). Guide to physical therapist practice (2nd ed.). *Physical Therapy, 81*(1).

Bear, M. F., Connors, B. W., & Paradiso, M. A. (2001). *Neuroscience: Exploring the brain* (2nd ed.). Baltimore: Lippincott Williams & Wilkins.

Carr, J., & Shepherd, R. (2000). *Movement science: Foundations for physical therapy in rehabilitation* (2nd ed.). Gaithersburg, MD: Aspen Publishers.

Cohen, H. (1999). *Neuroscience for Rehabilitation* (2nd ed.). Philadelphia: Lippincott Williams & Wilkins.

Domholdt, E. (2000). *Physical therapy research principles and applications* (2nd ed.). Philadelphia: W. B. Saunders.

Fleming, M. H. (1993). Aspects of clinical reasoning in occupational therapy. In H. L. Hopkins & H. D. Smith (Eds.), *Willard and Spackman's occupational therapy* (8th ed., pp. 867–881). Philadelphia: J. B. Lippincott.

Jette, A. M. (1994). Physical disablement concepts for physical therapy research and practice. *Physical Therapy, 74*, 380–386.

Law, M., Polatajko, H., Baptiste, W., & Townsend, E. (1997). Core concepts of occupational therapy. In E. Townsend (Ed.), *Enabling occupation and occupational therapy perspective* (pp. 29–56). Ottawa, ON: Canadian Association of Occupational Therapists.

Low, J. F. (1995). Historical and social foundation for practice. In C. A. Trombley (Ed.), *Occupational therapy for physical dysfunction* (4th ed., pp. 3–14). Baltimore: Williams & Wilkins.

Lundy-Ekman, L. (2002). *Neuroscience: Fundamentals for rehabilitation* (2nd ed.). Philadelphia: W. B. Saunders.

Moyers, P. (1999). Guide to occupational therapy practice. *American Journal of Occupational Therapy, 53*, 247–322.

Nagi, S. (1965). Some conceptual issues in disability and rehabilitation. In *Sociology and rehabilitation* (pp. 100–113). Washington, DC: American Sociological Association.

National Institutes of Health (1992). *Draft V: Report and plan for medical rehabilitation research.* Bethesda, MD: National Institutes of Health National Center for Rehabilitation and Research.

Reed, K. L. (1993). The beginnings of occupational therapy. In H. L. Hopkins & H. D. Smith (Eds.), *Willard & Spackman's occupational therapy* (8th ed., pp. 26–43). Philadelphia: J. B. Lippincott.

Schell, B. B. (1998). Clinical reasoning: The basis of practice. In M. E. Neistadt & E. B. Crepeau (Eds.), *Willard & Spackman's occupational therapy* (9th ed., pp. 90–100). Philadelphia: J. B. Lippincott.

Scott, R. (2002). The physical therapy profession. In Scott, R. (Ed.), *Foundations of physical therapy.* New York: McGraw-Hill.

Umphred, D. A. (2001). *Neurological rehabilitation* (4th ed.). St. Louis, MO: Mosby.

Verbrugge, L. (1994). The disablement process. *Social Science Medicine, 38*, 1–14.

World Health Organization (1980). *International classification of impairments, disabilities, and handicaps.* Geneva, Switzerland: World Health Organization.

World Health Organization (1994). *International statistical classification of diseases and related health problems, 10th Revision* (Vols 1–3). Geneva: Switzerland: World Health Organization.

World Health Organization (2001). *International classification of functioning, disability, and health.* Geneva, Switzerland: World Health Organization.

제 2 장

필수 신경해부학 및 신경생리학: 신경재활에 적용하기 위한 접근

The Essentials of Neuroanatomy and Neurophysiology: A Neurorehabilitation Application Approach

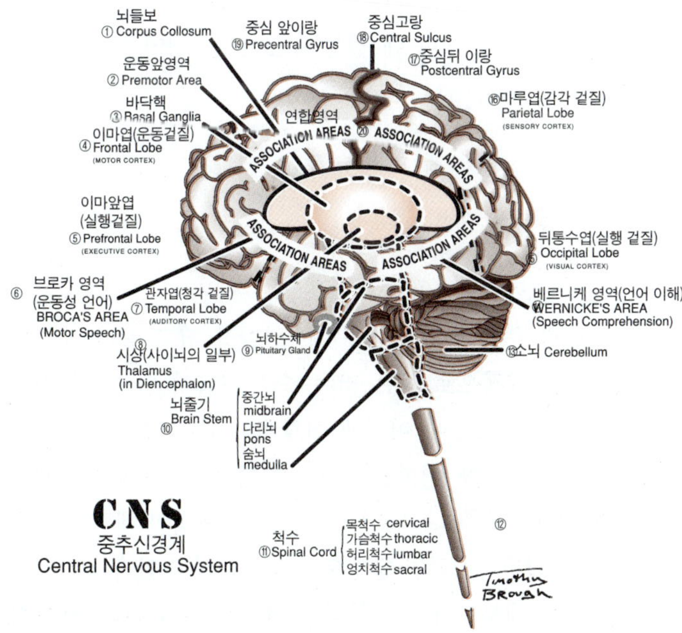

인간의 뇌는 아주 놀라운 것이다.

The human brain is nothing short of a miracle

기본 개념

- 신경계의 기본적인 해부학적 구조와 중요한 요소
- 신경계 신호전달과 관련있는 기본적인 생리학적 과정
- 신경계 발생의 전체적인 개론과 임상 적용
- 사람의 움직임에 중요한 기본적인 운동기능과 감각기능
- 신경계 손상과 다양한 손상형태의 일반적인 징후와 증상 소개
- 기능회복 이론들의 고찰 및 발생기와 성인의 신경가소성 비교

신경계 개요 Introduction of the Nervous System

신경계 언어 (The language of the nervous system)

전문 영역을 연구하기 위해서는 그 영역과 관련된 특수한 언어가 요구된다. 컴퓨터에 대해서 학습한다면, 우리는 제일 먼저 컴퓨터 과학자 또는 기술자들이 사용하는 *드라이브(drives)*, *바이트(bites)* 및 *메모리(memory)*와 같은 용어를 알아야 한다. 그러므로 신경계재활 영역도 마찬가지로 특수한 언어가 필요하다. 신경학의 어떤 영역을 처음으로 접하는 학생들은 단순히 단어의 수많은 음절에 대부분 압도당한다. 그러므로 신경계재활을 공부하는 학생들은 신경계의 국소해부학, 그리고 방향, 경로 및 기능에 대한 의미의 이해를 통해서 신경계 언어에 친숙해져야만 한다. 이러한 견해는 신경과학을 학습하는데 뿐만 아니라 이러한 지식을 신경계 장애를 가진 환자들에게 어떻게 적용할 것인지를 아는 것에 대한 사용자 중심의 접근법(user-friendly approach)을 발달시키는 데에도 적용될 것이다.

신경과학의 언어는 지리학상의 도로명칭과도 같다. 각각의 구조에 주어진 이름들은 그 자체가 구조의 위치와 기능에 대해서 얘기해준다. 용어의 순서는 종종 신호전달의 순서를 알려준다. 예로, **겉질척수로**(corticospinal tract)는 신경신호의 기시가 대뇌피질이고, 목적지가 척수임을 가리킨다. 더 나아가서 신호의 기시와 종지가 각각 대뇌와 척수라는 사실은 신호가 반드시 대뇌피질을 떠나 척수로 들어간다는 사실을 학생들에게 말해줄 것이고, 한번 더 생각할 경우, 전달된 정보가 하행성, 또는 운동성, 활동성, 또는 원심성 정보임을 학생들에게 알려줄 것이다. 반대로, *척수소뇌로(spinocerebellar tract)*는 신호의 기시가 척수이며 종착지가 소뇌임을 말해준다. 여기에서 학생들은 전달되는 신호가 중추신경계의 고위중추로 들어간다는 것을 추론할 수 있고, 더 나아가 전달된 정보가 입력성, 감각성 또는 구심성 정보임을 생각해낼 수 있을 것이다. 위에서 살펴보았듯이, 신경과학의 언어는 명명되어진 구조 또는 진행과정의 위치와 기능에 대해서 단서를 제공한다.

그밖의 용어들은 라틴어 또는 그리스어에서 기원하였는데, 이를 이해하기 위해서 학생들은 그 용어를 부분으로 나누는 방법을 알아야 한다. 단어를 접두사, 어근 또는 접미사와 같이 조각을 사용하는 퍼즐로 보도록 노력해라. 이러한 노력에 의해 **신경조절물질**(neuromodulators)의 의미와 기능은 아래와 같이 유추할 수 있다. 접두사인 *neuro-*는 신경원에서 하는 어떤 것을 의미하고, 어근인 *mod*는 변화시키는(예, 수정하다) 어떤 것을 뜻하며, 그리고 아무 사전에서나 빨리 찾아볼 수 있는 접미사인 *-or*은 상태 또는 특성을 의미한다. 이제 독자는 neuromodulator라는 용어가 신경원의 특성 또는 특색을 변화 또는 바꾸는 물질을 설명한다는 것을 알 수 있을 것이다. 게다가, 신경조절물질이 들어오는 자극에 대해서 신경원을 흥분성 또는 억제성 반응을 일으킨다는 것을 추측할 수 있을 것이다.

마지막으로, 방향에 대한 기본적인 용어는 학생들이 언어를 이해하는데 도움을 줄 것이다. 표 2-1은 신경과학에서 일반적으로 사용되어지는 방향을 나타내는 용어를 보여주고 있다. 예로, 뒤뿔(후각, dorsal horn)은 어떤 것의 뒤에 있는 구조 또는 영역을 나타내는 반면, 앞뿔(전각, ventral horn)은 앞쪽에 있는 구조 또는 영역을 나타내는 말이다.

신경계의 일반적인 계획 (General plan of the nervous system)

복잡한 주제에 당면했을 때, 한발작 뒤로 물러서서 그 주제를 전체적으로 보는 것이 종종 도움이 된다. 이 접근법은 작은 구조들이 어떻게 신경계와 같은 복잡한 구조의 전체적인 기능에 영향을 미치는지에 대한 전체적인 개념을 얻는데 유용하다. 인간 신경계의 일반적인 배치는 실용적이며, 일반상식적인 방법으로 조직화되어 있다.

우리는 해부학과 생리학의 차이를 알아야 한다. 해부학은 하나의 일부분이 어떻게 전체에 적합하게 배치되어 있는가에 대한 연구로서, 신체 일부분의 기본구조에 대한 설명이며, 무엇이(what) 그리고 어디에(where)라는 질문에 대답해야 한다. 생리학은 신체의 부분이 어떻게 작용하는지에 대한 기능과 전체의 기능 중 어떠한 기능인가에 대한 설명을 통해, *어떻게(how)*와 *왜(why)*라는 질문에 대답을

표 2-1

신경해부학에서 사용되는 방향과 관련된 용어들

용어	의미
배쪽, 앞쪽(복측, ventral, anterior)	앞쪽을 향하는
뒤쪽, 등쪽(배측, dorsal, posterior)	등쪽을 향하는
머리쪽(두측, cranial)	머리쪽을 향하는
꼬리쪽(미측, caudal)	꼬리 또는 미골을 향하는, 가장 아래부분
위쪽(상부, superior)	위로 향하는, 어떤 부분보다 위에 위치한 부분
아래쪽(하부, inferior)	아래쪽, 어떤 부분보다 아래에 위치한 부분
몸쪽(근위, proximal)	기원하는 점에 가까운
먼쪽(원위, distal)	기원하는 점에서 멀리 있는
안쪽(내측, medial)	가운데 쪽으로 향하는
가쪽(외측, lateral)	가장자리로 향하는, 중앙선에서 멀어지는
같은쪽(동측, ipsilateral)	같은쪽
반대쪽(반대측, contralateral)	반대쪽
양쪽(양측, bilateral)	신체 양쪽 모두를 포함하는

출처: Information compiled from multiple sources. See text and references for details.

할 수 있도록 해준다. 신경해부학과 신경생리학 연구에 있어 **전체적 접근법**(system approach)은 구조와 기능에 대해 동시에 이야기함으로써 이러한 두 가지 연구접근법을 합치는 실험적 연구방법이다.

이 장은 기본적인 신경해부학과 신경생리학을 살펴봄으로써, 분리되어 있는 퍼즐조각을 어떻게 맞추는지에 대해 도움을 주고자 한다. 예비 치료사를 위하여 이 장에서는 고찰과 요약을 제시하였고, 예비 보조사를 위하여 신경해부학과 신경생리학의 전체적인 개요의 파악에 필요한 충분한 깊이의 내용을 담았다. 기능과 구조는 서로 분리할 수 없는 것이기 때문에, 이후 3장부터는 전체적 접근법을 사용하여 설명하였다. 사전을 찾아보는 것을 통해 신체구조가 단순한 부분의 조합이고, 신체부분의 그룹이 기능단위를 형성한다는 것을 알 수 있을 것이다. 전체적 접근법은 신경계를 기능적 목적을 위한 보조수단으로 보게 할 것이며, 하나의 구조는 하나 이상의 기능에 관여함으로써, 하나 이상의 기전의 일부분을 형성한다는 것을 알게 할 것이다. 단순화와 명확성을 위하여, 이 장에서는 오직 신경생리학과 신경해부학에 대해서만 다루었다.

신경계는 두 가지 방법 즉, 해부학적 차이 또는 생리학적 차이에 의해 세분화 할 수 있다. 이제부터 마음속에 언어에 대한 개념을 상기시키며 신경해부학과 신경생리학의 세계로 여행을 시작해보자. 신경계에 대한 광범위한 시각을 얻기 위하여, 처음으로 신경계의 구조적 분류에 대해 알아보자.

해부학적 구분 (Anatomical divisions)

■ 중추신경계 (Central nervous system)

중추신경계(CNS)는 뇌와 척수로 구성되며, 뼈(머리뼈 또는 척추)내에 위치하는 보호성 막(수막)에 의해서 싸여있고, 뇌척수액으로 차있는 공간을 포함한다.

■ 말초신경계 (Peripheral nervous system)

뇌신경과 척수신경은 CNS에 포함되지 않고, 말초신경계(PNS)를 형성한다.

생리학적 구분 (Physiological divisions)

■ 몸신경계 (체성신경계, Somatic nervous system)

몸신경계는 근육과 피부를 지배하는 모든 수용체들과 신경들로 구성된다.

■ 자율신경계 (Autonomic nervous system)

자율신경계(ANS)는 기능적으로 보았을 때 내장신경계라고 설명할 수 있다. 해부학적으로 자율신경계는 CNS와 PNS의 일부를 포함한다. ANS는 교감신경계와 부교감신경계로 나누어지고, 샘(선, glands), 민무늬근(평활근), 심장근, 내장계 및 혈관의 활동을 조절한다. 기능적으로는 스트레스 상황에 대한 대처뿐만 아니라, 항상성을 조절하는 역할을 한다. 신체 상황에 대한 이러한 중요한 정보는 뇌로 전달된다(Waxman, 2000).

기초 쌓기 (Building blocks)

신경계의 기초인 신경조직은 흥분성인 신경원과 비흥분성인 지지세포로 구성된다. 흥분성 세포들은 주변환경의 변화에 따라 변할 수 있지만, 비흥분성 세포들은 변하지 않는다.

흥분성 세포 또는 신경원 (Excitable cells or neurons)

신경원(뉴런, neuron)(그림 2-1)은 흥분성으로 다른 흥분성 세포들로부터 정보를 받거나 보내준다. 신경원은 세포체(cell body, soma), 수상돌기 및 축삭으로 구성된다.

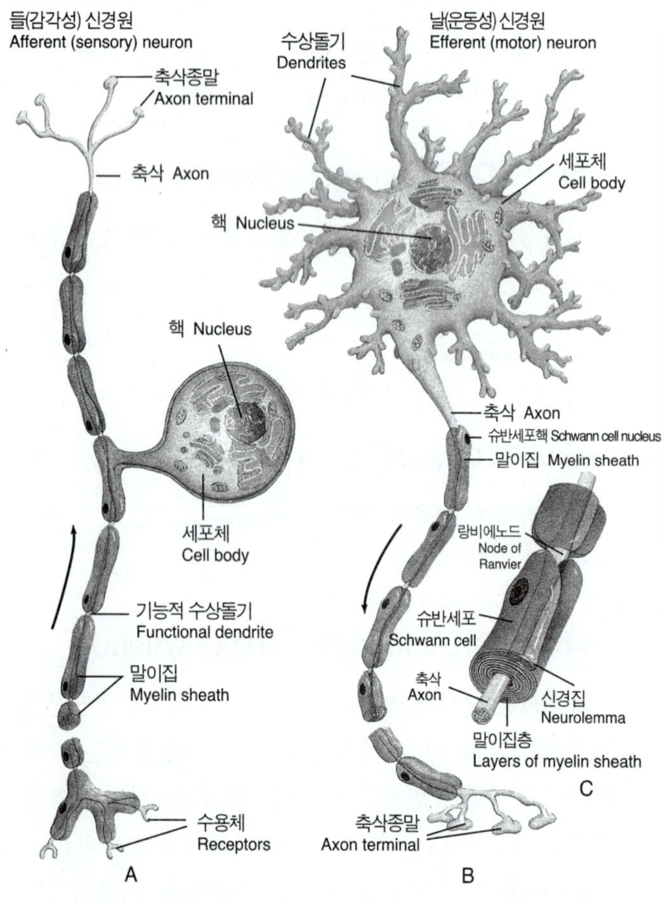

그림 2-1. 신경원 구조. (A) 일반적인 감각신경원. (B) 일반적인 운동신경원. 화살표는 자극전도방향을 나타낸다. (C) 랑비에 노드 및 슈반세포에 의해서 형성되는 말이집(수초)와 신경집(신경초, Scanlon, V.C., & Sanders, T. [2003]. Essentials of anatomy and physiology [4th ed., p. 157]. Philadelphia: F.A. Davis.에서 인용)

세포체는 세포핵을 포함한다.

수상돌기(dendrites)는 세포돌기로 세포체방향으로 자극을 전달한다. 신경원은 몇 개의 수상돌기를 가지고 있다. 수상돌기는 짧게 또는 길게 뻗어있으며, 여러 개의 가지를 내어 인접한 다른 수상돌기 또는 축삭과 교통한다. 세상에 대해서 배우고 탐험할수록, 수상돌기는 많이 성장한다(Leonard, 1998). **수상돌기 나무**(dendritic arboorization; 잎이 우거진, 얽힌 덩굴을 의미함)는 식물과 나무의 가지가 성장하는 것처럼, 이러한 급격한 성장, 굵기 증가 및 가지치기를 설명하는데 사용된다. 사람의 뇌에서의 수상돌기계의 복잡성과 일생동안 개인적으로 참가하는 사회생활의 형태 사이에는 상관관계가 있다(Scheibel, Conrad, Perdue, Tomiyasu, & Wechsler, 1990).

임상 사례:

부검결과 손의 기민성을 요구하는 직업에서 일하는 사람은 뇌의 일차영역내의 수상돌기 가지가 증가되어 있음을 알 수 있다; 이야기 기술과 대화 기술에 의존하는 직업에서 일하는 사람은 언어와 관련된 뇌영역의 수상돌기가 두껍고 가지가 많음을 보여준다. 반대로, 정신지체아 뇌의 수초형성 수(number)와 복잡성은 매우 제한되어진다(Bertoti, 1999). 임신동안의 알콜섭취 또한 성장하는 태아에 나쁜 영향을 주어, 수초의 성장과 신경성숙에 안좋은 영향을 줌으로써, 결과적으로 인지결손과 운동결손으로 특징지워지는 발달장애인 태아 알콜 증후군(fetal alcohol syndrome)이 나타난다. ▪

축삭은 길게 뻗어있는 하나의 가지로, 일반적으로 다른 신경원과 연접을 한다. 축삭의 길이는 매우 짧은 것(수 마이크로미터)에서부터 1 m 보다 더 긴 것(예, 허리척수운동신경원은 허리척추에서부터 발의 근육까지 전체길이에 뻗어있다)까지 매우 다양하다. 일부 축삭은 말이집화가 되어 있는데, 이는 축삭의 정보 전달을 빠르게 하는데 도움을 주는 지방성 절연물질로 덮여있는 것을 의미한다. 비록 세포체에서 오직 하나의 축삭이 형성되지만, 이는 몇차례 가지를 냄으로써, 하나의 축삭은 척수의 운동신경원풀(motor neuron pool)과 같은 특별한 목적지까지 가는 동안 많은 신경원과 연접을 한다.

신경원은 기능에 따라 다시 분류되어지는데, 운동신경원은 근육을 지배하고, 감각신경원은 감각정보를 전달하며, 사이신경원은 문자그대로 표적지(intended target)까지의 경로 사이에 존재하는 신경원을 말한다. 그림 2-1에서 보여지는 것처럼, 감각신경원과 운동신경원의 해부학적 구조에 있어 약간의 차이가 존재한다. 감각신호를 전달하는 또는 그 기능과 관련있는 신경원을 **들신경원**(구심성 신경원, afferent neuron)(접두사 'a'는 '어느 방향으로 가다'라는 뜻으로 이 경우에는 CNS를 말한다); **날신경원**(원심성 신경원, efferent neuron) (접두사 'e'는 '어떤 것을 ~에서부터 멀어지게 하다'를 뜻하는데, 이 경우도 또한 CNS를 가리킨다)은 운동 또는 활동 신호(action signal)를 전달하는 역할을 수행한다. 인간의 신경계에 있는 1천 억 개 이상의 신경원 중 오직 5백만개의 신경원만이 감각신경원이고, 오직 수천 수만 개의 신경원만이 운동신경원이다(Leonard, 1998). 나머지 99%의 신경원은 사이신경원으로, 신경게 내에서 광범위한 상호연락과 유기적인 업무를 수행한다는 사실을 말해준다.

CNS 내에서 일반적인 기능을 수행하는 신경세포들은 **핵**(nuclei; 단수형, nucleus)으로 그룹화된다. 이러한 핵들은 신경계 내에서 정보를 생성시키고, 새로운 정보를 추가시키고, 수정하며, 다양화시킨다. CNS의 밖에서, 일반적인 기능, 형태 및 연결을 보이는 신경세포는 **신경절**(ganglia; 단수형, ganglion)로 그룹화된다. CNS 내에서의 보편적인 집단의 구분은 회색질과 백색질 사이의 차이에 의한 구분이 더 일반적이다. 회색질은 세포체와 신경원의 그룹인 핵으로 구성되며 외관상 회색을 띤다. 백색질은 수초의 색깔이며, 축삭으로 구성된다. CNS 내에서 신경은 모여서 **신경로**(tract)를 형성하는데 참여하고, 최종적으로 백색질을 이룬다. 신경계에 나오는 단어에 익숙해지는 것은 명칭의 이해, 다시 말해, 신경로의 기원, 종지 및 기능을 이해하는데 도움을 줄 것이다. 예로, 피질척수로는 대뇌피질에서 기원하여 척수로 내려가므로, 내림성(하행성), 운동성 또는 날 정보를 운반하는 역할을 한다.

▪ 비흥분성 세포 또는 신경교 (Nonexcitable cells or neuroglia)

사람의 신경계에는 수십억개의 신경원이 존재하지만, **신경아교**(신경교, neuroglia)라고 불리우는 비흥분성지지세포는 신경원보다 적어도 10배는 더 많이 존재한다(Waxman, 2000). 어근인 'glia'는 "아교(glue)"를 뜻하는 말로, 이 세포 형태의 포괄적인 지지기능을 적절히 묘사하는 단어이다. 신경교에는 몇 가지 다른 형태가 존재하는데, 각각의 세포들은 수초의 형성, 신경원 발달의 안내, 세포외 이온 수준의 유지 및 신경활성 후 일어나는 화학전달물질의 재흡수와 같은 특수한 지지 기능을 가진다.

별아교세포(astrocyte)는 대부분 CNS의 회색질에 존재한다. 이 세포는 혈관과 직접 접촉함으로써 혈류에서의 물질교환에 관여한다. 별아교세포들은 실제적인 혈관-뇌 장벽의 항상성 유지에 중요한 역할을 수행함으로써, 감염으로부터 보호하고, 다양한 화학물질의 적정 수준을 유지하는데 도움을 준다. **희소돌기아교세포**(oligodendrocyte)는 CNS의 백질에서 우세하게 발견되어지는 세포로, 대부분 수초로 구성된 긴 돌기를 가진다. 이 세포는 CNS내에서 수초를 생산하고, 지지구조(support network)로서 역할을 한다. **슈반세포**(Schwann cell)는 PNS에서 나타나며 CNS의 희소돌기아교세포가 하는 기능과 비슷한 역할을 수행한다(Stokes, 1998). **미세아교세포**(microglia)는 식세포로 염증과 손상에 대한 CNS의 방어기전 중 하나이다.

필수 신경생리학
The Essential Neurophysiology

신호전달 및 구조간 정보교환 (Signaling and communication between structures)

신경원은 전기화학신호를 주고받는데, 이는 신경원이 왜 흥분성 조직인가를 말해준다.

▪ 안정막 전압 (Resting potential)

처음에 의학용어와 마주쳤을 때, 의학용어의 숙달을 위

해서는 영어단어의 기본적인 의미를 응용해야 한다는 것을 꼭 기억해야 한다. 예로, "모든 야심찬 임상의들은 이 부분을 배울 능력을 가지고 있으며, 최고의 치료사 또는 보조사가 될 수 있다!(every aspiring clinician has the potential to learn this material and become a great therapist or assistant!)에서 *potetial*이라는 단어는 단순히 "할 수 있는 능력 또는 상태; 가능한"이라는 것을 의미한다. 그러나 세포막에 적용될 때는 *potential*이 '달라질 수 있는 또는 변화될 수 있는 기회가 있음' 을 뜻한다.

세포내액과 세포외액은 이온(ion)을 포함한다. 이온은 전기적으로 활성화된 하전된 입자이다. 세포외액에는 Na^+(sodium) 이온과 Cl^-(chloride) 이온이 높은 농도로 존재하는 반면, 세포내액은 K^+(potassium) 이온과 음전하로 하전된 많은 단백질을 많이 포함하고 있다. 모든 세포의 세포막은 구조화되어 있으므로 세포안(–, negative)과 세포밖(+, positive) 사이에 전기적인 전압차이(또는 변화에 대한 능력)가 존재한다(그림 2-2).

안정상태에서, 세포막에 대한 K^+ 이온과 Cl^- 이온의 투과성(세포막을 건너갈 수 있는 능력)은 Na^+ 이온보다 매우 높다. 세포막을 가로지르며 존재하는 농도경사가 있다라는 것은 만약에 이온이 투과성을 갖는다면(즉, 세포막을 통과해서 쉽게 이동할 수 있다면), 세포막을 통한 물질이동에는 항상 고농도에서 저농도 방향으로의 이온의 단순 확산만이 존재할 것이다라는 것을 의미한다. 안정상태에서, Na^+ 이온은 농도차이와 세포내 음전하에 의한 인력(attraction)에 의해서 항상 세포안쪽으로 이동할 것이다. 하전된 입자의 이러한 확산은 이에 상응하는 **기전력**(electromotive force)를 생성하게 된다. 이러한 기전력은 전압의 차이에 의해서 생성되고, 전류의 근원이 된다(즉, 전류를 발생시킨다)(Waxman, 2000).

그러나 위의 시스템이 계속 유지되기 위해서는 세포막내에 위치한 대사과정에 관여하는 에너지소모성 펌프(fueled pump)를 통한 Na^+ 이온의 능동적인 배출이 이루어져야 한다. 사람의 신체내에 많은 펌프 중 하나인 Na^+/K^+ 펌프는 Na^+ 이온과 K^+ 이온의 세포내외 조성을 유지시켜주고, 이러한 방법으로 신경의 **안정막전위**(resting membrane potential)가 항상 –70～–90 mV로 유지된다

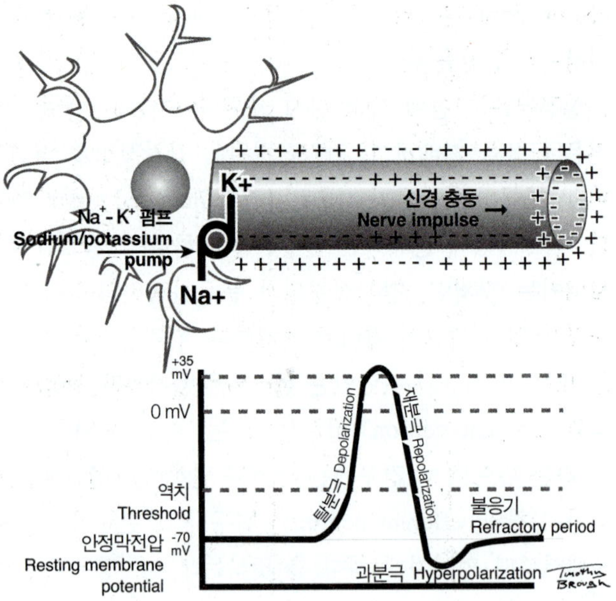

그림 2-2. 그림은 안정막전압, Na-K 펌프 및 활동전압의 생성에 대하여 보여주고 있다.

(단, 근섬유내에서는 –90 mV). 여기에서 이러한 안정상태가 불활성화 상태가 아니라, 세포가 신호전달을 하지 않는 시기라는 것을 기억하는 것이 중요하다. 세포는 안정상태를 유지하기 위하여 에너지를 사용하고, 세포막을 경계로 세포내외의 안정막전압의 차이를 유지시킨다. 이러한 능동적인 안정상태는 세포를 변화에 민감한 상태로 유지시키는 역할을 한다. 기능적인 관련성에서 봤을 때, 안정막전압은 세포 환경이 어떠한 변화에도 반응할 수 있는 준비된 환경을 만들어준다. 이것은 왜 신경과 근육만이 세포막 흥분성의 특징을 가지는지에 대해 설명해준다. 이러한 흥분성 막은 세포를 계속적인 흥분상태로 유지시켜준다.

▪ 활동전압 (Action potential)

활동전압(action potential)은 이름에서 보여주듯이 세포막이 안정상태에서 변화가 일어날 때 나타나는 것을 말한다. 이것은 안정막전압의 일시적인 역전(약 1 millisecond 동안 지속되는)으로, 이로 인해 전기화학적 신호를 축삭의 길이방향을 따라 전달시키기는것이(실어나르다; 이러한 이유 때문에 action이라는 단어를 사용함) 가능해진다. 신경 또는 근육세포의 흥분성 세포막이 화학적 또는 전기적

자극에 노출되었을 때, 이에 대응하여 세포막이 변화한다. 세포막전압의 감소는 전압을 더욱 양성(+)으로 만드는데 이를 **탈분극**(depolarization)이라고 하고, 반면에 안정막 전압의 증가는 전압을 더욱 음성(-)으로 만들며 이를 **과분극**(hyperpolarization)이라고 한다. 신경원을 과분극 상태로 만드는 입력(input)은 신경원이 활동전압역치에 도달하는 것을 어렵게 만들므로 이를 **억제성**(inhibitory)이라고 하며, 또한 신경원을 탈분극시키는 어떠한 입력은 신경원이 활동전압역치에 도달하기 쉽게 만들므로 이를 흥분성 또는 **촉진성**(facilitatory)이라고 부른다.

그러면 어떻게 안정막이 자극을 수용하고 반응할 수 있을까? 거기에는 활성화될 수 있는, 다시 말해 안정막 전압을 불안정화시킬 수 있는 몇가지 다른 종류의 이온채널이 존재한다. 이 채널들은 멀티서브유닛(multisubunit) 단백질로 가장 효과적으로 구성되어져 있고, 세포막 전체에 걸쳐 존재하며, 각각의 이온, 신경전달물질에 선택적인 투과성을 보이거나(리간드 의존성 채널, ligand gated channel), 또는 전압의 변화(전압 의존성 채널, voltage gated channel)에 반응한다. 채널은 전압 감지기가 있어, 세포막을 가로지르는 전압의 변화에 반응하여, 채널이 열리거나(활성화) 또는 닫힌다(불활성화)(Waxman, 2000). 특수한 자극의 형태에 반응하여 채널이 열리거나 닫힘으로써 세포막 안팎의 이온분포에 변화를 일으키고 그로 인해 신경활성의 변화에 영향을 주는 것이다(Gilman & Newman, 1996).

역치(threshold)(그림 2-2 참고)는 빠른 탈분극이 일어나기 전에 반드시 도달해야만 하는 전압의 임계치이다. 축삭이 임계 역치에서 탈분극된다면, 세포막에 있는 전압에 민감한 Na^+ 이온 채널이 열리고, Na^+ 이온이 세포막 안쪽으로 이동한다. 탈분극이 일어난 후에는 **재분극**(repolarization)이 일어난다. Na^+ 이온채널이 닫힐 때 K^+ 이온채널이 열려 K^+ 이온이 세포막 밖으로 이동한다. 그러므로 세포막 전압은 더욱 음전압이 되고, 실제적으로 안정막 전압을 지나 더욱더 음전압을 띠게 되는데, 이를 과분극이라고 부르며, 결국에는 신속하게 안정막 전압으로 돌아온다. 이러한 완전한 탈분극 과정은 최대 +30 mV 전압까지 이르렀다가, 과분극 및 다시 안정막전압으로 돌아가는데, 이것이 활동전압을 구성하는 것이다. 활동전압 이후에 매우 짧은 순간동안 불응기가 오는데, 이는 어떤 새로운 자극에도 세포막이 반응하지 않는 시기를 말한다.

이 활동전압은 세포막을 따라 인접한 세포막을 탈분극시키고 새로운 활동전압을 생성시킴으로써 전류를 발생시킨다. 이 방법에 의해서 활동전압은 신호를 전달 또는 이동시킨다. 활동전압 이후 세포막이 자극에 저항하는 **불응**(refractoriness) 기간이 나타난다. 활동전압 이후 즉각적으로 세포막은 매우 짧은 기간동안 세포막이 매우 강한 자극을 포함하는 어떠한 자극에도 반응하지 않는 **절대불응기**(absolute refractory period)가 나타나고, 절대불응기 이후에 흥분성은 감소하지만 반복성 또는 강력한 자극에는 반응이 나타나는 **상대불응기**(relative refractory period)가 출현한다. 이러한 불응기의 출현은 활동전압이 항상 축삭을 따라 한방향으로 이동할 수 있도록 해준다. 활동전압의 또 다른 중요한 점은 일단 탈분극이 임계 역치에 도달해야지만 활동전압이 발생한다는 것으로, 이러한 현상을 실무율의 특성(all-or-none quality; 실무율의 법칙, all-or-none law)이라고 한다.

축삭을 따라 전도되는 임펄스의 전도속도는 축삭의 크기와 직경 및 축삭이 절연이 되어있는냐 또는 되어있지 않느냐와 같은 축삭의 구조적 특징과 직접적으로 관련있다. 말이집(유수성) 축삭은 민말이집(무수성) 축삭에 비해 활동전압을 더 빨리 전도시키는데, 이때 수초는 전기 절연제로써 작용한다. 전류는 오직 **랑비에 결절**(node of Ranvier)이라고 불리우는 말이집이 없는 부위에서만 전도될 수 있다(그림 2-1 참고). 실제적으로 전류는 도약전도(saltatory conduction)라고 알려진 과정에 의해서 결절과 결절사이를 효과적으로 도약함으로써 빨리 전도할 수 있다. 축삭의 직경이 굵을수록 활동전압에 의한 신호전달이 더 빨리 이루어진다. 실생활의 예로, 굵은 직경의 정원호스가 직경이 작은 정원호수보다 많은 양의 물을 더 빨리 보낼 수 있다라는 것을 생각할 수 있다. 자극의 역치 또한 축삭크기와 관련있는데, 큰 축삭일수록 낮은 역치를 가짐으로써, 자극에 민감하게 반응할 수 있다(Stokes, 1998).

표 2-2는 사람의 신경계 내에서 발견된 매우 다양한 신경섬유를 나열한 것으로, 직경과 말이집의 유무, 전도속도가 다양하다는 것을 보여주고 있다. 이러한 신경계의 풍부

표 2-2

신경섬유의 종류 및 기능

신경섬유의 종류	직경(μm)	전도속도(m/sec)	말초기관	기능
A 알파 (α) (운동성)	12~20	70~120	골격근	운동, 골격근의 날 섬유
A 알파 Ia (감각성)	12~20	70~120	근방추의 수입성 섬유	고유감각
A 알파 Ib (감각성)	12~20	70~120	골지건기관의 수입성 섬유	고유감각
A 베타 II (감각성)	5~12	30~70	근방추 및 촉각/압각 수용체	촉각, 압각, 진동각
A 감마 (γ) (운동성)	3~6	15~30	방추속근섬유	운동, 근방추의 날 섬유
A 델타 (δ) (감각성)	2~5	12~30	피부	통각 및 온도각의 들 섬유
B 섬유	1~3	3~15	자율성 교감신경	자율신경 날 섬유

출처 : Information compiled from multiple sources. See text and references for detail.

한 해부학적 다양성은 신호를 끊임없이 수정시킴으로써 신경계의 여러 수준에서의 복잡한 정보를 이동하고 사용할 수 있게 해준다. 신경계의 끝부분에서 신호를 생성시키고 보낼 수 있는 것은 또한 신경계의 목적지까지 도달하는 상보적 또는 경쟁적 정보의 동시발생속도(concurrent speed)에 달려있다.

■ 시냅스 (Synapses)

신경원간의 신호전달은 **시냅스**(synapse)에서 일어나는데(그림 2-3), 시냅스란 신경원이 다른 신경원과 교통하는 특수한 부위를 말한다. 인간의 뇌에 있는 시냅스 연결은 100,000,000,000,000(일백조)개로 추정하고 있다(Carper, 2000). 시냅스는 두 개의 축삭 사이(축삭-축삭 시냅스), 세포체와 축삭 사이(축삭-세포체 시냅스), 수상돌기와 축삭 사이(축삭-수상돌기 시냅스)에서 이루어진다. 시냅스는 전기적인 전달과정을 사용하는지, 화학적 전달과정을 사용하는지에 따라 전기적 시냅스 또는 화학적 시냅스로 나눌 수 있는데, 인간의 신경계는 대부분 화학적 시냅스를 사용한다.

화학적 시냅스는 약 200 Å의 **시냅스 간격**(synaptic cleft, space)에 의해서 완전하게 분리된 시냅스전신경원과 시냅스후신경원으로 구성된다. 시냅스 전종말은 일반적으로 **신경전달물질**(neurotransmitter)로 불리우는 화학전달물질을 포함하는 시냅스소포를 포함한다. 시냅스후신경원 막의 활성부위는 특수화된 수용체를 포함하는데, 이는 신경전달물질의 효과를 중개해 줄 수 있는 복합 단백질이다. 활동전압이 축삭을 따라 밑으로 내려가서 시냅스의 시냅스전 축삭종말로 전달되며, Ca^{2+} 전압-의존성 채널이 열리고, 그로 인해 신경전달물질이 시냅스 간격으로 방출된다.

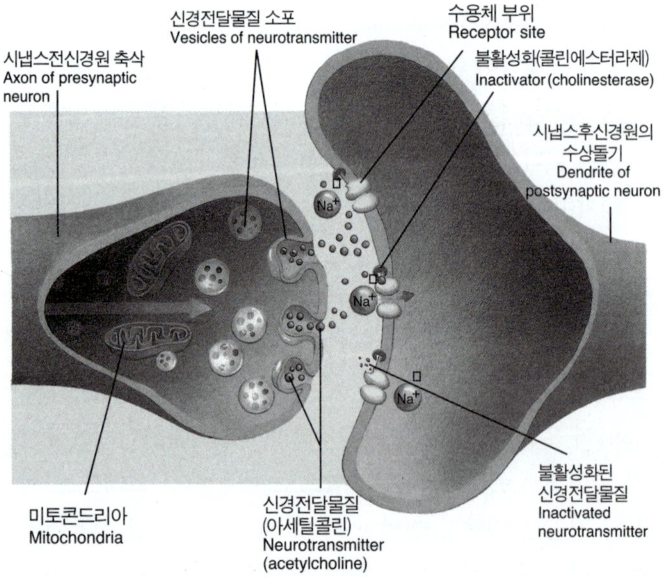

그림 2-3. 시냅스에서의 신경충동 전달. 화살표는 전기적 충동의 방향을 나타낸다. Na^+ 이온의 유입은 시냅스후 신경원의 전기적 하전을 촉진시킨다. (출처: Scanlon, V. C., & Sanders, T. [2003]. *Essentials of anatomy and physiology* [4th ed., p. 159]. Philadelphia: F. A. Davis, Reprinted with permission from F. A. Davis Company, Philadelphia, PA.)

방출된 신경전달물질은 시냅스 간격을 지나 시냅스후 수용체와 결합한다. 이러한 신경전달물질의 이동은 오직 한방향성 즉, 시냅스전 세포에서 시냅스후 세포 방향으로만 일어난다. 그러나, 하나의 신경원은 수많은 신경원들과 연결되어 있다.

신경전달물질의 종류에 따라 일부 화학적 시냅스는 흥분성인데 비해, 일부는 억제성을 나타낸다. 흥분성 신경전달물질의 예로 글루타메이트(glutamate)가 있는데, 이는 대뇌피질과 소뇌에서 발견되는 물질이다. 아세틸콜린(acetylcholine)은 흥분성 신경전달물질의 또다른 예로, 신경과 근육간 시냅스에서 매우 중요한 역할을 담당한다. CNS에서의 억제성 신경전달물질의 예로서 감마-아미노부티르산(gamma-aminobytyric acid, GABA), 글라이신(glycine) 및 도파민(dopamine)(파킨슨병 환자에서 부족한 가장 중요한 신경전달물질)이 있다. 세로토닌(serotonin)은 또다른 중요한 신경화학물질로, 실질적인 혈관수축물질이며, 수면-각성 주기(sleep-wake cycle), 감정 조절 및 식욕(appetite) 조절에 중요한 역할을 담당한다(Gilman & Newman, 1996).

임상 사례:

아래의 설명은 시냅스 기능이 손상되었을 때의 상태에 대한 설명이다. 시냅스전신경원의 경우, 보툴리늄독소는 강직(spasticity)으로 알려진 근육수축이 증가된 상태의 환자에게 있어 신경전달물질의 분비를 인위적으로 차단하기 위해 재활영역에서 현재 사용되어지고 있다. 당신이 생각하듯이, 보툴리늄 독소는 음식중독의 일부 종류의 원인으로, 근약화와 마비를 일으킨다. 임상중재방법으로서 적절하게 사용되어 온 보툴리늄 독소 주사(보톡스, Botox)는 원하지 않는 근수축을 치료적으로 감소시킴으로써 수의적인 근력강화 프로그램 또는 신장 프로그램을 효과적으로 수행할 수 있게 해준다. 현재 보톡스 주사는 근육을 이완시켜 잔주름을 감소시킴으로써 나이증가에 따른 얼굴의 징후를 감소시켜주는 성형의학의 중재방법으로도 인기를 얻고 있다.

시냅스의 시냅스후 영역에 영향을 주는 질병에는 중증 근무력증(myasthenia gravis)이 있다. 이 질병은 신경근연접부를 통한 신경 임펄스의 전달이 안되므로, 골격근의 기능에 손상을 일으킨다. 이 질병을 가진 사람들은 근육막의 신경전달물질인 아세틸콜린 수용체의 수가 감소되며, 근약화, 피로, 씹기장애 및 삼킴장애, **이중 시각**(복시), 안검하수, 그리고 호흡장애가 나타난다.

또다른 예로서, 코카인 중독(cocaine addiction)은 시냅스 간격 내에서 신경전달물질의 재흡수를 방해한다. 코카인 중독 시, 신경전달물질인 도파민의 재흡수가 일어나지 않아, 결과적으로 시냅스 간격내 도파민 수치가 높아지고, 그로인해 약물중독에 의한 중독성 증상이 나타난다. ■

앞에서 논의하였듯이, 많은 신경원들은 또다른 수많은 신경원들과 연결되어 있는데, 일부는 흥분성이며, 일부는 억제성이다. 이러한 연결들은 탈분극(흥분성) 또는 과분극(억제성)을 일으킨다. 하나의 활동전압은 매우 작은 탈분극만을 일으킨다. 단일 시냅스전 흥분성 신경원의 자극은 시냅스후신경원에 신호전달을 일으키기에는 작고, 국소적이어서 탈분극을 일으킬 수 없는 **흥분성 시냅스후전압**(excitatory postsynaptic potential, EPSP)을 유발시킨다. 시냅스전신경원의 수가 증가할 때, 비로소 EPSP의 진폭이 점진적으로 증가하여 신경원 막의 역치에 도달한다. 하나의 시냅스후신경원과 연접하는 단일 시냅스전 억제성 신경원의 자극은 신호전달을 일으키기에는 작고, 국소적이어서 과분극을 일으킬 수 없는 **억제성 시냅스후전압**(inhibitory postsynaptic potential, IPSP)을 유발시킨다(Gilman & Newman, 1996). 수많은 IPSP는 시냅스후신경원을 억제시킨다.

어느 때이든간에, 수상돌기와 신경원은 수천 개의 다른 신경원의 축삭으로부터 EPSP와 IPSP를 동시에 받을 수 있다. 그러므로 표적 신경원의 반응은 수용된 모든 전압 또는 자극의 순수한 효과에 의해서 결정된다. 시냅스후신경원의 전압은 이동하는 동안 금방 사라지는 국소적인 현상이다. 이러한 전압의 실제적인 강도, 또는 통합은 시간과 표적 신경원에 들어오는 장소에 따라 결정된다. 표적신경원이 탈분극되었을 때, 막전압의 변화는 일시적이며, 다시 휴지기 상태로 돌아간다는 것을 기억해야 한다.

표적 신경원이 똑같은 장소에서 매우 빠르게 부가적인

EPSP를 받는다면, 전압에 또 다른 전압이 더해질 수 있으며, 이 현상은 **시간가중**(temporal summation)이라고 부른다. 표적 신경원은 또한 신경원의 다른 장소에 동시에 들어오는 수 많은 후시냅스 전압을 통합할 수 있는데, 이 현상은 **공간가중**(spatial summation)이라고 한다(Cohen, 1999). 이렇게 들어오는 정보의 전기적 통합은 신경원이 수많은 정보들을 처리할 수 있도록 해준다. 이는 또한 신호가 계속 전달되기에 충분할만큼 중요한지 또는 단순히 없어질 신호인지를 다양한 수준에서 신경계가 식별할 수 있도록 해준다.

■ 수용체 전압과 자극 변환 (Receptor potentials and stimulus transduction)

(시각과 청각과 같은) 특수감각과 관련없는 수용체들을 몸수용체(신체에 대한 정보를 인지하기 때문에)라고 한다. 이들은 체온, 촉각 및 통증과 같은 신체에 대한 정보를 신경계에 준다.

이러한 수용체들에 대해서는 이 장의 뒤에서 자세히 설명하겠지만, 이 수용체들이 신경계내에서 어떻게 정보를 인지하고 전달하는지에 대한 설명은 여기에서 하는게 적합할 것이다. 대부분의 수용체들은 열쇠가 특수한 자물쇠에만 맞는 것처럼 특수한 자극에 대해서만 선택적으로 반응한다. 수용체의 말단기관은 자극을 전기에너지로 변환시킴으로써 이동할 수 있도록 해주며, 이러한 최초의 에너지 변환을 국소 **수용체 전압**(receptor potential)이라고 한다. 변환(transduction)이라는 용어는 단순히 하나의 에너지 형태에서 다른 에너지 형태로의 "전환(conversion) 또는 변화(change)"를 의미한다. 그러므로 이 경우 자극 변환은 촉각 또는 압각 또는 체온에 대한 열에너지를 신경계에 보낼 수 있는 전기에너지의 형태로 전환시키는 것을 의미한다. 변환은 **발생전압**(generator potential)이라고 불리우는 감각신경 축삭 말단에서의 국소적이며, 전달되지 않는 전압의 다른 형태를 생성하는 것과 관련있다(Stokes, 1998). 이 국소적인 탈분극은 만약에 가중이 발생할 경우 등급화되고 추가되어진다. 발생전압으로부터의 전류는 축삭을 따라 흐르는데, 충분한 수의 자극이 발생하거나 또는 자극이 지속될 경우, 활동전압이 바로 생성되며, 임펄스(impulse)가 전달된다.

필수 신경해부학
The Essential Neuroanatomy

신경계의 발달 (Development of the nervous system)

인간 신경계의 올바른 인식과 발달과정의 소아 또는 성인의 손상에 대한 최종적인 영향을 이해하기 위해서는 일차적으로 발달학과 발생학에 대하여 어느 정도는 알아야 한다. 이 장에서는 신경계와 관련 있는 가장 중요한 기본 지식을 전달하고자 한다.

사람의 CNS가 발달함에 따라, 원시적인 뇌구조에 추가되어지고, 이로 인해 크기가 증가하고 복잡해진다. 현대의 사람의 뇌는 일반적으로 성인남성에서 무게가 3.5 파운드(약 1,585 그램)이며, 여전히 진화단계를 반영하는 구조적 패턴과 유기적 패턴을 갖는다(Katz, Mills, & Cassidy, 1997). 과거의 해부학자들은 그들의 진화론적 관점과 발생학적 관점에 기초해서 사람의 뇌가 다섯 개의 큰 하위구조로 구성되어 있고, 각각은 주요한 행동조절을 한다고 생각했다. 그러나 기능적 접근방식이 더해지면서, 사람의 뇌를 세 개의 주요한 요소로 나누게 되었다.

- 뇌줄기(뇌간) : 호흡, 혈압 및 심박동률과 같은 자율성 기능(vegetative functions)을 조절한다. 여기에는 바닥핵(기저핵)을 포함하는데, 바닥핵은 음식섭취와 성적 공격성(sexual aggression)과 같은 종(species)의 보존 및 번식과 직접적으로 관련된 많은 의지적 행동을 조절한다. 이 영역들은 진화론자들에 의해 파충류 뇌로 그룹화되었다.
- 둘레엽(변연엽) : 원시적이지만 새끼를 돌보고 먹이를 비축해 두는 것과 같은 명백한 포유류의 행동을 조절한다. 이 영역들은 진화론자들에 의해 옛포유류(paleomammalian)의 뇌로 그룹화되었다.
- 대뇌피질 : 대뇌의 가장 바깥쪽 영역으로, 인지 및 언어와 같은 사람의 독특한 행동을 조절한다. 진화론자들은

이 영역을 신피질로 명명하였다(Katz 등, 1997).

이 기능적 하부구조는 활동 및 행동과 뇌손상의 관계를 연구할 때 도움을 준다.

사람의 신경계는 사람의 배아(embryo)가 약 21일에서 22일째 형성을 시작하며, 길이는 4 mm 이하이다(Cohen, 1999). 사람 신경계의 발달은 외배엽에서 유래하여 배아의 중심선을 따라 나타나는 신경고랑(신경구, neural groove)의 형성과 함께 시작된다. 이 신경구는 신경주름(neural fold)에 의해서 측면이 돌출되고, 양측 신경주름이 서로 가까워져 닫히게 됨으로써 신경관(neural tube)이 형성된다(그림 2-4)(Gilman & Newman, 1996). 이 신경관의 상부 끝부분은 뇌로 발달하고, 남아있는 부분은 척수로 분화한다. 신경관은 척수의 경수부분으로 되는 레벨에서 첫 번째로 닫힌다. 거기에서부터 아래부분으로 계속 닫히는 과정이 일어난다. 신경관의 끝부분은 앞신경구멍(전신경공, anterior neuropore)과 뒤신경구멍(후신경공, posterior neuropore)이라고 부르는데, 이 부분은 배아기의 4주동안 발달하는 신경계 주위로 양막의 순환이 이루어질 수 있도록 열려있다(Gilman & Newman, 1996; Cohen, 1999).

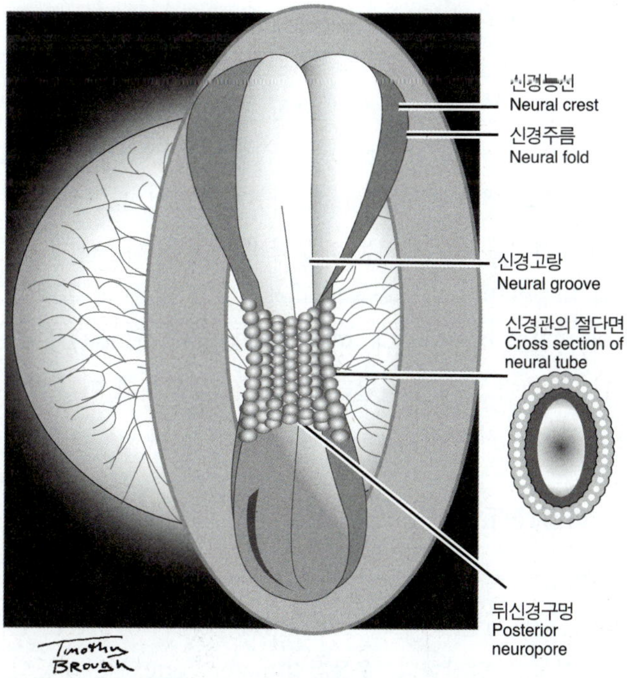

그림 2-4. 발생 3주 말에 사람 배아의 CNS 후면으로 신경관의 주요 부분을 보여준다: 사람뇌의 형성 시작.

임상 사례:

뒤신경구멍이 닫히지 않을 경우 척추갈림증(척추이분증, spina bifida)이라는 발달기형을 나타나는데, 이로 인해 완전마비 또는 부분마비를 일으킨다. 신경관이 닫히는 방향과 시간때문에, 척추갈림증이 발생하는 대부분의 위치는 허리 척수 부위이며, 결과적으로 다리 근육의 마비를 일으킨다. 드물게 일어나지만, 앞신경구멍이 닫히지 않을 경우, 뇌없음증(무뇌증, anencephaly)이 유발되는데, 이는 뇌의 많은 부분이 발달하지 못하는 것으로 태아가 생존하지 못한다. 얼마나 초기에 이러한 심각한 결손이 발생하는 지에 대하여 생각해보면, 임신 첫 한달 내에 발생하기도 하고, 때때로 여성들이 그녀가 임신했다는 사실을 알기 이전에 발생하는 경우도 있다 ▪

신경관의 측면은 신경능선(신경능, neural crest)으로 알려진 조직영역이다. 이 영역의 조직은 결국에 신경원과 신경아교세포 및 대부분의 자율신경계 신경절과 감각 신경절로 분화한다. 뇌의 발달은 신경관의 머리쪽(또는 위쪽) 끝부분에서 분화를 시작하는데, 처음에는 세 영역으로, 그리고나서 다섯 영역으로 나누어진다. 배아기의 뇌는 끝뇌(종뇌, telencephalon), 사이뇌(간뇌, diencephalon), 중간뇌(중뇌, mesencephalon), 뒤뇌(후뇌, metencephalon) 및 숨뇌(수뇌, myelencephalon)로 구성된다. 처음 세 개의 부분은 결국에 대뇌반구(cerebral hemispheres), 사이뇌(시상과 시상하부), 및 중간뇌(중뇌, midbrain)로 분화하고, 뒤뇌는 소뇌와 다리뇌(대뇌)가 되며, 숨뇌(myelencephalon)는 숨뇌(연수, medulla)로 분화한다(Gilman & NewMan, 1996). 뇌의 이러한 기본 구조는 배아 6주에 완성된다! 6주 후에는 커다란 변화로서 대뇌반구와 소뇌의 크기가 증가하고 더욱더 복잡하게 분화된다(그림 2-5).

임상 사례:

발달장애를 가진 어린이의 초기 뇌발달과정을 생각해보자. 대부분의 중증형(severe) 뇌성마비와 정신지체는 이차성 비정상 뇌발달로 임신기간 중 처음 3개월 내에 발생한다. 정신지체의 가장 일반적인 형태인 다운증후군

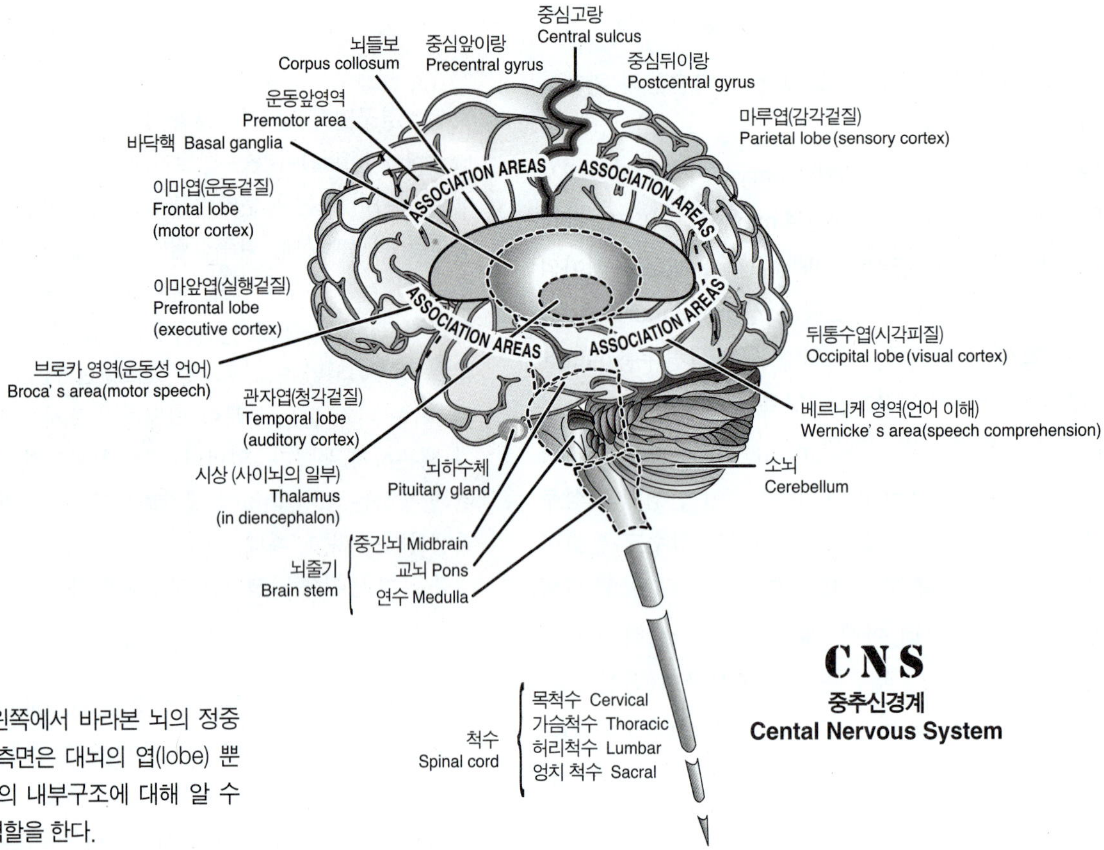

그림 2-5. 왼쪽에서 바라본 뇌의 정중 절단면. 이 내측면은 대뇌의 엽(lobe) 뿐만 아니라, 뇌의 내부구조에 대해 알 수 있는 중요한 역할을 한다.

(Down syndrome)을 가진 어린이는 미숙한 뇌를 가지고 있고, 정상적으로 발달한 어린이에 비해 수상돌기 형성이 부진하다. 초기 뇌형성에 영향을 주는 질병을 가진 어린이는 수많은 신경계의 기능을 수행하는데 어려움을 가지므로, 일반적으로 발달지연(developmental delay)이 나타나 신체 모든 부분의 발달에 영향을 준다. ▪

중추신경계 (Central nervous system)

CNS는 뇌와 척수를 포함한다.

▪ 뇌 (Brain)

뇌는 대뇌, 소뇌 및 뇌줄기를 포함한다.

▪ 대뇌 (Cerebrum)

대뇌(그림 2-5)는 두 개의 대뇌반구(오른쪽반구와 왼쪽반구)로 나뉘고, 더 나아가 네 개의 주요엽(lobe)인 이마엽(전두엽), 마루엽(두정엽), 관자엽(측두엽), 그리고 뒤통수엽(후두엽)으로 나뉘며, 각각의 엽은 특수한 기능을 가진다. 대뇌의 표면은 대뇌겉질(대뇌피질, cerebral cortex)이라 부르며, **고랑**(구, sulci, sulcus)이라 부르는 함몰부와 **이랑**(회, gyri, gyrus)이라 부르는 융기부로 구성되어 있다. 이러한 융기부(convolution)는 실제크기의 증가없이 뇌의 표면적을 증가시키는 해부학적 특징을 제공한다. 대뇌의 바깥표면인 대뇌겉질은 회색질인 반면에, 안쪽영역은 백색질로 이루어졌다. 이것은 정보(information)가 백색질(축삭)에 의해서 전달되어 회색질(세포체와 핵) 내에서 통합되고 처리되어짐을 의미한다.

이마엽 (전두엽, Frontal lobe)

이마엽은 복합적인 운동 활동의 수의적인 조절과 판단, 주의, 감정, 관념적 사고 및 공격성(aggression)과 같은 인지적 기능을 담당한다. **운동겉질**(motor cortex)로 대표되는 이마엽은 일차운동영역(primary motor cortex), 운동앞영역(전운동영역, premotor cortex) 및 보조운동영역(sup-

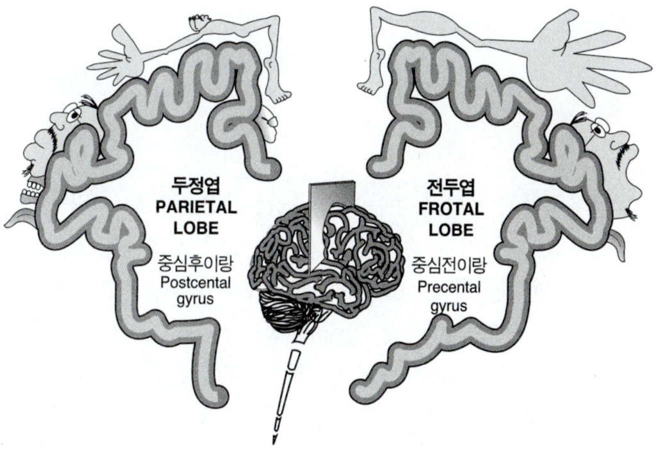

그림 2-6. 감각난장이와 운동난장이.

plementary motor area)으로 세분화된다. 이 세 개의 영역은 각각 신체에 대한 고유한 몸순서적 지도(somatotopic map)를 가지고 있기 때문에, 만약 다른 영역이 자극되어질 경우, 다른 근육과 몸의 부분이 움직이게 된다. 이것을 운동난장이(motor honumculus)라고 하며, 그림 2-6에서 설명하였나. 입과 손처럼 세밀한 조절을 필요로 하는 영역은 매우 크게 표시되어 있다(Shumway-Cook & Woollacott, 2001).

일차운동영역은 반대쪽(신체의 반대쪽 면) 상지와 얼굴의 움직임에 대하여 수의적인 조절을 담당한다. 보조운동영역은 움직임의 시작, 머리와 눈의 협응, 그리고 양쪽(신체의 양쪽 면) 움직임을 조절한다(Morecraft & Van Hoesen, 1996; Martin & Kessler, 2000). 보조운동영역은 또한 움직임의 중단(sequencing)을 조절하고, 기존에 기억되어 있으면서 친숙한 연속적인 움직임에 대한 재프로그래밍에 있어 중요한 역할을 담당한다(Lundy-Ekman, 2002). 운동앞겉질은 가슴근육들과 자세조절에 관여하는 근육들 즉, 의자에서 일어나기 위한 준비과정으로 정확한 '자세세트(postural set)'를 조절한다(그림 2-5 참고).

임상 사례:

(뇌졸중 이후에 보여지는 것처럼) 일차운동영역의 손상은 일반적으로 신체 반대쪽의 약화 또는 불완전마비를 일으키는데, 전형적으로 근긴장도가 상실되는 초기 이완기(flaccidity)가 나타난다. 급성기에 자세반응과 신장반사들은 감소하지만, 느리게 회복되어지면서 결과적으로 과운동성(overactivity)의 형태 즉, 신장반사가 과도하게 증가되는데, 이러한 형태가 전형적인 임상특징이다. 이 임상적인 형태를 **상위운동신경원**(upper motor neuron) 기능이상이라고 정의하는데, 상위운동신경원은 대뇌피질에서 기원하며 **하위운동신경원**(lower motor neuron)은 척수와 뇌간에서 기시한다. 급성기 이후, 회복은 점진적으로 서서히 일어나지만, 손상전 상태로의 완전한 회복은 이루어지지 않는다. 근위부 움직임은 일반적으로 가장 느리게 회복되어지는 반면, 원위부 움직임은 근약화 상태와 분리된 움직임(부드럽고 독립된 근활동이 결여된 것으로 특징지워지는 급작스러운 또는 분리된 움직임)이 회복후에도 나타난다.

보조운동영역의 손상은 심각한 **운동불능증**(무운동증, akinesia)(움직임 결여), 얼굴표정 상실, 양손의 협동적인 사용을 필요로 하는 과제에 대한 어려움을 포함하는 복합적인 운동성 기능이상을 초래한다. 환자들은 또한 스스로 시작해야 하는 과제(self-initiated task)들에 대해서는 어려움을 갖지만, 치료적 접근방법으로 과제를 시작하는 여러 가지 방법들에 대해서 가르쳐 준 후 과제를 시작하게 할 경우에는 쉽게 수행할 수 있다.

운동앞영역의 손상은 비특이성 운동 장애 또는 **행위상실증**(실행증, apraxia)을 유발시키는데, 경증(mild)의 몸쪽 근약화 및 몸쪽 관절 주위의 협응력 감소와 더불어 환자의 움직임이 느리고 서투르다. 타이핑 또는 매듭메기와 같은 리드미컬한 움직임이 방해를 받고, **고집증(보속증,** perseveration)(말더듬 또는 반복증)이 나타난다. 보조운동영역을 손상받은 환자와는 달리, 이 환자들은 스스로 시작해야 하는 과제는 수행할 수 있지만, 감각-유발성 과제(sensory-triggered task)에는 어려움을 갖는다. 이전에 습득한 연속적인 과제에 대한 수행력은 저하되지만, 연속적인 과제의 개별적인 요소들에 대해서는 수행할 수 있다(Cohen, 1999). ▪

언어를 담당하는 중요한 운동영역은 이마엽에 위치한다. 오른쪽반구에 위치하는 이 영역은 목소리 톤 및 몸짓의 사용과 같은 비언어적 의사소통을 담당하는 반면, 왼쪽 반구에서의 이 영역 특히, 브로카영역(Broca's area)은 언어를 생성하는데 필요한 입의 움직임을 계획하는 것을 담당한다.

이마앞겉질은 이마엽의 가장 앞쪽영역으로 목표지향적인 행동을 위한 계획, 우선순위 결정 및 순서의 통합관리 기능을 담당한다(Waxman, 2000). 외상성 뇌손상이나 노인성 치매와 같은 외상이나 질환으로 인해 이마앞영역이 손상되었을때, 환자들은 판단력 상실과 사회도덕관념의 부재를 동반한 무관심(apathetic)(목표 지향성 활동을 계획 또는 시작할 수 없는 상태) 또는 비억제성 및 산만한 증상을 보인다.

마루엽(두정엽, Parietal lobe)

마루엽은 **일차감각겉질**(primary sensory cortex)이다. 몸안으로 들어온 감각정보는 의미를 부여받는 과정을 거치는데, 이러한 과정이 수용(reception)과 지각(perception)의 차이이다. 지각은 감각정보에 실제적인 의미를 부여하는 과정을 말한다. 신체의 서로 다른 부위는 마루엽의 서로 다른 영역에 투사하는데, 이를 감각 난장이(sensory homunculus)라고 한다(그림 2-6 참고). 마루엽은 또한 단기기억(short-term memory)에도 관계가 있다(Martin & Kessler, 2000).

마루엽에 위치하는 몸감각겉질은 모든 **몸감각**(신체로부터의 느낌 또는 인식) 자극원들의 주요한 처리센터로, 의식성 자각을 시작하는 부위이다. 이 영역에서는 수많은 다른 형태의 감각기로부터의 특수한 신체부분에 대한 정보를 종합하고 통합하는 과정인 교차-자극원 처리과정(cross-modality processing)이 일어난다. 몸감각겉질은 또한 대조성 민감도(contrast sensitivity)로 알려진 과정에 의해서 들어온 감각정보에 대해 특수성과 의미를 부여할 수 있다. 대조성 민감도는 몸감각 신경원이 흥분성 또는 억제성 장소로 설명되어지는 말초영역(peripheral area)을 가지고 있다는 것을 의미한다. 예로, 입력감각에 대한 비교에 있어 억제성 장소는 가쪽입력(측부입력, lateral input)을 억제함으로써 특수한 입력을 더욱 두드러지게 하는 것이다. **두점식별각**과 같은 감각능력(동시에 두 개의 점 또는 물건으로 피부를 자극했을 때 그것을 구분하는 능력)은 이 기전을 통해 설명할 수 있다(Shumway-Cook & Woollacott, 2001).

임상 사례:

마루엽에 영향을 주는 손상 또는 질병을 가진 사람들은 종종 감각의 지각, 인지 및 해석에 있어 어려움을 호소한다. 이와 관련하여 고유감각, 국소부위 감각, 분별각과 같은 말초감각의 해석에 장애가 발생한다는 증거가 있다. 효과적인 뻗기(reach) 및 잡기는 몸감각겉질내의 정보들을 통합해야만 가능하기 때문에, 마루엽 손상을 받은 성인은 비정상적인 뻗기와 잡기 패턴과 몸감각 정보에 대한 이동 동작(shifting movement)에 어려움을 나타낸다. 공간에서의 자기자신 또는 사물의 인식(orientation)과 관련된 좌우, 위아래, 주변, 밑(under), 또는 옆(beside)을 구분하는 것과 방향개념을 적용하는 것을 어려워하는 것은 운동계획과 성공적인 운동을 수행하는 것과 분명한 관련성이 있다. ■

몸감각겉질은 또한 시상, 뒤기둥, 척수와의 내림성 연결을 통해 이 구조들로 들어오는 정보를 변화(또는 조정)하는 능력을 가진다(Shumway-Cook & Woollacott, 2001).

관자엽(측두엽, Temporal lobe)

관자엽은 일차청각영역(primary auditory cortex)이다. 이 영역은 청각 분별 및 언어 이해와 관련있다. 청각 자극은 속귀(내이, inner ear)에서 8번 뇌신경을 따라 관자엽까지 전달된다. 베르니케영역(Wernicke's area)은 관자엽의 특수화된 영역으로 듣기 및 구어(spoken lagnguage)의 이해와 관련있다. 뇌의 언어영역은 기계적으로 언어를 생성하는 곳일뿐만 아니라 언어를 처리하는 영역이기도 하다. 이 영역은 또한 소리를 해석하고, 소리에 의미를 부여한다. 베르니케 **실어증**(aphasia)은 유창성 및 무의미한 언어에 의해서 특징지워지는 것으로, 특히 왼쪽 관자엽의 손상과 연관이 있다(Christiansen, Lopez, & Phillips, 2001; Umphred, 2001). 또한 관자엽은 시각 인지 정보(visual perceptual information), 음악 및 장기기억 과정을 수행한다.

임상 사례:

관자엽 손상을 받은 사람들을 대상으로 한 연구들은 관자엽 손상이 새로운 기억을 저장하는데 방해한다고 제시하고 있다(Milner, 1966). 과거에는, 간질의 외과치료로써 실시한 관자엽 영역 절제술을 받은 환자들은 비록 예전 기억은 가지고 있지만, 더 이상 장기기억을 습득하지 못하는 것으로 관찰되었다. 그들의 단기기억은 비록 정상이지만, 어떠한 항목을 단기기억으로 저장시키는데 있어 집중하지 않는다면, 그 항목을 완전히 잊어버린다. 그러나 환자들의 기술 학습능력은 영향을 받지 않는다. 이들은 복잡한 과제를 학습할 수 있으나, 과제의 단계, 과제, 또는 새로운 기술을 배울때 놓여진 환경설정은 기억하지 못한다(Shumway-Cook & Woollacott, 2001). ▪

뒤통수엽(후두엽, Occipital lobe)

뒤통수엽은 일차시각영역(primary visual cortex)이다. 이 영역은 거리판단 및 3차원에서의 시각을 포함하는 시각정보의 처리 및 해석을 담당한다. 시각 자극은 시신경을 통하여, 뇌의 반대쪽 영역으로 교차하여 전달된다. 왼쪽 대뇌반구는 오른쪽 1/2의 시야와 왼쪽 1/2의 시야에 대한 시각정보를 받아들인다. 시야에 대한 정보는 시각영역에 순차적으로 투사된다. 생리학적으로 뒤통수엽 내의 세포들은 시각의 세부항목에 대한 감수성을 가지며, 시각정보의 인지 및 해석을 수행할 수 있다. 운동조절과 관련된 시각계의 중요성에 대한 심도있는 설명은 자세조절과 균형조절 및 상지조절에 대해 설명한 8장과 9장에서 각각 서술하였다.

임상 사례:

뒤통수엽을 손상받은 환자들은 비록 눈은 손상받지 않더라도 때때로 '겉질성 맹인(cortically blind)'으로 설명되어지는데, 이는 시각정보를 받아들일 수는 있지만 지각하지 못하는 상태를 말한다. 뒤통수엽이 시각정보를 해석하고 의미를 부여할 수 없다면, 카메라와 같은 역할을 하는 눈에 의한 자극의 수용은 무의미하다. 뒤통수엽의 손상은 또한 안구의 움직임에 장애를 나타내는 시각 **인지불능**(visual agnosia; 시각자극을 이해하지 못하는 상태) 또는 다른 시각 처리 장애를 일으킨다. ▪

표 2-3은 뇌의 네 가지 엽의 손상으로 인해 나타날 수 있는 결과들을 설명하고 있다.

연합겉질(Association cortexes)

각각의 네 개의 엽 내에는 연합영역이 존재하는데, 이는 명칭에서 의미하는 것과 같이 정보들을 연합하고, 부가적인 정보를 제공하며, 겉질의 다른 영역을 서로 연결시킨다. 이들 영역들은 모든 엽으로부터의 정보를 통합하고 해석함으로써, 특수한 감각경험을 지각하여 의미를 부여한다. 지각과 행동사이의 전환이 연합영역에서 일어난다. 연합영역 내의 시냅스 연결은 특수한 종류의 감각을 그것의 의미와 연결시키는 역할을 한다. 예로, 연합피질은 어떤 감각이 압통인지 위험한지를 구별해줌으로써 이후에 가장 적절한 행동을 생각하기 시작한다. 연합영역은 또한 인격(personality), 지능, 기억, 공간 관계, 분위기 그리고 감정적 정동(emotional affect)에도 관여한다(Lundy-Ekman, 2002).

대뇌반구의 특수화(Hemispheric specialization)

대뇌는 오른쪽 반구와 왼쪽 반구로 나눌 수 있는데, 신경해부학자들은 일부 해부학적인 영역에 있어 오른쪽과 왼쪽 대뇌반구와 관련된 기능상의 우세성을 일반화하였다. 일반적으로 얘기하면, 오른쪽 대뇌반구는 기능적으로 지각능력과 관련있으며, 왼쪽 대뇌반구는 언어기능과 연관된다. 표 2-4는 두 개의 대뇌반구의 일차적인 기능과, 각각의 대뇌반구 손상시 나타나는 일반적인 행동양상을 보여주고 있다.

대뇌반구 사이 연결
(Connections between the hemispheres)

대뇌가 해부학적으로 두 개의 반구로 세분화되지만, 두 개의 대뇌반구가 서로 연결된다는 것은 매우 중요하고 명

표 2-3

뇌의 네 가지 엽 손상으로 인해 나타날 수 있는 결과

이마엽	운동 마비, 연속적이며 병행되는(multitask; 두 가지 이상의 동작이 동일 시간대에 발생하는) 움직임의 장애, 다른 것과의 상호작용에 있어서의 자발성(spontaneity) 상실, 생각의 유연성 상실, 단일 생각의 지속(고집증), 과제 집중 장애, 감정 변화(**감정의 불안정**), 인격 변화, 문제해결 능력 감소, 언어표현 장애(브로카 실어증)
마루엽	사물의 이름을 말하지 못함(**명칭실어증**; anomia), 쓰기 장애(**실서증**; agraphia), 읽기 장애(**실독증**, alexia), 좌우 구별 장애, 수학 계산의 장애(**계산장애**; dyscalculia), 일정한 신체부분 및 주변 공간의 인식의 부족, 시각 집중력 장애, 눈-손 협응력 장애
관자엽	얼굴 인지가 어려움(difficulty recognizing faces), 무엇을 보고 들었는지에 대한 선택적 주의력 장애, 단기기억 상실, 장기기억 장애, 물건의 분류 장애, 공격적인 행동 증가, 구어(spoken language)의 이해 장애(베르니케 실어증)
뒤통수엽	시각 손상(시야 단절; visual field cuts), 주변환경에서의 물체의 위치 인지 장애, 색깔 인지 장애, 시각적 환각(hallucination) 및 착각, 문자 및 그려진 물건(drawn object)의 인지 장애, 읽기 및 쓰기 장애

출처: Information compiled from multiple sources. See text and references for detail.

백한 사실이다. 연합 섬유들은 대뇌반구의 다양한 부분을 연결시킴으로써 대뇌피질이 전체적인 통합기능을 수행할 수 있게 해준다(Waxman, 2000). 비록 반구간 연결에는 몇 가지 방법이 존재하지만, 가장 큰 해부학적 연결은 뇌들보(뇌량, corpus callosum)이다. 뇌들보는 커다란 축삭 그룹(그러므로 이것은 백색질에 속한다)으로 두 개의 반구를 연결시킴으로써, 반구간 정보교환을 가능하게 해준다. 물론, 왼손이 하는 일을 오른손이 안다 라는 것은 글자 뜻대로 가능할 뿐만 아니라, 중요하다. 게다가, 걸으면서 동시에 껌을 씹는 것도 가능하다.

▪ 심부 뇌구조 (Deeper brain structres)

속섬유막 (내낭, Internal capsule)

모든 축삭들은 이마엽의 운동영역에서 시작하여 대뇌반구의 심부에 존재하는 구조물인 속섬유막을 지나간다. 그러므로 속섬유막은 대뇌겉질, 바닥핵 및 척수에서 기시하는 축삭들에 의해서 이루어진다. 해부학적인 구조상 속섬

표 2-4

좌우 대뇌반구의 행동양상

행동양상	왼쪽 대뇌반구	오른쪽 대뇌반구
인지 방법	정보를 연속적이고 선형적인 방법으로 처리한다. 세부항목의 관찰 및 분석	정보를 동시적 또는 전체적인 방법으로 처리한다. 전체적인 잡기 구조 또는 패턴
지각/인지	언어의 처리 및 생성	비언어적 자극 처리(환경 음향, 말의 억양, 복잡한 모양과 디자인)
학문적 기술	읽기: 의성어(sound-symbol relationships), 문자 인지, 독서 이해 수학적 계산 수행	수학적 추론 및 판단 계산에서의 숫자 정렬(alignment of numerals in calculations)
운동	연속적인 움직임 움직임과 몸짓을 일어나도록 명령	움직임 또는 자세의 유지 부정적인 감정의 표현
감정	긍정적인 감정의 표현	감정의 지각

출처: O'Sullivan, S.B.(2001). Stroke. In S.B. O'Sullivan & Schmitz (Eds.). *Physical rehabilitation: Assessment and treatment* (4th ed.). Philadelphia: F.A. Davis, with permission.

유막은 앞다리(anterior limb)와 뒷다리(posterior limb)로 구성되는데, 각각은 특수한 신경로의 축삭들로 구성된다. 예로, 겉질척수로는 반대쪽 사지의 움직임을 명령하는 정보와 신체의 의식적인 감각 정보를 전달하는데, 이는 속섬유막의 뒷다리를 통과한다. 그러므로, 이 영역의 손상은 그러한 기능들의 결함을 야기한다.

사이뇌(Diencephalon)

사이뇌는 대뇌의 안쪽 매우 심부에 위치하는데, 시상과 시상하부로 구성된다. 2번 뇌신경인 시신경 또한 사이뇌에 위치한다. 이 영역은 대부분의 감각과 운동 신경로가 시냅스 하는 부위이다.

시상은 실제로 핵과 시냅스의 커다란 집합체로 이루어졌다. 이는 신체의 서로 다른 부분에서 오는 모든 감각정보를 대뇌로 전달하는데 있어 중추적인 중계역(realy station)으로서 역할을 한다. 그러므로 시상은 정보를 적절한 연합겉질로 중계한다. 또한 소뇌와 바닥핵과 같은 영역에서 받은 운동정보는 시상을 통해 피질의 정확한 운동영역으로 중계된다. 시상의 기능은 유능한 사무실 관리자에 비유할 수 있는데, 정보를 여과하여 적절한 영역에 보내는 역할을 한다. 이 영역의 손상은 절망적으로, 감각과 운동 모두의 결함을 초래한다. 시상에서 이마엽과 둘레엽으로의 투사는 통증의 해석에 기여함으로써, 아픔을 주는 통증의 지각을 담당한다. 시상과 감각겉질영역에서 관자엽으로의 투사는 통증 기억을 담당하고, 시상하부로의 투사는 통증에 대한 자동반응을 촉진시킨다(Christiansen et al., 2001; Wessel, Vieregge, Kessler, & Kompf, 1994).

시상하부는 뇌의 저부에 위치하는 핵들의 그룹이다. '시상하부'라는 용어에서 나타나듯이 이 구조는 시상의 아래에 반드시 위치한다. 시상하부는 항상성(평형성)과 몇가지 자동 기능(autonomic function) 즉, 배고픔, 수면-각성 주기, 체온 및 혈압 조절을 담당한다. 이러한 신체기능들은 호르몬의 생성과 분비를 통한 자율신경계의 조절에 의해서 이루어진다.

바닥핵(Basal ganglia)

바닥핵은 무엇을 의미하는가? 이 구조는 문자 그대로 대뇌의 저부에 위치하는 구조들의 그룹을 명명한 것이다("바닥부"와 "신경절"). 이 그룹은 꼬리핵(caudate nuclei), 창백핵(globus pallidus), 흑색질(substantia nigra), 시상밑부(subthalamic nuclei)로 이루어진다. 바닥핵은 자세와 근긴장도 조절을 담당한다. 자동 움직임과 수의적 움직임 모두에서 매우 중요한 역할을 하여, 운동겉질영역의 운동계획(motor planning) 수립에 영향을 끼친다.

> **임상 사례:**
>
> 바닥핵의 병변으로 발생하는 가장 일반적인 임상사례는 파킨슨병으로, 이 환자들은 **휴식진전**(resting tremor), 움직임의 시작을 어려워하며(**운동불능증**, akinesia), **운동느림증**(운동완만증, bradykinesia), 근육 경직(muscle rigidity), 그리고 구부정한 자세(stooped posture)를 보인다. 파킨슨병은 진행성 질환으로, 평균 58세에 발병하는데, 바닥핵 내의 도파민-생성 신경원의 점차적인 손실에 의해 발생한다.

▪ 소뇌(Cerebellum)

소뇌는 뇌줄기의 뒤, 뒤통수엽의 아래에 위치하면서, 두 개의 뒤머리뼈우묵(후두개와)을 채운다. 대뇌처럼, 소뇌도 두개의 반구로 나누어진다. 소뇌는 균형과 협응을 조절한다. 특히, 특수한 움직임 과제에서 요구되어지는 움직임의 정확도, 강도 및 타이밍을 조절하여 바로잡아주는 역할을 담당한다. 또한 걷기 또는 뻗기와 같은 복잡한 과제를 수행하기 위해 근육그룹이 동시에 수축할 때 근육의 발화(muscle firing)가 순서대로 일어나게 한다(Martin & Kessler, 2000). 대뇌겉질이 반대쪽을 조절하는 특징과 달리, 소뇌의 신경로는 같은 쪽 신체면의 균형, 협응, 그리고 움직임의 정확도를 조절한다. 소뇌로 종종 비교측정기(comparator)로 불리우는데, 이는 실제 운동명령과 이로 인해 나타나는 운동을 계속적으로 감시하고 비교함으로써, 필요에 따라 이를 조절하기 때문이다. 소뇌는 움직임이 일어날 때 움직임에 대한 수용체로부터 감각 피드백을 받는데, 이러한 특성을 **재수용**(reafference)이라고 부른다.

임상 사례:

소뇌병변은 특유한 운동증상을 일으킨다. 소뇌 증상학(symptomology)은 종종 실조(넓은-기저면 움직임), 기도진전(목적있는 움직임을 수행할 때의 진전) 및 **겨냥이상**(dysmetria, 뻗기 또는 걷기에서 거리 측정이 불가능)을 포함하는 균형과 협응 결함을 포함한다. 소뇌 손상은 움직임 조절의 운동학적 기준에 있어서 여러 가지 이상을 일으키는데, 타이밍, 정확성, 협응 및 강도 조절의 어려움이 여기에 속한다. ▪

임상 사례:

뇌줄기의 손상은 신체 반대쪽 마비; 혀의 마비와 같은 뇌신경 증후군; 심박동율과 호흡의 조절과 같은 생명유지 기능의 이상이 발생한다. 뇌줄기는 심박동율, 혈압 및 호흡과 같은 매우 중요한 기능을 조절하기 때문에, 이 영역의 손상은 심각한 두부손상 또는 뇌염(encephalitis)에서 보여지는 다양한 단계의 혼미(stupor) 또는 혼수(coma)를 야기시킨다. ▪

▪ 뇌줄기 (Brainstem)

뇌줄기는 척수의 위쪽인 뇌의 바닥부에 위치하며 세 개의 부분 즉, 중간뇌, 다리뇌, 숨뇌로 구성되어 있다. 겉질척수로를 제외한 모든 하행성 운동신경로가 뇌줄기에서 기시한다. 부가적으로 커다란 중계 영역(relay area)이 존재하는데, 각각의 영역은 서로 다른 기능을 담당한다.

중간뇌는 가장 위에 위치하는데, 대뇌, 소뇌 및 척수 사이를 통과하는 신경로의 중계 영역이다. 또한 시각, 청각 및 촉각 반응의 반사중추가 있다(Martin & Kessler, 2000). 3번과 4번 뇌신경이 중간뇌에 위치한다.

가운데 부분인 다리뇌는 소뇌와 나머지 중추신경계 사이에 주행하는 축삭들을 포함한다. 중간뇌와 함께, 다리뇌는 호흡률(respiratory rate)을 조절한다. 다리뇌에는 시각과 청각에 대한 머리의 추적과 관련된 반사중추가 있다. 5번에서 8번 뇌신경들의 핵 또한 여기에 위치한다.

척수 바로 윗부분의 뇌줄기영역은 숨뇌이다. 해부학적으로, 숨뇌는 척수의 연장으로, 척수까지 주행하는 신경로를 포함한다. 숨뇌는 또한 목과 입의 운동핵과 감각핵, 호흡조절중추, 심박동율 조절중추 및 구역반사중추, 재채기반사중추 및 삼킴반사중추가 존재한다(Martin & Kessler, 2000). 9번에서 12번 뇌신경이 숨뇌에 위치한다.

뇌줄기의 전길이에 결쳐서 수직으로 분포하는 그물활성계(reticular activating system)는 개인의 각성(arousal) 상태와 수면-각성 주기를 조절하는 매우 중요한 시스템이다. 그러므로 당신의 눈꺼풀이 무겁다고 느껴지고 졸립다면, 그것은 당신의 그물활성계 때문이다.

▪ 척수 (Spinal cord)

척수는 뇌줄기, 특히 숨뇌의 연속이다. 이는 척주 내에 있으며, 거의 2번 허리척수 부위까지 뻗어있다. L2 레벨에 이르러, 척수는 점점 가늘어져 척수원뿔(conus medullaris)을 형성한다. 이 레벨 아래에서 척수는 말총(마미총, cauda equina)이라 불리우는 허리척수와 엉치척수의 척수신경다발을 형성한다(그림 2-7).

척수는 두 개의 중요한 기능을 가지는데, 감각정보의 전달과 운동정보 및 움직임 패턴의 전달 및 조정이 그것이다. 척수는 척수와 말초신경들 사이의 전달통로를 제공한다. 척수의 회로는 몸감각정보(근육, 관절 및 피부로부터의 정보)의 초기 수용 및 처리에 관여함으로써, 자세와 움직임의 조절에 기여한다(Shumway-Cook & Woollacott, 2001). 감각신경로와 운동신경로는 척수에서 뇌로, 뇌에서 척수로 주행한다. 척수의 처리과정을 담당하는 레벨에서는, 감각입력과 운동출력 사이의 매우 간단한 관계를 설명할 수 있다. 뻗침반사(신장반사, stretch reflex)와 굽힘반사와 같은 일부 의식하 반사(subconscious reflex)들은 나중에 다시 논의되겠지만, 모두 척수내에서 통합된다(Martin & Kessler, 2000). 이 레벨에서의 감각자극에 대한 가장 정형화된 반응은 잘 정리되었는데, 차기(kicking)와 이동과 같은 다리의 움직임에 관여하는 근육들의 기본적인 굽힘 패턴과 폄패턴이 있다.

척수내부의 해부학적 구조는 그림 2-8에서 보여지는 것처럼 절단면에서 가장 잘 관찰할 수 있다. 뇌처럼, 척수도 회색질과 백색질로 구성된다. 회색질은 절단면의 중심부

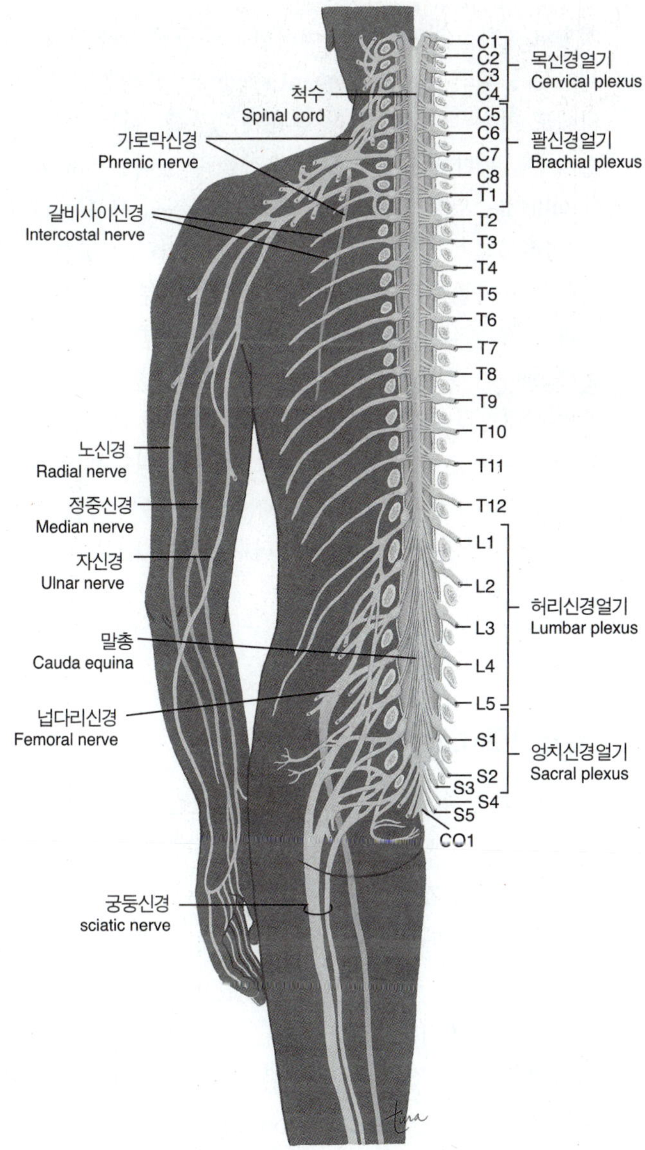

그림 2-7. 척수, 척수신경, 신경얼기 및 말총. (출처: Scanlon, V. C., & Sanders, T. [2003]. *Essentials of anantomy and physiology* [4th ed., p. 163]. Philadelphia: F. A. Davis. Reprinted with permission from F. A. Davis Company, Philadelphia, PA.).

에 위치하며 시냅스와 운동신경원 세포체로 구성되는 반면, 주변을 둘러싸는 백색질은 중추신경계로 들어가고 나오는 축삭들로 구성된다.

중심부의 회색질 영역은 특징적인 나비모양 또는 H-모양으로 구별하기 쉽다. H-모양의 날개부분을 뿔(각, horn)이라고 부른다. H-모양의 뒤에 위치하는 뒤뿔(후각, posterior or dorsal horn)은 감각(들) 정보와 연결되는 시냅스

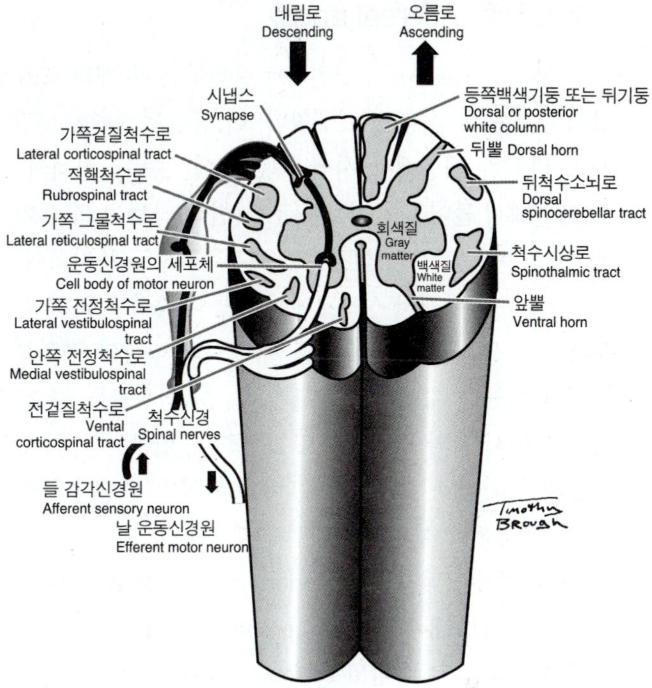

그림 2-8. 앞뿔, 뒤뿔, 들 신경원, 날 신경원 및 이 책에서 논의되는 움직임을 조절하는 것과 일차적으로 관련된 주요 신경로의 위치를 보여주는 척수의 전형적인 절단면.

를 포함한다. 앞뿔(전각, anterior or ventral horn)은 H-모양의 앞에 위치하는 것으로, 하위운동신경원의 세포체들을 포함하는데, 하위운동신경원은 이름에서 함축되었듯이 운동명령을 근육으로 직접 전달시키는 것을 말한다. 척수에는 또한 T1에서 L2 레벨에 가쪽뿔(측각, lateral horn)이 존재하는데, 여기에는 자율성 정보의 처리를 위한 절전 교감성 신경원의 세포체들이 포함된다.

주변부의 백색질 영역은 감각성(오름 또는 들)과 운동성(내림 또는 날) 신경로들로 이루어진다. 신경로란 기원, 정지, 기능이 비슷한 신경섬유 그룹을 뜻한다. 이들은 신경계의 다양한 영역들로 또는 영역들로부터 신경충동을 운반한다(Martin & Kessler, 2000). 때때는 이들 신경원들은 척수의 한쪽면으로만 주행하기도 하고(같은쪽, ipsilateral), 반대로 건너서 주행하기도 한다(반대쪽, contralateral). 이러한 해부학적 사실은 손상의 결과를 관찰할 때 중요한데, 때때는 척수 또는 뇌의 오른쪽 손상은 신체 왼쪽의 운동 또는 감각기능 상실을 초래하기 때문이다.

■ 들 신경로 (Afferent tracts)

감각(들) 정보를 중추신경계로 운반하는 두 개의 중요한 감각성 또는 오름 신경로가 있다. 이 신경로는 중추신경계 내의 다양한 레벨에서 시냅스함으로써, 중추신경계의 모든 레벨에서 들어오는 정보를 조절(변화)하는 능력을 가지게 된다. 비록 각각의 신경로는 해부학적으로 분리되어 있지만, 일부는 두개의 신경로에서 기능의 중복이 나타날 수도 있고, 또한 CNS의 또다른 예로 하나 이상의 구조물이 하나의 기능을 수행하는 것도 있다. 이 신경로들 중 일부는 숨뇌에서 뇌의 반대쪽으로 교차하고, 일부는 척수로 들어오자마자 바로 교차하는데, 이와 관련된 임상적 증상들은 이 책의 뒤에 설명된 것처럼 서로 다른다.

등쪽백색기둥(뒤기둥, posterior or dorsal white columns)은 위치감각(**고유수용성감각**, proprioception), 진동각, 두점식별각 및 심부 촉각(deep touch)에 대한 정보를 전달한다. 이 신경로의 섬유들은 척수의 뒤뿔로 들어가서, 척수를 상행한 후, 뇌줄기 레벨 특히 숨뇌에서 뇌의 반대쪽으로 교차한다. 예로, 신체의 왼쪽에서 오는 이러한 감각들은 뇌의 오른쪽에서 수용하고 처리한다. **앞척수시상로**(anterior spinothalamic tract)는 통증과 온도감각을 전달한다. 이 신경로의 섬유들은 뒤뿔로 들어가서 연접한 후, 세 개의 척수분절 내에서 척수를 가로질러 비스듬히 반대쪽으로 넘어간다. 이름에서 알 수 있듯이 이 신경로의 정보들은 시상으로 이동한다. 모든 상행 신경로의 감각정보는 정보의 식별, 연합 및 통합을 위해서 대뇌겉질로 전달된다.

임상 사례:

사람의 신경계 내에 있는 신경로의 이동경로는 환자에게 나타나는 임상증상과 관련있다. 손상부위에 따라 그리고 신경로가 교차하는지의 여부에 따라, 나타나는 증상들은 손상부위의 같은쪽 또는 반대쪽에 나타난다. 예로, [자상(stab) 또는 찔린상처(puncture wound)와 같은] 척수 한쪽의 손상은 신체 같은 쪽의 운동각과 고유수용성감각의 소실을 일으킬 수 있고(뒤기둥 손상), 신체 반대쪽의 통각과 온도각의 소실을 일으킬 수 있다(앞척수시상로). 척수의 절반절단으로 인한 이러한 특수한 증상을 브라운-세카르 증후군(Brown-Sequard syndrom)이라고 한다. 이 외에도 척수손상에는 여러 종류가 있는데, 이는 다른 신경계재활 관련 책자에서도 쉽게 접할 수 있다(Schmitz & O'sullivan, 2001; Trombly, 2001). 이 장의 목표는 환자의 임상사례가 신경해부학적 구조를 분명히 반영한다는 사실을 독자들이 꼭 기억하는 것이고, 해부학적 손상의 결과는 "전형적인 교과서의 예"와 같은 병변과 외상이 매우 드물다는 것을 아는 것이다. 오히려, 병변과 손상들은 종종 비대칭적이고 다소 광범위하여 다른 신경로 또는 같은 신경로의 다른 부위에 영향을 미친다. 의학적 검사와 진단에 있어 확실한 작업치료와 물리치료의 평가를 통해 어떤 한 환자에게 특수하게 나타나는 증상을 발견할 수 있을 것이다. ■

■ 날 신경로 (Efferent tracts)

중요한 운동성 또는 내림 신경로는 겉질척수로 (또는 피라미드로) 이다. 이 신경로는 이마엽 특히 일차운동겉질과 앞운동겉질에서 기시하여, 뇌줄기에서 반대쪽으로 교차한 후, 최종 목적지까지 많은 상호연결 및 시냅스를 통해 척수의 앞뿔에 있는 신경, 정확하게 얘기해서 **앞뿔세포**(anterior horn cell)까지 계속된다.

앞뿔세포는 거대신경원으로, 척수의 회색질에 위치하며, 척수의 앞뿌리(전근, anterior root)를 통해 축삭을 내보내는데, 이것이 결국에는 근섬유를 지배하는 말초신경을 이룬다. **알파운동신경원**(alpha motor neuron, 커다란 크기 때문에 이름 붙여짐)은 앞뿔에서 발견되어지는 특수한 세포로 골격근을 지배한다. 축삭은 때때로 광범위하게 가지를 내기 때문에, 몇몇 근섬유들은 하나의 신경원에 의해 지배될 수 있다. **운동단위**(motor unit)는 알파운동신경원과 그것이 지배하는 모든 근섬유로 정의된다. 감마운동신경원이라 불리우는 작은 운동신경원 또한 척수 앞뿔 내에 위치한다. **감마운동신경원**(gamma motor neuron)은 근방추라 불리우는 특수화된 수용체 내의 작은 근섬유들을 지배한다. 근방추란 근육내에 위치하는 특수한 수용체로서, 이 장의 뒤에서 설명할 것이다.

근육 조절과 자세에 영향을 미치는 다른 내림 운동 신경로에는 적핵척수로(ruburospinal tract), 그물척수로(reticulospinal tract), 덮개척수로(tectospinal tract) 및 전정척수로(vestibulospinal tract)가 있다(Martin & Kessler, 2000). 적핵척수로는 중간뇌의 적핵에서 기시하여(그러므로 접두사로 *ruburo*-를 사용함), 팔을 지배하는 하위운동신경원에 정지한다. 이 신경로는 굽힘근들을 활성화시키고 폄근들을 억제하는 기능을 한다. 그물척수로는 뇌줄기의 전길이에 수직으로 분포하는 그물형성체에서 기시한다. 이 신경로의 일부는 팔다리의 폄근들을 촉진시키며, 또 다른 일부는 굽힘근을 촉진시키는 반면, 폄근을 억제시킨다. 덮개척수로는 소리나는 방향 또는 물체가 움직이는 방향으로 머리를 돌릴 수 있도록 해주는데, 자세한 것은 3장의 시각계에서 설명하였다. 전정척수로는 가쪽부분과 안쪽부분으로 구성되는데, 이는 속귀(inner ear)와 해부학적으로 매우 밀접한 관련성을 갖는다. 가쪽 전정척수로는 몸쪽 폄근들을 활성화시켜 자세조절을 담당하는 반면, 안쪽 전정척수로는 목과 위쪽 등(upper back)의 근긴장도를 조절함으로써 신체의 움직임에 따른 몸통에 대한 머리균형을 유지할 수 있도록 도와준다. 정상 성인의 자세와 움직임 조절은 이러한 모든 다양한 입력의 상호작용과 수렴(convergence)에 의해 비로서 가능해진다.

말초신경계 (Peripheral nervous system)

말초신경계(PNS)는 중추신경계의 서로 다른 영역으로 오가는 신경들로 이루어진다. 여기에는 척수를 빠져나오는 척수신경들과 감각자극을 탐지하는 수용체, 그리고 뇌신경이 포함된다. 말초신경계는 또한 몸신경계와 자율신경계의 두 그룹으로 세분할 수 있다. 몸신경계는 외부자극에 대한 반응과 관련있고, 골격근을 지배하며, 수의적인 조절을 한다. 반면에 자율신경계(ANS)는 불수의적인 체계로서, 내장계, 샘(gland), 민무늬근 및 심장을 지배한다. 자율신경계는 후에 설명할 것이고, 이 장에서는 몸감각계에 대해서 설명하였다.

몸신경계에는 12쌍의 뇌신경과 31쌍의 척수신경 및 몇몇 다른 종류의 수용체들로 이루어진다.

▪ 뇌신경 (Cranial nerves)

뇌신경들은 뇌와 뇌줄기에 존재하며, 부착부위에 따라 앞에서부터 뒤로 번호를 부여하였다. 일부 뇌신경들은 순수한 감각성 신경인데 반해, 일부는 운동성이며, 일부는 혼합성 신경이다. 뇌신경의 일차적인 기능에는 뒤뿔, 안구 움직임, 시각 및 얼굴과 혀에 의해서 수용되는 감각이 포함되는데, 미주신경에 의해 수용되는 것은 자율성 기능을 가짐으로 제외시킨다. 목빗근(흉쇄유돌근)과 상부 등세모근(승모근) 또한 부분적으로 뇌신경인 더부신경(부신경)에 의해서 지배된다. 이것은 일부 손상에서의 기능의 보존이 일어날 수 있도록 해주는 신경계의 중복성에 대한 좋은 예이다. 표 2-5는 뇌신경과 위치, 기능들에 대하여 나열하였다.

▪ 척수신경 (Spinal nerves)

그림 2-7과 2-8에서 척수에서 나오는 척수신경을 볼 수 있다. 척수신경은 감각요소와 운동요소에 의해서 이루어지는데, 척추사이구멍(추간공)을 통해서 빠져나온다. 척추사이구멍을 통과하면, 신경은 앞가지(전지, anterior rami)와 뒤가지(후지, posterior rami)로 갈라지는데, 이렇게 분리되는 지점이 해부학적인 말초신경의 시작부분을 의미한다(Martin & Kessler, 2000). 앞가지는 앞가쪽 몸통, 갈비사이, 팔다리의 근육과 피부를 지배한다. 뒤가지는 척추주변 근육과 그것을 싸는 피부를 지배한다. 12쌍의 가슴신경은 척수분절과 피부분절과의 관계가 평행으로 유지된다. 목신경, 허리신경 및 엉치신경의 앞가지는 국소 신경망을 형성하는데, 각각 목신경얼기(경신경총), 팔신경얼기(상완신경총) 및 허리엉치신경얼기(요천골신경총)라고 한다.

신경얼기(신경총, plexus)는 신경망으로, 서로 합쳐지고 다시 나뉘면서 가지를 형성하는데, 이로 인해 말초신경의 척수분절 이는곳(기시, origin)이 다양해진다. 이러한 이유 때문에 신경계의 해부학 영역에 있어 중복성이 나타나고, 그러므로 일부 얼굴손상 시 어느정도의 신경지배가 보존될 수 있는 것이다. 목신경얼기는 C1-C5 척수신경으로 구성된다. C5-T1의 앞가지는 팔신경얼기를 형성하는데, 여기에서 겨드랑신경(액와신경), 근육피부신경(근피신경), 노신경(요골신경), 정중신경 및 자신경(척골신경)이 발생하여 팔을 지배한다. 허리엉치신경얼기는 L1-S3의 가지에

표 2-5

뇌신경, 기능, 위치

숫자	이름	유형	기능	해부학적 위치
I	후각신경	감각성	후각	아래 이마엽
II	시각신경	감각성	시각	사이뇌
III	눈돌림신경	운동성	눈을 위, 아래, 안쪽으로 움직이도록 바깥눈근(외안근)을 지배, 눈꺼풀을 들어올림; 동공 수축	중간뇌
IV	도르래신경	운동성	눈을 위, 아래로 움직이도록 바깥눈근을 지배	중간뇌
V	삼차신경	혼합성	씹기; 얼굴, 각막 및 턱관절의 감각	다리뇌
VI	가돌림신경	운동성	눈을 가쪽으로 움직임	다리뇌와 숨뇌 사이
VII	얼굴신경	혼합성	얼굴 표정, 눈 감기, 눈물 흘리기, 침분비 및 맛	다리뇌와 숨뇌 사이
VIII	속귀신경	감각성	중력에 대한 머리의 움직임 및 머리 자세에 대한 감각; 듣기	다리뇌와 숨뇌 사이
IX	혀인두신경	혼합성	맛, 삼킴, 침분비	숨뇌
X	미주신경	혼합성	내장계 조절, 말하기, 삼킴 및 맛	숨뇌
XI	더부신경	운동성	등세모근 지배에 의한 어깨 들어올리기; 목빗근 지배에 의한 머리 회전	척수와 숨뇌
XII	혀밑신경	운동성	혀 지배	숨뇌

출처: Cohen, H.(1999). *Neuroscience for rehabilitation* (2nd ed.). Philadelphia: Lippincott Williams & Wilkins; Lundy-Ekman, L. (2002). *Neuroscience: Fundamentals for rehabilitation*(2nd ed.). Philadelphia: W. B. Saunders; and Martin, S., & Kessler, M. (2000). *Neurologic intervention for physical assistants*. Philadelphia: W. B. Saunders.

의해 형성되는데, 이는 다리의 근육을 지배한다.

척수신경은 각각의 척추에 의해서 명명되는데, 8쌍의 목신경, 12쌍의 가슴신경, 5쌍의 허리신경, 5쌍의 엉치신경 및 1쌍의 매우 작은 꼬리신경으로 이루어졌다. 처음 7개의 목신경은 관련된 척추의 위로 나오지만, 8번 목신경과 나머지 모든 신경들은 관련된 척추의 밑으로 나온다. 각각의 척수신경은 두 개의 신경뿌리(신경근, root)를 가지는데, 이는 척수로 들어가거나, 나오는 신경원을 말한다.

▪ 말초신경 (Peripheral nerves)

말초신경은 들(감각성)과 날(운동성) 신경섬유를 포함한다. 운동섬유들은 앞뿔에서 기시하고, 일반적으로 커다란 세포체와 수개의 수상돌기 및 하나의 긴 축삭을 가진다. 이 축삭이 결과적으로 말초신경을 형성하여, 근육의 운동종판을 지배한다. 이에 반해서 감각신경은 하나의 수상돌기를 가지며, 피부, 근육 또는 건의 수용체를 형성한다. 이 수상돌기는 척수의 뒤뿔에 위치하는 세포체와 연결되어 있다. 이어서 세포체는 축삭을 따라 척수 레벨에서 종지하거나 또는 중추신경계의 다른 레벨로 상행하는 신경로가 있는 백색질로 자극을 전달하는 상위신경원과의 시냅스를 통해 신경충동을 전달한다.

임상 사례:

대부분의 말초신경들은 혼합성이기 때문에, 말초신경의 손상으로 인해 감각손실과 운동손실 모두가 나타난다. 당뇨병(diabetes mellitus)의 일반적인 합병증은 말초신경의 신경병증이다. 무딤, 저림 및 약화는 당뇨병성 신경병증에 수반되는 증상으로, 일반적으로 먼쪽 팔다리에서 관찰된다. 손목굴증후군(수근관증후군, carpal tunnel syndrome)은 굽힘근 지지띠(굴근지대, 손목의 손바닥쪽 인대) 밑으로 정중신경이 지날 때, 어떤 원인에 의해 압박됨으로써 발생하는 약화 및 감각 증상으로 가장 일반적인 임상 사례이다. ▪

▪ 수용체 (Receptors)

외부세계와 신체내부환경에 대한 정보는 들신경충동을

통해 중추신경계로 전달된다. 신경충동은 다양한 감각 수용체의 자극을 통해 처음으로 발생하는데, 이러한 수용체들은 에너지 전환기로써 작용을 하여 자극의 전달과 정보교환을 위해서 자극에너지를 전기에너지로 변환시켜준다. 대부분의 수용체들은 기계자극, 화학자극, 또는 열자극과 같은 한 종류의 자극에 대해 선택적으로 반응한다. 압력 또는 열과 같은 자극을 전기충동으로 변환시키기 위해서는 일차적으로 수용체가 자극을 발생전압(generator potential)으로 변환시켜야 한다. 이 발생전압은 국소적이며 비전도성 현상으로, 만약에 발생 횟수, 타이밍, 또는 강도가 충분할 경우, 중추신경계로의 전달을 담당하는 들축삭을 탈분극시킨다.

이러한 들정보는 중추신경계의 많은 레벨 즉, 척수, 뇌줄기, 소뇌 및 대뇌로 전달된다. 들축삭을 통해 전달되는 정보는 두 가지 방법에 의해 암호화되는데, 신경충동의 빈도와 열린 채널(opened channel)의 숫자조절이 그것이다. 그러한 방법은 축삭이 자극효과를 광범위하게 전달할 수 있도록 해준다(Stokes, 1998). 감각정보는 중추신경계의 모든 레벨에서 수용되고 조절됨으로써(활성 또는 억제) 의식적인 감각과 의식하(비의식적인) 감각 모두를 발생시킬 수 있다.

임상 사례:

아마도 여러분들은 셔츠와 바지를 입고 흔들의자에 앉아서 이 책을 읽고 있을 것이다. 당신은 의자의 움직임 패턴을 의식하지 않으며, 셔츠의 꼬리표 또는 바지의 무릎에 난 구멍에도 주의를 기울이지 않을 것이다. 당신은 이러한 감각을 의식적으로 느낄 수 있지만, 당신의 신경계는 이러한 감각을 비의식적인 상태로 계속 유지함으로써, 당신이 신경계를 학습하기 위해 이 책을 읽는 의미있는 작업에 집중할 수 있도록 해준다. ▪

감각수용체들은 신체표면 위에, 근골격계 내에, 특수감각기 내에, 그리고 내장 심부에 분포한다. 수용체의 여러 가지 형태는 기능상 세개의 그룹으로 나눌 수 있는데, **외수용체**(extroceptor)는 촉각과 같은 외부환경에 대한 정보를 중추신경계로 전달하고, **내수용체**(interoceptor)는 내장과 신체내부의 정보를 중추신경계로 전달하며, 고유수용체(proprioceptor)는 근골격계의 상태 및 자세에 대한 정보를 중추신경계로 전달한다. 모든 수용체가 자극에 반응하고, 자극을 전기적 신호를 변화시키는 기능상 능력은 같지만, 복잡성에 있어서는 매우 다양한 구조를 가진다. 가장 단순한 수용체는 자유신경종말이고, 가장 복잡한 수용체는 복잡한 감각기관이다.

특수감각 및 수용체(Special senses and receptors)

미각, 후각, 시각, 청각 및 전정계의 수용체는 매우 잘 분화되어 있다. 이들 수용체들로부터의 전기충동은 뇌신경을 통해서 전달된다(기초 해부학 책의 미각 및 후각에 대한 고찰부분을 참고하자). 시각계와 전정계는 3장에서 자세하게 설명하였는데, 이들은 인간의 움직임을 조절하는데 관여하는 중요한 감각계이다.

피부 수용체(Cutaneous receptors)

피부는 움직임 또는 상호작용 동안 피부의 촉각, 압각 또는 신장에 반응하는 몇몇 다른 형태의 수용체를 가진다. 피부수용체(skin recepor)는 외수용체의 한 형태로, 때때로 cutaneous receptor로 부르기도 한다. 수용체를 흥분시켜 들신경섬유를 활성화시킬 수 있는 피부의 특별한 영역 또는 구역을 **수용영역**(receptive field)이라고 한다(Cohen, 1999). 수용영역의 크기와 주어진 피부영역 내의 수용체 밀도는 분별력의 정도를 결정한다. 예로, 손가락 끝은 1 mm 떨어진 거리의 두점을 식별할 수 있는데 반해, 복부의 피부는 5~10 mm보다 가까운 점은 식별할 수 없다(Stokes, 1998). 수용영역은 감각난장이에서 보여지는 몸감각겉질과 관련된 투사영역을 갖는데(그림 2-6 참고), 감각겉질의 가장 큰 투사영역은 (손가락끝과 혀처럼) 가장 작은 신경원으로 가장 분별력이 강한 수용영역과 관련있다.

임상 사례:

당신은 아마도 발목 염좌나 손의 손상으로 인해 종창(swelling)이 형성됐던 경험을 한번쯤은 가지고 있을 것이다. 부어오른 손으로 무엇을 잡고자 할 때 또는 부어오른 발목으로 걸을 때 얼마나 힘들었던가를 기억하는가? 이러한 경험은 염증의 1차 징후인 종창 때문에 나타나는 것이고, 또한 종창이 일어난 영역의 수용영역이 손상되어 섬세한 분별력이 감소되었기 때문이다. 그렇다면 울혈성 심부전증(congestive heart failure) 또는 당뇨병으로 인해 발목에 만성적인 종창이 있는 환자 또는 어깨-손 증후군(shoulder-hand syndrome)으로 인해 팔에 전체적인 부종이 형성된 환자를 생각해보자. 이러한 환자들은 단순한 작업을 수행하는데 있어 어려움이 있으므로 보조 또는 시각적 피드백이 필요할 것이다. ■

피부수용체에는 루피니종말(Ruffini ending), 메이스너소체(Meissner' s corpuscle), 파치니소체(Pacinian corpuscle) 및 촉각원반(tactile disc)이 있는데, 그림 2-9에서 그림으로 보여주고 있다(Schmitz, 2001). 파치니소체와 같은 일부 수용체들은 자극에 대해 빨리 적응하므로, 최초의 접촉 자극만을 전기신호로 변환시킨다. 이외의 메이스너소체와 메르켈원반(Merkel' s disc)과 같은 수용체들은 늦게 적응하므로 자극이 지속되는 한 계속적으로 발화(fire)한다(Stokes, 1998). 털이 있는 피부에서, 다수의 수용체들은 털주머니(모낭, hair follicle)의 끝에 존재하는데, 이는 털의 움직임에 반응한다. 이들 수용체는 전형적으로 빨리 적응하고 매우 예민하다(Stokes, 1998). 위에 언급된 피부수용체들의 들축삭의 대부분은 말이집화되어 있다. 피부에는 또한 자유신경종말(free nerve ending)이 분포하는데, 이는 느린-전도성 민말이집성 축삭에 의해서 지배되는 수용체로, 온도변화에 반응하고 통증을 일으키는 유해성 자극에 대해 반응한다.

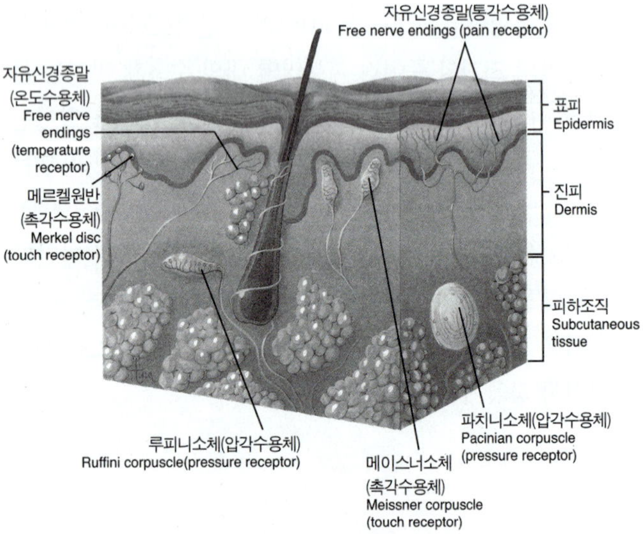

그림 2-9. 피부 절단면의 피부수용체들. (출처: Scanlon, V. C., & Sanders, T. [2003]. *Essentials of anatomy and physiology* [4th ed., p. 189]. Philadelphia: F. A. Davis. Reprinted with permission from F. A. Davis Company, Philadelphia, PA.)

■ 고유수용체 (Proprioceptors)

주요한 **고유수용체**에는 근방추(muscle spindle), 골지힘줄기관(golgi tendon organ, GTO) 및 관절수용체(joint receptor)가 있다(그림 2-10). 이들 모든 수용체들은 자신의 신체에 대한 인식, 신체 자세, 그리고 정적 및 동적 움직임과 같은 전체적인 고유수용성 기능에 관여한다.

근방추 (Muscle spindle)

근방추(모양 때문에 명명되어짐)는 골격근[근방추의 바깥쪽에 위치하므로 방추바깥근(추외근)이라고도 함] 섬유 사이에 위치하는 유일한 수용체로 감각성과 운동성 모두를 가진다. 근방추 내의 퓨즈-모양의 중심부 양쪽 끝에 분

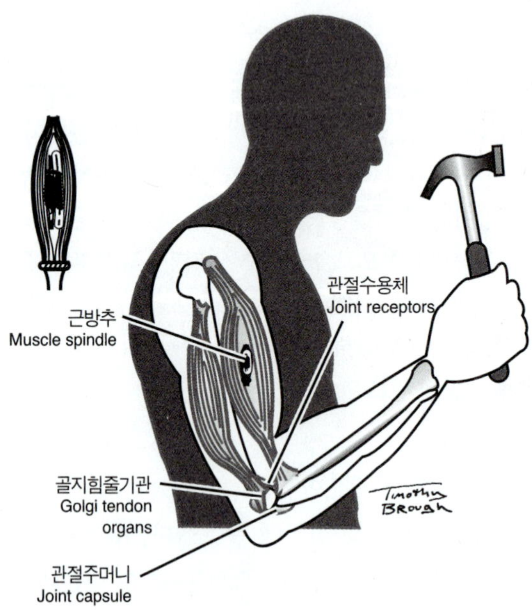

그림 2-10. 근방추, 힘줄기관 및 관절수용체를 포함하는 서로 다른 형태의 고유수용체들은 모두 고유수용성 기능을 담당한다.

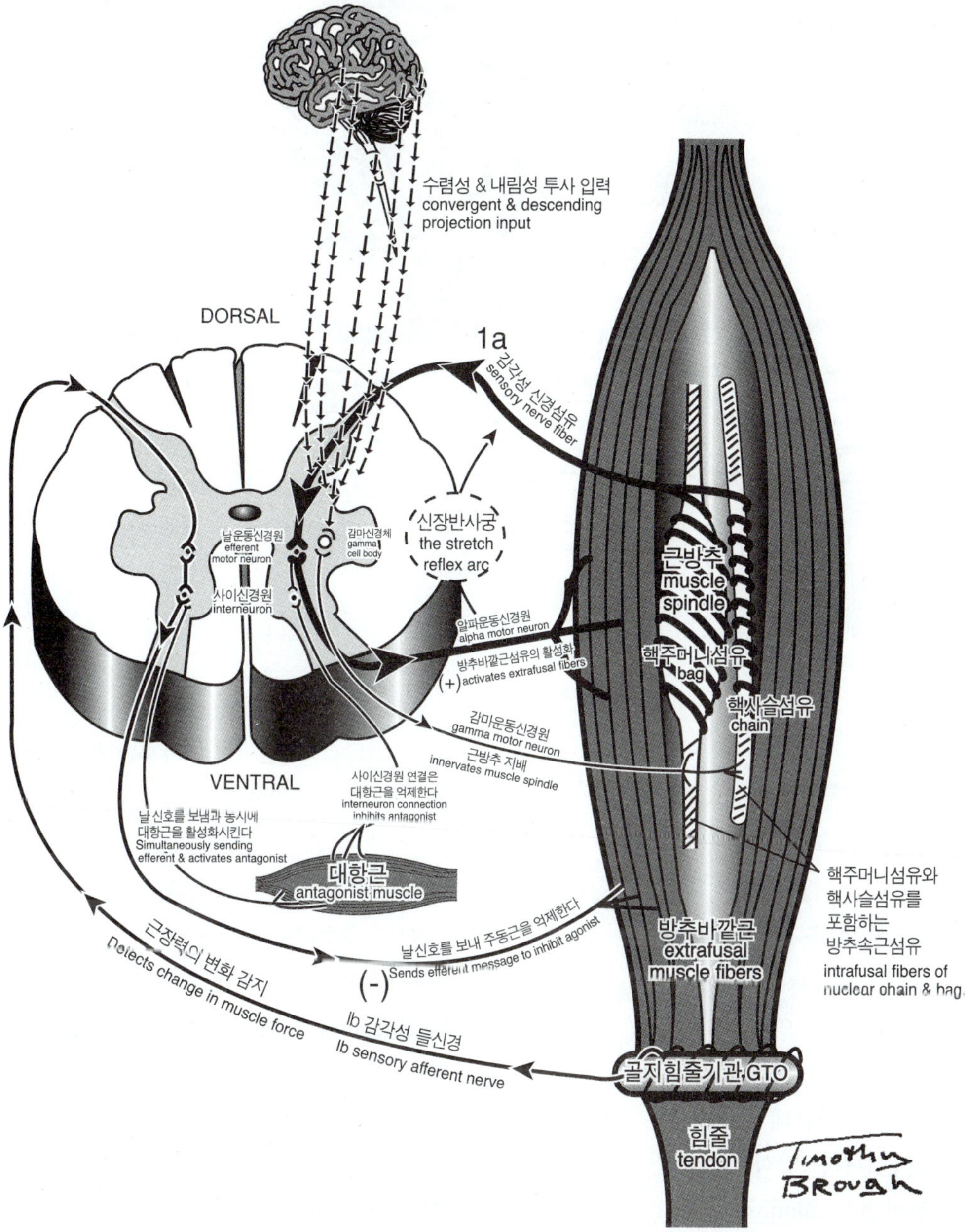

그림 2-11. 척수의 절단면은 근방추에서 기시하는 Ia 들 섬유가 뒤뿌리로 들어가 알파운동신경원과 시냅스연결 하는 것을 보여준다. 알파운동신경원의 축삭은 앞뿌리를 통해 빠져나와 방추바깥근에 정지한다. 이 그림은 또한 상호억제(reciprocal inhibition)를 보여주고 있다. Ib 들 섬유는 골지힘줄기관에서 기시하는 것을 관찰할 수 있는데, 이는 자가억제에 관여하는 연결을 하고 있음을 알 수 있다. 걸짚척수로를 포함하는 다양한 입력을 받는 감마운동신경원의 축삭은 근방추내의 방추속근에 정지한다(출처: original drawing by Rich Milan, BS, CP, PTA, with permission).

포하는 근섬유들을 방추속근섬유(추내근섬유, intrafusal muscle fiber)라고 부른다. 방추속근섬유는 방추바깥근(골격근) 보다 매우 작다. 여기에는 두 가지 형태의 섬유 즉, 핵주머니섬유(핵낭섬유, nuclear bag fiber)와 핵사슬섬유(핵쇄상섬유, nuclear chain fiber)가 존재하는데, 이 용어는 특수한 해부학적 모양을 묘사하는 것이다. 근방추를 이해하기 위해서는 근방추의 해부학과 기능을 동시에 설명하는 것이 가장 쉽게 접근하는 방법이다.

그림 2-11에서 보여주듯이, 근방추의 기능은 방추바깥근 또는 골격근(extrafusal or skeletal muscle fiber, EFMF)과 평행으로 배열된 근방추의 위치에 의해 제공된다. 인간에게 있어, 근방추는 근육의 종류에 따라 분포량이 다르다. 예로, 바깥눈근(외안근), 손의 근육 및 목의 근육은 지속적으로 작은 변화에 대응해야 하는 중요성 때문에 근방추 밀도가 매우 높다. 근육이 수축하거나 신장될 때처럼 방추바깥근의 길이가 변화하면, 근방추가 길이변화를 감지하여 근방추를 둘러싸는 Ia 감각신경("원 에이"라고 발음하며, 크기상의 분류상 큰 수초화 감각신경을 말함)이라

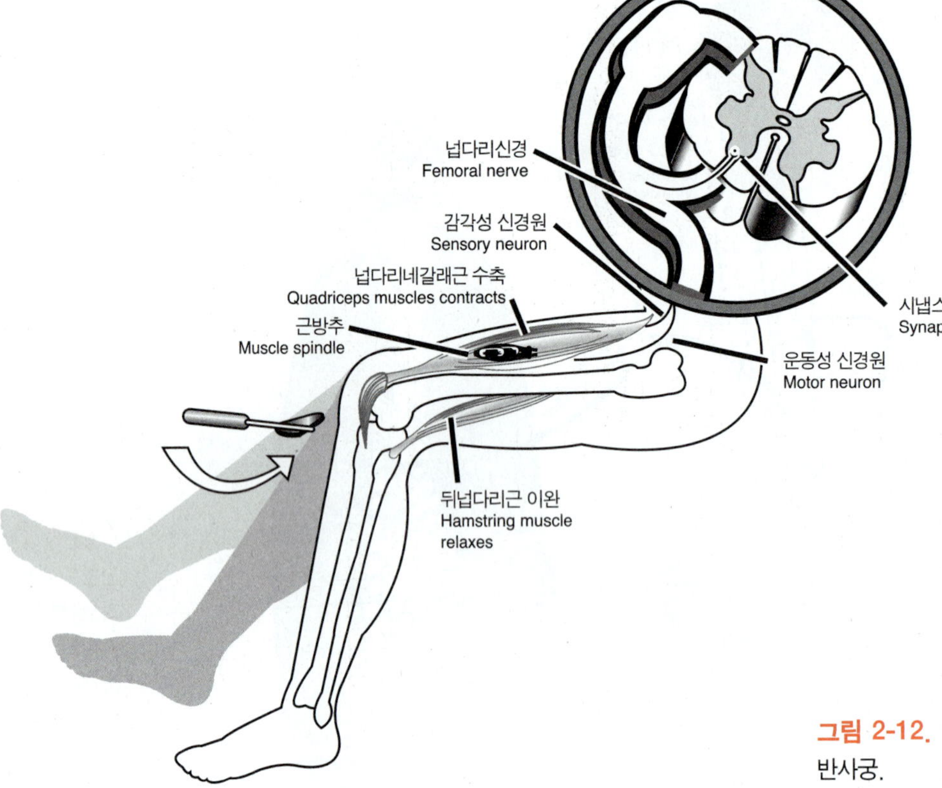

그림 2-12. 무릎인대에서의 뻗침 반사궁.

고 불리우는 들감각신경을 탈분극시킨다. Ia 신경은 또한 임계 속력역치(critical velocity threshold)를 가지는데, 이는 근육 길이변화가 오직 일정한 비율 또는 속력을 초과하였을 때만 Ia 신경이 감지할 수 있다는 것을 의미한다. 일단 이 감각신경이 탈분극되면, 이 신경충동을 뒤뿔(모든 감각 정보가 들어가는 척수의 부분)로 보내는데, 여기에서 다른 신경원과 연결된다. 이 중 날신경원인 알파운동신경원(앞뿔)과의 직접적인 연결(단일시냅스, monosynaptic)은 다시 동일한 EFMF로 신호를 보냄으로써, 골격근을 수축시킨다. 뒤뿔로 들어오는 감각성 들신경은 또한 사이신경원을 통해 다른 날알파운동신경원과 부가적인 연결을 하는데(이중시냅스, disynaptic), 이 신호는 대항근(대항근)으로 전달되어 근육을 이완시킨다.

위의 예에서 나타나는 단일시냅스 구성요소는 대뇌의 영향없이 척수를 매개로 하는 단일 반사궁으로, **뻗침반사**(stretch reflex)라고 한다(그림 2-12). 우리는 일반적으로 의사들이 무릎반사(knee jerk)를 유발시키기 위해 반사망치로 무릎인대를 두드리는 검사에 의한 이 반사 연결의 통합성에 대해서 모두 경험을 가지고 있을 것이다.

작용근(주동근)이 수축하라는 신호를 받을 때, 대항근이 이완하라는 신호를 받는다는 사실은 기능상 똑같이 중요하다. 이러한 **상호신경지배**(reciprocal innervation)는 사람의 움직임에서 관찰되어지는 유동성(fluidity)을 허락하는데, 예로, 강한 발차기를 위해서는 넙다리네갈래근(대퇴사두근)이 능동적으로 수축하는 동안 뒤넙다리근(슬괵근)은 수동적인 늘어남(elongation)을 위해서 이완해야만 한다. 이러한 해부학적인 사실은 또한 능동적 신장에 대한 이론적 근거의 기초를 제공해 주는데, 대항근을 억제하기 위하여 근육을 능동적으로 수축하도록 하는 것은 효과적으로 능동신장과 수동신장 모두가 이루어지도록 한다.

임상 사례:

능동신장과 수동신장기술은 이전에 설명한 신경해부학적 연결을 이용한다. 예로, 만약 환자에게 뒤넙다리근 구축이 나타날 경우, 넙다리네갈래근의 능동적인 수축은 뒤넙다리근의 이완을 유도함으로써, 효과적으로 신장될 수 있도록 해준다. 이러한 임상적 예에서, 팔다리는 완만하게 신장된 자세에 놓여있게 되는데, 환자는 작용근(넙다리네갈래근)을 능동적으로 수축시켜 신장된 근육을 억제해줌으로써 대항근의 신장을 촉진시키게 된다(이 예에서 대항근은 뒤넙다리근). ▪

근방추의 운동기능은 그림 2-11에서 개념화하였다. 방추속근섬유(intrafusal muscle fibers, IFMF)라 불리우는 근방추 양쪽끝의 근섬유들은 감마 날신경에 의해 지배되는데, 감마날신경의 세포체는 척수의 앞뿔에 위치한다. 그러나 이러한 감마 세포체는 대뇌피질, 소뇌 및 뇌줄기와 같은 신경계와 시냅스 연결을 통해 신호를 받기도 하고 영향을 주기도 한다. 감마운동신경에 의한 근방추의 IFMF로의 계속적인 조절성 신호입력은 과제수행을 위한 준비상태를 유지할 수 있도록 해준다. 이렇게 일정하게 준비된 상태를 **근긴장도**(muscle tone)라고 하며, 더 나아가 이 시스템으로의 입력을 통한 정상 근긴장도가 병적인 상태에서 없어지는 것을 명백히 설명할 수 있다. 근긴장도는 근육과 근육 자체의 뻣뻣한 정도를 조절하는 전체 운동신경원 풀(pool)의 흥분 정도 그리고 수많은 다른 반사들에 대한 민감성 정도에 의해서 결정된다. 근방추의 기능은 오직 근긴장도에 관여하는 여러 퍼즐 조각 중 한 조각에 불과하다. 그러나 근방추는 근육길이의 변화상태에 대해 신경계로 계속적인 피드백을 제공해 주는 매우 중요한 역할을 담당한다.

골지힘줄기관(Golgi tendon organs)

골지힘줄기관(GTO)은 골격근의 근육힘줄접합부(musculotendinous junction)에 위치하는데, 근육이 끌어당기는 힘에 대해 수직으로 배열되어 있다(그림 2-11 참고). 이러한 해부학적 위치로 인해 근육이 힘줄 위에서 수축하고 잡아당겨질 때의 긴장도와 피로도를 GTO가 계속적으로 감시하고 추적할 수 있는 것이다. GTO에서의 들 신경을 Ib라고 부르며(표 2-2에서의 크기에 따른 분류를 다시 보면, 이 신경은 근방추의 들신경인 Ia보다 작다), 척수 뒤뿔로 들어간다. 그 후 몇몇 사이신경원과 연접하여(이중시냅스 또는 다중시냅스) 여러 가지의 명령을 전달하는데, 일부는 작용근을 억제시키라는 것이고, 일부는 그 근육의 대항근을 촉진시키라는 것이다. Ib 구심성 신경에 의한 GTO의 이러한 연결은 상호신경지배에 의한 것이 아니므로, **자가억제**(autogenic inhibition)라고 명명한다. 이 자가억제는 작용근에 억제성 입력을 주고, 대항근에 흥분성 입력을 주는 것을 의미한다.

임상 사례:

자가억제는 치료적 신장기법에 효과적으로 적용할 수 있는데, 특히 환자가 통증 때문에 움직임에 대한 극도의 두려움을 가지고 있을 때 더욱 그러하다. 이 기법 중, 정지-이완(hold-relax) 기법은 팔다리가 작용근 범위(예, 뒤넙다리근)의 끝에서 치료사 또는 보조자에 의해서 고정되었을 때, 환자에게 등장성 "정적" 수축을 수행하도록 한다. 작용근이 충분히 이완된 후에, 치료사 또는 보조자는 새롭게 획득된 가동범위로 팔다리를 더 움직일 수 있다. ▪

그러나 Ib 사이신경원은 흥분성일 수도 있고 억제성일 수도 있다. 그러므로 GTO의 활성으로 인해 자가억제뿐만 아니라, 무수한 반응이 나타날 수 있다. 그러나 일단은 GTO의 주된 기능은 작용근의 억제라고 생각하자. 이것이 일차적인 기능만을 설명하는 것일지라도, 이제 우리는 '작용근의 억제'라는 기능이 긴장도를 추적하는 GTO의 수많은 기능 중 하나라는 것을 알 수 있다. 하나의 GTO는 그것과 관련된 수많은 운동단위에 의해서 지배되는 많은 근섬유들을 가지는데, 일반적으로 10~15개 정도이다. 주어진 운동단위(알파운동신경원과 그것이 지배하는 모든 근섬유들)에서, 오직 하나의 근섬유만이 GTO에 작용한다. 그러므로 하나의 GTO는 10~15개의 다른 운동단위로부터 지배받는 하나의 근섬유를 받아들인다. 이로써 GTO는 개개의 섬유장력보다는 전체적인 근장력을 감시한다고 할 수 있다. CNS는 근력에 대한 정보를 수집하는 각각의 근육에 존재하면서 그 정보를 제공하는 GTO 그룹에 의해서 종합된 정보를 받아들인다. 그러므로 GTO는 CNS에 중요한 피드백을 제공한다.

관절수용체 (Joint receptors)

관절수용체는 관절 구조인 관절주머니(관절낭)와 관절인대 내에 위치한다(그림 2-10 참고). 여기에는 루피니형 종말(Ruffini-type endings) 또는 꽃무늬 종말(spray endings), 파치니형 종말(Paciniform endings), 인대 수용체(ligament receptors) 및 자유신경종말과 같은 수많은 다른 형태의 수용체가 존재하는데, 모두 관절주머니의 여러 부분에 걸쳐 분포한다. 이 수용체들은 관절자세에 대한 정보를 보내고, 관절가동범위의 끝범위에 대해 인지하여, 관절가동범위의 매우 순간적인 정보까지도 중추신경계로 매우 정확하게 정보를 전달한다.

자율신경계 (Autonomic nervous system)

자율신경계(ANS)는 기능상 내장신경계(visceral nervous system)라고도 하는데, 해부학적으로 중추신경계와 말초신경계 모두를 포함한다. 자율신경계는 샘, 민무늬근, 내장기관 및 혈관의 활동을 조절한다. 이러한 신체의 상태에 대한 중요한 정보는 뇌로 전달된다(Waxman, 2000).

자율신경계는 순환, 호흡, 소화, 대사 작용, 분비, 체온 및 생식 작용을 조절한다(Martin & Kessler, 2000).

해부학적으로, 자율신경계는 뇌줄기와 뇌하수체에 위치하는 조절중추와 일부 뇌신경, 그리고 샘과 내장의 민무늬근 및 심장을 지배하는 척수신경내의 운동신경들로 구성된다. 중추신경계는 자율신경계에 영향을 준다. 특히, 뇌하수체는 소화작용을 조절하고, 숨뇌에는 호흡중추와 심장중추가 있다. 자율신경계는 교감신경계와 부교감신경계로 나뉜다. 이 두 개의 신경계는 모두 내장기관을 지배하는데, 두 개의 중계성 신경원에 의한 신경로가 하나의 신경절(ganglion)을 통해 신경충동을 전달함으로써, 해부학적으로 기능을 발휘한다(Martin & Kessler, 2000).

교감신경계는 가슴척수와 허리척수에서 기시하는 섬유들로 구성된다. 신경절이전신경원(절전신경원, preganglionic ganglia)의 축삭은 이후 배안(복강)의 내부에 있는 교감신경줄기신경절(교감쇄신경절, sympathetic chain ganglia) 또는 척추이전신경절(척추전신경절, prevertebral ganglia)에 정지한다. 이 신경계는 스트레스 상황에 대처하는데 도움을 주기 때문에 일반적으로 격투-도주 반응(fight or flight response)을 담당하는 것으로 알려져 있다. 이러한 교감성 반응은 골격근으로 적절한 혈액공급의 유지, 심박동과 혈압을 증가시키는 신경전달물질인 에피네프린(epinephrine)과 노에피네프린(norepinephrine) 분비 증가, 위장관계로의 혈류량을 증가시킴으로써 우리가 스트레스 상태에 적응하도록 도와준다(Martin & Kessler, 2000). 이것은 스트레스가 실제적으로 짧게 지속될 경우 매우 중요한 반응이다. 그러나 장기간의 스트레스, 특히 인지성 스트레스(perceived stress)의 경우에는 역효과를 나타내기도 한다. 현재 심장병과 정신장애의 증가는 스트레스로 가득찬 생활양식에서 살아가는 우리의 사회생활 때문일 수도 있다.

임상 사례:

T6 위쪽 척수손상을 가진 환자의 경우, 일반적으로 나타나는 손상은 **자율성 반사부전증**(autonomic dysreflexia)이다. 자율성 반사부전증은 용어에서도 나타나듯이 척수손상으로 인해 자율신경계가 더 이상 효과적인 중추신경계의 조절을 받지 못하는 상태를 말한다; 혼란상태(state of disarray) 또는 반사이상은 이외에 최소한의 감각 수용 장애에 의해서도 나타날 수 있다. 자율성 반사부전증에 의해 방광의 과긴장, 요로 감염, 카테터 관 포착(pinched catheter tube), 또는 월경통이 나타난다. 이는 신체가 긴급 상황을 잘못 인지함으로써 광범위한 교감성 반응 신호를 보내기 때문에 나타나는 것이다. 자율성 반사부전증의 징후에는 충격성 두통(pounding headache), 혈압 상승 및 불안감이 있다. 이러한 의학적 상태는 생명을 위협할 수 있기 때문에, 이러한 긴급상황의 빠른 인식은 매우 중요하다. 자극원의 제거는 증상을 감소시킨다. 임상에서 이러한 상황에 맞닥드렸을 때, 임상의는 즉시 보조자를 찾아 환자를 똑바로 앉히고 상승된 혈압을 감소시키는 노력을 해야 한다. ▪

부교감신경계는 항상성과 신체기능의 균형을 유지한다. 이 신경계는 뇌줄기와 몇몇 뇌신경 및 척수의 아래 엉치척수분절로부터 정보를 받는다. 미주신경(뇌신경 X)은 중요한 부교감성 신경으로, 심근과 소화관의 민무늬근 및 폐를 지배한다. 혈관확장제인 아세틸콜린은 부교감신경계의 주요한 신경전달물질이다. 우리가 휴식을 취할 때, 부교감신경은 심박동률을 감소시키고, 정상적인 위장관계의 활동을 유지시킨다(Martin & Kessler, 2000).

지지 계통: 수막, 뇌실계, 순환 (Support systems: meninges, ventricular system, circulation)

■ 수막, 뇌실계 및 뇌척수액 (Meninges, ventricular system, and cerebrospinal fluid)

단단한 뼈의 안쪽에서 신경계는 **수막**(meninges)이라 불리우는 막에 의해 쌓여져 보호된다(Cohen, 1999). 이러한 수막들에는 연질막(pia mater), 거미막(arachnoid mater) 및 경질막(dura mater)이 있는데, 감염과 타박상으로부터 신경계를 보호한다. 신경계는 또한 뇌실이라고 불리우는 뇌의 공간에서 생성되는 **뇌척수액**(CSF)에 의해서도 완충된다. CSF는 뇌실내에 위치하는 특수화된 조직인 맥락얼기(choroid plexus)에서 일차적으로 형성된다. CSF는 수막의 거미막밑 공간(subarachnoid space) 내에서 뇌와 척수주변을 순환하는데, 이때 거미막은 신경계의 지지역할을 할 뿐만 아니라, 영양공급 및 대사노폐물을 제거하는 역할을 수행한다. CSF의 정상순환은 CNS의 정상적인 지지를 유지하기 위해서 매우 중요하다. 병적으로 CSF의 부피가 증가한다거나 순환이 막힐 경우, 뇌실의 확장을 일으켜 뇌 조직을 압박하게 된다.

임상 사례:

CSF 흐름의 폐쇄는 뇌실의 확장을 일으켜 결과적으로 **물뇌증**(뇌수종, hydrocephalus)을 야기시킨다. 물뇌증은 지름(문합, shunt)을 형성해 주는 수술, 일반적으로 뇌실복강지름술(ventriculoperitoneal shunt)을 통해서 매우 성공적으로 치료할 수 있다. 지름술(문합술)은 CSF의 재흡수 및 분비를 위해서 뇌실에서 배안(복강)으로 플라스틱 튜브를 삽입하여 CSF의 흐름방향을 재배치하는 수술이다. 지름용 튜브는 가쪽뇌실(lateral ventricle)에 삽입하는데, 이는 목을 따라 원위부로 내려가면서 빗장뼈(쇄골)의 밑에서 촉지할 수 있으며, 얇은 근막(천부근막, superficial facia) 밑으로 하여 가슴벽(흉벽) 밑으로 내려간다. 발견하지 못해서 치료받지 못한 또는 지름술이 막힌 물뇌증의 경우 뇌 구조에 압박을 가하여 이차적인 뇌손상을 일으키며 더 나아가 사망의 원인이 되기도 한다.

어린이의 경우, 물뇌증은 종종 척수갈림증과 같은 신경관 손상으로 인해 나타난다. 이 경우 지름술을 매우 초기에 실시하여, 이차적인 뇌손상이 발생할 수 있는 기회를 방지한다. 숫구멍(천문)이 닫히기 전(약 2살 이전)인 나이어린 어린이의 경우 새롭게 생성되는 물뇌증 또는 지름술의 폐쇄의 징후에는 앞뇌 또는 이마엽의 종창, 흥분성, 메스꺼움, 눈 위치의 변화, 졸림증이 있다. 일단 숫구멍이 닫힌 나이든 어린이 또는 성인에서는, 징후가 더욱 미묘하여 포착하기 어렵지만, 종창 또는 압력의 증가가 계속 진행되므로 결과는 더욱 비관적이다. 성인에서 물뇌증은 일반적으로 외상성 뇌손상의 결과 또는 뇌종양과 같은 공간 점유성 병변(space-occupying lesion)의 결과로 나타난다. 일단 재발할 경우 지름술이 이차적인 뇌손상을 방지하고, 기능의 보존을 도울 수 있다. ■

■ 순환 (Circulation)

신체의 어느 부분에서나, 신경계의 세포들은 글루코스, 산소와 같은 영양분의 공급을 위해서 충분한 혈액공급이 필요하다. 뇌로 가는 모든 동맥들은 일차적으로 대동맥활(대동맥궁, aortic arch)에서 기시하여, 목의 목동맥(경동맥)에서 주요 분지를 낸다. 목동맥은 대뇌에 주요한 혈액공급을 제공한다. 그리고 나서 목동맥은 턱 뒤에서 둘로 나뉘어 속목동맥(내경동맥, internal carotid artery)과 바깥목동맥(외경동맥, external carotid artery)을 형성한다. 속목동맥은 머리뼈로 들어가 이마엽, 마루엽 및 관자엽의 일부분을 포함하는 대뇌반구와 시신경 및 안구의 망막에 혈액을 공급한다. 뇌의 바닥부에서, 속목동맥은 둘로 나뉘어 왼쪽 · 오른쪽 앞 · 중간대뇌동맥을 형성한다. 중간대뇌동맥은 이마엽과 마루엽의 심부와 뇌의 가쪽연에 혈액공급을 하는 가장 큰 혈관으로, 가장 폐쇄가 잘 되는 부위이다. 앞대뇌동맥은 이마엽과 마루엽의 위쪽에 혈액공급을 한다.

뒤쪽 영역에서는, 두 개의 척추동맥(vertebral artery)이

빗장밑동맥(쇄골하동맥)에서 분기하여 뇌줄기와 소뇌에 혈액공급을 한다. 척추동맥은 큰구멍(대후두공, foramen magnum)을 통해 머리뼈로 들어간 후 바닥동맥(기저동맥, basilar artery) 형성을 위해 일차적으로 결합되는데, 이때 바닥동맥은 뇌줄기 및 뒤통수엽과 이마엽의 일부분에 혈액공급을 한다. 이후 바닥동맥은 한 쌍의 뒤대뇌동맥을 형성하여 뒤통수엽과 관자엽의 대부분 영역에 혈액공급을 한다.

목동맥의 가지인 앞대뇌동맥과 척추동맥의 가지인 뒤대뇌동맥은 뇌의 바닥부에서 서로 연결되어 **윌리스고리**(circle of Willis)를 형성한다(그림 2-13)(Martin & Kessler, 2000). 이 순환 배열은 손상 또는 병변으로부터 CNS의 기능을 보존하는 또 다른 방법이다. 혈액공급이 한쪽에서 폐색(차단)될 경우, 혈액공급은 다른 통로를 통해서 이루어질 수 있으며, 이로 인해 적어도 부분적으로는 조직에서 요구하는 대사성 요구 및 영양성 요구를 충족시킬 수 있다. 윌리스고리에서는 몇몇 큰 혈관이 기시하는데, 이 큰 혈관을 통해서 뇌의 표면과 심부구조에 혈액을 공급한다. 큰 혈관 중 하나는 중간대뇌동맥으로 이는 속목동맥의 주요 가지이며 양쪽 대뇌반구의 표면과 심부에 혈액을 공급한다(Cohen, 1999). 이 혈관은 **뇌졸중**(stroke, cerebrovascular accident, CVA)에서 가장 폐색이 잘 되는 부위이다. 표 2-6은 뇌졸중에서 주요 대뇌동맥과 관련되어 나타나는 손상을 설명한 것이다.

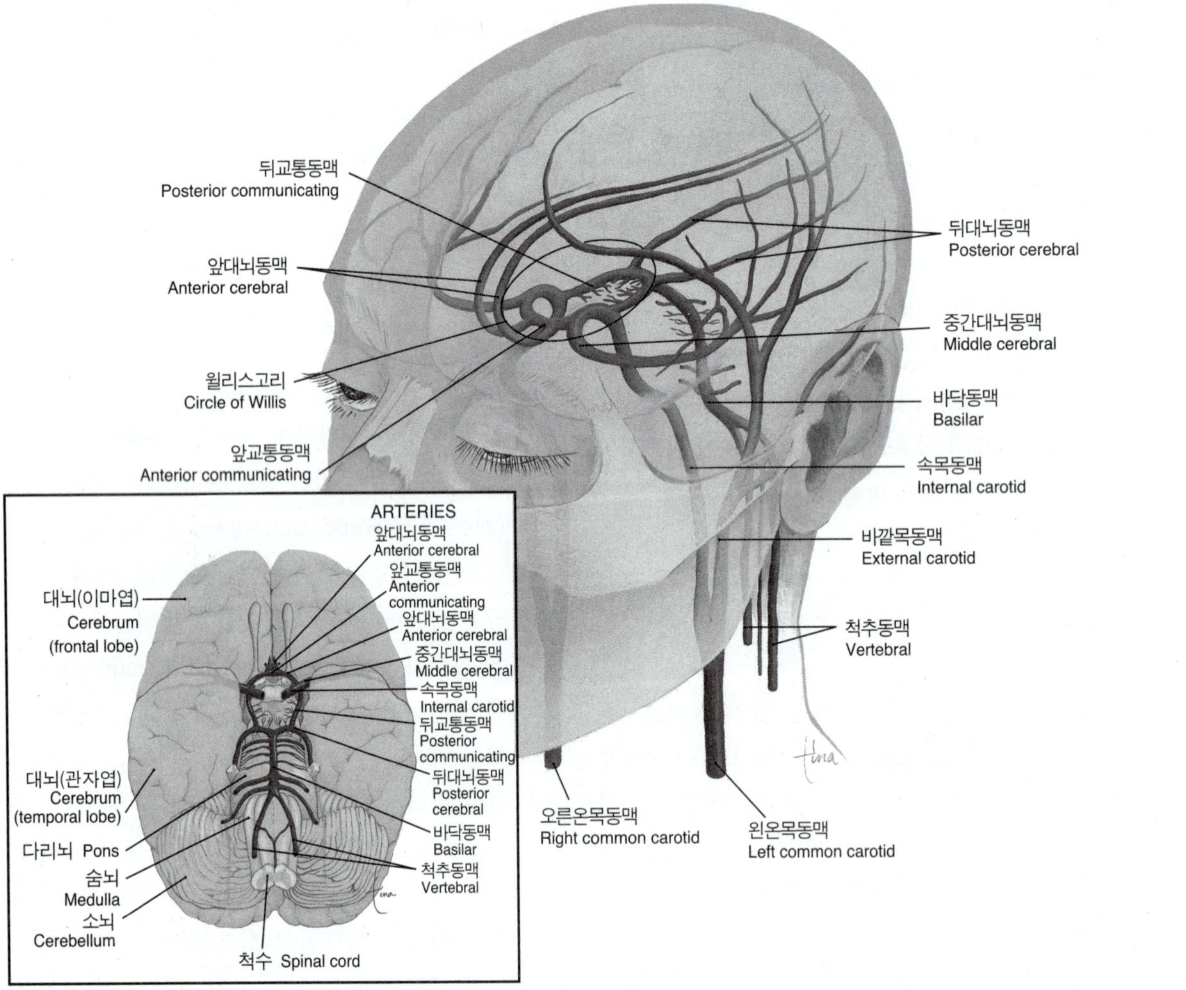

그림 2-13. 윌리스고리. 박스 안의 그림은 뇌의 아래에서 바라본 혈관들의 모양을 보여주고 있다. (출처: Scanlon, V. C., & Sanders, T. [2003]. *Essentials of anatomy and physiology* [4th ed., p. 289]. Philadelphia: F. A. Davis. Reprinted with permission from F. A. Davis Company, Phialdelphia, PA.)

표 2-6

대뇌 순환 및 뇌졸중과 관련하여 나타나는 손상들

앞대뇌동맥	일차적으로 반대쪽 다리의 약화와 감각 상실, 실어증, 기억 손상 및 행동 손상, 실금(incontinence)
중간대뇌동맥	반대쪽 다리의 약한 침범을 동반하는 반대쪽 팔과 얼굴의 약화와 감각 상실. **같은쪽 반맹증**(동측성 반맹증, homonymous hemianopsia) [각각의 시야(visual field)의 반대측 1/2 손실, 즉 한쪽의 코 쪽과 다른 쪽의 관자 쪽 손실, 이때의 방향은 반마비쪽과 관련 있음]
뒤대뇌동맥	반대쪽 감각 손실, 시상통증증후군(thalamic pain syndrome), 같은쪽 반맹증, 시각 **인식불능증**(visual agnosia)(일반적인 물체를 인식할 수 없는 상태), 겉질성 전맹증
척추바닥동맥	뇌신경 침범, 삼킴 장애(dysphagia), **말더듬증**(dysarthria)(호흡, 발성 및 조음의 협응에 문제가 있어 말하는 것이 어려운 상태), 실행증, 협응 손상, 현기증(dizziness), 두통

출처: Fredericks, C., & Saladin, L. (1996). *Pathophysiology of the motor systems*. Philadelphia: F. A. Davis; Martin, S., & Kessler, M. (2000). *Neurologic intervention for physical therapis assistants*. Phiadelphia: W. B. Saunders; and O'Sullivan, S. B., & Schmitz, T. J. (Eds.), *Physical rehabilitation: Assessment and treatment* (4th ed.). Phialdelphia: F. A. Davis, with permission from Elsevier, 2000.

임상 사례:

그리스어의 streich에서 기원한 뇌졸중(stroke)은 "치다"라는 뜻으로, CVA와 관련하여 잘 알려진 표현법이다. 초기 그리스에서는 streich라는 용어를 개인에게 일어나는 사고를 설명하기 위하여 사용하였는데, 이 시기에는 "신의 일격(stroke of God)"으로 생각하였다(McKeough, 1999). CVA는 대뇌 혈관의 어떤 부분에 출혈 또는 폐색이 일어남으로써 발생한다(Cohen, 1999). CVA 환자에게 나타나는 증상은 침범된 혈관으로 인해 손상된 뇌 영역과 직접적으로 관련있다. 가장 일반적으로 나타나는 CVA 환자는 중대뇌동맥 폐색 또는 출혈로 인한 병변이 원인이며, 이로 인해 손상된 뇌의 반대쪽 운동장애가 나타나며, 언어능력 장애, 공간 지각 장애 및 인식 장애도 나타난다. ▪

임상적 사고: 임상징후와 병변의 관계
Clinical Thinking: Relationship Between Clinical Signs and Lesions

병변의 종류와 위치: 임상적 적용 (What and where is the lesion: clinical implications)

신경계를 공부하는 재활전문가들에게 있어 주요 관심사는 효과적인 재활프로그램을 계획하고 실행하기 위하여 신경계의 손상에 의한 영향을 이해하는 것이다. **병변**(lesion)이란 손상된 또는 기능부전이 나타나는 영역을 말한다. 병변 후에 나타나는 징후(sign)와 증상(symptom)은 병변의 위치와 심각성에 따라 달라진다. 병변은 대사성 질환과 같이 해부학적인 비정상이 없어도 생리학적인 기능부전이 나타날 수 있고, 또는 신경학적 구조의 손상없이 병변을 일으키는 일과성 허혈성 발작[TIAs 또는 "작은 뇌졸중(mini-stroke)"]과 같이 반드시 해부학적인 원인에 의해서만 병변이 일어나는 것이 아니라, 생리학적인 원인에 의해서도 나타날 수 있다. 해부학적으로, 병변은 아래와 같이 분류할 수 있다(Daube, Sandok, Reagan, & Westmoreland, 1986; Lundy-Ekman, 2002):

- **초점성 병변**(focal lesion): 하나의 위치로 제한된
- **다초점성 병변**(multifocal lesion): 몇몇 비대칭성 위치로 제한된
- **범발성 병변**(diffuse lesion): 대칭성 구조에 양측으로 영향을 주지만, 하나의 병변으로 중앙선을 넘지 않는

소뇌종양은 초점성 병변으로 분류되기도 하나, CNS의 여러 부위로 전이되는 종양은 다초점성 병변으로 분류하기도 한다. 인지, 기억 및 운동영역에 영향을 주는 다운증후군(down syndrome)과 알츠하이머병(Alzheimer's disease)은 범발성 병변의 예이다. 신경계 손상의 원인과 상관없이, 징후와 증상들은 병변의 위치 및 형태에 따라 다

르게 나타난다(Lundy-Ekman, 2002).

초점성 병변은 위치학상으로 인접한 하나의 병변에 기초하여 징후와 증상을 일으킨다. 가장 일반적인 예로 뇌졸중을 둘 수 있는데, 이는 혈액공급이 차단되어 뇌의 특수한 영역이 혈액공급을 받지 못하는 상태로, 이러한 상태를 허혈(ischemia)라고 한다. 이러한 경우 뇌의 특수한 영역의 기능상실로 인해 나타나는 환자의 대부분의 증상을 예측하는 것이 가능하다. *다초점성* 병변은 분리된 수많은 위치에 나타나는 신경계 손상이다. 가장 좋은 예가 장기간에 걸쳐 여러 부위에 병변이 발생하는 다발성경화증(multiple sclerosis, MS)이다. 이 환자의 징후와 증상들은 복합적으로 나타나며, 새로운 징후의 출현을 통해 병변의 진행속도와 진행과정을 알 수 있다. 신경계의 *범발성* 기능부전은 수많은 독소 또는 대사장애로 인해 나타나며, 종종 전신에 영향을 미치는 기능부전으로 발달할 수 있는 다양한 징후를 동반하는 전신성 질병(systemic disorder)으로 발달하기도 한다(Waxman, 2000).

병변의 크기와 위치; 병변이 국소적이냐 또는 범발적이냐, 대칭적이냐 비대칭적이냐; 그리고 병변 발현이 빠르게 나타나느냐 하는 것은 모두 손상과 회복의 정도에 영향을 준다(Cohen, 1999). 병변의 크기는 중요한 것으로 단순한 문제가 아니다. 병변의 크기가 작다고 하여 손상도 작다라고 말하는 것은 옳지 않다. 병변의 크기와 침범된 뇌의 영역과는 상관관계가 존재한다. 더 중요한 것으로, 크기는 손상된 영역이 전체 영역인지 또는 부분 영역인지와도 상관관계가 존재한다. 또한 크기는 영역이 가지는 기능 또는 부가적인 기능을 어떻게 완전하게 제한시킬 수 있느냐와도 연관성을 가진다(Cohen, 1999).

움직임에 영향을 주는 신경학적 손상의 징후와 증상들 (Signs and symptoms of neurological impairments affecting movement)

움직임에 문제가 있는 환자를 효과적으로 치료하기 위해서 치료사와 보조사는 신경학적 장애와 그로 인한 손상들의 병태생리를 이해해야 한다. 1장에서 설명한 병리학, 손상, 기능제한, 불능으로 구분하는 무능력 모델(disablement model)을 상기하기 바란다.

뇌의 병리는 신경학적 손상영역 및 특성과 관련된 징후와 증상들의 특수한 패턴에 대해 설명해준다. CNS 병변은 운동계, 감각계, 지각계(perceptual system) 및 인지계(cognitive system)에 영향을 주는 다양한 일차적 손상을 일으킨다. 일차적 손상뿐만 아니라, 이차적 손상 또한 움직임에 문제를 일으킨다. 이차적 손상은 일차적인 손상 또는 병리의 결과로 인해 발생하는 것으로, CNS 병리로 인해 직접적으로 나타나지는 않는다. 예로, 뇌성마비(cerbral palsy, CP) 아동은 내림 운동성 신경로에 병변을 가지기 때문에, 근육약화와 비정상적인 근긴장도와 같은 일차적인 손상이 나타난다. 그러나 뇌성마비 아동의 경우 이러한 일차적 손상으로 인해 유발되는 비정상적인 근육 당김(pull)에 의해 엉덩관절 탈구와 굽힘구축과 같은 이차적 손상 또한 나타난다. 여기에서 우리가 깨달아야 할 것은 기능의 제한이 비정상적인 근긴장도 및 약화뿐만 아니라, 불안정한 엉덩관절과 엉덩관절 굽힘구축에 의해서도 나타난다는 것이다.

Shumway-Cook과 Woollacott(2001)는 아래에 설명되는 용어들이 신경학적 손상으로 인해 일반적으로 나타나는 주요한 운동계 손상들이라고 정의내리고 있다. 이 장에서 운동계 손상을 중요하게 다루는 것은 신경운동계의 병리와 그로 인한 움직임 손상과의 상호관계의 정립을 돕기 위함이다. 아래의 일반적인 손상들과 기능상 중요성에 대해서는 이 책의 7-10장에서 자세한 임상적 중재방법의 제시와 함께 더 다룰 것이다.

■ 일차적인 신경운동계 손상들 (Primary neuromuscular impairments)

■ 근약화 (Muscle weakness)

약화는 정상적인 수준의 근력을 생성하지 못하는 상태라고 정의할 수 있다. 병변의 크기에 따라, 대뇌겉질병변이 있는 환자의 약화는 완전마비(paralysis) 또는 마비(plegia)라고 부르는 근활동의 완전 소실에서부터 불완전마비(paresis)라고 부르는 근활동의 경미한 또는 부분적인 소실을 동반하는 마비까지 약화의 상태가 매우 다양하다(Shumway-Cook & Woollacott, 2001). 불완전마비와 마비는 분포부위에 따라 다음과 같이 설명하는데, **반불완전마비**(hemiparesis) 또는 **반마비**(hemiplegia)는 신체의 한쪽에 영향을 미치는 것이고, **하반신마비**(대마비, paraplegia) 또는 **양측마비**(diplegia)는 일차적으로 하지가 침범되는 것이며, **사지마비**(tetraplegia or quadriplegia)는 사지전체와 몸통이 침범되는 것을 말한다. 불완전마비는 내림 운동성 신경로의 손상으로 인해 (뇌로부터의) 중추성 흥분이 운동단위를 조절하는 것을 방해하기 때문에 나타난다(Ghez, 1991). 이로 인해 결국에는 운동성 신경원을 동원하고 조절하는 능력을 상실하게 되어, 움직임의 소실이 나타나게 된다.

▪ 비정상적인 근긴장도 (Muscle tone abnormalities)

정상 근긴장도는 골격근의 준비된 상태로 정의하는데, 근육계가 각성 단계에 있으므로 작업을 수행할 수 있는 상태를 말한다. 이는 근육을 조절하는 전체 운동신경원 풀(pool)의 흥분정도, 근육 자체 고유의 뻣뻣한 정도, 신경병리의 부재(absence) 및 다양한 반사의 민감성 정도에 의해 결정된다. CNS 병리의 특징은 비정상적인 근긴장도가 나타나는 것이다. 근긴장도는 아래의 도해에서 보는 것처럼 연속성을 가진다고 볼 수 있다(Shumway-Cook & Woollacott, 2001).

이완(flaccidity) ↔ 저긴장(hypotonia) ↔
정상(normal) ↔ 강직(spasticity) ↔ 경직(rigidity)

이완과 저긴장은 근육의 저긴장 상태이고, 강직(spasticity)과 경직(rigidity)은 과긴장 상태이다.

이완 (Flaccidity)

이완은 근긴장도가 완전히 소실된 상태이다. 이완은 CNS 손상 바로 직후인 급성기에서 관찰되어질 뿐만 아니라, 이차적인 하위운동신경원 병변에서도 나타날 수 있다. 이완성 환자들은 심부건반사(DTRs)가 소실된다. CNS 병변에서의 이완기는 종종 이행성 단계(transient stage)로 얘기되지만, 항상 이행성 단계에 속하지는 않는다. 임상적으로, 이완된 사지에 손상을 방지하기 위하여 치료사와 보조사들의 부가적인 보조, 도수치료 또는 보조도구, 스플린트와 같은 보조기를 사용하는 것은 매우 중요하다.

저긴장 (Hypotonia)

저긴장은 근육의 뻣뻣함이 감소된 상태로 정의되는데, 척수소뇌로 병변 시 그리고 CP와 다운증후군과 같은 발달성 장애에서 관찰된다. 저긴장은 낮은 근긴장도, 목과 몸통 조절의 약화, 낮은 근육의 협력수축 및 제한된 안정성을 특징으로 한다.

강직 (Spasticity)

강직은 근육의 과긴장 상태를 말한다. 이는 과흥분성으로 인해 지나친 건반사를 동반하는 신장반사에서 속도의존성 증가를 특징으로 하는 운동성 장애로 정의할 수 있다(Lance, 1980). 강직은 전형적으로 상위운동신경원 증후군에서 관찰된다. 강직을 설명하는 신경학적 기전 중 가장 두드러진 가설은 내림 활성도의 변화로 인해 비정상적인 신장반사가 나타난다는 것이다. 신장반사 기전의 장애는 수동적인 움직임 특히, 사지를 빠르게 움직일 때 저항이 증가한다. 일반적인 임상 징후에는 클로누스(간대성 경련, clonus)가 있는데, 이는 대항근군 사이의 발작성 교대성 근수축으로 신장반사의 과활동으로 인해 유발된다. 심부건반사(DTR)도 강직에 의해 증가한다.

신장반사는 속도의존성이므로, 강직은 환자가 빨리 움직이는 것을 제한한다. 최근 연구에 의하면 대항근 운동신경원의 증가된 활성도보다는 작용근 운동신경원의 부적절한 동원(recruitment)이 CNS 병변 후 나타나는 강직의 일차적인 이유라는 보고가 있다. 여기에서 우리가 기억해야 할 것은 강직이 단순히 신경학적 손상의 몇몇 증상들 중 하나라는 것이며, 그러므로 기능을 방해하는 요소로써 강직을 치료해야만 한다는 것이다. 전형적으로, 강직성 환자들은 수의적인 근육조절이 매우 약하다. 그러므로 강직이 움직임을 제한시킬 만큼 강하게 나타날 경우 기능적인 중재접근은 강직의 감소뿐만 아니라, 수의적인 근육 조절을 증가시키는데 초점을 맞춰야만 한다.

경직 (Rigidity)

경직은 근육 과긴장의 또다른 형태로, 수의적인 움직임에 대해 저항이 증가하지만, 신장 또는 움직임의 속도와는 무관하다는 특징이 있다. 경직은 몸통과 팔다리 굽힘근군에 우세하게 나타나는 경향이 있으며, 이로인해 몇가지 기능적인 제한이 나타난다. 경직에는 **납관형**(lead pipe)과 **톱니바퀴형**(cogwheel), 두 가지가 있다. 납관형 경직은 관절가동범위의 전범위를 통해 나타나는 움직임에 대한 일정한 저항을 특징으로 하는 반면에, 톱니바퀴형 경직은 저항과 이완(relaxation)이 교대로 나타나는 것을 특징으로 한다. 경직은 일반적으로 파킨슨병에서 관찰되어지는 바닥핵의 병변과 관련을 가진다.

■ 협응력 문제 (Coordination problems)

협응성 움직임(coordinated movement)이란 수많은 관절과 근육들이 적절한 시간에 활성화되어 정확한 양의 힘을 발휘함으로써 부드럽고, 효과적이며 정확한 움직임이 일어나는 것을 말한다(Shumway-Cook & Woollacott, 2001). 그러므로 협응성 움직임에 있어 필요한 것은 단일근육의 수축을 발화(fire)하는 능력이 아니라, 수많은 근육의 협력적 조직화이다. 비협응(incoordination)은 운동겉질, 바닥핵, 소뇌를 포함하는 다양한 신경구조의 병변 시 나타난다. 비협응성 움직임은 비정상적인 공동작용(synergy), 부적절한 동시활성 패턴 및 타이밍 문제(timing problem)의 출현으로 나타난다.

비정상적인 공동작용 (Abnormal synergies)

재활관련 책에서 공동작용이라는 말은 비정상적인 운동조절을 설명하기 위하여 종종 사용되어져 왔다(Bobath, 1978; Brunstrom, 1970). 공동작용은 하나의 단위로 묶을 수 있는 동시에 활성화되는 근육 그룹이다. 비정상적인 공동작용은 환경적 요구 또는 작업 요구에 적응하지 못하는 움직임의 전형적인 패턴으로, 이는 단일관절을 움직이지 못하여 다른 관절들과 동시에 움직임을 생성하지 못하는 상태를 말한다. 고정된 패턴을 벗어나지 못한다면 움직임은 매우 어렵게 된다.

양쪽 팔다리의 비정상적인 공동작용에는 굽힘패턴과 폄패턴이 있다(6장의 그림 6-7 참고). CVA 이후의 반마비 환자들은 팔에 굽힘패턴과 다리에 폄패턴이 우세하게 나타난다. 팔에서의 굽힘패턴은 어깨뼈 들임(후인, retraction)과 올림, 어깨관절 벌림과 가쪽회전, 팔꿉관절 굽힘 및 손목과 손가락의 굽힘을 특징으로 한다. 어깨관절과 팔꿉관절 요소는 보통 CVA 이후에 처음으로 출현하여 가장 강하게 계속 나타난다. 다리에서의 폄패턴은 골반 들임, 엉덩관절 폄, 벌림, 안쪽회전, 무릎관절 폄 및 발목의 발바닥굽힘과 안쪽번짐(내반)을 특징으로 하는데, 골반 들임과 발목의 발바닥굽힘이 가장 강하다.

동시활성 (Coactivation)

근육의 부적절한 동시활성은 연속성의 문제(sequencing problem) 중 하나이다. 동시활성이란 작용근과 대항근의 동시 발화를 말하며, 기능적인 움직임을 방해한다. 동시활성은 일반적으로 소아와 성인의 CNS 장애에서 나타난다.

타이밍 문제 (Timing problems)

비협응적 움직임은 적절한 시간에 근육활동과 움직임을 하지 못함으로써 나타날 수 있다. 타이밍 오류에는 움직임을 시작하는 문제, 느린 움직임 실행 및 움직임을 끝내는 문제가 있다. 이러한 모든 타이밍 오류들은 신경학적 손상을 입은 환자들에게서 관찰되어진다.

■ 불수의적인 움직임 (Involuntary movements)

불수의적인 움직임은 신경학적 손상의 일반적인 징후로, 많은 형태가 있다.

근긴장이상 (Dystonia)

근긴장이상은 근수축의 지속 때문에 흔히 비정상적인 자세, 몸을 꼬거나 비트는 움직임 및 반복적인 비정상적인 자세가 우세하게 나타나는 증후군으로 정의한다. 근긴장이상과 관련된 비정상적인 자세에는 다양하여 무정위증(athetoid)(일반적으로 하지보다 상지에서의 느리고 불수의적인 꼬거나 비트는 움직임)에서 빠른 **무도병모양의 움직임**(choreiform movement)(불수의적이고, 경련성이며, 빠르고 불규칙한 움직임)까지 포함한다. 근긴장이상을 동반하는 움직임은 일반적으로 바닥핵 이상으로 나타난다.

연합운동 (Associated movements)

우리는 스트레스를 받거나 또는 새롭거나 어려운 일을 할 때 가벼운 연합운동을 경험한 적이 있을 것이다. **연합운동**은 한쪽 신체의 수의적인 움직임 동안 다른쪽 신체의 불수의적인 움직임을 특징으로 한다. 예로, 처음으로 시도하는 경사면을 타고 내려올 때 스키신발 안에서 발가락이 굽힘되는 것처럼, 상황에 따라서는 손상 받지 않은 개인에게 있어서도 연합운동이 나타난다. 연합운동은 비정상적인 근긴장도가 보이는, 특히 강직에서 종종 관찰된다. 이는 사지간의 교대움직임을 감독하는 척수위 억제기전(supraspinal inhibitory mechanism)의 상실로 인해 나타나는 것으로 추측하고 있다(Lasarus, 1992). 연합운동은 CNS 손상을 입은 환자에서 쉽게 관찰할 수 있으며, 종종 스트레스를 받거나, 피로하거나, 목적달성을 위해 노력할 때에도 나타난다.

연합운동의 예로써 **라이미스트 현상**(Raimiste's phenomenon)이 있는데, 이는 한쪽 엉덩관절에 벌림 또는 모음에 대하여 저항을 주었을 때, 반대쪽 하지에 비슷한 반응이 나타나는 것을 말한다. 반마비에서 관찰되는 또다른 연합운동에는 **슈퀘 현상**(Souques' phenomenon)이 있는데, 팔꿉관절을 폄시킨 상태에서 마비쪽 팔을 수평면보다 위로 올렸을 때 손가락이 폄 및 벌림되는 것을 말한나. **같은쪽 사지 공동운동증**(homolateral limb synkinesis)은 반마비의 팔다리에서 종종 관찰되어지는 의존성(dependency)을 설명하기 위해 사용하는 용어로, 마비쪽 팔을 굽힘시켰을 때 마비쪽 다리에 굽힘이 일어나는 것을 말한다. 지금까지 얘기한 비정상적인 연합운동의 예들은 모두 중요한 기능상에 문제를 일으킬 수 있다.

떨림 (진전, Tremor)

떨림은 신체 일부분의 리드미컬하고, 불수의적이며, 주기적으로 흔들거리는 움직임으로 정의할 수 있다(Deuschl, Bain, & Brin, 1998). 떨림은 CNS 손상으로 나타난다. 안정떨림(resting tremor)은 수의적인 움직임을 하지 않거나 또는 중력에 대항하지 않을 때 신체의 일부분에서 나타나는 떨림을 말하는데, 이는 바닥핵 기능부전으로 인한 파킨슨병의 증상으로 나타난다. 활동떨림(intention tremor)은 팔에서의 뻗기 또는 다리에서의 발딛기와 같이 신체 일부분이 목적있는 움직임을 수행할 때 나타나는 진전으로, 소뇌 병변 시 나타난다.

신경가소성 및 기능의 회복
Neuroplasticity and Recovery of Function

수많은 인자들이 뇌손상의 결과, 임상증상 및 회복의 예후에 영향을 준다. 손상 자체의 특징, 나이, 손상 전 · 후의 경험은 모두 환자의 상태뿐만 아니라, 결과에도 영향을 미친다.

현재 가장 받아들여지는 운동조절이론 중 시스템 모델(system model)은 신경계를 어떤 유연한 체계로서 다양한 상호연결 및 신경계 이외의 다른 시스템과의 풍부한 상호작용을 가진다고 본다. 이 모델에서는 뇌손상의 영향이 커다란 재앙이 아니며, 신경계는 기능회복을 할 수 있는 큰 잠재력을 가지는 것으로 나타난다.

나이의 영향 (Effect of age)

뇌손상을 당할 당시의 나이는 매우 복잡한 요소이다. 뇌의 어떤 영역의 손상은 유아나 성인 모두에게 비슷한 결함을 나타내는 반면, 다른 영역의 손상은 유아시기에는 거의 영향을 주지 않다가 후에 성장하면서 문제를 주기도 한다(Held, 1987). 왜 그럴까? 여기에는 가설이 존재하는데, 손상 영역이 이미 성숙되었다면, 유아나 성인에게 비슷한 손상을 줄 것이다. 그러나 손상 이외의 영역이 기능과 관련하여 아직 성숙된 상태가 아니라면, 이 경우 손상된 영역의 기능을 대신할 수 있다. 더욱이, 성숙된 영역이 손상을 입고 다른 영역에서 그 기능을 대신해 주지 않는다면, 유아에서는 아무런 문제가 되지 않겠지만, 나중에는 문제가 나타나 기능손실이 확실히 나타날 것이다. 뇌는 발달단계에 따라 분명히 손상에 다르게 반응한다(Stein, Brailowsky, & Will, 1995; Sumway-Cook & Woollacott, 2001).

기능의 회복(Recovery of function)

사람의 신경계에 있어 기능의 회복과 관련있는 몇몇 이론적 기전들이 있다. 가장 받아들여지는 이론은 아직 기능이 정해지지 않은 뇌의 영역은 손상을 통해 잃어버린 기능을 학습 또는 대신 수행할 수 있다는 것이다. 다른 기전은 중복성(redundancy)에 기초하는데 즉, 신경계를 통해서만 기능이 나타나므로, 하나의 영역이 손상을 받았을 때, 손상된 영역의 기능을 조절할 수 있는 능력을 가진 몇몇 다른 영역이 존재한다는 것이다(Cohen, 1999). 이러한 회복 이론들은 아래와 같이 요약할 수 있다(Leonard, 1998):

- 대상성 기능 이론(vicarious function theory): 손상을 받지 않은 CNS 영역은 손상을 받은 영역에 의해 일차적으로 조절되던 활동들을 조절 또는 반응할 수 있는 잠재적인 능력을 가지고 있다.
- 등력성(equipotentiality)(즉, 잠재력을 가진 것): 신경계의 다양한 영역들은 동일한 운동기능을 중재할 수 있다.
- 기능 재조직화 이론(functional reorganization theory): 신경계는 요구에 따라서 기능을 바꿀 수 있으며, 또한 관련 영역의 손상에 따른 반응으로 그 기능을 바꿀 수 있다.
- 대상성 이론(theory of substitution): 운동행동은 원래 그 행동을 조절하는 기전 이외에 다른 기전에 의해서도 수행되어질 수 있다. 바꾸어 말하면, 목적 달성은 다른 방법에 의해서도 수행될 수 있다는 것이다.

성숙한 세포체로 구성된 CNS 영역에 손상이 일어나면, 그 세포들은 세포사한다. 그 신경원들은 정상적인 생리학적 기능을 수행할 수 있는 정상세포들이 거의 없어 더 이상 세포분열을 하지 못하므로 새롭게 대치될 수 없다. 그러나 CNS 손상의 대부분 형태는 세포체보다는 축삭을 손상시키는 영역에서 발생한다. 일부 축삭회복 기전은 해부학적 재배열 및 생리학적 재조정에 기초한다. 해부학적으로, 재생성 발아 또는 곁가지성 신경원 발아는 손상 후 5일 이내에 손상부위 주위에서 발생한다. **곁가지성 싹돋움**(collateal sprouting)는 손상받지 않은 근처의 신경원에서 발생한다. 곁가지성("부가적인 또는 보조적인"을 뜻함) 싹이 본래의 회로를 대치할 수는 없지만, 무작위로 아무데서나 발생하는 것만도 아니다. 이러한 새로운 입력은 오직 손상 영역과 관련된 가장 가까운 부위에서만 발생한다. **재생성 싹돋움**(regenerative sprout)는 손상된 축삭의 끝부분에서 손상부위로 성장하는데, 때때로 재연결을 위하여 아주 먼 거리까지 자라나가는 경우가 있다(Cohen, 1999; Leonard, 1998; Martin & Kessler, 2000).

신경가소성(Neuroplasticity)

신경가소성은 신경계가 경험, (손상을 포함하는) 변화된 환경과 반복적 자극에 대한 반응으로 자신을 변화시키는 능력을 설명하기 위하여 사용하는 용어이다(Waxman, 2000). 가소성(plasticity)은 발달단계에 있는 신경계에서 확연하게 드러난다. 임신부터 2살 때까지, 사람의 신경계는 굉장한 발달곡선과 변화곡선을 가진다. 이 변화를 유도하는 방법에는 세포 이주(migration) 및 분열, 축삭 성장, 수상돌기 형성 및 가지치기, 신경전달물질 합성 및 시냅스 형성(synaptogenesis)(genesis는 "시작하다"를 뜻하므로, 이 단어는 시냅스의 형성을 시작한다는 뜻이다)과 같은 많은 과정들이 관련된다.

초기 소아기에서의 CNS는 실제적으로 과성장한다. 그러므로 세포사(cell death)와 취소명령 투사(projection retraction)와 같은 역행성 과정은 소아의 발달에 있어서 똑같이 중요하다(Leonard, 1998). 이러한 발달과정 중 신경계 조직화와 같은 일부과정은 활동(activity)에 따라 발달과정이 달라진다. 신경계 성장, 발달 및 성숙에 영향을 미치는 활동은 자궁내에서부터 시작하여 출생 후 얻게 되는 감각 및 운동경험까지 모두 포함된다. 여기에 최적의 소아발달을 증진시키고, 발달장애로 인한 이차적인 기능 손상을 최소화하기 위하여 적용되는 초기 중재의 이론적 근거가 있다. 환경강화(environmental enrichment)와 다양한 자극경험은 분명히 뇌의 발달과 성숙에 긍정적인 영향을 준다.

소아의 신경발달과 성인의 신경가소성에는 차이점이 존재한다. 발달단계의 뇌에서 나타나는 드라마틱한 변화는 성인에서는 나타나지 않는데, 이는 성인의 축삭 성장이 매우 제한적으로 나타나기 때문이다. 수상돌기 발생은 일생 동안 계속 이루어지지만, 성인에서의 그것은 발달단계 동안 이루어지는 양에는 미치지 못한다. 유아에서 일단 발달의 절정 시기(critical period)가 지나가면, 이후 변화는 제한되어 나타난다. 초기 발달과 관련된 가소성은 대부분 세포성장, 이주, 그리고 축삭, 수상돌기 및 시냅스의 형성과 같은 구조적 변화이다. 성인에게 있어 유용한 가소성 변화는 실제적인 구조상의 변화가 아니라 오히려 시냅스 강화와 시냅스 효율성의 변화이다(Leonard, 1998).

발단단계와 성인의 학습 및 신경가소성 모두에서, 반복적인 자극 및 활동은 매우 중요하다. 사용되어지는 시냅스는 적은 활동을 되풀이해서 받을 수 있다(Coleman, Nabekura, & Lichtman, 1997). 계속 사용되어지는 시냅스는 **장기기억강화**(long-term potentiation, LTP)가 이루어짐으로써, 시냅스연결이 강화된다. 소아에서는 향상된 시냅스 활동이 시냅스 연결의 생존에 기여하는데 반해, 성인에서는 이미 형성된 시냅스는 활성정도와 상관없이 계속 생존하는 경향이 있다. 그러므로 성인에서의 시냅스 강화는 실제적으로 시냅스 활동이 증가했다는 것을 의미한다. LTP는 소뇌, 운동겉질 및 이외의 CNS 영역에서 존재하는 것을 발견하였다(Iriki, Pavlides, Keller, & Asanuma, 1989; Leonard, 1998). 그러므로 훈련, 경험 및 신경계 재활은 발달단계의 신경계와 성인의 신경계 모두에 긍정적인 영향을 줄 수 있다.

임상 사례:

모든 이론들과 사실들은 치료사에 의한 올바른 접근방식으로 초기에 중재하는 것이 매우 중요하다는 사실을 뒷받침한다. 어린 소아든지 급성 손상을 받은 성인이든지 간에, 전문가에 의한 훈련 또는 재훈련을 포함하는 재활이 빠르면 빠를수록, 환자의 기능적 결과를 최대화 할 수 있는 가능성이 더욱 커진다. ▪

요 약 Summary

이 장은 필수적인 신경해부학과 신경생리학에 대해 기술하였는데, 첫째 신경계의 언어에 대해 정의하였고, 이후 신경계의 기초지식 및 구조에 대해 정의하고 설명하였다. 신경계의 전체적인 구성에 대한 올바른 인식을 독자들에게 주기위하여 사람뇌의 진화론적 발생학적 발달에 대해 논의하였다. 신경계가 움직임을 어떻게 조절하는지에 대한 전체적 접근법에 대해 정의하고 소개하였으며, 자세한 내용은 다음 장에서부터 기술할 것이다. 이 장의 조직적인 구조는 독자들에게 임상에서 환자들에게 나타나는 뇌손상의 위치, 크기 및 형태간의 연결을 형성하는 것을 도울 것이다. 손상에서부터 회복까지의 발달단계의 신경계, 미성숙한 신경계 및 성숙한 신경계의 회복능력에 대해서 설명하였다.

이 장이 포부가 큰 치료사와 보조사들에게 임상에서의 환자관리를 준비하는데 있어, 신경해부학과 신경생리학이라는 복잡한 공부에 대하여 계획적이고 의미있게 도전하는데 도움을 주었으면 한다.

참고문헌

Bertoti, D. B. (1999). Mental retardation: Focus on Down syndrome. In J. S. Tecklin (Ed.), *Pediatric physical therapy* (3rd ed., pp. 283–313). Philadelphia: Lippincott Williams & Wilkins.

Bobath, B. (1978). *Adult hemiplegia: Evaluation and treatment.* London, UK: Wm. Heinemann Medical Books.

Brunnstrom, S. (1970). *Movement therapy in hemiplegia: A neurophysiological approach.* New York: Harper & Row.

Carper, J. (2000). *Your miracle brain.* New York: HarperCollins.

Christiansen, C. J., Lopez, R. O., & Phillips, K. M. (2001). Brain tumors. In D. A. Umphred (Ed.), *Neurological rehabilitation* (4th ed). St. Louis, MO: Mosby.

Cohen, H. (1999). *Neuroscience for rehabilitation* (2nd ed.). Philadelphia: Lippincott Williams & Wilkins.

Coleman, H., Nabekura, J., & Lichtman, J. W. (1997). Alterations in synaptic strength preceding axon withdrawal. *Science, 275,* 356–361.

Daube, J. R., Sandok, B. A., Reagan, T. J., & Westmoreland, B. F. (1986). *Medical neurosciences: An approach to anatomy, pathology, and physiology by systems and levels* (2nd ed.). Boston: Little, Brown.

Deuschl, G., Bain, P., & Brin, M. (1998). Consensus statement of the Movement Disorder Society on tremor. *Movement Disorders, 13,* 2–23.

Fredericks, C., & Saladin, L. (1996). *Pathophysiology of the motor systems.* Philadelphia: F. A. Davis.

Ghez, C. (1991). Voluntary movement. In E. Kandel, J. H. Schwartz, & T. M. Jessell (Eds.), *Principles of neuroscience* (3rd ed., pp. 609–625). New York: Elsevier.

Gilman, S., & Newman, S. W. (1996). *Manter and Gatz's essentials of clinical neuroanatomy and neurophysiology* (9th ed.). Philadelphia: F. A. Davis.

Held, J. M. (1987). Recovery of function after brain damage: theoretical implications for therapeutic intervention. In J. H. Carr, R. B. Shepherd, & J. Gordon (Eds.), *Movement sciences: Foundations or physical therapy in rehabilitation* (pp. 155–177). Gaithersburg, MD: Aspen Publishers.

Iriki, A., Pavlides, C., Keller, A., & Asanuma, H. (1989). Long-term potentiation in the motor cortex. *Science, 245,* 1385–1388.

Kandel, E. (1991). Brain and behavior. In E. Kandel & J. H. Schwartz (Eds.), *Principles of neuroscience* (3rd ed., pp. 5–17). New York: Elsevier.

Katz, D. I., Mills, V. M., & Cassidy, J. W. (1997). The neurologic rehabilitation model in clinical practice. In V. M. Mills, J. W. Cassidy, & D. I. Katz (Eds.), *Neurologic rehabilitation: A guide to diagnosis, prognosis, and treatment planning* (6th ed., pp. 1–27). Malden, MA: Blackwell Science.

Lance, J. W. (1980). Symposium synopsis. In R. G. Feldman, R. R. Young, & W. P. Koella (Eds.), *Spasticity: Disordered motor control.* Chicago: Year Book.

Lasarus, J. C. (1992). Associated movement in hemiplegia: The effects of force exerted, limb usage, and inhibitory training. *Archives of Physical and Medical Rehabilitation, 73,* 1044–1052.

Leonard, C. T. (1998). *The neuroscience of human movement.* St. Louis, MO: Mosby.

Lundy-Ekman, L. (2002). *Neuroscience: Fundamentals for rehabilitation* (2nd ed.). Philadelphia: W. B. Saunders.

Martin, S., & Kessler, M. (2000). *Neurologic intervention for physical therapist assistants.* Philadelphia: W. B. Saunders.

McKeough, D. M. (1999). Neuroscience review of stroke: typical patterns. In C. B. Royeen (Ed.), *Neuroscience and occupation: Links to practice.* Bethesda, MD: American Occupational Therapy Association.

Milner, B. (1966). Amnesia following operation on the temporal lobes. In C. W. M. Whitty & O. L. Zangwill (Eds.), *Amnesia* (pp. 109–133). London, UK: Butterworth.

Morecraft, R. J., & Van Hoesen, G. W. (1996). Cortical motor systems. In C. M. Fredericks & L. K. Saladin (Eds.), *Pathophysiology of the motor systems: Principles and clinical presentations* (pp. 158–180). Philadelphia: F. A. Davis.

O'Sullivan, S. B., & Schmitz, T. J. (Eds.). *Physical rehabilitation: Assessment and treatment* (4th ed.). Philadelphia: F. A. Davis.

Scheibel, A. B., Conrad, T., Perdue, S., Tomiyasu, U., & Wechsler, A. (1990). A quantitative study of dendrite complexity in selected areas of the human cerebral cortex. *Brain Cognition, 12,* 85–101.

Schmitz, T. J. (2001). Sensory assessment. In S. B. O'Sullivan & T. J. Schmitz (Eds.), *Physical rehabilitation: Assessment and treatment* (4th ed., pp. 133–175). Philadelphia: F. A. Davis.

Shumway-Cook, A., & Woollacott, M. (2001). *Motor control: Theory and practical applications* (2nd ed.). Philadelphia: Lippincott Williams & Wilkins.

Stein, D. G., Brailowsky, S, & Will B. (1995). *Brain repair.* New York: Oxford Press.

Stokes, M. (1998). *Neurological physiotherapy.* London, UK: Mosby International Limited.

Taber's cyclopedic medical dictionary (19th ed). (2001). Philadelphia: F. A. Davis.

Trombly, C. A. & Radomski, M. V. (Eds.). (2001). *Occupational therapy in physical disfunction* (5th ed.). Philadelphia: Lippincott Williams & Wilkins.

Umphred, D. A. (2001). *Neurological rehabilitation* (4th ed.). St. Louis, MO: Mosby.

Waxman, S. (2000). *Correlative neuroanatomy* (24th ed.). New York: McGraw-Hill.

Wessel, K., Vieregge, P., Kessler, C., & Kompf, D. (1994). Thalamic stroke: Correlation of clinical symptoms, somatosensory evoked potentials, and CT findings. *Acta Neurologica Scandinavica, 90,* 167–173.

제 3 장

인간의 동작을 만드는 시스템에 대한 인생주기 접근

A Life Span Approach to the Systems That Produce Human Movement

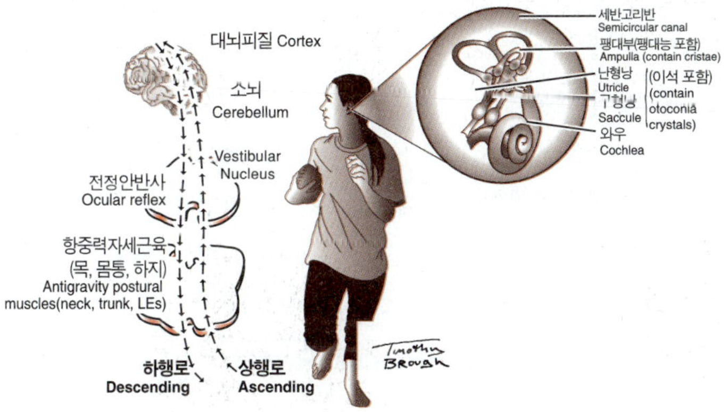

새로운 치료법이 아직은 밝혀지지 않았다. 개인이 끊임없이 특별하게 연구를 할 때, 삶은 우리가 끊임없이 변하고 발전할 기회를 제공한다.

기본 개념

- 이론적 가정, 실험적 모델, 중재 개념들간의 관계
- 인간의 동작을 이해하는데 대한 역동적 시스템 접근의 전개 설명
- 동작 과학과 신경재활에 대한 시스템 접근의 적용
- 신경계, 체성감각계, 시각계, 전정계, 운동계의 기능적이고 해부학적인 고찰
- 발달의 생명주기 견해
- 신경계, 체성감각계, 시각계, 전정계, 운동계의 발달적 변화

서론 Introduction

1장과 2장에서 신경재활 분야를 적용하는 학생 혹은 임상의를 교육하기 위해 기본적 정보가 설명되었다. 3장은 기초적인 부분으로 기본적 신경해부학과 신경생리학에서부터 앞으로 나아가고, 기능적 틀 안에서 정보를 나타낸다. 이 장은 인간의 동작을 개인의 인생을 통해 발달하고 성숙하고 노화하는 몇 개의 하부시스템(subsystems)으로 이루어진 하나의 시스템을 나타낸다. 동작은 많은 시스템들이 연관되어 나오는 산물이고, 그 시스템들의 성장 수준안에

서 함께 작용하고, 특정 개인을 위해 제작된 동작을 생성하고, 특별한 경우에는 독특한 환경 안에서 특수한 과제를 수행한다.

이 장은 인간 동작 생성의 연구에 대한 기능적이고 역동적인 시스템 접근을 나타낼 뿐만 아니라, 지금까지 전개해온 인생주기 발달 과정 안에서 인간 동작을 정리할 것이다. 다음의 것들을 그려보라: 영아가 우유병으로 마시기, 아동이 컵으로 마시기, 10대가 스포츠 음료를 마시기, 30대가 차가운 탄산음료 캔을 마시기, 회사 사장은 여행용 머그잔으로 커피 마시기, 할머니가 자기 컵으로 차를 홀짝 마시기. 더 상상해보라: 영아는 엄마가 돌보는 가운데 요람에 흔들려진다, 아동은 높은 의자에 안전하게 앉아있다, 10대는 벤취 모서리에 위태롭게 균형 잡고 있다, 30대는 빠르게 움직이는 고기잡이 배의 키에 서 있고, 회사 사장은 사무실 의자에 편안하게 앉아있고, 할머니는 베개로 받쳐져 침대에 누워있다. 조금만 더 계속 상상하라: 영아는 만삭으로 태어났고 건강하다. 아동은 뇌성마비이고 선택된 높은 의자에 앉아있고, 10대는 아동성 류마티스 관절염이고, 30대는 뛰어난 신체적 건강을 가지고 있고, 중역 임원은 시각적으로 손상이 되었고, 할머니는 잠깐 중풍에 걸려 손상받지 않은 쪽으로 차를 마시지만 이 손은 우세한 손이 아니다.

이러한 모든 개인들은 마시기 과제를 수행했다는 사실로 논쟁할 것은 아무것도 없다. 하지만, 우리는 설명된 마시기 과제가 각 환경에서 매우 다르다는 것을 모두 안다. 각 개인은 인생주기의 특정 시점에서 특정 환경적 범위 안에서 독특한 기회와 제한으로 나타난다.

각 개인이 처해있는 환경 즉, 과제의 다양성(우유병과 컵, 스포츠 병, 탄산음료 캔, 여행용 머그잔 혹은 자기 컵)은 각 개인에게 과제를 독특하게 만든다. 더욱이, 이러한 개인 중 일부는 병리적 상황으로 오는 제한을 나타낸다. 이 시각적 슬라이드 영화의 각 시기는 특수한 환경내 즉, 과제 자체, 환경, 개인의 발달 단계를 보는 동작의 중요성을 나타내기 위함이다 — 이 예처럼, 음료수 병을 잡고 그것을 마시는 것 — 음료수 마시기는 독특한 상황을 위해 제작되고, 과제 수행을 위해 개인의 신경계, 운동계, 감각계가 관련함으로 가능하게 된다. 마시기 과제는 그렇게 간단하지 않다; 오히려 이것은 과제수행이 누가, 어떻게, 언제 하느냐에 따라 다르다.

동작 시스템은 놀랄만한 변화와 적응력을 가지고 있는 여러 시스템들로 이루어져 있다. 인생주기를 통한 변화를 이해하는 기전은 치료사들과 보조자들이 환자, 환자의 병태생리, 가능한 계속적인 손상(impairments), 사용할 수 있는 동작 해결책들을 생각할 수 있는 틀을 제공한다. 더욱 중요한 것은, 이 견해는 환자의 기능적 능력과 제한, 재활과 회복의 잠재적 효과를 이해하기 위해 임상의들을 돕는다. 이 견해는 임상의로서 효과성을 증가시켜 치료사들과 보조자들이 인생의 어떤 단계든 상관없이 다양한 환경을 통해서 환자를 볼 수 있게 할 것이다.

이 작가는 인간 신경계의 광대함과 정상기능을 위한 생명의 여러 가지 과정에 감사한다. 동작과 관련된 감각입력, 인지적 입력, 그리고 지각적 입력은 동작을 생성하는 움직임으로부터 분리될 수 없다. 지각, 의식, 인지를 지지하는 시스템들처럼 이러한 시스템 중 일부는 덜 중요해서가 아니라 다른 책에 포함되어 있고 이 책의 목적내에는 있지 않기 때문에 이 장에서는 다루지 않는다. 이 장은 인간의 동작을 생성하는데 중요한 하부시스템 부분의 인생주기 발달적 변화와 기능적 중요성에 대해 초점을 둔다.

운동조절: 역사적 고찰
Motor Control: A Historical Review

신경재활의 치료적 중재는 자세의 질을 개선하고 기능에 필수적인 동작을 위한 전략을 결정하여 도움을 주거나 움직이는 능력을 변화시키도록 이루어진다. 운동조절은 신경학적, 신체적, 행동적 과정의 복잡한 단위의 결과로 인한 동작연구에 목적을 둔 연구 분야이다. **운동조절**은 개인, 과제, 환경 간의 상호작용에 기초를 둔 것으로 개인이 자세를 유지하고 변화할 수 있는 능력이다. 물리치료사와 작업치료사는 "운동조절을 적용하는 생리학자들"이다(Brooks, 1986).

운동조절에 대한 최근 이론들은 반사모델에서부터 계층적 혹은 신경성숙학적 모델까지, 더욱 최근에는 시스템 혹은 역동적 동작 모델까지 펼쳐졌다. 작업치료와 물리치료에서 훈련(practice) 발달은 이 역사를 반영하기 때문에 이 전개를 간단히 반영하는 것은 가치가 있다. 모델과 중요한 훈련 접근이 환자치료를 개선하기 위한 끊임없는 시도로 전개된다는 것을 기억하는 것은 매우 중요하다. 어떤 **모델**은 도식이론(schematic)을 능가하지 못한다; 이 경우, 신경계가 어떻게 동작 행동을 조절하는가.

독자는 모든 모델이 소견(insights)과 제한 둘 다를 제공한다는 것을 떠올린다. 본질상, 모델뿐 아니라, 이론들은 검사, 임상 적용, 재사정을 거치면서 계속 변하고 있다. 임상 훈련은 끊임없이 변하여, 부분적으로 동작 조절의 생리학적 기본에 대한 새로운 지식과 더 새로운 견해를 반영한다. 치료사들과 보조자들은 변화를 두려워하지 말아야 한다. 오래된 모델에 대해 견고히 집착하거나 특정 상황에서 오직 한 모델만 적용하는 것보다 계속 변하고 다가가는 것이 더 낫다. 5장(일생동안의 운동학습)과 6장(신경계 재활 중재 접근법)은 훈련 모델과 중재 개념을 작업치료와 물리치료에서 확대시킬 것이다. 치료사들이 환자에게 최선을 다하는 노력으로 문제를 해결할 때 치료 전문가의 가장 큰 특징 중 하나가 지식을 기반으로 하는 역동적 성질이다.

반사모델에서 기원한 운동조절의 전통적인 모델은 반사 변화를 행동의 기본으로 생각했고, 1900년대 초 Sherrington의 연구에 근거한 것이었다. 이 모델은 운동은 감각입력이 중추신경계(CNS)로 가중된 결과라고 했고, CNS는 감각 피드백에 근거하여 운동수행을 조절한다(Tse & Spaulding, 1998). 이 **폐쇄고리 이론의 운동조절**(closed-loop theory of motor control)은 운동 수행시 실수가 수정에 대한 내적 자료(뇌속에 저장된)와 비교된다고 했고, 연속적인 동작에 영향을 줄 수 있다(Adams, 1971). 물리치료와 작업치료에서 초기 신경생리학적 중재 접근의 대부분은 이 모델에 근거를 가지고, 임상전략은 정상 동작 능력을 강화시키기 위해 경직과 반사 영향을 감소시키는 방법에 초점을 두었다. 일부 가치있는 중재 개념은 여전히 오늘날에도 사용하고, 이 모델에서 얻은 지식에 근거한다. 6장에 현재의 형태에 대해 설명할 것이다. 하지만, 이 이론은 제한점을 가지는데 동작이 감각 피드백 없이 어떻게 일어나는가를 설명하는 것과 어떻게 선행동작(anticipatory movements)이 일어나는가를 설명하는데 제한점이 있다(Schmidt, 1988). 수직계층 모델과 신경성숙학적 모델은 동작이 위에서 아래 형태로 조절되고, CNS에서 기원하고, 반사모델과 다르고 따라서 동작이 말초로 조절된다고 했다.

임상 사례:

치료사가 신경학적 손상을 가진 아이와 성인을 치료하고 평가하기 위해 처음으로 방법을 생각할 때, 신경계가 "위에서 아래로" 수직으로 배열되었다는 견해는 흔히 받아들여지는 이론이다. Berta Bobath(1965)와 Signe Brunnstrom(1970)은 뇌성마비 아동 혹은 뇌혈관질환(CVA)을 가진 어른을 중재한 것에 기여한 것으로 유명해진 치료사들이다. 예로, Bobath는 "고위 중추의 활동, 특히 대뇌피질의 활동을 제한함으로써 하위수준에서 통합되는 운동반응의 유리가 비정상적인 활동을 초래한다"고 주장했다(Bobath, 1965). 더욱 최근 연구에 근거한 보상적 견해가 이 완고한 계층적 견해를 포기했다 하더라도, 이러한 초기 이론가들은 오늘날조차도 적용될 수 있는 유용한 중재 전략을 임상의들에게 제공했다. 이러한 도구와 전략들 중 일부는 6장에서 논의될 것이다. ▪

그 다음에 운동 프로그램의 개념이 나타나, 계층적으로 체계화된 운동 프로그램이 동작을 생성하기 위한 규칙을 저장해 과제가 다양한 근골격계 효과기로 수행되어질 수 있다는 것을 나타냈다. 이러한 이론들은 인간의 신경계를 **개방고리 피드포워드 운동조절 시스템**(open-loop feedforward motor control system)으로 간주하고, 동작이 선택되고, 계획되고, 과거 경험에 의해 수립된 **도식**(schema)이라고 하는 중추적 자료에 근거해서 개시된다고 했다(Schmidt, 1975). 이 이론은 동작이 감각 피드백 없이 어떻게 일어나고 선행동작이 어떻게 일어나는지를 설명한다 하더라도, 순수한 동작이 어떻게 일어나는지를 설명하는 것에는 제한점을 여전히 가지고 있다. 하지만, 이러한 이론들은 치료사들이 특수한 근육을 격리해서 재교육 하는데 초점을 두는 것 보다는 기능적 과제에 대해 중요한 동작을 재훈련(retraining)하는데 초점을 둘 수 있도록 함으로써 환자의 중재에 큰 영향을 준다.

임상 사례:

임상적으로, schema는 여러 가지를 포함하고, 운동의 처음 상태(예, 신체 위치, 보조 도구의 높이 혹은 무게), 운동 구성요소들 자체의 항목들(예, 몸통, 머리, 모든 사지 범위를 필요로 하는), 환경적 결과, 운동의 결과(예, 뭔가 좋아질 것 같은, 정확성 혹은 부정확성에 대한 감정의 존재)와 같은 것들이다. 치료사들과 보조자들은 환자가 다양한 동작을 연습하여 환자가 확대된 schema를 발전시킬 수 있거나, 다양한 과제를 수정하는 규칙을 발전시키거나 넓은 범위의 환경적 상태를 통해 발전시킬 수 있다는 것을 확신함으로써 이러한 개념들은 중재로 통합한다. ■

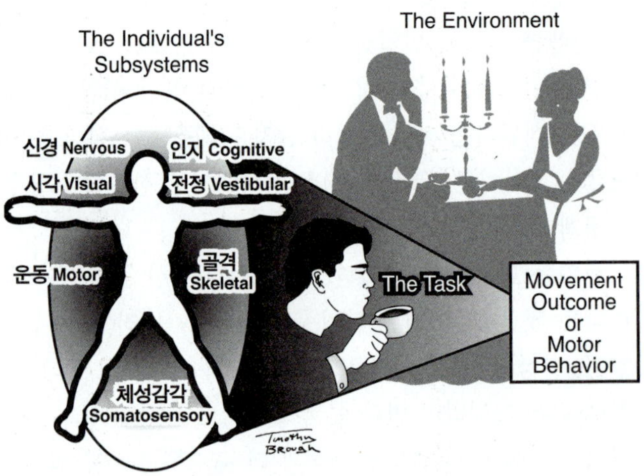

그림 3-1. 시스템 모델은 주로 모든 시스템하부로 나타낼 수 있다(체성감각, 시각, 전정, 운동). 운동이 일어날 필요가 있는 환경의 허용 혹은 주어진 한계, 주어진 과제를 완성하기 위해 동적으로 작용한다.

오늘날, 보상적 운동조절 지식은 반사 모델 혹은 계층적 모델에서 시스템 모델로 이동했다는 것을 반영하는데, 이는 운동은 역동적 성질과 인간 운동의 화합(orchestration)에 대한 많은 하부시스템의 연관들에 적응할 수 있다는 것을 인식하는 것이다. 물리치료사와 작업치료사들은 다양한 뇌, 척수, 말초 구조물들과의 관계를 설명하기 위해 기술분야에서 시스템이라는 용어를 선택했다. 이러한 시스템들은 하나가 다른 하나보다 더 중요하다는 계층적으로 배열된 것이 아니라, 오히려 시스템이 서로서로 평행하게 작용하는 수평적으로 기능하다.

동작의 성질에 대한 시스템 접근
A Systems Approach to the Nature of Movement

정의 (Definition)

사전에 빠르게 응시하는 것은 시스템이 조합 혹은 전체를 형성하는 부분들의 조합 — 기능적 단위를 형성하는 신체 부분들의 한 그룹임을 말해준다. 시스템 접근은 기능적 목적을 위해 훈련가가 신경계를 도움이 되는 것으로 생각하도록 하는 것으로 구조들은 하나 이상의 기능에 공헌할 것이고 그럼으로 한 시스템 이상의 부분일 수 있다.

Nicolai Bernstein은 1932년에 첫 시스템 모델을 개발시켰지만, 1967년 영어로 번역되기전까지는 이 정보가 넓게 읽혀지지 못했다. 이 모델은 동작에 관여하는 많은 시스템들의 상호작용에 초점을 두었다. 이 작가의 시스템 모델에 대한 서술은 그림 3-1에 그려져 있고, 개인 안에 모든 하부시스템은 주어진 과제와 동작이 일어나는 환경내 주어진 제한과 허용을 완성하기 위해 연결되어 작용한다는 것을 나타내고 있다. 이 복잡한 상호작용의 시스템들은 환경과 관계있고, 과제 그 자체와 관계있고, 둘 다 실질적으로 동작 수행에 중요하다는 것을 아는 것이 중요하고(1991), 시스템 모델의 주 가설은 신경계가 행동의 마지막 부분을 조절하기 위해, 주어진 환경 내에서 과제목표의 성취를 조절하기 위해 체계화되었다는 것이다.

정상 동작은 감각경로와 운동경로가 명령하는 근 활동 패턴 때문이 아니라, 시스템들의 상호작용에서 나타난 동작의 전략 때문에 협응이 이루어진다. 다발적인 하부시스템은 주어진 운동 행동을 생성하기 위해 환경과 과제에 적합한 상황 내에서 상호작용한다. 이러한 다양한 수행 시스템들은 하나의 구조적 기능적 단위를 형성해 매우 유동적이고, 개인과 과제와 환경과 상호작용한다. 기능들은 시스템들 사이에 분배된다. 개인 안에 있는 이러한 하부시스템들 간의 상호작용, 과제의 요구, 환경의 독특한 면 모두는 동작 결과에 영향을 준다. 인간의 신경계는 매우 유연성 있는 것으로 간주되고, 가장 효과적인 운동 가능성을 생성하기 위한 노력으로 개인과 과제와 환경 내에서 변화하는 것에 적응할 수 있다. 운동 행동은 특별한 근육 혹은 개별적인 근육 그룹보다는 기능적 **공동작용**(synergies, 함께 작용하는 근군)로 생각된다.

동작은 많은 시스템들의 관여로 가능하게 된다. Bernstein은 통합된 동작의 조절은 아마 동작을 이루기 위해 협동적으로 작용하는 많은 시스템들의 상호작용을 통해서 분배된다(Bernstein, 1967)고 했다. 동작이 어느 한 시스템의 생성으로 이루어지는 것도 없고, 동작을 생성하기 위해 다른 시스템으로부터 떨어져서 활동하는 시스템도 없다(Cech & martin, 1995). 동작은 많은 하부시스템의 상호작용과 자기-체계화를 통해 일어나고, 동작 행동은 이 각 부분들의 총합 이상이다(Thelen, kelso, & Fogel, 1987). 동작이 없는 것은 신경계, 운동계, 골격계 혹은 감각계의 문제 때문이거나, 환경 안에서 부딪히는 어려움 때문일 것이다. 임상의가 관찰하는 환자의 동작은 모든 관련 시스템에 의해 제공되는 모든 가능성과 제한성의 마지막 결과이다. 대부분 중요한 것은, 인간 운동의 연구에 대한 이 기능적 시스템 접근이 주로 부딪히는 환자 문제뿐만 아니라, 일반 환자문제에 대한 임상적 해결책을 이해하는데 도움이 된다.

임상 사례:

이 소견은 각 환자 내에 있는 모든 하부시스템 상태가 동작 결과에 영향을 준다는 전체적인 방법에서 환자를 검사하는 중요성을 임상의에게 이해시킨다. 과제(독특한 가치를 가지고 특수 환경 내에서 수행되는)를 시도할 때 또한 특수한 특징들에 의해 정의된다. 환자에 의해 나타나듯이 임상의가 관찰하는 동작은 환자가 동작 활동을 할 때 환자를 둘러싸고 있고, 환자 내에 있기도 한 여러 관련 시스템들의 상호작용의 총합을 나타낸다. 이 시스템들을 설명하는 임상적 예는 계속적으로 다음 장에서 확대될 것이다. ▪

이러한 관련 시스템들이 시간이 지남에 따라 변화하고 따라서 자연적으로 역동적인 것으로 간주된다는 것을 아는 것이 중요하다. 시스템 모델은 연구자들과 임상의가 시간이 지나면서 그리고 시간과 함께 변화하는 더욱 새로운 관점안에서 사람을 움직이는 것을 관찰하기 시작할 때인 1980년대에 확대되었다(Thelen 등, 1987). Cohen(1989)에 따르면, "조절시스템 이론(control systems theory)은 전체 시스템에 대해 신체의 어느 일부의 동작과 관계있고, 이는 계속적으로 변화하는 상황에 적응한다". **역동적 활동 시스템**(dynamic action system)은 시간이 지남에 따른 변화를 나타내는 시스템이다(Heriza, 1991).

Bernstein의 연구에 의해 나오고, Thelen과 동료들에 의해 확대된 이 역동적 활동 시스템 모델은 동작이 CNS에서 미리 결정된 패턴 혹은 규정된 패턴에서 나오는 것으로 간주되지 않지만, 과제-특수성 환경에서 많은 하부시스템의 역동적 협력에서 나오는 것으로 간주한다. 그다음 많은 시스템들은 동작을 생성하기 위해서 그리고 CNS와 같은 계층적으로 중요한 하부시스템에 포함된 이전 도구들에 의존하지 않기 위해 자체적으로 체계화한다(self-organize). 운동행동은 특수한 과제 환경 안에서 모든 하부시스템의 역동적인 화합으로 나타난다—CNS, 생화학적 요소, 정신적 요소, 사회-감정적 요소. 각 요소는 필요에 따라 인지되지만 동작을 설명하기 위해서는 그것만으로는 불충분하다(larin, 2000). 동작 결과는 과제-특수성 환경에서 많은 하부시스템의 기능처럼 자체적 체계화(self-organizing) 양식으로 나타난다.

동작은 다음 다양한 동작 결합들 간에 표현될 수 있고, 가능한 **자유도**(degrees of freedom)에 의해 나타날 수 있다. 자유도는 인체의 다양한 잠재적인 동작의 결합을 나타낸다. 예로, 어깨는 세 가지 평면에서 움직일 수 있으므로 자유도를 3개 가지고, 팔꿈치와 전완은 각각 1자유도, 손목은 2자유도를 가진다. 이러한 것은 상지(손가락과 엄지는 제외)에는 7개의 자유도를 구성한다. 이용할 수 있는 모든 자유도에 하나가 추가되고 근육의 모든 다양한 방향이 이러한 관절을 지나 당긴다면, 움직임 가능한 결합의 전체수는 매우 많아질 것이다(Janeschild, 1996). 각 관절은 움직임을 위해 특정 수의 자유도에 관여하고, 그래서 동작은 일어날 수 있는 가능한 모든 결합의 총합으로 나타난다. 이러한 기능적 운동 공동작용들은 개인, 과제, 환경들 간의 상호작용에 따라 자체적으로 조합된다(self-assembled).

관찰된 동작은 발달시기를 포함하여 어느 시점에서의 모든 시스템 구성요소들의 상호작용의 결과일 것이다. 따라서, 모든 발달단계에서, 동작은 하부시스템이 특정 환경과 과제-특수성 환경이 무엇이든 간에 조합된다(heriza, 1991). 시스템은 역동적으로 발달하고 변하고, 변화들은 아마 성장, 성숙, 노화, 질병, 혹은 환경의 요구 혹은 과제의 요구에 따라 반응하는 것이다. 이 이론은 또한 새로운 동작이 시스템 내의 준비성 때문에 나타난다는 가설을 제공하고, 6장에서 중재 개념으로 확대해서 설명할 것이다.

끊임없이 발달하고 있는 하부시스템의 역동적 성질에 대한 생각은 임상의가 동작 문제를 가진 환자를 어떻게 보느냐에 대한 독특한 견해를 제공한다. 임상의가 관련된 시스템들을 넓은 관점으로 바라보고, 동작 생성에 대한 기능적 관련, 인생주기를 통해 이러한 시스템들이 어떻게 변하는지 안다면, 효과적인 치료사는 다양한 환경에서 어느 나이의 환자든지 치료할 수 있다.

운동계 (The movement system)

이 책에서 수립된 정의와 긴장(tone)의 일관성으로, 동작을 생리학적 시스템이라고 말하는 것이 합당하다. 생리학은 신체 부분이 어떻게 기능하는지 설명하고 생리학적 시스템이 전체 기능 부분과 어떻게 조화를 이루는지 설명하는 것을 기억하면서, 다음의 논리적인 단계로 넘어가기 쉽게 되고 동작을 생리학적 시스템으로 생각하기 쉽게 된다. 미국물리치료 협회(APTA)의 Sahrmann은 1998년에 이 관점의 가치에 대해 말했다: "동작 시스템에 초점을 두는 임상의들은 병변에 의해 손상 받은 해부학적 시스템의 특정한 부분만 생각하기 보다는 오히려 시스템 기능에 포함된 모든 구성성분들의 효과를 생각해야만 한다" (Sahrmann, 1998). Sahrmann은 **동작 시스템**이 움직이는 활동에 관여하는 구조들과의 기능적 상호작용이라는 넓은 정의를 선택하는 것을 더욱 제안했다(Stedman, 2001).

어떤 다른 시스템처럼 동작 시스템은 부분들의 집합으로 구성되었다. 다음의 주요 시스템들은 인간의 동작을 조절하는 동작 시스템의 생체 구성성분으로 간주된다: 신경계, 운동계, 근골격계 포함; 감각계, 체성감각계, 시각계, 전정계를 포함. 이러한 시스템들은 주로 물리치료사와 작업치료사의 범위 내에 있다. 동작 조절에 관여하는 이러한 주요 시스템 하부는 이 장에서 보여질 것이다(인생주기를 통한 변화를 보면서). 운동조절에 관여하는 인지와 지각의 중요한 역할은 5장 운동조절에서 언급될 것이고, 5장의 두 번째 부분에서 중재의 적용을 설명할 것이다.

인생주기 관점 Life Span Perspective

인간동작에 관여하는 시스템들은 개인의 인생주기를 통해 발전하고 변화한다. **발달**(development)은 임신시 시작하고 사망시에만 끝나는 일생의 과정이다(Gallahue 와 Ozmun, 2002). 인생주기 발달의 이 개념은 모든 발달적 변화를 포함한다 — 이것들은 일반적으로 아동기, 청소년기와 관련될 뿐 아니라 노화와 함께 일어나는 변화도 관련된다. 기능적 요구는 나이마다 다르기 때문에, 발달을 통해 나타나는 동작 형태는 또한 변한다. 인생주기 그 자체는 유기체(organism)와 환경간의 관계가 하나의 긴 고리로 생각될 수 있다(Hasselkus, 1974; Welford, 1958). 각 상호작용은 유기체를 *수정하고* 그래서 유기체가 나중의 상황에 직면할 때 이전에 존재했던 것과는 다르다.

변화들은 많은 수준에서 일어난다. 운동 행동에서 나이와 관계된 변화는 일생의 현상이다(VanSant, 1990). 일어나는 변화들은 기본적으로 네 과정으로 반응한다고 생각될 수 있다: 성장, 성숙, 적응, 학습. 구조적 변화와 기능적 변화들은 이 발달적 과정의 정상적인 부분이다. 신체 시스템들의 변화들은 점진적이고, 재형성이고, 퇴행적일 수 있다(Cech와 Martin, 1995). 인생주기 관점은 일생의 발달적 과정의 부분으로 자연스럽게 일어나는 모든 변화들을 포함한다 — 이것들은 점진적이고, 퇴행적이고 재형성을 초래한다.

표현된 동작의 형태는 개체의 형태학적(구조와 형태) 특징을 반영할 뿐 아니라 개체가 기능하는 특수한 발달단계를 반영한다. 인생주기를 통해, 개체의 신체 능력은 기능적

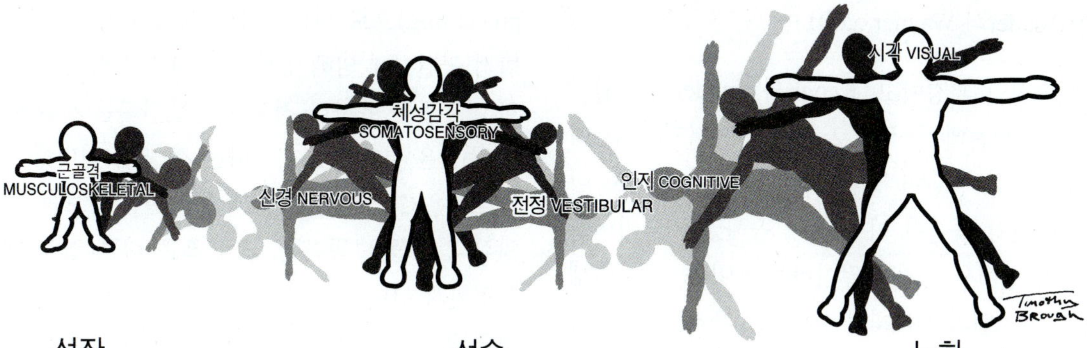

그림 3-2. 발달은 일생동안의 과정이고 각 시스템하부는 변하고, 개인마다 독특한 발달 시기에 축적된다. 일반적으로 일생동안 발달 단계는 성장(maturation; 영아기와 아동기, 사춘기), 성숙(maturity; 성인기 초와 성인기 중기), 노화(aging; 노년기)로 나타낼 수 있다.

능력을 정의하는 것을 변화하고 돕는다(Cech와 Martin, 1995). 발달은 신체 내의 육체적 변화의 결과 뿐만 아니라 환경적 영향 때문에도 일어난다. 발달과 기능적 과제들은 혼합되어있다. 발달은 직선으로 간주될 수 없다. 오히려, 발달은 시간이 지나면서의 변화를 의미하는데 개인의 삶의 과정을 통한 양성적인 그리고 음성적인 것으로 생각될 수 있다.

연구의 목적에 대해, 인생주기의 다양한 단계를 나누고 정의하는 몇 가지 방법을 가지는데 도움이 된다. 인생주기는 거의 대부분 나이와 관련된 분절로 나뉜다. 다른 전문가들에 의해 나타난 나이 수준에 변수가 있다 하더라도, 이 책에서는 다음 네 개의 주요 발달 단계를 설명하는데 보편적으로 사용할 수 있는 용어를 고수할 것이다: 영아와 아동기, 사춘기, 성인기, 노년기. 이러한 넓은 분류는 이 책의 관점에 적절한 것으로 생각된다. 영아와 아동기는 출생에서 약 10세 혹은 사춘기 시작을 포함한다. 사춘기는 사춘기에 시작해서 성장기까지 지속한다; 약 10세에서 21세까지. 이 책에서, 성인기는 젊은 성년기와 중년을 포함한다. 약 20세에서 60세까지로, 젊은 성년기는 20세에서 40세까지, 중년은 40세에서 60세까지다. 노년기는 나이 많은 성인을 포함할 뿐만 아니라, 늦은 성년기를 포함하고 60세에서 80세까지이다. 전형적인 연령 기간은 단지 그뿐이며 더이상도 아니다. 각 개인은 동작능력의 발달과 습득에 독특한 시간대를 가진다(Gallahue와 Ozmun, 2002). 연령은 특정한 행동이 전형적으로 관찰되는 동안 비슷한 시간 범위를 나타낼 뿐이다.

연령 범위에 대해 엄격한 주장 보다, 넓고 더 기능적인 관점이 이 책에서 나올 것이다(그림 3-2). 이 책은 나음 방법에 따라 기능적 변화와 연령에 맞는 인생의 광범위한 나누기를 체계화함으로써 동작의 하부시스템의 발달적 변화를 나타낼 것이다.

- **성장**(maturation)은 영아와 아동기에 일어나서 사춘기까지 계속한다. 성장은 개체가 높은 기능으로 진행할 수 있는 질적인 변화를 말하는 것으로, 개인간의 속도(pace)와 연속성이 다양한 매우 고정된 이치(order)의 진행을 특징으로 한다(Gallahue와 Ozmun, 2002).
- **성숙**(maturity)은 젊은 성인과 중년 둘다를 포함한 성인기와 관련된다. 성숙은 환경적 요구 혹은 과제 요구에 반응한 개인에 의해 나온 대부분의 변화를 가진 상대적인 안정성 기간을 의미한다.
- **노화**(aging)는 노년기 동안 일어나는 현저한 발달이다. 노화는 시간의 흐름을 가진 모든 노인들에게 어느 정도 일어나는 신체적, 감각적, 정신사회적 수행의 변화를 말한다. 노화가 다양한 비율로 일어날 수 있다지만, 구조적 결과와 기능적 결과는 현저한 행동학적 결과와 함께 다양한 생리학적 시스템을 통해 놀라울 정도로 일관

성 있다(Bonder와 Wagner, 2001).

발달은 계속적인 과정이고, Keogh와 Sugden(1985)이 가장 잘 정의를 했는데 "능력으로 향한 적응적인 변화"라고 했다. 이 정의는 발달이 일생의 과정이고 성인들도 아동과 청소년들처럼 똑같이 이 과정에 속해있음을 의미한다. 하지만, 이 장에서 초기 발달이라는 용어는 또한 출생 전 성장과 각 시스템의 체계화를 설명하기 위해 더욱 뚜렷하게 적용된다.

재활 전문가들에게는, 신경학적 손상 시기의 환자 나이 뿐 아니라, 환자의 건강 상태에 대한 가치를 인식하는 것이 중요하다. 한때, 이것은 초기 뇌손상이 성인기에 일어나는 똑같은 손상보다 덜 손상된 것으로 생각했다. 현재 우리는 손상의 효과가 손상된 부위의 기능적 성숙과 매우 관계가 있음을 안다. 예로, 손상 부위가 손상 당시 성숙했다면, 환자의 나이에 상관없이 결과는 똑같다. 반대로, 손상 부위가 손상 당시 성숙하지 않았다면, 초기 결함이 분명하지 않을 것이고 몇 가지 계속적인 가능성이 일어나지 않을 것이다. 다른 영역이 손상 부위의 기능적 담당을 하고 있거나, 손상 부위가 정상적으로 성숙했을 때 결함이 분명해질 수 있다(Cohen, 1999).

동작 시스템의 주요 하부시스템의 각각의 기능적 중요성과 발달적 변화에 대한 고찰이 가져오는 것은 다음과 같다: 신경계, 체성감각계, 시각계, 전정계, 근골격계. 각 시스템의 인생주기 변화가 논의될 때, 각 인생 단계에서 이러한 변화들의 임상적 의미에 대해 생각하라. 인지적 시스템의 역할과 동작 생성에 대한 생체 관련성이 5장에서 논의될 것이다.

신경계: 인생주기 변화
The Nervous System: Life Span Changes

임상적 관련성 (Clinical relevance)

인간의 신경계는 놀라울 정도로 적응력 있고 유연성 있다. 신경계가 조절하는 방법과 다발적 근원지에 의해 전달받는 모든 정보를 진행시키는 방법은 **평행적인 진행**(parallel processing)으로 나타난다고 생각된다. 평행적 진행은 다발적 근원지에 의해 전달받는 비슷한 정보를 말한다. 다양한 경로들은 유사한 정보를 전달한다는 사실은 그 경로들이 똑같은 결과를 초래한다는 것을 꼭 의미하지는 않는다. 경로들은 CNS의 다른 영역에 똑같은 정보를 전달한다. 다양한 경로들은 똑같은 영역 혹은 다른 영역 내에서 다른 신경원과 시냅스를 이룰 것이다. 평행적 진행은 인간 신경계의 정보-전달 능력을 증가시킨다. 또한 한 영역이 손상 혹은 질병으로 제기능을 하지 못한다면 CNS 내에 어느 정도의 잉여부분을 초래할 수 있다(Leonard, 1998).

미성숙한 발달 뇌에 대한 손상의 결과는 성숙한 성인에게서 나타나는 것과는 다르다. 특정 운동 행동들은(쥐기와 보행과 같은) 영아에게는 손상받지 않은 것으로 나타날지 몰라도, 이 영역에서의 결함은 다음 발달동안 나타날 것이다. 이 현상을 "결함으로의 성장(growing into the deficit)"이라 한다(Goldman과 Glkin, 1978). 초기 발달 동안, 행동의 한 종류는 몇 가지 다양한 신경학적 구조들에 의해 제공받을 것이다. 미성숙 기간 동안, 실제적인 운동 기술(쥐기 혹은 보행과 같은)은 아직 발달하지 않았을지 모른다. 그 결함은 쥐기와 보행 행동을 관찰할 수 있게 될 때인 나중에 나타난다.

기능의 회복 혹은 기능유지 조차도 손상된 경로의 발달단계에 의존하는 것으로 나타나고 또한 손상받지 않은 경로의 발달단계에도 달려있는 것 같다. CNS의 여러 부분에 손상이 결정적 시기 이후 혹은 이전에 손상이 일어나느냐에 따라 다른 행동학적 효과를 가질 것이라는 것으로서 **결정적 시기**(critical periods)가 존재한다는 것이 잘 받아들여졌다(Leonard, 1994). 결정적 시기는 축삭들이 시냅스 부위에 참여할 때 그리고 경로가 체계화될 때의 시기를 말한다. 결정적 시기의 개념은 중요한 임상적 의미를 가진다. 예로, 한 부위 혹은 감각수용체에서 오는 입력이 결정적 시기 동안 제기능을 못한다면, 축삭들이 시냅스 공간에 참여할 때 축삭들은 불이익을 가진다. 영구적인 신경원의 변화가 일어날 것이다. 다양한 CNS 구조들은 다른 기간 동안 다양한 결정적 시기를 가진다(Haines, 1997).

다음은 인간 신경계의 발달적 변화의 일부를 설명하고 표 3-1에 요약되어 있다. 치료사들과 보조자들은 신경계의 발달적 변화들을 아는 것이 중요하다. 왜냐하면, 환자를 환자의 발달 시기에 나와있는 것으로 고려하는데 도움이 되기 때문이다. 하지만, 이러한 것들은 간단한 지표이고 개인마다 차이가 있다는 것을 기억하라.

신경계의 초기발달 (Early development of the nervous system)

임신에서 생후 2년까지, 인간의 신경계는 엄청난 정도의 발달과 변화가 진행중이다. 이러한 초기 변화를 이끄는 주요 과정은 세포이동, 분화, 축삭 성장, 가지돌기 형성, 신경전달물질 합성, 시냅스 형성이다. 발달중인 뇌에서 일어나는 이러한 극적인 변화들은 생애 후반기에는 다시 일어나지 않는다. 초기 발달시, CNS는 실제적으로 과발달한다. 과발달 이후에 바로 오는 세포사와 같은 퇴행(regressive) 과정과 일부 진보에 대한 후퇴(retraction)는 초기 발달에서는 똑같이 중요한 부분이다(Leonard, 1998).

임상 사례:

신경원의 체계화를 포함한 초기 발달과정 중 일부는 활동에 의존한다. 생리학적 활동은 신경원의 성장, 발달, 성숙을 초래하고, 자궁에서 시작해서 생후 감각경험과 운동경험에 의해 계속 발달한다. 뇌 발달은 실제적으로 경험에 의해 이루어진다. 발달중인 영아에서 보이는 뇌 발달과 관찰할 수 있는 행동적 변화들은 시간에 맞게 꼭 같이 일어나는 것이 아니라, 상호작용으로 영향을 준다. ▪

인간의 신경계는 인간 배아가 약 21일에서 22일에 시작할 때 형성이 시작하고, 길이가 4 mm 이하로 측정된다. 심혈관계와 신경계는 배아가 가장 처음으로 기능하는 시스템이다(Afifi와 Bergman, 1998). 신경관의 형성, 뇌실계의 형성, 신경계의 주요 영역으로의 나뉨, 신경원과 신경교 세포로의 분화들은 출생전 발달의 지표들이다(2장 참조). 신경관은 4주에 형성되고, 뇌의 기본적인 배열은 6주쯤 이루어진다(그림 2-4). 운동신경섬유는 4주 말에 척수에서 나타나기 시작하고 척수신경을 형성한다. 그후 재빨리, 감각섬유를 구성하는 등쪽신경근(dorsal nerve roots)이 나타난다. 시냅스 형성은 7주에 일어난다(Cech와 Martin, 1995).

6주 후, 주변화는 크기의 증가이고 대뇌반구와 소뇌의 분화이다. 영역별 뇌 확장은 3개월에 완성된다. 3개월에서 5개월은 세포 증식(증가)과 신경원이 예정된 지점으로 이주하는 것이 특징이다. 출생 즈음, 신생아의 신경원은 완전한 완성을 나타내고, 이 모두는 마지막 예정된 지점으로 이동된 것들이다. 다음의 예는 신경원의 이주가 발달하고 있는 신경계에 어떻게 일어나는지 보여준다. 약 임신 8주쯤, 피질 세포들은 자신의 목표지점으로 이주했다. 이미 도착한 시상 투사섬유(projections)들은 피질 신경원의 도착을 조심스럽게 기다린다. 시상 감각 입력은 스스로 이러한 피질 신경원과 접촉하고 피질 밖으로 주행한다. 이는 감각-운동 결합(matching)의 시작을 가능하게 한다. 흥미로운 것은, 임신 8주쯤에 처음 태아의 움직임이 나타난다는 것이다(Prechtl, 1985).

임상 사례:

간질 질환은 발달 장애를 가진 아동들의 주 문제점이다. 세포가 비스듬히 이주할 때, 세포들은 자신의 정상 목적지에 다다를 수 없다. 대뇌피질에서, 이것은 세포의 비상적인 수와 회색질의 전위를 초래하고, 이 상태는 **이소성**(heterotopia)이라 알려져 있다. 이렇게 전위된 회색질은 주로 더 심부의 백질로 진행한다. 이소성은 종종 발달성 간질 장애와 연관있다. ▪

임신기간(gestational age) 5개월부터 신경계는 그 자체를 끊임없이 체계화하고, 축삭과 수상돌기의 성장과 시냅스 형성에 의해 나타난다. 분화가 진행할 때, 크기의 증가와 축삭과 수상돌기의 복잡성과 시냅스 표면의 확장 때문에 신경원은 더 넓게 분리된다. 이러한 체계적 변화는 성인초기까지 계속 일어난다(Adams, Victor, Ropper, 1997).

이러한 초기의 시냅스 연결은 척수반사의 출현을 가능하게 하고, 감각 입력과 운동 반응의 결합을 가능하게 한다. 다수의 이러한 **척수반사**들은 영구적이고, 발달중인 인간의 매우 초기 상태를 "hard-wiring"해주고, 흡입능력과 뱉는 능력과 같은 생존 능력을 가진 태아를 갖추게 한다.

표 3-1

인생주기를 통한 신경계 변화: 기능적 의미

발달 단계	주요 변화	기능적 의미	재활의미
초기 발달	퇴보과정 후에 일어나는 CNS의 과성장 축삭, 수상돌기 형성과 성장 세포증식과 이주 시냅스 형성 영역별 분화 감각신경섬유와 운동신경 섬유, 뇌신경의 수초화, 신경로의 수초화 시작	감각-운동 결합의 시작은 태아의 첫 운동, 특히 자연적인 반사를 우세하게 한다. 감각신경로와 운동신경로의 첫 수초화; 미측에서 두측으로 수초화. 뇌간과 뇌신경과 같은 CNS의 영역은 처음 사용되어져 흡입과 삼킴을 가능하게 하고, 처음 수초화된다.	비정상적인 세포이동은 간질환을 초래할 수 있다. 태아기 때 영양이 나쁜 것은 수초화의 감소, 시냅스 수의 감소, 수상돌기의 가지치기를 제한하는 것 등을 초래한다. 신경원의 연결과 성장은 신경로 사용에 매우 의존적이다.
성장 (영아기와 아동기)	생후 첫개월 마지막쯤 대뇌반구의 수초화가 뚜렷 피질척수로 수초화는 1세 후반기쯤, 감각로는 2세경; 이마엽(전두엽)과 마루엽(두정엽)의 수초화는 출생시, 뒤통수엽(후두엽)은 출생후; 관자엽(측두엽)과 이마엽은 첫해동안 수초화가 이루어진다 신경원의 성장과 성숙 신경원 진행이 복잡하게 증가	기능은 생후 감각경험과 운동경험에 매우 의존적이다. 수초화와 CNS 발달은 Piaget's 인지단계와 매우 적합하다. 마루엽, 뒤통수엽, 관자엽의 수초화와 발달은 시각감각운동기능의 발달과 관련있다; 이마엽의 수초화와 발달은 운동발달과 감정발달과 관련있다. 성장에 대한 결정적 시기는 출생에서 2세까지; 뇌성장 영역과 발달적 성숙은 동시에 일어난다.	신경원 성숙은 신경로의 사용에 매우 의존적이다. "결함으로의 성장"은 행동 혹은 기능적 능력의 결함이 관찰될 때 계속적인 발달 동안 결함이 나타날 때 보여질 것이다.
성장 (사춘기)	계속적인 뇌성장은 12~15세까지; 중요한 성장기간은 6~8, 10~12, 18세 신경섬유의 복잡성 증가와 전도속도의 증가 수초화가 계속 되지만 속도는 늦어진다.	운동조절이 더욱 자동적이 된다. 운동기술이 18~21세 경에 최대의 정밀성을 얻는다.	개인적인 능력이 선천적인 능력, 동기, 훈련에 매우 의존적이다.
성숙 (성인기)	연합영역의 수초화가 계속 시냅스 성장과 재형성이 계속 30세 후 신경전달속도 감소 뇌무게와 용적의 감소가 시작	IQ가 20~30세에 최고 연합영역의 발달이 계속되기 때문에 학습이 최고로 가능하다. 반응시간은 20~60세에 최고. 처음 영역은 신경원 소실을 보이고 감각피질과 운동피질과 해마가 수축	충분히 형성한다는 것은 회복에 큰 의미를 준다. 성인기의 가소성은 사용에 따라 매우 다르다, 많이 사용하면 시냅스 힘과 효율성이 증가한다. 단기기억이 감퇴하기 시작
노화 (노년기)	나이가 들면서 수상돌기의 성장이 계속 신경원 수의 감소, 신경원의 수축, 특히 고위연합 영역 관자엽과 이마엽 용적 감소 뇌간과 소뇌 크기 감소 수초 소실로 전도속도가 늦어지고 신경원 처리과정이 늦어진다.	고위수준의 인지 기능이 감퇴하고 기억감퇴가 증가. 반응시간이 감소, 반사반응이 늦어지고, 감각의 정확성이 떨어지고 운동수행이 감소한다. 기본적인 지적 능력은 최소한 75세까지 유지된다.	학습은 노인기까지 가능하다. 가소성의 유지 때문에 세포소실/수축의 커다란 역치가 교차될 때까지 기능적 감소가 뚜렷하지 않다. 새로운 정보 습득과 작업기억에서 장기 기억으로의 새로운 정보의 전환이 유의하게 감소. 균형문제. "사용하지 않으면 잃어버린다"

출처: Information compiled from multiple sources. See text and references for defails.

접촉(touch)과 같은 반응에 대한 반사 동작은 임신 8주에 나타난다. 11주에 입술 접촉하기는 연하 동작을 유발한다. 14주쯤, **reflexogenic zones**(반사 반응을 유발시키는 자극부위)은 확대되어 배아의 얼굴 만지기는 머리 회전, 찡그리기, 신체의 신장, 사지의 신전으로 구성된 완전한 연속적 동작을 초래한다. 반사 연결은 **머리꼬리**(cephalocaudal, 머리에서 발쪽)쪽으로 이루어진다(Cech와 Martin, 1995).

8주에서 3세까지, 수초화는 주요한 신경계 과제이다(Lundy-Ekman, 2002). 임신 10주에 척수신경과 신경근(roots)에 의한 수초의 습득은 또한 빨기와 태아의 발차기와 같은 첫 반사운동 활동의 시작과 관련있다. 수초화는 처음 사용되어질 신경계의 이러한 부위에서 처음 일어나고, 반사적 빨기와 연하에 포함되는 뇌신경과 뇌간 영역에 이루어진다.

임상 사례:

아기들의 많은 첫 동작들은 자연스러운 반사이다. 첫 동작인 반사들은 여러 목적을 제공하는데, 기본적 생존 반응을 제공하고, 미성숙한 경로들을 사용하게 하여 사용으로 인해 더욱 성숙하고 발달하게 한다. 4장은 기능적 목적과 반사를 포함한 자동운동 반응의 이해에 대한 임상적 중요성에 대해 깊이 연구할 것이다. ▪

CNS의 수초 형성은 임신 6개월에 시작하고 성인까지 계속한다. 수초 형성은 세포의 화학 기전과 신경원의 자극(impulses)의 결합으로 시작되는 것 같다. 다른 섬유 시스템들은 다양한 발달적 시기에 수초화된다. 일반적으로, 운동경로와 감각경로들은 연합섬유 이전에 수초화되고, 이러한 섬유들은 경험에 대해 이차적으로 발달되고 수초화하고, 풍부하고 다양한 감각 경험과 운동 경험들에 의해 진행한다. 수초화는 머리에서 꼬리 방향으로 진행한다(Cech와 Martin, 1995).

신경계의 성장 (Maturation of the nervous system)

▪ 영아와 아동기 (Infancy and childhood)

출생시, 영아의 뇌는 완성된 뇌와는 거리가 멀고, 무게는 성인 뇌의 1/4이다. 신생아 뇌 무게는 체중의 약10%이다. 무게의 차이는 생후 첫 2년에 주로 일어나는 수초화 형성; 신경원 크기의 증가; 신경교 구성요소의 수적 증가; 신경원 과정의 복잡성의 증가로 설명된다(Afifi와 Bergman, 1998).

뇌간과 척수는 출생시 수초화가 가장 진보된 부분이다. 따라서 신생아 동작의 반사적 능력이 생긴다. 대뇌 내에 후이마엽(전두엽, frontal lobe)과 마루엽(두정엽, parietal lobe)은 출생 당시 수초화가 되었고, 뒤통수엽(후두엽, occipital lobe)은 그 이후 곧, 이마엽과 관자엽(측두엽, temporal lobe)은 1년 동안 수초화가 이루어진다. 이러한 소견들은 아주 어린 영아의 시각적 자극의 중요성과 1년 반 뒤에 일어나는 언어 발달의 시작과 매우 밀접한 관련이 있기 때문에 중요하다.

원심성 메시지를 골격근으로 전달하는 피질척수로는 1세쯤 수초화되고, 감각 신경로들은 2세쯤 완성된다는 사실들은 생후 첫 1년 동안 일어나는 동작 과제와 감각 경험의 중요성을 나타내는 것이다. 아이가 감각기술, 운동기술, 인지기술의 증가가 발달하기 시작할 때, CNS는 신경로, 시냅스 연결, 수초화 경로의 발달이 계속된다.

임상 사례:

신경계 성장 변화들은 초기 경험과 동작이 발달적 변화가 어떻게 일어나는지 반영하고 지지하는 또 다른 예이다. 초기 경험과 신경학적 발달은 원인과 결과 관계가 아니다; 오히려 상호작용으로 영향을 주는 관계이다. 초기 경험들은 신경발달과 체계화에 영향을 주고 신경발달과 체계화는 초기 경험들에 영향을 준다. 최상의 아동 발달을 촉진하기 위한 초기 중재와 발달적 장애와 동반되는 이차적인 기능적 제한을 최소화하기 위한 초기 중재에 대한 합리성이 여기에 있다. ▪

아동기동안 뇌성장은 Piaget가 설명한 인지 발달 단계와 같이 일어나고, 언어 발달과 같이 일어난다(Piaget, 1952; Thelen과 Fogel, 1989). 구조적 변화와 기능적 발달과 성장은 표 3-1에 있듯이 혼합되어 있다. 마루엽, 뒤통수엽, 관자엽은 영아 초기에 극적으로 발달하고, 시공간 기술의 발달과 시감각운동 통합(visuosensorimotor integrative) 기능과 함께 일어난다. 8개월과 12개월 사이에, 이마엽(전두엽, frontal lobe) 피질은 빠르게 발달이 진행중이고, 더 높은 피질 기능, 감각적 발달, 운동 기술의 발달과 함께 일어난다. 소뇌는 임신 30주에 성장이 발달하기 시작해서 태아나기 전 태아기 끝까지 진행하여, 균형과 협응의 발달적 진보를 반영한다(Aifi와 Bergman, 1998).

뇌가 약 10세까지 발달한다지만, 생후 뇌성장에 대한 결정적 시기는 출생시부터 2세까지로 생각된다(McKeough, 1995). 생후 첫 2개월은 엄청난 CNS 체계화 기간으로 생각된다(Cech와 Martin, 1995). 일차 운동 피질 발달은 일차 감각 피질의 발달보다 먼저 일어난다. 태아기동안 발달이 상대적으로 적었던 소뇌는 임신 30주부터 생후 첫해까지 성장이 이루어진다.

임상 사례:

출생전 영양상태가 나쁘면 형성되는 시냅스 수의 감소를 초래하고 수상돌기의 가지 수와 수초화의 감소를 초래한다(Herschkowitz, 1989). 임신 교육시, 좋은 출생 전 관리와 엄마의 건강이 발달중인 태아에게 가장 중요하다. 생후 첫 2년 동안 나쁜 영양은 시냅스 형성 수를 제한시키고, 수상돌기의 가지와 수초화를 감소시키고 신경교세포 형성을 감소시켜 미래의 신경학적 기능에 큰 영향을 준다. 뇌안에서 나오는 지방이 없기 때문에, 발달중인 신경계와 미성숙 신경계는 지방산의 형성을 위해 지방이 필요하다. 출생 전에는, 이러한 것은 엄마의 영양으로 공급받아야 하고, 뇌혈관장벽을 통해 적절한 신경세포 형성을 위해 수송되어야 한다. 출생 후에 지방은 영아 식이의 중요한 영양성분이다. ▪

자연적으로 일어나는 세포의 과성장은 바로 다음으로 신경원 세포사와 축삭 후인(retraction)이 오는데 인간 뇌 발달의 주요 형상이다(Leonard, 1994). 이러한 과정은 선택적으로 나타나고, 주로 적절한 목표지점으로 신경원의 수가 맞춰지는데 사용된다. 이는 기능적으로 풍부한 신경원과 투사섬유가 제거되도록 하는 것이다. 대부분 구조들에서 초기 뇌발달 동안 신경원의 약 50%가 소실되는 것으로 연구되었다. 신경원 연결의 완성과 계속적인 생존은 경로의 사용에 매우 의존적이다. 이것은 감각입력(구심성)에 달려있고, 치료사와 보조자들에게 임상적으로 중요하다.

임상 사례:

초기 뇌 발달은 뇌에 받는 입력에 매우 의존적이다. 예로, 뇌의 운동 영역에 손상이 있는 아이는 동작 경험에 매우 제한적이 될 것이다. 활동의 이러한 결함은 훨씬 적은 양의 구심성 입력을 초래하고 뇌구조 발달에 더욱 더 결함을 초래할 것이다. 물리치료와 작업치료는 구심성 경로와 원심성 경로를 사용함으로써 이러한 효과를 줄이고 그래서 뇌 발달이 최상화되게 한다. ▪

▪ 사춘기 (Adolescence)

뇌는 훨씬 늦은 비율이지만 성장을 계속하고, 12세에서 15세까지 성장하고, 평균 성인무게가 이때에 이르게 된다. 수초화 역시 늦은 비율이지만, 이 기간동안 계속된다. 사춘기때 뇌무게는 3배에 이르고, 수초화, 신경교 증가, 처리 과정의 복잡성 증가 때문이다. 던지기, 잡기, 균형잡기와 관련있는 기술의 출현은 신경계의 성숙이 계속되고 진행중인 수초화를 통해 신경자극의 전달 속도가 증가하기 때문에 관찰된다. 운동조절은 더욱 자동적이고, 복합적이고 정교해진다(Cech와 Martin, 1995).

뇌는 성장동안 부가적인 결정적 시기의 진행이 6세에서 8세, 10세에서 12세, 18세 쯤에 최고에 이른다. 신경 섬유 시스템들은 늦어도 중년까지 복잡성이 계속 증가한다. 운동 기술의 수행력이 최대한 정밀성이 이루어지고, 18세에서 21세에 성장이 최고에 이른다(Adams 등, 1997). 계속적인 신경계 변화로 운동기술 숙련의 개인적 수준은 매우 다양하고, 훈련, 지시, 동기, 물론 타고난 능력에 따라 다르다. 18세에서 30세까지는 속도와 기민성이 최고인 나이다.

신경계의 성숙 (The mature nervous system)

▪ 성인기 (Adulthood)

수초화는 성인기에까지 계속 이루어지고 수초화된 부위

는 뇌의 연합영역과 목적적 활동을 위해 필요한 정보의 통합을 담당하고 있다. 이 사실은 목적적 활동의 가치와 뇌 발달에 목적적 활동이 영향을 끼치는 것에 대해 모든 치료 전문가들을 각성시키는 것이다. IQ 측정으로 반영되는 지적 능력은 실제로 20대와 30대 사이가 최고이다(Katzman과 Terry, 1983). 신경계의 짜임은 성인기를 통해 충분히 우리에게 제공되고 있다. 마치 신경원이 한 영역에서 소실되더라도 다른 영역의 신경원에서 연결이 이루어지는 것과 같다. 생체 기능을 담당하고 있는 영역인 대부분의 뇌간 영역과 운동 프로그램의 수행을 담당하는 기저핵은 성인기를 통해 안정화되고, 중년기를 통해 최소의 변화를 보여준다.

하지만, 전체적으로 신경계는 중년기부터 감퇴하기 시작한다(Cech와 Martin, 1995; Duara, London, Rapoport, 1985). 구조적으로 뇌는 뉴런의 계속적인 소실(이는 대치되지 않음)을 경험한다(Gallahue와 Ozmun, 2002). 20대 초, 뇌 무게는 감소하고, 피질은 얇아지고, 신경교 세포 수는 증가한다(Earnest, Heaton, Wilkinson, 1986; Whitbourne, 1985). 감각신경의 흥분 전도속도는 30대에 감소하기 시작한다(Buchtal, Rosenfalck, Behse, 1984; Cech와 Martin, 1995).

뇌 무게와 용적의 소실은 비슷하지 않고, 오히려 다른 영역과 비교시 특정 영역 내에서 경험되는 소실에 차이가 있다(Cech와 Martin, 1995). 일차운동 영역과 감각 영역은 20대 초에 신경원 소실이 시작한다. 기억과 관계있는 해마는 30세 이후에 뉴런의 감소가 30%인 것으로 보고되었다(Ball, 1977). 새로운 정보 습득과 작업기억(working memory)에서 장기기억까지의 정보 변화는 나이가 듦에 따라 유의하게 감소한다(Koroshetz와 Moskowitz, 1996; LeVere, 1980). 평균적으로 단기기억의 감퇴는 60세까지는 점진적이고 늦지만, 그 이후는 더욱 빨라진다. 반대로 장기기억은 나이가 들어도 크게 영향을 받지 않는 것 같다(DiGiovanna, 1994). 반응시간은 25세에 최고에 달하고 60세까지 유지된다.

성인 축삭의 성장은 매우 제한적이다. 수상돌기 형성은 전 생애를 통해 일어나지만, 초기 발달동안 일어나는 구역까지는 아니다. 사실 발달의 결정적 시기가 일단 지나면, 변화는 제한적이 된다. 초기 발달과 관계있는 가소성은 구조적 변화(성장, 이주, 축삭과 수상돌기와 시냅스 형성과 같은)에 매우 의존적이다. 성인에게 이용할만한 가소성 변화는 일반적으로 실질적인 구조적 변화 때문이 아니라, 오히려 시냅스 강화와 효율성 때문이다(leonard, 1998). 시냅스 재형성과 성장은 성인기까지 늦게 일어난다. 새로운 연구는 성인 신경계가 새로운 신경원이 성장할 수 있다는 몇 가지 증거를 발견했고, 수상돌기의 발아(sprouting)가 늦은 나이까지 관찰된다고 했다(Papalia, Olds, Feldman, 2001).

임상 사례:

"사용하지 않으면 잃어버린다"라는 잘 알려진 격언에 대한 일부 진실이 분명히 나타날 것이다(Cech와 Martin, 1995). 경로의 계속적인 사용은 시냅스 강화와 효율성 때문에 시냅스 촉진을 초래한다. 치료사들과 보조자들은 모든 연령 특히 어른들에게 목적적 활동을 유지하고 직접적으로 신경원의 투사(processing)에 영향을 줌으로써 환자들의 회복에 큰 영향을 줄 수 있다. 또한 목적적 활동과 계속적인 활동에 대해 이론적인 설명을 환자들과 나누는데 도움을 준다. 환자가 이러한 활동이 신경원 투사에 영향을 준다는 것을 이해한다면, 활동 능력은 분명히 증가할 것이다. ▪

신경계의 노화 (The aging nervous system)

▪ 노년기 (Older adult)

노년기 신경계의 가장 뚜렷한 특징은 가장 큰 변동성이 나타난다(Mortimer, Pirozzolo, Maletta, 1982). 치료사들과 보조자들은 항상 환자 개성과 각 환자 자신의 발달 과정에 대한 독특성을 기억할 필요가 있다. 하지만, 일반적으로 사람들은 신경계의 노화와 관련된 기능의 감소를 경험한다. 뇌세포의 죽음과 신경전달속도의 느림은 정상적인 노화를 동반한다. 반사 반응 시간(response times), 반응 시간(reaction times), 감각능력의 감소가 있다. 노화에 따라, 반사는 활동을 위해 더 큰 자극을 요구하고 반응이 유발되는데 시간이 더 오래 걸린다. 반응의 느림을 설명할 때, 대부분 70세 이상 어른들은 knee jerk를 나타내지 못하고; 90세쯤에는 심부건반사가 사라진다(Papalia 등, 2001).

노화와 관련된 CNS 변화들은 뇌의 모든 부분이 같지 않다. 뇌의 변화는 개인마다 매우 다양하다. 노화는 마루엽(두정엽, parietal lobe)보다 관자엽(측두엽, temporal lobe)과 이마엽(전두엽, frontal lobe)에 더 영향을 준다(Brody와 Vijayashanker, 1977). 이마엽과 관자엽의 용적은 매우 감소한다(Coffey, Wilkinson, Parashos, 1992; Sullivan, Marsh, Mathalon, Lim, Pfefferbau, 1995). 크기의 감소는 주로 신경원의 실제적인 소실 보다는 신경원의 수축(shrinkage) 때문으로 생각된다. 신경원수축은 가장 빨리 시작하고, 기억과 고위 인지 기능을 맡고 있는 이마엽에서 가장 빨리 진행한다(Papalia 등, 2001).

작업 기억에서 장기 기억까지 새로운 정보의 습득과 새로운 정보의 변화는 나이가 듦에 따라 급격히 감소한다(LeVere, 1980; Koroshetz 등, 1996). 여기 뇌간과 소뇌의 크기가 나이와 관련해서 감소한 예가 있는데, 아마 기능적인 중요성으로 균형문제와 관련해 그렇게 자주 노인들에게서 보여진다(Hasselkus, 1974). 많은 연구들은 노화 동안 고위 중추 연합영역이 일차 운동영역 혹은 시각 피질영역보다 더 많은 신경원을 소실한다고 했다(Kemper, 1984). 현재 많은 연구들은 피질의 총 신경원의 수는 노화과정 동안 심하게 변하지 않는다고 결론지었고 뇌 용적이 나이와 관련된 뚜렷한 변화는 실제적으로 신경원의 수축(shrinkage)때문이라고 결론지었다(Cech과 Martin, 1995). 신경원 크기의 이러한 소실은 노년기 때의 건망증을 설명하기가 가능한 것이다(Morgan, 1989).

생화학적 수준에서, 신경전달물질 합성에 포함되는 효소들의 소실이 CNS와 PNS 둘다에서 특정 신경전달물질에 대한 수용체 부위가 중등도로 소실된 것과 함께라고 설명했다. 운동 시스템 수행에서의 감소는 도파민 재흡수(uptake) 부위의 감소와 관련되어졌는데, 기저핵(basal ganglia) 경로에서 나이와 관련된 축삭의 소실 때문이다(DeKeyser, Ebinger, Vauquelin, 1990). 노화와 관련된 수용체 수의 감소와 노화와 관련된 남아있는 수용체의 탈감작화 두 요소 모두가 시냅스 전달에 영향을 준다고 설명하였다(Antonini, Leenders, 1993; Cohen, 1999). 가장 급격한 변화는 65세에서 70세 후에 나타난다. 수초 소실은 자극 전달과 신경계 전달에 대한 명백한 의미와 함께 정상적인 노화 과정의 한 부분으로 생각된다. 신경전달속도는 감각수행과 운동수행에 대해 명백한 결과로 60세 후에 감소한다(Mortimer 등, 1982). 왜냐하면, 의식적인 감각과 수의적인 운동은 많은 CNS 시냅스와 개재신경원을 사용하기 때문에, 노화와 관련된 변화는 이러한 기능에 크게 영향을 준다(DiGiovanna, 1994). 노화는 또한 피질 세포내 수상돌기의 변성과도 관련있다(Cohen, 1999; Jcobs와 Scheibel, 1993).

임상 사례:

노인의 신경계에서 이러한 모든 정상적인 변화들은 종종 노인에게 나타나는 기능적 제한에 영향을 준다. 기억의 결함, 고위 수준의 인지 처리과정의 감소, 반응시간의 감소, 균형의 어려움, 정보처리과정의 연장. 임상의들은 이러한 변화들이 실제적이라 하더라도, 노인들은 새로운 기술을 계속 잘 배울 수 있다는 것을 명심해야 한다. 훈련과 의미있고 목적있는 행동을 많이 하는 것은 이러한 노화과정을 늦추는 것이다. ■

이러한 모든 변화에도 불구하고, 뇌와 신경계의 구조에서 소수의 전체적인 변화는 질병상태와 생애의 마지막 몇 달 동안을 제외하고는 전체 부위의 25%를 초과하지 않는다(Cotman과 Hotlets, 1985). 사실상 뇌의 무게가 15%가 소실되는 것은 80세가 되어서다(Waxman, 2000). 노화와 관련된 신경원 세포 소실이 없는 뇌 영역도 있다. 기저핵과 뇌간 핵은 노화로 인해 신경원의 소실이 거의 변화가 없다(Konigsmark와 Murphy, 1970). 수상돌기는 노인기까지 계속 자란다(Herschkowitz, 1989). 다양한 뇌 영역의 시냅스 수는 그 부위를 사용하느냐에 따라 증가하거나 감소한다. 치료사와 보조자들은 기억해야 한다: "사용하지 않으면 잃어버린다!" 손상이 없을 시, IQ 측정으로 반영되는 지적 능력은 적어도 75세까지 유지된다(Cech와 Martin, 1995; Katzman과 Terry, 1983).

노화에 따른 신경계 변화와 관련된 중요한 기능적 의미는 움직이는 동안 신경계 효율성으로 정의되는 반응시간의 변화와 환경과 상호작용할 수 있는 인지기능의 감소이다(Cech와 Martin, 1995). 정상적인 노화에 따라, 대뇌 혈액공급은 약 20% 정도 감소된다(McKeough, 1995). 뇌혈관 벽은 또한 두꺼워진다(Afifi 과 Bergman, 1998). 뇌혈류의 감소와 뇌 조직의 계속적인 산소 사용은 신경원 전달을 약간 느리게 할 뿐 아니라 노인을 CVA의 위험에 빠지게 한다.

가소성의 유지 때문에, 기능의 감퇴는 매우 늙을 때라야 명백해질 것이다. 기능의 소실은 엄청난 세포 수가 역치가 바뀔 만큼 소실될 때에 일어난다. 예로, 운동 시스템에서 중대한 핵이 뚜렷한 임상적 손상 없이 운동 신경원의 반 이상 소실되면, 상당히 많은 여분의 신경원이 존재한다는 것이다. 이 가소성은 노화에 따른 신경원의 기능적 소실에 대한 가역적 결과에 대해 개인을 보호하는 것이다(Mortimer 등, 1982). 인간의 뇌는 분명히 놀랄만하고, 노년기까지 최상의 기능을 유지하기 위해 엄청난 기회를 제공한다.

체성감각계: 인생주기 변화
Somatosensory System: Life Span Changes

운동조절에 관여 (Contribution to movement control)

감각계의 기능은 행동을 조절하기 위해 필요한 정보를 CNS에 제공하는 것이다. 이 정보는 넓게 두 개의 중요한 부분으로 나뉠 수 있다: 외부적 환경에서 오는 정보(exteroception)와 내부적 환경에서 오는 정보(interoception과 proprioception). 체성감각은 문헌적으로 몸에 대한 감각 정보를 의미하는 것으로 촉각이라는 피부감각과 인대, 근육, 관절, 힘줄(건, tendon)에서 오는 고유수용감각을 포함한다. 다음 체성감각에 대한 설명은 피부에서 오는 감각정보와 근골격계에서 오는 감각정보를 포함한다. 간단하게, 체성감각은 우리의 몸을 느끼고, 아프고, 춥고 어떤 부위가 움직이는지 알게 하는 것이다.

체성감각 시스템(somatosensory system)은 두 개의 매우 중요한 방법에서 독특하다:

1. 체성감각계에 대한 수용체는 신체를 통해 분포된다.
2. 많은 다양한 종류의 자극에 반응할 수 있다.

체성감각계는 접촉(touch), 통각, 온도감, 위치감의 네 가지에 대한 종합적인 이름이다. 듣기, 보기, 맛보기, 냄새 맡기, 평형감에 대한 것은 예외이다(Bear, Connors, Paradiso, 2001). 이 장은 접촉과 신체 위치에서 오는 기능적 체성감각 통합에 초점을 둔다. 왜냐하면 이러한 체성감각은 운동 시스템의 통합 부분이기 때문이다. 통각과 온도감에 대한 논의는 다른 자료를 참조하라.

최근 신경과학 연구는 감각정보가 동작 조절에 많은 역할을 한다고 했다(Shumway-Cook, Woollacott, 2001). 감각자극은 척수수준에서 체계화된 반사 동작에 대한 일차적인 자극을 제공한다. 굴곡도피반사와 교차신전반사와 같은 반사들은 척수수준에서 이루어진다(4장 참조). 그리고 감각정보는 운동 명령이 척수에서 생성되었는지 혹은 고위 중추에서 생성되었는지 간에, 운동의 출력을 **수정**(modulation)(변화 혹은 세련)하는데 역할을 한다. 감각이 이러한 모든 다양한 종류의 운동 명령을 수정할 수 있는 이유는 감각수용체가 근골격계의 마지막 경로로 생각되는 운동 신경원에 수렴되기 때문이다(Shumway-Cook, Woollacott, 2001).

CNS 수직구조의 가장 낮은 수준에서 가장 높은 수준까지 체성감각계는 말초에서 통합까지 나오는 신호의 수용에 포함된 모든 구조들을 가지고 있고, 이러한 신호들의 해석이 동시에 들어오는 모든 정보와 관계있다(그림 3-3). 체성감각계의 모든 수준에서, 수직적 체계뿐만 아니라, 평행하게 분포된 처리 과정들도 많이 있어, 신호는 어느 때라도 수정될 수 있다. 다른 운동 하부시스템 처럼 체성감각계는 수직구조라기 보다는 수평적 구조로 배열되었다.

임상 사례:

다음 예는 한 세트의 반응 능력으로 신경원과 경로의 수직적 배열을 간단히 나타내지 않듯이 체성감각계의 가치와 복잡성을 나타낸다. 맨발로 바닥을 걷고 있고 날카로운 유리 조각에 찔렸다면, 당신이 굴곡도피자세로 발을 즉시 피할 것이고, 통증으로 아파하고, 손상을 보기 위해 가까이 있는 의자로 뛰어갈 것이라는 것을 추측할 수 있다. 이 자동적인 반응 세트는 재빨리 일어나고 많은 의식적 생각 없이 일어난다. 사실상 당신이 이렇게 아픈 것을

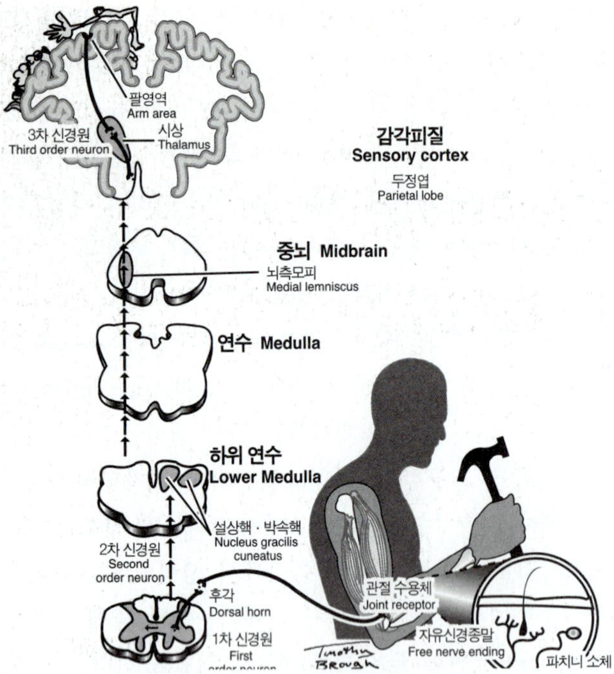

그림 3-3. 체성감각계의 중요한 요소들, 인간운동계의 주요한 시스템하부로서 체성감각계의 기능적 해부학적 요소들을 강조한다: 말초 피하수용체와 고유수용체, 후주 구심로, 후각을 포함한 척수, 뇌간(연수와 중뇌), 시상, 마루엽(두정엽) 내의 체성감각피질을 포함한다.

신음할 때조차, 나중에 그 일을 크게 말하지 않았으면 하고 바랄 것이다. 중요한 요점은 동작, 소리, 감정적 반응 모두가 재빨리 일어나고 똑같이 예언할 수 있는 방법이지만, 꼭 의식적으로 계획된 것은 아니었다. 반대로, 당신이 맨발로 똑같은 바닥을 걷고 있었고, 이때 책상에 있는 아기가 높은 의자에 막 떨어지려고 하는 것을 발견했고, 다음 당신이 유리 조각에 찔렸다면, 우리는 유리에 대한 반응이 달랐을 것이라는 것을 안다. 의심할여지 없이 발을 피하기 위한 충동을 누르고 아기에게로 계속 움직일 것이다. 유리가 여전히 발에 박혀 있다하더라도. 당신의 뇌는 발의 통증에 대한 반사적 반응을 수정하였다. 왜냐하면 아기에게로 달려가는 것이 더 중요하고 아기가 떨어지지 못하게 하는 것이 더 중요했기 때문이다. 충분히 놀라운 것은, 우리의 뇌는 또한 의식적인 생각 없이 이것을 무시할 수 있고, 적절한 반응을 결정하게 하고, 이러한 상황에 대한 최선의 반응에 효과를 준다! 이것은 체성감각계가 상황과 급한 과제에 대해 적절하게 반응을 어떻게 수정할 수 있는가에 대한 한 가지 예일 뿐이다. ▪

감각통합(sensory integration)은 성숙 교차-모델리티 처리과정(cross-modality processing) 때문에 사용을 위한 두 개 혹은 더 많은 감각 시스템에서 오는 정보를 함께 섞는 것이다. **Cross-modality processing**는 하나 이상의 감각 모델리티가 하나의 혼합된 감각 모델리티로 정보를 동일화하는 것을 의미한다. Ayres는 감각통합이 다양한 감각 모델리티에서 오는 입력의 시간적 측면과 공간적 측면이 통합되고, 연결되고, 통일되게 하는 신경학적 과정이라고 정의했다. 뇌는 감각정보를 보내고 그 다음은 끊임없이 패턴을 바꾸고 유연성 있는 사용을 위해 정보를 선택하고, 강화시키고, 억제하고, 비교하고, 연결시킬 수 있다(Ayres, 1989; Bundy, Lane, Murray, 2002; Fisher, Murray, 1991). 감각통합의 발달은 각 감각의 발달과 동시에 일어난다. 정상적인 발달 동안, 통합은 출생 시 부분적으로나마 기능적이고, 아이가 자라면서 더 발달하고, 성인기에 들어가면 감퇴하기 시작한다. 그 결과, 다양한 나이의 사람들은 다양한 과제 수행을 위해 피부정보, 고유수용정보, 전정정보, 시각정보가 필요하다(Poole, 1991).

기능적으로, 체성감각은 부드러운 동작과 목적 있는 동작 생성에 관여한다. 시각적 입력과 전정 입력 외에도, 체성감각 입력은 효과적인 자세 조절과 동작 수행을 위해 CNS에 중요한 정보를 제공한다. 동작을 할 때 감각의 역할은 인생주기를 통해 변화한다. 첫째, 감각은 반사 형태로 동작과 함께 짝을 이룬다. 감각은 운동을 조절하기 위한 되먹임(feedback)으로 사용되고, 자세 반응을 위한 자극으로 사용된다. 결국, 감각은 운동을 예측할 때 미리먹임(feed forward)이 되고, 친숙한 행동을 하는 동안 되먹임이 덜 사용된다. 노화에 따라, 감각은 여전히 새로운 동작을 수정하거나 강화시키는데 사용되지만, 감각정보 처리과정 속도는 감퇴한다.

기능적 해부학 개요 (Functional anatomy overview)

일반적으로, 체성감각계는 세 개 신경원 투사 시스템으로 구성된다. **일차연접 신경원**(first-order neurons)은 감각수용체에서 나와 CNS로 들어가고, 세포체는 후근신경절에 위치한다. **이차연접 신경원**(second-order neurons)은 다음 정보를 시상에 전달하고, 보통은 세포체가 놓여있는 뇌간 혹은 척수에서 교차한다. **삼차연접 신경원**(third-order neuron)은 시상에 있는 세포체에서 나오고 감각피질에 투사한다(Lundy-Ekman, 2002).

2장에서 언급했듯이, 체성감각정보는 두 개의 중요한 경로를 따라 수행된다: 후주(dorsal column)/내측모대계(medial lemniscal system) 혹은 전외측 시스템(anterolateral system)이다. 이러한 말초 수용체와 투사과정과 경로의 기본적 해부학은 이 책의 다른 장에서 미리 설명되었다. 마루엽(두정엽, parietal lobe)에 위치한 체성감각피질은 모든 체성감각 모델리티(신체에서 오는 느낌 혹은 인지)에 대한 중요한 처리과정의 중추이고, 의식적 인식의 시작을 나타낸다. 이 부위에서 우리는 교차-모델리티 처리과정(cross-modality processing)을 보고, 다양하고 많은 종류의 수용체에서 오는 정보가 특정 신체 부위에 집합하는 정보를 주기 위해 통합된다. 체성감각피질은 또한 들어오는 감각 정보를 구분하고 의미를 알아낼 수 있다. 신체의 다양한 부위는 친숙한 감각 호문쿨러스(homunculus)에 나타난 마루엽의 다양한 영역내에 위치가 할당되었다(그림 2-6, 3-3). 체성감각피질은 시상, 후주, 척수와 하행 연결하고, 그럼으로써 이러한 구조들을 통해 올라가 들어오는 정보를 수정할 수 있다(Shumway-Cook와 Woollacott, 2001).

다음은 체성감각계의 발달적 변화의 일부를 설명하고, 표 3-2에 요약했다.

체성감각계의 초기 발달 (Early development of the somatosensory system)

"접촉하는 것"으로 정의되는 접촉(touch)은 우리의 첫 번째 언어이다(Weber, 1984, p3). 자궁 속에서 기능을 위한 첫 번째 시스템으로, 의사소통(communication)과 애정(attachment)을 가능하게 한다(Fisher, Murray, Bundy, 1991). 이것은 "가장 오래되고 원시적인 표현 채널"로 "외부세계와 접촉을 이루기" 위한 일차적 시스템이다(Cech와 Martin, 1995; Collier, 1985). 자궁 속에서 감각계는 다음 순서로 발달한다: 접촉, 운동 발견(motor detection), 냄새, 듣기, 보기, 맛, 고유수용감각(Cech와 Martin, 1995). 태아는 7주 초에 입 주변에 접촉하는 반응력이 발달한다(Hooker, 1952). 17주 쯤, 피부 감각이 전체 몸으로 퍼지고, 머리의 꼭대기와 뒤는 제외하고; 이러한 부위는 출생 동안 매우 강력한 접촉의 대상이 되기 때문에 그대로 보존된다.

고유수용성감각 수용체는 임신기간 중간쯤에 잘 발달된다(Lowery, 1986). 두드리기(tapping), 신장(stretching), 양막액(amniotic fluid)의 변화시 생기는 압력(pressure) 조차 태아의 반응을 유발한다(Cech와 Martin, 1995). 근방추체는 12주 쯤 형성된다. 파치시 수용체(pacinian corpuscles)는 20주 쯤 사지의 원위부에서 발견되고, 골지건 또한 이때에 형성된다(Wyke, 1975).

체성감각계의 성장 (Maturation of the somatosensory system)

▪ 영아와 아동기 (Infancy and childhood)

접촉과 고유수용감각은 출생시 기능하기 시작하고, 해당되는 신경로의 완전한 수초화가 그 증거다. 생후 몇 달 동안, 체성감각계는 가장 성숙한 시스템이다. 생리학적 변화는 출생후 모든 감각계에서 일어나고, 이에 대한 증거로는 신경전달속도의 증가, 수초화, 축삭 가지의 재분포(redistribution), 시냅스 효율의 증가이다. 구조적 변화와 기능적 변화는 영아와 아동이 세상과의 상호작용으로 일어난다(Cech와 Martin, 1995).

가벼운 접촉에 대한 방어적 움직임이 출생시 사라진다 해도, 신생아는 숨을 쉬기 위해 코와 입의 기도를 맑게 하도록 자신의 머리를 반사적으로 돌릴 수 있다. 접촉에 대한 이 첫 번째 반응은 팔과 다리의 움직임을 마음대로 한다. 접촉에 대한 정보는 영아가 음식을 찾기 위해 처음 사용된다. 초기 접촉(tactile) 입력은 생존 행동 뿐만 아니라 부모와 영아의 애착, 사회성, 인지적 발달에서도 중요한 역할을 한다(Gottfried, 1984). 모양의 차이를 인지하기 위한 접촉의 사용은 점차적으로 발달한다; 한 달된 아기는 이미 다양한 고무 젖꼭지 모양을 구분할 수 있다(Meltzoff와 Borton, 1979).

표 3-2

인생주기를 통한 체성감각계 변화: 기능적 의미

발달단계	주요변화	기능적 의미	재활의미
초기 발달	첫감각계가 자궁안에서 발달 고유수용감각이 태아중반기쯤 발달 체성감각로가 출생시 완전히 수초화	접촉에 대해 처음 반응하는 능력은 제태기간 7주 경에 보인다.	영아는 체성감각 정보를 받고 전달하기 위해 준비하고, 초기 접촉의 중요성을 강조한다.
성장 (영아기와 아동기)	대부분 성장계는 생후 첫 몇 개월 동안 전도속도 증가, 수초화가 빠르게 계속유지, 시냅스 효율성이 증가. 고유수용감각로가 초기 아동기에 매우 발달.	초기 접촉 입력은 영아기 초기때 생존행동, 사회성, 감정적 유대감을 위해 중요하다. 세상과의 상호작용은 신경원 구조와 효율성에서 생리학적 변화를 생성한다. 접촉이 점차 구별화될 때 감수영역은 좁아진다. 체성감각 정보는 전정계와 시각계 정보와 통합하여, 감각-운동 숙달 시작에 기여.	초기 중재 자극 활동은 운동경험과 감각경험 모두를 강조할 필요가 있다; 감각경험은 운동능력을 "유도하지" 않는다; 오히려 감각발달과 운동발달이 서로 섞인다. 다른 감각 종류와 체성감각 정보의 통합은 운동활동을 계획하는 능력과 공간에서 움직이는 능력을 발달시킨다; 이 능력의 결함은 발달적 **통합운동장애**(dyspraxia)를 초래할 수 있다.
성장 (사춘기)	수초화 계속 체성감각 처리과정의 성장과 통합이 계속	감각능력의 성장은 신체상의 출현과 기술의 섬세함에 기여한다. 체성감각계는 사춘기 후기에 강하다.	체성감각 정보의 통합은 정상적인 신체상 발달에 기여할 것이다. 순수한 기회에 대한 경험과 노출 부족은 노련한 기술에 제한을 가져올 것이다.
성숙 (성인기)	작고 거의 알 수 없는 변화를 40세 이후까지 모른다. 건조함 같은 피부 변화와 탄력성 감소는 피하수용체의 정밀성에 영향을 준다.	반응시간이 감소	경험에 근거한 지식이 어떤 최소한의 감각과 운동 감소를 보충하여 기능적 손상을 최소화한다. 임상의는 이 시기에 환자의 과거 경험과 지식들로부터 과제를 선택하여 재활을 최대화할 수 있다.
노화 (노년기)	수용체수 감소, 수용체의 구조적 변화, 고유수용체 위축, 흥분절달이 일어나는 것이 약화. 주름과 같은 피부변화, 단단함 증가, 털 분포의 변화는 수용의 정확성에 영향을 준다.	접촉 민감도 감소, 특히 섬세한 접촉, 압력, 진동감, 특히 손가락 끝, 손바닥, 하지에서. 고유수용성 소실에 대한 2차적으로 CNS에 피드백 감소는 운동의 부정확성, 불안정성, 비협응, 보행장애, 낙상의 원인이 된다.	말초신경병증의 발병률 증가 부가적인 감각 혹은 외부적 신호로 보상이 필요. 목적적이고 더욱 정밀한 운동이 필요

출처: Information compiled from multiple sources. See text and references for details.

다양한 감각에 대한 감수영역(receptive fields)은 첫 달이 넘어 발달한다. 신생아에게서, 다리의 어느 부분을 접촉하면 굴곡도피반응을 유발한다. 감수영역은 점차 발바닥으로 제한된다. 특별한 접촉 국소화(localization)는 12개월에서 16개월쯤 나타난다(Lowrey, 1986). 아동들은 보통 5세에 친숙한 물건을 만져서 알아낼 수 있다. 이점식별감각은 7세경에 가능하다(Cech & Martin, 1995). 공간에서 몸의 위치에 대한 지식과 운동과제를 수행하기 위해 계획되어야할 연속적인 동작에 대한 지식은 접촉(tactile)정보, 전정(vestibular)정보, 고유수용정보에 의존한다. **행동**(praxis)이라고 하는 운동동작을 계획하는 이러한 능력은 아동기동안 발달한다.

모방, 뻗기(reaching), 이동(locomotion)과 같은 목적적 운동수행을 위한 바이탈(vital)인 고유수용감각은 출생후 매우 초기에 사용된다. 신생아는 입 열기와 혀 내밀기를 하고, 이는 시각적 정보와 고유수용정보의 상호협동적인 발달에 대한 증거이다. 5개월된 아기가 뻗기하는 것은 영아의 시각적 조절에 의존하기 보다는 운동능력과 체성감각능력에 더욱 의존적이라는 연구보고서가 있다(Sugden, 1986). 직립(upright)자세를 유지하고 성취하는 능력은 전정입력, 시각입력, 고유수용감각입력에서 유래된 **자세동요**(body sway)에 대해 정보에 반응하고 그 정보를 해석하는 영아의 능력에 의존한다. 중력에 대항하는 것을 배우고, 자세정렬을 유지하는 것을 배우거나 공간을 통해 몸을 움직이는 것을 배우는 동안 아기는 모든 감각을 사용한다.

임상 사례:

운동과 감각은 본질적으로 발달동안 서로 얽힌다. 어떤 경험은 다른 면에서 효과를 일으키지 않는다; 오히려, 서로서로 평행하게 발달하고 성숙에 영향을 준다. 감각 경험은 운동발달을 유도하지 않는다. 초기의 중재자극 활동은 감각경험과 운동경험 둘다를 강조할 필요가 있다. 주로하는 초기 중재노력은 자연스러운 환경에서 아이와 보호자와 함께 하도록 시도하여, 아이가 감각기회와 운동기회가 있는 친숙하고 자연스러운 환경이 풍부한 곳에 노출되게 한다. ▪

동작에 대한 고유수용적 예민함과 기억은 5세와 12세 사이의 아동에게 광범위하게 개선되고 뛰기, 춤추기, 운동하기와 같은 기술에서 숙달하기 시작한다.

▪ 사춘기(Adolescence)

촉각(tactile)정보와 고유수용정보는 청소년의 신체 윤곽의 변화와 신체의 감정적인면의 변화를 다듬는데 매우 중요하다. 계속적인 성숙과 체성감각 처리과정의 통합을 하는 청소년에게는 새로운 사건들이 특별하지 않다. 청소년기 동안 감각능력의 성장은 운동 능력과 기술의 정교함을 이끈다. 감각계는 청소년 후기에서 성년기 초기 동안 가장 활발한 것으로 생각된다.

체성감각계의 성숙 (The mature somatosensory system)

▪ 성인기(Adulthood)

감각기관의 연합이 계속 발달함에도 불구하고, 감각 기능은 성인기에서 서서히 감소하기 시작한다. 이러한 변화들은 기능의 변화와 항상 관계가 있는 것은 아니고, 비율 혹은 중요성에서 보편적이지도 않다. 어느날 45세 남자가 자신의 반응시간이 더욱 늦어졌음을 알아채거나, 60세 여자가 평소 자신이 했던 것처럼 말을 빨리할 수 없다는 것을 알아채기 전까지 이러한 감각 변화들은 청장년기에서 중장년기까지 적고, 점차적이고, 거의 감지할 수 없다(Papalia 등, 2001). 많은 활동시, 경험에 근거한 지식은 이러한 감각변화와 운동변화를 더욱 보충할 것이다.

임상 사례:

치료 시 중요한 사항은 친숙한 과제와 과거 경험들을 사용하여 환자를 재교육하는 것이다. 경험에 근거한 지식은 감각기능과 운동기능의 나이와 관계된 감퇴에 대해 기능적 한계를 최소화할 것이다. 이러한 이전의 지식은 또한 재활성공에 긍정적인 효과를 준다. 인생주기를 통한 운동학습에 대한 이 장(5장)은 과거경험의 가치와 성인의 운동학습의 친숙함을 더 많이 설명할 것이다. ▪

간단한 반응시간은 20대 중반에 최고지만, 그 다음엔 중장년기 동안과 20세와 60세 사이에 20% 정도 늦어진다. 피부는 건조해지고 탄력이 떨어지고 피부에 위치해 있는 피하수용체의 정밀함에 영향을 준다. 진동감에 대한 인식은 50세에 감퇴하지만, 하지에만 해당된다(Potvin, Syndulko, Tourtellotte, 1980; Steiness, 1957).

체성감각계의 노화 (The aging somatosensory system)

■ 노년기 (Older adult)

감각계에 영향을 주는 나이 변화는 중요하다. 왜냐하면 체성감각계는 성공적인 수행 혹은 동작의 수정에 중요하기 때문이다. 노화는 몇 가지 감각 신경원 수의 감소, 남아있는 감각신경원 기능의 감퇴, CNS내 실제적인 구조적 변화와 생리학적 변화로 감각 기능이 점차적으로 감퇴한다(DiGiovanna, 1994).

촉각 민감도는 노화에 따라 감소하고, 접촉 자극에 대한 역치변화를 측정함으로써 나타낼 수 있다(Bruce, 1980). 마이스너 소체와 파치니 소체는 수가 감소하고 구조적으로 비틀어져, 그 결과 섬세한 접촉, 압각, 진동감이 감소한다. 20세에 24개였던 감각수용체가 80세쯤 피부표면의 mm^2당 8개만이 존재한다. 실제적인 수용체 소실과 더불어 말초수용체를 지배하는 감각섬유가 30%까지 감소해 결국 **말초신경병증**(peripheral neuropathy)을 일으킨다(Shumway-Cook, Woollacott, 2001). 피하감각의 더 많은 감소는 CNS에 전기를 전달하는 활동전위가 약해졌기 때문인 것 같다. 감각기관 그 자체인 피부는 두께, 주름, 접촉감의 구조들의 변화가 진행중이고, 피하층의 차이가 진행중이고, 털양상과 피부표면의 분포 변화가 진행중이다. 촉각 민감도의 감소는 특히 손가락 끝과 손바닥, 하지에서 뚜렷하다(Hooyman, Kiyak, 1991; Verillo, 1980).

고유수용감각은 나이가 들면서 감퇴한다. 고유수용 수용체 — 근방추, 관절수용체, 골지체 — 는 노화에 따라 위축한다. 근방추 변성의 기능적 결과중 하나는 동작을 하는 동안 CNS가 정상적으로 받는 피드백(되먹이기)의 감소이다. 그 외에도 관절의 변화가 어떻게 관절 수용체가 관절 위치를 정밀하게 알아내는지에 영향을 줄 것이다. 이러한 변화들은 명백하고 역으로 고유수용감각계의 효율성에 영향을 미칠 수 있다.

정상적으로 이용하는 잉여분으로 남아있는 감각정보는 노년기에서 나이와 관련된 변화에 의해 감소된다. 이는 노인들의 입력 감소와 감각계 중 하나에서 입력의 충돌이 일어나거나 감소할 때, 어쩔 수 없이 보상해야만 하는 상황들이 많이 일어난다. 나이와 관련된 감퇴는 또한 많은 양의 감각정보를 받는 것을 제한하며 따라서 연합 혹은 통합을 이용한다.

임상 사례:

치료사와 보조자들은 체성감각계에서 나이와 관련된 이러한 변화들 중 일부를 경험하는 노인들을 위해 부가적인 신호를 사용할 필요가 있을 것이다. 부가적인 시각적 신호 혹은 접촉 신호의 사용, 혹은 청각 피드백 혹은 시각 피드백을 증가시키기 위한 바이오피드백의 사용은 임상의들이 생각할 수 있는 가능한 옵션들이다. 적응 기구 혹은 보조도구의 공급은 확실한 체성감각 피드백이 없을 때 부가적인 지지를 공급하는데 도움이 될 수 있다.

피부에 누르기 혹은 만지기로 사물을 규명하고 발견하고 위치를 알아내는 능력의 감소는 이러한 감각에 반응하는 능력의 감소를 초래한다. 기능적으로 하지의 고유수용감각 감퇴는 노인들의 낙상에 기여할 수 있다. 고유수용감각 변화 때문에, 노인들은 공간에서 자신의 몸을 지각하는 능력의 감소를 보이고, 신체위치 혹은 사지 위치에서 외적으로 유발되는 변화를 발견하는 능력의 감소를 보인다. 따라서 이러한 변화들은 노인들의 일부가 더욱 천천히 움직이고, 시간이 더 걸리며, 신중하게 되고, 조심스러운 움직임을 하는 행동학적 적응을 관찰할 수 있게 된다. ■

시각계, 청각계, 전정계의 나이와 관련된 변화와 연관지어 고유수용감각과 외수용감각 감소는 노인들의 다양한 기능적 제한을 부과할 것이다. 이러한 기능적 결과에 포함되는 것은 자세 불안정, 자세동요(body sway), 균형문제, 보행장애, 섬세한 운동협조 감소, 손에 잡고 있는 물건을 떨어뜨림, 공간에서 신체 혹은 사지의 위치를 인식하기 어려움이다(Maguire, 1996; Schmitz, 2001). 반응시간은 매우 감소한다(Gallahue & Ozmun, 2002; Hodgins, 1963).

시각계: 인생주기 변화
Visual System: Life Span Changes

운동제어에 대한 기여 (Contribution to movement control)

시각계는 인간에게서 아주 우세한 감각이다. 시각계는 코끝처럼 가까운 작은 모기에 집중하도록 하고, 은하수의 먼 별들만큼 멀어지고 무한한 것을 보게 하기 때문에 실제적으로 놀랄만하다. 시각계는 많은 방법으로 동작을 제공한다. 시각은 공간에서 물체를 알아보게 하고 물체의 움직임을 결정하도록 한다. 시각은 또한 공간에서 신체의 위치에 대한 정보, 이쪽 신체부위와 저쪽 신체부위의 관계, 자신의 몸동작에 대한 정보를 제공한다. 따라서 시각은 외부세계에 대한 정보를 제공할 뿐 아니라, 자세, 보행, 균형, 손 기능에서 매우 중요한 역할을 한다.

기능적 해부학 개요 (Functional anatomy overview)

시각계는 말초부분과 중추경로로 나뉜다(그림 3-4). 말초구조에 포함되는 것은 눈, 광수용체, 몇 가지 종류의 세포들이다. 이 세포들은 자극에 대해 반응하거나, 소통 가능한 전기자극으로 전도되는 시각정보를 전달한다(신경세포는 모두 정보를 전달하고 신호를 보내야한다는 것을 기억할 것). 눈 그 자체는 수정체, 각막, 동공, 망막, 6개의 외안근으로 구성된다. 시각상이 형성되기 위해서는, 눈은 자리를 잡아야 하며 그래서 망막에 위치한 광수용체는 시각 목표지점에서 반영되는 빛의 전기자성파(electromagmetic)를 감지할 수 있다. 6개의 외안근은 눈이 시야에 있는 특별한 목표를 향하도록 하여 상은 양쪽 망막 부분에 맞도록 맺혀진다. 눈 운동은 이러한 근육의 수축으로 이루어지고, 뇌신경 Ⅲ, Ⅳ, Ⅵ번의 지배를 받는다. 기본적으로 4가지의 눈운동이 있다:

- 빠른 안구운동(saccadic): 빠른 **공액(쌍)**(conjugate) 운동은 움직이는 물체를 따라가기 위해 수의적으로 탐색하는 동안 사용된다.
- 추시(slow pursuit) 혹은 추적(tracking): 움직이는 물체를 따라가는 동안 사용되는 눈운동의 느린 공액운동
- **전정안구반사**(vestibuloocular reflex VOR): 보는 사람의 머리 혹은 신체가 움직일 때 눈의 움직임을 같은 방향과 반대 방향으로 하는데 전정 신호를 사용하여 머리가 움직이는 동안 시각 목표지점에 눈의 고정을 유지하도록 한다.
- 이접운동(vergence): 목표지점이 먼 시야에서 가까운 시야로 움직일 때 그 움직이는 목표지점에 고정을 유지하는데 사용된다(Gilman & Newman, 1996).

임상 사례:

눈이 물체에 고정하는 능력, 집중하는 능력, 따라가는 능력과 관계있을 때 머리 위치의 중요성을 인식하는 것은

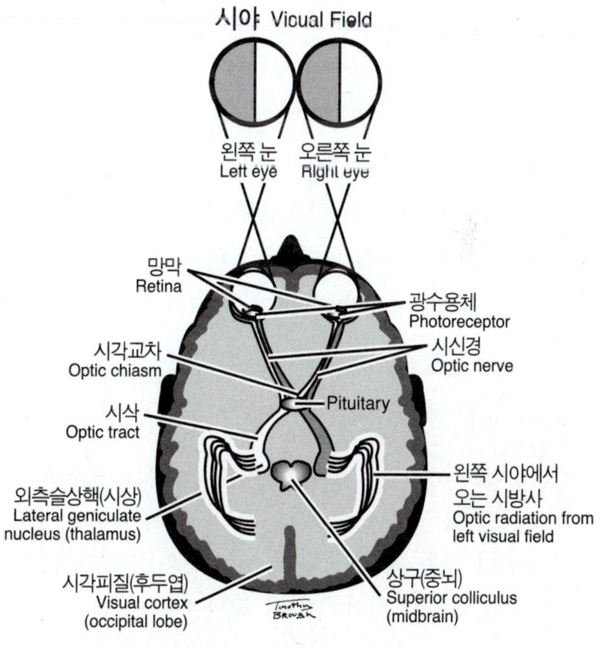

그림 3-4. 시각계의 중요한 요소들, 인간운동계의 주요한 시스템하부로서 시각계의 기능적 해부학적 요소들을 강조한다: 눈은 망막, 시신경, 시신경로, 시각교차, 시상의 외측슬상체, 뒤통수엽(후두엽)의 일차시각피질을 포함한다. 시야의 비측과 관자엽측이 또한 나타나 있고, 망막영역에서 뇌까지 구심성 축삭의 경로를 보여준다.

중요하다. 머리는 눈에 대한 기저면으로 생각될 수 있다. 치료사와 보조자에게 이것은 환자가 최상의 시각 기능화를 위한 가장 좋은 기회를 제공하기 위해 정확한 위치의 중요성을 나타내는 것이다. 머리조절이 나쁜 환자들은 머리 위치를 안정화시키기 위해 앉은 자세에 적응이 필요하다. 그러면 환자는 시각계를 사용하는데 가장 좋은 기회를 가지게 된다. ▪

시야(visual field)는 한쪽 눈으로 보는 공간범위이다(그림 3-4). 한쪽 눈으로 보는 상은 망막에 투사될 때 역으로 되어 왼쪽 시야는 망막의 오른쪽에 맺혀지고, 오른쪽 시야는 망막의 왼쪽편에 맺혀진다(Bear 등, 2001).

중추성 시각 경로에 포함되는 것은 시각시경, 시각교차, 시각로, 간뇌의 외측슬상체; 중뇌의 상구; 시방사; 대뇌의 시각피질이다. 다른 감각계처럼 시각계의 경로는 **교차**(decussate, crosse)하여 왼쪽 시야에서 오는 정보는 오른쪽 시각피질에 투사된다. 각 눈에서 오는 시각신경은 결합하여 시각교차를 형성하고; 이는 뇌의 기저부에 위치하며 뇌하수체선 근처에 있다. **시각교차**(optic chiasm)에서는 양쪽 망막의 비측에서 기원하는 축삭은 교차하고, 반면 측두부에서 오는 축삭은 교차하지 않는다. 왼쪽 망막의 비측에서 오는 섬유는 시각교차의 오른쪽에서 교차하기 때문에 시야의 왼쪽 반에서 오는 모든 정보는 뇌의 오른쪽 방향이 된다. 따라서 왼쪽 시야의 반은 오른쪽 뇌에 의해 "보여지고" 오른쪽 시야의 반은 왼쪽 뇌에 의해 "보여진다"(그림 3-4)(Bear 등 2001; Lundy-Ekman, 2002).

임상 사례:

시각신경과 시각로에 병변이 주로 나타나는 것에 대해 여기서 언급하는 것은 중요하다. 시각신경의 병변은 **한쪽 눈이 보이지 않는 것**(monocular vision)과 관계가 있다. 앞에서 언급했듯이 시야 투사와 교차 때문에, 시각로의 병변은 반대편과 같은 반맹(contralateral homonymous hemianopsia)과 관계있고, 종종 중풍 이후에 보여진다(그림 3-5). 2장에서 설명했듯이 단어가 어떻게 분류되는지 기억하라. 이렇게 긴 단어는 어원이 그리스에서 시작한다: homos는 "같은"을 뜻하고; onoma는 "이름"을 뜻하고; hemi는 반을 뜻하고; a는 "없이"를 뜻하고; opia는 "눈"을 뜻한다. 시각로 수준 혹은 더 고위중추에서의 병변은 같은쪽 망막의 관자엽(측두엽) 반과 반대편 망막의 비측 반에서 오는 시각신경섬유의 변성을 초래한다. 환자는 각 눈에서 오는 시야의 반을 소실한다. 예로, 오른쪽 CVA 환자는 왼쪽 편마비를 초래하고, 각 눈에서 오는 왼쪽 시야 반을 잃을 것이다 — 이 경우, 왼쪽 눈에서 오는 왼쪽 측두부 반과 오른쪽 눈에서 오는 오른쪽 비측 반이다. 즉, 시야의 왼쪽 반 소실은 왼쪽 편마비를 동반하고 오른쪽 시야의 반 소실은 오른쪽 편마비를 동반한다(Unsworth & Warburg, 2001)(그림 3-5). ▪

말초에서 오는 신호는 시각로(tract)를 주행하고 다음은 시각경로(pathways)를 통해 뒤통수엽(후두엽, occipital lobe)의 일차 시각피질로 투사한다. 시각피질에 도달한 시각정보는 모양, 크기 혹은 물체의 재질을 구별하는 신경원을 자극한다. 인접해 있는 피질영역인 시각연합피질에 전달되는 정보는 색깔과 움직임에 대해 분석한다. 시각연합피질에서 온 정보는 다른 피질영역으로 향하는데 이곳에는 정보가 물체를 시각적으로 알아보고, 움직임을 조절하거나 시각자극에 대한 반응을 개시하는데 사용된다(Lundy-Ekman, 2002). 중추성 시각처리과정 경로는 또한 마루엽(두정엽, parietal lobe)과 관자엽(측두엽, temporal lobe)에 있는 세포들을 포함한다. 마루엽과 관자엽은 체성감각정보와 시각정보가 통합되는 곳이고 공간정보와 지각정보를 일으킨다.

시각경로내의 세포들은 시각계내 수직계층에 기여한다. 시각적 지각 능력은 시간과 공간의 경험으로 발달하여 시각입력이 다른 감각 경험과 통합될 때 시각세계에 의미를 제공한다(deBenabib & Nelson, 1991). 빛이 각막을 자극하고 시각 상이 망막에 투사되고, 뇌가 그 상을 받는 시점으로부터, 전체적인 처리과정과 연속적인 지각 문제들이 일어날 수 있다. 이 복잡한 체계의 더 많은 분석은 이 책의 범위 밖이다; 다른 책을 참조하라.

마루엽과 관자엽에 도착하는 정보는 시각정보뿐이 아니다. 몇 가지 정보들이 이 영역에서 수렴한다. 눈운동에 대해 반응하는 영역과 머리 운동에 반응하는 영역은 모두 서

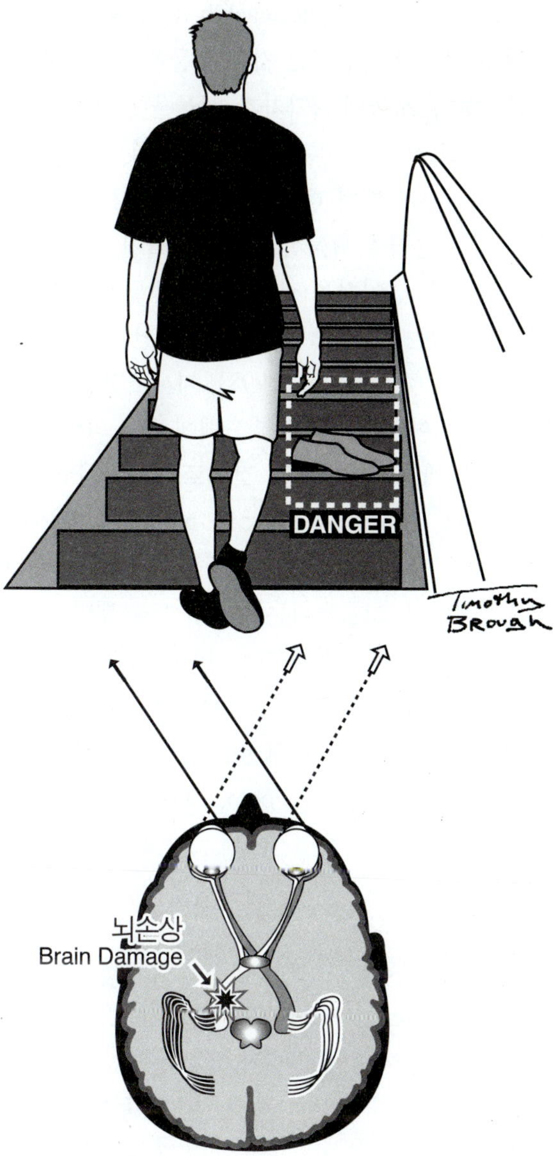

그림 3-5. 동측 반맹증의 기능적 중요성—이 경우 왼쪽 편마비를 동반.

로서로 매우 근접해서 위치한다(Leonard, 1998). 감각정보는 다음 투사되어서 다른 신경원 정보와 연합한 후, 적절히 연결된 운동으로 바뀐다. 최근의 연구들은 시각정보가 진행되고, 흡수된 다음 운동조절에 관여한다는 것을 통해 시각계가 평행한 경로로 구성되었다는 모델을 지지한다. 동적 시각 지각(perception)은 보는 눈과 그것과 관련된 신경학적 구조와 기능이 아니라, 오히려 머리에 있는 눈, 어깨위에 있는 머리, 관절하고 있는 근육-관절계의 해부학적 위치를 협응시키는 시각계라고 생각한다. 자세와 균형을 유지하고 맞추는데 시각의 역할이 동적 체계 이론을 뒷받침해주고, 사람들의 움직임에 대한 협응은 과제와 환경의 기능으로서 유기체의 자기-체계화(organize) 능력을 통해 이루어진다(Wade & Jones, 1997).

다음은 시각계의 발달적 변화 중 일부를 설명하고 표 3-3에 요약했다.

시각계의 초기발달 (Early development of the visual system)

배아기 때 시각계는 간뇌에서 유래되어 말초로 이동(migrate)한다. 대부분 말초 구조는 안구로 발달하여 이동하는 동안 지배를 유지한다. 일단 위치를 잡으면 시각계는 뒤통수엽(후두엽, occipital lobe) 쪽으로 뻗어 뇌의 수평축을 형성한다(McKeough, 1995). 눈은 그자체가 4주에 형성된다. 수초화는 약 13주쯤 시각교차에서 시작한다. 뒤통수엽 피질의 신경원들은 제태기간 후반기 동안 성인과 같은 층으로 체계화되어, 출생시 입력을 받을 준비를 한다(Boothe, 1988). 태아는 6개월쯤 안검반사를 나타낸다(Cech & Martin, 1995).

시각계의 성장 (Maturation of the visual system)

▪ 영아와 아동기 (Infancy and childhood)

중추성 시각경로는 출생전에 이미 형성되었다 하더라도 출생후에 발달한다. 이것은 신경원 구조의 사용이 실제적으로 발달과 성장을 어떻게 이끄는가에 대한 좋은 예가 된다. 신경원 구조의 사용과 자극은 시냅스 경로가 기능적이기 전에 일어나야 한다. 시상 연결은 수초화를 시작하고 5개월까지 계속한다(Cech & Martin, 1995).

물체에 시각고정을 유지하는 것은 출생시 관찰된다. 신생아는 계속적으로 일부 자극에 대해 더욱 응시할 것이라는 것이 관찰되어 왔다. 신생아는 더욱 좋아하는 것에 어떤 양상을 가지고 있고, 자극이 충분히 신선하거나 사람의 얼굴을 닮았다면 집중을 유지할 수 있다. 수정체가 1개월에 초점을 고정시킬 수 있기 때문에, 영아는 눈에서 7~9인치 쯤 떨어진 얼굴 혹은 물체에 가장 잘 고정할 수 있다

(Bronson, 1994; VanderZanden, 2000). 영아는 처음에는 검은 것과 흰 것을 보고, 2개월쯤 되면 두 가지 색깔을 볼 수 있고; 4개월 쯤에 모든 색깔을 볼 수 있다. 색깔있는 물체를 더 좋아하는 것은 3개월 말에 더욱 뚜렷한 것 같다(Cech & Martin, 1995).

임상 사례:

부모는 신생아, 특히 미숙아에게 어떻게 가장 시각적으로 자극을 잘 주는 것인지에 대해 교육받아야 한다. 아이방의 항목들은 밝아야 하고 날카롭지 않아야 하고, 아이 얼굴에서 7~9인치 떨어져 있어야 한다. 또한 과도한 자극으로 아이를 압도하지 않는 것이 중요하다; 오히려 부모는 소수의 항목을 선택한 다음 이러한 항목들을 주기적으로 바꾸도록 해야 한다. 특히 아기는 복잡한 인간의 얼굴을 보는 것을 좋아하고, 새 부모와 교감을 나누도록 하는 것이 중요하다. 인간의 얼굴을 보는 것은 감정적 결합과 애착을 고취시키는 것이다. ▪

2개월 쯤, 영아는 수직으로 수평으로 따라갈 수 있고 원을 따라갈 수도 있다. 다양한 시각적 물체를 바라보는 데 보낸 시간의 길이로 판단되는 형태 지각(perception of form)은 2개월 혹은 3개월에 뚜렷하다(Adams 등, 1997; Fantz, 1961). **양안으로 보는 시각**(binocular vision)(물건의 거리를 말하는 능력과 3차원적으로 세상을 경험하는 능력)은 3개월과 5개월 사이에 최고로 성장한다. 양안으로 보는 시각은 깊이 지각(depth perception)을 가능하게 하고, 다행히 아기가 네발기기를 시작하는 시기이다(Yonas, Granrud, Pettersen, 1985). 성인 정도의 시력(20/20)은 1세 때 이루어진다(Nelson, Rubin, Wagner, 1984).

머리 조절은 영아가 시각을 물체에 고정할 수 있는 능력을 가능하게 한다. 3개월 쯤, 대부분 영아는 자신의 손을 발견하고 자신의 움직임을 바라보는데 상당한 시간을 보낸다. 첫 3개월에는 영아가 세계를 시각으로 탐험하기 위해 사용하는 자세를 발견하기 쉽다. 영아는 안정을 위해 전체 몸을 사용하고, 물건 혹은 사람과 시각적 접촉을 유지하게 된다. 아기의 자세 조절은 환경의 시각적 탐험을 지지하는 공간에서의 자세를 유지한다. 즉, 자세조절은 시각적 흥미를 도와준다(deBenabib & Nelson, 1991). 초기의 많은 발달에 포함되는 것은 사물을 보기; 사물의 위치를 판단하기, 사물에 다가가기, 사물을 조작하기이다.

자세조절 발달에서 시각적 피드백의 역할이 연구되어 왔다. 시각 피드백에 대한 요구는 영아가 앉을 수 있거나 설 수 있는 능력을 획득한 후 첫 3개월에 가장 크고, 그 후에는 감퇴한다. 이것은 전형적으로 발달중인 영아와 다운 증후군이 있는 영아 모두에게서 나타난다(Butterworth & Cicchetti, 1978; Stokes, 1998). 자세조절 발달 시, 4세와 6세 사이의 아동들은 시각 피드백에 매우 의존적이고 체성감각 입력에 덜 의존적인 것으로 보인다(Poole, 1991; Woollacott, Shumway-Cook & Nashner, 1986). 취학이전 아동들은 또한 자세조절 발달을 위해 시각 피드백에 매우 의존적이다. 그룹놀이는 사회적 기술 뿐만 아니라 모방과 우상화를 위한 기회를 고취시키는 것으로 취학 이전 아동들에게 흥미를 끌 수 있다. 7세에서 10세 아동들은 성인과 비슷한 반응을 보여 체성감각, 시각입력, 전정입력에 대한 의존성을 통합한다(Poole, 1991).

임상 사례:

아기들은 출생후 첫 몇 개월 동안 시각 피드백에 매우 의존적이다. 부모와 치료사들은 학습 도구로 시각에 대한 선호도를 유도하기 위해 모방과 거울을 사용하는 것이 좋다. 또한 영아가 특히 새로운 자세 기술 치료를 시작하는 동안 부가적인 시각 피드백을 필요하다는 것을 기억하라. ▪

크기에 대한 지각은 취학이전 동안 점점 정확해진다. 2세쯤, 어른과 같은 양안으로 보기, 깊이 지각에 대한 정확성이 존재한다. 시각 지각(perception)의 많은 측면은 아동기동안 발달한다. 공간적 기술의 성숙한 발달은 시각 지각의 성숙을 통해 가능해진다. 5세쯤 아동들은 물건의 일부만 보아도 모양을 구분하는 능력인 시각 폐쇄(closure)가 나타난다. 그림 3-6의 바닥 지각(ground perception)은 배경과 그림을 분리하는 능력으로 나이가 들면서 향상되고, 8세 경에 완전히 발달한다(Williams, 1983).

표 3-3

인생주기를 통한 시각계 변화: 기능적 의미

발달단계	주요변화	기능적 의미	재활의미
초기 발달	임신 4주째 눈이 형성. 후두엽피질에 있는 신경원은 출생 시 기둥으로 배열되어 시각입력을 받을 준비를 한다.	태아는 6주경에 반사적 눈 깜빡거림을 보인다.	
성장 (영아기와 아동기)	시상 연결을 포함한 중추 시각경로는 초기에 발달. 시력이 어른수준(20/20)으로 되는 것은 태어나서 첫해 말에 이루어진다. 양안시(깊이에 대한)는 3~5개월 사이에 성장한다.	신생아는 패턴을 좋아하고 부모의 얼굴과 같이 자신의 얼굴에서 7~9인치 떨어진 사물에 초점을 둘 수 있다. 영아들은 처음에는 검정과 흰색을 본다; 완전한 칼라색은 4개월 경에 나타난다. 2개월 경에 고정, 수렴, 추적이 가능하다. 머리와 항중력자세조절은 시각 발달을 촉진한다. 자세조절은 시각적 흥미를 촉진한다. 깊이지각은 영아가 기기를 배우는 시기에 나타난다. 자세조절 발달은 6세까지 시각에 매우 의존적이다.	신생자극과 부모학습프로그램에 신생아에게 가장 시각적으로 자극을 잘 하는 방법을 부모에게 안내하는 것을 포함해야 한다. 예로, 아이방 환경을 적절히 자극하도록 방배열을 하는 방법. 운동과 시각발달은 서로서로 도움이 된다. 영아와 어린 아동들의 경우 초기중재 프로그램은 시각과 운동발달 간의 연결을 강화해야 한다.
성장 (사춘기)	성장과 처리과정 증가 깊이지각이 성인수준이 되는 것은 12세 경. 시력은 20세에 최고	감각능력과 운동기술은 고도의 능력에 계속 발달시키게 되고 스포츠와 여가활동을 성공적으로 하게 한다.	운동학습과 새교육에 대한 임칭닌 기회가 있는 나이다.
성숙 (성인기)	시력은 20대와 30대 동안 계속 향상된다. 45세에 나이와 관련해 수정체가 굴곡 변화를 할 수 없음으로 해서 생기는 노안. 수정체 탄력성과 투명도 감소 30세 이상에서 백내장 형성 발병률 증가	40세 이후 밝은 환경에서 어두운 환경으로 변화에 대해 빨리 적응하는 능력이 매우 감소.	작은 글을 읽기 어려움과 환경들 사이에 빛에 빨리 적응하기 어려움은 환자 지도시 임상의가 인식해야 할 일들이다.
노화 (노년기)	눈의 구조가 변하여 빛이 망막으로 잘 전달되지 않고 동공크기는 감소. 양쪽 황반 변성과 백내장이 일상적임. 60~80세 사이 시력이 감소; 85세의 경우 정상의 80%.	빛이 덜 전달되기 때문에 시각 역치는 증가해 보이기 위해 더 많은 빛이 필요하다. 어두운 곳에서 밝은 곳으로 움직일 때 적응하는 능력이 감소하고 눈부심이 증가한다. 깊이지각, 대비 민감도, 말초 시각이 감소.	안정, 가동성, 기능적 독립성에 대해 중요한 의미. 노인들은 특히 친숙하지 않은 환경에서 부가적인 감각 신호 혹은 외부적 신호가 필요하다. 약 10%의 노인은 발견치 못한 안질환이 있거나 시각 손상이 있다는 것을 임상의들은 알아야 한다.

출처: Information compiled from multiple sources. See text and references for details.

■ 사춘기 (Adolescence)

시각계는 사춘기 동안 계속 성숙하고 점점 정교해진다. 사춘기의 감각 능력은 운동능력을 계속 주도한다. 청소년들은 작고 움직이는 물건을 부드럽게 추적할 수 있어서 야구, 핀볼, 컴퓨터 게임과 같은 활동들을 성공적으로 할 수 있다. 다양한 거리에서 다양한 크기의 물체를 알아보는 지각적 판단(perceptual judgments)은 11세 경에 성숙하게 된다(Collins, 1976). 깊이 지각이 성인 수준으로 되는 것은 12세 경이다(Cech & Martin, 1995). 시력이 가장 예리하게 되는 것은 20세이다(Zastrow, 1997).

시각계의 성숙 (The mature visual system)

■ 성인기 (Adulthood)

시력은 20대와 30대 동안 계속 증가하고 40대와 50대에는 안정을 유지하다가 그 후로는 감퇴한다(Pitts, 1982). 시력의 감퇴는 45세까지는 중요하지 않다. 이 때는 노안의 경향이 있기 때문이다. 노안은 수정체가 탄력성을 잃어 일어나는 나이와 관계된 정상적인 변화로 수정체는 매우 가까운 지점에 있는 물체에 초점을 맞추기 위해 굴곡을 조절할 수 없게 된다. 40세 이후, 밝은 환경에서 어두운 환경으로 재빨리 적응하는 능력에 심한 감퇴가 있다. 나이와 관계된 수정체 투명성의 감소인 백내장은 30세 이상의 어느 누구라도 형성이 시작된다(Kollarits, 1986).

시각계의 노화 (The aging visual system)

■ 노년기 (Older adult)

65세 이상 성인의 시각 결함의 발병률은 1,000명 당 101명이다(Poole, 1991). 치료사와 보조자들은 노인의 약 10%가 안질환 혹은 시각 손상을 발견하지 못한다는 사실에 경각심을 가져야 한다(Bernstein-Lewis, 1996; Maguire, 1996).

85세 경에 시력의 80% 소실이 있다(Weale, 1975). 눈 그 자체 구조의 변화 때문에, 빛이 망막에 덜 전달되고; 따라서, 시각 역치는 노화에 따라 증가하므로 사물을 보기 위해 더 많은 빛이 필요하다(Shumway-Cook & Woollacott, 2001). 동공 크기는 노화에 따라 감소하여 빛이 눈에 덜 들어가게 한다. 섬광(glare)이 외부로부터의 빛을 눈으로 받아들이고 특히 노인에게는 성가신 것이다(Cech & Martin, 1995). 어두운 환경에서 밝은 환경으로 적응하는 능력이 감퇴한다. 어두운 집 혹은 방에 들어갈 때 잘 밝아지지 않고, 10대는 적응하는데 6~7분만 필요한 반면, 노인들은 거의 45분이 걸린다(Williams, 1990).

시력이 아주 빠르게 감소하는 기간은 60세와 80세 사이다. 65세 이상의 60%는 어느 정도 백내장을 가지고 있다. 노인들의 시각 손상의 주요 근원은 **황반의 변성**(macular degeneration) 때문으로 75세 이상의 28%가 침범해 있다. 황반 변성은 망막 중심부의 색소변화로, 작은 출혈에 의해 생성되며 그런 후에는 흐릿하게 보이거나 "blind spot"을 경험하게 된다(Chalifoux, 1991).

노인들은 말초시야가 훨씬 좁아 보인다. 시야는 사춘기 혹은 청년기때는 270° 정도로 넓어 보이지만, 노인은 120° 정도로 좁아 보이게 된다(Hooyman & Kiyak, 1991). 깊

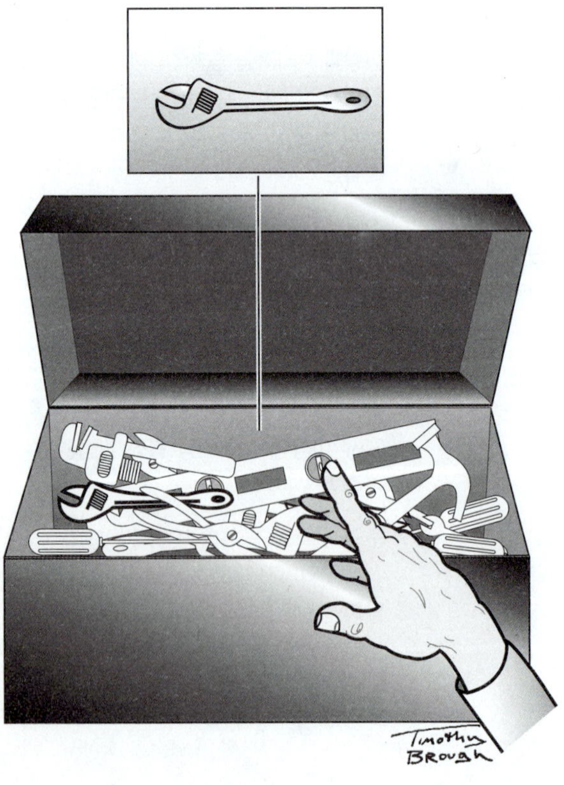

그림 3-6. 형태바탕 구별은 시각적으로 구분하는 능력이 가능하고 복잡한 배경속에서 특별한 사물을 선택할 수 있도록 한다.

이 지각과 대비 감각성은 60세와 75세 사이에 매우 감소한다. 깊이 지각과 대비 감각성의 소실은 안전한 가동성, 특히 계단을 오를 때 아주 중요한 의미를 가진다. 임상의들은 노인들이 난간과 같은 부가적인 지지대를 필요로 하는 경향을 관찰할 수 있다.

노인들은 중추성 전달이 젊은이들에 비해 매우 유의하게 감소한다. 중추시각계와 말초시각계 모두의 이러한 결함은 중요한 기능적 의미를 가지는데 특히 자세조절, 균형, 안정성, 독립성 영역에서 의미가 있다. 많은 연구들은 노인들이 적극적으로 적응하는 것처럼 보임을 나타내고, 노인들은 일반적으로 자세를 안정화하는데 시각적 입력을 사용하지 않는다고 했다. 대신, 노인들은 체성감각입력에 더욱 의존한다고 했다(Poole, 1991; Woollacott, Shumway-Cook & Nashner, 1986, Woollacott, 1993). 시각은 고유수용감각이 감소되거나 없을 때 더욱 많이 의존적이다.

임상 사례:

노인들은 과제를 수행하기 위해 성공적인 독립을 유지하기 위해 감각신호, 구두신호 혹은 신체적 신호가 필요하다. 치료사와 보조자들이 노인들의 활동과 환경이 현재의 기능수준과 욕구에 맞도록 적응하는 것을 도울 수 있다면, 이러한 나이와 관련된 변화들은 핸디캡이 아니다. ▪

전정계: 인생주기 변화
Vestibular System: Life Span Changes

운동조절에 기여 (Contribution to movement control)

전정계의 기능은 중력의 당김이라는 머리위치 혹은 머리운동의 변화에 신호를 주는 것이다. 전정입력은 시각정보와 고유수용정보와 통합해 CNS에 평형을 유지하기 위한 정보를 제공하고 공간인식을 발달시키기 위한 정보를 제공하고, 전정계는 또한 놀라운 예로 평형처리과정(parallel processing)을 나타낸다(그림 3-7). 전정계는 중력, 회전, 추진에 관련된 정보를 제공한다. 이 정보는 움직임의 주관적인 감각 발달과 공간에서 신체의 위치를 조절하는데 중요하다. 전정계가 대뇌피질에 투사한다하더라도, 전정계는 주로 피질하시스템으로 척수에 강력한 영향을 주어 근긴장(tone), 반사활동에 영향을 준다(Burt, 1993; McKeough, 1995). 전정계는 감각계이기도 하고 운동계이기도 한다. 감각계로서는 자세와 신체의 운동에 관한 정보를 제공하고; 운동계로서는 머리 위치와 자세조절의 협응을 조절한다(그림 3-8).

전정계는 두 종류의 정보에 민감하다: 공간에서 머리의 위치와 머리가 움직이는 방향으로 갑작스런 변화(감속과 가속 포함). 전정계는 내이의 미로 부분으로 와우와 분리되어 있지만, 매우 관련이 많아 듣기(hearing)에 관여한다. 전정입력은 잠재의식으로 통합되어 몇가지 운동 반응의 협응에 중요하고, 눈을 안정화하는데 도움을 주며 서기와 걷기 동안 자세 안정화를 유지하는데 도움을 준다(그림 3-7).

기능적 해부학 개요 (Functional anatomy overview)

전정계는 각각 귀에 위치한 감각수용체로부터 기원하여 뇌간에 직접 투사하고 나뉘어 대뇌피질 보다 더 위로 척수보다 더 아래로 뻗어간다. 해부학적으로 전정계는 말초요소와 중추요소로 나뉜다(그림 3-8).

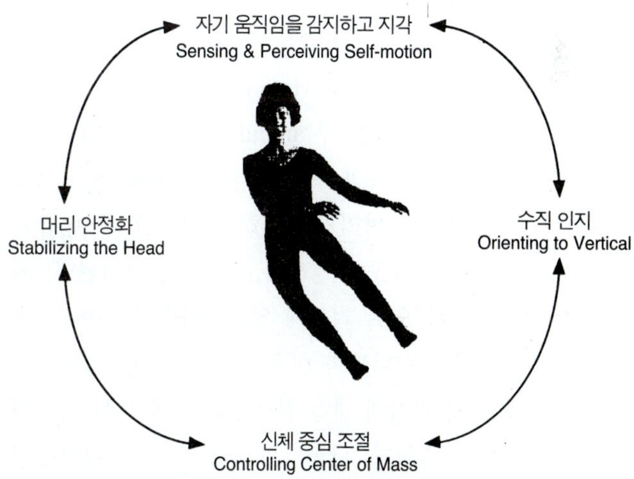

그림 3-7. 불안정한 표면 위에 신체배열과 평형을 유지하는 것과 같은 과제를 수행하기 위해 다른 운동계와 감각계와 상호작용하는 자세조절의 전정계에 대한 네 가지 중요한 역할. [출처: Herdman, S.J. (2000). *Vestibular rehabilitation* (2nd ed., p. 26) Philadelphia: F.A.Davis.]

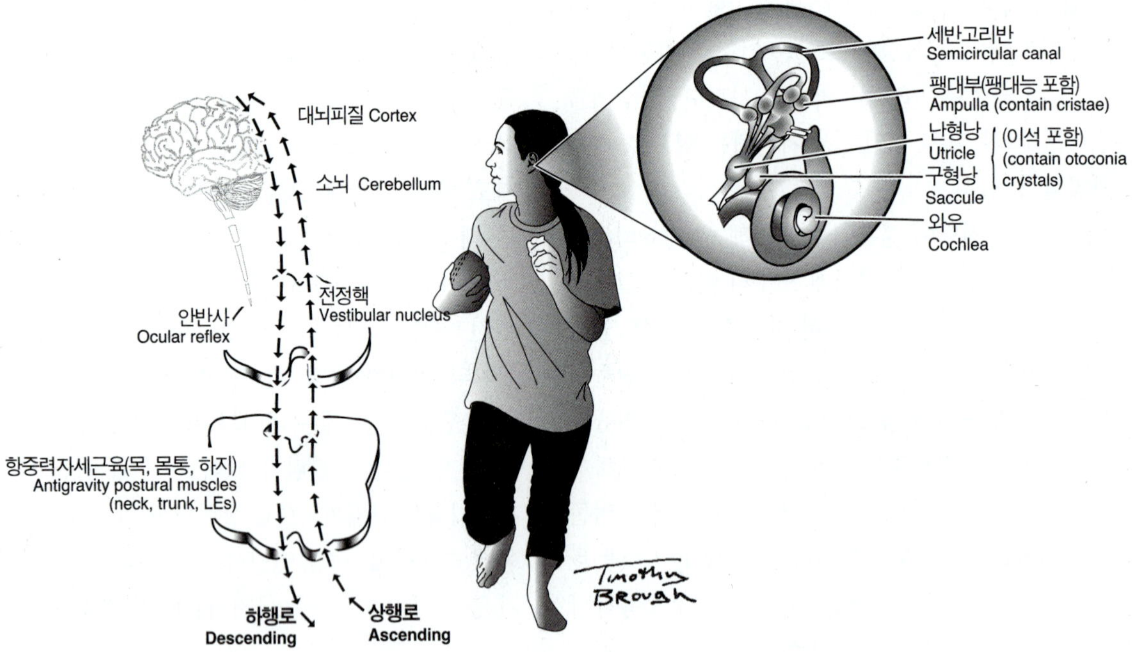

그림 3-8. 전정계의 중요한 요소들, 주요 말초 성분과 중추성분과 전정계의 감각기능과 운동기능을 강조하고, 중요한 시스템 하부는 인간운동계에 기여한다.

말초성 전정계는 내이 안에 위치하고 막성미로와 골성미로, 전정계의 운동감, 유모세포, 8뇌신경으로 구성된다. 골성미로는 반규관, 와우, 낭(vestibule)이라는 중추관(central chamber)으로 구성된다. 막성미로는 결합조직과 림프액에 의해 골성미로 안에 현수되어 있다. 막성미로는 5개의 감각기관을 포함한다: 반규관의 막성 부분, 2개의 평형사, 난형낭과 구형낭이다(Herdman, 2000). 각 반규관의 한쪽 끝은 넓어져서 팽대부(ampulla)를 형성한다.

반규관은 각의 가속도계를 제공한다(Whumway-Cook & Woollacott, 2001). 머리가 회전하기 시작할 때, 반규관 내 림프액은 작은 모세포를 방해하고 운동이 감지된다. 세 쌍의 반규관은 삼면으로 기시해 있고, 따라서 쌍이 함께 활동하여 운동이 일어나도록 신호를 낸다. 난형낭과 구형낭은 머리와 신체 위치에 대한 정보를 제공해 직선에서 머리를 선형으로 가속한다. 난형낭과 구형낭 안에 이벽수정체(otoconia crystals)가 유모세포 위에 현수되어 있다. 이 수정체에 중력이 수직으로 내려가는 것은 유모세포를 자극하여 머리에 대한 중력의 당김에 대한 정보를 제공한다. 이러한 말초성 수용체들 모두는 자극을 8뇌신경을 통해 보낸 다음 뇌간에 있는 전정핵에 들어가 중추성 요소가 시작된다(Hain, Ramaswamy, Hillman, 2000).

전정계의 중추 부분은 조직되어 일차적 구심성이 가는 곳은 두 가지 주요한 목표지점들이다: 뇌간과 소뇌 안에 있는 전정핵 복합체; 뇌간과 소뇌는 체성감각입력과 시각입력으로 전정 정보를 처리하는데 포함된다. 전정핵 복합체는 전정 입력의 일차적 처리자이고, 들어오는 구심성 정보와 나가는 원심성 운동 신경원 사이의 직접적이고 빠른 연결을 한다. 전정감각입력은 고유수용감, 접촉감, 시각, 청각 정보를 포함한 다른 감각정보의 처리와 동시에 처리된다. 전정핵 복합체는 전정안 반사(VOR) 주행을 포함하고, 따라서 움직이는 동안 눈이 물체에 고정될 수 있게 하는데 중요하다. 다음 하행로와 상행로를 통해 안구운동 복합체(oculomotor complex)로 진행한다. 이 영역은 또한 전정척수 반사에 포함되고 머리와 눈 운동을 협응하는데 포함된다. 소뇌는 적응적 처리자로 전정 수행을 계속 주시하고 필요하다면 중추 전정 처리과정을 재조정한다(Herdman, 2000).

전정계에서 오는 운동출력은 VOR의 부분으로서 외안근으로 가는 운동신경원을 포함하고, 골격근으로 가는 척수내의 운동신경원을 포함한다. 전정핵이 척수로 연결하는 원심성에는 세 가지가 있다: 외측전정척수로, 내측전정척수로, 망상척수로. 일반적으로 이 모든 신경로는 항중력 자세 활동을 만들고, 특히 경추근과 몸통근과 하지의 활동과 관계가 있다. 이러한 항중력 반응은 중력에 대해 일어나는 머리 위치 변화에 대한 반응으로 자극된다(Herdman, 2000). 4장과 8장에서, 이러한 자동적 반응중 일부(정위반응과 평형반응)가 설명될 것이다.

운동조절에 대한 전정계 병변의 의미는 명백하며 8장에 자세히 설명될 것이다. 전정계는 정위자세를 유지하는데 도움을 주기 때문에, 병리는 이 능력을 손상시키고 비평형을 초래한다. 전정 신호는 중력을 발견하는데 사용되기 때문에, 전정입력의 소실은 방향상실(disorientation)을 초래한다(Cohen, 1994). 전정계내 비정상은 현훈, 불안정, 눈으로 초점을 맞추는 문제, 안구진탕증, 균형문제와 같은 감각을 초래한다. 기능적 한계에 포함되는 것은 차를 운전하기 어려움, 옷입기 혹은 걷기 어려움 들이 뚜렷하다. 전정계 병변은 중추성 요소 혹은 말초성 요소 중 문제가 있기 때문이나. 중추성과 말초성 둘다는 현훈(vertigo), 현기증(dizziness), 균형소실, 보행 불안정이 있을 수 있지만, 중추성 전정계 질환은 말초성 보다 더 불균형을 일으킨다(Furman & Whitney, 2000). 중추성 질환은 또한 부가적인 신경학적 징후와 관련있다. 가장 흔한 말초성 질환은 양성발작성체위성현기증(benign paroxysmal vertigo)이다.

임상 사례:

전정 질환은 특징적으로 흐릿한 시야, 균형을 잡지못함, 공간적 병변(예: 직선을 걷기 위해 시도할 때 방향이 바뀌는 것), 자율신경 징후(예: 오심, 심박률증가, 호흡곤란)를 동반한다. 가장 흔한 말초성 전정질환인 양성발작성체위성(benign positional) **현기증**(vertigo)은 환자가 운동감이 떨어지게 된다. 현훈은 전정핵으로 가는 두 가지의 전정신경투사에서 나오는 신호가 똑같지 않기 때문에 일어난다. 다음은 전정핵이 실질적으로 운동이 일어나지 않지만, 신호들의 차이를 운동이 일어나는 듯 잘못 해석한다. 이러한 환자들은 자세조절 손상, VOR의 소실 혹은 손상, 안구진탕증, 방향상실을 보일 것이다. ▪

전정성 안구진탕증은 신체의 계속되는 회전에 대한 반응으로 눈의 움직임이 빠르게 바뀌는 것이다. 안구진탕증의 특징은 머리가 움직이는 반대방향으로 눈의 움직임이 천천히 바뀌고, 다음은 머리가 움직이는 방향으로 눈이 다시 빠르게 돌아오는 것이다. 이것은 머리 움직임의 정상적인 결과로, 친구가 놀이공원에서 놀이기구를 타고 돌 때 그 친구를 당신이 관찰하는 것이다. **회전후 안구진탕증**(postrotatory nystagmus)은 회전(spinning)이 멈추었을 때, 이 운동이 반대로 되는 것으로 전정계가 정상인지를 평가하는 임상평가도구로 사용되어 왔다.

임상 사례:

심한 뇌손상이 있는 일부 어린이와 성인은 휴식시 안구진탕증 상태로 관찰되는데 눈의 계속적인 수평 깜빡거림이 있어 뇌간수준의 신경학적 손상으로 제안된다. ▪

다음은 전정계의 발달적 변화 중 일부로 표 3-4에 요약되어 있다. 인간의 전정계 변화에 대한 연구 수행이 소수인데, 아마 전정계 혹은 체성감각계 기원이 전정계와 반대로 전정계 수용체를 선택적으로 자극하거나 격리하는데 어려움 때문일 것이다. 전정계는 또한 신체에서 가장 넓게 퍼져 있는 계통이다.

전정계의 초기 발달 (Early development of the vestibular system)

전정기관은 임신 4주째 일차적인 귀 안에서 외배엽이 두꺼워짐으로써 시작한다. 반규관, 난형낭, 구형낭은 10주쯤 완전히 형성된다(Humphrey, 1965). 태아는 자궁안에서 계속 움직이고, 전정기관은 그 움직임에 대한 정보를 제공한다. 태아는 머리를 똑바로 하는 능력처럼 신체 위치의 변화에 대한 일반적인 신체 반응을 보여준다. 자궁내에서의 움직임은 나중에 운동능력과 연결된다(Milani-Comparetti, 1981).

표 3-4

인생주기를 통한 전정계 변화: 기능적 의미

발달단계	주요변화	기능적의미	재활의미
초기 발달	임신기간 10주 경에 말초 수용체들이 형성된다. 전정계는 자궁속에서 작용하여 태아 운동에 대한 정보를 제공한다.	태아는 경정위와 같은 자세변화에 대해 일반적인 신체반응을 나타낸다. 태내 운동은 나중에 운동능력과 연결된다.	운동장애에 대한 지표로 태아 운동 부족에 대해 집중하는 것은 중요하다.
성장 (영아기와 아동기)	출생시 완전히 수초화되고 운동과 중력에 대한 정보를 전달할 준비를 한다. 아동기를 거쳐 전정계의 감각 통합과 성장이 계속됨.	평형반응 발달과 신체가 정렬하는 능력은 전정계가 성장할 때와 다른 시스템하부 운동과 통합될 때 발달한다. 초기 운동활동은 중력과 자세 안정성을 통한 능력발달과 관계있다.	미숙아는 운동에 대해 전정반응이 지연된다. 전정문제가 있는 영아는 운동기술 습득에 지연을 나타낸다.
성장 (사춘기)	전정계는 계속 성장해 10-14세 사이에 완전한 성장이 이루어진다.	정상적인 성장과 통합은 건강한 신체 윤곽과 중력 안정성에 기여한다. 전정계는 시각계와 체성감각계와 협응하여 섬세한 정적균형과 동적균형에 기여한다. 균형수행은 9~12세 사이에 최고이다.	전정계의 정밀성은 경험과 노출과 관련된다.
성숙 (성인기)	40세 감각섬유 수와 세포 감소가 시작.	특별한 중요한 기능적 의미는 없다.	다른 시스템과 같이 과거 경험과 지식이 어떤 최소한의 감소를 보충해서 재활의 잠재성을 최대화시킨다.
노화 (노년기)	나이와 관련된 변화는 수용체수 감소, 운동섬유 수 감소, 모세포 소실이다. 중추적으로 전정핵은 전기적 흥분성이 감소하고 중추처리과정이 손상된다.	전정능력의 감소는 자세조절 결함의 원인이 된다. 현훈, 현기증, 불안정성, 균형장애의 발병률이 증가. 전정 활동에 대한 역치 상승은 자세 동요 증가의 원인이 된다.	낯선 환경 혹은 새로운 환경에서 혹은 다른 감각신호가 예측불가일 때 적절하게 기능하는 능력이 감소. 노인들의 낙상은 전정기능 감소를 포함에 여러 요소들의 혼합에 의해서이다.

출처: Information compiled from multiple sources. See text and references for details.

전정계의 성장 (Maturation of the vestibular system)

▪ 영아와 아동기 (Infancy and childhood)

전정계는 출생시 완전히 수초화되어있다. 미숙아는 움직임에 대한 전정 반응이 늦어지는 것으로 알려져 있다(Eviatar, Eviatar, Naray, 1974). 반응이 늦은 이유는 전정계의 병리 때문이 아니라, 전정계의 미성숙 때문이다. VOR은 출생 후 몇주 후에 나타난다. 미로에 의해 조절되는 머리의 정위반응은 출생시 가능하다. 중력에 대항해 움직이는 능력은 몸의 정위반응이 발달하면서 계속하고, 평형반응 발달로 진행한다. 신체는 닿기, 조작하기, 이동하기를 위해 가장 효율적인 자세를 찾는 것 같다(Cech & Martin, 1995). 전정의 문제가 있는 영아와 아동들은 운동기능이 지연된다(Kaga, Maeda, Suzuki, 1988). 영아들의 초기 활동의 대부분이 중력에 대한 자세를 획득하고, 유지하는 과제와 관련 있다.

임상 사례:

동작은 초기 아동기 발달의 중요한 부분이다. 아동들은 다양한 운동경험을 하기 위해 여러 환경에 노출되고 또한 경험하도록 해야 한다. 운동 지연이 있는 아동들의 경우, 치료사와 보조자들은 독립적으로 움직일 수 없는 아이들을 위해 안전하고 효율적인 운동경험을 제공하는 방법에 관한 제안을 제공함으로써 부모와 보호자에게 충고할 수 있다. ▪

아동기 동안, 흔들기(rocking)와 회전하기(spinning)와 같은 반복적인 자기-자극을 하는 것을 전형적으로 관찰할 수 있다. 이 활동은 전정계의 성장에 기여하는 것으로 보고 아동기 중반쯤 사라진다. 아동들은 어른 보다 전정 자극에 대해 더 강하게 반응한다. 자세 조절에 관한 연구들은 자세 조절에 대한 신호시 시각 입력 혹은 체성감각 입력의 상대적인 무게감 사이에 명확한 차이가 있음을 나타낸다. 아동들은 자동적 자세조절을 할 때, 체성감각 입력 보다 시각 입력에 훨씬 의존적이다(Woollacoott 등, 1982).

▪ 사춘기 (Adolescence)

전정계는 사춘기 초기 동안 계속 성장하고 10세와 14세 사이에 완전한 성장이 이루어진다. 전정계의 정상적인 성장과 통합은 건강한 신체 도식(scheme)과 중력 안정성에 기여하는 것으로 생각된다(Fisher 등, 1991). 전정기관은 시각계와 체성감각계와 협응하여 균형을 이룬다. 정적 균형과 동적 균형은 복합적인 균형에 관여하는 많은 하부시스템 체계들의 통합과 전정계 성장의 지표로 사용될 수 있다. **정적균형**(static balance)은 정적 자세를 유지하는 동안 평형을 유지하기 위한 신체의 능력을 말한다. **동적균형**(dynamic balance)은 이쪽에서 저쪽으로 움직이는 동안 평형을 유지하는 능력을 말한다. 정적균형 수행 영역의 능력은 9세와 12세 사이에 최고를 이룬다. 동적균형 영역의 빠른 상승이 12세 경에 이루어진다(Gallahue & Ozmun, 2002). 스포츠와 춤추기와 같은 활동들은 전형적으로 사춘기를 통해 이루어져, 전정계의 계속적인 성숙과 섬세함에 기여한다.

전정계의 성숙 (The mature vestibular system)

▪ 성인기 (Adulthood)

전정계의 나이와 관련된 변화의 최소한의 시작은 성인기 동안 뚜렷해진다. 40세 이상 성인의 말초 전정계에서, 많은 감각 세포와 신경섬유는 점차적으로 감소한다(Rosenhall 와 Rubin, 1975). 전정신경의 신경학적 변화는 40세 초에 시작한다(Cech와 Martin, 1995).

전정계의 노화 (The aging vestibular system)

▪ 노년기 (Older adult)

전정계는 나이가 들면서 기능이 감퇴한다. 70세 이상 성인은 모세포의 40%가 감소하고 말초 전정계의 신경섬유는 36%가 감소한다(Rosenhall 과 Rubin, 1975). 75세경 수초화된 많은 전정신경섬유가 거의 40%쯤 감소한다(Bergstrom, 1973). 60세 이상 성인은 회전이 멈춘 후 효과가 더 길고 안구진탕증에 대한 민감도가 감소한다(Van-derLaan & Oosterveld, 1974). 전정핵은 전기적 흥분성이 감소하면 흥분에 대한 역치가 증가한다는 것이 이론화되어있다. 전정활동에 대한 역치의 상승은 노인들의 신체동요를 증가시키는 원인이 된다(Woollacott 등, 1982). 노인들의 균형 장애는 아마 말초전정기관의 장애 보다는 중추전정계의 통합기능의 장애 때문일 것이다(Marsh & Geel, 2000).

전정계의 기능중 하나는 체성감각계와 시각계에 대한 절대적인 참고를 제공하기 때문에, 정보가 다양한 감각 근원지에서 들어와 엇갈리는 정보를 제공할 때는 시각계와 체성감각계 장애 기간 동안 특히 중요하다(Black & Nashner, 1985). 자세조절에 대한 연구들은 자세조절에 대한 신호시 체성감각 입력 혹은 시각 입력의 상대적인 중요성 사이에 명확한 차이가 있음을 나타낸다. 아동들과 반대로, 성인들은 자동적인 자세 조절을 할 때 시각입력 보다 체성감각 입력에 더욱 의존한다(Woollacott 등, 1982). 노화에 따라 전정기능의 감퇴는 절대적인 참고시스템(reference system)이 신뢰할 수 없어지고, 그 증거로 신경계는 문제를 다루는데 어려움을 경험하게 된다는 것이다. 이것은 아마 전정계 장애가 있는 노인들이 낯선 시각 입력과 체성감각 입력의 환경 혹은 혼란스러운 환경에 있을 때, 현훈과 불안정 문제를 가진다는 이유일 것이다(Shumway-Cook & Woollacott, 2001). 이것은 우리가 더욱 제한된 가정환경에서는 적절히 기능할 수 있지만, 자세 안정성에 예상치 못했던 자극과 기대하지 못했던 자극이 이루어지는 낯선 환경에서는 어려움을 겪는 상황들을 초래할 수도 있다(McClenaghan 등, 1995). 현훈과 현기증은 주로 노인들의 장애이다. 노인들의 낙상은 전정계의 불안정성을 포함한 여러 요소들이 관련됨으로써 나타날 수 있다.

운동계 혹은 활동계: 인생주기 변화
Motor or Action Systems: Life Span Changes

운동제어에 기여 (Contribution to movement control)

동적시스템 이론은 전체적으로 운동에 대한 뇌의 기능을 나타내어, 신경계 기능이 수직적이라기 보다 수평적임을 나타낸다(Case-Smith, 1996). 그럼에도 신경계가 세 가지 과제 수준에서 운동을 조절한다는 견해에 학문적으로 도움이 된다: 전략적 수준, 전술적 수준, 수행수준. 하지만 각 수준들 간의 처리과정(processing), 피드백, 조절능력은 계속적이라는 것을 기억하고, 어떤 엄격한 수준의 분야는 학문적이라는 것을 기억하라. 전략은 연합 영역과 기저핵과 같은 고위수준에서 체계화된다. 전술은 소뇌에서 오는 계속적인 조절로 운동피질에 의해 결정된다. 운동의 수행은 뇌간과 척수에서 골격에 작용하는 근육까지 이루어진다(Drubach, 2000). 이 부분에서는 이러한 전략에 관여하는 기능적인 부분, 운동조절에 대한 전술 영역, 다음은 수행구조인 근골격계에서 보이는 인생주기 변화에 초점을 둔다. 뇌간과 척수영역에서 오는 기능적 기여는 4장에 더욱 많이 설명될 것이고 반사와 자동적 운동도 설명될 것이다.

외부 세계에 대한 뇌의 실제적인 출력은 운동으로 나타난다. 운동 혹은 활동계는 다른 하부시스템 처럼 운동, 개인, 과제 혹은 환경의 요구에 변화하여 적응하는 엄청난 능력을 나타낸다. 활동계에 포함되는 것은 운동피질, 소뇌, 기저핵과 같은 신경계의 고위중추이고 이들은 운동의 협응에 중요한 처리과정을 수행한다. 운동 혹은 활동계는 또한 운동의 실제적인 효과기관을 포함하고 골격계에 활동하는 근육계를 포함한다(그림 3-9). 이러한 많은 구조의 실제적인 해부학은 이미 2장에서 설명되었고 기본적인 해부학에서 볼 수 있다.

기능적 해부학 개요 (Functional antomy overview)

■ 고위중추 (The higher centers)

이마엽(전두엽, frontal lobe)에 있는 운동피질(일차운동피질, 보완운동피질, 전운동피질 포함)은 마루엽(두정엽, parietal lobe)에 있는 감각 처리과정 영역과 상호작용하고 기저핵과 우리가 원하는 움직임을 규명하고 움직임을 계획하고 마침내 운동을 수행하는 소뇌영역과 상호작용한다(Ghez, 1991). 이러한 모든 세 영역은 각자 자신들의 체성감각 지도를 가지고 있고, 다른 영역이 자극되면, 다른 근육과 신체 부분이 움직인다(Shumway-Cook & Woollacott, 2001). 운동지도 혹은 운동 호먼클로스(그림 2-6, 3-9)는 국재성이 왜곡되어 더욱 자세한 조절에 필요한 영역(예; 손과 입)은 더욱 크게 나타내는 방법에서 감각지도와 비슷하다. 운동영역에 들어가는 입력은 기저핵, 소뇌, 모든 감각 영역에서 온다.

운동피질에서 나오는 출력은 주로 피질척수로에 기여하고 또한 피라미드 신경로라고 하는데 이유는 피질척수로 섬유가 연수 수준에서 모아져 피라미드를 형성하기 때문이다. 이 축삭은 다음 하행하여 후각(ventral horn)으로 들어가 개재신경원과 운동신경원에 종지한다. 일차운동피질과 피질척수로 기능은 운동 속도 조절과 그 운동의 절대적인 힘을 조절한다. 하지만 연속적인 운동을 수행하는 많은 평행 운동 경로는 감각처리과정에 대한 평행 신경로와 같다.

임상 사례:

치료사와 보조자들은 연속적인 운동을 수행하는데 이용할 수 있는 평행 운동 경로가 많이 있다는 것을 기억하

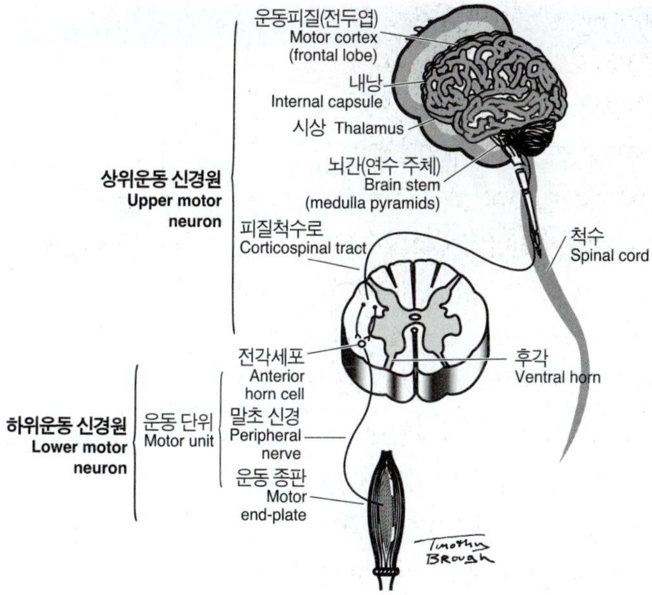

그림 3-9. 운동계의 중요한 요소들, 인간의 운동계의 주요 시스템하부로서 다음의 운동계의 기능적 해부학적 구성요소들을 강조한다: 일차운동피질에는 전운동영역, 보완운동영역을 포함하고 내낭과 뇌간(연수/추체)를 통하고, 피질척수로 원심로는 골격계를 움직이는 근육계를 지배한다. 상위운동신경원과 하위운동신경원의 구별이 분명하다.

는 것이 매우 중요하다. 즉, 어떤 상황에서 환자를 훈련시킴으로써, 훈련은 똑같은 구성 근육을 필요로 하는 다른 모든 활동으로 전이시킬 수 있다는 것을 자동적으로 가정할 수 없다. 사실상 반대로 가정하여야 한다. 훈련은 과제특수성이 요구된다. 예로, 목표가 하지의 굽힘 능력을 재수립하여 적절히 한걸음 한걸음 할 수 있기 위해서는, 서기에서 그리고 실제적으로 걸음을 뗄 수 있는 비슷한 환경에서 이루어져야 한다. 앉기와 눕기에서 하지 굴곡의 훈련 혹은 연습은 걸음걸이에 필요한 것처럼 하지의 굴곡 능력을 향상시키기 위해 실제로 작용하지 않는다. 과제-특수성 훈련의 다른 예는 5장과 6장에서 설명될 것이다. ▪

보완운동영역은 기억된 운동의 연속성이 계획될 때, 운동이 개시될 때, 이 영역이 중추운동 프로그램 혹은 개별 운동의 조합시 참여할 때 활동적이다. 전운동영역의 신경원은 활동이 시각적으로 유도될 때(예, 닿기)활동적이고, 따라서 새로운 운동 생성에 특히 중요하다(Shumway-Cook & Woollacott, 2001).

소뇌는 운동 협응, 거의 모든 감각계에서 정보를 받는데 중요한 역할을 하고 운동출력의 조절자로 역할을 한다. 소뇌 회로와 신경학적 연결을 통해 이 커다란 비교측정기는 수행하려는 의도와 비교하여 실수에 대해 보상한다. 실수 발견기(error detector)로서 소뇌의 역할은 소뇌가 감각피드백(소위 reafference)을 받는 능력은 운동이 일어날 때 운동에 대한 수용체에서 온다. 소뇌는 감각정보와 운동정보의 엄청난 양을 모으고, 운동을 계속 재조정하고 섬세화한다. 소뇌는 운동이 정확한지 판단하고 모니터하며 운동 타이밍과 강도를 조절한다.

기저핵은 대뇌피질의 기저부에 여러 핵으로 이루어져 있고 주요한 구심성, 개재성, 원심성 연결을 가지며 감각영역, 운동영역, 연합영역에 많은 기능을 한다. 기저핵 뿐만 아니라, 뇌간에서 나오는 많은 출력은 추체외로계라는 것을 통해 여과된다. 기저핵은 다른 운동을 억제하면서 일부 운동을 선택적으로 활성화시키는데 중요한 역할을 한다는 가설이 세워졌다. 기저핵은 내적으로 운동과 자동자세조절을 생성하는 것과 관계있다. 기저핵은 과제와 환경에 필요한 운동패턴 성질을 결정하고 특수화시키며 환경적 변화 혹은 과제요구의 변화를 조절하기 위해 운동을 바꾼다(Connor & Abbs, 1990). 기저핵은 간단하고 복잡한 운동의 개시와 협응, 근육 긴장 유지에 중요한 역할을 하는 것 같다.

임상 사례:

파킨슨 질환과 같은 기저핵의 질병은 전형적으로 근긴장이상(dystonia), 근긴장의 질환, 자세조절 문제를 초래하고 불수의적 운동[**운동이상증**(dyskinesia)], 운동의 느림[**운동느림증**(bradykinesia)]을 초래한다. 파킨슨 질환 환자는 휴식시 진전(pill-rolling이라 함, 특징적인 모습 때문), 강직(rigidity), **운동불능증**(akinesia)과 같은 증상을 나타낸다. 진전과 강직은 기저핵 내에 있는 억제성 영향과 조절의 소실 때문일 것이다. ▪

▪ 근골격계 (Musculoskeletal system)

근육계와 골격계의 기본 해부학은 해부학책과 생리학책

표 3-5

인생주기를 통한 근육계 변화: 기능적 의미

발달단계	주요변화	기능적의미	재활의미
초기 발달	8주 경에 운동단위 형성과 골격근 성장. 30주 경에 다른 종류의 섬유가 발달. 임신기간 마지막 반 동안 근섬유 크기와 수의 증가	8주 경에 첫 태아의 운동을 볼 수 있다.	태아운동의 결함은 미래의 운동문제에 대한 걱정되는 지표자일 수 있다.
성장 (영아기와 아동기)	출생시, 대부분 섬유들은 백색근; 적색근은 1~2세 사이에 발달; 어른 정도의 비율은 2세 말에 이루어진다. 출생과 16세 사이에 섬유 수의 증가가 14배; 2세에 성장이 최고.	적색근 섬유의 발달은 자세조절 발달과 일치한다.	운동기술 습득의 지연이 있는 아동과 자세조절이 나쁜 아동은 정상적인 성인 수준의 섬유비율을 얻을 수 없다. 초기 중재의 가치와 운동자극은 엄청나다.
성장 (사춘기)	6~18세 사이에 가장 큰 근력 발달이 일어난다. 10~16세 사이에 섬유수는 두 배에 달한다.	근력증가는 근크기의 증가와 직접 관계있다.	남자들은 모든 연령대에서 여자보다 힘이 더 세다.
성숙 (성인기)	섬유수는 50세까지 계속 증가하다가 그 이후 감소하기 시작.	최대 근력은 20대에 최고에 이르며 남자의 경우, 30~35세 사이에 최대, 50세까지 유지하다가 60세에 20% 소실된다.	육체적으로 활동적인 성인은 근력이 유지되고 증가된다. 개인간에 근력과 근지구력에 상당한 변수가 있다.
노화 (노년기)	노인성 근위축은 근섬유 감소, 근크기 감소, 기능적 운동단위 수 감소 때문이다.	근력과 근수축 속도 감소; 70세 경 50% 소실. 근력의 감소율은 하지와 몸통보다 상지가 덜하다. 이것은 자세배열의 변화에 기여하고 아마 기능적 불안정성을 초래한다. 몸통근의 약증은 평형반응을 비효율적이게 한다.	위축 정도는 매우 다양하고, 활동수준과 건강수준에 따라 다르다. 근력소실은 중등도의 체중훈련과 같은 운동으로 최소화될 수 있다. 재활프로그램 성공은 질병이전의 건강상태에 매우 의존적이다.

출처: Information compiled from multiple sources. See text and references for details.

에서 볼 수 있다. 다음은 근골격계의 발달적 변화중 일부를 설명하고 표 3-5와 3-6에 요약하였다. 하부시스템 중 근골격계는 신체적 요구에 대해 적응하는 능력이 엄청나다. 임상의들은 근골격계의 정상적 운동 혹은 비정상 운동의 영향 뿐만 아니라 근골격계를 유지하는데 예방적 관리와 건강 프로그램 가치의 임상적 중요성에 대해 계속 반영함으로써 다음 부분을 연구하는 것을 기억해야 한다.

근골격계의 초기 발달 (Early development of the musculoskeletal system)

근육계는 중배엽에서 발달한다. 근조직은 중배엽 세포에서 유래된 근모세포(myoblasts)라는 일차적인 세포에서 발달한다. 임신기간 30주 이전에 대부분 근섬유들은 분화되지 않았다. 일부 타입I 섬유들(slow-twitch tonic type)

표 3-6

인생주기를 통한 골격계 변화: 기능적 의미

발달단계	주요변화	기능적의미	재활의미
초기 발달	6주 경에 장골의 연골모델이 형성된다; 일차골화중심은 12주에 나타난다.	적응하기 쉬운 연골성 골격모델은 그것에 작용하는 힘에 대해 반응한다.	한정된 자궁은 태아의 운동을 제한시킨다; 아마 첨족과 같은 기형을 초래하는데 초기 중재로 잘 교정된다.
성장 (영아기와 아동기)	골단은 뼈형성의 능동적 부위다. 척추는 경추와 요추의 이차적인 전만 커브의 발달로 인해 중력힘에 대해 반응한다.	골반과 하지에 회전, 각, 비틀림 변화는 운동과 근육힘에 대해 반응한다. 체중부하는 뼈성장과 밀도를 촉진시킨다. 엎드린 자세에서 머리 조절의 발달은 경추 전만증을 발달시킨다; 앉기와 서기는 요추의 전만증을 발달시킨다.	골단판의 골절은 뼈성장을 방해하여 기형을 초래할 것이다. 제한된 운동 혹은 과도한 힘인 강직과 같은 비정상적인 힘은 비정상적인 골격발달과 기형을 초래한다.
성장 (사춘기)	키와 몸무게의 갑작스러운 증가는 "성장통"을 초래하고 2년정도 지속하고 여자의 경우 12~13세에 남자의 경우 13~15세에 경험한다. 골격성장은 골단판이 폐쇄될 때 획득된다; 완전한 폐쇄는 25세까지 걸린다.	여자의 경우 남자보다 유연성이 훨씬 크다. 남자는 사춘기를 거쳐 근력이 빠르게 증가하는 반면, 여자는 사춘기에 최고에 이르다가 사춘기말에 퇴보한다.	근육이 종종 근조임(tightnesss)에 기여하기 전에 뼈는 성장하고, 제한된 ROM은 "성장통"이라는 일반적인 증상에 대한 신임을 주게 된다. 스트레스 골절과 결출(avulsion)골절이 흔하다. 척추측만증은 사춘기 동안 흔히 나타난다.
성숙 (성인기)	뼈재형성과 밀도의 증가가 계속. 40세 이후, 뼈흡수는 뼈생성을 초과하기 시작. 척추사이 디스크는 더욱 섬유화되고 덜 친수화된다; 추체는 밀도가 덜하다. 폐경기는 여자의 경우 뼈소실에 대해 가장 큰 원인이다.	골밀도와 형성의 변화는 체중부하와 근수축에 대한 반응으로 일어난다. 척추의 변화때문에, 키의 짧은 정도가 명백해진다.	디스크 변화에 대한 이차적인 것으로 요통이 증가. 체중훈련과 체중부하와 같은 신체활동은 뼈흡수를 적게하고 골다공증을 감소킨다.
노화 (노년기)	콜라겐은 덜 탄력적이고 신전변화에 대해 늦게 반응한다. 뼈크기 소실이 계속된다.	유연성의 소실은 저운동성을 초래한다. 근력과 유연성 모두의 감소는 나쁜 자세를 초래한다.	ROM은 유지되지만 신전은 더욱 천천히 이루어져야 한다. 골다공증과 골관절염의 발병률이 높다. 노화와 관련된 뼈소실은 중등도의 체중훈련과 같은 신체운동으로 감소된다.

출처: Information compiled from multiple sources. See text and references for details.

은 21주 초에 구분될 수 있고, 타입 Ⅱ 섬유(fast-twitch phasic type)들은 일반적으로 30주에 알 수 있다. 31주와 37주 사이에 타입 Ⅱ 섬유들은 태아 근조직의 25%를 구성하는 것으로 많은 연구들이 결론지었다. 운동단위는 원심성 운동 신경원과 그것을 지배하는 모든 근섬유들로 구성되는데 8주 경에 발달하기 시작한다. 이는 가장 초기의 태아 운동을 담당한다(Gajdosik & Gajdosik, 2000).

거의 모든 골격근은 8주경에 상당히 성장한다. 임신기간 마지막 반 동안 근섬유의 수와 크기가 빠르게 증가하고 따라서 대부분 골격근은 출생시 발달이 완성된다. 이런 상당한 성숙에 도달하기 위해 일어나는 발달적 변화 중 일부는 다음과 같다. 근섬유가 변하는 방향; 사실상 소수의 근육이 신체의 장축과 평행한 방향으로 유지된다[배곧은근(복직근, rectus abdominis)과 척추세움근(척추기립근, erector spinae)]. 근절은 쪼개어져 두 부분 혹은 더 많은 부분으로 되어 세 부분인 등세모근(승모근, trapezius) 혹은 두 부분인 목빗근(흉쇄유돌근, sternocleidomastoid)과 같은 최종 근육이 된다. 원래의 근절은 배빗근(복사근, oblique)과 갈비사이근(늑간근, intercostal)처럼 또한 두 개 혹은 그 이상 층으로 쪼개진다. 근육의 부분들은 또한 퇴행하고 건막으로 알려진 결합조직의 초(sheath)로 연결된다. 이 과정은 과성장, 선택적인 재생, 초기 발달의 매우 특징적인 재조직(reorganizational) 변화의 좋은 예라 할 수 있다(Crelin, 1981). 근섬유 수의 가장 큰 증가는 출생 전에 일어나고, 각 섬유들의 크기와 수 둘다의 증가 때문이다(Cech & Martin, 1995).

뼈와 연골은 또한 중배엽에서 유래되었다. 뼈 발달은 3주와 4주 사이에 시작한다. 5주 경에, 뼈의 간엽모델이 사지에서 나타나고 상지가 하지 발달을 유도한다. 6주경 간엽세포는 연골모세포로 분화되어 모든 장골의 연골 모델을 형성한다. 골화의 일차 중심은 7주와 12주 사이에 나타난다(Moore, 1988). 골간은 출생시 매우 잘 골화되었지만, 골단은 연골로 남는다. 임신기간 후반기의 제한된 자궁 환경은 태아의 여러 자세를 제한하고 발달하고, 적응이 풍부한(malleable) 골격계에 힘을 제공한다(Cech & Martin, 1995). malleable라는 용어는 문자적으로 압력에 의해 모양이 만들어진다는 것을 의미하고, 힘(forces)이 골격을 어떻게 만드는가를 나타내는 말이다(Taber's, 2001). 자궁은 첨족(clubfoot), tibial bowing, 선천적 고관절 탈구와 같은 기형을 초래할 수도 있고, 이들 모두는 초기 정형외과적 중재 혹은 치료중재에 매우 잘 반응한다.

근골격계의 성장 (Maturation of the musculoskeletal system)

■ 영아와 아동기 (Infancy and childhood)

출생후, 근육의 성장은 수적으로도 증가하지만, 주로 각 섬유들 크기의 증가 때문이다. 2개월과 16세 사이에 근섬유 수가 거의 14배 정도 증가한다. 아동기에서 빠른 성장이 2세 때 최고이다. 섬유 크기는 또한 사춘기까지 계속적인 증가를 보이고 10배 정도로 잠재적으로 증가할 수 있다. 소녀의 경우, 섬유 크기의 증가가 소년보다 더 빠르고 3세와 10세 사이에 최고에 이른다. 출생시 골격근은 백색근(fast twitch)의 우세한 경향이 있고, 수축 속도는 높고 이완기가 짧다. 1세와 2세 사이, 적색근(slow twitch)(수축 속도는 느리고 이완 시간은 더 길다)의 특징이 획득된다(Cech & Martin, 1995). 타입 Ⅰ과 Ⅱ는 생후 첫 2년을 거쳐 수가 점차적으로 증가한다. 2년째 되는 해에 섬유 종류들 사이에 상대적인 섬유구별 비율이 성인의 수준에 이른다(Cech & Martin, 1995). 즉, 골격근의 수축성 성질은 영아 초기에 성장한다. 이러한 사실은 초기 발달과 초기 운동의 중요성에 대한 신임을 제공한다. 근력은 영아기와 초기 아동기 동안 계속 증가한다. 소수의 연구만이 이 연령대의 근력에 대한 연구가 이루어졌지만, 근력의 발달은 6세와 18세 사이에 최고가 된다.

영아기와 초기 아동기를 통해 뼈 성장은 빠르게 일어나고, 유전적 구성, 일반적 건강, 영양과 같은 요소에 의해 영향을 받는다. 두개골은 2세까지 융합되지 않아 두개와 뇌의 팽창과 틀잡기를 허용한다. 골단은 새로운 뼈형성에 대한 활동적인 부분으로서 초기 골격 발달에 중요한 역할을 한다. 골단선의 골절은 뼈성장을 방해하여 비대칭적인 기형을 초래한다(Cech & Martin, 1995). 골반과 하지는 길이 변화뿐만 아니라, 회전, 각, 비틀림(torsional) 변화가 진행 중이다. 이러한 많은 변화들은 초기 운동발달과 운동에 직접적인 반응을 하여 이처럼 변화되는 골격을 만들어 낸다. 이러한 변화들은 대퇴각의 기울기와 비틀림의 변화 뿐 아니라, 경골 비틀림 변화를 포함한다. 체중부하와 운동은 이러한 발달적 변화 외에 힘을 이끈다. 정상적인 체중부하에서 보듯이 압박력(compressive forces) 수준은 뼈의 밀도와 두께에 직접적인 영향을 준다. 기능적 운동 발달은 영아가 중력에 대해 발달을 끝내는 것처럼 또한 척추 용적에 중요한 변화를 준다. 경추 전만증은 엎드린 자세에서 머리 조절 발달의 반응으로 발달하고, 요추 전만증은 앉기와 서기에 대한 반응으로 발달한다.

뼈 성장의 이런 동적 질은 어린이에게 보듯이 초기 중재에 매우 반응적이고 비정상적인 골격을 자발적으로 교정할 수가 있게 된다. 반면 비정상적인 골격 발달은 또한 뇌성마비처럼 발달적 장애에서 보이듯이 적응이 쉬운 골격을 비정상적으로 당기는 힘 때문에 생긴다.

■ 사춘기 (Adolescence)

10세와 16세 사이에 근섬유 수의 증가율이 유의하고 성장이 최고이다(Crelin, 1981). 근력의 증가는 성장 동안 크기의 증가와 직접 관련있다. 근력은 사춘기 중간인 16세 동안 유의하게 증가한다. 남자는 사춘기 동안 근력이 최고를 보이고, 호르몬 영향은 두 번째이다. 남자는 사춘기를 걸쳐 근력과 근지구력이 빠르게 증가하는 반면, 여자는 사춘기 시작시 최고이고 사춘기 끝에는 다소 퇴보한다(Gallahue & Ozmun, 2002; Stout, 2000). 남자는 모든 연령에서 여자보다 근력이 더 크다(Blimkie, 1989; Gajdosik & Gajdosik, 2000; Malina, 1986).

사춘기 동안, 뼈는 계속 성장하고 기계적 스트레스에 대한 반응으로 재형성된다. 사춘기 아이들은 하지의 성장에 앞서 몸통의 성장과 더불어 키와 몸무게의 갑작스런 증가를 경험한다(Cech & Martin, 1995). 사춘기의 성장은 여자의 경우 12세와 13세에 일어나고 2년 동안 지속하고, 남자의 경우 여자 보다 2년 뒤에 일어난다. 골격의 성장은 근육의 성장보다 먼저 일어나 길어진 뼈가 일시적으로 짧은 근육을 잡아당겨 "성장통, growing pains"이라는 것을 흔히 경험한다. 측만증은 사춘기 동안 주로 보이는 것으로 사춘기 시작후 측만증의 위험은 감소한다. 여자의 경우 남자보다 관절의 유연성이 더 큰 것을 나타낸다. 여자들은 사춘기 동안 신체 지방이 계속 늘어난다. 골격의 성장은 골단판이 닫힐 때 얻어진다. 아동기에 골단판의 폐쇄가 시작하지만 25세까지 지속할 수도 있다(Moore, 1988).

근골격계의 성숙
(The mature of the musculoskeletal system)

■ 성인기 (Adulthood)

근섬유 수는 50세 까지 계속 증가한후 점차 쇠퇴하기 시작한다(Crelin, 1981). 최대 신체 근력은 20대에 가장 높다고 여러 연구들은 확신한다(Rikli & Busch, 1986). 근력은 30년까지 계속 증가하고, 특히 남자의 경우에 그렇다. 근력은 30세와 35세 사이의 남자에게서 최대이며 50세까지 상대적으로 계속 남아있다(Larsson, Grimby, & Karlsson, 1982). 일부 연구들은 60세 경에 근력이 20% 감소함을 보여준다(Gallahue & Ozmun, 2002). 복잡한 감각운동 협응은 상당한 변수가 개인마다 발견되기는 해도 30대에 늦어지기 시작한다(Welford, 1977). 신체적으로 활발한 성인은 많은 이점을 가진다. 신체적 활동은 근육을 만들고, 폐와 심장을 강하게, 혈압을 낮게, 걱정과 스트레스를 완화시켜준다. 치료사와 보조자들은 재활 진단과 예측 가능한 결과에 대한 가치있는 시표자로서 환자의 **질병이전**(premorbid) 신체 적합성을 고려해야 한다.

성인기를 통해, 뼈의 재형성과 골밀도의 증가는 체중부하와 근수축에 대해 이차적으로 계속 일어난다(Whitbourne, 1985). 40세 이후, 뼈 흡수는 뼈 형성을 초과하기 시작한다. 망상골 소실은 30세에 시작하고 피질골은 40세에 소실한다(Borner, Dillworth, & Sullivan, 1988). 성인기 동안 경험하는 골격 변화는 디스크가 더욱 섬유화되고, 덜 친수화되는 것과 축추 그 자체의 밀도가 감소한 것에 대해 이차적으로 척추간 디스크의 압력 때문에 높이가 짧아지기 시작하게 된다. 폐경기는 여성에게 아주 큰 뼈 소실을 초래한다. 폐경기 전 매년 1%의 뼈 소실이 있고 폐경기 후 첫 5년 동안 2~4% 감소가 있다(Raub & Smith, 1985). 이 기간후, 매년 1% 소실로 비율이 되돌아 온다. 남자의 경우 매년 0.5%의 소실이 있다.

근골격계의 노화
(The aging musculoskeletal system)

■ 노년기 (Older adult)

나이가 들어감에 따라, 골격근의 근력 혹은 힘을 생성하는 능력은 감소한다(Williams, Higgins, Lewek, 2002). 노화과정과 관련있는 근육 소비는 일반적으로 **노인성 근육 위축**(senile muscular atrophy)이라고 한다(Schultz & Lipton, 1982). 위축 정도는 명확히 개인적이고 활동수준과 개인의 신체적 적합성에 따라 다르다. 근력의 감소는 많은 변화들의 결과로서 섬유의 감소, 근육 덩어리의 감소, 기능적 운동단위 수의 감소가 포함된다(Frontera 등, 2000). 운동단위는 운동신경원 수의 감소 때문에 감퇴한다; 근육세포는 운동신경원에서 자극을 받지 않으면 퇴행한다. 여러 연구가들은 60세 후 운동신경원의 유의한 감소가 있음을 알았다; 70세 경, 운동단위 측정은 정상의 40% 이하이다(McComas, Upton, Sica, 1973). 근수축의 속도와 근력은 노화에 따라 감퇴한다. 일반적으로 개인 근력의 50%가 70세 경에 소실된다고 생각된다(Bohannon, 1996). 근섬유가 변성할 때, 지방 세포들은 근섬유를 대치하고 따라서 70세 경에는 지방이 비복근 무게의 1/3을 차지한다(Hasselkus, 1974). 근력의 소실은 운동 프로그램과 중등도의 체중 훈련을 하는 노인에게는 최소화될 수 있다.

연구가들은 노화에 따른 근력 감퇴 비율이 몸통과 하지보다 상지에서 덜한 것으로 나타난다는 것에 동의한다(Grimby, Danneskiold-Samsoe, Hvid, Saltin, 1982). 근육의 피로도 증가와 약증은 둥근육, 복근, 대퇴사두근에서 현저하다. 약증은 또한 골반대와 목 근육에서 일반적이다. 근위부 약증에 대한 이러한 양상은 정상적으로 안정성을 제공하는 몸통근육의 약증을 초래한다. 이러한 자세근의 감소는 노인의 균형과 평형반응의 효과가 감소하는 원인이 될 수 있다(Hasselkus, 1974; Stelmach, Zelaznik, Lowe, 1990).

두 가지 근섬유의 나이와 관련된 소실이 있다지만 타입 Ⅱ 백색근(fast-twitch) 섬유가 타입 Ⅰ 적색근(slow-twitch) 섬유보다 소실률이 더 크다(Timiras, 1994). 백색근 섬유의 이러한 소실은 근수축률을 더욱 느리게 하고 자세안정성 범위 내에 일어나는 운동의 종류에 엄청난 압박을 한다(Mortimer 등, 1982). 근반응 잠시는 더 늦어지고 근 시너지의 일시적인 체계화는 노인의 경우 장애를 받고, 자세동요와 수의적 운동의 개시 동안 이러한 장애를 볼 수 있다(Woollacott, Shumway-Cook, Nashner, 1986; Marsh와 Geel, 2000). 운동시간은 반응이 전체 몸의 운동 혹은 모든 사지의 운동으로 구성될 때 중요하게 된다.

유연성의 변화는 콜라겐 변화, **운동기능감소증**(hypokinesis), 관절염 혹은 이 모든 요소가 복합적인 것 때문일 수 있다. 노인의 콜라겐은 덜 유동적이고 신장(stretch)에 대해 느리게 반응한다. 근력과 유연성의 감소는 나쁜 자세를 초래한다. 자세에서 가장 흔한 나이와 관련된 변화는 머리가 앞으로 나온 자세, 어깨가 둥글게, 흉추의 후만증 증가, 요추의 전만증 감소, 슬관절의 굴곡 각 증가, 고관절 자세가 더욱 뒤로 되는 것 들이다(Wagner & Kauffman, 2001; Bonder & Wagner, 2001).

노화에 따라 골격계는 점점 더 위태로움이 증가하게 된다. 골 크기의 소실이 계속되고 노인들의 골다공증 발병율과 관계될 수 있다. **골다공증**(osteoporosis)은 특징이 뼈의 미네랄 밀도 감소로 골절의 위험도가 충분히 높아진다. 이러한 나이와 관련된 뼈의 소실은 아마도 개인의 활동 수준과 관련있을 것이다. 최근 연구들은 중등도의 운동, 특히 뼈에 기계적 부하를 전달하는 체중 부하운동은 뼈 소실률을 감소시켜준다고 한다. 관절염은 70세 노인의 70%가 침범되었다(Gradisar & Porterfield, 1989).

요 약 Summary

운동 생성과 자세 조절은 개인의 인생기간 동안 발달, 성장, 노화들 사이에서 복잡한 과정을 통해 이루어진다. 다양한 환경속에서 여러 가지 과제를 하는 동안 얻어지는 인간의 운동에 대한 여러 차원성(multidimensionality)은 많은 시스템 하부의 성공적인 통합을 필요로하는 복잡한 셋트 과정을 포함한다. 개인은 효율적으로 움직이기 위해서 몇 가지 다양한 시스템으로부터 오는 입력에 의존해야 한다. 체성감각 정보는 신체의 움직임과 자세에 대해 피부, 근육, 관절에 있는 수용체에서 모아진다. 시각 정보는 변하는 환경에 대해 피드백을 제공한다; 전정안반사는 머리와 몸이 움직이는 동안 시각에 맺힌 상에 초점을 유지하기 위해 도와주는 많은 기전 중 하나이다. 전정계는 공간에서 머리의 움직임과 위치를 발견하고 잠재의식적으로 주변 환경의 움직임으로부터 전체 몸 움직임을 구분하도록 신체를 도와준다(Sherlock, 1996). 운동계는 운동을 일으키지만, 개인과 환경에서 받는 피드백에 의해 끊임없이 수정되고 조절된다. 신경계를 포함해서 인간운동의 생성에 중요한 역할을 하는 모든 시스템들은 발달하고 성장하고 시간이 지나면서 노화한다.

시스템하부가 동적이고 발달적으로 변화하듯이 시스템의 이해는 어떠한 연령의 환자에게 만날 수 있는 운동 문제를 이해하기 위한 넓은 견해를 치료사와 보조자에게 제공한다. 어떤 연령의 환자에게 효과적인 사정(assessment)와 중재는 임상의가 동적인 셋트의 시스템하부를 가지고 나타내듯 각 시스템은 독특한 발달 시기에 다양한 지점에 존재할 수 있음을 각 환자에게서 보는 것이다. 개인은 특수한 환경 내에서 네가지 요소(신경계, 체성감각계, 전정계, 운동계, 근골격계)를 상기해 운동과제를 접근할 것이라는 것을 기억하는 것이 중요하다. 이들은 성장과 노화단계에서 다양하며 병리에 의해 위태로와질 것이다.

참고문헌

Adams, J A. (1971). A closed-loop theory of motor learning. *Journal of Motor Behavior, 3,* 111–150.

Adams, R. D., Victor, M., & Ropper, A. H. (1997). *Principles of neurology* (6th ed.). New York: McGraw-Hill.

Afifi, A. K., & Bergman, R. A. (1998). *Functional neuroanatomy: Text and atlas.* New York: McGraw-Hill.

Antonini, A., & Leenders, K. L. (1993). Dopamine D2 receptors in normal human brain: Effect of age as measured by positron emission tomography (PET) and (11C)-raclopride. *Annals of the New York Academy of Sciences, 695,* 81–85.

Ayres, A. J. (1989). *Sensory integration and praxis tests.* Los Angeles: Western Psychological Services.

Bairstow, P. J., & Laszlow, J. I. (1981). Kinaesthetic sensitivity to passive movement and its relationship to motor development and motor control. *Developmental Medicine and Child Neurology, 23,*606–616.

Ball, M. J. (1977). Neuronal loss, neurofibrillary tangles and granulovacuolar degeneration in the hippocampus with aging and dementia. *Acta Neuropatholigica, 37,* 111–118.

Bear, M. F., Connors, B. W., & Paradiso, M. A. (2001). *Neuroscience: Exploring the brain* (2nd ed.). Baltimore: Lippincott Williams & Wilkins.

Bergstrom, B. (1973). Morphology of the vestibular nerve: The number of myelinated vestibular nerve fibers in man at various ages. *Acta Oto-laryngologica Supplement, 406,* 173–179.

Bernstein, N. (1967). The coordination and regulation of movement. London: Pergaman.

Bernstein-Lewis, C. (1996a). *Aging and the health care challenge* (3rd ed.). Philadelphia: F. A. Davis.

Bernstein-Lewis, C. (1996b). Musculoskeletal changes with age: Clinical implications. In C. Bernstein-Lewis (Ed.), *Aging and the health care challenge* (3rd ed., pp. 147–176). Philadelphia: F. A. Davis.

Black, F. O., & Nashner, L. M. (1985). Postural control in four classes of vestibular abnormalities. In M. Igarshi & F. O. Black (Eds.), *Vestibular and visual control of posture and locomotor equilibrium* (pp. 271–281). Basel: Karger.

Blimkie, C. J. R. (1989). Age and sex associated variation in strength during childhood: Anthropometric, morphologic, neurologic, biomechanical, endocrinologic, genetic, and physical activity correlates. In C. V. Gisolfi & D. R. Lamb (Eds.), *Perspectives in exercise science and sports medicine: Vol. 2. Youth, exercise, and sport* (pp. 183–197). Indianapolis, IN: Benchmark Press.

Bobath, B. (1965). *Abnormal postural reflex activity caused by brain lesions.* London: William Heinemann Medical Books.

Bohannon, R. W. (1996). Clinical implications of neurologic changes during the aging process. In C. Bernstein-Lewis (Ed.), *Aging and the health care challenge* (3rd ed., pp. 177–195). Philadelphia: F. A. Davis.

Bonder, B. R., & Wagner, M. B. (Eds.). (2001). *Functional performance in older adults* (2nd ed.). Philadelphia: F. A. Davis.

Boothe, R. G. (1988). Visual development: Central neural aspects. In E. Meisami & P. S. Tirimas (Eds.), *Handbook of human growth and developmental biology* (Vol. 1, Part B, pp. 179–191). Boca Raton, FL: CRC Press.

Borner, J. A., Dillworth, B. B., & Sullivan, K. M. (1988). Exercise and osteoporosis: A critique of the literature. *Physiotherapy Canada, 40,* 146–155.

Brody, H., & Vijayashanker, N. (1977). Anatomical changes in the nervous system. In C. E. Finch & L. Hayflick (Eds.), *Handbook of biology and aging* (pp. 241–256). New York: Van Nostrand Reinhold.

Bronson, G. W. (1994). Infants' transitions toward adult-like scanning. *Child Development, 65,* 1243–1261.

Brooks, V. B. (1986). *The neural basis of motor control.* New York: Oxford University.

Bruce, M. F. (1980). The relation of tactile thresholds to histology in the fingers of the elderly. *Journal of Neurology, Neurosurgery, and Psychiatry, 43,* 730.

Brunnstrom, S. (1970). Movement therapy in hemiplegia: A neurophysiological approach. New York: Harper & Row.

Buchtal, F., Rosenfalck, A., & Behse, F. (1984). Sensory potentials of normal and diseased nerves. In P. J. Dyck, P. K. Thomas, & E. H. Lambert (Eds.), *Peripheral neuropathy* (Vol. 1, 2nd ed., pp. 981–1015). Philadelphia: W. B. Saunders.

Bundy, A. C., Lane, S. G., & Murray, E. A. (2002). *Sensory integration: Theory and practice* (2nd ed.). Philadelphia: F. A. Davis.

Burt, A. M. (1993). *Textbook of neuroanatomy.* Philadelphia: W. B. Saunders.

Butterworth, G., & Cicchetti, D. (1978). Visual calibration of posture in normal and motor retarded Down's syndrome infants. *Perception, 7,* 513–525.

Case-Smith, J. (1996). Analysis of current motor development theory and recently published infant motor assessments. *Infants & Young Children, 9,* 29–41.

Cech, D., & Martin, S. (1995). *Functional movement development across the life span.* Philadelphia: W.B. Saunders.

Chalifoux, L. M. (1991). Macular degeneration: an overview. *Journal of Visual Impairment & Blindness, 85,* 249.

Coffey, C. E., Wilkinson, W. E., & Parashos, I. A. (1992). Quantitative cerebral anatomy of the aging human brain: a cross-sectional study using magnetic resonance imaging. *Neurology, 42,*527–536.

Cohen, H. (1989). Occupational therapy and motor control. *American Journal of Occupational Therapy, 43,* 5, 289–290.

Cohen, H. (1994). Vestibular rehabilitation improves daily life function. *American Journal of Occupational Therapy, 48,* 919–925.

Cohen, H. (1999). *Neuroscience for rehabilitation* (2nd ed.). Philadelphia: Lippincott Williams & Wilkins.

Collier, G. (1985). *Emotional expression.* Hillsdale, NJ: Lawrence Erlbaum Associates.

Collins, J. K. (1976). Distance perception as a function of age. *Australian Journal of Psychology, 28,* 109–113.

Connor, N. P., & Abbs, J. H. (1990). Sensorimotor contributions of the basal ganglia: Recent advances. *Physical Therapy, 70,* 12, 864–872.

Cotman, C. W., & Holets, V. R. (1985). Structural changes at synapses with age: Plasticity and regeneration. In C.E. Finch & E. L. Schneider (Eds.), *Handbook of the biology of aging* (pp. 617–644). New York: Van Nostrand Reinhold.

Crelin, E. S. (1981). Development of the musculoskeletal system. *Clinical Symposia, 33,* 2–36.

deBenabib, R. M., & Nelson, C. A. (1991). Efficiency in visual skills and postural control: A dynamic interaction. *Occupational Therapy Practice, 3,* 57–68.

DeKeyser, J., Ebinger, G., & Vauquelin, G. (1990). Age-related changes in the human nigrostriatal dopaminergic system. *Annals of Neurology, 27,* 157–161.

DiGiovanna, A. G. (1994). *Human aging: Biological perspectives.* New York: McGraw-Hill.

Drubach, D. (2000). *The brain explained.* Upper Saddle River, NJ: Prentice-Hall.

Duara, R., London, E. D., & Rapoport, S. I. (1985). Changes in structure and energy metabolism of the aging brain. In C. E. Finch & E. L. Schneider (Eds.), *Handbook of the biology of aging* (pp. 595–616). New York: Van Nostrand Reinhold.

Earnest, M. P., Heaton, R. K., & Wilkinson, W. E. (1986). Cortical atrophy, ventricular enlargement and intellectual impairment in the aged. *Acta Physiologica Scandinavia, 126,* 107–114.

Eviatar, L., Eviatar, A., & Naray, I. (1974). Maturation of neurovestibular responses in infants. *Developmental Medicine and Child Neurology, 16,* 435–446.

Fantz, R. L. (1961). The origin of form perception. *Scientific American, 204,* 66.

Fisher, A.G., & Murray, E.A. (1991). Introduction to sensory integration theory. In A.G. Fisher, E. A. Murray, & A. C. Bundy (Eds.), *Sensory integration: Theory and practice.* Philadelphia: F. A. Davis.

Fisher, A. G., Murray, E. A., & Bundy, A. C. (1991). *Sensory integration: Theory and practice.* Philadelphia: F. A. Davis.

Frontera, W. R., Hughes, V. A., Fielding, R. A., Fiatarone M. A., Evans W. J., & Roubenoff R.(2000). Aging of skeletal muscle: A 12-year longitudinal study. *Journal of Applied Physiology, 88,* 1321–1326.

Furman, J. M., & Whitney, S. L. (2000). Central causes of dizziness. *Physical Therapy, 80,* 179–187.

Gajdosik, C. G., & Gajdosik, R. L. (2000). Musculoskeletal development and adaptation. In S. K. Campbell, D. W. Vander Linden, & R. J. Palisano, (Eds.), *Physical therapy for children* (2nd ed.). Philadelphia: W. B. Saunders.

Gallahue, D. L., & Ozmun, J. C. (2002). *Understanding motor development: Infants, children, adolescents, adults* (5th ed.). Boston: McGraw-Hill.

Ghez, C. (1991). Voluntary movement. In E. Kandel, J. H. Schwartz, & T. M. Jessell (Eds.), *Principles of neuroscience* (3rd ed., pp. 609–625). New York: Elsevier.

Gilman, S., & Newman, S. W. (1996). *Essentials of clinical neuroanatomy and neurophysiology.* (9th ed.). Philadelphia: F. A. Davis.

Goldman, P.S., & Galkin, T. W. (1978). Prenatal removal of frontal association cortex in the fetal rhesus monkey: Anatomical and functional consequences in postnatal life. *Brain Research, 152,* 451-485.

Gottfried, A. W. (1984). Touch as an organizer for learning and development. In C. C. Brown (Ed.), *The many facets of touch* (pp. 114–122). Skillman, NJ: Johnson & Johnson.

Gradisar, I. A., & Porterfield, J. A. (1989). Articular cartilage: Structure and function. *Topics in Geriatric Rehabilitation, 4,* 1–9.

Grimby, G, Danneskiold-Samsoe, B., Hvid, K., & Saltin, B. (1982). Morphology and enzymatic capacity in arm and leg muscles in 78-81 year old men and women. *Acta Physiologica Scandinavia, 115,* 125–134.

Hain, T. C., Ramaswamy, T. S., & Hillman, M. A. (2000). Anatomy and physiology of the normal vestibular system. In S. J. Herdman (Ed.), *Vestibular rehabilitation* (2nd ed.) Philadelphia: F. A. Davis.

Haines, D. E. (Ed.). (1997). *Fundamental neuroscience.* New York: Churchill Livingstone.

Hasselkus, B. R. (1974). Aging and the human nervous system. *Journal of Occupational Therapy, 28,* 16–21.

Herdman, S. J. (2000). *Vestibular rehabilitation* (2nd ed.). Philadelphia: F. A. Davis.

Heriza, C. (1991). Implications of a dynamical systems approach to understanding infant kicking behavior. *Physical Therapy, 71,* 222–234.

Heriza, C. (1991). Motor development: traditional and contemporary theories. In M. Lister (Ed.), *Contemporary management of motor control problems. Proceedings of the II-Step Conference.* (pp. 99–126). Alexandria, VA: Foundation for Physical Therapy.

Herschkowitz, N. (1989). Brain development and nutrition. In P. Evard & A. Minkowski (Eds.), *Developmental neurobiology* (Nestle Nutrition Workshop Series Vol. 12). New York: Raven Press.

Hodgins, J. (1963). Reaction time and speed of movement in males and females of various ages. *Research Quarterly, 34,* 335–343.

Hooker, D. (1952). *The prenatal origin of behavior.* Lawrence, KS: University of Kansas Press.

Hooyman, N. R., & Kiyak, H. A. (Eds.) (1991). *Social gerontology: A multidisciplinary perspective* (2nd ed.). Needham Heights, MA: Allyn & Bacon.

Horak, F. (1991). Assumptions underlying motor control for neurologic rehabilitation. In M. Lister (Ed.), *Contemporary management of motor control problems. Proceedings of the II-Step Conference* (pp. 11–27). Alexandria, VA: Foundation for Physical Therapy.

Hubel, D. H. (1988). *Eye, brain and vision.* New York: Scientific American.

Humphrey, T. (1965). The embryologic differentiation of the vestibular nuclei in man correlated with functional development. In *International symposium on vestibular and oculomotor problems.* Tokyo: 51.

Jacobs, B., & Scheibel, A. B. (1993). A quantitative dendritic analysis of Wernicke's area in humans: Lifespan changes. *Journal of Comparative Neurology, 327,* 83–96.

Janeschild, M. E. (1996). Integrating the dynamical systems theory with the neurodevelopmental approach. *Developmental Disabilities Special Interest Newsletter, 19,* 1–4.

Kaga, K., Maeda, H., & Suzuki, J. (1988). Development of righting reflexes, gross motor responses and balance in infants and labyrinth hypoactivity with or without mental retardation. *Advances in Oto-rhino-laryngology, 41,* 152–161.

Katzman, R., & Terry, R. D. (1983). Normal aging of the nervous system. In R. Katzman & R. D. Terry (Eds.), *The neurology of aging* (pp. 15–50). Philadelphia: F. A. Davis.

Kemper, T. (1984). Neuroanatomical and neuropathological changes in normal aging and dementia. In M. L. Albert (Ed.), *The neurology of aging.* Philadelphia: F. A. Davis.

Keogh, J., & Sugden, D. (1985). *Movement skill development.* New York: Macmillan.

Kollarits, C. R. (1986). The aging eye. In E. Calkins, P. J. Davis, & A. B. Ford (Eds.), *The practice of geriatrics.* (pp. 248–259). Philadelphia: W. B. Saunders.

Konigsmark, B. W., & Murphy, E. A. (1970). Neuronal population in the human brain. *Nature, 228,* 1335–1336.

Koroshetz, W. J., & Moskowitz, M. A. (1996). Emerging treatments for stroke in humans. *Trends in Pharmacological Sciences, 17,* 227–233

Larin, H. M. (2000). Motor learning: Theories and strategies for the practitioner. In S. K. Campbell, D. W. Vander Linden, & R. J. Palisano, *Physical therapy for children* (2nd ed.). Philadelphia: W. B. Saunders.

Larsson, L., Grimby, G., & Karlsson, J. (1982). Muscle strength and speed of movement in relation to age and muscle morphology. *Journal of Applied Physiology, 46,* 451–456.

Leonard, C. T. (1994). Major behavior and neural changes following perinatal and adult-onset brain damage: Implications for therapeutic interventions. *Physical Therapy, 74,* 753–767.

Leonard, C. T. (1998). *The neuroscience of human movement.* St. Louis, MO: Mosby.

LeVere, T. E. (1980). Recovery of function after brain damage: A theory of the behavioral deficit. *Physiology and Psychology, 8,* 297–308.

Lowrey, G. H. (1986). *Growth and development of children* (8th ed.) Chicago: Year Book.

Lundy-Ekman, L. (2002). *Neuroscience: Fundamentals for rehabilitation.* Philadelphia: W. B. Saunders.

Maguire, G. H. (1996). The changing realm of the senses. In C. Bernstein-Lewis (Ed.), *Aging: The health care challenge* (3rd ed.). Philadelphia: F. A. Davis.

Malina, R. M. (1986). Growth of muscle and muscle mass. In F. Falkner & J. M. Tanner (Eds.), *Human growth: A comprehensive treatise: Vol. 2. Postnatal growth* (pp. 77–99). New York: Plenum Press.

Malina, R. M., & Bouchard, C. (1991). *Growth, maturation, and physical activity.* Champaign, IL: Human Kinetics.

Marsh, A. P., & Geel, S. E. (2000). The effect of age on the attentional demands of postural control. *Gait and Posture, July*, 105–113.

McClenaghan, B. A., Williams, H. G., Dickerson, J., Dowda, M., Thombs, L., & Eleazer, P. (1995). Spectral characteristics of aging postural control. *Gait and Posture, 4*, 112–121.

McComas, A. J., Upton, A. R., & Sica, R. E. (1973). Motoneurone disease and aging. *Lancet*, 1477–1480.

McKeough, D. (1995). *The coloring review of neuroscience* (2nd ed.). Boston: Little, Brown.

Meltzoff, A. N., & Borton, R. (1979). Intermodal matching by human neonates. *Nature, 282*, 403–404.

Milani-Comparetti, A. (1981). The neurophysiological and clinical implications of studies on fetal motor behavior. *Seminars in Perinatology, 5*, 183–189.

Moore, K. L. (1988). *The developing human: Clinically oriented embryology* (4th ed.) Philadelphia: W. B. Saunders.

Morgan, D. G. (1989). Consideration in the treatment of neurological disorders with trophic factors. *Neurobiology of Aging, 10*, 547–549.

Mortimer, J. A., Pirozzolo, F. J., & Maletta, G. J. (1982). Overview of the aging motor system. In F. J. Pirozzolo & G. J. Maletta (Eds.), *The aging motor system* (pp. 1–6). New York: Praeger Publishers.

Nelson, L. B., Rubin, S. E., Wagner, R. S. (1984). Developmental aspects in the assessment of visual function in young children. *Pediatrics, 73*, 375–381.

Papalia, D. E., Olds, S., & Feldman, R. (2001). *Human development* (8th ed.). New York: McGraw-Hill.

Pitts, D. G. (1982). Visual acuity as a function of age. *Journal of the American Optometric Association, 53*, 117–124.

Piaget, J. (1952). *The origins of intelligence.* New York: W. W. Norton.

Poole, J. L. (1991). Age related changes in sensory system dynamics related to balance. *Physical & Occupational Therapy in Geriatrics, 10*, 55–66.

Potvin, A. R., Syndulko, K., & Tourtellotte, W. W. (1980). Human neurologic function and the aging process. *Journal of the American Geriatric Society, 28*, 1–9.

Prechtl, H. F. R. (1985). Ultrasound studies of human fetal behaviour. *Early Human Development, 12*, 91–98.

Raub, D. M., & Smith, E. L. (1985). Exercise and aging: Effects on bone. *Topics in Geriatric Rehabilitation, 1*, 31–39.

Rikli, R., & Busch, S. (1986). Motor performance of women as a function of age and physical activity level. *Journal of Gerontology, 41*, 645–649.

Rosenhall, U., & Rubin, W. (1975). Degenerative changes in the human vestibular sensory epithelia. *Acta Oto-laryngologica, 79*, 67–80.

Sahrmann, S. (1998). The twenty-ninth Mary McMillan lecture: Moving precisely? Or taking the path of least resistance? *Physical Therapy, 78*(11), 1208–1218.

Schmidt, R. A. (1975). A schema theory of discrete motor skill learning. *Psychological Review 82*, 225–260.

Schmidt, R. A. (1988). *Motor control and learning* (2nd ed.). Champaign, IL: Human Kinetics.

Schmitz, T. J. (2001). Sensory assessment. In S. B. O'Sullivan & T. J. Schmitz (Eds.), *Physical rehabilitation: Assessment and treatment* (4th ed., pp. 133–175). Philadelphia: F. A. Davis.

Schultz, E., & Lipton, B. H. (1982). Skeletal muscle satellite cells: Changes in proliferation potential as a function of age. *Mechanisms of Aging and Development, 20*, 377–383.

Sherlock, J. (1996). Getting into balance. *Rehabilitation Management, Dec/Jan*, 33–36.

Sherrington, C.S. (1906). *The integrative action of the nervous system.* New Haven, CT: Yale University Press.

Shumway-Cook, A., & Woollacott, M. (2001). *Motor control: Theory and practical applications* (2nd ed.). Philadelphia: Lippincott Williams & Wilkins.

Stedman's concise medical dictionary for the health professions (4th ed.). (2001). Philadelphia: Lippincott Williams & Wilkins.

Steiness, I. (1957). Vibratory perception in normal subjects. *Acta Medica Scandinavica, 158*, 315–325.

Stelmach, G. E., Zelaznik, H. N., & Lowe, D. (1990). The influence of aging and attentional demands on recovery from postural instability. *Aging, 2*, 155–161.

Stokes, M. *Neurological physiotherapy.* (1998). London: Mosby International Limited.

Stout, J. L. (2000). Physical fitness during childhood and adolescence. In S. K. Campbell, D. W. Vander Linden, & R. J. Palisano (Eds.), *Physical therapy for children* (2nd ed.). Philadelphia: W. B. Saunders.

Sugden, D. A. (1986). The development of proprioceptive control. In H. T. A. Whiting & M. G. Wade (Eds.), *Themes in motor development* (pp. 21–39). Boston: Nijhoff.

Sullivan, E. V., March, L., Mathalon, D. H., Lim, K. O., & Pfefferbaum, A. (1995). Age-related decline in MRI volumes of temporal lobe gray matter but not hippocampus. *Neurobiology of Aging, 16*, 591–606.

Taber's cyclopedic medical dictionary (2001). Philadelphia: F. A. Davis.

Thelen, E., & Fogel, A. (1989). Toward an action based theory of infant development. In J. Lockman & N. Hazen (Eds.). *Action in social context* (pp. 23–63). New York: Plenum.

Thelen, E., Kelso, S., & Fogel, A. (1987). Self-organizing systems and infant motor development. *Development Review*, 39–65.

Timiras, P. (1994). Aging of the skeleton, joints and muscles. In P. S. Timiras (Ed.), *Physiological basis of aging and geriatrics* (2nd ed.). Ann Arbor, MI: CRS.

Tse, D. W., & Spaulding, S. J. (1998). Review of motor control and motor learning: implications for occupational therapy with individuals with Parkinson's disease. *Physical & Occupational Therapy in Geriatrics, 15*, 19–38.

Unsworth, C., & Warburg, C. L. (2001). Assessment and intervention strategies for cognitive and perceptual dysfunction. In S. B. O'Sullivan & T. J. Schmitz (Eds.), *Physical rehabilitation: Assessment and treatment* (4th ed., pp. 133–175). Philadelphia: F. A. Davis.

VanderLaan, F. L., & Oosterveld, W. J. (1974). Age and vestibular function. *Aerospace Medicine, 45*, 540–547.

VanderZanden, J. W. (2000). T. J. Crandell & C. H. Crandell (Eds.), *Human development* (7th ed.). Boston: McGraw-Hill.

VanSant, A. (1990). Life-span development in functional tasks. *Physical Therapy, 70*, 788–798.

Verillo, R. T. (1980). Age-related changes to the sensitivity of vibration. *Journal of Gerontology, 35*, 185–193.

Wade, M. G., & Jones, G. (1997). The role of vision and spatial orientation in the maintenance of posture. *Physical Therapy, 77*, 619–627.

Wagner, M. B., & Kauffman, T. L. (2001). The aging process: mobility. In B. R. Bonder & M. B. Wagner (Eds.), *Functional performance in older adults* (2nd ed.). Philadelphia: F. A. Davis.

Waxman, S. (2000). *Correlative Neuroanatomy* (24th ed.). New York: McGraw-Hill.

Weale, R. A. (1975). Senile changes in visual acuity. *Transactions of the Ophthalmology Society of the United Kingdom, 95*, 36–38.

Weber, R. (1984). Philosophers on touch. In C. C. Brown, *The many facets of touch* (p. 3). Skillman, NJ: Johnson & Johnson.

Welford, A. T. (1958). *Aging and human skill.* Oxford: Oxford University Press.

Welford, A. T. (1977). Motor performance. In J. E. Birren & K. W. Schaie (Eds.), *Handbook of the psychology of aging.* New York: Van Nostrand.

Whitbourne, S. K. (1985). *The aging body-physiological changes and psychological consequences.* New York: Springer-Verlag.

Williams, G. N., Higgins, M. J., & Lewek, M. D. (2002). Aging skeletal muscle physiologic changes and the effects of training. *Physical Therapy, 82*, 62–68.

Williams, H. G. (1983). *Perceptual and motor development.* Englewood Cliffs, NJ: Prentice Hall.

Williams, H. G. (1990). Aging and eye-hand coordination. In C. Bard, M. Fleury, & L. Hay (Eds.), *Development of eye-hand coordination.* (pp. 327–357).Columbia, SC: University of South Carolina Press.

Woollacott, M. J. (1993). Age-related changes in posture and movement. *Journal of Gerontology 48,* 56–60.

Woollacott, M., Shumway-Cook, A., & Nashner, L. (1982). Postural reflexes and aging. In F. J. Pirozzolo & G. J. Maletta (Eds.), *The aging motor system* (pp. 99–119). New York: Praeger Publishers.

Woollacott, M. H., Shumway-Cook, A., & Nashner, L. M. (1986). Aging and posture control: changes in sensory organization and muscular coordination. *International Journal of Aging and Human Development, 23,* 97–114.

Wyke, B. (1975). The neurological basis of movement: a developmental review. In K. S. Holt (Ed.), *Movement and child development* (pp. 19–33). Philadelphia: J. B. Lippincott.

Yonas, A., Granrud, C. E., & Pettersen, L. (1985). Infants: sensitivity to relative size information at distance. *Developmental Psychology, 21,* 161–167.

Zastrow, C., & Kirst-Ashman, K. K. (1997). *Understanding human behavior and the social environment* (4th ed.). Chicago: Nelson-Hall.

제 4 장

일생을 통한 운동 발달

Life Span Motor Development

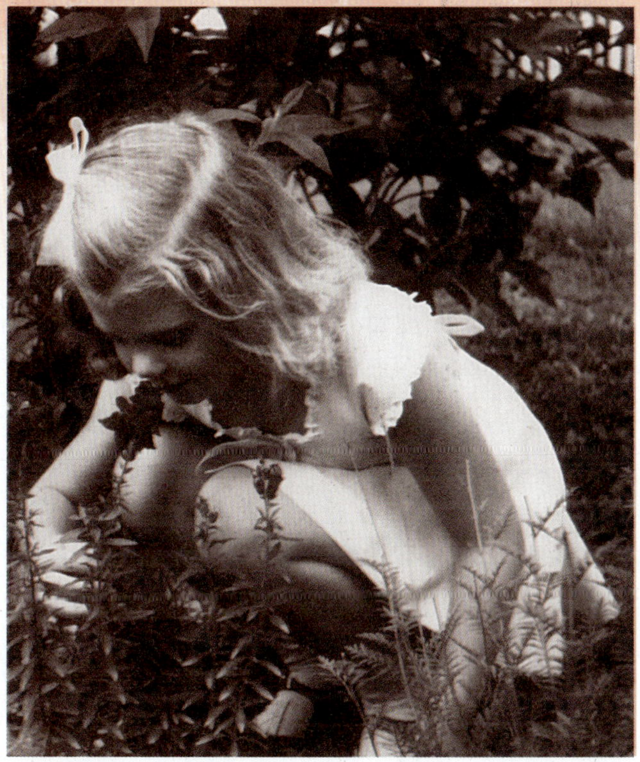

우리가 부여받은 신체의 움직임은 우리로 하여금 별을 향하여 팔을 뻗게 하거나 봄 날 꽃향기를 맡기 위해 몸을 숙일 수 있는 기회를 제공한다: 우리를 둘러 싸고 있는 주위 곳곳이 기회와 축복이다. 이 장은 나의 지도 교수이자 친구인 물리치료사 Bonnie Marsden 에게 바친다. 그녀는 예리한 관찰과 지칠 줄 모르는 탐구의 가치를 나에게 가르쳐 주었으며 그로 인해 나는 항상 나의 최상을 발휘하도록 도전을 받았고, 끊임없이 호기심을 가지고, 나의 일을 즐거워하게 되었다. 고마워요, Bonnie.

기본 개념

- 일반적으로 초기 발달기, 성숙기(유아, 아동, 청소년), 완숙기(성인), 그리고 노년기로 구분되는 비선형적 과정으로의 일생을 통한 운동발달
- 전통적인 발달 이론들에 대한 고찰: Piaget, Erikson, 그리고 신경성숙 이론; 운동발달과 치료적 중재 관점에서의 동적 시스템
- 현재 유용한 운동 이정표 목록과 발달 이정표
- 팔과 다리를 조절하고 자세를 조절하기 위해 요구되는 기능적 움직임 요소
- 경과 모델(process model)로써 유아기와 아동기 동안의 발달
- 팔다리와 자세를 조절하는데 있어 성숙기, 완숙기, 노년기 과정에서 발달상의 주요 변화

서론 Introduction

물리치료사와 작업치료사는 신경학적 장애나 발달 장애를 가진 환자/의뢰인을 사정(assessment)하고 중재(intervention)하는데 있어 핵심 개념으로 인간의 운동발달을 연구해왔다. 전통적으로 운동발달에 관한 연구는 아동의 발

달을 집중적으로 연구하였다. 따라서 후천적으로 획득된 운동요소들을 이정표, "정상적" 특질, 혹은 전형적 운동발달로 표현하였으며, 발달상의 변화가 오직 중추신경계의 성숙과 관련된다고 생각했었다. 이제 이러한 좁은 견해는 중추신경계가 발달상의 변화를 결정짓는 유일한 시스템이 아니라는 것으로 입증되고 있다. 앞 장에서 설명하였던 바와 같이, 근육골격계통 및 감각계통과 같은 다른 시스템들의 변화 역시 운동발달에 영향을 미친다. 각각의 시스템은 운동 행동의 변화에 영향을 미치기 위하여 다른 시스템들과 환경 내에서 복잡하게 아주 흥미로운 방법으로 상호작용을 하며, 이것은 일생을 통해 지속된다. 따라서 운동 표현은 개인이 특수한 환경 내에서 과제를 수행하기 위해 움직이는 어떤 지점에서 개인에게 작용하는 모든 영향들과 변화들이 수렴된 결과로 발생한다.

발달(development)은 형태와 기능이 서로 뒤엉키는 변화로 고려될 수 있다(Cech와 Martin, 1995; Higgins, 1985). 움직임의 형태는 주로 그것이 의도하는 기능에 따라 결정된다. 동시에 발휘되거나 발휘 가능한 기능은 주로 움직임의 가능한 형태와 구조의 발달 단계에 의한다. 발달은 단순히 성장이 아니다. 발달상의 변화는 성장, 성숙, 적응, 그리고 학습의 과정을 통해 발생한다. **성장**(growth)은 크기와 무게의 증가(신체의 물리적 차원에서의 변화)로 언급된다(Cech와 Martin, 1995). 발달 과정에서 일부 변화들이 신체 크기의 변화와 관련되기 때문에 성장은 발달상의 변화에 있어 중요한 매개변수이다. 예로, 전형적으로 키가 큰 아동이 키가 작은 아동에 비해 더 멀리 점프하고 더 멀리 던질 수 있다. **성숙**(maturation)은 신체 시스템의 복잡성이 증가하는 것으로, 보다 정교한 기능을 허용한다. 성숙에는 신경의 수초화, 속 기관의 복잡성 증가, 그리고 이차 성징의 출현이 포함된다. **적응**(adaptation)은 근육의 당김에 의해 뼈의 모델링이 발생하는 것과 같이 시스템에 가해지는 자극에 이차적으로 발생한다. 앞 장에서 설명하였던 바와 같이 일생에 걸친 근육계와 신경계의 변화를 기억해야 한다. **학습**(learning)은 적응의 한 유형으로 고려될 수 있는데, 연습의 결과로 비교적 영구적인 행동 변화를 유발한다. 성장, 성숙, 적응, 학습은 우리들 각자의 일생에 걸쳐서 나타나는 발달상의 변화 과정에 기여한다. 인간의 움직임 생산에 기여하는 모든 시스템들은 전체 발달 과정에 걸쳐서 성장하고, 성숙하며, 변화하고, 적응한다(Cech와 Martin, 1995). 인간의 움직임에 영향을 미치는 요인은 개인 내의 모든 영향, 환경, 그리고 수행하는 과제의 성질을 포함하여 굉장히 많다. 앞 장에서 이미 언급하였던 정보를 반영하고 이 장에서 제시하는 새로운 정보와 통합하도록 시도하라.

운동발달의 정의
Definition of Motor Development

운동발달은 개인의 연령과 관련된 운동행동의 변화과정이다. 운동발달 연구에 대한 일생을 통한 접근은 나이와 관련된 변화가 평생의 현상으로 어떻게 진행되는지, 나이와 관련된 변화들에 기여하는 모든 과정과 요인들에 의한 운동행동에 있어서의 나이와 관련된 변화를 추정할 수 있게 해준다. 운동발달에 관한 전형적인 관점과 반대로 이 시대의 관점은 유아기, 청년기, 혹은 어떤 다른 연령 시기보다 다소 가치를 두기 위해 완숙(maturity)을 성장이 최고에 도달한 상태로 보지 않고, 오히려 이 시기를 지난 지점으로 본다(VanSant, 1990). 운동발달은 자가-조직화 시스템 내에서 발생하는 동적이며 비직선적인 과정이다. 발달은 연속적으로 진행하지만, 안정성과 불안정성의 상대적인 시기에 의해 직선적인 양상보다는 오히려 나선적인 양상을 보인다(Heriza, 1991). 현재의 이러한 관점은 동적 시스템 접근(dynamic systems approach)과 일치한다.

운동발달에 대한 일생 관점
Life Span Perspective on Motor Development

앞 장에서 설명하였듯이 운동시스템의 모든 하위 시스템들은 시간이 지남에 따라 발달하고 성숙하고 노화한다. 운동발달은 내재적 요인과 외재적 요인 간에 진행 중인 상호작용을 통해 전개된다. 내재적 요인에는 제3장에서 설명한 것과 같이 지속적으로 발달하는 모든 시스템 내의 변수들〔몸감각, 시각, 안뜰(전정), 근육골격계통 등〕을 포함한다. 반면에 외재적 요인에는 문화, 환경, 사회 경제적 요인들과 같은 변수들이 포함된다. 운동발달에 관한 일생 관점은 유아기에서부터 노인에 이르기까지 일생에 걸쳐서 발생하는 운동 능력의 모든 변화를 포함한다. VanSant(1990)는 다음에서 이러한 관점을 적절히 설명하고 있다. 신체적 성장의 내재적 요인을 고려하여라. 우리는 유아기로부터 아동기와 청년기를 통해 움직이고, 성인기에도 움직임으로써 키가 더 커지고 체중이 더 늘어나는 성장을 한다. 청년기 동안, 신체의 외형이 변한다. 중간 성인기에 신체의 외형은 또 다시 변한다. 일생의 후기인 노년기에는 키와 몸무게가 감소한다. 운동발달에 영향을 미치는 내재적 요인들에 관한 부수적 검사를 통해 성장이 최고에 달하는 청년기에 유연성이 감소하고, 20대의 젊은 남성들의 경우는 근지구력과 근력이 증가한다는 것을 경험하였다. 제3장에서 설명하였던 바와 같이 퇴보적인 변화뿐만 아니라 진보적인 변화도 일생의 어떤 단계에 있어서의 자연적인 부분이다. 이러한 모든 변화들이 특정한 연령 단계의 개인의 움직임에서 보여지는 움직이는 능력과 제약에 기여한다.

외재적 요인들 역시 나이에 따라 체계적으로 변한다. 나이와 관련된 운동행동의 변화에 영향을 미치는 외재적 요인들은 내재적 요인들만큼 극적으로 나이와 관련된다. 생의 초기에 아이들은 그들의 엄마 팔에 안겨 마시다가 나중에는 컵을 사용해서 독립적으로 마시는 것으로 전환한다. 그러한 전환은 다른 운동행동들이 발달할 기회를 만든다. 즉, 생활양식과 운동행동에 영향을 미치는 활동 패턴에 있어서 나이와 관련된 다른 변화들을 하게 된다. 문화의 영향, 사회경제적 상태에 의해 여유로울 기회, 환경이 외재적으로 운동 행동에 영향을 미칠 수 있다.

운동발달에 대한 일생 관점은 광범위한 변화 과정을 평가하기 위한 기회를 제공한다. Baltes(1987)는 일생 관점으로 이론적 접근을 밝히는 4가지 중요 특징들을 제시하였다;

- *발달은 일생에 걸쳐 일어난다.* 삶의 각 기간은 이전에 발생한 사건에 영향을 받으며 앞으로 발생할 사건에 영향을 미칠 것이다. 각 기간은 그 자체의 독특한 특징과 가치를 가진다; 다른 기간에 비해 더 중요하거나 덜 중요한 것이 없다. 변화의 개별적 비율은 다양하다. 운동기술은 신체적, 인지적, 환경적 요구에 대한 반응으로 변할 수 있다.
- *발달은 역사(history)에 달려있으며 정황적이다.* 각 개인은 특수한 시간과 환경 내에서 발달한다. 개인은 그들의 신체적 환경과 사회적 환경에 반응 할뿐만 아니라 그것들과 상호작용하고 변화시킨다.
- *발달은 다차원적이며 다방향적이다.* 일생을 통해 발달은 지속적으로 성장과 쇠퇴, 퇴보와 전진 사이를 교차한다. 한 영역에서 성장이나 전진이 일어날 때 이미도 다른 영역에서는 쇠퇴나 퇴보가 일어날 것이다. 퇴보적 변화가 항상 부정적인 것은 아니며, 전진적 변화가 항상 긍정적인 것은 아니다. 개인은 적응과 학습된 부상을 통해 얻는 것을 최대로 하고 잃는 것은 최소로 하는 엄청나게 큰 능력을 가지고 있다.
- *발달은 가소성(plastic)과 유연성(flexible)을 띤다.* 변하고, 적응하고, 학습하는 능력은 일생을 통해 다른 수준으로 가능하다(Papalia, Olds, feldman, 2001).

인지와 시각 발달에서 설명한 바와 유사하게, 운동발달에는 개인이 특정한 자극에 대해 보다 민감하게 반응하는 시기 즉, **민감한 시기**(sensitive periods)가 있다. 민감한 시기 동안 적절한 자극을 받는데 실패한다면, 뒤에 나타날 정상적인 발달이 지연될 수 있다. 예로, 부적절한 영양, 지속적이지 못한 양육, 혹은 부적절한 환경적 영향이 생의 초기에 발생한다면, 발달에 부정적인 영향을 미친다. 민감한 시기에 대한 이러한 개념은 치료적 중재에 대한 중요한 의미를 내포하고 있다. 특수한 시기 동안의 적절한 중재는

임상 사례:

외재적 요인들이 어떻게 운동발달에 영향을 미치는지에 관한 흥미로운 예가 있다. 최근에 부모들은 영아급사증후군을 피하기 위해 아이들을 엎드린 자세로 재우지 않도록 권유받아 오고 있다. 이러한 현상이 지금은 널리 확대되어, 이전에 어린 아기들을 엎드려 눕혔을 때에 비해 아이들이 엎드린 자세에서 바로 누운 자세로 뒤집는 운동기술이 더 늦게 획득되고 있다. 흥미롭게도 운동발달 챠트는 이전보다 더 늦게 구른다는 기대에 따라 곧 이러한 변화를 반영하기 시작할 것이다. ▪

동일한 중재가 나중에 발생했을 때에 비해 나중에 나타날 발달 형태를 보다 긍정적으로 촉진하는 경향이 있다. 민감한 시기에 대한 이러한 개념이 중요한 사항임에도 불구하고, 민감한 시기가 너무 협소하게 정의되지 않았음을 기억하는 것이 중요하다. 민감한 시기가 알맞은 시기의 보편적인 포인트는 아니다. 오히려 개인차와 특수한 환경에 따라 광의의 지침(guidelines)으로 적용된다. 인간 유기체는 복원력이 뛰어나지 않으므로 그것에 가해진 요구에 대해 적응하고 변할 수 있다. 제2장과 3장의 하이라이트에서, 평행분배 처리(parallel distributed processing)가 중추신경계의 모든 수준에서 발생한다는 설명과 같이, 인간의 신경계는 믿을 수 없을 정도로 적응할 수 있고 유연하다. 이러한 여분(redundancy)과 복원력(resilient)은 신경 손상을 입은 사람을 치료할 때 기억해야 할 중요한 것이다.

임상 유병률 Clinical Relevance

일생에 걸쳐서 발생하는 개인의 변화는 모두 주목할 만한 것들이다. 출생시 유아는 모든 측면에서 전적인 지지를 필요로 한다. 첫 번째 생일 경에는 상당한 부분의 기능적 독립성이 발달한다. 아동기를 통해 점점 더 많은 독립성과 숙련이 나타난다. 환경을 극복하는 기능적 독립성과 숙련의 이러한 자연적 진전 패턴은 치료사와 보조자가 독립성을 촉진하기 위해 고안한 중재에서 환자/의뢰인을 평가하고 참여시키는데 유용한 지침이 된다. 물리치료와 작업치료에 있어서, 신체적 독립성이 획득된 자연적인 과정을 이해하는 것이 특정한 연령 단계에서 손상과 기능적 도전에 직면한 환자들을 사정(assessment)하고 중재하는 것을 촉진한다(VanSant와 Goldberg, 1999). 치료사와 보조자는 시간이 지남에 따라 신체의 기능이 어떻게 변하는지, 신체적 기능이 다른 영역의 기능과 어떤 관계가 있는지, 신체적 기능의 요소들이 움직임의 질과 효율성에 어떻게 기여하는지 이해하는 것이 중요하다(Cech와 Mertin, 1995).

운동발달 이론에 관한 고찰 Review of Motor Development Theories

발달 이론을 세 가지 범주로 구분할 수 있다: 인지, 신경성숙, 동적 시스템. 주요 주의(tenet)의 개념(review)과 그들 역사의 개요는 치료사들과 학생들에게 학문적 가치뿐만 아니라, 임상적 가치가 있다. 이 책이 주로 움직임 시스템에 초점을 맞추고 있지만, 철저하고 완전하기 위해서 인지이론의 개념을 포함하는 것이 중요하다. 왜냐하면 인지와 인성(personality)은 인간의 움직임 행동의 모든 측면에 대해 분명히 엄청나게 큰 영향을 미치기 때문이다.

인지 이론 (Cognitive theories)

물리치료사와 작업치료사가 적용하는 발달에 대한 두 가지 주된 인지 이론이 있다. 인지 시스템이 이 책에서 핵심은 아니지만, 이 이론들에 대한 올바른 인식은 임상의들이 일생의 다양한 시기에 있는 개인들을 치료하는데 있어 중요하다. 개인이 그들 자신과 사회 속에서 그들의 역할에 대해 정의하고자 노력할 때, 일생의 여러 단계에서의 문제가 특히, 특정 시기 동안 손상 문제(impairment issue)에 직면할 때 자기 존중감(self-esteem), 지각되는 독립성, 운동성에 영향을 미친다. 임상의들은 많은 다른 연령의 사람들을 만나기 때문에 통합문서를 활용한 적극적인 학습 경험이 독자로 하여금 인지이론의 주요 개념을 이해하고, 환자/의뢰인과의 상호작용에 이러한 개념을 적용하는 기회를 제공한다.

▪ 피아제 (Piaget)

자신의 아이들에 관한 연구를 통해 지식 이론을 발달시킨 Piaget는 인지 발달을 네 가지 분별 있는 단계로 구분한다(Piaget, 1952).

- *감각운동 단계(sensorimotor stage): 출생에서 2세 까지.* 이 단계는 감각운동 경험을 특징으로 하며, 감각 경험과 신체적 활동의 연관에 의해 신체도식(schemas)이 발달한다(해설 참고). 동작의 반복은 모방 및 실험과 같이 이 시기의 주요 요소이다.
- *전조작 혹은 표상적 사고 단계(preoperational stage or stage of representational thought): 2세에서 7세까지.*

생각에 대한 상징적인 표현으로써 언어가 상당히 발전하고, 상징을 이용해서 세계를 표현하기 시작한다. 이 단계 동안 논리적 단일 방향의 사고 처리가 발달한다.

- *구체적 조작 단계(concrete operations): 7세에서 11세까지.* 이 단계 동안 아동은 사물의 특징에 따라 그것을 분류하고, 구체적인 문제를 해결할 수 있는 능력이 발달한다. 생각은 대부분 구체적이며 자극 및 경험과 밀접하게 관련된다.
- *형식적 조작 단계(formal operations): 청소년기 전체.* 가장 높은 형태의 인지발달로 구체적 상황뿐만 아니라 가정되는 상황을 효과적으로 다룰 수 있게 된다. 가설을 설정하고, 추론적 논증을 하고, 창조적인 문제 해결과 의사결정에 참여하는 능력이 발달한다.

물리치료와 작업치료에 대한 Piaget의 영향은 상당하다. 운동발달을 촉진하기 위한 인지적 동기적 측면을 보조하기 위한 중재 설정에 문제 해결 활동을 포함하는 것이 중요하다. Piaget는 움직임이 자발적으로 혹은 목적 없이는 발생하지 않는다는 것을 상기시킨다(Rainville, 1999). 움직임과 목적적 활동은 상호 종속적이다. 경우에 따라서 마음에 깊이 새겨둔 활동과 의미(meaningfulness)는 직접적으로 운동 수행에 영향을 미친다(제5장 참고).

▪ 에릭슨(Erikson)

Erikson은 발달 단계를 개인이 인성을 확립해가는 과정이라고 기술하였다. 그는 각각의 8가지 단계를 두 가지 대립되는 특질 간의 충돌(conflict)로 특징되는 각 단계에 따라 연대기적 연령과 연관시켰다. 8가지 단계는 표 4-1에 요약되어 있다. 생의 여러 시점에 있는 개인과 만나게 되는 치료사와 보조자는 그 연령 단계에서 중요한 일차적 발달 과제가 무엇인지에 대해 민감해야 한다. 예로, 성인이 **생산성**(generativity)(가치 있게 되는)과 침체성(self-absorption) 간의 충돌을 능동적으로 해결할 때, 목적있고 가치 있다고 느끼는 것이 치료사와 가족으로 하여금 장애를 가진 성인이 직면하는 정서적 문제와 어려움을 잘 감지할 수 있도록 해준다.

신경성숙의 발달 이론 (Neuromaturational development theories)

1954년 Gesell은 처음으로 신경계의 기능이 성숙함에 따라 협응과 운동조절이 증가한다는 발달 원리를 가정했다. 관찰을 통해서 Gesell(1954)은 머리에서 발끝으로(머리 - 꼬리) 그리고 신체의 중심으로부터 말초로(가까운 쪽 - 먼 쪽) 신체 발달이 예견할 수 있는 순서로 진행된다고 하였다.

또한 Gesell은 평형 상태와 탈평형 상태 사이에 변하는 시기를 발달의 나선상 과정으로 묘사하였는데 이것을 **상호 얽힘**(reciprocal interweaving)이라 하였다. 평형 시기는 매우 안정적인 행동이 특징인 반면에 탈평형 시기는 불안정성이 두드러진다(Cech와 Martin, 1995). 그는 반대 작용을 하는 근육군의 협응적이며 진행적인 복잡한 얽힘(interweaving) 과정을 점점 더 성숙된 관계로 설명한다. 신경성숙 이론은 이러한 상호 얽힘이 아동의 운동발달 특성이라고 제안한다. 신경운동 성숙의 발생은 운동과 감각이 서로 상호작용 하기 위하여 분화하고 통합하는, 기능의 복잡성이 증가되는 것으로 입증된다(Gallahue와 Ozmun, 2002).

최근에 이러한 이론은 비판을 받고 있는데, 엄격한 발달 연속 혹은 발달 방향이 모든 발달 수준에서 혹은 모든 개개인들에 있어 계층적으로 작동하는 것으로 고려되지 않기 때문이다. 이제 우리는 발달 방향에 관해 관찰된 이러한 경향이 Gesell의 원래 생각처럼 신경계 성숙의 기능을 배제하지 않는다는 것을 알고 있다. 그것은 부분적으로 최소한 많은 시스템들의 발달상의 변화와 독특한 환경에서의 과제 자체의 요구 때문이다. 예로, 기립한 상태로 걷는 것에 대한 과제 요구는 네발자세에서 기기를 하는 과제 요구보다 더 크다. 역학적으로나 자세적으로 기는 것이 걷는 것 보다 더 쉽다. 머리에서 꼬리로 발달이 진행하는 것은 시스템의 성숙뿐만 아니라 과제 자체의 수행 요구도 때문이다.

신경성숙 이론은 반사들을 움직임의 기초적 건축 벽돌로 간주함으로써, 발달이 연속적인 단계들을 따라 발생하는 것으로 보았다. Gesell은 신경성숙이 발달상의 변화와 자세조절의 발달을 위한 일차적인 촉매제(catalyst)였다고 믿었다. 이렇게 극단적으로 단순화한 관점을 붕괴시키

표 4-1

Erikson의 인성발달 8단계: 치료사와 보조자를 위한 의미

Erikson의 심리사회적 단계	연령	발달 과제	중요 요소	치료사와 보조자를 위한 의미
신뢰감 대 불신감	0에서18개월	접촉; 자신, 부모, 세계에 대한 신뢰감 발달	보호자와의 사랑하는 상호작용	신뢰감의 발달은 세계에 대한 흥미를 갖게 하며, 그것을 탐색할 능력을 제공한다; 새로운 움직임 기술을 연습하는 동안 안정과 안전을 느끼기 위해 매우 중요하다.
자율성 대 수치감	18개월에서 2-3세	행동을 조절하는 느낌의 발달; 의도를 실행할 수 있으며; 독립성이 시작되고 자기 조절을 학습	지지적 부모와 보호자; 치료사는 단호해야 하지만 위협적이지 않음	아동이 움직일 때 실행이 가능하다; 이 시기에는 다른 사람과 지지적 부모를 모방하고 모델링하는 것이 중요하다; 치료사를 포함한 보호자는 합리적 제한을 설정해야 한다.
주도성 대 죄책감	2-3세에서 6세	자신에 대한 감각와 자신의 행동에 대한 책임감이 발달; 스스로 하는 동작이 시작; 능동적 탐색이 촉진되거나 죄책감을 느낌	지지적 부모, 간병인, 치료사	아동이 일부 결정을 할 필요가 있으며 동작과 관련된 운동을 일부 선택한다; 동작은 목적과 방향이 있어야 한다; 치료사는 동작에 있어 아동이 어느 정도 선택하도록 허용한다.
근면성 대 열등감	6세에서 11세	동료와의 상호작용을 통해 자신의 잘못을 느낌; 인지를 위한 프로젝트에 참여; 능숙함과 도전이 발달	교육적 설정을 촉진하고 지지적 교사, 보호자, 치료사	목표를 포함한 치료 프로그램 선택에 아동이 참여할 필요가 있다; 아동은 자신의 참여와 진전을 기록하고 도전하여 성취한 것을 기록해야 한다; 치료사는 보상을 제공하는 장려 프로그램을 설정할 수 있다; 장애가 아니라 능력을 강조해야 하는 것을 기억하라.
정체감 대 정체감 혼미 혹은 역할 혼동	11세~ 청소년기	정체성에 대한 강한 느낌이 발달; 많은 잠재성들로부터 선택	지지적 보호자와 치료사, 역할 모델, 동료	자아존중과 신체상이 핵심 문제; 가능한 직업 선택의 탐색이 발생한다.
친밀감 대 고립감	성인 초기	다른 사람과의 밀접한 관계 발달; 친밀감과 동료의식; 경력을 수립하기 위한 작업	지지적 동료, 동지, 가족 (배우자와 자녀 포함), 사회, 공동체	자아존중과 성에 관한 개념이 지속되고; 어느 정도의 직업적 성공이 중요하다.
생산성 대 침체성	중년기	공동체 내에서 어른으로서의 역할에 대한 책임; 가치 있게 되기; 자신 이외의 것들을 보고 미래 세대를 수용	지지적 동료, 동지, 가족 (배우자와 자녀 포함), 사회, 공동체	다음 세대, 공동체, 사회적 리더로서의 역할을 위해 영향력을 발휘할 중요한 시기
자아통정성 대 절망감	노년기	인생의 의미와 함께 삶의 끝이 도래; 죽음과 잠재적인 절망; 자신의 삶에 대한 만족을 느낌	지지적 동료, 동지, 가족 (배우자와 자녀 포함), 친구; 종교적 지지와 공동체 지지	온전하다는 느낌과 활력, 지혜, 다른 사람 특히 젊은이들로부터의 존경이 요구된다.

출처: Porr, S. M., & Rainville, E.B. (1999). *Pediatric therapy: A syslems approach*(p. 87). Philadelphia F. A. Davis.

는 인간의 신경계에 대한 복잡성과 적응성을 재인식하는 새로운 통찰이 있다. 자세조절의 발달이 단순히 신경성숙의 문제라는 것이 사실이라면, 치료적 중재는 회복에 있어 매우 분명한 제한된 효과를 가지게 될 것이다. Gesell에 의해 주창된 신경성숙 이론은 응용 신경과학적 지식 토대에 있어 중요한 디딤돌이었다. 이 이론은 운동 이정표에 관한 중요한 검사법들의 발달을 초래하였으며, 발달지체의 진단영역에 있어 커다란 영향을 미쳐왔다. 오늘날 치료사들은 이러한 이론들에서 파생된 가치 있는 사정 및 중재에 관한 사고들과 도구들을 무시함으로써 "아기들을 목욕탕 물에 내버려두도록" 권하지는 않는다. 이제 우리가 아는 기능적 결과들은 상호 의존적인 변수들의 매우 복잡한 세트에 의해 결정된다는 것이 오늘날의 시대적 관점이다.

운동발달에 대한 동적시스템 관점 (Dynamic systems perspective on motor development)

앞서 설명하였던 모든 이론들이 발달 과정상의 한 단계 또는 국면을 제공한다. 이제 발달은 결코 정적이지 않으며 변화의 분리된 단계에 의하지도 않으며 비교적 안정적이지도 않다고 이해된다. 또한 발달은 계층적인 시간에 따라 발생하는 것이 아니라, 오히려 언제나 변화하는 환경(cvcr changing environment) 내에서 지속적으로 변하며 적응할 수 있는 개인의 기능에 따른 교차 시스템(across system)이다. 그러나 발달을 이해하는데 이용자에게 친근한 개념을 제공하기 위해 학문적 단계나 시기를 이용하는 것이 전형적이다. 현대적인 관점이 인위적인 단계 사용을 비평하고 있다 할지라도, 독자들은 그러한 학문적 모델의 가치를 전적으로 무시하여서는 안되며 오히려 보다 크고 복잡한 관점으로 그것을 이용하기 바란다.

동적 시스템은 인간의 운동발달을 이해하는데 있어 보다 전체적인(holistic) 접근법을 제공한다. 제3장에서 논의하였던 바와 같이 이 이론에서는 많은 하위시스템들이 서로 동적으로 작용함으로써 운동조절이 일어난다고 주장한다. 따라서 움직임의 협응인 운동발달은 각성상태, 신경학적인 상태, 근골격계 요인, 감각상태, 그리고 환경적 요인을 포함한 몇 가지 요인들에 의해 영향을 받는다. 이 모델에서는 한 가지 요인이 다른 요인들보다 더 크게 영향을 미치는 것이 아니라, 모든 시스템이 한 가지 방식으로 상호작용 한다는 것을 의미하며, 나타나는 운동 행동은 어떤 한 가지 세트의 하위시스템에 특이하지 않다는 것을 의미한다. 스스로 조직화할 수 있는 시스템들의 능력이 비선형적 시스템의 동적 특징이다. 자가-조직화 시스템(self-organizing system)에서 행동의 선호 패턴이 발달한다. 비록 기능적 기술이 여러 요인들의 다양한 연결 가능성에 의해 성취될 수 있다 하더라도, 하위시스템의 가장 효율적인 상호작용을 반영하고 최소한의 에너지를 요구하는 패턴이 이용된다(Alexander, Boehme와 Cupps, 1993). 따라서 가장 빈번히 선택되는 움직임 패턴은 어느 정도의 보편성을 띠는 것이 일반적이다.

임상 사례:

"인체에는 약 793개의 분리된 근육군이 있는데, 각각은 수 천 가지의 근육 섬유로 구성되어 있으며, 거의 무한한 수의 연결과 순서들로 조합될 수 있다" (Thelen과 Fogel, 1987, 28쪽). 운동 작용은 지속적으로 변하는 개체에 의해 수행되는 다양한 설정에서 무한한 수의 연결과 연속들로 구성될 수 있다. 그럼에도 불구하고, 이러한 다양성 속에서 많은 움직임들이 인지할 수 있는 형태를 유지한다: 우리로 하여금 발을 차거나, 웃거나, 테니스 스윙을 하는 것을 인지할 수 있도록 하는 어떤 특징들이 있다. 동시에 움직임 시스템은 플루트 연주를 학습하는 것과 같은 고상한 움직임을 할 수 있게 해준다. 이 책의 초석이 되는 이론을 형성하는 동적시스템 이론은 동적으로 자가 조직화할 수 있는 근협응의 능력을 강조하며, 모든 기여하는 시스템들 간의 비선형적 관계를 강조한다. ▪

동적 시스템의 복잡성은 많은 요소들이 변화를 가할 수 있거나, 변할 수 있다는 것을 의미한다. 이러한 요소들 즉, 자유도에는 근골격계와 생체역학적 요인들뿐만 아니라, 신경운동 요인이 포함된다. 동적 패턴 이론은 복합한 시스템에서 어떻게 자유도가 제한되거나 확대될 수 있는지 이해하는 방법을 제공한다. 이 이론은 패턴 조직화의 원리가 특수한 구조들을 초월한다고 주장한다. 즉, 특정 하위시스템은 움직임을 위한 지지 구조를 제공하지만, 패턴을 지시하지는 않는다(Scholz, 1990). **움직임의 선호 패턴**(preferred pattern)이 있지만 시스템 변화가 요구될 때 이것은 재조직화 되거나 변경된다. 예로, 바닥에서 네발자세로 움직이는 것은 유아기와 아장아장 걷는 아이에 있어서는 선호되는 움직임 패턴이지만, 일생의 다른 시기에 있어서는 드물게 나타나는 동작이다. 협응의 선호된 한 패턴으로부터 다른 패턴으로의 전환을 **시기 이동**(phase shift) 이라고 한다. 시기 이동이 일어나는 동안 시스템은 새로운 선호패턴이 확립되기까지 비교적 불안정한 상태에 처하게 된다. 패턴 변화가 일상생활 기능의 일부로서 발생한다 할지라도, 걷는 것에서 뛰는 것으로의 변화와 같이 그것은 발달하는 동안 혹은 운동기술의 재획득이 일어나는 동안 발생한다(Alexander 등, 1993).

동적시스템 이론은 결과(product)보다는 과정(process)을 강조한다. 운동이 발달하는 동안 하위시스템들은 기술적 기능을 점차 최적화하기 위한 노력으로 점진적으로 통합된다. 이러한 이론적 접근에서 개인과 관련된 내적 요인과 과제 및 환경과 관련된 외적 정황 모두 행동의 결과를 결정하는데 있어 동등한 영향을 미친다. 이 모델에서는 유아의 운동발달을 유아가 환경 속에서 운동과제를 해결하는 것으로 본다. 모든 하위시스템들의 주어진 기여를 그들이 자가 조직화하고 나서, 선호되는 운동 패턴을 나타내는 것으로 간주한다. 그러나 유아의 경우, 하위시스템의 동시작동(cooperating)이 동일한 비율로 발달하지 않기 때문에 어떤 요인들이 어떤 주어진 발달 시기에 특정 행동을 수행하는데 있어 제한되거나 억제되어 있는 것으로 보여진다. 각각의 하위시스템은 그 자체의 비율로 발달하지만, 엎드려 누워 있고 기립자세로 서있는 동안 중력에 대항해서 펴는 것을 연습할 기회와 같이 신체적 및 환경적 요인들에 의해 제한되거나 지지된다(Campbell, 2000). 기능을 위한 조절의 핵심은 다양한 하위시스템의 제한 우세에 따라서 시간이 지남에 따라 변한다. 목표-지향적 행동을 달성하기 위한 가장 적절한 움직임 협응 혹은 선호되는 패턴에 관한 운동 가능성들의 자발적 탐색과 유연한 선택은 동적 시스템 관점으로 발달을 고려하는데 있어 핵심 개념이다(Thelen과 Corbetta, 1994). 움직임 패턴이 불안정하거나 보다 다양하게 나타나는 전환 시기는 중재가 특별히 효과적인 시기일 것이라고 생각된다. 동적시스템 이론을 근거로 발달상의 변화는 일련의 분리된 단계로 보여지지 않으며 일련의 안정, 불안정, 시기 이동으로 보여 진다(Thelen, 1995).

한 가지 시스템 관점으로부터 고려된 수많은 요소들은 하나가 성장하고 발달함으로써 변할 수 있다. 동적시스템 이론은 운동발달의 관찰할 수 있는 결과를 초래하는 "왜" 혹은 과정에 관한 질문에 대답하려고 시도한다. 이러한 관점의 핵심 개념과 추정을 그림 3-2에 요약하였다. 변하는 것을 고려하기 위해서는 발달하는 것은 언제나 동적인 존재라는 것을 기억하여야 한다. 이제 이 장에서 인간의 움직임 생성에 있어 몇 가지 일반적인 요소들에 대해 기술하고자 한다.

운동발달과 관련된 핵심 개념
Key Concepts Related to Motor Development

관점 (Perspective)

다음의 핵심 개념과 용어는 임상의와 학생들이 움직임과 운동발달을 일반적인 작업 구조에서 볼 수 있도록 돕기 위해 나타낸 것이다. 운동발달은 전통적으로 그것을 이해하기 위한 지침으로써 아이들의 움직임 획득을 관찰 분석해왔다. 다음은 운동행동의 핵심적인 측면을 논의하는데 유용한 운동발달과 관련된 주된 개념을 요약한 것이다. 이것은 발달에 관한 경직된 법칙이 아니며, 오히려 다양한 생각들과 논의들을 조직화하기 위한 방법으로 제공된다.

방향과 관련된 용어 (Terminology related to direction)

발달은 특징적인 방향으로 진행하는 경향이 있다: 머리에서 꼬리로, 가까운 쪽에서 먼 쪽으로, 큰 동작에서 정교한 동작으로, 그리고 미분화에서 특수한 것으로.

▪ 머리에서 꼬리 (Cephalocaudal)

머리에서 꼬리라는 용어는 머리에서 발쪽으로 발달 방

향이 진행한다는 것을 의미한다. 이것은 유아에게 있어 자세반응의 전형적인 발달 방향을 설명할 때 가장 적절하게 이용되는 용어이다(Woollacott와 Shumway-Cook, 1990). 머리에서 꼬리로의 발달은 머리 조절이 몸통의 조절과 다리의 조절 보다 앞서서 관찰되는 것과 관련된다. 그러나 이것이 머리 조절이 몸통이나 다리의 발달이 발생하기 이전에 *완벽해진다거나 숙달된다는 것*을 의미하지는 않는다. 심지어 유아가 동시에 다양한 숙달 수준으로 다른 과제를 수행하고 있다 할지라도, 머리의 기술적인 사용은 몸통이나 다리의 기술적인 사용에 선행한다.

임상 사례:

내가 젊은 물리치료사였던 1970년대에 가장 널리 이용되었던 신경재활의 이론적 개념은 전형적인 아기들의 발달을 관찰함으로써 운동발달 순서를 주장하였으므로 "정상발달"이라고 하였다. 매우 엄격하게 정해진 순서로 치료적 이정표 목표를 맞추기 위한 시도가 전형적이어서 환자를 치료할 때 머리 조절을 우선시 하려는 노력을 하였다. 많은 동료들과 나는 모든 연령의 환자들을 치료하는데 있어 엎드린 자세나, 경사대 위, 받침대, 무릎, 혹은 큰 치료용 공을 이용하며 엎드린 자세에서의 머리 조절을 성취하려고 아주 많은 치료 시간을 가졌었다. 이제 우리는 머리 조절의 획득이 엎드린 자세에서 뿐만 아니라 모든 다른 신체 자세에서도 중요하며, 엎드린 자세에서 머리 조절의 숙달이 앉은 자세나 선 자세와 같은 다른 자세에서의 머리 조절에 반드시 전이되는 것이 아님을 알고 있다. 또한 우리는 머리의 기능적 조절의 발달이 엄격하게 계층적으로 획득되는 것이 아님을 인지하고 있다. 각각의 개인은 일생동안 그 혹은 그녀의 독특한 표현을 가지며, 독특한 가능성과 제약을 완비하고 있다는 관점이 중요하다. 각 개인의 특성에 맞게 가장 기능적인 자세에서 머리 조절을 확립하는 것이 보다 가치 있는 것이다. 학교를 다니기 시작하는 6세 아동이 주된 이동수단으로 전동 휠체어를 사용한다면 보조 장비를 이용하여 잘 앉도록 하여 머리 조절을 할 수 있게 하여야 한다. 엎드려 누운 자세에서의 머리 조절은 이 연령의 아동들에게는 아마도 의미 없는 것일 수 있다. ▪

▪ 가까운 쪽에서 먼 쪽으로 (Proximal to distal)

발달상의 변화는 신체 중심선을 기준으로 가까운 쪽에서 먼 방향으로 진행하는 것으로 관찰된다. 신체는 연결된 구조이기 때문에 중심선은 머리와 눈과 팔다리의 움직임에 대한 안정된 기초를 제공해야만 한다. 몸통은 위로는 머리를 위한, 아래로는 다리를 위한 안정된 기초가 되며, 세상을 향해 팔을 뻗을 수 있는 안정된 기초가 된다. 몸통의 조절은 어깨이음뼈(견갑대, shoulder girdle)나 골반대를 조절하기 위해서 기본적으로 요구되는 사항이다; 어깨이음뼈의 조절은 팔의 조절된 사용을 위해 요구되며; 골반의 조절은 다리의 조절된 사용을 위해 필수적이다. 어느 정도의 가까운 쪽 조절이 먼 쪽 조절의 정교함을 위해 선제되는 것으로 보인다 할지라도, 이것이 원인-결과 관계는 아니다. 가까운 쪽의 안정성과 조절이 먼 쪽 기술의 발달을 야기하지는 않는다 할지라도, 가까운 쪽 기능과 먼 쪽 기능 사이에는 기능적 관계가 있다(Case-Smith, Fisher와 Bauer, 1989).

임상 사례:

몸통이 안정되어 있지 않다면, 내가 컴퓨터를 사용할 때 시각적 집중을 위해 머리를 유지하고 자판을 정확하게 손가락으로 치기 위해서 양팔을 안정되게 하는 것이 얼마나 어려울지 상상해 보라. 그 다음으로 등받이가 없는 높은 의자에 앉아서 양발이 바닥에 닿지 않는 상태로 컴퓨터 작업을 하고 있는, 안정성 부족을 경험하고 있는 당신을 상상해 보라. ▪

▪ 큰 동작에서 작은 동작으로 (Gross to fine)

발달상의 개념에서 크거나 막연하거나, 집단 움직임을 설명하기 위해서 **큰 동작**이라는 용어를 사용하며, 보다 정교하거나 명확한 움직임을 설명하기 위해서는 **작은 동작**이라는 용어를 사용한다. 일반적으로 큰 집단 운동은 분리동작이 일어나기 전에 발생한다. 유아가 사물을 잡으려고 할 때, 처음에는 팔 전체를 이용하여 세게 치려 할 것이며, 그 이후 큰 동작의 뻗기를 위해 처음으로 손을 분리하게 되고, 마침내 팔에서 분리된 손가락의 정교한 식별적 사용을 통해 보다 명확한 뻗기를 한다.

임상 사례:

유아는 처음에 팔 전체를 이용하여 장난감을 휘두르게 된다. 그리고 나서 뻗기가 보다 정교해지게 되는데, 이것은 어깨이음뼈의 안정화와 팔꿉관절, 팔뚝, 그리고 손의 조절을 보다 많이 요구하는 움직임 패턴을 특징으로 한다. 마지막으로 뻗기 동작이 매우 정교해져서 유아는 아주 작은 조각을 집을 수 있게 된다. 팔 조절의 이러한 변화에 대해서 제9장에서 좀 더 자세히 설명하기로 한다. ■

■ 미분화에서 특수한 것으로 (Undifferentiated to specific)

미분화된 동작으로부터 특수한 동작으로의 발달 개념은 어떠한 자극에 대하여 유아가 보다 특수화된 반응을 하기 이전에 전신을 움직여 반응하는 것을 설명한다. 예로, 어린 유아는 몸 전체를 하나의 단위로, 마치 통나무와 같이 한 덩어리로 구르기를 하다가 이후에 보다 특수화된 움직임으로 구르기를 한다. 바로 누워있는 아이의 눈 높이에 모빌을 걸어두면 어린 유아는 걸려있는 장난감을 휘두르기 위한 첫 번째 시도로 양 팔과 몸 전체를 무작위로 움직이다가 최종적으로 양 팔은 각각 서로 분리되어 움직이게 되고 팔의 움직임은 몸통이나 머리의 연합운동 없이 발생하게 된다. 이러한 집단 패턴의 붕괴를 분리(dissociation)라고 하며, 이것은 신체 한 부분의 움직임을 신체 다른 부분의 연관된 움직임으로부터 해리(separate)하는 능력을 의미한다. 성숙된 움직임은 분리로 특징된다. 유아가 몸통을 움직이지 않으면서 모든 방향으로 머리를 돌리는 동작을 학습할 때, 머리가 몸통으로부터 분리되었다고 이야기 할 수 있다. 엎드린 자세에서 팔을 뻗을 수 있을 때, 팔이 몸통으로부터 분리되었다고 할 수 있다. 성숙한 보행 시, 어깨는 몸통으로부터 분리되고, 몸통은 골반과 어깨이음뼈로부터 분리되며, 양쪽 다리가 서로 분리된다.

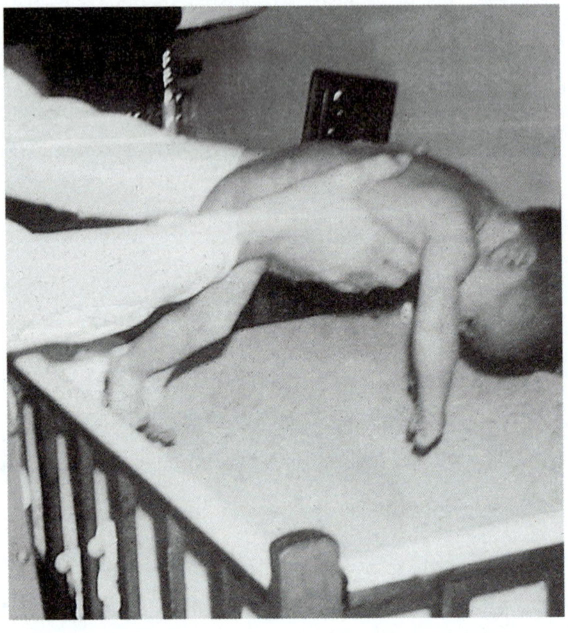

그림 4-1. 만삭아가 취하고 있는 생리적 굽힘 자세 중 하나로, 새롭게 직면한 중력에 대항하여 펴지 않고 완전히 굽어져 있는 자세로 특징된다.

운동학적 개념 (Kinesiological concepts)

■ 생리적 굽힘, 항중력적 폄, 항중력적 굽힘 (Physiological flexion to antigravity extension to antigravity flexion)

만삭아(full-term babies)는 **생리적 굽힘** 상태로 태어나는데, 이것은 만삭으로 태어난 유아의 경우 굽힘 자세가 우세한 것을 설명하기 위한 용어이다(그림 4-1). 이러한 굽힘 자세는 태어나기 마지막 몇 주 동안 발생하는 아기의 길이 성장에 의해 이차적으로 자궁 내에서 웅크린 자세를 취하는 것과 관련된다. 신생아는 자연적으로 굽혀진 자세를 취하므로 정상 신생아는 엉덩관절 굽힘 구축이 30°, 무릎관절 굽힘 구축이 20°, 발목관절은 발등굽힘으로 고정되어 있다(Bertoti와 Stanger, 1994). 신생아의 팔다리를 곧게 혹은 쭉 펴려고 시도한다면, 즉각적으로 원래의 굽어진 자세로 되돌아가려고 한다. 또한 신생아의 척주는 일차 뒤굽음(후만) 곡선(primary kyphotic curve)을 보인다.

임상 사례:

조산아는 자궁 내 환경이 비좁아지기 이전에 태어났기 때문에 생리적인 굽힘 자세를 보이지 않는다. 신생아실의 경우 간호사들이 주의 깊게 아동을 관찰하기 위해 기계적 도구가 요구된다. 모든 치료가 밀접하게 관리될 수 있도록 흔히 영아는 바로 누운 자세로 있게 된다. 신생아실 관리 담당자는 이들 중요한 의료적 요구와 영아의 자세 및 보육 간에 균형을 이루도록 한다. ▪

신생아의 처음 발달 과제는 자궁(utero)에서 중력에 자유롭던 상태에서 중력에 처음으로 직면하게 되는 것이다. 항중력적 조절의 효과적인 발달은 자세조절의 성공적인 발달에 중대한 영향을 미친다(Sellers, 1988). 중력에 대항하는 움직임은 생의 첫 개월 동안에 시작되어 첫 1년 동안의 주된 발달과제를 위해 지속된다. **항중력적 폄**(antigravity extension)은 수의적이고, 능동적인 움직임이며, 처음 목에서 나타난 다음 몸통에서, 중력의 힘에 대항하여 나타난다. 항중력적 폄은 처음에 엎드린 자세에서 머리 들기로 나타나며, 뒤이어 몸통 폄으로 입증된다. 생리적 굽힘 자세는 폄근육들을 능동적인 장력과 수의적 힘을 발달시키는데 적절한 길이로 늘어나 있게 하므로 항중력적 폄 단계가 자연적으로 발생한다. 폄근들은 자세적으로 짧아진 굽힘근들 보다는 오히려 수의적 힘과 조절된 기능을 발달시키기 위해 최상의 준비를 한다. 아기의 체중뿐만 아니라 원시적 발 떼기와 같은 일부 영아기 반사들(이 장의 뒷부분에서 논의하기로 함) 역시 폄 조절의 성공에 기여한다.

중력에 대항한 폄 자세에서 짧아진 굽힘근들을 자연스럽게 늘이기 위해서는 연습과 시간이 소요된다. 신생아의 엉덩관절 및 무릎관절 굽힘 구축이 자연스럽게 사라지며 발목은 중립 자세를 취한다. **항중력적 굽힘**(antigravity flexion)은 아기가 바로 누운 자세와 옆으로 누운 자세에서 중력에 처음 대항할 때 발달하는데, 머리를 들고, 바로 누운 자세에서 발을 가지고 놀며, 교각동작(bridging)을 시작하고, 바로 누운 자세를 벗어난 성공적인 수의적 운동에 의해 입증된다. 굽힘근과 폄근 사이에서 균형 잡힌 조절은 자세를 유지할 때(예, 바닥에 엎드린 자세에서 앞으로 뻗기) 양쪽 근육군을 동시 수축할 수 있는 능력에 의해서 혹은 옆으로 누운 자세에서 영아가 놀 수 있도록 몸통의 굽힘 근육과 폄 근육들의 동적으로 균형 잡힌 이용이 보여질 때 발달한다.

▪ 운동성과 안정성(Mobility and stability)

모든 인간의 움직임은 안정성과 운동성의 요구 사이에서 아주 재미있는 관계로 특징된다. **안정성**(stability)(자세를 유지하는 것)과 **운동성**(mobility)(움직이는 것) 사이의 관계를 **자세 조절**(postural control)이라고 한다(Cech와 Martin, 1995). Margaret Rood는 운동성이 안정성에 선행하고, 조절된 운동성(controlled mobility)이 일어나고, 마지막으로 기술(skill)이 나타난다는 발달 개념을 처음으로 제시하였다(Stockmeyer, 1966). 운동성은 안정성 이전에 존재한다. 이것은 새롭게 태어난 유아가 자신의 머리를 안정되게 할 수 있는 능력이 부족한 반면에 팔과 다리를 무작위로 움직이는 것으로 입증된다. 매우 쉽게 움직이면서 짧은 시간 동안만 자세를 유지할 수 있다. 안정성은 동시수축과 등척성 조절로 입증되는 협력근 조절의 발달에 의해 발생한다. 팔꿈치로 엎드린 것과 같은 자세의 유지가 획득된다.

가까운 쪽 안정성(proximal stability)은 자발적인 기능적 운동성과 함께 중력에 대항하여 안정을 취할 수 있는 능력이다. 이 용어는 팔이나 다리의 성공적인 협응적 사용을 위해 어깨와 골반대 주위에서 요구되는 동시 수축을 설명하기 위해 이용된다. 가까운 쪽 안정성은 굽힘근과 폄근의 균형 잡힌 수의적 조절, 세 가지 면상에서 움직일 수 있는 능력, 체중을 이동하고 균형을 취할 수 있는 능력을 필요로 한다.

조절된 운동성은 운동성과 안정성의 기능적 기여를 이용해서, 엎드린 자세로 있는 동안 머리와 몸통의 자세를 안정되게 한 채로 한쪽 팔을 안정되게 하며 정확하게 뻗기와 같은 운동 동작들을 가능하게 한다. 조절된 운동성은 흔히 성공적인 열림-닫힘 동작들에서 보여지는 반면에, 가까운 쪽 안정성은 공간을 통해 팔이나 다리의 성공적인 움직임을 가능하게 한다. 기술은 운동성, 안정성, 조절된 운동성 사이의 지속적인 상호 작용을 통해 나타나며, 성공적인 열림-닫힘 움직임, 가까운 분절이 안정되고, 도수조작과 같은 먼 쪽 분절의 자유로운 움직임으로 입증된다. 제6장부터 10장에 걸쳐 이러한 개념을 중재에 적용하는 것에 대해 알아볼 것이다.

■ 비대칭, 대칭, 조절된 비대칭 (Asymmetry to symmetry to controlled asymmetry)

Taber(2001)에 의하면, **대칭**(symmetry)은 반대쪽 신체에 대한 신체 각 부분의 상대적인 위치 대응으로 특징되는 지위(position)와 자세(posture)로 정의되며, 반면에 **비대칭**(asymmetry)은 그러한 대응의 부족으로 특징된다. 신생아의 자세는 오히려 비대칭인데, 머리를 한쪽으로 향하고 밖으로 뻗친 팔을 응시하는 것처럼 보인다. 이러한 비대칭은 약 4개월 경에 비교적 대칭적으로 된다. 유아가 자신의 손을 중심으로 모아서 놀고, 두 손으로 사물을 잡거나, 바로 누운 자세로 있는 동안 발을 향해 손을 뻗고 발을 가지고 놀 수 있게 되는 이 시기에 대칭성은 분명해진다. 매우 복잡한 성숙된 운동발달은 팔다리가 서로 분리되고 몸통과 머리로부터 분리된, 성숙한 이동과 팔의 사용으로 입증된 조절된 비대칭이 특징이다. 일생에 걸친 움직임 패턴의 발달 검사는 비대칭에서 대칭으로, 대칭에서 비대칭으로 전개된다.

■ 체중부하와 체중이동의 관계 (Relationship between weight bearing and weight shifting)

자세를 취하는데 있어서의 안정성은 효과적인 **체중부하**(weight bearing)를 가능하게 하며, 체중부하 경험은 안정성의 발달을 보조한다. 적절한 체중부하는 가까운 쪽 지대(girdle) 즉, 팔에서의 어깨뼈(scapula)/어깨, 다리에서의 골반 주위의 안정성을 통해 가능하다. 조절된 움직임을 위해서 체중이동이 발생해야만 한다. **체중이동**(weight shifting)은 신체의 한 부분이 움직이기 위해 체중을 부하하지 않고 있는 반면에 다른 한 부분은 동시에 안정되게 있을 때 발생한다.

■ 돌림/분리 (Rotation/dissociation)

돌림은 굽힘근과 폄근의 균형 잡힌 조절과 신체 분절들 간의 분리에 의해 나타날 수 있다. 몸통을 통한 돌림은 엎드린 자세에서 앉기로 움직이기, 앉은 자세에서 돌기, 기기, 네 발로 뻗기(reaching on all fours), 반무릎 자세에서 서기, 이동하기와 같은 기능적 발달을 가능하게 한다. **분리**는 집단 움직임 패턴의 분해로 보여지며, 신체 한 부분이나 분절을 다른 신체부분이나 분절의 연관되는 움직임 없이 움직일 수 있는 능력으로, 신체의 한 부분이 다른 부분에서의 연관된 움직임으로부터 분리될 수 있는 능력으로 특징된다(Cech와 Martin, 1995). 분리의 예로는 성숙된 구르기에서 보여지는 몸통으로부터 어깨의 분리, 골반으로부터 엉덩관절의 분리; 보행하는 동안 양 쪽 다리의 분리; 공 놀이를 하고, 보행시 양 쪽 팔의 교대 흔들기를 하는 동안 몸통으로부터 팔의 분리가 있다. 돌림과 유동적 분리(fluid dissociation) 역시 독립적 옷 입기와 같은 자가-도움 기술(self-help skills)을 가능하게 한다.

발달 연속 (Developmental sequence)

대부분의 발달 연구자들은 발달 연속의 몇 가지 유형을 인정하고 있다. 현재 모델은 아동기의 발달이 연속적이지만, 반드시 선형적이지는 않다는 것으로 간주될 수 있다고 제안한다. 발달 연속에서 주요 요소들이 겹치지 않고 구성되기 보다는 오히려 나선적이며, 개인 간에 시기와 숙달 정도에 차이가 있는 유연성을 보인다. 운동행동 순서는 고정되고 경직된 것이 아니다. 불일치하는 영역은 이들 연속적인 요소들의 엄격한 구성과 연속의 중요한 부분이 될 특수한 기술을 수반한다. 또한 연속의 한 기술이 다음 기술의 선제조건이 될지가 논쟁거리이다. 가장 광범위한 의미에서 움직임 발달은 이전에 획득된 기술을 근거로 하지만, 경직된 건축 벽돌과 같은 것은 아니다. 각각의 움직임은 이전에 학습되었던 것과는 약간 다르게 나타나고 연습된다. 이러한 방법으로 움직이는 사람은 그 혹은 그녀 자신의 움직임 기술을 나타내고, 연습하고 숙달하는데 참여하고 영향을 미친다. 발달상의 변화는 능동적인 문제 해결 때문에 발생한다. 잠재적인 발달의 수준은 개인적으로 다양하게 발생할 수 있다(Vygotsky, 1978).

생의 첫 1년 동안에 획득된 것으로써의 독립성, 기능적 움직임의 획득에 관한 연구는 움직임의 핵심적인 보편적 요소들을 관찰하고 인식할 기회를 제공한다. 유아기와 초기 아동기 동안의 발달에 관한 심도 깊은 연구는 첫 해 동안 기본적 움직임 요소들의 획득으로부터 6세경의 기본적 움직임 기술의 획득을 통해 움직임의 발달 과정을 이해하기 위한 모델을 제공한다. 이러한 관찰할 수 있는 크고 정교한 운동발달의 "단계"는 기립 자세 조절, 운동성과 이동, 도수조작의 목표를 성취하기 위한 발달 과정의 이정표로 표현된다. 유아가 이러한 발달상의 운동 기술을 획득하고 완수할 때, 그것들은 먹기, 신변처리, 놀이와 같은 기능적 동작들과 통합된다.

발달이 다양한 시스템 사이에서 다양한 과정으로 발생한다는 현대적 관점의 복잡성에도 불구하고, 머리에서 꼬리 방향의 전반적인 도식에서 다양한 신체 부분의 이용과 숙달의 발달을 요약할 수 있다(Campbell, 2000). 연구의 틀로써 발달 연속을 이용하는데 있어 몇가지 제한점들을 인식하는 것이 중요하다:

1. 운동 이정표는 급성장과 퇴보가 중첩되는 연속으로 발달한다.
2. 발달은 특징적으로 변화가 풍부함으로 *연속*이라는 용어는 경직되고 고정된 것이 아니다.
3. 생의 첫 1년 농안 운농발날이 핵심적인 움직임 요소들과 기술들의 숙달을 유도할지라도, 운동 이정표를 한 요소가 다른 움직임이나 운동 기술을 위한 절대적인 신세조긴이라는 틀에 박힌 순서로 불변하는 연속으로 고려하여서는 안된다.
4. 발달은 몇 가지 영역들에서 다른 비율로 동시에 발생한다: 운동, 사회-정서, 언어, 인지(Campbell, 2000).

발달의 생성보다는 과정에 집중하는 것이 더 중요하다.

발달 단계는 **"끌어당기는(attractor)" 상태**로 고려될 수 있어서, 생체역학, 신경운동, 인지, 환경적 변화의 복잡한 구성이 한 단계에서 다음 단계로의 전환을 결정한다. 얼마나 많은 우리가 딸이나 아들을 둔 부모가 그들의 자녀들이 구르고, 혼자 일어서고, 첫 발을 내딛으려고 한다는 말을 들었는가? 다소 감지할 수는 없지만 본능적으로 강하게 느껴지는, *이제 막* 발생할 거라고 기대되는 기술로 인식되는 것이 있다. "끌어당기는" 상태는 모든 필수 불가결한 변화들을 설명하며 다음에 발생할 변화로의 전환을 허용한다.

운동발달은 개인과 환경 간의 지속적인 상호작용 과정이다. 생의 전반에 걸쳐서 개인과 환경은 상호 연결된 시스템을 형성하며, 발달 그 자체가 상호적인 인과관계를 가진다. 유아를 생각해보자: 일단 어린 유아가 어떤 것을 하고자 동기를 갖게 되면(사물을 치거나, 숟가락을 잡거나, 방의 한쪽 편으로 움직이기), 신체적으로 유아의 현재 발달 상태와 특정한 환경적 설정에서의 자세(유아용 의자에 있거나, 침대에 있거나, 바닥에 엎드려 있는)가 목표가 달성 될 것인지 달성되지 않을지, 어떻게 달성될지에 영향을 미치는 기회가 될 수도 제한이 될 수도 있다. 결국 해결은 행동을 시도하고 가장 효과적이고 효율적으로 과제를 성취한 결과로 나타난다. 발달하고 있는 신경계가 이러한 과정을 전적으로 담당하기 보다는 오히려 그것의 유일한 부분이다(Thelen, 1995).

움직임 패턴은 나이에 따라 변하는데, 각각은 이전의 패턴에 따라 질적으로 다르게 된다. 앞 장에서 설명한 바와 같이, 움직임 패턴은 그들의 기능적 상태 내에서 근골격계와 신경 하위시스템의 변화가 다르기 때문에 변한다(Woollacott와 Shumway-Cook, 1990). 움직임 기술 획득은 지속성과 비지속성을 보인다. 생의 첫 1년 동안에 관찰되는 발달 연속은 운동 이정표의 획득으로 구성된다. "단계"로 흔히 고려되는 이러한 이정표에 관한 연구는 움직임 조절 과정에 대한 지침으로 작용할 수 있다. 움식임 패턴은 생의 전반에 걸쳐서, 심지어 중요한 큰 운동 이정표 이후, 보행이 획득된 후에도 지속적으로 변한다.

전형적인 발달 연속에 관한 연구에는 학생들이나 임상의가 움직임 장애가 있는 환자/의뢰인을 평가하기 위해서 뿐만 아니라, 그들을 위한 효과적인 중재 전략을 고안하기 위해서 관찰 기술을 발달시키기 위한 다양한 방법이 있다. 발달 연속의 핵심적 성과는 전형적으로 항중력적 조절과 근력을 획득할 수 있는 능력, 가까운 쪽 안정성을 취하는 능력, 효과적으로 움직임을 실행하거나 자세를 변경하기 위해 체중이동을 할 수 있는 능력에 있다. 전통적인 교과서들은 흔히 이러한 연속을 엎드린 자세를 시작자세로 하여 진전되는 것으로 언급하고 있다. 중재 적용을 위한 전형적인 발달 연속을 표 4-2에 요약하였다. 본 책은 발달 연속을 단지 임상적으로 이용할 수 있는 모델의 한 측면으로

만 이용할 것이다. 3가지 주된 기능적 과제 중 하나에 직면하려는 시도로써 중요한 움직임 기술들의 획득을 넓은 의미로 정의할 수 있다: 자세 조절의 획득; 이동 기술을 포함한 다리의 조절; 성숙한 도수조작 기술을 위해 요구되는 팔 조절.

이정표와 운동기술의 획득 (Milestones and the acquisition of motor skill)

■ "이정표"의 의미 (The meaning of "milestones")

발달에 관한 연구는 흔히 기능적 독립성과 능숙함(mastery)을 성취해 가는 과정을 나타내는 관찰 가능한 이정표를 포함한다. 발달하는 동안 환경과의 상호작용에 있어 문제를 해결하는 아동의 능력이 증가된 것으로 운동기술의 획득을 알 수 있다. 이러한 행동의 변화를 이정표로 나타내게 되는데 실제로 기술 발달을 의미한다. 아동들은 그들의 제한된 경험 속에서 *자신에게* 기능적이며 의미 있는 "나이에 맞는(age-appropriate)" 기술을 수행한다. 이러한 수많은 행동의 동작들은 아마도 나이든 아동이나 성인에게는 의미가 없거나 기능적이지 않다(Bly, 1994).

이정표는 그것이 독립성의 증가와 움직임의 정교화로 나타나는 전형적으로 능숙해지는 핵심 기술에 대한 표지(landmarks)를 제공하기 때문에 유용하다. 이것은 자세조절, 기본적인 움직임 구성과 기술의 획득, 환경에 능숙해지는 것, 그리고 최종적으로 독립적인 기능이 발달해 가는 것을 기록하는데 유용하다. 또한 이정표는 임상의로 하여금 기능적 움직임의 독립성을 평가하거나 운동기술의 발달이 어느 정도 지연되어 있는지 밝히는데 일부 지침이 된다. 처음 18개월 동안의 큰 동작(gross motor) 이정표에는 머리 자세의 정립, 움직이는 동안 기능적인 머리 조절, 엎드린 자세에서의 발달, 엎드린 자세에서의 진행, 구르기, 앉기, 네발 움직임(quadruped movement), 배밀이, 잡아당겨 일어서기, 그리고 독립적으로 걷기가 포함된다. 각각의 자세나 기술이 획득될 때, 앞으로의 발달은 이전의 자세에서 완전한 자세 조절과 하나의 자세에서 다른 자세로 쉽게 전환할 수 있는 능력을 필요로 한다(Campbell, 2000). 처음 18개월 동안의 주된 작은 동작(fine motor) 이정표에는 뻗기, 잡기, 장난감을 조작하는 능력, 학습하기, 그리고 자조활동의 독립성이 포함된다. 발달상의 이러한 주된 큰 동작 및 작은 동작 기술들이 획득되면서 이것은 먹기, 자조활동, 놀이와 같은 기능적인 일상생활동작들에 편입된다. 표 4-3과 표 4-4는 큰 동작과 작은 동작 발달에 대한 보편적인 주된 이정표를 나타낸 것이다.

자동적 움직임 (Automatic movements)

자동적 움직임은 주어진 자극에 대한 반응으로 의식적 수의적 노력 없이 발생하는 움직임이다. 자동적 움직임에는 반사, 자세반응(정위반응, 평형반응, 보호반응), 그리고 연합반응이 있다.

■ 운동반응으로서 자동적 움직임의 중요성 (Significance of automatic movements as a motor response)

발달에 관한 보다 초기의 반사에 근거한 설명은 뇌가 위쪽 레벨로 발달함에 따라 점차적으로 복잡한 운동반응이 관찰될 수 있다는 계층적 강조로 신경계를 보았다. 이러한 관점에 따라 신생아에게서는 단순한 반사가 우세하다. 반사들은 뇌의 겉질하 원시 중추의 기능을 나타내는 것으로 생각되었다. 정상적으로 성숙하는 아동의 경우, 초기 반사반응이 소실되며 보다 성숙한 운동 패턴으로 통합되는 것으로 생각되었다. 이러한 변화들은 계층적으로 조직화된 신경계의 성숙을 반영하는 것으로 여겨졌다: 겉질이 점차적으로 운동기능의 조절을 취해감으로써 반사가 억제되거나 보다 기능적인 움직임을 위한 기초를 형성하는 것으로 생각되었다(Kamm, Thelen, Jensen, 1990). 초기 이론가들에 의하면, 반사의 출연과 소멸은 겉질 구조의 성숙이 증가했음을 반영하였다.

오늘날 운동 이론은 반사와 운동조절에 있어 반사의 역할을 포함하여 자동적 움직임의 역할에 관해 보다 동적인 관점을 가진다. 반사가 움직임에 대한 일반적인 틀이나 기초를 제공한다 하더라도, 초기에 아동이 보이는 운동 행동의 동적 및 적응적 성향을 설명할 수는 없다. 동적시스템 이론은 반사의 존재를 부인하지 않고, 오히려 자세와 움직임의 조절에 영향을 미치는 것 중 하나라고 생각한다

표 4-2

발달 연속 개념의 중재 적용

자세	중재 이점
바로 누운 자세	머리와 위쪽 몸통의 앞쪽 굽힘 촉진. 무릎을 굽히고, 발을 지지면에 편평하게 두고, 초기 체중부하 시작. 아동의 경우, 시각과 팔의 발달 촉진.
옆으로 누운 자세	만약 문제가 된다면, 머리와 목의 중립자세가 긴장성 반사의 영향을 감소. 팔과 다리의 기능적 사용을 위해 중요한 어깨뼈와 엉덩관절의 앞당김(전인) 촉진. 체중을 부하하는 쪽에서 몸통 신장. 구르기, 앉기, 전환자세를 촉진하기 좋은 자세.
팔꿈치나 팔뚝으로 엎드린 자세	위쪽 몸통, 목과 머리 조절 증진. 팔을 통한 체중부하 촉진. 어깨이음뼈의 동시수축과 가까운 쪽 안정성 증가. 엉덩관절과 무릎관절 폄근의 가동범위 증가.
네발자세	위쪽 몸통, 아래 몸통, 팔다리, 머리/목 조절 증진. 배근육과 등 폄근의 동시수축 근력 증진: 몸통이 중력에 대항하여 작용. 엉덩관절 안정근의 근력 증가. 어깨이음뼈와 엉덩관절에서 가까운 쪽 안정성을 증가하기 위한 체중부하. 펴진 팔을 통해 체중부하. 손목관절과 손가락 폄근의 가동범위 증가. 넓은 지지 기저(BOS), 낮은 중력 중심(COG). 팔다리 움직임의 분리와 교대동작을 위한 좋은 기회.
앉은 자세	머리와 몸통의 능동적 조절, 몸통 신장, 돌림을 촉진. 머리와 몸통의 정위반응, 평형반응, 팔의 보호적 반응을 촉진하는데 좋음.
팔뚝으로 지지하거나 팔을 펴서 지지한 채 옆으로 앉은 자세	체중부하 쪽 팔 근력 증가. 몸통 돌림과 분리 증진. 좁은 지지 기저로 균형 잡힌 앉기를 취할 기회 제공.
바로 누운 교각자세	아래 몸통과 다리 조절 증진. 엉덩관절 안정근의 근력 증가. 발을 통한 체중부하. 침상 운동성을 보조하기 위한 동작.
무릎서기와 반무릎서기	머리/목, 위쪽 몸통, 아래 몸통, 다리 조절 증진. 엉덩관절을 통한 체중부하. 엉덩관절 안정근의 근력과 조절 증가. 균형반응 증진. 반무릎서기 자세에서 발을 통한 체중부하. 좁은 BOS, 높은 COG. 분리 촉진, 좋은 전환 자세.
서기	머리/목, 몸통, 다리 조절 증진. 다리를 통한 체중부하. 균형반응 증진 좁은 BOS, 높은 COG. 기능적 자세

출처: O'sullivan, S. B. (2001). Assessment of motor function. In S. B. O'sullivan & T. J. Schmitz (Eds.), *Physical rehabilitation: Assessment and Treatment* (4th ed.). Philadelphia: F. A. Davis with permission; and adapted from Martin, S., & Kessler, M. K. (2000). *Neurologic intervention for physical therapy assistants*, with permission from Elsevier.

표 4-3

큰 동작 이정표

연령	기술
신생아	엎드린 자세에서, 숨을 쉬기 위해 머리를 옆으로 돌림. 바로 누운 자세에서 격렬한 율동적 발차기. 반사적 서기와 발떼기. 생리적 굽힘; 완전한 머리 처짐. 부분적으로 옆으로 구르기가 집단 패턴으로 나타남.
2개월	엎드린 자세에서 머리를 45° 들어올림. 어깨 뒤에 놓인 팔꿈치로 지지한 엎드린 자세,` 가슴이 바닥과 떨어짐. 부분적이거나 완전한 머리 처짐. 지지한 채 앉히면 머리 끄덕임이 나타남. 보다 교대적인 발차기의 출현. 옆으로 누운 자세에서 바로 누운 자세로 자발적 구르기. "기립 불능"(본문 참고) 시기
3~5개월	4개월 경 머리 조절. 5개월 경 당겨서 앉힐 때 능동적으로 머리를 들어 올림. 4개월 경 팔뚝으로 엎드린 자세, 5개월 경 팔을 펴서 엎드린 자세 지지. 팔뚝 지지하여 엎드린 자세에서 뻗기. 대칭적 폄근과 굽힘근의 항중력적 조절 증가 "중쇠 엎드리기"(본문 참고). 란다우 반응(본문 참고). 바로 누워 발을 가지고 놀기. 바로 누워 교각자세 취하기(5개월). 바닥에서 엉덩이 끌기 혹은 중쇠 돌기. 엎드린 자세에서 바로 누운 자세로 구르기(통나무 구르기). 지지한 채 앉기; 순간적으로 지지 없이 앉기. 지지한 채 서기; 거의 조절할 수 없음.
6개월	배밀이. 바로 누운 자세에서 엎드린 자세로 구르기. 구르기가 분절적으로 발생. 옆으로 누워 놀기. 독립적으로 앉을 수 있음. 넓은 기저로 혼자 앉음. 앉은 자세에서 뻗기 시작. 지지한 채 서기; 완전 지지된 채 뻣뻣하게 한 두 발 떼기; 서서 튀어오름.
7~9개월	양호한 조절로 다양한 자세로 앉기; 8개월 경 독립적 앉기. 9개월 경 몸통 조절이 잘 발달. 앉은 자세에서 차축 돌기. 네발자세와 흔들기. "지탱 서기"(본문 참고). 네발기기 스스로 당겨 일어서기; 지지면으로 내려 앉기. 가구잡고 걷기(본문 참고).

표 4-3

큰 동작 이정표 *(계속)*

연령	기술
10~12개월	네발기기가 일차적 이동 방법. 반무릎 서기를 통해 당겨 일어서기. 순간적으로 혼자 서기. 한손 혹은 두 손을 잡은 채 걷기. 계단을 오르고 기어오름.
18개월	당기지 않고 일어설 수 있음. 독립적으로 걷기; 뒤로 걷기. 사물을 잡기 위해 쪼그려 앉기, 쪼그려 앉아 놀기. 비교적으로 계단을 걸어 올라감, 손으로 잡고.
2~3세 (아장아장 걷는 시기)	발을 교대로 하여 계단을 걸어 올라감. 세발 자전거 타기. 운동장의 기구들을 올라감. 달리기 시작. 점프; 짧은 수평적 점프. 짧은 순간 한발로 설수 있음. 낮은 저울대 위에 서기. 한 발로 뛰기; 손을 잡거나 우세한 발로 몇 번 발을 펴서 발차기.
4~6세 (학령기 전)	발을 교대로 하여 계단 내려가기. 한발로 3~5초 동안 설수 있음. 점프 거리 증가; 사물을 건너뛰는 점프. 한 발로 몇 발 뛰기. 건너뛰기(skip) 시작. 큰 공을 차고 튕김. 빠르게 달리기, 장애물을 피함(성숙된 달리기). 한 줄을 따라 10피트 걸을 수 있음. 발을 교대로 하여 저울대 걷기.
6-10세 (학령기)	7~10세 경 자세조절이 성인과 같음. 10세 경 성인의 균형 전략이 발달. 달리기, 점핑이 성인의 형태로 숙달됨. 6세경 한발 뛰기와 건너뛰기가 기술적임.
청소년기	스포츠와 여가 동작들에서 몸을 확 피하기, 균형 잡기, 모두뜀, 미끄러지기, 진보된 오르기, 발리, 속이는 동작과 같은 특수화된 움직임 기술이 발달.

출처: Alexander, R., Boehme, R., & Cupps, B. (1993). *Normal development of functional motor skills*. Tucson, AZ: Therapy Skill Builders; Bly, L. (1994). *Motor skills acquisition in the first year*. Tucson, AZ: Therapy Skill Builders; Gallahue, D. L., & Ozmun, J. C. (2002). *Understanding motor development: Infants, children, adolescents, adults* (4th ed). New York: McGraw-Hill; Miller Porr, S., & Berger Rainville, E. (1999). *Pediatric therapy: A systems approach*. Philadelphia: F. A. Davis; and Ratliffe, K. T. (1998). *Clinical pediatric physical therapy: A guide for the physical therapy team*. St. Louis, MO: Mosby.

표 4-4

작은 동작 이정표

연령	기술
신생아	잡기반사 바로 누운 자세에서 무작위 팔 움직임
2개월	손을 인식 원시적 뻗기 행동 사물을 향해 비대칭성 휘두르기 잡기 반사의 분리; 손이 더 열림 손바닥 잡기
3-5개월	손에 쥐어진 물건을 유지 중심선에서 손가락 돌림 손가락을 입으로 가져감 장난감을 잡거나 놓기 원시적 짜기(squeezing); 긁기 자측(ulnar)-손바닥 잡기 이용
6개월	수의적 손바닥 잡기 한쪽으로 뻗기의 첫 징후 작은 물건을 집기 위해 손가락으로 긁기 컵과 숟가락을 잡으려고 시도 손가락으로 먹기
7-9개월	노뼈쪽(radial) 손바닥 잡기(엄지 포함) 노뼈쪽 원위부 잡기 [대립(opposition) 시작] 저항에 대항하여 강하게 쥐기 손에서 손으로 물건 이동 능동적 팔뚝 뒤침(supination) 발달 두 번째 손가락으로 지적하기와 찌르기 상자 밖으로 물건 빼기
10~12개월	집게 잡기(pincer grasp) 3점 끝으로 가볍게 잡기(three-jaw chuck) 상자 안에 물건 넣기 2개의 입방체 쌓기 양손 기민성 증가 먹기와 옷 벗기의 독립성 증가
18개월	팔뚝 뒤침하여 연필이나 크레용 조작 가능, 강하게 쥔다. 조절된 잡기와 놓기 상자를 뒤집어 내용물을 빼낸다. 6개의 입방체 쌓기; 큰 구슬을 실로 꿴다. 손의 우세측이 나타나기 시작
2~3세 (아장아장 걷는 시기)	손가락과 엄지를 이용해서 연필이나 크레용 잡기 엄지와 2개의 노뼈쪽 손가락을 이용한 성숙된 연필 잡기가 나타남 (정적 3점) 손잡이를 돌리고 병의 나사를 푼다. 아동용 가위 사용; 큰 단추를 끄를 수 있다.

표 4-4

작은 동작 이정표 *(계속)*

연령	기술
4~6세 (학령기 전)	성숙된 동적 3점 잡기로 연필을 잡음 용기, 도구, 신변처리용 물품을 조작하기 위해 기술적으로 손 사용 6세경 지퍼를 사용하고 신발 끈을 묶을 수 있다 양측성 협응 확장 우세측 손 나타남 그림 그리는 기술 발달 성숙된 잡기, 던지기, 치기 패턴이 보임(6세)
6~10세 (학령기)	작은 물건을 조작하기 위한 협응 증가, 정교한 운동의 숙련도 증가 과제-특이성 쥐어 잡기 기술의 발달을 위한 기회 흔들기나 모델 짓기와 같은 복잡하고 정교한 운동 기술을 필요로 하는 즐거운 취미 손으로 쓰기와 자판 두드리기 기술 던지기와 잡의 숙련도 증가
청소년기	눈-손 협응의 증가와 반응시간의 증진으로 인해 기술적 공 놀이 과제에 대한 손재주 증가

출저: Alexander, R., Boehme, R., & Cupps, B. (1993). *Normal development of functional motor skills*. Tucson, AZ: Therapy Skill Builders; Bly, L. (1994). *Motor skills acquisition in the first year*. Tucson, AZ: Therapy Skill Builders; Gallahue, D. L., & Ozmun, J. C. (2002). *Understanding motor development: Infants, children, adolescents, adults* (4th ed.). New York: McGraw-Hill; Miller Porr, S., & Berger Rainville, E. (1999). *Pediatric therapy: A systems approach*. Philadelphia: F. A. Davis; and Ratliffe, K. T. (1998). *Clinical pediatric physical therapy: A guide for the physical therapy team*. St. Louis, MO: Mosby.

(Shumway-Cook과 Woollacott, 2001). 이러한 운동반응들은 관찰된 움직임이 표현되는 형태이며, 여기에 기여하는 모든 하위시스템들의 가능성과 속박, 그리고 자가-조직화에 의한다.

반사를 포함한 모든 자동적 반응들은 과제와 환경에 대해 적절하고 효과적인 움직임을 생산하기 위해 뇌에서 수정될 수 있다. 신경계가 손상된 시기나 그 이후, 그리고 생후 첫 1년과 같이 발달 변화가 큰 시기 동안의 운동에 있어 반사와 다른 자동적 움직임들이 종종 관찰된다. 따라서 지속적으로 발달하는 자세 조절의 동적 전개의 일부로 간주되는 반사에 대해 논의하고 목록을 작성할 필요가 있다.

표 4-5

원시반사(초기에 선호되는 움직임 패턴)

반사	자극	움직임 반응	전형적으로 관찰되는 연령
굽힘 피하기	자극, 일반적으로 발바닥에 유해자극	전체 다리 굽힘, 발목관절 발등굽힘, 발가락 폄	재태 28주~1개월
교차 폄	자극, 일반적으로 발바닥에 유해자극	반대쪽 다리를 펴고 모음	재태 28주~1개월
젖찾기(rooting)	볼 접촉	머리를 자극방향으로 돌림, 입 벌림	재태 28주~3개월
발떼기	단단한 지지면 위에 발바닥을 닿게 하여 체중부하하여 세움	다리의 상호 교대적 굽힘과 폄 "발떼기"	재태 38주~2개월
양성 지지	기립상태에서 발의 앞쪽에 체중부하	다리의 뻣뻣한 폄	재태 35주~2개월
모로(moro)	몸통에 대한 머리의 위치를 갑자기 변화시킴	집단 폄과 벌림, 빠르게 집단 굽힘과 모음이 뒤따름	재태 28주~6개월
놀람(startle)	크고 갑작스러운 소음	팔의 집단 폄과 벌림	출생시부터 지속
손바닥 잡기	손바닥, 자측 압박	손가락의 강한 굽힘	출생~4개월
비대칭성긴장성경반사	머리를 한쪽으로 돌림	얼굴 쪽 팔다리 폄; 머리뼈 쪽 팔다리 굽힘	출생~6개월
대칭성긴장성경반사	목의 굽힘이나 폄	목 굽힘에 의해, 팔 굽히고 다리 폄; 목 폄에 의해, 팔 펴고 다리 굽힘	4~12개월
긴장성 미로반사, 바로 혹은 엎드린 자세	바로 눕거나 엎드린 자세	바로 누운 자세에 의해 목, 몸통과 팔다리 폄; 엎드린 자세에 의해 목, 몸통, 팔다리 굽힘	출생~6개월

출처: Information compiled from multiple sources. See text and reference list.

임상 사례:

어떤 상황에 있어서 반사 운동반응은 그 시스템이 생산할 수 있는 단순한 가장 최선의 운동반응이다. 예로, 반사적 운동반응〔비대칭성긴장성경반사(ATNR) 패턴: 표 4-5 참고〕은 단지 신경학적 손상과 근 약증, 협응 손상, 혹은 관절운동 제한과 같은 손상을 동반하는 일부 손상에 따른 운동반응이다. 또 다른 예에서, 다이빙 판이 없는 수영장에 배로 뛰어드는 것은 초기 반사 패턴을 조합한 노련한 다이버들의 운동반응의 결과일 것이다〔대칭성긴장성경반사(STNR): 표 4-5 참고〕. ■

■ 원시반사 (Primitive reflexes)

반사는 특정 자극(일반적으로 감각자극)에 대한 자동적이며, 다소 전형적이고, 일관된, 예견할 수 있는 운동반응이다(Leonard, 1998). 넓은 의미에서 반사는 외적 자극에 의해 활성화가 제한되지 않는 복잡한 운동 자극으로 정의될 수 있으며, 비교적 불변한다고 하더라도 어떤 정황이나 환경에 반응적이다(Crutchfield와 Barnes, 1993; Pimentel, 1996). 원시반사는 척수나 뇌간 레벨의 신경회로에 의한 운동반응이다. 매우 짧은 기간 나타나는 반사를 "위상성" 반사라고 하고 장기간인 경우 "긴장성" 반사로 설명한다. 가장 단순한 반사는 척수레벨에서 발생한다. 어떤 감각자극에 대한 확고한 반응이기 보다는 오히려 감각 자극이 운동이 진행되는 과정 동안에 적용된다면 감각과 연관된 운동출력은 그것의 환경적 정황과 모든 운동 하위시스템들의 상태에 따라 변한다는 증거가 증가하고 있다(Field-Fote, 2000). 이러한 관점은 움직임에 기여하는 시스템들의 동적 반응적 세트(dynamically responsive set)를 인정하는 것이다.

동적시스템 접근에 부합하여 본다면, 원시반사가 "고정되어 있는(hardwire)" 것은 아니지만, 특정 연령에서 관찰된다. 이는 발달의 그 시기에서 유아의 움직임은 "특정한 운동반응을 나타내는 경향(기질 혹은 소질)을 가지는 특정 환경 하"에 있을 것이다(Kamm 등, 1990). 원시반사는 항상 몇가지 의미를 가진다. 발달의 초기에 반사는 근육활동과 관절 운동을 허용하거나 심지어 일차적인 생존반응을 제공한다. 기능적으로, 원시반사 반응은 발달하고 있는 아동에 있어서 운동성과 안정성의 출현이 발달하는데 기여하는 것으로 생각된다(McCormack과 Perrin, 1997). 신경학적 손상 이후, 원시반사는 때때로 장년층에서도 관찰된다. 선호하는 운동패턴은 특정 시기에 그 개인에 의해 그 혹은 그녀의 운동 시스템의 가능성과 제한 내에서 표현되기 때문이다. 표 4-5에 원시반사의 목록이 제시되어 있다. 이러한 반사들 중 일부는 그림 4-2와 그림 4-3에 제시되어 있다.

▪ 자세반응 (Postural responses)

모든 움직임은 체중 이동을 수반하는데, 안뜰수용기와 고유수용기를 자극하는 체중이동은 정위반응과 평형반응(equilibrium reaction)을 위한 자극이 된다. 정위반응과 평형반응은 청년기에도 계속해서 존재하는 복잡한 자세반응이다. 정위 행동(righting behaviors)은 몇몇 다른 감각수용기(고유수용기와 경피수용기, 눈, 귀의 미로)로부터 오는 신호에 대한 반응으로 중뇌 수준에서 중계되는 것으로 생각된다. **정위반응**(righting)은 머리나 몸통을 상호 위치나 외부로의 자극에 따라 재편성하는 동작이다. 균형이 깨어질 때 머리나 몸통에 의해 정위반응이 나타나고 그것에 의해 머리와 몸통은 서로에 의해 혹은 아래로 당기는 중력에 의해 그들 스스로 재정렬 한다. 정위반응은 신체 혹은 중력에 대한 머리의 지향(oriented)을 유지하도록 도와준다. 정위반응은 매우 기술적인 양상으로 명명되었는데, 불리워지는 이름이 정확하게 신체가 재정렬 하거나 똑바로 하는 동작에 관한 것이며, 종종 이러한 신호를 보내는 기전에 관한 것이다. 정위반응에는 머리정위, 경정위, 몸통정위가 있다. 정위반응을 유발하는 자극이 중력의 영향이거나 중력에 대한 귀의 자세인 경우에는 미로머리정위(labyrinthine head righting) 혹은 시각머리정위(optic head righting)와 같은 다른 용어로 기술할 수 있다.

평형(equilibrium)은 균형이 붕괴되었을 때 균형을 재획득하려는 동작이다. **평형반응**은 공간에서 신체 지향의 변화를 조정한다. 평형반응은 머리와 몸통의 정위반응, 그리고 팔다리의 보호적 폄(protective extension) 반응으로 구성된다. 평형반응은 머리와 몸통의 가쪽 정위, 중력으로부터 멀어지는 방향으로 팔과 다리의 광범위한 벌림, 중력을 향해 팔과 다리의 보호적 폄으로 구성된다(그림 4-4). 머리, 몸통, 팔다리의 가쪽 정위 및 벌림은 신체를 똑바로 하고, 재정렬하고, 지지 기저 밖에 떨어지는 중력중심에 부합하여 균형을 재획득하려는 시도이다. 다리의 **보호적 폄** 동작은 낙상으로부터 넘어지지 않도록 하기위한 준비이다.

평형반응은 자세조절이 발달할 때, 점차적으로 보다 항중력적 기립 자세로 발달한다. 따라서 엎드린 자세, 바로 누운 자세, 앉은 자세, 네발자세, 무릎자세, 최종적으로 선자세로 있는 아동에게서 처음 보여지며, 자세조절이 발달할 때 초기 아동기에 걸쳐서 지속적으로 성숙한다(Fisher와 Bundy, 1982 ; Izraelevitz, Fisher와 Bundy, 1985). 보호적 폄 역시 움직임 조절이 발달할 때 발달하며, 평형반응의 한 부분으로 보여지며, 아동이 앞으로, 옆으로, 뒤로 전위될 때 팔을 펴서 앉으려는 동작으로 나타난다(그림 4-5). 기능적으로 정위반응과 평형반응이 아동의 복합된 운동성과 안정성의 발달에 기여하는 것으로 생각된다(McCormack과 Perrin, 1997).

▪ 연합반응 (Associated reactions)

연합반응은 다른 움직임에 동반되어 불수의적으로 발생하는 움직임이다. 연합반응은 정상적인 운동 레파토리의 일부이며, 흔히 심한 저항에 대항하여 움직이거나 피로하거나 스트레스를 받는 동안 관찰된다. 이것은 자세조절과

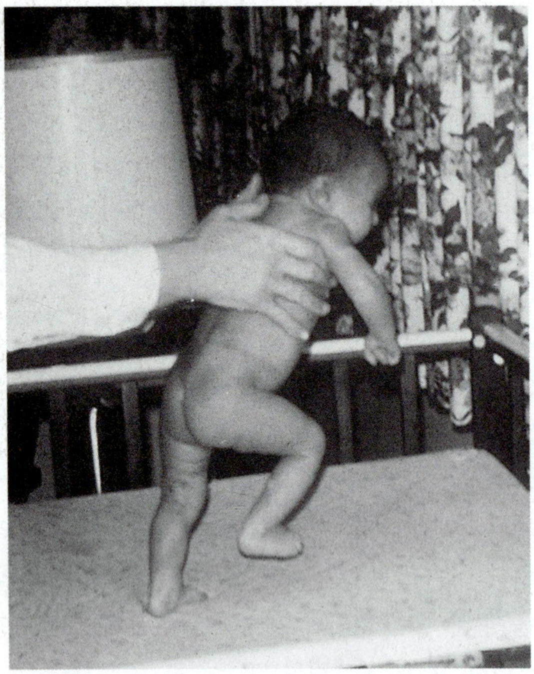

그림 4-2. 신생아에게서 보이는 원시적 발떼기 반사. 지면에 닿은 발에 체중 압력이 가해지면 체중을 부하하는 다리는 반사적으로 펴지고 반대쪽 다리는 굽혀진다(혹은 발떼기).

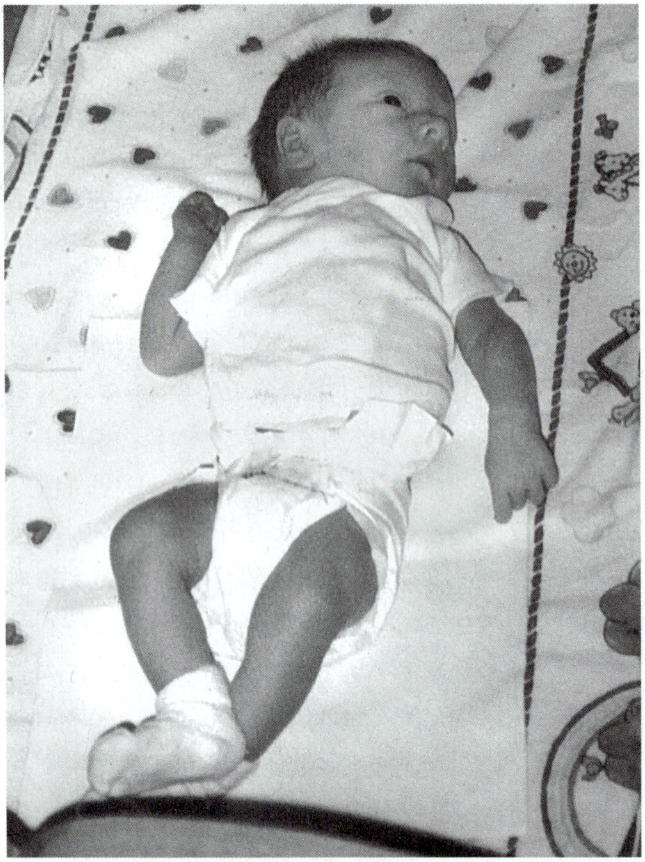

그림 4-3. 비대칭적 긴장성 목반사. 머리와 목의 돌림에 의해 얼굴쪽 팔과 다리는 펴지고 머리뼈 쪽의 팔과 다리는 굽혀진다.

기본적인 움직임 기술들이 발달하고 획득되는 아동기 중반을 지나서 일반적이다. 병리적인 사건으로부터 회복되는 때와 같이 움직임 시스템이 긴장을 받을 때면 언제나 다시 보편화된다.

임상 사례:

우리 모두는 연합반응을 경험하고 있다: 유치부 아이들이 새로운 글쓰기 기술에 집중하는 동안 무의식적으로 자신의 혀를 무는 것, 길 위의 얼음판을 가로질러 운전하는 동안 무의식적으로 어깨를 올린 목과 팔의 자세, 팔-레슬링 선수의 사용하지 않는 팔의 불수의적 움직임. 신경학적 질환을 가진 사람의 경우, 연합운동은 종종 새로운 과제를 시도하려고 할 때 발생하거나, 피로나 스트레스를 경험할 때 발생한다. ▪

기능적 움직임 Functional Movement

기능은 환경에 관한 능숙함과 도전(competence)으로 정의된다(Guccione, 1993). 생의 전반에 걸쳐서 개인은 환경을 뛰어 넘는 다양한 능력과 숙련도를 보인다. 기능적 움직임은 한가지 기능 혹은 유사한 기능 그룹을 위해 이용되는 움직임 패턴이다. 매일 우리는 과제와 목표를 달성하기 위해, 그리고 안전하고 효율적이며 적절한 방법으로 원하는 직업 행동을 생산하기 위해서 기능적 움직임을 이용한다(Ryerson과 Levit, 1997). 일상생활동작들을 수행하기 위해 이용되는 움직임 패턴은 다양하면서도 비교적 일관되고 균일하다(Ryerson과 Levit, 1997; VanSant, 1990). 전형적인 기능적 움직임은 인체의 생체역학 및 운동학적 시스템에 가장 적합한 근육 작용과 관절 운동 패턴을 이용한다. 전형적인 기능적 움직임은 과제를 수행하기 위한 가장 간단한 전략(simplest strategy)을 이용하며, 비사용 스트레스, 손상, 균형 소실로부터 몸을 보호하는 동안 힘과 에너지를 보존한다.

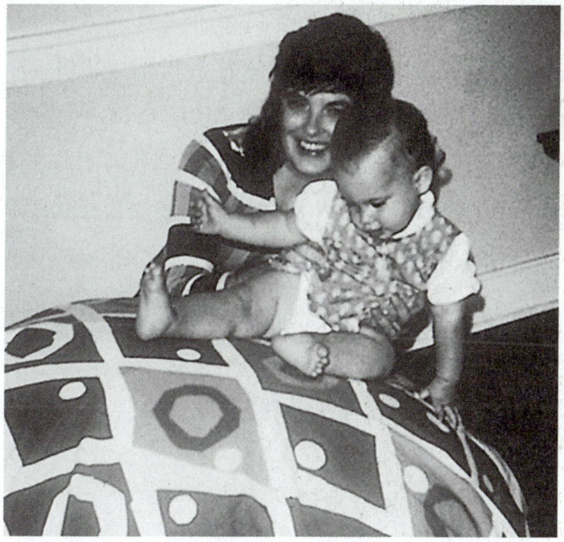

그림 4-4. 앉은 자세에서 관찰되는 평형반응으로, 바닥으로부터 멀어지는 방향으로 머리와 몸통이 세워지고, 균형을 유지하기위한 노력으로 팔다리가 벌어지고, 중력 방향으로 팔의 보호적 폄이 나타나는 것이 특징이다.

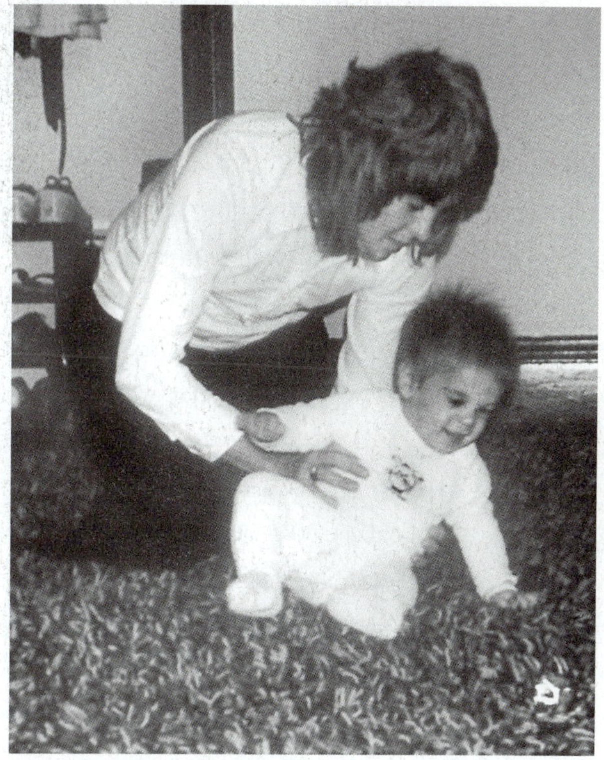

그림 4-5. 앉은 자세에서 보호적 폄의 예. 이 경우 왼쪽 팔에서 나타나고 있다.

조작적 정의 (Operational definition)

기능이라는 단어는 특수한 역할이나 작업과 관련된 동작을 성취하거나 수행하는 동작을 의미한다. 기능적 움직임은 한 가지 기능이나 유사한 기능 그룹을 위해 이용되는 움직임 패턴이다(Ryerson과 Levit, 1997). **기능적 움직임**은 기본적 요구에 부합하고, 일상 과제를 수행하고, 목표를 달성하고, 목적있는 동작과 직업에 참여하기 위해 이용되는 움직임들이다. 일상 동작들을 수행하기 위해 우리가 이용하는 움직임 패턴들은 비교적 일관적이고 일정하다. 대부분의 사람들은 매우 유사한 움직임 패턴을 이용해서 일어서고, 걷고, 스스로 옷을 입고, 먹거나 마신다. 비록 구르기와 같은 움직임이 연령, 체형, 건강 수준의 차이에 따라 다를 수 있지만 대부분의 사람은 몇가지 보편적인 변형(variants) 중 한 가지로 이러한 기능을 달성한다(Ryerson과 Levit, 1997).

기능적 움직임: 주된 과제와 구성요소 (Functional movement: main tasks and components)

기능적 움직임은 몸통, 팔, 다리의 협응적 움직임으로 구성된다. 기능적 움직임은 몇 가지 핵심 요소가 존재하는 한 발달할 수 있고 유지될 수 있다: 적절한 운동성과 가동범위, 적절한 근긴장과 근력, 움직임의 다양성과 분리, 자세 안정성, 성숙된 체중부하와 체중이동 능력, 자세조정을 할 수 있는 능력. 독자는 기능적 움직임의 발달을 관찰하고 핵심 요소가 존재하는지 부재하는지 감지할 수 있는 눈을 훈련하게 된다. 이 책에서, 기능적 움직임의 발달은 3가지 주요 과제의 달성으로 구분된다: 머리와 몸통의 자세조절, 팔 조절, 다리 조절.

▪ 머리와 몸통의 자세 조절 (Postural control of the head and trunk)

자세 조절의 출현은 환경과 관련되는 신체 자세에 대한 감각 입력과 신체 자세를 조절하는 운동 작용과 관련된 규칙의 발달로 특징될 수 있다(Shumway-cook과 Woollacott, 2001). 머리와 몸통의 조절은 기능적인 움직임이 성공하기 위한 핵심이다. 머리는 시야의 중심에 정렬을 유지해야 하며 안뜰입력을 받는다. **머리 조절**은 머리를 자동적으로(정위) 혹은 수의적으로(동심성 혹은 편심성으로) 움직이는 것뿐만 아니라 안정된 자세(동시수축)를 유지할 수 있는 능력으로 정의된다. 머리는 시각과 안뜰계를 위한 지지 기저를 제공하기 때문에 요구되는 과제에 대해 머리 자세가 정확해야 이들 수용기들이 정확하게 정보를 수용하고 전달할 수 있게 된다. 자세 조절의 발달은 머리에서 시작한다.

신체의 중심인 몸통은 중력에 대항해서 신체를 균형 있게 똑바른 자세로 유지해야 하며, 움직이고 있는 팔다리에 적응해야 한다. 이러한 과제를 **몸통의 자세 조절**이라고 정의할 수 있다. 몸통은 다른 움직임들로부터의 안정된 기저로써 작동할뿐만 아니라, 신체 무게 중심이 기저 위에 오도록 움직이거나, 새로운 자세로 변할 때 동적으로도 기능한다. 이러한 동적인 양상에서, 몸통 움직임은 팔다리의 기능적 능력에 기여하고 그 능력을 증가시킨다(O' Sullivan, 2001 ; Ryerson과 Levit, 2001).

몸통 조절의 자세적 측면과 동적 측면 모두 앞, 뒤, 옆으로 움직이기 위한 몸통의 능력에 기초가 된다. 이러한 움직임을 달성하기 위해서, 몸통의 근육들은 등척성으로(안정성을 위해), 동심성으로(항중력), 편심성으로(신체가 지지면을 향해 조절된 채 움직일 때) 작용할 수 있어야 한다. 몸통이 안정되지 않고 균형 소실 없이 움직일 수 없을 때, 신체를 안정되게 하기 위해 팔과 다리를 이용해야 한다; 따라서 팔다리는 기능을 위해 자유롭지 못하다. 이러한 이유로, 몸통 조절은 모든 기능적 움직임에 선행한다(Ryerson과 Levit, 1997).

자세조절을 몇 가지 주요 과제로 세분할 수 있다: 자세조향(postural orientation)을 유지하는 능력, 반응적 조절(reactive control), 예비 혹은 선행적 조절, 적응적 자세 조절(O' Sullivan, 2001). 자세 조향을 유지하는 능력은 골격근에 의해 중력과 신체 분절들 각각에 대한 상대적인 자세를 조절하는 것을 의미한다. 여기에는 안정성 시기와 기능을 수행하는 동안 균형을 유지하는 능력이 포함된다. 반응적 조절은 동요(perturbations), 중력중심의 변위, 혹은 지지 기저의 움직임을 야기하는 외력에 대한 반응으로 발생한다. 예비 혹은 선행적 조절은 움직이려는 의도와 같은 불안정성 외력에 대해 내적으로 선행해서 발생한다. 선행적 조절은 기술적 움직임을 위한 지지 틀을 제공한다(O' Sullivan, 2001). 이전의 경험은 자세 조절 시스템의 다양한 요소들로 하여금 의도된 움직임을 위해 준비하도록 한다. 적응적 자세 조절은 개인으로 하여금 변하는 환경이나 과제에 대한 반응으로 감각과 운동 시스템을 수정하게 한다(Shumway-Cook과 Woollacott, 2001). 자세조절에 관한 다른 관점에 대해서는 제8장에서 논의할 것이다.

1. 근골격계의 변화는 적절한 근력의 발달과 신체 분절의 상대적인 무게 변화를 포함한다.
2. 협응적 구조나 신경근 반응 협응의 발달은 균형을 유지하는데 이용된다.
3. 감각계의 발달은 몸감각, 시각, 안뜰계, 그리고 여러 입력들을 조직화하기 위한 감각 전략을 포함한다.
4. 내적 표상의 발달은 동작의 지도화(mapping)나 지각 연결에 있어 중요하다.
5. 적응적, 선행적 기전의 발달은 발달하고 있는 아동으로 하여금 자세조절을 위해 그들이 느끼며 움직이는 방법을 수정할 수 있도록 해준다.

■ 팔과 다리의 조절 (Upper and lower extreamity control)

팔다리의 기능적 움직임은 요구되는 특수한 과제-연관 움직임에 달려있다. 팔다리 움직임을 두 가지 범주로 구분하는 것이 도움이 된다: 체중부하나 닫힌 고리 동작들과 비체중부하나 열린 고리 동작들. 팔과 다리의 기술적인 사용을 위해서는 체중부하와 비체중부하 상태에서 기능적인 능력이 요구된다. 그러나 기능적으로 다리의 주요 과제는 체중부하, 안정성, 운동성과 관련되며, 공간을 통해 **이동**하기 위한 큰 운동동작들을 포함한다: 구르기, 배밀이와 네발기기, 걷기. 팔은 **도수조작**(manipulation)하는 과제와 관련되며, 뻗기, 잡기, 놓기를 포함한다. 팔의 일차적인 과제가 비체중부하일지라도 팔의 체중부하는 기립자세에서 자세 안정성을 증가시키기 위해 중요하게 이용된다.

■ 팔 조절, 도수기능 포함 (Upper extreamity control, including manipulation)

팔의 기능과 관련된 주요 움직임 요소들은 공간에서의 움직임을 위해 요구되는 것, 혹은 체중부하 움직임을 위해 요구되는 것으로 구성된다. 팔의 기능은 공간에서 팔을 움직이고 사물을 조작하기 위한 능력과 밀접하게 관련된다(Ryerson과 Levit, 1997). Ryerson과 Levit는 팔의 기능적 수행을 위해 필요한 핵심적 움직임 요소들이 있는지 없는지를 평가하기 위한 간단한 방법을 제안한다. 핵심 요소로는 앞으로 뻗기, 몸에서 멀어지는 방향으로 벌려서 뻗기, 중심을 가로질러 뻗기, 그리고 팔꿈치와 손의 자세이다. *기능적 움직임 재교육(Functional Movement Reeducation)*(1997)이라는 책을 참고하라.

다리의 가장 보편적인 기능이 체중지지임에도 불구하고 체중부하는 팔의 중요한 기능이다. 팔의 체중부하는 몸통과 윗몸의 체중을 지지하고, 전환적 움직임을 통해 몸을 들어올리거나 움직이기 위해(앉은 자세에서 옆으로 눕거나 일어서기), 그리고 최상의 과제 수행을 위해 지지면에 대한 안정성을 제공하기 위해 이용된다. 이러한 모든 기능은 지지면에 팔을 유지하고 체중을 지지하기 위해서 팔 근육의 작용을 필요로 한다.

▪ 다리 조절, 이동 포함 (Lower extreamity control, including locomotion)

다리조절은 양 다리에 체중을 지지하고, 한쪽 다리에서 다른 쪽 다리로 체중을 이동하고, 한 다리로 체중을 지지한 채 다른 다리를 움직이고, 지속적으로 몸통과 팔의 움직임에 적응하기 위한 능력을 필요로 한다. 우리는 모든 가능한 자세에서 안전과 균형을 위해 몸통조절과 함께 다리 조절을 이용한다. 다리의 능력은 공간에서 몸을 움직이는 모든 기능을 허용하며, 구르기, 배밀이와 네발기기, 걷기, 달리기, 건너뛰기(skipping), 한 발 뛰기(hopping)와 관련된 모든 이동 기술들을 포함한다. 다리는 일반적으로 체중부하와 관련된다. 다리의 각 부분은 체중을 지지하고 있으며, 체중을 지지하는 동안 이용되는 근육 활성화의 정도와 유형은 신체 자세와 기능적 동작에 따라 다양하다(Ryerson과 Levit, 1997). Ryerson과 Levit(1997)은 다리의 기능적 수행을 위해 필요한 핵심 요소들에 관해 자세히 기술하고 있다.

다리의 조절은 전형적으로 이동 능력과 관련된다. 성공적인 이동을 위한 세 가지 주요 조건으로는 몸을 원하는 방향으로 움직일 수 있는 기본적 패턴을 발생시키기 위한 능력으로 정의되는 진행(progression); 중력에 대항하여 몸을 지지하고 조절할 수 있는 능력으로 정의 되는 안정성(stability); 개인의 목표와 환경적 요구에 맞는 이동을 할 수 있는 능력으로 정의되는 적응(adaptability)이 있다(Shumway-Cook과 Woollacott, 2001).

기능적 움직임의 일생을 통한 발달
Life Span Development of Functional Movement

이 장의 다음 부분에서는 유아기, 아동기, 청년기, 성인기, 그리고 노년기 동안의 자세조절, 팔 조절, 다리 조절의 발달에 대해 기술할 것이다. 저자의 임상적 경험과 몇몇 자료를 참고하였다(Alexander 등, 1993; Bly, 1994; Campbell, 2000; Cech와 Martin, 1995; Martin과 Kessler, 2001; O' Sullivan, 2001; Ryerson과 Levit, 1997; Shumway-Cook과 Woollacott, 2001). 첫 해는 다음 연령 단계보다 더 자세한 내용을 포함하였다. 왜냐하면 생후 첫 1년 동안 한 평생 제공될 기본적인 움직임 요소들이 발달하기 때문이다. 생후 1년 동안 일어나는 놀라운 빠른 변화를 생의 다른 어느 시기에도 경험할 수 없다. 첫 해 동안 관찰되는 발달 과정은 움직임 요소 획득과 운동발달의 전개 과정을 연구하는데 좋은 모델이 된다(Alexander 등, 1993; Bly, 1994). 유아의 운동발달을 주의 깊게 관찰할 때, 핵심적 기능적 움직임 요소들의 출현에 주의 깊게 집중해야 한다: 항중력적 조절(굽힘근과 폄근), 안정성, 운동성, 가까운 쪽 안정성을 나타내기 위한 능력(체중지지), 부드러운 체중 이동, 그리고 돌림과 분리. 연령 자체에 너무 많이 집중하기 보다는 오히려 단지 12개월 만에 신생아가 의존적인 상태로부터 독립적으로 움직이고, 능동적으로 아장아장 걷게 되고, 청년기, 생산력이 있는 성인으로 발달하는 나선상의 과정에 집중해야 한다.

신생아 (Newborn)

신생아와 성인의 해부학적 차이가 자세와 움직임의 발달에 영향을 미친다. 신체 한 부분의 다른 부분에 대한 상대적 크기가 하나의 해부학적 변인이 된다. 예로, 신생아의 머리는 몸통이나 팔에 비교했을 때 매우 짧은 나머지 신체 및 다리 부분보다 비례적으로 더 크다. 신생아의 골격 윤곽은 중력, 체중부하, 근육의 당김에 의한 이차적인 영향을 받은 나이든 어린이(older child)에게서 보여 지는 성숙된 모델링과 만곡의 영향이 없다. 신생아의 척주는 뒤로 굽어있다(kyphotic). 일부 관절들은 과운동성을 보이고 다른 관절들은 저운동성을 보이는 가동범위의 차이 역시 전형적이다. 신생아의 발목관절은 전형적으로 과도하게 발등굽힘(과운동성의 예) 되어 있는 반면에 엉덩관절과 무릎은 30° 굽힘 구축(저운동성의 예)을 보인다. 이러한 차이들은 아기가 자궁의 제한된 공간 내에서 주로 굽은 자세로 있었기 때문에 발생한다.

■ 자세 조절 (Postural control)

신생아는 처음에 중력에 크게 좌우된다. 휴식시 신생아의 자세는 전형적으로 머리를 한 쪽으로 한 채 굽어져있다. 엎드린 자세로 들어올리면 중력의 당김에 대항하여 몸을 펼 수 있는 능력이 없다(그림 4-1 참조). 바닥에 엎드려 눕히면, 아기의 엉덩관절은 굽어지고, 척주는 뒤로 굽어져 위쪽 몸통, 어깨, 머리에 체중이 실리게 되는데, 이 자세로 인해 머리를 들거나 움직이는 것이 어렵게 된다. 팔다리는 전형적으로 대칭적으로 굽어져 있으며 몸에 가까이 있다(그림 4-6). 기도를 청결히 하기 위해 아기는 머리를 들어 올리고 양 옆으로 돌릴 수 있다. 머리를 독립적으로 돌리는 능력은 신생아 시기에 이미 획득되어 일생 동안 지속된다. 반사적 정위반응은 경정위를 포함하고 미로정위가 시작되는 것이 보인다. 바로 누운 자세에서는 일반적으로 머리를 옆으로 돌리고 있으며, 팔다리의 집단적 굽힘과 폄 동작이 무작위로 보인다. 신생아의 생리적 굽힘이 이 시기의 자세 안정성과 무작위적 움직임을 허용한다. 앉은 자세로 당길 때, 신생아는 보조할 수 없으며, 머리가 완전히 처져 있다(그림 4-7). 앉기는 정렬이나 조절을 유지할 수 없기 때문에 신생아에게 있어 기능적인 동작이 아니다.

■ 팔 조절 (Upper extremity control)

팔의 움직임은 어깨로부터 시작되며, 90° 면 안에 제한되어 있는 무작위 움직임이다. 손은 팔이 벌어질 때 열리는데, 일반적으로 손의 움직임이 팔의 움직임과 연관된다. 팔과 손의 움직임은 협응적으로 짝을 이루고 있다(공동 작업)(Von Hofsten, 1990). 팔이 몸에 가까이 있을 때, 일반적으로 손가락은 굽어지고 모아져 있다: 어깨가 벌어지고 팔꿉이 펴지면 손가락의 벌림과 폄이 증가한다. **잡기 반사**(grasp reflex)가 강한데, 손바닥 특히, 자측(ulnar side)에 촉각 자극이 가해지면 손가락의 굽힘이 강하게 동반된다. 신생아는 반사적 손-입과 손-손 접촉을 보이는데 특히, 옆으로 누운 자세에서 동반된다.

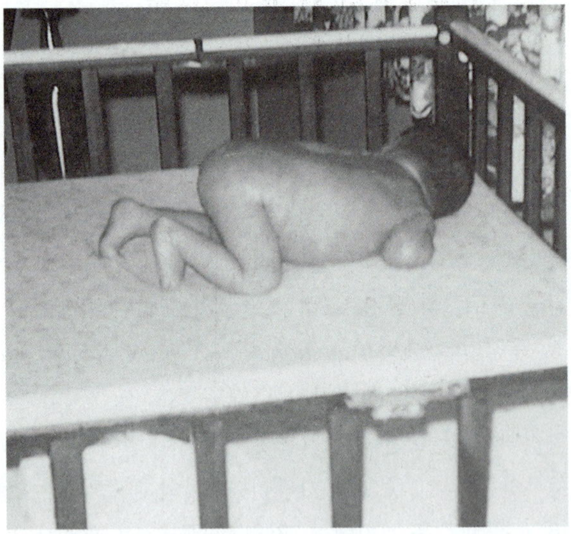

그림 4-6. 지지면에 엎드린 자세에서, 팔다리가 대칭적이고, 몸에 가깝게 붙은 굽은 자세가 우세하다.

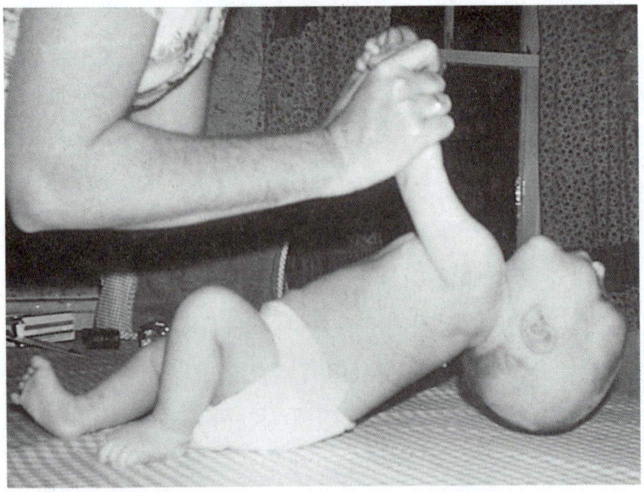

그림 4-7. 머리 굽힘근의 수의적인 항중력과 조절이 아직 발달되지 않아서 앉은 자세로 당길 때 완전한 머리 처짐이 관찰된다.

엎드린 자세에서 양 손에 체중이 이동된 채 팔은 일반적으로 굽어져 있고 아래에 모여있다(그림 4-6). 그러나 이미 출생 후 2주 경에 위팔 뼈가 관절오목으로 모아지면서 작은 근육둘레띠(회선근개, rotator cuff)가 활성화되기 시작한다. 그것에 의해 관절 안정성이 증가되어 어깨는 무너짐(collapsing) 없이 체중 지지를 시작할 수 있다. 이러한 작은 근육들은 초기 휘두르기와 같은 무작위 움직임에 대한 중요한 안정성 기저를 제공하고, 나중에 나타날 체중부하에 있어 어깨이음뼈 발달을 제공한다(Alexander 등, 1993).

▪ 다리 조절 (Lower extremity control)

신생아는 수동적이지 않지만, 일반적으로 깨어 있을 때 움직이고 있다. 신생아의 경우, 가동범위로 인해 나타날 수 있는 움직임이 제한된다. 신생아의 연부조직은 긴장되어 있어서 엉덩관절이 굽힘, 벌림, 가쪽 돌림으로 유지되고, 무릎관절은 굽힘, 발목관절은 발등굽힘, 팔은 몸에 가깝게 굽어져 있다(Bleck, 1987). 능동적인 시기 동안, 신생아는 율동적이며 **교대적인**(reciprocal) 패턴으로 격렬하게 발차기를 한다. 움직임은 무작위적이고 분화되지 않은 것으로 설명될 수 있다. 전신 움직임이 굽힘 혹은 폄으로 나타나며, 팔다리의 광범위한 율동적 교대 움직임에 동반된다. 움직임은 특수한 자극에 의해 유발되는 정형화된 반응으로 반사적이다. 신생아는 다리, 몸통, 목을 똑바로 해서 세웠을 때 체중을 지지하는 자동적 발떼기뿐만 아니라 자동적 서기 반응을 보인다(그림 4-2).

1~2개월 (One to two months)

생의 첫 2개월 동안 많은 변화가 발생한다. 생리적 굽힘이 감소하고 능동적 자세 조절이 시작된다. 척주의 폄이 증가하고 연부조직 긴장이 엉덩관절과 무릎에서 완화되기 시작한다.

▪ 자세 조절 (Postural control)

약 2개월 경, 휴식 시 자세는 굽힘이 감소하고 항중력적 조절이 시작된다. 무작위적 움직임이 지속되지만 갑작스러운 정도가 감소한다. 바로 누운 자세에서 몸은 더 펴지게 되지만 여전히 비대칭이 우세하다. 바로 누운 자세에서의 기능적 동작이 여전히 제한되어 있으며, 능동적 머리 돌리기와 무작위 운동, 반-조절된 팔다리 움직임이 특징이다(Bly, 1994)(그림 4-8). 머리와 팔다리가 몸통으로부터 분리되기 시작하면서 바로 누워 지지한 자세에서 더 자유롭게 움직인다. 생리적 굽힘근 긴장이 중력에 의해, 항중력적 폄근의 근력 및 조절이 발달하기 시작하면서 감소하기 시작한다. 폄근육의 활성화가 굽힘근을 대칭적으로 늘릴 수 있다. 이러한 신장으로 인해 근육은 수의적 조절이 발달하기 위한 최상의 길이 상태가 된다. 생리적 굽힘근 긴장이 중력에 의해, 그리고 폄 근의 증가된 활성화에 의해 감소되지만, 능동적인 항중력 굽힘근 활동은 여전하다. 잡아 당겨서 앉힐 때, 목의 비대칭적 항중력 굽힘이 부분적으로 관찰되거나, 완전한 머리 처짐이 나타날 수 있다. 이제 아기는 지지한 채로 앉아있을 때 시시각각 머리를 유지할 수 있다. 앞뒤로 경사질 때, 아기는 머리의 기립을 유지하려고 시도하지만, 굽힘근과 폄 근의 조절이 아직 서로 조화를 이루지 못했기 때문에 그것을 유지할 수 없다. 이러한 조절이 발생하지 않는 한 머리 끄덕이기와 가쪽 조절이 발달할 수 없다.

엎드린 자세에서, 목과 가슴의 폄이 증가되어 중력에 대항하는 것이 보다 성공적이며, 머리와 목 근육들이 처음 항

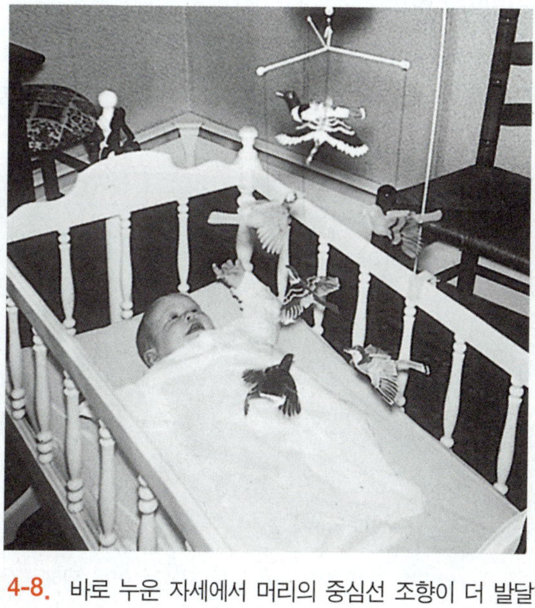

그림 4-8. 바로 누운 자세에서 머리의 중심선 조향이 더 발달하고 팔을 길게 뻗는다.

중력적 활성화를 나타낸다. 따라서 머리와 목의 과도한 폄이 항중력적 자세조절의 첫 번째 요소이다. 즉, 이러한 머리 폄으로 인해 뒤로 체중이동이 가능하고, 지지면으로부터 위쪽 몸통을 자유롭게 할 수 있다. 엎드린 자세는 엉덩관절 굽힘근과 뒤넙다리근의 신장을 통해 엉덩관절과 무릎의 굽힘을 감소시키는데 중요하다. 두 번째 달의 마지막 경에 엎드린 자세에서 머리를 45° 들어올릴 수 있다. 비록 안정성을 증가시키기 위한 노력으로 팔꿈치가 어깨 뒤에 놓여있지만, 아기는 엎드린 자세에서 팔꿈치로 지지한 자세를 유지할 수 있다(그림 4-9). 요구되는 안정성을 획득하기 위해 지지면에서 동적으로 몸통을 이용한다.

■ 팔 조절 (Upper extremity control)

광범위한 무작위적 움직임이 보인다. 바로 누운 자세에서, 중력이 팔을 가쪽 벌림으로 당기고, 앞쪽 가슴과 팔 근육들이 늘어난다. 2개월 말경에 사물을 비대칭적으로 휘두른다. 잡반사가 사라져서, 손 안에 놓여진 사물을 짧은 시간 수의적으로 유지할 수 있다(그림 4-10). 팔이음뼈 근육은 조기 머리 들기를 허용하는데 요구되는 협응적 안정성(synergistic stability)을 제공한다.

2개월 된 아기는 엎드린 자세에서 몸을 밀어올리기 위해 팔을 사용하기 시작한다. 그러나 어린 영아의 경우 팔이음뼈의 안정성이 제한되어 있어 기능적인 자세까지 몸을 밀어올리기가 어렵다. 엎드린 자세에서 아기는 손을 입으로 가져가는 것보다는 오히려 머리와 입을 손으로 가져갈 수 있다. 양쪽 팔꿈치에 지탱한 엎드린 자세는 전형적으로 팔꿈치가 어깨보다 뒤에 놓여져 있으며, 최대한의 자세 안정성을 획득하기 위해 위팔뼈의 벌림, 폄, 안쪽 돌림을 허용한다. 양쪽 어깨뼈의 뒤당김과 척주의 폄은 머리를 들어올리기 위한 협응적 안정성을 제공하는 것으로 보인다. 이제 아기의 체중이 꼬리 쪽으로 이동될 수 있지만, 위쪽 가슴이 여전히 바닥을 누르고 있어서 머리를 들기 위한 축으로 제공된다. 엎드린 자세에서 양 손이 체중의 일부를 지지하고 있기 때문에 머리 들기는 팔과 몸통의 고유감각 되먹임을 촉진할 것이다. 이러한 체중지지와 고유감각 되먹임은 앞으로의 팔꿈치 안정성과 체중 이동을 위한 선제조건으로 중요하다(Alexander et al., 1993; Bly, 1994).

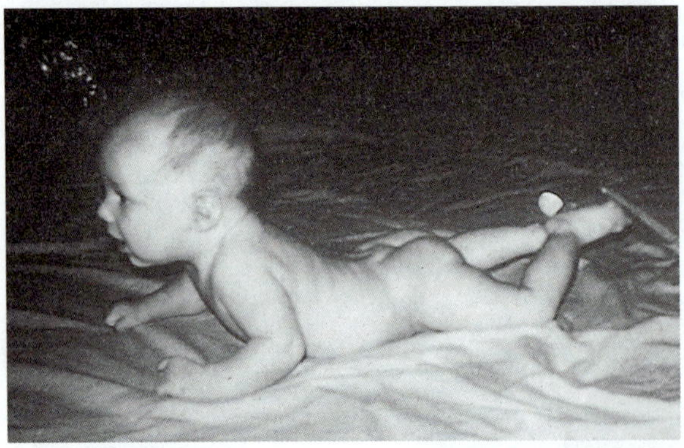

그림 4-9. 엎드린 자세에서 초기 팔뚝 지지는 어깨 뒤에 팔꿈치가 굽어져 있는 것이 특징이다.

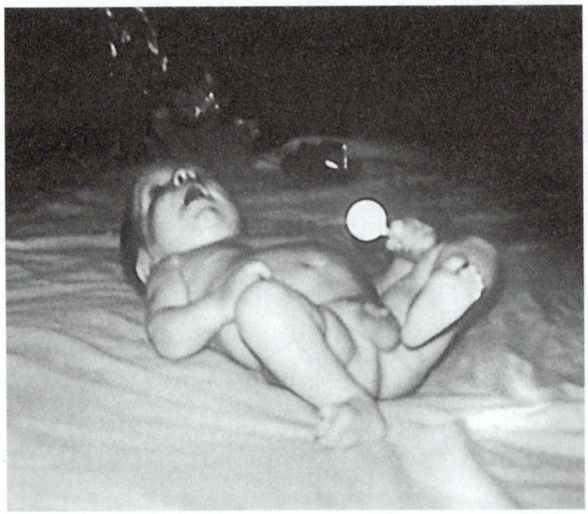

그림 4-10. 이제 아기는 손에 쥐어준 사물을 유지할 수 있다.

■ 다리 조절 (Lower extremity control)

척주 폄과 엉덩관절 및 무릎관절 폄의 가동범위가 증가함에 따라, 많은 자세에서 보다 큰 항중력적 움직임이 가능하다. 움직임과 발차기 패턴은 일반적으로 매우 다양하다. 이러한 다양성이 정상 운동발달의 중요한 특징이다. 교대적 발차기는 양측성 대칭적 발차기에 변화를 줄 것이다. 발차기는 엉덩관절 굽힘근의 긴장이 지속되기 때문에 일반적으로 공간에 떠 있는 발에서 일어난다. Thelen은 아동들의 발차기가 완전히 무작위적인 것이 아니라, 오히려 첫 번째 보행 패턴을 위해 필수적 연쇄인 연결된 근육 협동의 결과로 발생한다고 주장한다(Thelen, 1985).

이동의 가장 초기 형태로 정의되는 **구르기**는 빠르면

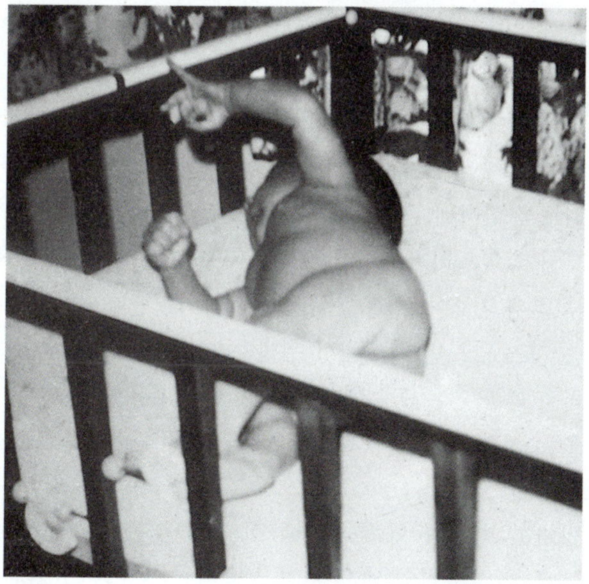

그림 4-11. 구르기는 자발적인 운동 패턴으로 처음 관찰된다.

1~2개월 경에 자발적인 운동패턴으로 나타난다(그림 4-11). 처음 패턴은 옆으로 누운 자세에서 다시 바로 눕는 것으로 관찰되며 주로 중력의 영향에 의해 옆으로 누운 자세로부터 다시 되돌아 바로 눕는 것이 성취된다.

발이 바닥에 닿아 있을 때 거의 혹은 전혀 체중을 지지하지 않으며 더 이상 자동 보행이 나타나지 않는다. 이 시기를 문헌상 "설 수 없는"의 의미를 가진 기립불능(astasia)이라고 한다(그림 4-12).

3~5개월 (Three to five months)

머리와 몸통 대칭성과 중심선 조향(midline orientation)은 3~5개월의 특징이다. 3개월 된 아기는 머리를 중심선에 잘 조절된 상태로 유지하며, 양측성 대칭 활동과 항중력적 굽힘근 조절이 놀라울 정도로 증가한다. 약 4개월경에 자세와 움직임은 전형적으로 비대칭에서 대칭으로 변한다. 머리와 목뼈의 운동이 거의 완전해지며 기능적인 움직임에 이용된다. 체중이동과 돌림성 움직임의 결과로 가슴뼈(흉추)의 움직임이 증가한다. 2차 앞굽음은 처음에 목부분에서 발달하기 시작하는데, 엎드린 자세 및 수직 자세에서의 능숙함에 대한 반응으로 나타나며, 4개월경 머리를 바로 세우고 중력에 대항하는 능력이 발달한다. 척주 폄에

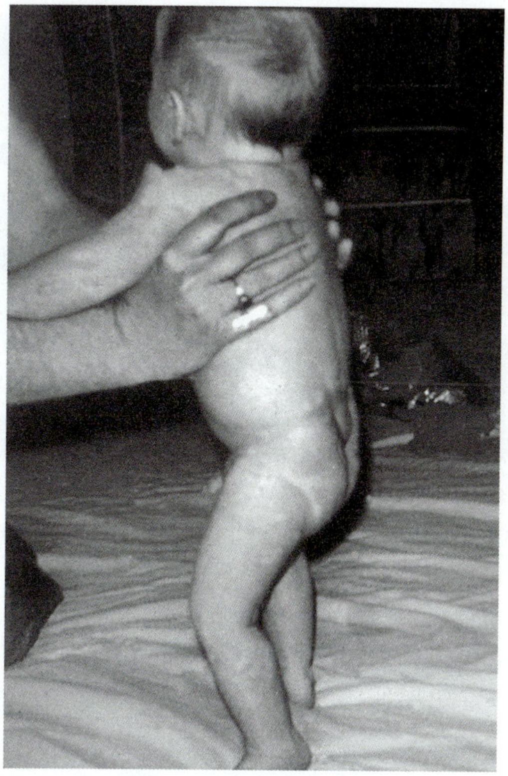

그림 4-12. 기립불능 시기("설 수 없는")는 발이 바닥에 닿았을 때 체중지지를 취할 수 없는 것으로 보이며; 자동적 발떼기 역시 사라진다.

더해서, 엉덩관절과 무릎관절의 폄이 증가하고, 척주 폄근의 근 덩어리가 쉽게 관찰된다. 뒤넙다리근(슬괵근, hamstring)이 신장되고, 발목관절 발바닥굽힘(plantar flexion)이 증가한다.

▪ 자세 조절 (Postural control)

항중력 굽힘근과 폄근 활동은 바로 누운 자세와 엎드린 자세에서 발달한다. 기능적 머리조절이 모든 자세에서 획득된다. 바로 누운 자세에서 앉은 자세로 당길 때, 3개월경에는 턱을 들며, 5개월이 되면 머리를 안전하게 들어올린다. 머리 정위반응(head-righting reaction)이 발달하며 공간에서 몸통을 앞뒤로 기울일 때 몸통을 똑바로 한다. 가쪽 몸통 정위(lateral trunk righting)는 5개월 경에 보이기 시작한다(그림 4-13). 이제 유아는 대칭적인 자세를 유지할 수 있으며, 의지적인 움직임에 대한 준비로서 자세의 선행적 활동을 나타내기 시작한다. 아동은 머리, 어깨, 팔

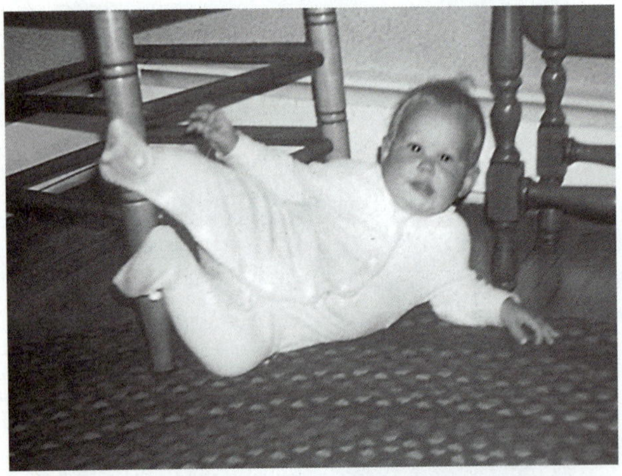

그림 4-13. 옆으로 누운 자세에서 가쪽 몸통 정위와 조절의 시작이 5개월에 보인다. 체중을 부하하지 않는 쪽의 몸통이 가쪽 굽힘되는 것과 함께 체중을 부하하는 몸통이 늘어나는 것을 주목하라.

을 통하여 체중을 옆으로 이동할 수 있다.

엎드린 자세에서 잘 조절된 상태로 똑바로 머리를 유지하고 들어올릴 수 있는데, 4개월까지는 팔뚝에 지지하고, 5개월까지는 팔이 펴진 상태로 밀어올리기(pushing up)를 한다(그림 4-14). 3개월경 팔꿉관절은 어깨와 일직선이 되는 위치에 두고, 나중에 어깨 앞에 두어 체중 이동의 기회를 허용하며 엎드린 자세에 도달한다(그림 4-15). 엎드린 자세에서 어깨이음뼈 가까운 쪽의 안정성이 증가한다. 팔뚝 지지 시 체중의 뒤쪽 이동이 눈에 띄게 일어나는데 체

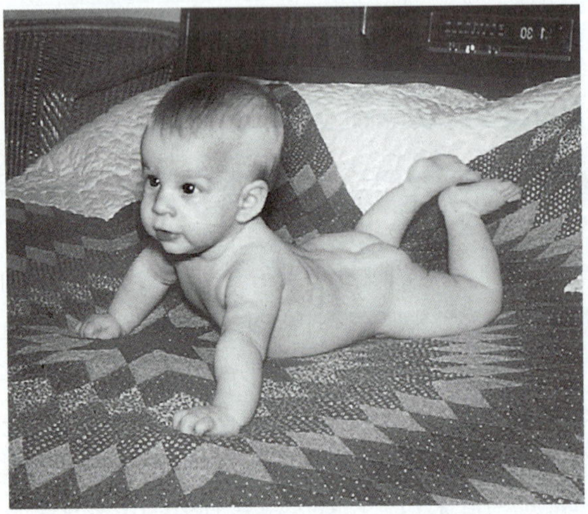

그림 4-14. 초기 팔을 펴서 밀어올리기는 근력과 조절이 여전히 발달하고 있는 과정이기 때문에 넓은 팔 기저와 팔꿈치의 과도한 폄이 특징이다.

중부하 지지점이 꼬리방향으로 이동한다. 가슴은 지지면에 떨어져 올라가는데 이것은 위쪽 몸통 조절의 증가를 반영하는 것이다. 아기가 더 많이 몸을 세우게 되면서 점차적으로 척주의 폄을 획득할 때, 목뼈와 가슴뼈 지역에서 허리로 진행하게 된다. Rood는 엎드린 자세에서의 폄 유형을 "중쇠 엎드리기(pivot prone)"라고 묘사하였는데 이는 척주 폄과 가슴뼈 확장을 극적으로 증가시킨다. 대칭과 폄의 증가는 엎드린 자세에서 우세하다. 강하고 능동적인 항중력적 몸통 폄은 공중에서 수평으로 들어 올렸을 때, 몸통 폄을 유지하는 능력으로 묘사된다(**란다우 반응**, **Landau reaction**).

앉기는 처음에 위쪽 몸통에 의해서, 그리고 나서 아래 몸통의 지지에 의해 짧은 시간 유지될 수 있다. 이 자세에서 안정화를 위해 목뼈와 위쪽 등을 많이 펴고, 팔을 벌리고 가쪽 돌림하여 **높이 들어올린 자세**(high on-guard position)를 취한다.

앉기는 최소 지지 또는 간헐적 지지가 있을 때 짧은 순간 독립적으로 유지될 수 있다. 자쪽(ulnar) 폄근이 앉은 자세에서 사용되는 주요 자세 근육일지라도, 이 시기의 초기에 있는 아기는 어깨이음뼈 뒤당김(후인, retraction)과 함께 안정성을 강화하는데, 이것은 지지하지 않은 자세에서 팔 기능을 제한한다. 이 시기에는 안전띠를 이용하여 의자에 앉는 것이 기능적으로 중요하다.

▪ 팔 조절 (Upper extremity control)

뻗기(reaching)의 범위는 위치와 지지 정도에 따라 다양하지만, 다음과 같은 능력이 관찰된다: 자발적인 휘두르기와 뻗기, 앞으로 뻗기, 양측 뻗기 유형, 손에서 입으로 가져가는 것을 매우 좋아함. 팔꿉관절 폄이 증가하여 손을 신체로부터 멀리 가져간다. 눈-손의 협응이 향상된다. 아기는 능동적으로 손을 신체에 더 가까이 가져가기 위해 모으고 어깨를 안쪽으로 돌린다. 앉은 위치에서 어깨의 능동적 조절과 3개 면에서의 어깨의 능동적 조절이 증가한다.

지속적인 수의적인 **잡기**(grasp)는 이제 잡기 반사로 대체된다. 잡기는 이제 시각적으로 촉각적으로 완전하게 조절된다. 아기는 다양한 물건을 촉각적으로 탐색할 뿐만 아니라, 자기 자신의 손이나 신체 부위를 탐색하는 놀이를

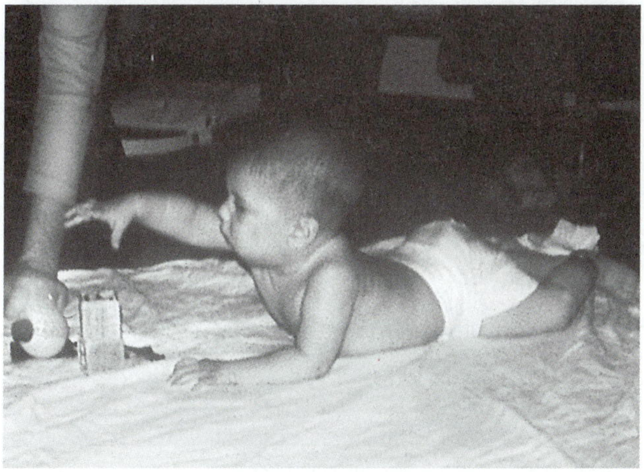

그림 4-15. 엎드린 자세에서의 초기 뻗기. 아래 팔의 뻗기 패턴이 어깨 안쪽 돌림 상태에서 발생하는 것에 주목하라.

할 때 신체인식을 배우는 많은 기회를 좋아한다. 엎드린 자세에서 체중이동을 경험함으로써 손을 열게 되고(벌리게 되고)엄지 손가락이 다른 손가락으로부터 분리된다(그림 4-15). 유아는 3개월경에 엄지를 포함하지 않고 손가락만 사용하여 잡고, 5개월 경에는 대칭적으로 손바닥 잡기(palmar grasp)를 한다. 그리고 난 뒤 손은 물체의 모양에 맞게 적응하기 시작하고, 촉각인식이 손에서 발달한다(그림 4-17). 5개월경 손에서 손으로 사물을 옮길 수 있는데, 이것이 신체 자각의 또 다른 기술이다.

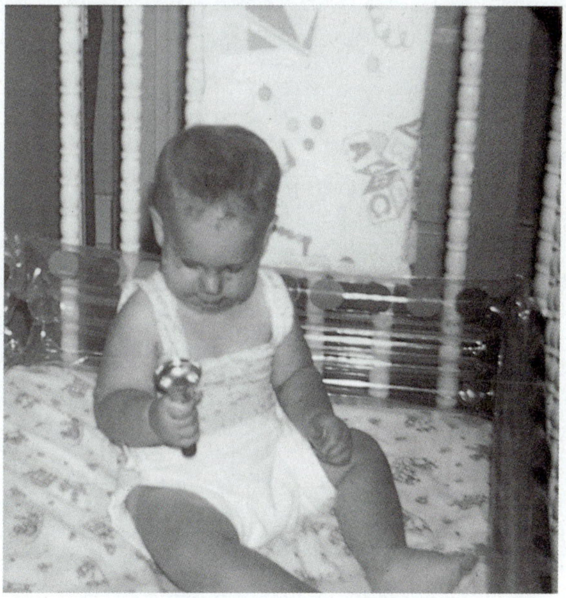

그림 4-17. 사물의 모양에 따라 손을 조절함으로써 손에서 촉각 자각이 발달한다.

▪ 다리 조절 (Lower extremity control)

바로 누운 자세에서 유아는 중력에 대항하는 능력이 증가하는데 손을 무릎으로 가져가는 능력(4개월)과 손을 발로 가져가는 능력(5개월)에서 볼 수 있다(그림 4-18). 5개월이 되면 교각(bridge)운동을 할 수 있고, 바로 누운 자세에서 움직이기 시작한다. 바닥에 대항하여 다리를 미는 것은 척주 폄과 가쪽 체중이동을 증가시켜 결국에는 긴장된 엉덩관절 굽힘을 신장시키고, 폄을 증가시킨다(그림 4-

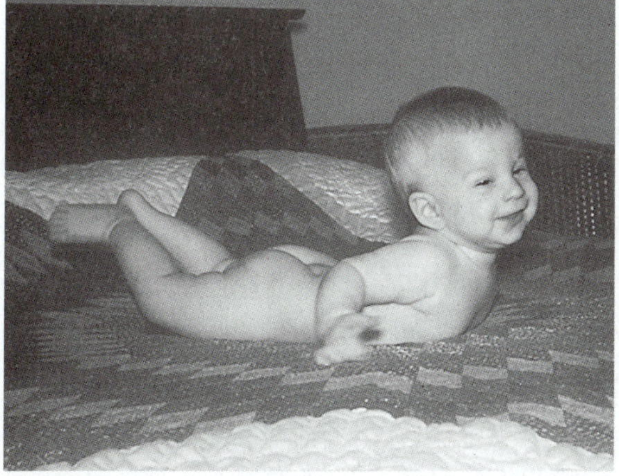

그림 4-16. "중쇠 엎드린 자세"는 아기가 중력에 지속적으로 숙련되면서 척주의 폄과 가슴뼈의 확장을 증가시킨다.

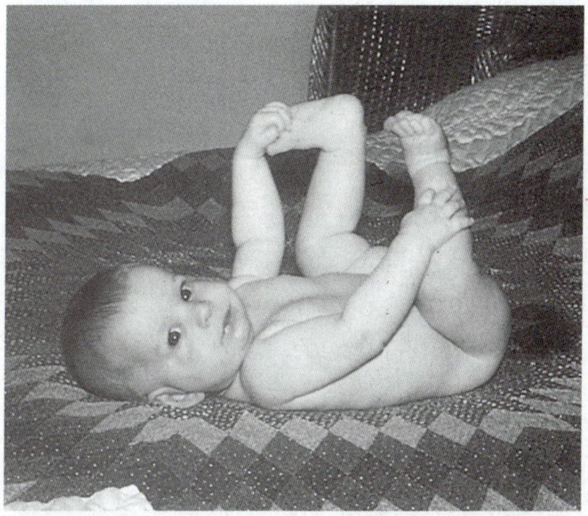

그림 4-18. 아기가 자신의 경계를 탐색함으로써 항중력적 굽힘 근력과 골반 연부조직의 지속적인 이완으로 바로 누운 자세에서 손-발 놀이가 가능하다.

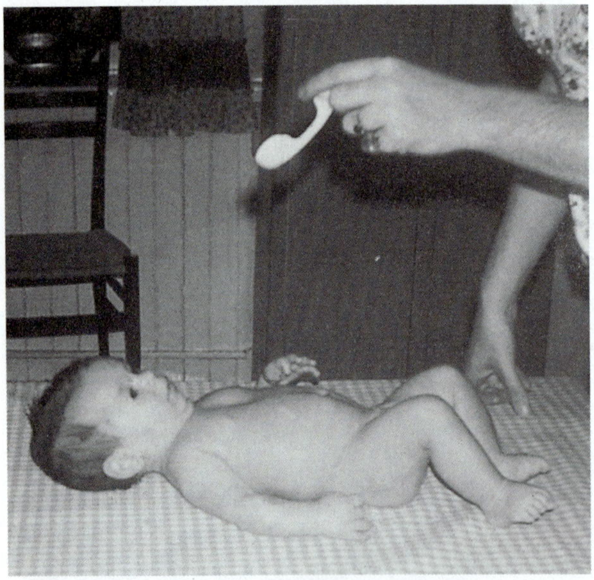

그림 4-19. "교각" 자세는 아기로 하여금 발을 통해 체중을 지지하고 몸을 밀어올리도록 하여, 엉덩관절 폄근과 배근육들을 활성화시킨다.

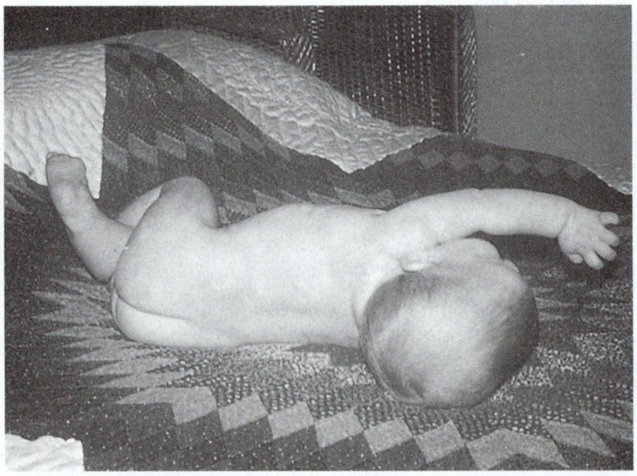

그림 4-20. 통나무 구르기는 한 단위로 분절 돌림 없이 아기가 처음 구르는 것을 의미한다.

19). 몸통과 다리 굽힘근과 폄근의 움직임 변화로 골반의 앞, 뒤 경사가 가능해지고, 다리 움직임이 더 발달하기 위한 기초를 제공한다. 대칭적이던 다리가 분리되기 시작하는 변화가 주요 단계이며, 5개월 경에 나타난다. 다리의 체중이동이 시작된다.

구르기(rolling)는 4-6개월에 능동적으로 시작된다. 옆으로 구르기는 4개월경에, 엎드린 자세에서 바로 누운 자세로의 구르기는 5개월 말에 나타난다. 처음에 구르기는 조절된 동작이라기 보다는 조절의 상실로 나타난다. 이런 초기 능동적 구르기 움직임은 신체를 하나의 단위로 움직여 수행하게 되는데, 분절의 돌림이 일어나지 않는 "통나무 구르기(log-rolling)"로 기술된다(그림 4-20).

팔이나 손을 잡고 지지한 채로 세울 때, 지지면을 넓게 해서 서며, 양쪽 무릎을 굽히고 펴기 시작한다. 무릎 굽힘과 폄의 분리가 증가하지만, 굽힘과 폄 사이에 부드러운 변화가 아직 없다. 앉은 자세에서 선 자세로 독립적으로 아직 움직일 수는 없지만, 신체를 똑바르게 하고 더 직립된 자세로 이동하는 능력이 시작되는 것을 기억하는 것이 중요하다. 이러한 능력의 발단은 엎드린 자세에서 지지면으로부터 가슴을 들고, 골반을 들어 올리는 동작과 초기의 구르기에 있다(Campbell, 2000).

6개월 (Six months)

6개월은 항중력 조절, 몸통 조절, 다리와 팔의 보다 많은 다양한 자세가 증가하는 것이 특징인데, 이로 인해 바로 누운 자세, 엎드린 자세, 옆으로 누운 자세에서 더 많은 움직임을 선택할 수 있는 기회가 생긴다. 수의적이며 비대칭적이고 분리된 상호적인 움직임이 발달하고, 협응과 사전에 발달된 움직임 요소들의 통합이 발달한다(Bly, 1994). 분절적 돌림이 처음으로 나타나는 시기이다. 아기는 훨씬 더 활동적이며, 엎드린 자세와 바로 누운 자세에서 특히 자세적 안정성을 덜 필요로 하게 된다. 수직자세를 취하려는 본능이 이 시기에 더 분명해진다.

▪ 자세 조절 (Postural control)

6개월이 되면 중력에 대항하여 다양한 자세를 유지하기 위해 충분한 자세조절을 하게 된다. 항중력적 조절이 충분히 강해서 바로 누운 자세에서 완전하게 굽히거나 엎드린 자세에서 완전하게 펼 수 있는 동등한 능력을 가지게 된다. 아기는 오랜 기간동안 앉아 있을 수 있고, 바로 누운 자세, 엎드린 자세, 옆으로 누운 자세에서 다른 다양한 자세들을 능동적으로 유지할 수 있다. 전(앞) 달에서보다 아래 몸통, 골반대, 다리의 자세 활동이 더 크다. 아이는 이제 엎드린 자세, 바로 누운 자세, 옆으로 누운 자세에서 체중이동을 할 수 있다. 이로 인해 더 많은 가쪽 조절이 가능

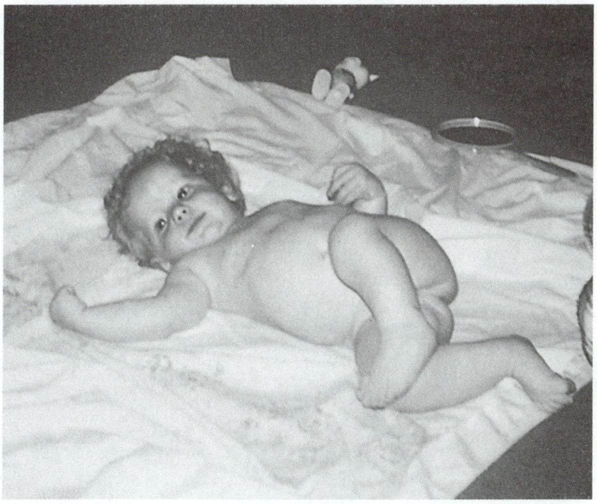

그림 4-21. 돌림이 발달함으로써 분절적 구르기가 보인다.

해지고 신체의 한 쪽이 다른 쪽에 비해 더 많이 분리될 수 있다. 이런 자세적 반응은 분절적 구르기(그림 4-21)로 **배밀이**와 같은 첫 번째 전환 혹은, 뻗기를 동반하기 위해 이용된다. 결국, 자세를 전환하는 능력의 증가로 아동은 더 넓은 세계를 탐색할 기회를 갖는다(그림 4-22). 한 쪽으로의 움직임과 비대칭적 자세를 더 잘 조절하게 된다.

증가된 몸통 조절과 함께 머리 조절이 완전히 발달한다. 몸통정위는 아이가 공간에서 발 끝으로 설 때 존재하며, 평형반응은 엎드린 자세에서 처음 나타난 그 다음, 바로 누운 자세에서 나타난다. 몸통을 통한 돌림이 더 분명하게 나타난다. 아기의 위치가 앞으로 기울여질 때 팔에서 보호적 폄 자세가 나타난다. 유아는 높은 의자에 잘 앉을 수 있고, 팔로 지지하여 독립적으로 앉는다. 바닥에 앉을 때에는 기저를 넓게 하고, 팔을 앞으로 해서 지탱한다(그림 4-23). 앉은 자세를 유지하는데 있어 척주 폄근, 배근, 엉덩관절 폄근, 엉덩관절 굽힘근의 자세 협응이 아주 중요하다. 앉은 자세에서 한쪽 팔로 지탱한 채 다른 팔을 뻗는 동작이 보이기 시작한다(Alexander 등, 1993).

엎드린 자세에서 아래 몸통과 골반을 통한 옆으로의 체중이동이 나타난다. 엎드린 자세에서의 놀이가 아주 기능적인데, 팔뚝과 펴진 팔의 자세를 다양하게 한다. 아기는 얼마나 멀리 체중을 이동시킬 수 있는가 실험하며, 엎드린 자세와 옆으로 누운 자세 사이에서 움직임을 조절하기 시작한다. 엎드려 있는 동안 원형으로 중쇠돌기를 할 수 있다.

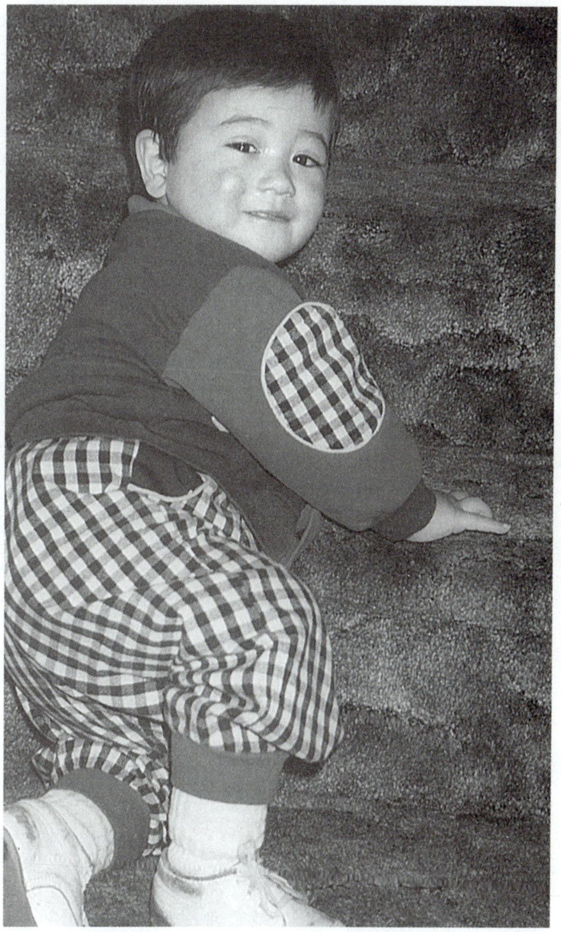

그림 4-22. 배밀이나 네발기기로 바닥에서 이동하는 것은 어린 아동에게 세계를 더 탐색할 수 있는 기회를 제공한다.

한 쪽에서는 몸통 신장과 다리 폄 패턴이 나타나고, 다른 쪽에서는 가쪽 몸통 굽힘과 약간의 다리 굽힘이 나타난다. 한 쪽 다리가 펴지고 다른 쪽이 굽어지는 이 패턴은 배밀이에 필요한 분리와 교대 패턴의 준비를 의미한다.

■ 팔 조절 (Upper extremity control)

어깨이음뼈 근육들은 더 큰 가동범위로 위팔뼈를 움직이고 안정화 할 수 있다. 팔을 통한 체중이동은 엎드린 자세에서 부드럽게 조절된다. 엎드린 자세에서 앞으로 뻗기가 기능적이다. 아기는 펴진 팔이나 팔뚝으로 버틸 수 있고, 다른 팔을 앞으로 뻗을 수 있다. 이 시기의 섬세한 운동조절은 가까운 쪽 안정성의 정도에 따라 다양하다. 예로, 앉아있을 때 아기의 뻗기 조절이나 잡기 조절은 아기가 혼자 앉아서 팔을 이용하려고 시도할 때 보다 몸통이

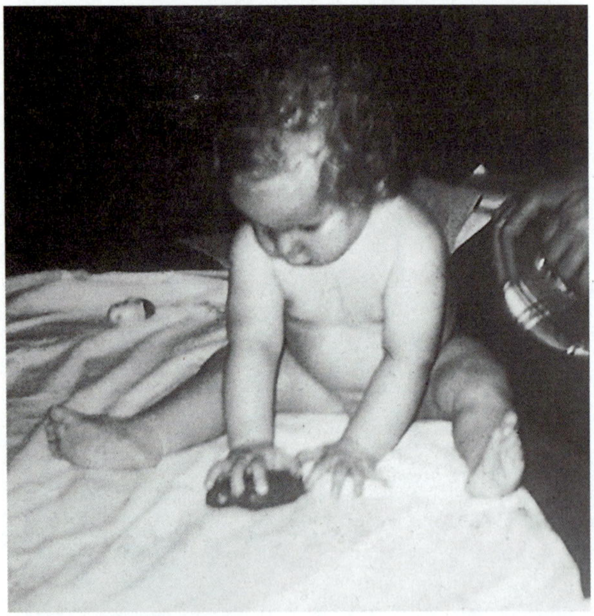

그림 4-23. 초기 바닥에 독립적으로 앉기는 매우 넓은 기저와 앞쪽 바닥을 지지한 형태로 관찰된다.

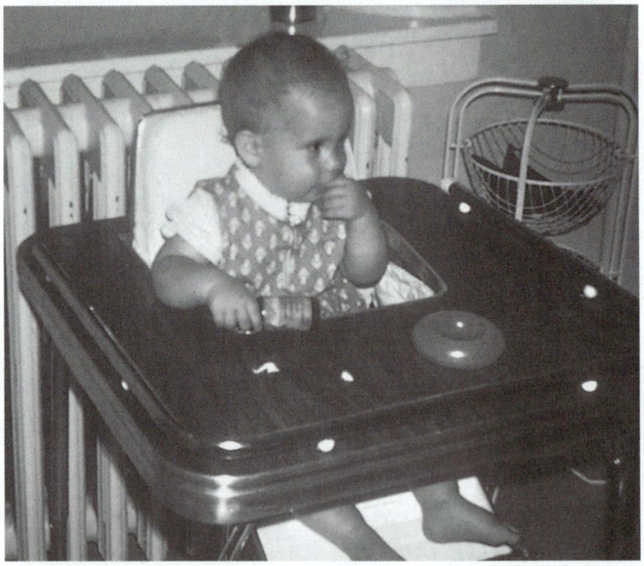

그림 4-24. 손가락 빨기는 엄지손가락으로부터 다른 손가락들이 분리되고, 손의 쥐어잡기 기술이 발달할 때 가능하다.

지지되어있을 때 훨씬 더 잘된다. 바로 누운 자세에서, 몸통 전체가 지지 면에 의해 안정되면, 아기는 팔의 적절한 조절을 하게 된다(Alexander 등, 1993). 앉은 자세, 똑바로 누운 자세, 옆으로 누운 자세에서 아기는 일차적으로 양측으로 뻗기를 계속하지만, 한쪽으로 뻗는 징후가 처음으로 나타난다. 이 능력은 골반 조절 증가와 함께 이동하려는 쪽의 안정된 기저를 허용한다.

뻗기가 계속해서 시각적으로 똑바르고 꽤 정확하다. 수직 자세에서 뻗기는 전형적으로 팔뚝 앞침과 어깨의 안쪽 돌림을 동반한다(그림 4-15 참조). 팔뚝 뒤침은 어깨의 가쪽 돌림을 동반하는데 발을 이용한 놀이에 참가하기 위해 앞으로 뻗을 때처럼 바로 누운 자세에서 아이가 완전하게 안정화 될 때 나타나게 된다. 엄지가 분리된 잡기(prehensile) 도구처럼 나오기 시작할 때, 지속적인 손바닥 잡기가 나타나고 노자뼈 손바닥 잡기가 나타난다. 기능적으로 컵과 숟가락을 잡으려고 시도한다; 손가락으로 먹을 수 있다(그림 4-24)(Alexander 등, 1993; Bly, 1994).

▪ 다리 조절 (Lower extremity control)

근력, 지구력, 협응력의 증가와 함께 모든 자세에서 항중력적 조절이 증가한다. 자신의 발을 가지고 놀며, 때때로 부모가 기저귀를 갈 때 바로 누운 자세에서 몸을 휘고 비튼다. 자세를 유지하고 수의적 움직임을 동반하기 위해서 다리의 자세 활동이 증가한다. 아기는 종종 옆으로 누운 자세로 한발에 체중을 지지하여 논다. 발바닥으로 체중을 지지하고 안쪽면과 가쪽면으로 구르는 것은 나중의 발달에 필요한 발의 자세 활동을 설정하는데 중요하다. 조절된 옆으로 누운 자세에서의 놀이는 단축된 쪽(윗 부분) 빗근(복사근)의 근력을 발달시키고, 체중이 부하된 쪽(아래 부분)을 신장하는데 도움이 된다(그림 4-13). 아기가 옆으로 누운 자세에서 앉으려고 할 때, 똑바로 세우려는 욕구가 관찰되지만, 성공적으로 수행하는데 필수적인 몸통의 근력과 돌림조절이 부족하다.

아기는 바로 누운 자세, 옆으로 누운 자세, 엎드린 자세 사이에서 조절된 상태로 구르며, 구르고 있는 동안 모든 지점에서 멈출 수 있다. 이제 구르기는 아기가 바닥을 가로질러 연속적으로 구름으로써 환경에서 움직이기 위한 이동 수단으로 사용된다. 모든 움직임 패턴에서와 마찬가지로 연습이 필요하고 개인적인 다양성이 존재한다. 몇몇 아기들은 바로 누운 자세에서 구르기가 시작되기 까지 한 발을 밀고 엎드린 자세로 체중을 이동할 때까지 다리를 편 다음 굽힌다. 또 다른 아기들은 체중이 충분히 이동될 때까지 다리를 굽히고, 팔을 수평으로 모아 몸통 돌림을 이

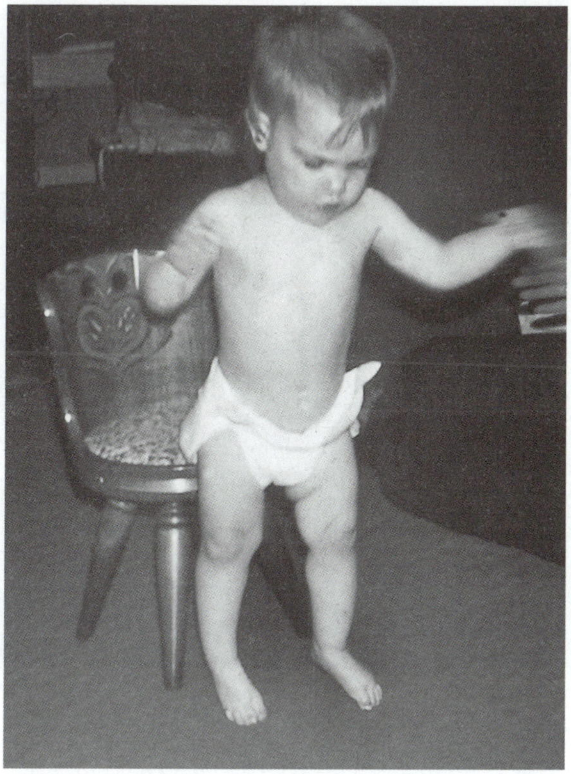

그림 4-25. 초기 지지한 채로 서기는 불안정하며, 고정된 엉덩관절 폄과 함께 좁은 기저와 어깨뼈 뒷당김이 나타난다.

용해서 모멘툼을 개시한다.

지지한 채 선 자세는 좁은 기저와 엉덩관절 폄 증가로 특징되며, 작은 지지에 의해 달성된다(그림 4-25). 유아는 지지한 채 서서 아래 위로 튕기기를 준비한다. 이러한 튕기기는 다리 근력을 증가시키고 중요한 감각 입력을 제공한다.

7~9개월 (Seven to nine months)

출생 후 3번째 3개월 동안 엎드린 자세와 바로 누운 자세에서 보내는 시간이 감소하며 앉은 자세로 보내는 시간이 많아지고, **네발자세**(quadruped)를 취하며, 잡아 당겨 일어선다(그림 4-26). 앉은 자세는 8개월된 아동이 가장 좋아하고 선호하는 자세이다. 더 많은 자세 안정성이 요구되는 더 곧게 세운자세(upright position)를 취하게 된다. 이 시기의 아기는 중력에 대항하여 매우 활동적이다. 특히 골반과 엉덩관절 안정성이 7개월부터 9개월까지 증가하고, 다양한 자세에서 머리, 어깨이음뼈, 몸통 조절과 협응된다.

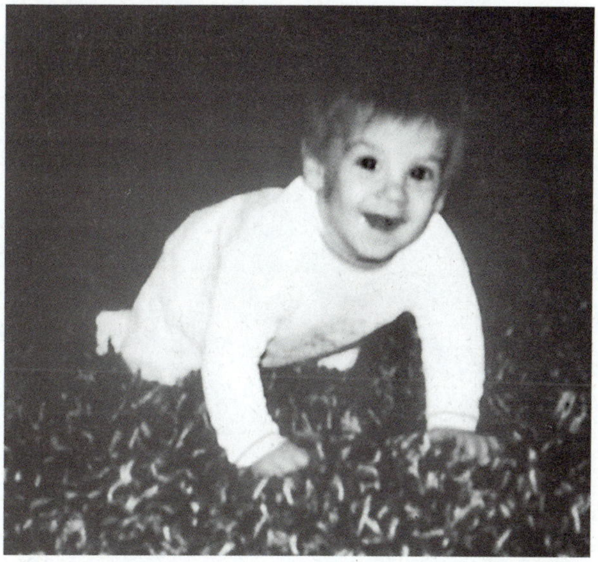

그림 4-26. 네발자세에서 이동 기술인 네발기기가 빠르게 유도된다.

이 시기의 아이는 기능적 운동기술이 가능하고 환경과 상호작용하기 위한 움직임을 한다(Alexander 등, 1993). 7개월에서 9개월 된 아기가 사용하는 요소는 5~6개월 경에 시작된 요소임을 인식하는 것이 중요하다: 가까운 쪽 안정성과 체중이동, 체중이동과 가쪽 정위, 분리와 돌림, 항중력적 근력 증가. 정상운동발달에서 중요한 측면은 운동기술을 수행하는데 필요한 패턴의 변화이다. 이 나이에는 한 자세에서 다른 자세로 움직이는 과정 동안에 취하게 되는, 나중에 감소될 꽤 많은 수의 전환 자세가 특징이다. 엎드린 자세와 네발자세는 가벼운 인형을 가지고 놀 때 바로 누워 있는 것과 함께 7개월 된 아기들이 선호하는 자세이다. 9개월이 되면 아기는 더 곧게 세운 자세일수록 더 행복해 한다(Alexander 등, 1993; Bly, 1994).

▪ 자세 조절 (Postural control)

똑바로 세운 자세를 유지하고, 앉기, 네발자세, 지지된 서기 사이에서의 전환을 위해 자세 활동이 증가한다. 더 곧게 세운 자세를 위해 기능적으로 움직이기 위해서는 자세 안정성이 더 많이 필요하다. 자세 활동은 이런 모든 움직임을 하는 동안, 안정성을 제공하고 체중이동을 조절해야 한다. 보다 더 효과적인 움직임을 실행하기 위해서 움직이기 이전에 자세에 적응하는 능력이 증가한다. 움직이기 이전에 자세를 변경함으로써 움직임을 더 효율적으로

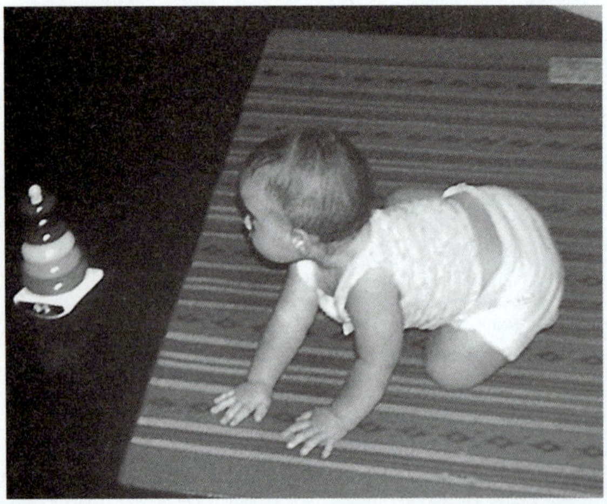

그림 4-27. 자세 조절의 증가로 다리를 지나 몸통을 움직일 수 있으며 주위 세계에서 멀리 움직일 수 있다.

지지하고 지지 기저를 벗어나 움직일 수 있다. 이러한 자세 조정이 세분화되고 성숙한 운동 조절이 나타나는데 아주 중요하다. 가까운 쪽의 협력적 활동이 한 자세에서 다른 자세로 이동하는 과정이나 그 자세에서 기능하는데 아주 중요하다(Bly, 1994).

되먹임을 기초로 한 자세 반응은 이 시기를 지나서 계속 발달한다. 자세 반응은 외력이 균형을 위협하거나, 지지면에서 중력중심을 조절하지 못할 때 발생한다. 평형반응은 7개월에 엎드린 자세와 바로 누운 자세에서, 8개월에는 앉은 자세에서 완전히 발달하고, 여덟 번째 달 동안 네발자세에서 나타난다. 앉은 자세에서 한쪽 옆으로 기울어 질 때 보호적 폄으로 팔을 뻗는다.

아기는 이제 지지 없이 몸통을 똑바로 세운 상태로 바닥 위에 앉을 수 있고, 놀기 위해 지지 면을 지나 움직일 수 있다. 독립적인 앉기는 전형적으로 8개월에 성취된다. 몸통 조절은 9개월까지 발달한다. 앉기는 아기가 넘어지지 않고 더 넓은 범위에서 체중을 이동시킬 수 있을 때 훨씬 더 활동적이게 된다.

몸통을 다리 뒤로 움직일 때 아기 주위 환경의 공간 밖으로 효과적으로 뻗고, 효과적으로 공간 안으로 움직이는 것을 배우게 된다(그림 4-27). 놀이하는 동안 나타나는 위쪽 몸통 돌림과 몸통으로부터 분리된 팔로 인해 팔이 몸통에서 멀리 떨어지고, 몸통을 가로질러 움직이는 것이 가능하다. 앉은 면은 좁아지고 옆으로 앉기(그림 4-28) 또는

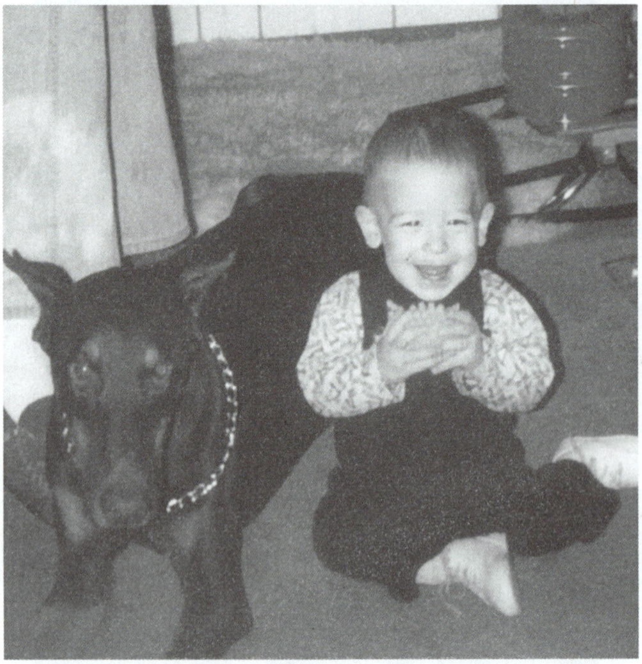

그림 4-28. 옆으로 앉은 자세

반원 앉기(그림 4-29)를 포함한 다양한 형태의 바닥에 앉은 자세가 관찰된다. 이제 **전환**은 앉기와 엎드려 눕기 또는 네발자세 사이에서 이루어질 수 있다(그림 4-30).

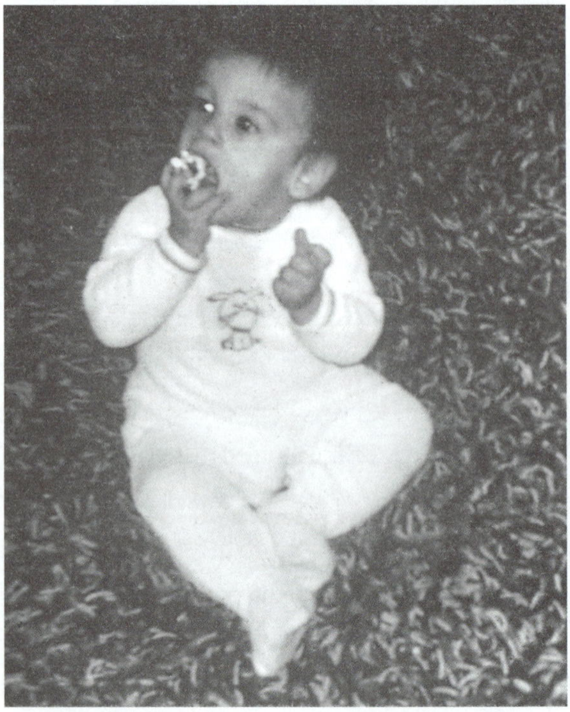

그림 4-29. 반-일어나 앉은 자세

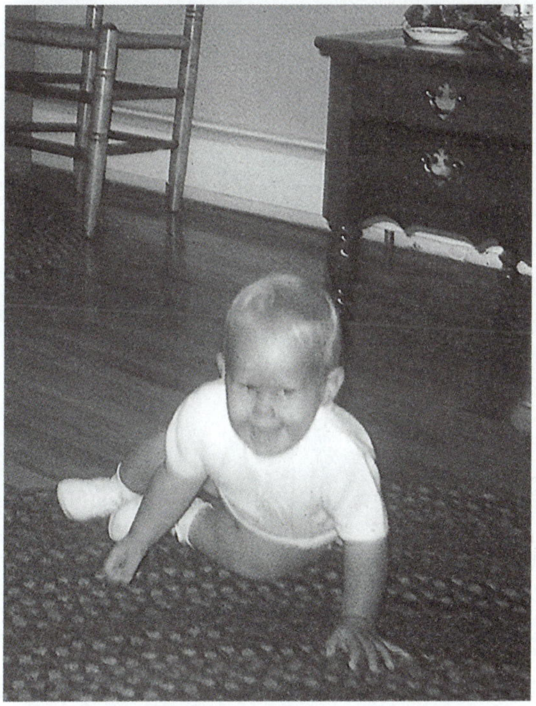

그림 4-30. 바닥에서 움직이기는 앉은 자세에서 엎드린 자세나 네발자세로 혹은 반대로 전환할 수 있는 능력으로 특징된다.

▪ 팔 조절 (Upper extremity control)

아이는 두 개의 아주 분화된 과제를 위해 팔을 사용한다: 뻗기와 조작(manipulate), 신체를 점차적으로 곧게 세운 자세로 이동하기 위해 당기기. 팔 기능의 조절은 아이가 체중부하시 팔 조절을 획득할 때 계속해서 향상된다. 어깨뼈위팔뼈의 근육들이 점점 강해져서 기능을 수행하는 동안 부드럽게 위팔 회전을 이용할 수 있게 한다. 역동적인 어깨뼈의 안정성이 많은 자세에서 향상된다. 몸통과 골반의 조절이 증가되어 자세 체계로부터 팔을 자유롭게 하여, 다양한 어깨와 팔뚝의 움직임을 가능하게 한다(Bly, 1994)(그림 4-31). 증가된 자세조절로 인해 모든 방향으로 팔을 더 멀리 뻗을 수 있게 되어 앉은 자세를 지지하던 팔의 역할이 놀이, 탐색, 조작을 위해 종종 자유로워진다.

잡기는 전형적으로 노자뼈쪽 손바닥으로 이루어지며, 노자뼈쪽의 먼쪽 잡기가 발달한다. 아이는 가리키기 위해 손가락을 분리할 수 있으며 집기(pincer grasp)가 발달한다. 잡기(grip)가 매우 강하며 저항에 대항해서 사물을 유지할 수 있는데, 이것은 팔의 힘뿐만 아니라 몸통 조절도 필요로 한다. 팔의 체중부하 량과 네발기기자세에서 나타

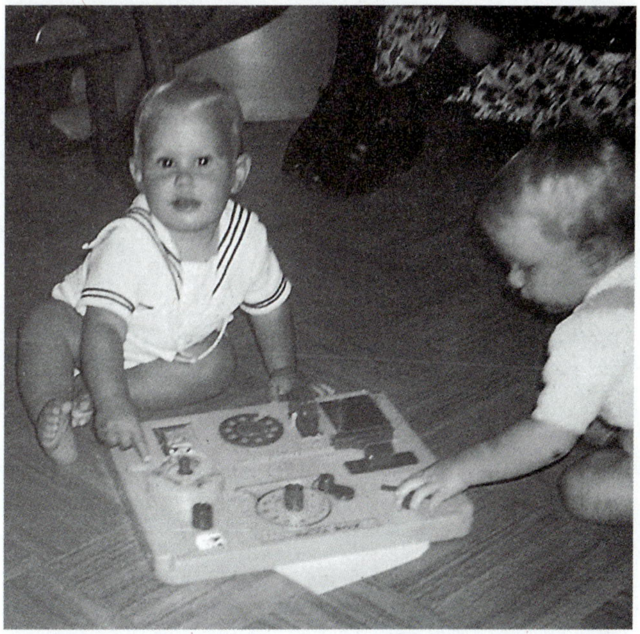

그림 4-31. 자세와 몸통 조절이 증가하여 팔이 자유로워지고, 증가된 다양한 정교한 운동기술을 연습할 수 있게 된다.

나는 흔들기가 손바닥과 손가락의 근육과 연부조직을 길게 늘린다. 손바닥 궁은 힘이 생기고 강화 된다(Baehme, 1988). 엄지와 손가락들 사이에 눈에 띄게 증가된 공간은 손바닥 궁이 활동적임을 의미한다. 9개월이 되면, 뻗기는 잘 조절된 어깨와 손목을 편 상태에서 엎침 또는 뒤침을 동반한다. **놓기**(release)가 정확하게 정밀하다. 잡기, 뻗기와 놓기의 출현에 대해서는 제 9장에서 설명할 것이다.

▪ 다리 조절 (Lower extremity control)

앉은 자세에서의 더 큰 조절과 운동성은 엎드려 누운 자세, 앉은 자세, 네발 자세 간의 전환 자세가 될 앉은 자세를 가능하게 한다. 아이는 쉽게 독립적으로 앉기를 성취한다. 엎드린 자세에서 놀기는 측면으로 체중을 이동한 비대칭적 자세에서 일어나며, 아이는 단순히 바닥주위를 이동하여 다른 자세로 변화하는 출발점으로서 엎드린 자세를 이용한다. 출생 후 3번째 3개월 동안의 구르기는 팔다리의 굽힘이 우세한 몸통 돌림을 하는 비교적 일반적인 패턴으로 간주된다.

아기는 네발 자세를 유지할 수 있으며 가까운쪽 안정성과 고유감각을 획득하기 위해서 앞뒤로 흔든다. 네발자세

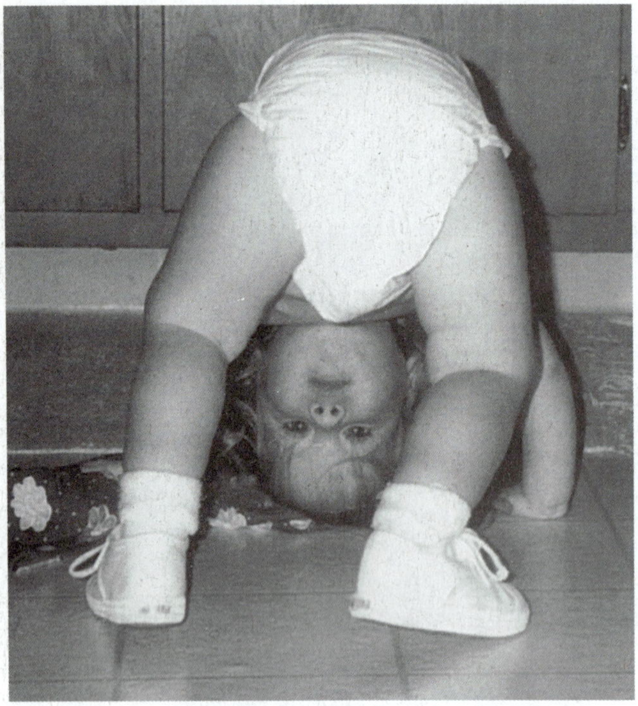

그림 4-32. 지탱서기(bear standing)

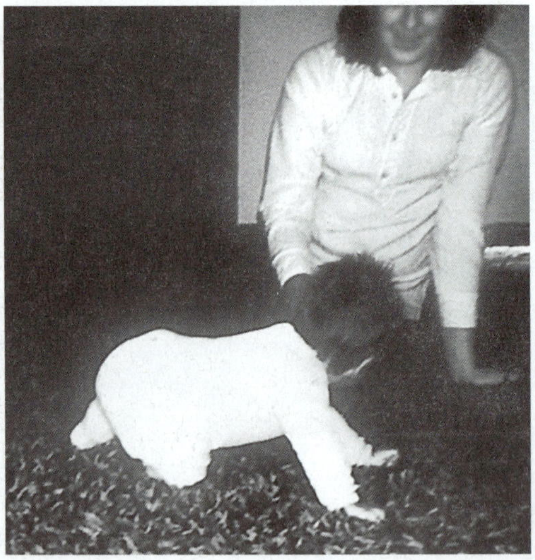

그림 4-34. 앉은 자세로 이행하기 위해 네발자세를 이용

는 무릎보다는 두발 또는 한발로 체중을 지지하는 것으로 수정할 수 있는데, 이 자세를 종종 "지탱 서기(bear standing)"자세로 기술한다(그림 4-32). 유아는 네발 자세를 앉기, 옆으로 눕기, 최종적으로 지지하여 무릎 꿇기 자세로의 전환 자세로 사용하고, 뻗기를 수행하는데 있어 충분히 안정적이다(그림 4-33, 4-34). 엎드린 자세에서 배밀이(belly crawling)와 중쇠 돌기가 지속적으로 관찰되지만, 일차 이동수단은 **네발기기**(creeping)인데 9개월 경 숙달된다(그림 4-26 참조). 이러한 이동은 체중이 지지되고 있는 팔다리로부터 다른 쪽으로 이동될 수 있기 때문에 가능하며, 몸통 조절, 가까운 쪽 안정성, 분리, 돌림을 필요로 한다. 네발기기는 손과 무릎의 교대 패턴으로 나타나는데, 몸통의 가쪽 굽힘과 신장 패턴을 이용한다.

이 시기의 말경에, 유아는 무릎 서기 자세를 취할 수 있는데, 종종 처음에는 엉덩관절 폄이 불완전하다. 이 자세는 놀이를 위한 자세와 선자세로의 전환 자세로 이용된다(그림 4-35). 당겨서 서기(pulling to stand)는 처음에 팔과 위쪽 몸통의 많은 노력으로 수행된다. 지지하여 서기 자세

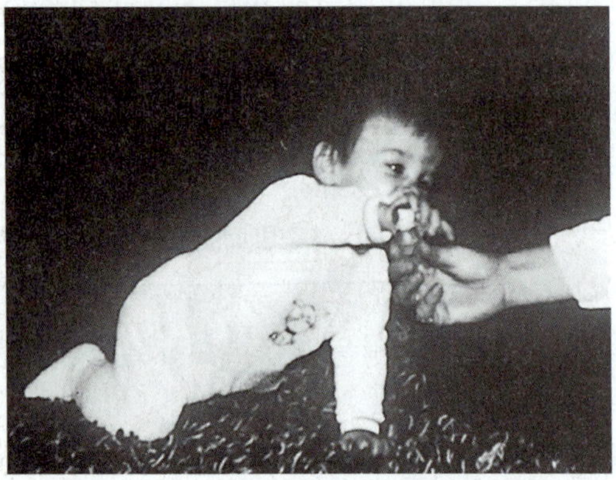

그림 4-33. 네발자세에서 뻗기

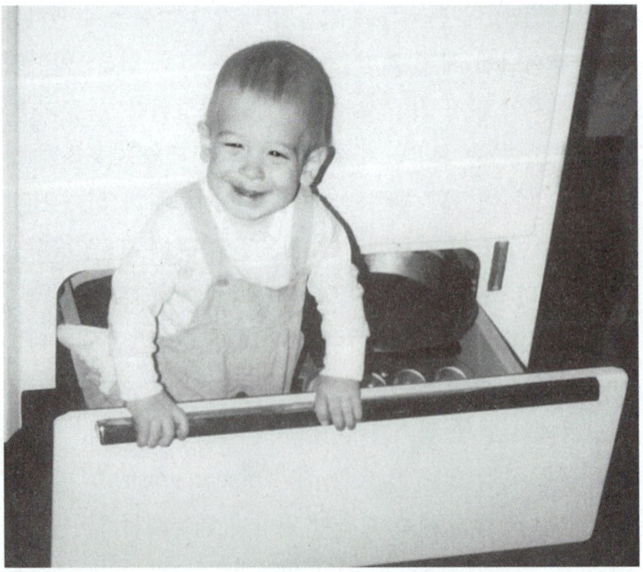

그림 4-35. 지지해서 무릎서기(환경의 일부 탐색을 허용)

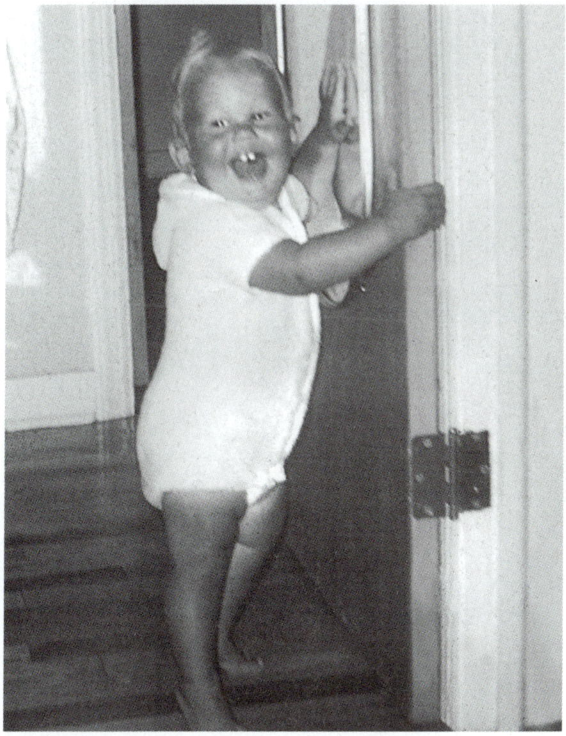

그림 4-36. 초기 서기와 가구잡고 걷기는 아기가 지지하는 것에 기울일 필요가 있다.

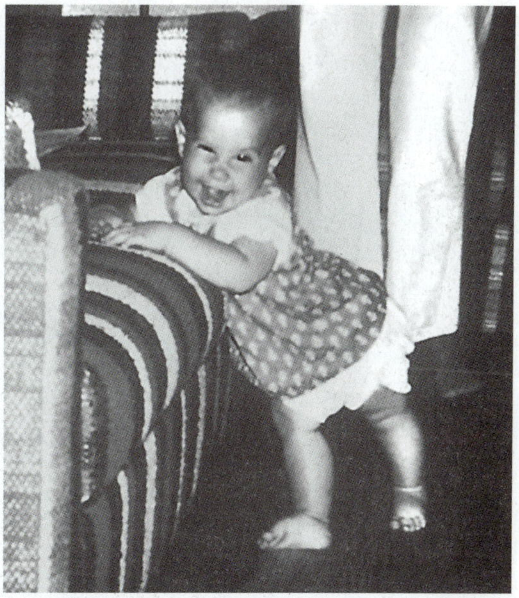

그림 4-37. 가구잡고 걷기는 아기로 하여금 돌림과 분리를 증가하여 지지한 채로 서는 것을 연습하게 한다. 맨발 위 체중이동에 주목한다.

로의 전환은 전형적으로 앉기 또는 무릎서기로부터 수직으로 움직이는 것으로 발생하는데, 경우에 따라서 반무릎서기(half-kneel)를 취하기도 한다. 반무릎 서기는 다리의 분리를 많이 요구하는데 주로 나중에 나타난다. 일단 서게 되면, 아기는 골반과 다리의 체중 이동을 실험한다. 아기는 처음으로 지지면에 대항하여 기울이려고 하고, 최종적으로 지면으로부터 끌어당길 수 있는 적절한 몸통 조절과 자세 안정성을 나타내게 된다(그림 4-36). 아기는 많은 연습으로 조절 능력이 증가하게 되어 스스로 바닥에 몸을 낮출 수 있게 된다. 다음으로 **가구 잡고 걷기**(cruising)가 나타나는데 발떼기를 경험한다. 아기는 처음 옆으로 발을 떼고 난 다음 발을 앞으로 떼서 대각선으로 돌기를 실험한다(그림 4-37). 선 자세에서 연습되는 돌림은 바로 누운자세, 엎드린 자세, 앉은 자세에서와 같이 머리 돌림에 의해 시작된다. 한손을 잡은 채로 9개월 된 아기는 혼자 서 있을 수 있으며, 양손을 잡아주면 몇 발자국 걸을려고 한다. 이 시기에 환경을 탐색하려는 아기의 욕구는 바닥에서의 움직임에만 제한되지 않는다. 이 시기는 오르기(climbing)가 시작되는 연령이기도 하다(그림 4-38).

10~12개월 (Ten to twelve months)

10개월에서 12개월에 아기는 이전보다 곧게 세운자세가 훨씬 더 효율적이다. 2차 앞굽음 곡선이 허리뼈에서 발달하는데, 무릎서기와 서기에서 위쪽 몸통과 골반과의 정렬을 수직으로 맞추기 위해 신장되기 때문이다. 척주의 만곡은 이제 성인의 형태와 같고, 자세 정렬에 필수적인 근육 안정성뿐만 아니라, 골격 안정성도 제공된다. 많은 시간이 서기 위해 끌어당기고, 가구잡고 걷고, 신체를 낮게 하여 바닥에 뒤로 앉는데 소모된다. 부모에게는 유감스럽게도 아기는 오르기를 선호한다. 이 첫 번째 해의 말이 되면, 아기는 연속적인 많은 다른 움직임 패턴을 할 수 있으며 곧게 세운자세로 이동을 시작한다. 그러나 네발기기가 여전히 빠르고 효율적인 이동을 위한 주요 수단이다. 이 시기의 아기들은 아주 빠르고 활동적으로 환경을 탐색하며 모든 운동 기술을 연습한다.

▪ 자세 조절 (Postural control)

이 시기 동안 아기는 보다 효율적으로 곧게 세운자세를

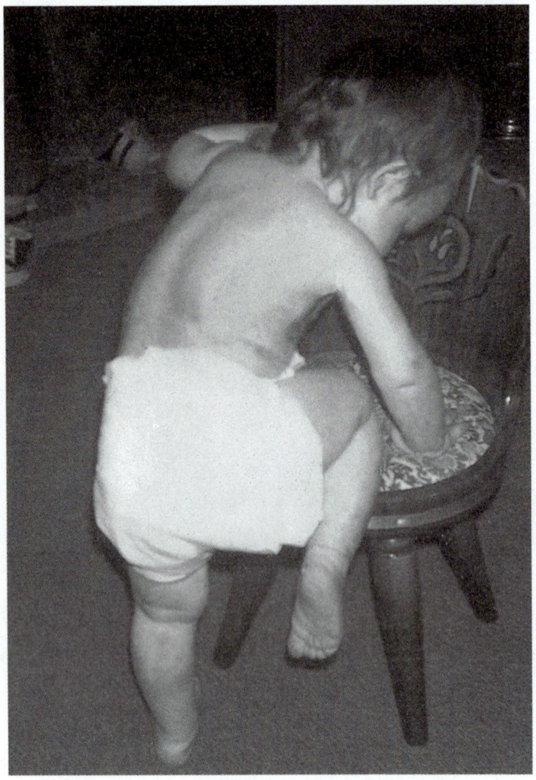

그림 4-38. 오르기 시작. 균형과 체중이동 연습이 증가한다.

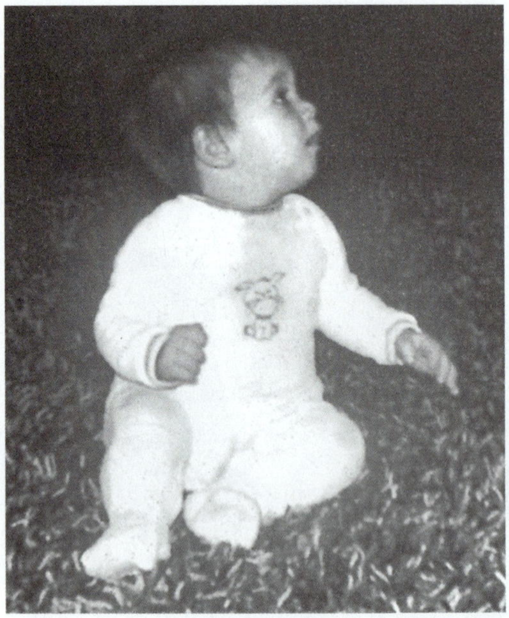

그림 4-39. 돌림에 의한 안정된 앉기. 팔이 자유롭다.

획득하고 기능적으로 조절하기 때문에 아래쪽 몸의 자세 안정성이 빠르게 발달한다. 아기는 이제 앉은 자세에서 완전히 안정적이며, 뒤로 위치가 변경될 때 팔을 이용하여 보호적 폄을 나타낼 수 있다. 앉은 자세는 자세와 전환의 다양성으로 인해 매우 동적이며 뻗기와 놀이가 쉽게 일어난다(그림 4-39). 바닥에서의 전환 동작은 옆으로 누운 자세에서 독립적으로 일어나 앉는 것을 포함하여 앉은 자세와 네발자세로부터 효율적으로 성취된다. 작은 의자 위에 앉을 수 있는 충분한 자세 조절을 가지고 있으며, 아마도 그 위에 올라갈 수도 있을 것이다(그림 4-40). 아이는 독립적으로 계단을 기어올라갈 수 있다.

골반과 다리는 움직임을 변화하는 동안이나 앉은 자세에서 골반대로부터 체중 이동을 시작하고, 조절하는 자세 활동에 점차적으로 몰두하게 된다. 평형반응은 앉기와 네발자세에서 정교해지며 무릎서기와 서기에서 발달하기 시작한다. 새롭게 취한 서기자세는 균형을 발달시키기 위해 아기가 선호하는 자세이다. 가구에 매달리거나 부모가 지지한 채로 아기는 선 자세에서 역동적인 균형 발달에 도전

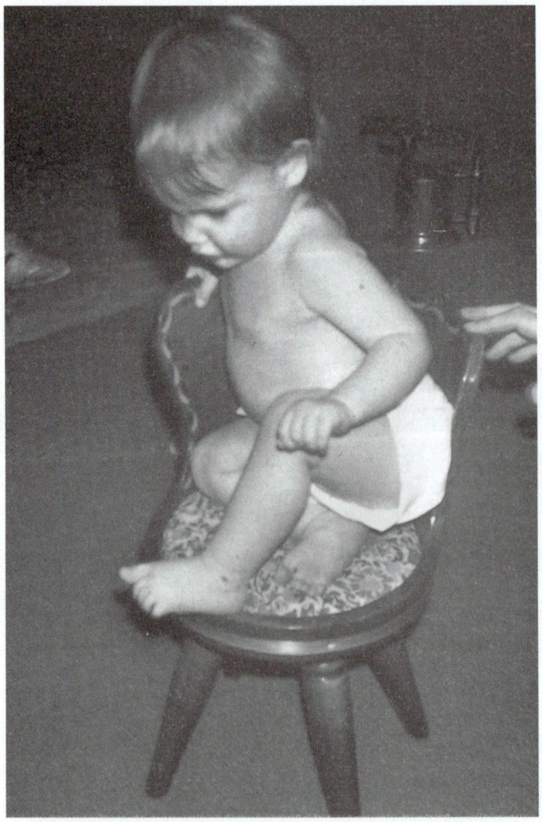

그림 4-40. 작은 의자에 오르고 앉아있는데 있어 충분한 자세조절을 하고 있다.

하는 발떼기를 연습하기 시작한다(Cech와 Martin, 1995). 중력 중심의 예기치 않은 움직임에 대한 자세 반응이 발달하기 시작한다. 자세 변화는 이러한 안정된 자세에서 움직임과 더 적절하게 협응되어야 하기 때문에, 자연스러운 자세 반응은 앉기 및 네발자세에서는 덜 나타나는 반면에, 서고 걷기 시작하는 보다 새로운 자세에서 나타난다.

팔 조절 (Upper extremity control)

허리뼈 폄의 증가는 몸통을 안정화시키고 놀이와 탐색을 위해서 팔을 자유롭게 한다. 팔은 이제 밀기 활동과 이전의 체중 부하 과제로부터 자유로우며 더욱더 세련된 쥐어잡기(prehensile) 기술이 발달할 수 있게 된다. 무릎서기와 서기에서 발은 균형 유지를 위한 먼쪽의 안정점으로만 사용되는 반면에, 앉은 자세에서 팔은 뻗고 노는데 완전히 자유롭다. 몸통 조절이 증가함으로써 안정성 확보를 위해 앉은 자세에서 더 이상 어깨이음뼈를 뒤당김할 필요가 없다.

앉은 자세에서 몸통 조절과 돌림 증가로 중심선을 가로질러 뻗기가 가능하다. 아기는 다양한 크기와 다양한 질감과 다양한 모양의 물건들을 조작하는 것을 즐긴다. 3점 끝으로 잡기(three-jaw chuck), 집게 잡기(pincer grasp)가 숙달되며, 마침내 손가락 끝으로 쥐어잡기(prehension) 능력이 숙달된다(그림 9-1에서 9-5). 분리 증가로 엄지와 각각의 손가락으로 부터 손가락의 분리가 가능하다. 손가락 조절은 처음에 놓기보다 잡기가 더 정교하며, 놓기는 상자 안에 다양한 크기의 물건들을 넣는 동작으로 연습된다. 두 손으로 하는 기민함(dexterity)은 아이가 탐색하고 배울 때 물건을 돌리고, 쥐어짜고, 밀고, 당기기를 할 때 명백하다. 기능적으로 증가된 팔 조절로 인해 음식을 먹고 옷을 벗을 때 독립성이 증가한다.

다리 조절 (Lower extremity control)

허리 폄의 증가로 인해 이전에 지지 기저면을 넓게 하기 위해 다리를 벌리고, 가쪽 돌림했던 자세로부터 다리가 자유로워진다. 옆으로 앉기, 반원 앉기, 다리 펴서 길게 앉기와 같은 놀기 위한 돌림을 필요로 하는 자세를 포함하여 바닥에서의 다양한 앉기가 관찰되는데 뒤넙다리근의 신장과 완전한 골반 조절에 의해 가능하다. 이 시기의 아기는

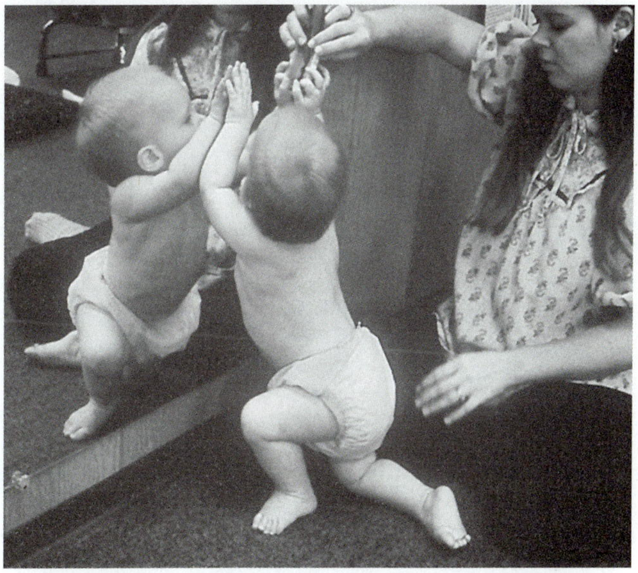

그림 4-41. 전환 자세로서 반무릎 자세를 이용하여 당겨 일어서기.

지지에 의해서 혹은 지지 없이도 앉고, 무릎서고, 설 수 있으며, 몇 걸음 떼기 시작할 것이다. 몇몇 성장이 빠른 아기는 이 시기에 독립적으로 걷기 시작한다. 윗 몸의 근력과 신체적 지지를 덜 사용한 상태로 당겨 일어설 수 있는 충분한 조절과 근력이 있다; 다리 근력을 더 많이 사용한다. 이제 아동은 가구를 놓고 스스로를 뒤로 낮출 수 있다. 대부분의 아동들은 독립적으로 잠시 동안 설 수 있거나, 최소한의 지지로 설 수 있고, 지지하여 선 상태에서 팔을 뻗거나 놀기도 한다. 아동은 지지한 상태로 독립적으로 설 수 있으며, 엉덩관절과 무릎관절 폄근의 편심성 조절이 요구되는 쪼그려 앉은 자세를 통해 바닥으로 몸을 낮출 수 있다. 전환 동작에서 반무릎 자세를 이용하여 잡고 일어서는 것이 보다 흔히 관찰된다(그림 4-41). 지지하여 서있는 동안 자세 안정성과 뻗기는 수많은 몸통 돌림과 분리에 의해 실행된 선 자세로부터 뻗기와 함께 발달한다. 가구잡고 걸을 때, 발떼기의 타이밍과 협응, 중력중심의 움직임이 더 부드러워지고 일정해진다. 독립적인 서기와 걷기는 여전히 다리의 자세 안정성, 특히 가쪽 돌림을 필요로 한다. 자세 안정성을 높이기 위해 기저를 넓게 하고, 허리 앞굽음이 일어나고, 배가 돌출되고, 팔을 높게 든 자세를 취하는 것이 초기 독립적 선 자세의 특징이다(그림 4-42).

골반과 다리의 활동은 보다 곧게 선 자세를 잘 유지하는

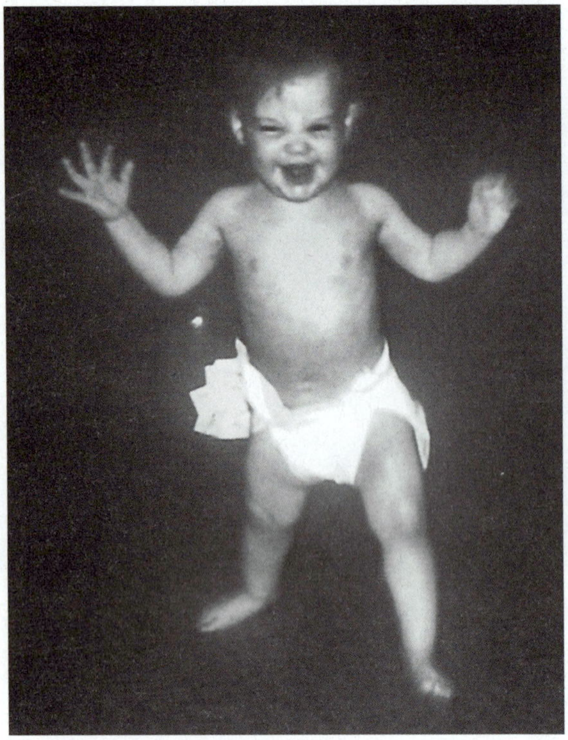

그림 4-42. 초기 걷기는 팔을 높이 들고, 허리에 앞굽음과 배의 돌출이 있고, 다리의 지지면이 넓은 것이 특징이다.

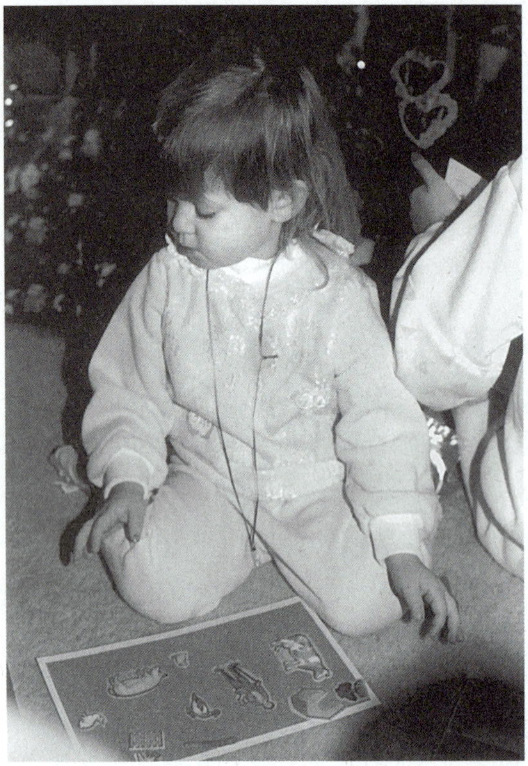

그림 4-43. 엉덩관절에서의 안쪽 돌림 증가로 다양한 앉기 자세 중 하나인 W모양 앉기를 할 수 있다.

데 기여할뿐만 아니라, 움직임과 함께 자세 협응에 중요한 역할을 한다. 앉은 자세와 네발자세에서, 아기는 체중을 이동하는 동안 골반을 넙다리뼈 위로 움직임으로써 중력 중심을 변경하기 시작한다. 앉은 자세에서, 아기는 뻗기와 전환적 움직임을 위해 넓은 범위로 중력 중심을 변화시키기 위해 모든 면에서 골반을 움직인다. 엉덩관절의 안쪽 돌림 범위가 증가하여 다리 위에서 더 큰 범위의 골반 움직임이 가능해진다. 증가된 안쪽 돌림 범위로 인해 다양한 앉기 자세 중의 하나로만 나타났던 "W" 앉기가 가능해진다(그림 4-43).

다리의 근육조직(musculature)은 놀이와 움직임 전환을 통해 매우 활동적이다. 발목과 발의 근육들은 바닥에 앉아 노는 동안 강력하게 활성화되며 먼쪽 안정성을 제공한다. 또한 체중을 부하하는 발은 앉기나 서기에서 지면에 대항하여 더 많이 활동한다. 특히 다리와 발을 안정화하기 위해서 발가락을 굽히고 펴고 모으는 정도가 증가한다(Alexander et al., 1993; Bly, 1994; Martin & Kessler, 2000).

12~18개월 (Twelve to eighteen months)

유아는 12개월이 되면 아장아장 걷는다. 18개월이 되면 아장아장 걷는 아동이 넘어지지 않고 부드러운 바닥에서 이동을 위한 움직임과 자세 조절을 효율적으로 협응할 수 있게 된다; 정교한 운동 조절의 상당한 획득으로 혼자 음식을 먹으려고 시작한다; 어느 정도 독립적으로 기능할 수 있게 된다. 걸을 준비가 되었을 때 아기는 기립 기능에 필요한 자세와 움직임을 협응하는 것이 다소 빠르게 발달한다. 사물을 향해 걸어가 쪼그려 앉으며 사물들을 들어 올린다. 장난감을 밀고 당기는 것은 아동이 새로운 기술을 연습할 때 아주 큰 즐거움을 제공한다. 아동은 이제 서랍으로 찬장으로 걸어갈 수 있고, 빠르게 열고 닫을 뿐만 아니라, 내용물들을 바닥으로 비우는 동안 균형력을 빠르게 배우게 될 것이다. 이용 가능한 주위의 많은 환경을 탐색하는 능력이 확장될 것이다. 계속되는 발달로 인해 기회가 증가한다. 다음은 전형적인 12~18개월 된 아동이 성취하는 자세 조절, 안정성, 기능적 독립의 증가를 설명한다. 중요한 것 위주로 기술할 것이며, 특별한 나이나 단계보다는 기능적인 움직임을 획득하는 과정에 초점을 둘 것이다.

▪ 자세 조절 (Postural control)

아동은 1년 동안에 발생한 많은 일련의 움직임 기술들을 연습하고 완전하게 수행한다. 걷는 패턴이 가장 초기에 나타났던 자동적 발떼기에 의해 입증된 신경조절의 중추패턴에 의해 발생한다 할지라도, 기본 프로그램은 운동발달과 학습이 발생할 때, 자세 조절 및 균형 강화를 동반하는 성숙과 수정을 필요로 한다. 처음 걷기 시작하는 사람은 미성숙한 수준의 자세 조절을 보인다. 발을 떼기 위해서는 체중이 한쪽 다리로 이동되어야 한다. 아장아장 걷는 아동은 머리, 어깨, 윗 몸을 가쪽으로 움직여서 체중을 이동한다. 체중을 부하하지 않은 다리를 자유롭게 앞으로 움직이고 뒤따라 다음 발을 앞으로 빠르게 움직인다. 일반적으로 타이밍이 깨져 있으며, 첫 발 떼기는 율동적이지 않고 갑작스럽다. 체중이 너무 가쪽으로 멀리 이동되면, 자세 반응이 나타날 수 있다. 팔을 벌리고, 몸통을 중력 중심위로 재정렬하려는 정위동작이 나타날 수 있다. 자세반응이 중추 처리와 되먹임을 통해 조절되기 때문에 반응이 너무 늦게 발생하여 넘어질 수 있다(Alexander 등, 1993; Bly, 1994; Campbell, 2000). 넘어지는 것이 다반사이다. 자세 조절이 발달하고, 자세 조정이 보행 패턴과 협응될 때, 패턴은 보다 율동적이게 되고 아동은 덜 넘어지게 된다.

바닥에서, 바닥으로부터 일어서고, 다시 바닥으로 내려가는 전환동작에서 몸통 돌림을 부드럽게 이용한다. 몸통이 돌아가는 방향을 개시하며 좋은 조절 하에 있다. 각각의 다리나 몸통으로부터의 다리 분리가 계속해서 발달한다.

▪ 팔 조절 (Upper extremity control)

초기에 걷는 동안 팔을 높이 들어올려 안정성을 획득하는데, 다른 기능적 목적은 없다(그림 4-42). 이러한 자세 패턴의 변화로 팔과 정교한 운동 기술이 퇴보한 것처럼 보인다. 명백한 퇴보는 일시적인 것이며, 새로운 자세에 대한 도전과 관련된다(Campbell, 2000). 아동이 다리에서 새로운 자세 근육과 패턴을 실험할 때, 위쪽 몸통과 팔의 자유도(freedom)가 제한된다. 이것은 안정화 또는 팔의 "고정(fixing)" 전략적 행동을 제공하며 아마 새로운 정교한 운동 기술을 성취하는 것이 어려워진다. 아동이 새로운 협력적 자세 조절을 연습하고 발달시킴으로써 조절과 허용 가능한 자유도가 위쪽 몸통과 팔에서 다시 두드러질 것이다(Bly, 1994). 걸을 때 안정성이 발달되면, 팔로 자세를 취하려는 것이 감소하게 된다. 상호 교대적 팔 흔들기는 주로 18개월 경에 발달한다.

놀이를 하는 동안, 손의 위치와 움직임은 일차적으로 팔꿉관절에서부터 이루어지는데 단계적 굽힘, 폄, 팔뚝 돌림을 이용한다. 어깨는 지금 다소 정적이다. 이 시기 동안에 손은 더 비대칭적인 역할로 협응되도록 발달한다. 다른 손이 안정성을 제공하는 동안 수동적인 반면에 한 손은 능동적이다. 선호하는 손이 나타나기 시작한다. 손은 종종 한 손이 상자를 고정하고, 다른 손이 뚜껑을 풀 수 있을 때와 같이 비대칭적인 역할을 수행하기 시작한다(Bly, 1994; Fagard, 1990). 아동이 중심선을 가로질러 뻗을 때, 몸통이 부드럽게 돌아간다.

손목 폄과 손가락 굽힘 사이의 협력적 관계가 성숙한다. 손바닥 궁이 완전히 발달한다. 놓기가 부드러워지는데, 큰 물건은 조절 되지만 작은 물건은 여전히 서투르다.

▪ 다리 조절 (Lower extremity control)

아동이 걷기 시작하는 시기는 아주 다양해서, 빠르면 9개월, 늦으면 16개월에 걷는다. 미국에서 독립적으로 걷는 평균 연령은 12~14개월이다(Caplan, 1971). 독립적인 걷기를 처음 시도할 때, 움직임 요소는 처음으로 혼자 섰던 날에 이용했던 요소들로 돌아가려는 경향이 있다. 엉덩관절 벌림과 가쪽 돌림, 팔을 높이 든 채 지지 기저를 넓게 한 자세가 초기 걷기의 특징이다. 어깨뼈의 뒤당김과 허리뼈의 폄으로 인해 몸통 안정성이 증가한다. 다리의 움직임은 초기에 손을 잡고 걷기에서 이용된 발처짐 보행(steppagelike gait)으로 돌아간다. 초기 보행은 작용근과 대항근의 동시 활성화로 특징되는데, 상호 교대 패턴의 실행이 진행된다(그림 4-42).

아동은 잡아당기지 않고 설 수 있는 능력이 발달하게 된다. 일어나는 초기 형태는 전형적으로 엎드린 자세에서 구

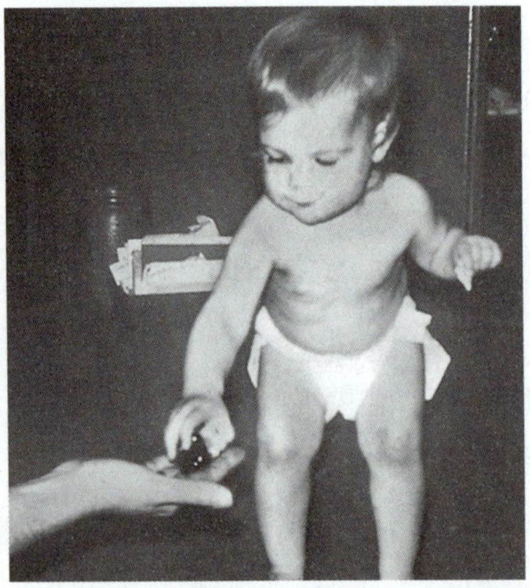

그림 4-44. 초기의 쪼그려 앉기는 기능적 과제에 참여하는 동안 안정성이 방해받기 때문에 팔의 자세가 비대칭인 것이 특징이다.

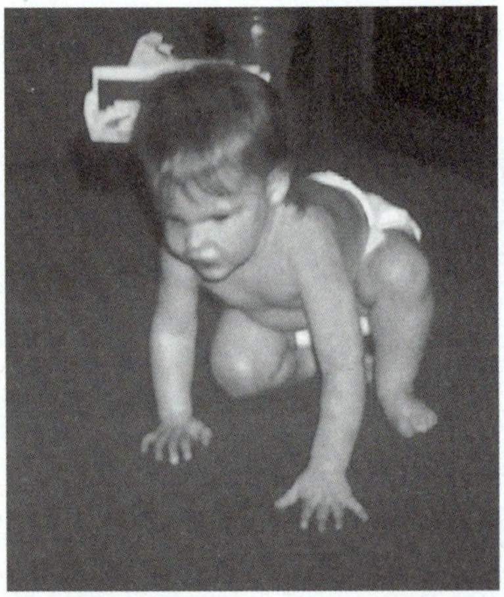

그림 4-45. 바닥에서 일어서기는 지지 없이 반무릎 자세를 취하는 보다 성숙한 양상으로 나타난다.

르고, 양쪽 팔로 몸을 밀어 올리고, 두 다리를 펴서 골반을 올리는 동작을 수반한다; 손 위로 걸어가 쪼그려 앉은 다음 쪼그려 앉은 자세에서 일어난다. 이 전환 동작은 엄청난 항중력적 근력을 필요로 한다. 서있는 자세에서 사물을 잡기 위해 뻗는 것은 쪼그려 앉은 자세에서 노는 동안 팔을 비대칭적으로 사용하는 것으로 되돌아감으로써 수행되는 것으로 보인다(그림 4-44).

초기 아동기 (Early childhood)

2~6세 사이의 발달 단계인 초기 아동기는 독립성이 증가하고 세상에서 자신의 효과성(effectiveness)에 관한 감각을 획득하는 시기이다. 건강한 아동은 신체적 성장, 운동 기술의 협응, 놀이와 활동을 하는데 활력이 넘치는 열정을 경험한다(Van Zanden, 2000).

2세 말이 되면, 항중력 굽힘근과 폄근의 근력과 조절에 대한 기본적인 움직임 요소들이 발달하고, 가까운 쪽 안정성과 체중부하, 부드러운 체중이동과 돌림 및 분리가 발달한다. 이러한 움직임 요소들은 기본적인 형태를 취하는데, 초기 아동의 기본적인 움직임 유형들이 발달하고 정교해진 다음, 청년기의 세분화된 움직임 기술이 발달한다(Gallahue와 Ozmun, 2002). 기본적인 움직임 패턴의 발달은 다양한 상황에서 인정할 수 있는 수준의 능숙함과 효율적인 신체 기전의 발달과 관련된다. 초기 아동기 동안의 운동발달이 새로운 기술 획득과 움직임의 정교함을 유도하지만, 모든 새로운 움직임 요소의 출현을 위해 반드시 필요한 것은 아니다. 이 장의 구성과 관련해서 기억해야 할 것은, 기능적 과제는 자세조절의 발달과 정교함, 혹은 안정성, 이동, 도수조작으로 그룹 지을 수 있다.

새로운 움직임 기술이 발달하는 동안 각각의 신체 분절은 전체 체계 내에서 스스로의 개별적 발달 시기 라인을 가진다는 것을 기억하는 것이 중요하다; 모든 부분들이 처음에는 미성숙한 수준에서 발달된 수준으로 기능할 수 있게 된다 하더라도, 한 부분이 다른 부분 보다 발달과 기술의 다른 수준에 있을 수 있다. 치료사들과 보조자들은 보다 세분화된 움직임 유형의 발달이 항상 균형 잡히고 정돈된 것이 아님을 인식해야 한다. 예로, 과제의 요구가 변하거나 피로하면, 신체의 한 부분이 계속 진보된 기술 수준을 수행하는 반면에 다른 부분은 작용이 감소할 수 있다. 과제 요구와 기여하는 하위 시스템의 제약이 운동반응의 특징을 결정하는데 매우 영향력이 크다(Campbell, 2000). 정상 아동의 움직임 패턴은 비전형적으로 발달하고 있는 아동에게서 보이는 제한된 움직임 패턴과 대조되는 다양성(variability)이 특징이다(Marsala와 Vansant, 1998; Miller와 Roid, 1993).

■ 자세 조절 (Postural control)

취학 전 동안 자세와 자세 조절이 발달하고 변화하며,

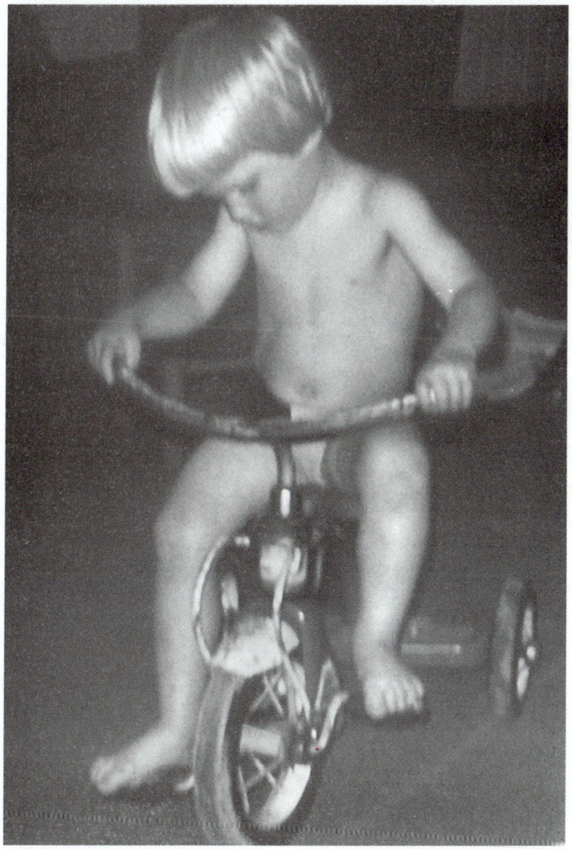

그림 4-46. 세발 자전거 타기는 교대적이며 분리된 팔다리 이용의 숙련을 필요로 한다.

다듬어진다. 4~6세 아동에게 있어서 자세 반응은 매우 다양하다. 이러한 다양성은 적응과 변화를 요구하는, 성장과 신체 차원에서의 몇몇 중요한 변화 시기가 있기 때문에 가능하다. 이러한 발달 시기는 안정성 시기와 연습 및 정교함을 위한 시간으로 특징되며, 새롭게 적응된 자세 전략들의 발달을 요구하는 변화나 전환의 시기가 산재되어 있다(Shumway-cook과 Woollacott, 2001). 이 체계는 변화가 이전의 운동 프로그램이 더 이상 효과를 나타내지 않는 지점에 도달하였을 때까지 안정 상태로 남아있다. 이 지점에서 시스템은 다양성과 불안정으로 특징되는 과도기를 겪는데, 다시 안정성의 안정기에 이르게 된다. 보다 성숙된 양상으로 바로 누운 자세에서 설 수 있는 능력의 출현과 함께 전환적 자세가 감소하는 시기이다(그림 4-45). 상호교대 동작(reciprocal actions)이 숙련되기 시작하여, 세발 자전거를 타고, 운동장에 있는 기구를 오르는 능력에 반영된다(그림 4-46과 4-47).

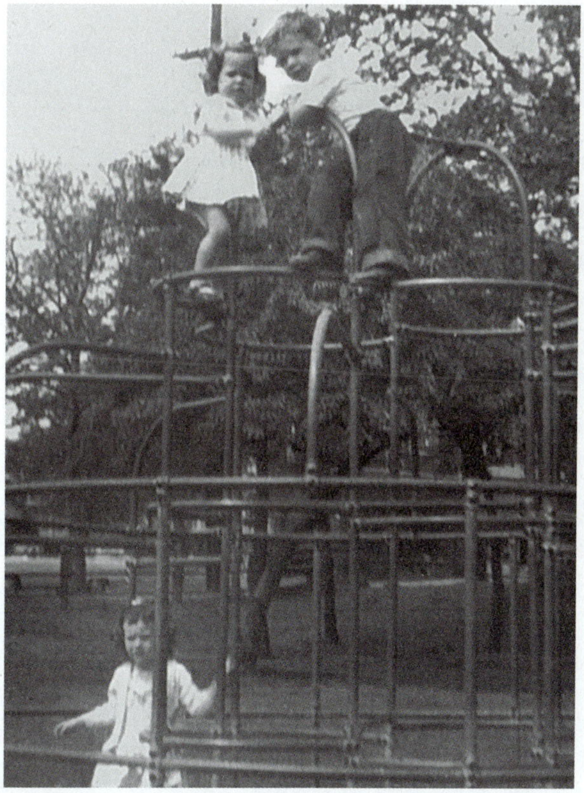

그림 4-47. 원숭이 막대를 올라가는 아이들.

기술적 움직임(skilled movement)은 자세적 요소와 수의적 요소를 둘 다 가진다: 자세적 요소는 동작 혹은 수의적 요소(일차 움직임)를 지지하는 틀을 안정되게 한다. 자세조절의 증가로 옷입기를 포함한 삶의 많은 기술들을 독립적으로 수행할 수 있다(그림 4-48). 자세 조절과 안정성이 발달하고, 동적 균형과 정적 균형을 요구하는 기본적 움직임 패턴의 증진에 의해 정교해진다. 한 발로 서고 평형대 위에서 걸을 수 있는 능력이 나타날 때 균형 능력이 증가한다. 동적 균형은 중력중심이 이동할 때 평형을 유지하게 해주며, 처음에 하나의 직선을 따라 걷고 나중에 균형대 위를 걷는 능력으로 반영된다. 계단을 교대로 내려오는 것은 균형과 자세 조절이 증가된 결과이다(그림 4-49). 정적 균형은 중력중심을 안정되게 유지하면서 균형을 유지하는 능력이며, 이로 인해 한 발로 균형을 잡을 수 있게 된다. 달리기(running), 한 발 뛰기(hopping), 건너 뛰기(skipping), 점프(jumping)와 같은 기술은 균형의 정도를 더 많이 요구하고, 힘 생산의 성공적인 조절을 요구한다(그리 4-50). 노인과 달리 7세 이하의 아동은 몸감각과 시

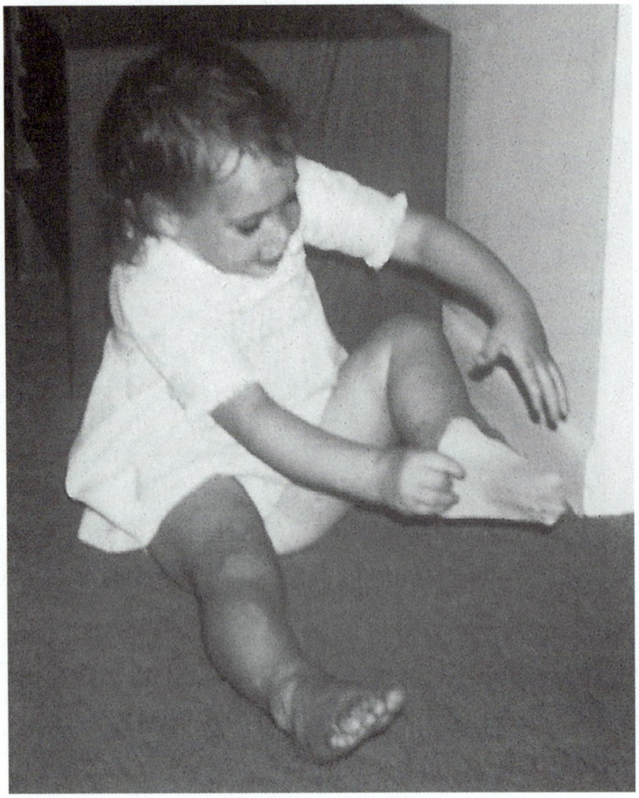

그림 4-48. 자세조절, 분리, 체중이동의 증가로 독립적으로 옷입고 벗기를 포함하는 많은 생활 기술들이 나타난다.

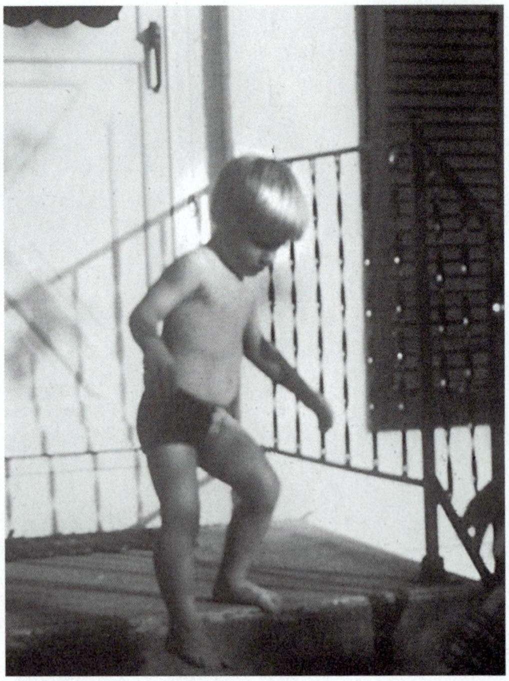

그림 4-49. 균형과 자세 조절의 숙련으로 계단을 내려올 때 교대로 내려올 수 있다.

각적 신호가 모두 제거되면 효과적으로 균형을 취하기가 어렵다. 또한 7세 이하의 아동은 혼란스러운 정보가 들어올 때 자세 조절을 위해 그들의 감각을 사용하는 능력이 감소되어 있다(Campbell, 2000; Gallahue와 Ozmun, 2002; Shumway-Cook과 Woollacott, 2001).

▪ 팔 조절 (Upper extremity control)

기초적 움직임 기술로서 도수조작은 물체에 대한 개별적인 관계를 포함하고, 물체에 힘을 주고, 물체로부터 힘을 받는 것으로 특징된다(Gallahue와 Ozmun, 2002). 던지기, 잡기, 치기(striking)의 기초적인 움직임 패턴은 초기 유아기에 발달한다. 움직임 패턴의 연속적인 변화는 이러한 기술이 발달상 숙련되는데서 관찰된다. 던지기는 실제로 약 18개월에 물체를 우연히 가게 하는데서 시작된다. 던지기 유형은 2~4세 사이에 다양한데, 아동은 물체를 아래로 던지거나 위로 던지는 것을 실험한다. 약 4세경, 아동은 공을 측정할 수 있는 거리만큼 던질 수 있는데, 이차적

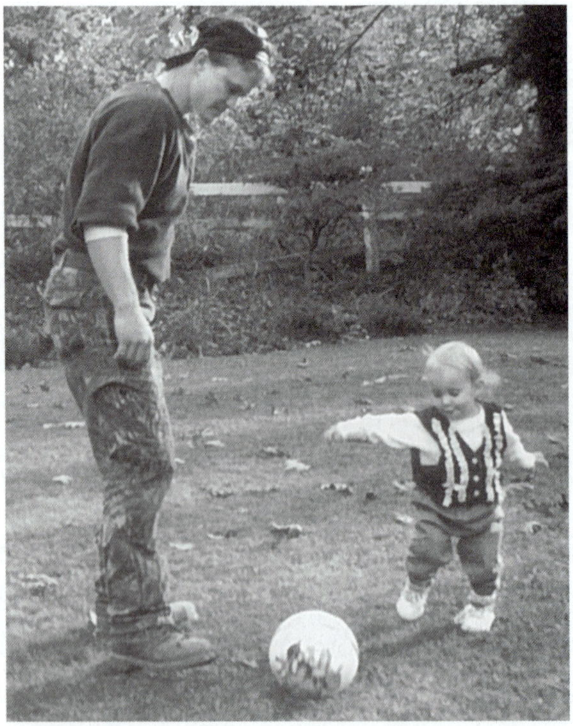

그림 4-50. 처음 차려는 시도는 불안정성과 자세 도전의 징후로 팔의 자세 취하기가 증가된 것이 특징이다.

으로 공의 크기와 유형은 물론 공의 높이와 강도를 포함한 몇 가지 변수가 있다. 성숙한 던지기의 발달은 신장의 변화와 관련되며, 어깨와 몸통 움직임의 통합과 몸의 힘을 사용하는 능력이 복합되는 것과 관련된다.

아동기를 지나면서 더 멀리 던질 수 있다. 잡기 또한 공의 크기, 속도, 잡는 사람의 팔의 자세 그리고 여러 가지 나이와 관련된 감각과 자각적 요소를 포함한 다양한 많은 변수들에 따라 다르다. 이러한 지각적 요소들 중에 몇몇은 시각적 단서의 사용, 깊이 개념, 눈과 손의 협응력, 경험과 연습을 포함한다(Martin과 Kessler, 2000). 물체를 치고 흔드는 동작인 치기 역시 복잡하다. 치기의 초기 형태는 물체를 아래로 내려치게 하는 단계적이지 않은 펌 동작으로 주로 완성된다. 마침내 5~6세쯤 되면, 어린이 야구 리그에서 더 수평으로 치기 시작한다.

초기 아동기 동안 잡기 패턴과 눈-손 협응이 세련되어지고 연습된다, 숙련된 손 기능과 크레용, 마커, 도구, 신변보호 용품, 가위 등과 같은 연장(기구)의 사용이 이 시기에 급속도로 발전한다, 도구 사용은 여러 형태의 조작을 필요로 한다: 집기 유지, 손 안에서 조작하기, 양 손 사용의 협응(제 9장 참고). 손의 내재근 근력이 증가하고 먼 쪽 조절이 보다 정교해진다. 운동 계획은 새로운 정교한 운동 과제를 획득하는데 있어 중요한 역할을 한다. 4~6세가 되면 주로 사용하는 손이 정해진다(Levine, 1987). 이 책의 9장에서는 도수조작과 잡기 기술의 발달에 관한 보다 자세한 설명을 제공할 것이다.

■ 다리 조절 (Lower extremity control)

다리 근력과 안정성이 증가한다; 6세 이하의 아동은 일어서기 위해 의자를 밀 수 있지만, 이 시기의 말이 되면 더 이상 팔을 이용하지 않는다. 선 자세가 보다 곧게 되고 오랫동안 쪼그려 앉은 자세를 유지할 수 있다. 아장아장 걷는 시기에 보였던 넓은 기저가 점차 좁아지고, 배가 덜 돌출되며, 발바닥의 긴 궁이 발달해서 다리의 체중지지 패턴이 성숙해진다.

기초적인 움직임 기술로서 이동은 자신의 주위 환경 내에서 더 효과적이고 효율적으로 움직이는 것을 배우는 상태이다(Gallahue와 Ozmun, 2002). 걷기 패턴이 정교해지고, 달리기, 한 발로 뛰기, 점프하기, 건너뛰기를 포함한 새로운 이동 기술이 첨가된다. 3~4세 경에 성숙한 보행이 확립되는데, 다리의 교대 움직임, 발이 바깥으로 향한 정도의 감소, 골반 돌림의 출현, 발뒤꿈치의 초기 접촉이 특징이다(Sutherland, Olshan, Biden, Wyatt, 1988). 제 10장에서는 성숙한 보행의 발달과 나이와 관련된 보행 변화에 대해 자세히 설명할 것이다.

점프의 관찰은 움직임 패턴의 성숙으로 발생하는 발달적 변화의 좋은 예이다. 약 22개월 경에 처음으로 한 발 정도의 높이인 발판이나 상자에서 뛰어 내린다. 처음에 이 기술은 바닥에 동시에 두발을 떼는 실제적인 점프라기 보다는 빠른 착지 패턴과 유사하다. 시간이 지남에 따라 적당한 거리를 점프하는 능력이 나타나고, 아동기를 지나면서 점프하는 거리와 높이가 증가한다. 초기 점핑은 매우 작은 준비 웅크리기(crouch)로 특징되는 반면에, 숙달된 아이는 많이 웅크린다(Vansant와 Goldberg, 1999). 처음에는 팔을 높게 위로 한 자세로 움직이는데, 나중에는 점프 추진시에 위로 들어올리려는 힘을 만들기 위해 팔을 사용한다. 점핑하는 아이는 머리와 몸통을 굽힘상태로 유지하는 반면에, 더 나이가 많은 아이는 전체 머리와 몸통의 폄을 이용한다(그림 4-51).

달리기는 원칙적으로 각각의 걸음 동안 짧은 비행단계가 있는 걷기와는 원칙적으로 다르다. 달릴 때에는 신체가 지지하고 있는 면과 접촉하지 않는다(그림 4-52)(Martin과 Kessler, 2000). 많은 아이들이 성숙된 걷기 패턴을 숙달하기 전에 달리기 시작한다. 차기(kicking)는 펴진 발과 매우 작은 신체 움직임으로 나타나는 초기의 차기 패턴(2~3세)에서 부터 무릎을 굽히고(3~4세), 마침내 움직이는 공을 강하게 차는 성숙한 패턴(5~6세)으로 발달하며 성숙한다. 한 발 뛰기는 한발로 균형을 유지하기 위한 능력이 확대된 것으로, 거의 6세가 될 때까지는 잘 수행되지 않는다. 건너뛰기는 한 발로 한번 걷고 제자리 뛴 다음, 다른 발로 한번 걷고 한번 제자리 뛰는 복잡한 운동 패턴이다; 이 또한 6세까지는 성취되지 않는다(Gallahue와 Ozmun, 2002; Martin과 Kessler, 2000).

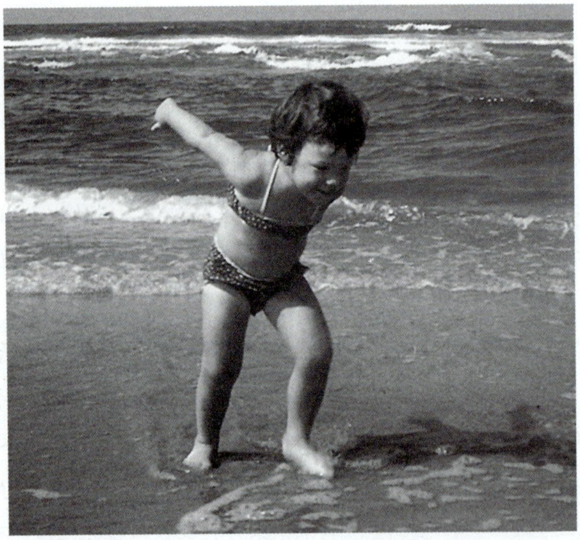

그림 4-51. 점프하는 아이는 머리나 몸통 굽힘을 유지하며, 팔을 과도하게 펴서 약간의 운동량(momentum)을 얻고자 준비한다.

아동기 중간에서 말까지 (Middle through late childhood)

후기 아동기는 6세부터 10세경 사춘기가 시작할 때까지이다. 자세 조절은 7~10세가 되면 본질적으로 어른과 같다. 중간 아동기에는 바로 누운 자세에서 서기로 일어나는 과정에서 대칭성이 더 빈번히 나타나는 경향이 있다. 다리는 몸통이나 팔 보다 더 비대칭적이다. 7세경에 아동은 서서 균형을 유지하기 위하여 주로 고유수용기에 의존한다. 어른의 균형 전략은 10세가 되면 나타난다.

후기 아동기는 느리지만 운동 기술의 단계적 숙달을 가능하게 하는 신체적 성장이 꾸준한 시기이다. 기술은 청년기 전에 안정화된다. 이 시기 동안 아동은 이미 습득한 기술에서 가장 효율적인 형태의 움직임을 찾는 많은 실험과 연습을 하게 된다. 6~10세 사이에 아동은 달리고 던지고 잡기에서 어른과 같은 형태를 익히게 된다(Porter, 1989). 치기의 보편적인 형태는 머리 위로, 옆으로, 아래로 나타난다. 아동이 점차 수평적 패턴으로 침에 따라 증가된 몸통 돌림이 성숙된 흔들기로 나타난다(Robertson과 Halverson, 1977). 반응 시간의 가장 큰 변화는 점차 더 정확하고 반응적이게 되기 시작하는 8세나 9세가 되기까지는 발생하지 않는다. 중간에서 후기 아동기는 지속적으로 정교한 운동의 숙련이 발달하는 시기이다. 학령기 아동은 쓰기 기술에 대한 욕구가 높아서 복잡한 잡기 기술의 과제-특이적(task-specific) 발달이 가능하다.

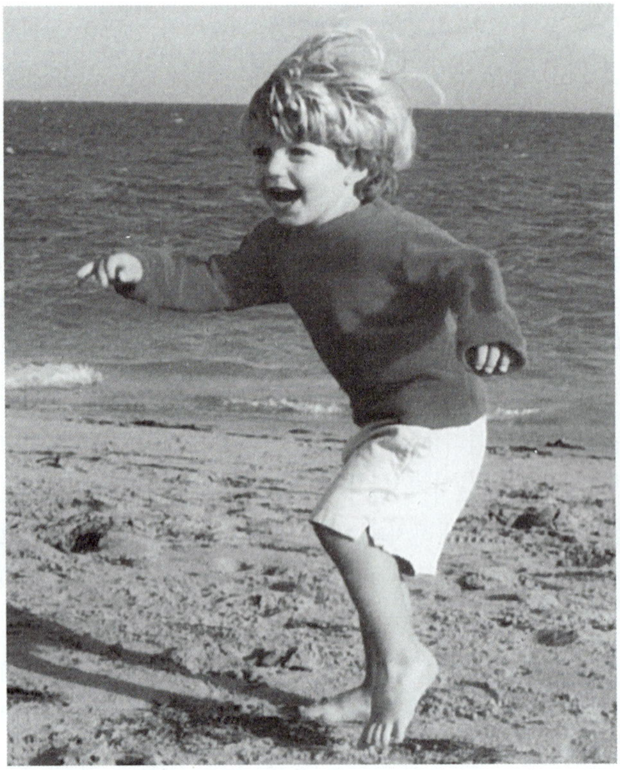

그림 4-52. 달리는 아이의 즐거운 표정이 아름답다.

청년기 (Adolescence)

청년기는 엄청난 변화의 시기이다: 신체적 성장, 성적 성숙, 수반되는 사회-정서적 발달에 있어 가속화된 변화를 보인다. 움직임 발달 영역에서 이제는 안정성이나 자세 조절 영역에서의 성숙한 기본적 움직임 패턴, 이동, 도수 조작이 더 발달하게 된다. 기본적 움직임의 성숙한 발달은 움직임 기술 목록에 특수화된 움직임 기술을 성공적으로 접목하기 위한 전제 조건이다. 특수화된 움직임 기술의 발달이 이 시기동안 발생하는데 연습기회, 촉진, 기술적 설명에 주로 좌우된다. 정교함과 향상된 기술이 이 시기에 발생한다. 반응시간은 16~17세경에 성인 수준이 된다. 특수화된 움직임 기술의 예는 다음과 같다.

- 안정성/자세 조절 : 흔들기, 비틀기, 끄덕이기, 균형 잡기

- 팔 조절/조작 : 사격하기, 공 튕기기, 치기, 잡기, 장식하기, 공통적으로 스포츠와 댄스, 트럼블링 하기에 적용된다.
- 다리 조절/이동 : 갤로핑(galloping), 미끄러지기, 등산하기와 같은 둘 또는 그 이상의 조합뿐만 아니라, 달리기와 도약하기(leaping)

아동기의 자세 정렬은 사라지고, 성인의 이상적인 자세가 청년기 동안 성취된다. 그러나 자세적 개별성 또한 후기 청년기 동안 명백하게 되며, 10대는 팔과 다리와 몸통을 동시에 조절하는데 세련된 능력을 보인다. 움직이는 힘과 방향의 조절이 이 시기에 인상적이다(Cech와 Martin, 1995). 전환하는 동안 대칭적 움직임 패턴이 정상이다.

청년기의 잡기에 대한 요구는 학령기 아동의 것들과 유사한데, 기술 수준이 종종 높은 것을 제외하고 시행착오에 시간을 덜 소비하게 되며 과제-특이적 연습에 더 많은 시간을 소비한다. 우세한 손으로 수행되는 기술은 비우세한 손으로 수행되는 기술을 계속해서 앞서간다. 컴퓨터 자판을 사용하거나 스포츠와 관련된 활동에 참여하는 것과 같은 양측성 손 기술이 주된 역할을 한다(Duff, 1995).

성인 (Adulthood)

건강한 성인은 기능적 과제 수행에 가장 알맞은 자세 패턴을 선택하는데 아주 유연하다. 대칭적 활동이 여전히 나타나지만 전환적 움직임에서 비대칭이 더 많이 일어난다. 일반적인 청년기와 비교하여 성인기는 신체적 활동에 참여하는 기회가 적다. 직업적 선택이 잡기 기술의 발달이나 정교함의 발달에 주된 결정 요소가 된다.

활동 수준은 전환기의 운동 과제를 수행하는 것과 아주 많이 관련되어 있다. 보다 활동적인 성인은 더 대칭적 패턴을 이용한다(Cohen 등, 1998). 신체 크기가 또 다른 변수이다. Vansant의 연구는 크고 마른 여성일수록 키가 작고 뚱뚱한 여성보다 더 대칭적 패턴을 나타낸다고 하였다(VanSant, Cromwell, Deo, 1989). 더 활동적인 성인일수록 비활동적인 성인과 비교하였을 때 더 향상된 움직임을 나타낸다. 규칙적이며 중등도의 신체 활동을 하는 생활 패턴은 사람이 자신의 움직임 패턴 안에서 얼마나 부드럽고 잘 협응된 정위반응과 평형반응을 통합하는가에 영향을 미치는 것으로 보인다(Green과 Williams, 1992). 성인기를 통해서 신체의 생리학적 시스템의 변화가 움직임 수행에 영향을 미친다. 움직임 패턴에서의 다양성은 건강하고 활동적인 성인의 특징이 되고 있다(VanSant, 1988). 운동 수행의 다양성은 생의 매 10년 마다 증가한다.

노화 (Aging)

이 부문을 계속하기 이전에, 노화란 사람들 마다 매우 다양하다는 것을 기억해야만 하는 것이 스트레스임에 틀림없다. Spirduso(1995)는 노인들 간의 기능적인 연속체(continuum)를 설명해 왔는데, 그에 의하면 연속체는 신체적 엘리트(elite), 신체적 적합(fit), 신체적 활동(active), 신체적 독립, 신체적 의존, 장애를 가진 노인으로 구분된다고 한다. 움직임 패턴의 나이와 관련된 변화는 대부분 근력 감소로 야기되는 움직임 하위시스템의 기능 변화인 것으로 보인다(Gross, Stevenson, Charette, Pyka와 Marcus, 1998).

■ 자세 조절 (Postural control)

나이가 듦에 따라 선 자세에서 자세 동요(postural sway)가 증가한다(Cech와 Martin, 1995). 노인의 균형 조절이 감소하고 불균형과 낙상의 위험에 처하게 되는 데에는 많은 요소들이 관여한다. 연구자들은 균형조절에 기여하는 모든 시스템에 손상이 있다고 했다. 나이가 증가함에 따라 병으로 인해 자세 조절과 균형이 상실될 수 있다. 예측할 수 있는 패턴은 없다. 제 3장에서 기술한 나이와 연관된 변화들 중 어느 하나 또는 그들의 결합은 나이가 많은 성인의 자세 조절이 감소되는 것에 기여한다. 노인의 안정성이 침해되면, 회복과정은 젊은 사람이 이용하는 과정과 다르고 종종 효과적이지 않다(Woollacott와 Shumway-Cook, 1990). 근 활성 패턴의 차이가 전형적인데, 어린 아이에게서 나타나는 작용근과 대항근의 동시 활성화 패턴을 보인다(Foessberg와 Nashner, 1982; Woollacott, Shumway-Cook, Nashner, 1986). 운동이 좋은 균형을 유지하고 낙상 우려를 감소시키는데 도움이 될 수 있다.

노화와 함께 움직임 패턴은 점차적으로 비대칭적이게 된다. 전환 움직임은 유아기에서 이미 보여진 것처럼 비대칭으로 돌아간다. 전환은 몇 가지 중간 과도기적 자세의 사용으로 돌아가려는 경향으로 특징된다(그림 4-53). 일반적으로 전환은 덜 효율적이며 더 많은 에너지를 필요로 한다. 비활동의 효과와 낮은 신체적 건강은 아주 주목할만하다. 80세 노인의 전형적인 전환 자세는 바로 누운 자세에서 옆으로 눕고, 옆으로 앉은 자세가 되도록 일어나서, 네발자세를 취하고, 흔히 지지한 채로 반무릎 자세를 취한 다음 일어선다. 어린 아동에서 나타나는 것과 같이 전환은 전형적으로 비대칭적 움직임 패턴, 각각의 전환에서 멈추고, 부드럽지 못하다는 것이 특징이다.

▪ 팔 조절 (Upper extremity control)

노년기에 발생한 시스템 변화는(제3장 참고) 손의 기능에 영향을 미칠 것이다. 손의 근력, 수행 시간, 다양한 잡기 패턴이 사용되는 빈도가 나이에 영향을 받는다(Shiffman, 1992). 신발 끈을 묶고 단추를 잠그는 것과 같은 일상생활 동작에서 손의 기민성이 감소된다. 작은 물건을 조작하는 데 요구되는 시간이 70세 경에 25~40% 까지 증가한다(Cole, 1991). 노인의 경우, 촉각 감각이 감소하여 정확하게 쥘 수 있는 근력을 측정할 능력이 영향을 받은 것으로 알려져 있다. 흥미롭게도 Cole 등(Cole, 1992; Cole, Rotella와 Harper, 1999)은 노인이 청장년의 잡기 힘보다 평균 2배나 더 많은 힘으로 잡으려는 경향이 있다고 밝혔다. 임상가들은 노인들과 작업할 때 에너지를 보존하는 훈련을 포함하는 것이 중요하다; 종종 그들은 과제에서 요구되는 것보다 더 많은 힘과 에너지를 사용한다.

노인들은 아마도 중추 처리과정의 지연으로 인해 뻗기가 느리다. 이러한 느림은 직접적으로 과제의 복잡성과 관련되어 있는데, 더 복잡한 과제일수록 더 느리게 된다(Shumway-Cook과 Woollacott, 2001). 판을 가로지르는 반응 시간이

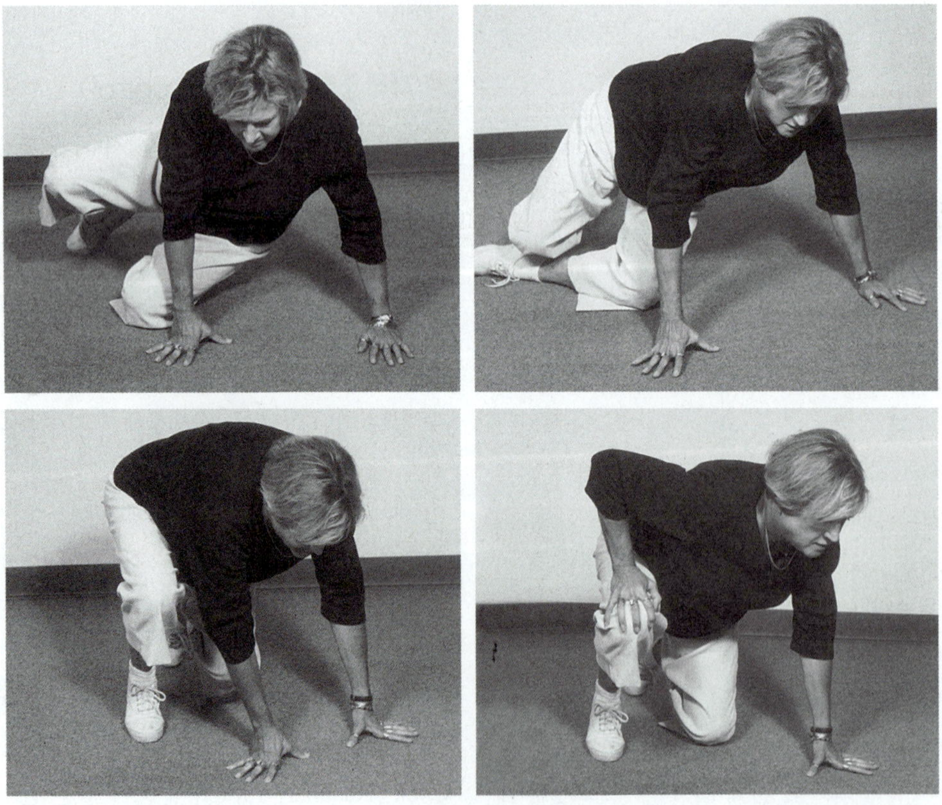

그림 4-53. 노화로 인해 움직임 패턴은 점차 비대칭이 되며, 다시 몇 가지 중간 전환 자세를 이용하게 되는 것이 특징이다.

더 길다. 즉, 노인은 정말 기능적인 것에 순응하고 유지하려 한다. 많은 연구에서 훈련에 의해 반응 시간이 감소될 수 있고 손의 기능이 최상으로 될 수 있음을 알 수 있다(Falduto와 Baron, 1985). 과제-특이적 훈련이 눈-손 협응을 잘 유지하기 위한 가치 있는 방법이다.

■ 다리 조절 (Lower extremity control)

노화와 함께 나타나는 입각기에 영향을 미치는 자세 변화는 앞으로 나온 머리, 가슴뼈의 뒤굽음증, 엉덩관절과 무릎관절의 굽힘 증가이다. 노화에 의해 일차 뒤굽음 자세로 돌아가면서 두 개의 2차 만곡이 감소한다. 활동 감소로 나이와 관련된 변화들이 증가한다. 똑바로 누운 자세나 바닥에서 일어설 때 사용되는 움직임 유형과 활동 수준 및 노화의 관계를 조사하는 연구에 의하면, 청장년기에 더 큰 힘을 필요로 하는 대칭적 패턴이 지배적으로 나타난다고 지적하였다. 반면에 노인은 폄근의 약화와 제한된 발목 가동 범위로 인해 비대칭적 서기 전략을 채택할 필요가 있다(Thomas, Williams와 Lundy Ekman, 1998; VanSant, 1990).

노인에게 일반적인 보행 특성은 넓어진 지지면, 감소된 팔의 상호 교대적 흔들기, 느린 리듬을 포함한다. 활보장(stride length)은 감소하고 이중 지지하는 시간은 증가한다. 이러한 보행의 변화는 감각 시스템의 감소뿐만 아니라 나이와 관련된 근골격계의 변화가 복합되었기 때문이다. 대부분의 연구는 노인의 이동패턴에서 보이는 변화가 보장(step length)의 감소와 이중지지 시간의 증가로 특징되는 근력의 감소 때문이라고 지적한다(Wilder, 1992). 보행 특성에서 이러한 변화에 가장 주된 요인인 근력 감소는 엉덩관절과 발목의 힘 감소와 관련된다. 노인에게서 작용근과 대항근의 동시 활성 패턴이 입증된다. 이것은 아장아장 걷는 아이에게서 원래 나타난다. 이러한 동시 활성은 감소된 자세 조절과 균형 손실을 보상하기 위한 적응적 전략일 수 있다(Woollacott, 1989). 걷기는 대부분의 노인에게 더 많은 에너지를 요구한다.

노화와 함께 동반되는 보행의 변화는 제 10장에서 설명할 것이다. 이장의 목적과 관련된 노인의 보행 변화는 Shumway-Cook과 Woollacott(2001)에 의해 제시된 것처럼 다음과 같다.

시간적, 공간적 요소

- 속도 감소
- 보폭(step lenghth) 감소
- 온걸음 길이(stride length) 감소
- 온걸음 간격(stride width) 증가
- 입각기 시간 증가
- 이중 지지 시간 증가
- 유각기 시간 감소

운동형상학적 변화

- 중력 중심의 수직 이동 감소
- 팔 흔들기 감소
- 엉덩관절, 무릎관절, 발목관절 굽힘 감소
- 초기 접촉시 발바닥 닿기의 발생률 증가
- 입각기 동안 동적 안정성 감소

요 약 Summary

이 장에서는 발달, 특히 일생을 통한 운동발달의 관점을 제시하였다. Piaget, Erikson, Gesell를 포함한 주요 발달 이론가들의 기여를 제시하였는데, 작업치료 및 물리치료 전문가들을 위한 임상적 의미를 강조하였다. 동적시스템 관점에서부터 운동발달에 대한 현대의 관점을 설명하고 있다. 운동발달과 관련하여 학생들에게 유용한 핵심 개념과 용어를 요약함으로써 보편화되고 표준화된 언어를 사용하였다.

기능적 움직임을 세 가지 광범위한 움직임 과제 내에서의 수행으로 제시하였다; 자세 조절, 팔 조절과 기능, 다리 조절과 기능. 3가지 과제 영역 내에서의 기능적 움직임의 발달은 일생을 통해 전개된다: 유아기와 초기 아동기, 아동기 중간에서 말기, 청소년, 성인, 그리고 노인. 인생의 첫 해는 기능적 움직임 요소의 출현을 기술하는 모델로 이용된다: 항중력 조절, 가까운 쪽 안정성과, 체중부하 능력, 부드러운 체중 이동, 운동성, 돌림과 분리. 최근의 지식은 치료사가 교육하기 위해 움직임 패턴을 선택할 때 환자의 나이를 고려해야 한다는 것을 강조한다. 나이뿐만 아니라 신체 크기, 신체 모양, 성별, 활동 수준을 고려하는 것도 중요하다. 왜냐하면 이 모든 다양성들은 최적의 움직임 패턴을 선택하는데 영향을 미칠 것이기 때문이다. 임상가가 환자/의뢰인이 기능하고 있는 발달 단계에 대해 민감하면 효과적인 사정(assessment)과 중재를 잘 계획할 수 있다.

참고문헌

Alexander, R., Boehme, R., & Cupps, B. (1993). *Normal development of functional motor skills.* Tucson, AZ: Therapy Skill Builders.

Baltes, P. (1987). Theoretical propositions of life-span developmental psychology: On the dynamics between growth and decline. *Developmental Psychology, 23,* 611–626.

Bertoti, D. B, & Stanger, M. (1994). Pediatric musculoskeletal assessment: The impact of developmental factors. *Orthopedic Physical Therapy Clinics of North America, 3,* 31–43.

Bleck, E. E. (1987). *Orthopedic management in cerebral palsy. Clinics in developmental medicine.* Philadelphia: J. B. Lippincott.

Bly, L. (1994). *Motor skills acquisition in the first year.* Tucson, AZ: Therapy Skill Builders.

Boehme, R. (1988). *Improving upper body control.* Tucson, AZ: Therapy Skill Builders.

Campbell, S. K. (2000). The child's development of functional movement. In S. K. Campbell, D. W. Vander Linden, & R. J. Palisano (Eds.), *Physical therapy for children.* Philadelphia: W. B. Saunders.

Caplan, F. (1971). *The first twelve months of life.* New York: Grosset and Dunlap.

Case-Smith, J., Fisher, A. G., & Bauer, D. (1989). Analysis of the relationship between proximal and distal motor control. *American Journal of Occupational Therapy 43,* 657–662.

Cech, D., & Martin, S. (1995). *Functional movement development across the life span.* Philadelphia: W. B. Saunders.

Cohen, B. G., Cardillo, E. R., Lugg, D., Schwartz, D. N., Mount, J., VanSant, A., & Cornman-Levy, D. (1998). Description of movement patterns of young adults moving supine from the foot to the head of the bed. *Physical Therapy, 78,* 999–1006.

Cole, K. J. (1991). Grasp force control in older adults. *Journal of Motor Behavior, 23,* 251–258.

Cole, K. J., Rotella, D. L., & Harper, J. G. (1999). Mechanisms for age-related changes of fingertip forces during precision gripping and lifting in adults. *Journal of Neuroscience, 19,* 3228–3247.

Crutchfield, C. A., & Barnes, M. R. (1993). *Motor control and motor learning in rehabilitation.* Atlanta: Stokesville Publishing.

Duff, S. V. (1995). Prehension. In D. Cech & S. Martin (Eds.), *Functional movement development across the life span.* Philadelphia: W. B. Saunders.

Falduto, L., & Baron, A. (1985). Age-related changes and effects of practice and task complexity on card sorting. *Journal of Gerontology, 41,* 659–661.

Fagard, J. (1990). The development of bimanual coordination. In C. Bard, M. Fleury, & H. Hay (Eds.), *Development of eye-hand coordination across the life span.* Columbia, SC: University of South Carolina Press.

Field-Fote, E. C. (2000). Spinal cord control of movement: implications for locomotor rehabilitation following spinal cord injury. *Physical Therapy, 80,* 477–482.

Fisher, A. G., & Bundy, A. C. (1982). Equilibrium reactions in normal children and boys with sensory integration dysfunction. *Occupational Therapy Journal of Research, 2,* 171–183.

Ford-Smith, C. D., & VanSant, A. (1993). Age differences in movement patterns used to rise from a bed in subjects in the third through fifth decades of age. *Physical Therapy, 73,* 300–309.

Forssberg, H., & Nashner, L. (1982). Ontogenetic development of posture control in man: adaptation to altered support and visual conditions during stance. *Journal of Neuroscience 2,* 545–552.

Gallahue, D. L., & Ozmun, J. C. (2002). *Understanding motor development: infants, children, adolescents, adults* (5th ed). New York: McGraw-Hill.

Gesell, A. (1954). The ontogenesis of human behavior. In L. Carmichael (Ed.), *Manual of child psychology.* New York: Wiley.

Green, L. N., & Williams, K. (1992). Differences in developmental movement patterns used by active versus sedentary middle-aged adults coming from a supine position to erect stance. *Physical Therapy, 72,* 560–568.

Gross, M. M., Stevenson, P. J., Charette, S. L., Pyka, G., & Marcus, R. (1998). Effect of muscle strength and movement speed on the biomechanics of rising from a chair in healthy elderly and young women. *Gait and Posture, 8,*175–185.

Guccione, A. A. (1993). Health status: A conceptual framework and terminology for assessment. In A. A. Guccione (Ed.), *Geriatric physical therapy* (pp. 101–111). St. Louis, MO: Mosby.

Heriza, C. (1991). Motor development: Traditional and contemporary theories. In M. J. Lister (Ed.), *Contemporary management of motor control problems: Proceedings of the II-Step Conference* (pp. 99–126). Alexandria, VA: Foundation for Physical Therapy.

Higgins, S. (1985). Movement as an emergent form: Its structural limits. *Human Movement Science, 4,* 119–148.

Izraelevitz, T. A., Fisher, A. G., & Bundy, A. C. (1985). Equilibrium reactions in preschoolers. *The Occupational Therapy Journal of Research, 5,* 154–169.

Kamm, K., Thelen, E., & Jensen, J. L. (1990). A dynamical systems approach to motor development. *Physical Therapy 70,* 763–775.

Leonard, C. T. (1998). *The neuroscience of human movement.* St. Louis, MO: Mosby.

Levine, M. D. (1987). *Developmental variation and learning disabilities.* Toronto: Educators Publishing Service.

Marsala, G., & VanSant, A. (1998). Age-related differences in movement patterns used by toddlers to rise from a supine position to erect stance. *Physical Therapy, 78,* 149–158.

Martin, S., & Kessler, M. (2000). *Neurologic intervention for physical therapist assistants.* Philadelphia: W. B. Saunders.

McCormack, D. B., & Perrin, K. R. (1997). *Spatial, temporal, and physical analysis of motor control: A comprehensive guide to reflexes and reactions.* San Antonio, TX: Therapy Skill Builders.

Miller, L. J., & Roid, G. H. (1993). Sequence comparison methodology for the analysis of movement patterns in infants and toddlers with and without motor delays. *American Journal of Occupational Therapy, 47,* 339–347.

Miller Porr, S., & Berger Rainville, E. (1999). *Pediatric therapy: A systems approach.* Philadelphia: F. A. Davis.

O'Sullivan, S. B. (2001). Assessment of motor function. In S. B. O'Sullivan & T. J. Schmitz (Eds.), *Physical rehabilitation: Assessment and treatment* (4th ed). Philadelphia: F. A. Davis.

Papalia, D. E., Olds, S. W., & Feldman, R. D. (2001). *Human development* (8th ed). New York: McGraw-Hill.

Piaget J. (1952). *The origins of intelligence.* New York: W. W. Norton.

Pimentel, E. D. (1996). The disappearing reflex: A reevaluation of its role in normal and abnormal development. *Physical and Occupational Therapy in Pediatrics, 16,* 19–41.

Porter, R. E. (1989). Normal development of movement and function: Child and adolescent. In R. M. Scully & M. L. Barnes (Eds.), *Physical therapy.* Philadelphia: J. B. Lippincott.

Rainville, E. B. (1999). The special vulnerabilities of children and families. In S. M. Porr & E. B. Rainville, *Pediatric therapy: A systems approach.* Philadelphia: F. A. Davis.

Ratliffe, K. T. (1998). *Clinical pediatric physical therapy: A guide for the physical therapy team.* St. Louis, MO: Mosby.

Robertson, M., & Halverson, L. (1977). The developing child: His changing movement. In B. J. Logsdon (Ed.), *Physical education for children: A focus on the teaching process.* Philadelphia: Lea & Febiger.

Ryerson, S., & Levit, K. (1997). *Functional movement reeducation.* Philadelphia: Churchill Livingstone.

Scholz, J. (1990). Dynamic pattern theory: Some implications for therapeutics. *Physical Therapy, 70,* 827–843.

Sellers, J. S. (1988). Relationship between antigravity control and postural control found in young children. *Physical Therapy, 68,* 486–490.

Shiffman, L. M. (1992). Effects of aging on adult hand function. *American Journal of Occupational Therapy, 44,* 893–900.

Shumway-Cook, A., & Woollacott, M. H. (2001). *Motor control: Theory and practical application* (2nd ed.). Philadelphia: Lippincott Williams & Wilkins.

Spirduso, W. (1995). *Physical dimensions of aging.* Champaign, IL: Human Kinetics.

Stockmeyer, S. A. (1966). An interpretation of the approach of Rood to the treatment of neuromuscular dysfunction. *American Journal of Physical Medicine, 46,* 900–946.

Sutherland, D. H., Olshen, R. A., Biden, E. N., & Wyatt, M. P. (1988). *The development of mature walking.* London: MacKeith Press.

Taber's Cyclopedic Medical Dictionary (19th ed.). (2001). Philadelphia: F. A. Davis.

Thelen, E. (1985). Developmental origins of motor coordination: Leg movements in human infants. *Developmental Psychobiology, 18,*1–22.

Thelen, E. (1995). Motor development: A new synthesis. *American Psychologist, 50,* 79–95.

Thelen, E., & Corbetta, D. (1994). Exploration and selection in the early acquisition of skill. *International Review of Neurobiology, 37,* 75–102.

Thelen, E., & Fogel, A. (1987). Toward an action-based theory of infant development. In J. Lockman & N. Hazen (Eds.), *Action in social context.* New York: Plenum Press.

Thomas, R. L., Williams, A. K., & Lundy-Ekman, L. (1998). Supine to stand in elderly persons: Relationship to age, activity level, strength, and range of motion. *Issues Aging, 21,* 9–18.

Vander Zanden, J. W. (2000). *Human development* (7th ed.). New York: McGraw-Hill.

VanSant, A. F. (1988). Rising from a supine position to erect stance: Description of adult movement and a developmental hypothesis. *Physical Therapy, 68,* 185–192.

VanSant, A. F. (1990). Life-span development in functional tasks. *Physical Therapy, 70,* 788–798.

VanSant, A. F., Cromwell, S., & Deo, A. (1989). *Relationships among body dimensions, age, gender, and movement patterns in a righting task.* Poster presentation at 64th annual conference of American Physical Therapy Association, Nashville, TN.

VanSant, A. F., & Goldberg, C. (1999). Normal motor development. In J. S. Tecklin (Ed.), *Pediatric physical therapy* (3rd ed.). Philadelphia: Lippincott Williams & Wilkins.

Vygotsky, L. S. (1978). *Mind in society: The development of higher psychological processes.* Cambridge, MA: Harvard University Press.

Von Hofsten, C. (1990). A perception-action perspective of the development of manual movement. In M. Jeannerod (Ed.), *Attention and performance, Vol. 13* (pp. 739–762). Hillsdale, NJ: Lawrence Erlbaum Associates.

Wilder, P. A. (1992). Developmental changes in the gait patterns of women: A search for control parameters. Ph.D. Thesis, University of Wisconsin.

Woollacott, M. H. (1989). Aging, postural control, and movement preparation. In M. H. Woollacott & A. Shumway-Cook (Eds.), *Development of posture and gait across the life span* (pp. 155–175). Columbia: University of South Carolina.

Woollacott, M. H., & Shumway-Cook, A. (1990). Changes in posture control across the life span: A systems approach. *Physical Therapy, 70,* 799–807.

Woollacott, M. H., Shumway-Cook, A., & Nashner, L. M. (1986). Aging and postural control: Changes in sensory organization and muscular coordination. *International Journal of Aging and Human Development, 23,* 97–114.

Woollacott, M.H., Shumway-Cook, A., & Williams, H. (1989). The development of posture and balance control (pp. 77–96). In M. H. Woollacott & A. Shumway-Cook (Eds.), *Development of posture and gait across the life span.* Columbia: University of South Carolina.

제 2 부

일반적인 임상적 문제 관리를 위한 통합적 접근 방법

An Integrated Clinical Approach to the Management of Common Clinical Problems

제 5 장

일생동안의 운동학습

Motor Learning Through the Life Span

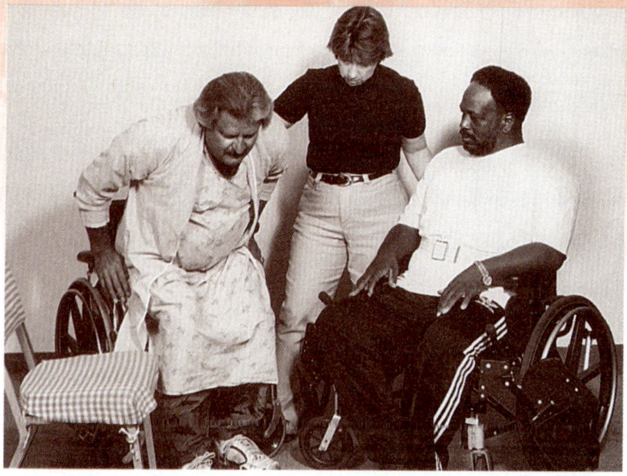

훌륭한 치료사는 평생 배우는 사람이다.
다시 말해, 선생님으로 타고난 사람이다.
가르친다는 것은 할 수 있도록 힘을 주는 일이며
누군가의 가능성을 촉진하고 꿈을 실현할 수 있도록
돕는 일이다.

기본 개념

- 운동학습의 정의와 운동조절과의 차이
- 임상적 예를 포함한 학습의 유형
- 운동학습 이론: Adam's, Schmidt's, 생태학적(ecology) 이론
- 학습의 핵심 요소와 치료적 고려사항: 환경, 각성, 주의, 동기, 되먹임, 연습, 기술 습득 대 전이
- 운동학습의 단계: Fitts 모형과 Gentile 모형
- 습득과 전이에서의 치료사 역할 그리고 목적있는 활동의 중요성
- 운동학습과 관련된 일생동안(lifespan)의 문제
- 아동기 동안의 학습
- 성인 학습자
- 나이와 관련된 학습 변화
- 학습에 영향을 주는 일반적인 신경학적 장애들
- 인지 손상을 가진 사람들의 학습
- 뇌손상 후 학습
- 뇌졸중 후 학습
- 파킨슨병을 가진 사람들의 학습의 난점

서론 Introduction

유능한 치료사들은 자신들을 인간 움직임 교육이나 재교육에 대한 교사이거나 촉진자라고 생각한다. 환자 고객들은 학습자이며 동시에 우리들의 학생이다. 물리치료사나 작업치료사들이 환자/고객들을 치료할 때 효율적인 가르침이나 학습 전략을 사용하는 것은 필수이다. 이 장은 환자/의뢰인을 위한 중재에 이론을 접목하는 것에 대해 설명하고 있는 이 책의 2번째 부분 중 첫번째 장이다. 이 장에서는 학습 특히, 운동학습에 대해 설명할 것이며 선생님이 학생에게 다가가는 것처럼 어떻게 치료사가 고객들에

게 효율적으로 다가갈 수 있는가에 대한 구체적인 제안을 제공할 것이다. 흔히 병리적 상황에서 벌어지듯이, 학습과 일생동안의 학습과 관련된 문제들도 탐구할 것이다.

정의 (Definition)

어떤 기술(skill)을 학습하는 과정, 어떤 기술을 훈련하는 것, 수행(performance)사이를 구별하는 일은 중요하다. 수행의 일시적 변화와 학습과 관련된 비교적 영구적인 변화 사이에는 차이가 있다. 훈련(training)은 치료사가 환자에게 특정한 운동 지시를 기억하게 할 때, 또는 선생님이 특정 질문에 대한 정확한 답을 제공할 때 생긴다. 훈련은 흔히 단기 **수행력**(performance capability)을 만들어 낸다. 수행은 연습 기간 동안에 쉽게 관찰할 수 있는 일시적 행동변화로 정의한다. 그에 반해 학습은 수행자가 직면해 있는 문제에 대한 해결책을 찾을 수 있도록 할 때 발생한다(Fredricks & Saladin, 1996). 학습이 발생했을 때, 학습자는 능동적으로 문제를 해결하고 다양한 상황에서 해결방안을 이끌어 내는 능력을 보인다. 많은 치료적 중재 상황에서는 훈련이 적당하다할지라도 대부분의 치료적 중재는 학습에 중점을 둬야 한다.

학습(learning)은 연습이나 경험의 결과로 발생하는 반응 능력의 비교적 영구적인 변화이다(Schmidt & Lee, 1999). 의미를 분명히 하기 위해, Schmidt와 Lee(1999)는 다음과 같이 유추하였다; 물이 얼면 변화가 일어나서 얼음이 된다. 그러나 이 변화는 가역적이다. 온도가 올라가면 얼음은 녹아 물이 된다. 반면에 계란을 요리하게 되면, 계란 또한 형태가 변하지만 물과는 달리 이전의 상태로 되돌릴 수 있는 상황은 없다. 그래서 이 변화는 물의 경우에서 볼 수 있는 가역적 변화에 비해 영구적인 변화이다. 학습은 영구적인 변화(계란)인 반면 훈련은 일시적 변화(물)이다. 예로 든 이 상황은 쉽게 관찰할 수 있지만, 학습의 경우는 항상 관찰이 가능한 것이 아니다.

운동학습 대 운동조절 (Motor learning versus motor control)

운동조절과 운동학습을 구별하고 정의를 명확히 하는 것은 중요한 일이다. 두 용어가 비슷하게 들리기 때문에 잘못 사용되기도 하지만 두 용어는 뚜렷이 구별되는 연구 영역이며 각기 독특한 임상 견해를 제공한다.

운동조절(motor control)은 움직임의 특성과 원인에 대한 학문으로, 움직임과 자세에 대한 조절과 협응 모두에 중점을 둔다. 운동조절 영역은 주로 신경생리학의 특수화된 학문에서 시작되었으며 신경계의 신경기능과 진화 모형에 근접조명하고 있다. 움직임은 다양한 과정들의 상호작용으로 나오는 것이기 때문에 운동조절 또한 지각(perception)과 인지(cognition)를 포함하는 모든 상호작용적 과정들에 관한 연구를 포함하고 있다(Shaftway-Cook & Woollcott, 2001). 움직임이나 동작(action)은 항상 환경적 맥락 내에서 일어난다. 그래서 감각-지각 체계는 환경 내에서 몸에 대한 정보를 제공한다. 주로 움직임이 의도(intent)없이는 나오지 않기 때문에, 주의(attention), 동기(motivation), 움직임 조절의 감정적 측면과 같은 인지과정 또한 운동조절에 필수적이다. 운동조절은 개인(환자), 과제, 환경간의 상호작용으로 발생한다. 4장에 요약되어 있는 것처럼, 운동조절에는 수많은 다른 이론들과 모형들이 있다. 어떤 이론들은 말초 영향에 중점을 두며, 다른 이론들은 중추적 영향에, 또 다른 이론들은 행동(behavior)을 조절하는 환경에서 나오는 정보의 역할에 중점을 둔다. 모든 이론들은 어느 정도 독특한 견해를 제공하기 때문에, 다른 견해와 임상적 제안을 제공하기 위해서는 탐구적인 학생과 치료사들이 검토해야 한다.

운동학습(motor learning)은 전형적으로 "운동기술(motor skill)"이 어떻게 습득되는가에 관심을 둔다. 운동학습에 대한 이해는 주로 심리학과 체육 분야에서 나왔다. 운동학습은 경험과 연습의 결과로, 상대적으로 영구적인 운동수행능력 변화를 일으키는 과정이다. 운동학습에 영향을 주는 세 가지 주요 인자들은 환경적 조건, 인지과정, 움직임 구성이다(Jarful, 1994). 작업치료와 물리치료 중재는 운동학습의 모든 기본적 특성을 포함한다. 치료사는 지시(instruction), 되먹임(feedback), 연습기회 그리고 환자 격려(encouragement)를 제공한다. 치료사들은 환자/의뢰인들이 기술을 습득할 수 있도록 안내하는 지시, 연습, 되먹임과 같은 가르침 전략을 이용한다. 운동학습에 대한 이해는 환자를 학습자로 보는 치료사의 능력을 향상시켜 주어 치료사가 환자의 기능재활을 가장 효율적으로 최대화 시킬 수 있도록 해준다. 운동학습의 원리에 따라 치료가 이뤄지면, 환자/의뢰인의 경과는 최대한으로 좋아질 것이다.

운동학습에 관한 이론은 학습동안의 되먹임과 연습의 역할을 강조한다. 이는 운동학습을 공부하는 학생이 학습이나 환자의 경과가 어설픈 초기 시도에서 기술 습득까지의 단계에서 일어난다는 것으로 생각하게 하는데 도움이 된다. 이 단계를 거치면서 신중하게 가르침 전략을 사용하는 것이 능숙한 치료사의 기본이다. 운동학습은 두 단계를 거친다. 습득(aquisition) 또는 연습단계. 이 단계는 기술을 학습 또는 재학습하는 단계이다. 보유(retention) 또는 전이(transfer)단계, 이 단계는 새로운 상황에 적용하고 상기시키고자 정보를 저장하는 단계이다. 습득단계는 수행을 나타내며 보유와 전이단계는 학습을 나타낸다(Magill, 1989; Sage, 1984; Schmidt, 1988, 1999).

요약하자면, 운동조절 과정은 신경회로와 신경생리학적 상호작용을 포함한다. 운동조절 과정은 아주 작은 간격, 즉 순식간에 발생한다. 운동학습은 몇 시간, 며칠, 몇 주에 걸쳐 발생하는 과정이다(Shaftway-Cook & Woollcott, 2001). 숙련된 치료사는 운동학습과 운동조절에서 얻은 핵심 개념들을 환자/의뢰인 중재로 통합시켜야 한다. 운동조절 이론은 이 책 2, 3, 4장에 나와 있다. 이번 장에서는 운동학습을 다룰 것이다.

우리는 어떻게 학습을 하는 걸까?
How do we learn?

학습은 그 능력이 어려워질 때까지 거의 항상 매력적인 것으로 여겨지는 능력이다. 어떻게 뇌는 의식적 집중 없이도 명령에 대한 정보를 부호화하고, 저장하고, 기억해내는 걸까? 예로, 어떤 학생이 근육의 이름, 기시점, 정지점, 동작을 학습할 때 그 학생의 뇌는 어떻게 변하는 걸까 그리고 그것을 학습하기 직전과는 어떻게 달라지는 걸까?

학습이란 지식이나 능력의 습득이다; 기억(memory)은 그 지식과 능력의 보유와 저장(retention and storage)이다(Kupfermann, 1991). 학습은 우리가 지식을 습득하는 실제적인 과정을 반영한다. 반면에 기억은 그 과정의 결과물이다. 학습의 신경생물학(neurobiology)에 대해 논의하자면, 둘 모두를 논의하는 것이 중요하다.

기억저장은 단기기억과 장기기억 요소로 나눠진다. **단기기억**(short-term memory)은 실제로는 순간기억(working memory)으로 몇 분 동안 만 지속된다. 단기기억은 짧은 기간 동안 전화번호와 같은 여러 개의 숫자를 기억하는데 사용된다. **장기기억**(long-term memory)은 실제로 뇌에 저장되며 후에 기억재생이 가능하며 운동학습 과정과 밀접한 관련이 있다. 그러므로 진짜(true) 학습은 장기기억이 이루어져야 가능하다. 한번 구조적으로 등록되면, 장기기억은 쉽사리 사라지지 않는다(Shumway-Cook & Woollacott, 2001).

학습과 기억으로 인해 뇌에서 발생하는 최소한 2가지 형태의 변경이 있을 것으로 생각된다. 첫 번째 것은 신경원(neuron)의 내부구조의 변화이며 두 번째 변경은 연접 수의 증가 이다. 심지어는 초기 단계에서도 장기기억 형성은 뇌 연접의 효율성이 기능적으로 변화된 것을 의미한다. 후기 단계에서는 이 연접 연결들이 실제 구조적 변화가 동반된다. 학습과 기억과 관련된 이 변화들은 특정 뇌구조에만 국한되는 것이 아니라 뇌 전체 부분에서 발생한다. 학습과 기억 저장에는 중추신경계 내의 수평과정과 수직계층적 과정 모두가 관여하며 다양한 수평 정보 채널이 사용된다. 정보는 뇌의 많은 다른 영역들에 저장될 수 있다. 현재 지식은 기억이 뇌 전체에 분포되어 있는 신경원 그물망 사이 연접 연결의 어떤 형태의 변화로 구성되어 있다고 제안한다. 기억 능력의 소실은 병변 부위뿐만 아니라 손상된 겉질(피질)의 크기와도 관련이 있다.

임상 사례:

이 내용은 왜 기억 결손과 학습장애가 그렇게 많은 유형의 신경학적 손상을 동반하는 지를 설명한다. 기억과 학습과정은 뇌의 특정 부위에만 국한되는 것이 아니다. 뇌 손상을 가진 환자들은 광범위한 뇌 손상 때문에 현저한 기억장애와 학습장애를 나타낸다. 이에 반해 뇌종양이나 국소적 뇌졸중이 있는 환자들은 매우 경미한 기억 소실을 보인다.

운동기억은 특별히 운동행동과 관련된 감각 정보로 저장된다. 그래서 사람은 특정 움직임을 했던 것을 기억해 낼 수 있다. 기억흔적(memory trace)은 빈번하게 또 능숙하게 수행되는 움직임을 위해 만들어진다(Sabari, 1991; Smyth, 1984; Stelmach, 1982). 연구에 따르면 사람들은 초기 움직임의 모든 측면들을 조절할 수 있는 기회를 가질 때, 가장 효율적으로 움직임을 회상해낼 수 있다고 한다. 초기 움직임 측면들은 움직임의 준비계획, 시작(initiation), 실행(execution), 종료(termination)이다(Smyth, 1984). 이러한 움직임 순서에 대한 능동적인 계획, 실행, 종료 때문에 사람은 움직임과 관련된 운동학적, 시각적, 운동정보를 가장 효율적으로 부호화할 수 있다. 환경적 상황이 가장 중요한 인자라는 것이 증명되었다. 실제 환경 내에서 특정 과제의 일부분으로 어떤 움직임 순서가 실행된다면, 실제 환경이 아닌 곳에서 움직임이 학습될 때보다 더 효율적으로 등록된다.

어떤 기술을 반복적으로 연습하면 연접의 효율성이 향상되고 감각과 운동겉질내의 신경전달로에서 장기강화(long term potentiation; LTP)가 일어난다(Asanuma & Keller, 1991). 좀 더 연습을 하면, 이 감각-운동 겉질 전달로의 변화가 시상과(2장에서 말한 이 중계소의 중요성을 기억하라) 대뇌 겉질 사이의 전달로의 효율성을 증가시킨다. 이 연구 결과들은 몸감각겉질이 장기강화를 통해 새로운 기술을 배우는데 참여하며, 훈련 후에는 시상과 같은 다른 영역들로 전환되어 능숙한 움직임을 자동으로 만들어 내는데 기여한다는 점을 말해준다(Asanuma & Keller, 1991).

학습의 유형과 임상과의 관련성 (Types of learning and clinical correlates)

학습은 감각정보와 운동정보가 구성되고 통합되는 복잡한 중추신경계의 현상을 포함하는 일련의 과정들을 통해 이루어진다. 이 과정은 특정 중추신경계 구조의 기능이 아니라 광범위한 신경망 발달을 말한다. 기능적 기술을 습득하고 재학습하는 것을 촉진하도록 구성된 치료들이 학습의 잠재적 과정들을 일으킨다. Shumway-Cook & Woollacott (2001)가 간결하게 설명한 것처럼, 학습에는 두 가지 방식이 있다; 비연합학습(non-associative)과 연합학습(associative). 이 용어들은 자극과 결과가 서로 연결 또는 연합되어 있는 과정으로 인해 학습이 발생하거나 발생하지 않는 것을 나타낸다.

■ 비연합학습 (Nonassociative learning)

비연합학습은 단일 자극이 반복적으로 주어질 때 발생하며, 신경계가 그 자극의 특성을 배우게 된다(Kupfermann, 1991). 비연합학습은 두 자극 사이의 시간적 관계를 나타내지 않는다. 가장 단순한 비연합학습의 유형은 습관화(habituation)와 민감화(sensitization)이다(Shumway-Cook & Woollacott, 2001).

습관화(habituation)는 통증이 없는 자극에 대한 반복적 노출로 인해 행동이 감소하는 것이다. 일상생활에서 단순한 예는 시계의 째깍 소리를 무시하는 경우와 또는 피부에 닿고 있는 옷 상표의 느낌을 의식적으로 느끼지 못하는 경우이다. 습관화의 임상적 예는 안뜰(전정)기관 기능부전이 있는 환자의 어지럼증을 감소시키는 활동이나 신경학적 혼란 상태에 있는 아동의 감각방어를 감소시키는 방법을 들 수 있다. 습관화를 설명하는 생리적 기초는 지속적인 자극 후에 발생하는 감각 신경원 사이의 연접활동이 감소하여, 감각 운동 연접의 흥분성 연접이후 전위(excitatory postsynaptic potential; EPSP)가 감소하고 결과적으로 연접 억제(depression)가 일어나는 것으로 생각된다(Cohen, 1999; Shumway-Cook & Woollacott, 2001).

민감화(sensitization)는 계속되는 자극 이후에 위험한 자극이나 유해한 자극에 대한 반응이 증가하는 것이다. 일상생활의 예는 예기치 않은 폭발이나 충돌 이후에 느끼는 "깜짝 놀라는 감정"이며, 이로 인해 각성 수준이 증가하는 경우이다. 민감화의 임상적 예로는 환자의 안정성을 향상시키기 위해 환자의 자극 인식을 증가시키거나 혼수상태에 있는 환자를 깨우기 위해 자극을 사용하는 경우이다. 민감화를 설명하는 생리적 기초는 연접 효율성을 강화하여 신경전달물질의 이동을 증가시키는 것과 관련이 있을 것으로 생각된다. 단기간 민감화는 이전에 존재하던 단백질 구조의 변화와 관련이 있는 반면에 장기간 민감화는 새로운 단백질 합성과 관련이 있으며 이로 인해 실제적 구조

변화가 일어나는 것으로 생각된다(Shumway-Cook & Woollacott, 2001).

좀 더 복잡한 비연합학습의 예는 지각학습 또는 감각학습이다. **지각학습**(perceptual learning)은 자발적인 정신 리허설 기전(rehearsal mechanism)을 제공하는 것으로 생각되는 회로를 통해 감각 기억 형성을 일으킨다. 생리적 기초는 뇌 안에 입력된 표상(representation)이 만들어져 저장된 다음, 다른 신경 영역과 전달로와 직렬과 수평으로 연결을 가지는 것으로 가정하고 있다. 지각 학습의 임상적 예는 환자에게 새로운 기술을 시각적으로 시연하는 것이며, 이 시연이 저장되어 있는 그 기술이나 유사한 기술의 감각기억을 재가동시키는 과정을 활성화한다고 생각하고 있다.

■ 연합학습 (Associative learning)

연합학습은 학습자(환자)가 환경 내에서 인과관계를 감지하고 설정하는 것을 돕는 생각들의 연합을 의미한다. 연합학습에서는 두 개의 사건이나 자극이 시간적으로 짝을 이루며, 환경내에서의 인과관계에 대한 결론이 도출된다. 사건들 사이의 핵심적인 관계를 인지하는 것은 행동을 새로운 상황에 적응시키는데 필수적인 부분이다. 연합학습은 아마도 장기강화(LTP)로 인해 발생하며, 빠르지만 주기적인 흥분성 들신경원 자극이 연접강도(synaptic strength)를 지속적으로 증가시킨다(2장을 보라). 연합 학습의 예로는 고전적 조건화, 조작적(도구적) 조건화, 절차적 학습, 서술적 학습이 있다.

고전적 조건화(classical conditioning)는 어떤 과정에서 자극을 연결하는 것을 학습하는 것이며, 처음에는 약한 자극이 더 강한 자극과 결합되면서 더 효율적으로 어떤 반응을 만들어 낸다. 고전적 조건화는 Pavlov(1927)가 개의 침분비를 유발하는데 사용한 조건화 절차에 대해 설명하면서 처음으로 기술하였다. 예로, 아이들은 진료실에서 흰가운을 입은 의사나 간호사를 두려워한다. 왜냐하면, 그 환경과 흰가운을 입은 사람들을 주사를 맞는 것과 같은 통증성 사건과 빠르게 연합해버리기 때문이다. 임상적으로는 환자/의뢰인들의 학습이 의미가 있거나 관련이 있는 과제와 환경에서 가장 잘 일어난다는 것이 중요하다. 왜냐하면 이런 전달이 의미 있는 사건과 자극을 연합시키는 경향이 있기 때문이다. 치료환경은 우호적으로 지지를 해주는 환경이어야 한다. 모든 연령대의 환자/의뢰인들을 치료를 긍정적 사건과 연합시킨다. 고전적 조건화를 뒷받침하는 생리적 기초는 민감화에 관여하는 연접 강화 과정이 확장된 것으로 생각된다. 연접 효율성 증가는 연접 이전과 이후 세포에서 발생하는 세포장애나 대사변화로 인해 발생한다.

조작적(도구적) 조건화(operant conditioning)는 학습자가 이미 만들어진 많은 반응들 중 특정 반응을 결과와 연합하는 시행착오적 학습이다. 보상을 받은 행동은 반복하는 경향이 있다. 치료사들이 사용하는 고전적 조건화의 임상적 예는 환자가 기술을 습득하게 됨에 따라 보조 수준의 연속선에서 환자를 다음 단계로 진행시키는 경우이다. 학습자(환자)가 새로운 기술을 얻게 됨에 따라, 치료사는 그 새로운 행동을 형성시킨다. 조작적 조건화는 임상 중재에 효율적인 도구들을 제공한다: 구두 칭찬, 생체되먹임 또는 치료시간의 구성. 그를 통해 환자에게 중요한 과제가 성공적으로 성취되었을 때 특정한 움직임이 보상을 받게 된다. 조작적 조건화를 뒷받침하는 생리적 기초는 고전적 조건화에서의 세포기전과 같다.

절차적 학습(procedural learning)은 움직임 습관을 형성함으로써 어떤 과제를 배우는 과정이다. 이런 유형의 학습은 어떤 동작을 여러 차례 반복함으로써 시간이 경과함에 따라 천천히 발생한다. 다양한 환경에서 움직임을 지속적으로 반복하면, 그 움직임을 위한 규칙을 학습하게 되거나 "움직임 도식(movement schema)"을 학습할 수 있다(Shumway-Cook & Woollacott, 2001). 그러면 움직임은 의식적 사고 없이도 자동적으로 수행될 수 있다. 이런 학습 유형의 임상적 적용의 예는 다양한 환경과 상황 즉, 다른 의자나 침대 그리고 다른 자세에서 안전하고 효율적으로 환자가 이동할 수 있도록 기회를 제공하는 것이다. 이를 통해 환자는 다양한 상황에서 사용할 수 있는 "이동규칙"을 배울 수 있으며(Shumway-Cook & Woollacott, 2001), 나중에 환자가 낯선 상황에서 안전하고 효율적으로 이동할 수 있도록 준비시킬 수 있다. 절차적 학습을 뒷받침하는 생리적 기초는 장기간에 걸쳐 운동학습을 세밀하게 수정시킬 수 있는 독특한 회로를 가진 소뇌가 관여하는 것으로 가정한다.

서술적 학습(declarative learning)은 계속해서 회상할 수 있는 지식을 만들기 때문에 인식이나 집중과 같은 과정들이 필요하다. 이런 방식으로 학습한 기술은 그 기술을 학습했던 상황뿐만 아니라 다른 상황에서도 재현할 수 있다. 심상연습(mental practice)이 바로 전통적인 서술적 학습의 예이다. 임상에서는 매우 자주 사용되는데, 치료사가 구두로 절차를 환자에게 설명하면 환자는 연습시간 동안 또는 연습 전에 심상으로 연습한다. 매우 좋은 에너지 절약 기법이라 할 수 있다. 서술적 학습의 생리적 기초는 공간적 기억(spatial memory) 생성에 관여하는 관자엽과 해마에 있는 회로가 관여하는 것으로 생각된다(Shumway-Cook & Woollacott, 2001).

이론적 배경/운동학습 이론
Theoretical Background / Motor Learning Theories

과거 40여 년 동안, 운동학습 이론은 매우 발달하였다. 모든 이론들은 각자의 관점과 제한점을 제공한다. 이 이론들의 핵심 요소와 임상적 견해는 표 5-1에 나와 있다. 또한 뇌에 대한 이해가 확대됨에 따라 각 이론들은 확대, 발전할 것으로 예상된다.

Adams의 닫힌-회로 이론 (Adams' closed-loop theory)

1971년 체육분야의 연구자였던 Adams는 운동학습에 대한 첫 번째 종합 이론을 제시하였다. Adams는 움직임 발생 시 나오는 감각 되먹임과 저장되어 있는 의도한 움직임 기억이 비교된다고 제안하면서, 중추신경계가 수정을 위한 기준점(reference)과 오차를 감지하는 능력을 가진다고 제안하였다(Adams, 1971; Ivery, 1997). 이 과정을 감각 되먹임과 능숙한 움직임 생성 사이의 닫힌 회로 과정으로 설명하였다. 이 닫힌 회로 이론에서는 이 과정이 발생하는 데에는 뚜렷이 구별되는 두 개의 기억 유형이 중요하다고 제안한다. 뇌는 움직임 선택과 시작 시에는 기억흔적(memory trace)을 사용하며, 연습 기간을 거친 다음에는 지각 흔적(perception trace)이 형성되어 수정을 위한 내적 기준을 제공하게 된다. Adams는 기억 흔적에 의해 움직임이 시작된 후에는 지각흔적이 움직임 실행과 오차 감지 역할을 맡게 된다고 하였다(Shumway-Cook & Woollacott, 2001). 이 이론은 치료사들에게 연습의 중요성과 운동 재교육 시 재훈련의 가치를 일깨워주긴 하지만 새로운 움직임을 어떻게 학습하는가 또는 어떻게 감각 되먹임 없이 움직임이 일어나는가를 설명하는 면에서는 제한점을 가진다.

Schmidt의 스키마 이론 (Schmidt's schema theory)

Schmidt는 스키마를 자세한 특정 운동 프로그램이라기보다는 그냥 기억에 저장되어 있다고 하였다. **스키마**(schema)는 운동, 동작, 지각, 사건에 대한 일반화 또는 규칙을 나타내는 추상적인 기억 구성물로 정의한다. 그렇기에 이 이론은 빠른 움직임 실행을 설명할 수 있으며, 느린 움직임은 되먹임에 기반을 두고 있지만 빠른 움직임은 전반적으로 형성되어 있는 움직임 규칙 또는 **운동 프로그램**(motor program)에 더 기반을 둔다는 이론을 주장한다. "운동 프로그램"은 움직임을 위해 미리 준비되어 있는 기억 속에 있는 추상적 구조이다; 이 운동프로그램이 실행되면 오차 수정을 선택하는 되먹임의 참여 없이도 움직임을 일으키는 근육들의 수축과 이완이 일어난다(Schmidt & Lee, 1999, p.189). 그 다음, 다른 명령을 선택할 때는 덜 자동적인 과정이 관여한다(Duncan & Badke, 1987).

이 이론에서 운동 프로그램은 특정 과제 요구에 따라 수정될 수 있는 미리 만들어져 있는 일반화된 계획이다(Duncan & Badke, 1987). 임상적으로 이 이론은 다양한 움직임을 연습하는 것이 확장된 규칙이나 스키마의 발달을 통해 학습을 향상시킨다는 개념을 지지한다(Schmidt, 1999). 또 되먹임의 임상적 가치, 다양한 연습의 중요성, 열린 환경과 변화하는 환경에서 기술을 학습하는 것의 가치를 지지한다.

생태학적 이론 (Ecological theory)

생태학적 이론에서 학습이란, 학습자가 과제와 환경에 맞는 적당한 전략을 찾게 됨에 따라 지각과 동작(action)사

표 5-1
운동학습 이론의 비교: 임상 실기에 대한 기여도

운동학습이론	핵심개념	제한점	현 임상 실기에 대한 기여도
Adams 닫힌 회로 이론	감각 되먹임과 저장된 움직임 기억이 서로 비교된다. CNS가 수정을 위한 기준을 제공한다. 뇌는 움직임 선택과 시작 시에 '기억 흔적' 을 사용한다. '지각 흔적' 은 '연습시간' 에 걸쳐서 형성된다.	새로운 움직임 실행을 설명하는데 제한적임. 감각 되먹임 없이 움직임이 어떻게 일어나는가를 설명하는데 제한적임.	연습의 중요성을 강조함.
Schmidt의 스키마(도식) 이론	운동 행동을 위한 규칙을 나타내는 스키마 혹은 추상적 기억 구성물이 기억에 저장되어 있다. 시간적으로 빠른 과제들은 '운동 프로그램' 으로 저장되어 있는 규칙에 기반을 두는 반면, 느린 움직임은 되먹임에 더 기반을 둔다.	움직임에 대한 되먹임의 가치를 강조하지 않는다. 운동 프로그램이 일반화되고 이미 구성된 계획이라는 제안은 제한적이며 단순한 관점이다.	환자는 움직임 규칙을 배울 필요가 있다. 그래서 이 규칙이 새로운 상황이나 더 광범위한 환경에 일반화되도록 한다. 다양한 움직임을 연습하면 규칙이나 스키마가 확장되어 학습이 증진된다는 개념을 지지함. 되먹임의 임상 가치를 증진함. 연습 가변성의 중요성을 강조함. 열린 환경과 변화하는 환경에서 기술을 학습해야 한다는 중요성을 강조함.
생태학적 이론	학습자가 효율적인 전략을 찾게 됨에 따라, 운동학습은 지각과 동작 사이의 협응을 증가시킨다. 지각 암시의 가치를 강조함. 움직임 탐구의 역동적 특성을 강조함.	지금까지의 이론들을 종합하고 있음.	움직임 대상자를 능동적 문제해결자로 보는 관점을 중요하게 강조함. 연습, 되먹임, 능동적 처리 학습의 가치를 강조함. 학습의 전이는 두 과제의 유사성에 달려 있다. 다양한 환경의 특정 억제 내에서 과제를 학습하는 가치를 강조함.

출처: Craik, R. L., & Oatis, C. A. (1995). Gait analysis: Theory and application, with permission from Elsevier.

이의 협응이 증가하는 과정이라고 주장한다(Newell, 1991). 이 이론에서는 학습자가 가장 효율적인 움직임 전략을 연습하고 찾을 때, 지각 암시(perceptual cues)의 중요성을 강조한다. 이 이론의 중심 가정 중 하나는 운동 기술의 전이는 두 과제의 유사성에 달려 있다는 점이며, 이 유사성에는 적절한 지각-운동 전략과 상대적으로 독립적인 근육 사용이 포함된다. 이 접근법에서는 특정한 억제(constraints)와 다양한 환경 내에서 어떤 과제를 학습하는 동안 능동적으로 겪게 되는 문제 해결 그리고 움직임 특성을 역동적으로 탐구하는 것을 강조한다.

학습의 핵심 요소와 치료적 고려사항
Key Elements of Learning and Therapeutic Considerations

치료환경 (The therapeutic environment)

학습환경의 물리적 측면은 환자/의뢰인 학습을 촉진하는데 필요한 첫 번째 중요한 고려사항이다. 환경이 다양한 학습환경이 되도록 하려면, 재활 환경은 능동적 참여를 위한 기회를 제공해줄 수 있어야 한다. 문헌들에 따르면, 환경적 인자는 사람들이 어떻게 목적있는 움직임을 구성하고, 과제를 실행하는지에 영향을 줌으로써 학습 결과에 영향을 준다(Sabari, 1991; Trombly & Radomski, 2001). 개인 고객의 요구를 파악하는 것이 최우선이다. 학습의 초기 단계에서는 닫힌 환경이나 통제된 환경이 적당하다. 밝은 빛이나 소음과 같이 외부에서 발생하는 환경적 스트레스 요인들은 최소화해야 한다. 치료사는 자신 또한 환자의 환경의 일부라는 것을 기억해야 한다. 그래서 음성이나 음량과 같은 개인적 태도, 강한 향수 사용, 다른 관련없는 자극을 고려해야 하며 그것들이 환자에게 어떻게 영향을 미치는지도 고려해야 한다.

학습은 특정 환경 내에서는 과제 특이적이기 때문에 과제는 그 과제가 자연적으로 이뤄지는 환경에서 연습해야 한다. 수행(performance)이 일정해지면, 치료사는 환경을 수정해야 한다. 그래서 환경을 열린 환경으로 바꾸어서 자연스런 간섭(interference)의 양을 증가시킨다. 연구에 따르면, 성인이나 아동 모두 다양한 환경에서 이뤄지는 중재에 긍정적으로 반응한다는 것이 증명되었으며, 새로운 기술을 다양한 상황에 적용하도록 요구해야 한다(Toglia, 1991). 운동학습 이론들 중, 생태학적 이론은 수행자와 환경 사이의 상호작용을 강조하며, 운동 행동은 환경 내의 규칙적 조건(regulatory condition)의 결과로 발생한다고 제안한다. 환경은 성공적인 목표 달성에 직접적으로 영향을 미친다. 새로운 과제를 할 때, 친숙하지 않은 환경은 그 사람이 처리하던 것 보다 더 많은 능력을 요구하여 더 낮은 기능 수행을 초래한다. 치료사들은 임상 환경에서 환자의 수행을 관찰할 때 보이는 것이 환자의 적절한 수행을 나타내는 것이 아니라는 것을 알고 있다(Park, Fisher & Velozo, 1994). 자연스런 환경에 익숙해지면, 처리 기술이 향상되어 환자는 운동이나 인지 결손을 보상할 수 있게 된다(Nygard, Bernspang, Fisher & Winblud, 1994; Park et al., 1994). 감각, 시각, 청각 정보가 풍부한 자연스러운 환경은 초기 기술 습득 동안이나 전이와 보유단계 동안, 적절한 수행을 이끌어 낸다는 것이 증명되었다(Ma, Trombly, & Robinson-Podolski, 1998).

각성과 주의력 (Arousal and attention)

각성과 주의력은 어떤 활동에 필수적인 인지기능에 필요한 기본과정이다. 신체의 의식 시스템이 각성과 주의력을 관장한다. **각성**(arousal)은 전반적인 경계 수준이나 대뇌겉질의 흥분 수준을 나타낸다. 낮은 각성은 잠이나 졸린 상태와 관련 있는 반면에 높은 각성은 높은 에너지나 흥분과 관련이 있다. **주의력**(attention)은 환경에서 오는 정보를 처리하고 장기기억에서 정보를 되살리는 뇌의 역량이다(O'sullivan, 2001). 주의력은 자극에 반응하고 알아차리는, 원하는 정보에 집중하고 상관없는 정보는 무시하는, 필요할 때 다른 정보에 집중하는, 집중하는 상태를 유지하는 능력이다(Ben-Yishay, Rattok & Diller, 1987; Shimelmann & Hinojosa, 1995). 주의력은 그물체, 시상하부, 해마, 편도체, 이마엽을 통해 조절되는 것으로 믿고 있다(Ayres, 1972; Bracy, 1972).

약물, 시간, 피로, 감성 상태와 같은 여러 인자들이 각성에 영향을 미칠 수 있다. 어떤 각성 수준은 적당한 운동수행에 필요하며 운동학습 발생에도 필요하다. 높은 각성 상태는 수행을 어렵게 할 수 있으며 학습을 방해한다. 반면에 낮은 상태는 효과적인 수행에 요구되는 필요한 반응을 이끌어 낼 수 없다(O'Sullivan, 2001). 뇌손상 환자들은 혼수상태나 반혼수상태에서 보이듯이, 감소된 각성과 경계를 보인다. 반면에 뇌손상은 흥분상태를 보일 수도 있다. 두 경우 모두에서 환자는 효과적으로 정보를 처리할 수 없으며 선택적으로 특정 입력에 집중할 수 없다.

주의력 결핍은 선택적 주의력, 지속적 주의력, 분할 주의력이 특징이다. **선택적 주의력**(selective attention)은 관계없는 자극을 걸러내면서 특정자극에 집중하는 능력이다. 선택적 주의력이 있는 사람은 정보를 선별하고 처리할 수 있어서 관련 있는 정보에 집중하면서 관련 없는 자극은 무시한다. **지속적 주의력**(sustained attention)은 과제에 필요한 적절한 시간 동안 주의력을 유지하는 능력을 필요로 한다. **분할 주의력**(divided attention)은 동시에 여러 과제를 시행하는 능력이다. 주의력 결핍을 효율적으로 사정하는 데에는 치료사의 주의 깊은 사고가 필요하다. 일반적인 중재 전략은 주의를 빼앗기지 않는 환경을 구성하고 환자에게 주어지는 정보의 양을 제한한다. 환자가 친숙한 운동 동작을 생각해 낼 수 있도록 환자의 이전 지식과 과제의 핵심 요소에 초점을 두어야 한다. 치료 시간은 짧게, 휴식 시간은 자주 갖도록 하여 환자의 한정된 주의력 시간을 순응시키도록 시간을 배정해야 한다(O' Sullivan, 2001).

과제에 대한 주의력에 대해, 한 연구에서는 학습자가 자신들의 움직임의 영향에 주의력을 둘 때가 동작의 세세한 사항에 주의력을 둘 때보다 학습이 좋다는 것을 보여주었다(McNevin, Walf & Carlson, 2000). 이 연구자들은 학습자에게 움직임 패턴에 의식적으로 집중하지 않고 과제를 하게 하는 "비인식(nonawareness) 전략"이 의식적으로 움직임에 집중하는 "의식 전략"보다 습득과 전이 단계 동안 더 효율적인 수행을 만든다는 것을 알아냈다. 학습을 하는 동안에는 환자에게 움직임 패턴 그 자체에 집중하도록 요구하는 것보다 움직임의 목적에 주의력을 두도록 하는 것이 더 좋다. 수행자가 자신의 주의력을 움직임에 두면 자동적 기술 실행을 망칠 수 있으며, 새로운 기술 학습에 미치는 영향을 방해할 수 있다는 근거가 있기 때문에 앞의 내용은 타당하다.

임상 사례:

우리 모두는 이런 현상을 경험해 본 적이 있을 것이다. 움직임 패턴에 신경 쓰지 않는 경우와 비교했을 때, 자신이 움직이는 것을 지켜보는 동안 움직임 수행이 더 흐트러지는 것을 경험한 사람은 우리들 중 얼마나 될까? 치료사가 사용하기에는, 특히 중재 초기에, 내부적 면에 주의력을 두는 것이 더 적당하다. ▪

동기와 의미 (Motivation and meaning)

동기(motivation)는 목표를 달성하기 위해 어떤 시스템을 자극하거나 사용하려는 경향이 있는 내적 상태이다(Schmidt, 1999). 동기는 과제에 참여하도록 이끌거나 과제 참여를 유지하는 힘이라고 표현할 수도 있다. 동기 학습은 매우 개인적인 과정이다. 어떤 사람의 관점 내에서 개인의 목표에 강조를 둬야 한다. 학습자는 움직임 실행에서 만족을 경험해야 하며 더 높지만 성취 가능한 목표를 성취할 수 있도록 격려해줘야 한다. 목표를 성취하도록 동기부여를 하려면 환자가 목표와 과제의 의미를 이해할 수 있도록 해야 한다.

임상 사례:

환자의 동기를 끌어 올리고 유지하기 위한 노력으로 다음의 임상 실기들을 기억해 둘 필요가 있다:

- 목표 설정에 환자/의뢰인 그리고 보호자가 참여토록 한다. 그 사람에게 환자의 과거 경험과 친숙한 것들을 포함하여 어떤 활동이나 과제가 의미가 있는지를 환자와 보호자에게 알아낸다.
- 동기를 끌어올리기 위해 긍정적 강화를 이용한다.
- 치료 시간마다 성공할 수 있도록 한다. ▪

동기 이론가들은 개인이 어떤 상황에 부여한 의미가 그 상황에 대한 선택, 노력, 지속성을 결정한다고 주장한다. 다시 말해, 어떤 사람은 자신에게 주어진 상황의 의미 때문에, 더 열심히 노력할 것이다(Lewthwaite, 1990). **의미**(meaning)는 만들어져 있는 판단이거나 도출된 개인적 의미를 나타낸다; 의미는 즉각적이고 얕은 수준부터 지속적이고 더 심오한 수준까지 다양하다(Baumeister, 1989). 의미는 사회적, 개인적, 문화적 요인이 결합해서 만들어지기도 하지만 의미는 역동적이며 시간 경과에 따라 심지어는 한 개인에서 조차 변할 수 있다.

임상 사례:

치료사들은 옆에서 지켜보는 사람(관객)들이 환자의 수행에 미치는 영향도 알고 있어야 한다. 우리는 모두 단지 지켜보기만 해도 수행에 영향을 주는 현상을 경험해본 적이 있다. 관찰로 인해 일어나는 이런 현상에서처럼, 지켜보는 사람이 수행에 긍정적 영향을 줄 수 있다. 그로 인해 수행은 "무대 조명을 받으며" 향상된다. 반대로 우리들 대부분은 무대 공포증을 실제 경험해 보았을 것이다. 그런 경우, 관객의 존재가 수행을 극적으로 떨어뜨린다. 치료사는 움직임 기술을 연습하거나 학습하는 동안 관찰에 대한 환자의 반응을 알고 있어야 한다. ▪

동기는 과제에 대한 환자/의뢰인의 목적 그리고 의미와 직접적으로 관련이 있다. 기능적 과제들을 사용하는 것이 건강을 증진하는 길이기 때문에, 기능적 과제는 대부분의 사람들에서 의미를 가진다. Nelson(1994)은 의미란 어떤 사람이 환경에서 무언가를 인지할 때 경험하는 해석과정이라고 정의하였다. 이 '무언가'는 목적과 관련이 있다. 추가된 목적은 활동의 의미를 증가시킨다. 이 추가된 목적은 다차원적인 목적의식이라 정의한다. 작업치료의 특징은 작업(occupation)에 숨겨진 운동이다. 이것이 운동상황에 목적을 추가한다(Ferguson & Trombly, 1996). "어떤 사람이 작업에서 의미를 찾게 되면 목적의식 수립이 가능해진다"(Nelson, 1994, p.23). 이런 감정 또는 정서적 의미는 수행향상과 학습에 중요할 것으로 생각되는 의미의 일종이다.

지시 (Instruction)

연습 전에 치료사가 주는 지시는 동기 부여 목적 면에서도 학습자에게 과제에 대한 정확한 정보를 전달하는 면에서도 중요하다. 지시는 구두, 시범과 같은 여러 형태로 이루어진다.

치료사의 구두 지시는 환자의 주의력을 각기 다른 수준의 과제 정보에 둘 수 있게 하는 잠재력을 가지고 있다. 운동 활동에 대한 구두 지시는 처음에는 움직임 전체에 대해 제공해야 하며 원하는 기술에 필요한 일반적인 속도와 정확도를 설명해야 한다(Gentile, 1987). 치료사는 환자의 주의력 수준과 정보를 처리하는 역량에 따라, 하나나 두 가지 필수 요소에 중점을 두어 구두 지시를 세분화하여 나눌 수도 있다. 간결성과 명료성은 고려해야 할 핵심 요소이다.

시연이나 시범은 구두 지시를 대체하거나 보충할 수도 있다. 시범은 초기 시연에서나 연습 도중에서나 효율적으로 사용할 수 있다. 관찰적 운동학습이 운동학습을 증진시킨다는 사실이 밝혀졌다(Weiss, Ebbeck & Wiese-Bjornstal, 1993). 동료가 보여주는 시범이 가르치는 사람의 시범보다 어떤 경우에서는 더 효과적이라고 밝혀졌다(Schmidt & Lee, 1999). 연구자들은 시범을 보이는 사람이 전문적인 수행자일 필요는 없으며, 다른 사람의 시범이 학습에 긍정적 효과를 준다는 사실을 밝혀냈다(Adams, 1986; Lee & White, 1990). 신체적 연습과 관찰적 연습을 번갈아가며 하는 프로토콜이 제안되고 있는데 가령 학습자가 쉬고 있는 동안, 시범자를 관찰하면서 학습을 계속할 수 있다. 이런 방법은 단체 치료 시에 치료적 이득을 위한 근거가 될 수 있다.

가이던스 (Guidance)

신체적 가이던스(guidance)나 구두 가이던스는 물리치료나 작업치료 영역에서는 흔히 "촉진(facilitation)"이라 하며, 신경계 재활에서 사용하는 주요 전략이다. 일반적으로 신체 또는 구두 가이던스는 다양한 수준의 움직임 과제 실행을 통해 학습자를 보조한다. 가이던스는 다음 상황에서 가장 효과적이라고 알려져 있다.

1. 연습초기
2. 낯선 과제를 수행할 때
3. 빠른 과제보다는 느린 과제 시에
4. 손상을 방지할 때
5. 두려움이나 불안감을 줄이고자 할 때(Schmidt & Lee, 199)

가이던스는 기술습득 단계 동안, 과제 연습 시의 수행에 긍정적 영향을 미치지만 장기간 학습에는 아니다.

학습이 진행됨에 따라 학습자가 운동과제를 잘 해내면 치료적 촉진을 포함하는 가이던스를 단계화하거나 줄일 필요가 있다. 가이던스는 과제에 대한 자연스러운 느낌을 수정시킨다. 그래서 학습자가 가이던스에 너무 의지한다면 학습자의 의존성을 증가시킬 수 있다. 계속적인 가이던스는 과제를 변경하며 과제를 전이하고 일반화하는 능력을 감소시킨다(Salmoni, Schmidt & Walter, 1984). 치료사는 독립적인 연습이 증가함에 따라 가이던스 사용을 줄이는데 중점을 둬야 한다. 필요하다면 치료사는 시행착오(trial and error), 독립적인 움직임, 움직임 가이드를 바꿔가며 사용해야 한다. 시행착오나 발견학습 과정은 학습을 증진한다. 치료 시에는 구두 입력과 함께 견고한 신체적 핸들링(handling)을 사용하는 것에서, 신체적 접촉을 더 줄이고 감독 하에서 구두 입력을 최소화 하는 것으로, 구두와 신체적 가이던스를 사용하지 않는 것으로 가이던스를 진행할 수 있다.

되먹임 (Feedback)

▪ 정의와 임상적 중요성 (Difinition and clinical importance)

되먹임은 학습에 영향을 주는 가장 강한 변인 중 하나이다(Schmidt, 1982). **되먹임**(feedback)은 기술 습득 과정에서 동작 조절을 위해 감각 정보를 사용하는 것을 말한다(Winstein & Schmidt, 1989). 되먹임은 가이던스, 수정을 위한 기준점 동기를 제공하기 때문에 중요하다. 적용하는 피드백의 종류는 환자의 학습 능력에 맞게 환자의 학습능력이 향상되도록 환자에게 특이적이어야 한다.

▪ 되먹임의 종류 (Types of feedback)

표 5-2에 나와 있듯이, 각기 다른 많은 피드백들이 있다. 되먹임은 정적이거나 부적 또는 내적이거나 외적일 수 있다. **내적 되먹임**(intrinsic feedback)은 움직임이 만들어지는 동안이나 이후에 고유감각, 피부, 시각, 안뜰, 청각 수용기에서 오는 몸 내부의 감각 정보이다. 정상적으로 내적 되먹임은 움직임과 함께 발생하는 "반응으로 만들어진 되먹임"이다. 신경학적 손상이 있는 환자들은 내적 되먹임이 변형된다. 이 경우, 외적 되먹임의 필요성은 더 커진다. **외적 되먹임**(extrinsic feedback)은 외부 근원지에서 움직이는 사람에게 제공되는 증강된(augmented) 정보이다. 치료사가 주는 구두신호와 촉각신호, 생체되먹임, 리듬이나 음악의 사용, 비디오 등은 임상에서 흔히 사용하는 외적 되먹임이다. 운동학습은 내적 되먹임 없이, 외적 되먹임만으로도 발생할 수 있다. 내적 되먹임이 손상된 신경학적 기능부전이 있는 사람을 치료할 때는 이런 것들이 중요해진다(Rothwell et al., 1982).

외적 되먹임의 목적은 **움직임에 대한 결과지식**(knowledge of the results; KR)이나 **수행지식**(knowledge about the performance; KP)을 제공하는 것이다. KR은 움직임이 결과나 반응 결과에 대해 구두로 제공되는 증강된 정보라고 정의한다(Duncan & Badke, 1987; Maill, 2001). KR은 후-반응 형태의 되먹임으로 오차 수정을 이끌고, 학습자에게 동기를 주며 적절하고 정확한 수행을 강화하는데 제공된다(Magill, 1987; Schreiber et al., 2000). KR의 예는 치료사가 환자에게 "셔츠를 뒤집어 입었어요"라고 말하는 경우이다. 반면에 KR는 수행결과를 만드는 움직임 패턴이나 특성에 대한 정보이다. KP는 흔히 치료사가 환자에게 주는 외적 되먹임을 나타낸다. '정보가 나타내는 수행 양상이 어떤 것이냐' 하는 면에서는 KR와 KP가 다르다. 앞에서 언급한 임상적 예에서, KP의 예는 '머리를 넣기 전에 먼저 셔츠를 돌리지 않았어요' 라고 말하는 경우이다.

표 5-2
되먹임의 종류

내재적	외재적
고유감각	결과지식
촉감	수행지식
안뜰감각	일반적인 임상 기전
시각	구두신호
청각	촉각신호
	비디오
	생체되먹임

임상 사례:

KP와 KR 사이의 차이를 더 설명하기 위해 다음 예를 제시한다. 치료사가 환자에게 손을 앞으로 뻗어 컵을 잡으라고 지시했다면, 치료사는 환자에게 목표치에 얼마나 도달했는지 또는 컵을 실제로 잡았는지 아니면 엎질렀는지에 대한 정보, 팔뻗기 성공과 관련된 정보를 제공할 수도 있다. 이런 정보를 KR 즉, 움직임 시도의 결과지식이라 할 수 있다. 이 경우에는 컵을 잡았는지 아니면, 실패했는지에 대한 정보이다. 추가적으로 치료사는 환자에게 뻗기 시도 동안의 팔의 높이, 적용한 관절 가동범위, 사용된 근력, 공간에서의 팔의 움직임을 협응하는 관찰 능력에 관한 되먹임(모든 수행 또는 KP의 특성)을 제공할 수도 있다. 그런 다음, 잘못되었거나 수행을 어렵게 만드는 즉, 물잔을 엎지르도록 만든 특정 수행 변인들에 중점을 두도록 환자에게 요구할 수도 있다. 학습자에게는 두 정보 모두 가치가 있다. KP는 학습자의 주의를 과제 수행 시의 특정한 개별 특성에 두도록 하며 KR은 전반적인 움직임 결과에 주의를 두도록 한다. ▪

다른 임상적 사례: 목표가 주어진 시간 동안에 앉은 자세에서 일어서는 것이라면, KR은 그 과제를 완료하는데 필요한 시점에 제공되도록 해야 한다; 몸을 앞으로 기울리는데 사용되는 몸통 구부리기의 정도, 과제를 시작하는 시작자세 또는 일어서기 시작 시점에 발을 어디에 둘 것인가가 KR이 될 수 있다.

가장 효과적인 KP는 동작의 중요한 요소에 관한 정보인 것으로 보이며, 오차를 어떻게 수정할 것인가에 대해 미리 제공하는 정보이다(Carr & Shepherd, 2000; Magill, 2001). 연구자들은 운동학습증진 면에서 계속적인 KR을 제공하는 것은 KR를 간헐적으로 주는 것에 비해 효과적이지 않다는 것을 알아냈다(Ho & Shea, 1978; Winstein & Schmidt, 1990). KR을 감소시키면 학습자의 인지 처리 수준을 증가시키고 과제 수행 향상을 위해 다른 신호에 의존하는 것으로 보인다. 보다 더 상세한 부호화 과정을 통한 학습이 발생하는 것으로 여겨진다(Schmidt, 1988). KR과 KP를 결합하면, 대부분의 치료 중재에서 유용하게 사용할 수 있다.

학습은 시행착오를 포함한다. 오류를 수정하면서 겪은 경험은 기술 학습에서 특히 중요하다(Carr & Shepherd, 2000; Magill, 2001).

학습 참조나 학습 도구로 오차 지식을 사용하려면, 환자들이 오차를 알게 할 필요가 있다. 오차를 통한 학습을 위해 치료사들은 언제 "수정하는 것"을 포기하는가? 움직임의 질을 강조하고 '정상적인' 동작만을 해야 하는 '오차 없는 치료'는 현재 검증의 도마에 올라 있으며 많은 논쟁을 불러일으키고 있다. 물론 움직임의 질을 따지지 않는 것은 아니지만 시행착오를 하면서 보다 자연스러운 상황에서 연습하는 것이 더 좋다는 것이 밝혀졌다(Singer, 1978).

▪ 되먹임의 임상적 적용: 선택과 적용 시점 (Clinical use of feedback: selection and timing)

되먹임의 질과 시점을 통합하여 가장 적절한 되먹임의 종류를 선택하는 일은 중요한 임상적 결정이다. 잘못된 되먹임이 학습을 해친다는 점에서 되먹임의 정확성은 매우 중요하다. 되먹임은 한 번에 한, 두 가지 움직임 요소에만 중점을 둬야 하며, 학습자가 쉽게 이해할 수 있어야 한다. 환자에게 너무 많이 구두 되먹임을 주지 않도록 하기 위해, 추가적인 신호는 구두가 아닌 다른 방법을 선택할 수 있다.

임상적으로는 되먹임의 적용 시점을 고려하는 것이 중요하다. 학습 초기 단계에서는 되먹임을 자주 주는 것이 학습자가 정확하게 연습할 수 있도록 도와준다. 그러나 치료사들은 너무 많이 되먹임을 줄 경우, 의존성을 더욱 조장할 수 있다는 점에서 주의해야 한다. 학습 초기 단계가 지난 다음에는 잦은 되먹임이 학습자의 주의를 혼란시키며 기본 학습에 필요한 정보 처리 활동을 방해한다. 학습이 진행됨에 따라 되먹임의 주기와 양을 점차 줄여야 한다. 학습 후기 단계에서는, 되먹임을 줄여야 할 뿐만 아니라, 정확하게 제공해야 한다(Poole, 1991). 되먹임은 수행 동안 또는 수행이 완료된 후에도 제공할 수 있다. 이를 요약 되먹임 또는 마지막(terminal) 되먹임이라 한다. 연구에 따르면, 동시 되먹임(concurrent)을 이용한 연습이 수행력 향상을 이끌며 요약 피드백은 그 순간의 수행에는 좋지 않지만, 장기간 보유에는 더 좋다(O'Sullivan, 2001; Winstein,

1996). 또한 되먹임의 형태를 다양하게 하면 초기 학습을 느리게 하지만, 보유(retention)는 향상시킨다고 보고되고 있다. 수행과 되먹임 사이의 시간 간격도 고려해야 한다. 몇 초나 몇 분간의 지연은 그렇게 문제가 되지 않는다. 왜냐하면, 학습자가 과제에 집중하지 못하게 하는 입력들을 방지하는데 중요하기 때문이다. 방해가 되는 일이 일어나지 않으면 학습이 되지만, 방해가 있으면, 신경 처리과정이 방해를 받는다. 적절한 학습을 위해서는 치료사의 임상적 선택이 필수적이며 그 선택은 환자 개인에게 맞아야 하며 지속적으로 재평가해야 한다.

연습 (Practice)

■ 정의와 임상적 중요성 (Definition and clinical importance)

되먹임에 더하여, 연습도 학습에 영향을 미치는 가장 강력한 변인 중 하나이다. 연습(practice)은 기술을 능숙하게 하기위해 계속적이고 반복적으로 노력하는 것이다. 연습은 정확하게 해야 하며 그래서 원하는 움직임 패턴을 반복하여 학습한다. 잘못된 연습은 학습할 필요가 없는 습관이나 자세를 낳는다. 연습은 수동이 아닌 능동적이어야 하며 인내력으로 시작되어야 한다. 연습 동안의 가이던스와 보조의 양은 적절한 능동적 학습을 증진시킬 수 있어야 한다.

운동 기술 학습 이론들의 일관된 특성은 다양한 연습을 통해 나오는 학습의 이점에 중점을 둔다는 것이다. 연습의 다양성(practice variability)은 학습자가 기술을 연습하는 동안 다양한 움직임과 상황적 특성을 사용하는 것을 의미한다. 어떤 기술에 대한 미래의 성공적 수행은 학습자가 연습 동안에 경험하는 다양성의 양에 달려 있다는 사실은 잘 알려져 있다. 동적 패턴 이론(dynamic pattern theory)은 이런 입장을 지지하는 이론으로, 지각적 운동 공간을 탐색하고 움직임 딜레마에 대한 해결책을 찾기 위한 학습자의 자율성을 강조한다. 연습은 가능한 한 과제 특이적이어야 한다. 기능이 핵심 개념이 아닐 때는 과제 간의 최소한의 기술전이가 있기 때문에, 기능적 과제는 가장 좋은 선택이다. 연습에 대한 임상적 결정은 연습의 종류를 선택하고, 연습 그 자체를 구성하는 일이 중심을 이룬다.

연습의 유형 (Type of practice)

연습의 종류는 신체적, 정신적 훈련 그리고 전체훈련 대 부분훈련이다. 효과적인 연습은 단순한 움직임 반복 그 이상이다. 학습자 특히, 동작 계획 수립에 참여한 사람들에 의해 시행된 문제-해결 활동은 습득, 발달, 기술 개선에 중요한 기여를 한다. 인지 처리 과정은 연습의 핵심적 요소로, 때로는 실질적으로 몸에 베인 반복적인 수행력에 의해 약해진다(Lee, Swanson & Hall, 1991). 능동적 학습과 문제 해결이 최대가 되는 시행착오 상태 하에서의 연습은 기술의 전이와 일반화 가능성 면에서 좋다(Singer, 1978).

신체적 연습(physical practice)은 학습자가 직접적 경험을 얻을 수 있도록 해준다. 연습 동안과 보유 단계 동안의 운동 자극은 과제 습득을 증진하는 것으로 보인다. 왜냐하면 운동정보는 학습자가 수행동안에 필요한 조정을 할 수 있도록 중요한 되먹임을 제공한다(Jarus & Loiter, 1995). 운동 프로그램을 조형(shaping)하는 일이 중요하다. 그런 자극이 운동 기억 과정에 영향을 주며 더 안정적인 움직임 패턴에 대한 겉실 표상(cortical representation)을 만든다. **조형**(shaping)은 교육 영역에서 온 용어로, 행동이 초기 상태에서 원하는 종료시점까지 점진적으로 변화해 가는 과정을 나타낸다. 신체적 연습은 학습자가 기술을 증가시키기 위해 계속해서 움직임을 연습하는 움직임 교육에 흔히 사용된다.

심상연습(mental practice)은 운동과제를 움직임 없이 인지적으로 리허설(rehearsal)하는 것이다. 환자/의뢰인에게 과정을 마음속에 그려보고 기억하라고 요구하고 그 과제가 실제로 일어나고 있다고 상상하라고 요구한다. 심상연습은 실제 움직임 수행없이 움직임 연습이 가능하도록 운동 이미지를 형성하는 것이라 할 수 있다(Jarus & Ratzon, 2000). 심상연습은 실제로 움직임을 일으키는데 동원되는 많은 뇌의 신경 요소들을 작동시킨다고 알려져 있다(Sage, 1984). 움직임을 심상으로 훈련할 때 움직임이 실행될 때 활동하는 몇몇 운동단위들이 활동한다는 명백한 근거가 있다(Decaty & Ingvar, 1990). 심상연습은 또한 학습자가 움직임 패턴에 대한 인지-지각적 통찰력을 가질 수 있도록 해준다. 그래서 학습자가 오차를 수정할 뿐만 아니라, 전략을 확고히 하는데 도움을 준다(Magill, 1989; Sage, 1984). 근전도 활동, 겉질 운동유발 전위, 뇌혈류를 측정한 연구들은 실제 사용한 것처럼 상상한 운동전달 경로들이 실제로 사용되며, 심상연습을 하는 동안 활동이 실제 일어나는 것처럼 신경원의 대사 활동이 증가하였다고 보고하였다(Livesay & Samras, 1998; Page, Levine, Sisto & Johnston, 2001; Roth, Decety & Raybandi, 1996).

심상연습이 기술습득과 움직임 재교육 모두에 미치는 영향의 타당성을 검증하기 위한 연구들이 있었다(Linden, Vhley, Smith & Bush 1989; Maring, 1990; Warner & McNeill, 1988). 대부분의 연구들은 운동요소가 우세한 과제 수행 시에는 신체적 연습이 더 좋으며 인지 요소가 분명한 과제 시에는 심상연습과 결합한 신체적 연습이 기술 수행(Skill performance)을 촉진한다고 결론 내렸다(Annett, 1995; Jarus & Ratzon, 2000; Wrisberg & Ragsdale, 1979). 심상연습의 효과와 관련하여 이전의 경험의 중요성에 대한 논쟁이 계속되고 있다(Jarus & Ratzon, 2000). 또한 심상연습은 쉽게 피로해지는 환자/의뢰인을 위한 가치 있는 에너지 보존 기법이다.

과제 전체를 연습하느냐 아니면, 한 번에 하나씩 분리된 요소를 연습하느냐는 학습에 적용될 수 있는 또 다른 방법이다. "전체인지, 부분인지"에 대한 임상적 결정은 치료사가 특정 상황에 맞는 가장 좋은 방법을 선택할 수 있는 다른 방식이다. 짧은 기간에 빠른 기술을 학습하기 위해서는 처음부터 전체 과제를 연습하는 것이 가장 결과가 좋다. 학습자가 전체 기술을 통달할 수 있도록 사전 기술을 가지고 있거나 인지 처리 과정 정도가 최소라면, "전체" 방법이 부분에 중점을 두는 방법들보다 훨씬 좋다고 보고되고 있다(Croce & Depaepe, 1989). 반면에 더 느린 기술이고 장기간의 연속적인 기술은 가장 문제가 되는 부분을 먼저 연습하고 그 다음 점차 전체로 통합하여 훈련할 수 있다. 그러나 치료사들은 실제 상황에서는 그 움직임을 나눌 수 없다는 것을 기억해야한다. 움직임을 부분으로 나누는 일은 상황에서 움직임의 요소를 선택하는 것이며 실제로는 기술 숙달과 부드러운 움직임을 방해할 수도 있다. 기술은 구성요소로 나눌 수 있지만, 이 하위 과제들 또한 기능적이어야 한다. 과제 연습에는 적절한 시간(timing)이 필요하다. 일반적으로는 더 빠른 속도로 수행되는 움직임을 천천히 하는 것은 과제 요구사항을 변화시켜 과제를 숙달하는 것을 방해한다. 안전한 연습 상황에서는 적절한 자기-선택 속도에서 가장 연습이 잘 이루어진다.

주의 깊은 과제 분석이 중요하며, 과제 요구 사항에 대한 재인지가 포함된다; 즉, 과제가 단순한지 아니면 복잡한지, 익숙한 것이지 혹은 새로운 것인지를 결정하고, 이 과제와 상호연결될 수 있는 가장 좋은 환경을 선택하는 일. 부분 과제에서의 움직임 구성은 전체 과제의 해당 분절의 움직임 구성과는 다르다. 기능적 전체 과제는 덜 기능적인 목표를 가지고 부분 과제를 연습하는 것보다 질적으로 더 나은 움직임을 만들어 낸다(Mu & Trombly, 2000). 뚜렷히 구별되는 구성부분으로 연결되어 있는 과제들은 구분된 부분에서는 효율적으로 훈련되지만, 일반적으로 전체 과제 연습이 더 효율적이고 부드러운 움직임을 만들어 낸다. 환자가 전체과제를 연습해야 할지 혹은 부분과제를 연습해야 할지를 임상으로 결정하는 일은 전적으로 과제에 달려 있다. 현재 연구들은 다단계 기능적 과제는 전체과제로 하는 것이 좋다는 것을 지지한다. 왜냐하면 기능적 과제를 나누는 것은 각기 다른 목표를 가진 새로운 과제들을 만들어 내어 움직임의 특성을 변화시키기 때문이다(Davis & Burton, 1991; Mu & Trombly, 2000).

Carr & Shepherd(1998)에 따르면, 일반적으로 다음을 성취하기 위해 집중적 연습이 필요하다고 하였다.

1. 움직임 패턴이 초기에 학습되도록하여 근육으로 가는 신경 명령을 다듬기 위해
2. 유사한 동작에 필요한 근육들을 특별히 강화하기 위해
3. 특정 상황에서 움직임 규칙을 학습할 수 있도록 하기 위해
4. 환경이나 다른 요구에 따라 필요하면 안정적인 패턴을 수정할 수 있도록 하기 위해-수행의 유연성(flexibility)을 만들기 위해

학습의 전이(transfer of learning)는 연습이나 경험의 결과로 다른 과제 상황에서 과제 수행이 향상되거나 감소하는 것을 의미한다(Schmidt, 1999). 학습의 전이는 이전에

연습했던 기술이 새로운 기술을 학습하거나 같은 기술을 새로운 환경에서 할 때 긍정적 영향을 준다는 의미이다(Magil, 1993). 이 원리의 가장 흔한 적용은 치료 환경에서 전체 활동을 배우기 위해 운동활동의 구성부분을 연습하는 것이다. O' Sullivan(2001)에 따르면, 이 전략의 성공은 과제와 학습자의 특성에 달려 있다. 과제가 특성 상 단위로 나눠지는 매우 독립적이고 복잡한 과제이거나, 학습자가 제한된 집중력을 가지고 있다면, 이 연습방법으로 학습이 향상될 수 있다. 반면에 과제가 종속된 부분과 매우 밀접한 관련이 있다면(보행처럼), 통합된 전체로 연습하는 것이 훨씬 성공적이다(O' Sullivan, 2001). 뚜렷히 구별되는 과제는 구성부분으로 나누어 연습하기 보다는 전체로 연습한다면 효율적으로 학습될 수도 있다. 이런 방법이 이용됨에도 불구하고, 한 치료 기간에서는 구성부분과 통합된 전체 둘 다 연습하는 것이 중요하다. 또한 자연스러운 과제 상황에서 가장 잘 이뤄질 수 있도록 정확성과 속도를 고려하여 동시에 연습하는 것이 중요하다. 각 부분들 사이에서 협응력과 순서가 중요하다면, 전체 과제를 한 단위로 연습해야 한다. 몇 일이나 몇 주 동안 통합된 전체를 연습하는 것이 지연되면 전이효과는 방해를 받게되며 결국 학습이 떨어지게 된다.

■ 연습의 구성 (Organization of the practice)

연습은 다음과 같이 다양한 방식으로 구성될 수 있다.

1. 연습은 **고정연습**(constant practice)처럼 과제를 반복적으로 반복하거나, **가변연습**(variable practice)처럼 비슷하거나 유사한 과제들을 여러가지로 변조시켜 구성할 수 있다. 물론 두 방법 모두 학습이 가능하긴 하지만, 가변연습이 보유와 과제의 일반화 가능성에서 더 우세한 장기 효과를 가진다. 예로, 전이를 연습할 때, 같은 전이를 계속 반복하여 연습하기 보다는 연습하는 전이방식을 다양하게 변화시킬 수 있다. 물론 한 가지 전이 방식을 계속 연습하는 것이 초기 수행을 향상시키는 것은 사실이긴 해도, 같은 과제를 다양하게 하는 것이 장기간 학습과 중재환경을 벗어나 기술을 일반화하는 능력을 향상시킨다.
2. 또한 연습은 휴식 주기와 기간을 조작하여 구성할 수 있다. **집중연습**(massed practice)은 연습 순서와 휴식시간이 연습시간보다 휴식 횟수가 더 적게 구성된다(Schmidt, 1999). 집중연습은 초기 수행을 향상시키지만 피로와 손상 문제도 고려해야할 필요가 있다. **분산연습**(distributed practice)은 휴식 기간을 연습 기간과 같게 하거나 초과하도록 연습을 구성하는 것이라 정의한다. 물론 학습은 집중방법과 분산방법 모두에서 발생하지만, 재활에서는 분산이 가장 널리 사용된다. 분산연습은 피로, 집중력 저하, 제한된 동기, 손상위험이 있을 때마다 선택한다. 근거에 따르면, 집중연습은 운동수행을 극적으로 향상시키지만 오직 몇 주 동안만 학습을 향상시킨다(Schmidt, 1988).
3. **연습순서**(practice order) 또는 과제를 연습하는 순서는 치료사가 고려해야 할 마지막 구성 사항이다. 과제는 한정적(blocked) 순서로 연습할 수 있으며, 이는 과제의 순서가 예측 가능한 방식으로 반복되는 경우이다; 연속적(serial) 순서의 경우, 과제는 예측 가능하지만 순서는 변한다; 또는 무작위(random) 순서의 경우, 순서는 예측이 불가능하고 순차적이지 않다. 기술습득은 3가지 연습순서 방법으로 발생하지만, 한정된 순서는 초기 학습을 향상하며 반면에 연속적 순서와 무작위 순서는 보유(retention)를 향상시킨다. 연속적 순서와 무작위 순서는 모두 연습 기간 동안 산재해 있는 외부자극들에서 오는 간섭의 가능성을 증가시킨다. 그런 간섭을 다루면, 학습자에 부가되는 인지적 요구가 증가되어 학습자가 보다 더 능동적으로 학습과정에 참여하도록 만든다. 이렇게 증가한 인지처리과정의 깊이는 학습의 질을 향상시킨다. 무작위 순서로 과제를 주면 매우 높은 **상황적 간섭**(contextual interference)를 유발하는데; 이는 하나의 과제수행이 다른 과제에 좋지 않은 수행을 일으키는 것으로 정의한다(Batting, 1979; Lee & Magill, 1983). 높은 상황적 간섭은 한정적 연습에서 처럼 낮은 상황적 간섭을 가지는 상황과는 반대로, 학습자가 과제의 난이도를 맞추기 위해 다양

한 인지 과정을 사용하도록 강하게 요구한다. 고정 연습보다는 무작위 연습이 운동기술 보유와 전이에 더 효과적이다(McCracken & Stelmach, 1977; Wrisberg & Ragsdale, 1979). 반면에 높은 상황적 간섭은 무작위 연습에서 발생하기 때문에, 기술 습득율은 한정적 연습 시보다 더 느리다(Goode & Magill, 1986). 무작위 연습은 기능적 기술을 재학습하려는 학습자의 경우에서 시간 경과에 따른 보유면에서는 한정적 연습보다 더 효과적이다는 것이 증명되었다(Hanlon, 1996). 한정적 연습은 학습보다는 수행을 향상시키는 것으로 보인다. 반면에 무작위 연습은 학습을 향상시키는 것으로 보인다(Tse & Spaulding, 1998).

기술 습득과 보유/전이 (Skill acquisition and retention/transfer)

학습의 전이(transfer of learning)는 몇몇 다른 과제에 대한 연습이나 경험의 결과로 과제 수행이 향상되거나 감소하는 것을 나타낸다(Schmidt, 1999). 전이(transfer) 능력은 이전에 연습한 기술이 새로운 기술을 학습하거나 새로운 환경에서 같은 기술을 수행하거나 일반화하는데 미치는 긍정적 영향을 의미한다(Magill, 1993). 현재의 운동 학습 연구는 상황을 다르게 하는 것이 보유나 전이에 적당하다기 보다는 초기 기술 습득에 적당하다는 것을 증명하고 있다. 표 5-3은 기술 보유와 전이를 위한 조건과 비교하여 기술 습득에 가장 효과적인 조건들의 차이를 요약하고 있다.

학습의 단계 Stages of Learning

학습의 3단계 모형 (Three-stage model of motor learning)

Fitts와 Posner(1967)는 운동학습이 3단계로 발생한다고 설명하였다; 인지(cognitive), 연합(associative), 자동화(autonomous). 이 단계는 치료사가 학습과정을 개념화하고 환자를 위한 효율적인 전략을 결정하는데 매우 유용한 틀을 제공한다(O' Suillivan, 2001).

▪ 인지단계 (Cognitive stage)

인지단계는 어떤 동작을 시도하기 전에 실제적 지식 습득을 필요로 한다. 이를 인지단계라 하는데 그 이유는 의식적 처리과정이 큰 역할을 하기 때문이다. O' Sullivan (2001)에 따르면, 인지단계 동안, 환자는 *"꼭 해야 할 것이 무엇인가?"*에 대한 답을 찾으려 시도한다. 환자(학습자)는 동작의 목표에 관한 정보가 필요하며 어떻게 목표를 성취할까에 관한 생각이 필요하다. 환자는 앉은 자세에서 선자세로의 이동을 시도하기 전에 손을 어디에 둬야 하는 가와 같이 해야 할 과제에 직면해 있다.

이 단계는 오차가 매우 많은 것이 특징이며 그 오차의 대부분은 변화 없이 계속된다. 환자는 기술 수행에 반복적인 노력으로 참여하며, 과제에 연속적인 접근(successful approximation)을 하고, 성공적이지 않은 전략은 빼고 성공적인 전략들은 보유하려는 경향이 두드러지게 나타난다 O' Sullivan(2001). 환자는 과제 실행을 해봄으로써 무엇이 잘못되었지는 알지만, 수행을 향상시키기 위해 필요한 것은 무엇인가는 알지 못한다. 이 시행착오(trial and error) 기간에는 일반적으로 일정하지 않은 수행을 쉽게 볼 수 있다. 환자가 성공적인 운동 프로그램을 선택하기 위해 감각과 지각 신호에 의존하게 됨에 따라, 움직임 패턴은 흔히 조절이 되지 않는다. 환자는 지시를 듣고, 시범을 보고, 이 단계에서 코치처럼 활동하는 치료사로부터 초기 되먹임을 받으면서 인지 활동이 더 우세해진다.

치료사들은 환자들을 학습시키기 위해서는 능동적 참여가 반드시 일어나야 한다는 것을 기억해야 한다(Carr & Shepherd, 2000). 일반적으로 학습자는 학습을 안내하기 위해 시각과 촉각에 우선적으로 의지하게 된다. 이 초기 단계에서는 안정된 즉, 집중이 흐트러지지 않는 "닫힌" 환경이 학습에 적당하다. 임상적으로는 많은 변화와 경과를 쉽게 관찰할 수 있는 기간이 바로 이 준비 단계이다.

▪ 연합단계 (Associative stage)

연합단계 혹은 중간단계 동안, 학습자는 정확한 수행과 오차를 구별하기 시작한다. 환자는 움직임 시도와 제공받

표 5-3

보유와 전이(장기간 학습)를 증진하는 조건과 습득(초기 학습)을 증진하는 조건들의 요약

핵심학습 요소	습득 증진(초기학습)	보유와 전이 증진(장기간 학습)
외재적 되먹임	많은 되먹임 빈번히 수행과 동시에	되먹임 양 줄이기 덜 빈번하게, "점차 줄이도록" 요약되먹임 제공 간헐적 KR 제공 많은 상황적 간섭(지연) 제공
연습	신체적, 정신적 연습 움직임 반복 일관성 요소들을 통달하기 위해 부분 연습 한정적 연습 명백한 오차시에만 교정 닫힌 기술에 국한된 기회 제공 많은 인지적 활동 요구: 문제 해결	전체 움직임 패턴 생산을 증진 문제 해결 장려, 능동적 해결 찾기 과제 상황에서 연습. 무작위와 가변적 연습 제공 움직임 감별하기 열린 기술의 다양성 증진
가이던스	도수 구두 신호	도수 가이던스 피하기 너무 많은 신호 피하기 오차와 정련(refinement) 허락

출처: Reprinted from Craik, R. L., & Oatis, C. A. (1995). Gait analysis: Theory and application, with permission from Elsevier.

임상 사례:

학습의 인지 단계 동안 효율적인 임상 전략은 O' Sullivan (2001)이 다음과 같이 요약하였다.

1. 환경을 조직하고, 자극을 감소시키며, 스트레스를 적게 하라. 시각적 시범을 사용하고, 수정 참조점을 수립하고, 과제의 의미를 단순한 용어로 설명하라. 환자의 과거 경험 내에서 유사성이 있는 다른 과제들로 설명하고 심상훈련을 사용하라. 이 시점에서는 시각이 매우 중요하며; 환자가 자신의 시연을 볼 수 있도록 해주어 움직임 실행 시에 환자 스스로 시도를 할 수 있도록 구성한다. 외적으로 제공되는 지시를 통해 말로 환자를 공격하는 일을 자제하라. 과제의 중요한 요소에만 집중하도록 한다.
2. 과제를 부분으로 나눠 연습을 구성하고 적당한 때 도수 가이던스를 사용하라. 기술 습득을 증가시키기 위해 같은 과제를 한정적 연습을 사용하라. 그러나 인지과정 향상을 위해 무작위 연습 순서를 제공하라. 적당한 휴식 기간을 제공하라.
3. 적당한 되먹임을 선택하여 초기에는 빈번히 사용하고 점차 줄여나가도록 한다. 온전하고 강한 감각 하부시스템에서 이용할 수 있는 되먹임을 제공하라. 무작위적이며 일치하지 않는 오차에 중점을 두지 마라. 성공에 중점을 두고 적절히 상을 주어라. ■

은 되먹임(내 · 외적 모두)을 결과와 연결하고 연합시키기 때문에 이 단계를 연합이라 한다. 이 단계 동안, 학습자는 새로운 기술 수행에 잠재되어 있는 오차를 구별하거나 이전에 통달했던 기술을 재활에 적용하기 위해 재학습하기 시작한다. 이 시점의 환자는 "어떻게 하면 될까"라는 질문에 답을 구하게 된다(O' Sullivan, 2001). 인지적 집중력과 주의력을 위한 요구가 감소한다.

수행은 향상되고 오차도 더 일관되게 나타난다. 이는 기술이 정련(refinement)되는 시간으로 움직임이 보다 협응된 패턴으로 조직된다. 학습자는 시각과 촉각에 덜 의존하게 되고 내적 고유감각 신호로 이동하게 된다. 운동 프로그램 정련은 많은 연습을 통해 발생한다. 이 단계는 재활 과정에서 가장 긴 단계로, 학습 과정은 건강상태, 동기수준, 이전의 경험, 환자가 이용가능한 원천(resource)과 같은 다양한 인자들에 달려 있다.

임상 사례:

학습의 연합 중간단계 동안의 효율적인 임상 전략은 O' Sullivan(2001)이 다음과 같이 요약하였다.

1. 계속해서 환경을 구성하라. 그러나 좀 더 열린 환경으로 진행하여 과제의 의미와 기능의 중요성을 강조하라.
2. 보유를 증가하기 위한 시도로서, 보다 다양한 연습순서에 중점을 둬서 연습을 구성하라. 수행이 일관되게 일어나도록 격려하고 오차가 일관되게 발생하고 현저해질때만 중재를 가한다. 이 단계에서 촉진과 도수 가이던스는 역효과이다.
3. 적당한 되먹임 사용을 선택하여 고유감각 인지와 환자의 자기-평가 능력을 강조한다. 과도한 가이던스, 되먹임, 또는 증강적 되먹임(augmented feedback)을 피한다. ▪

▪ 자동화 단계(Autonomous stage)

기술 학습의 마지막 혹은 자동화 단계 동안, 수행의 속도와 효율성은 점차적으로 향상되어 기술이 나타난다. 수행은 인지적 조절에 덜 의존적이게 되며 간섭의 영향도 덜 받게 된다. 이 단계 동안, 수행은 점차 자동적으로 바뀌게 된다. O' Sullivan(2001)에 따르면, 학습자는 이제 "어떻게 하면 성공하지"에 집중할 수 있다.

움직임은 오차가 없게 되며, 주의를 빼앗는 환경적 간섭도 적어진다. 움직임 패턴은 점차 자동화 된다. 임상에서는 한 가지 이상의 과제를 동시에 하는 기회를 제공하여 주의를 혼란시킬 수 있도록 환경을 구성할 수 있다.

임상 사례:

학습의 자동화단계 동안의 효율적인 임상 전략은 O' Sullivan (2001)이 다음과 같이 요약하였다.

1. 환경을 열린 환경과 다양한 환경으로 구성하여 환자가 다양한 환경에서 할 수 있도록 준비시킨다. 난이도를 증가시킨다.
2. 연습을 다양화한다. 몇몇 과제를 변경함으로써 다양한 환경에서 수행이 일치하도록 강조한다.
3. 가끔씩만 되먹임을 제공하고 학습자가 자가-평가 기술을 발달시킬 수 있도록 장려한다. 오차가 명백하게 나올 때는 되먹임을 준다. ▪

Gentile의 운동학습 2단계 모형 (Gentile' s two-stage model of motor learning)

운동학습과 관련하여 주로 참조하는 다른 유명한 모형은 Gentile(1972, 2000)이 제안한 모형이다. 이 모형은 앞의 3단계 모형과는 대조적으로, 운동학습이 학습자의 견해와 학습자의 목표를 통해 나타나는 2단계를 통해 진행된다고 제안한다. 처음 단계에서 학습자의 목표는 과제와 움직임의 요구에 대한 이해를 발달하는 것이다. 이는 "움직임에 대한 생각을 얻기위한" 학습자의 요구를 나타내는 것으로(Magill, 2001, p.185), 학습자는 목표를 성취하기 위해 적당한 움직임 협응 패턴을 만들어야 할 필요가 있다. 예로, 환자가 셔츠를 독립적으로 입는 능력을 재학습하고 있다면, 그 환자는 첫단계에서 그 과제를 성공적으로 완수하는데 필요한 적절한 자세조절과 사지근력 그리고 협응력을 얻는 것에 초점을 둘 것이다. 셔츠를 입는 때 필요한 근력, 관절가동범위, 협응력을 획득하는 것을 포함하여 필요한 과제 동역학을 학습하는데 초점을 둘 수도 있다.

첫 단계에서 기본적 움직임 패턴을 수립하기 위해 환자는 목표를 이해하는 것 뿐만 아니라, 움직임 구성에 중요한 환경적 특성을 이해하는 것을 학습해야 한다. 여기에는 **규칙적 조건**(regulatory condition)이라는 과제에 중요한 환경적 특성과 **비규칙적 조건**(non-regulatory condition)이라는 불규칙한 환경적 특성 사이의 구별이 필요하다. 규칙적 조건은 그 기술을 수행하는데 사용되는 움직임 특성에 영향을 주는(조절하는) 수행 환경이 특징이다. 셔츠 입기를 학습하는 예에서, 규칙적 조건에는 셔츠가 단추가 있는지 없는지, 셔츠의 목과 팔 부분의 크기를 조절할 수 있는 것인지 등과 같은 정보들이 포함된다. 반면에 그 기술의 움직임 특성에 영향을 주지 않는 수행환경의 특성도 있다. 같은 예에서, 비규칙적 특성으로는 셔츠 색깔이나 셔츠의 재질과 같은 것이 해당된다.

첫 단계에서 학습자는 다양한 움직임 가능성을 찾는다. 시행착오를 통해 환자는 성공적인 움직임 특성과 성공적이지 않은 움직임 특성을 경험하고, 성공적인 결과를 만들 연습에 중점을 두기 시작한다. 학습자는 능동적으로 문제해결에 참여하며 종종 많은 인지 활동을 필요로 한다. Gentile(1987)에 따르면, 학습자가 첫 단계의 마지막 부분에 도달하면 학습자는 "효과적인 움직임을 구성하는 틀"을 갖게 된다. 그러나 이 성취가 일관성이 있거나 효율적이지는 않다.

두 번째, 혹은 마지막 학습단계에서 학습자의 목표는 움직임 기술을 향상시키고 정련하는 것이다. 이 단계에서 학습자는 3가지 주요 과제를 가진다.

1. 첫 단계에서 습득한 움직임 패턴을 각기 다른 환경이나 수행 상황에 맞도록 수정하는 능력을 발달시켜야 한다.
2. 수행의 일관성이 향상되어야 한다.
3. 효율적으로 기술을 수행하는 것을 배워야 한다 (Magill, 2001).

이 두 번째 단계 동안, 학습자의 목표는 기술의 형태에 달려 있다. Gentile은 기술을 두 분류로 나누었다; 닫힌(closed)기술과 열린(open)기술. **닫힌기술**은 Gentile이 "고정(fixation)"이라고 명명한 것을 필요로 하는데, 이 의미는 학습자가 자동적이고 효율적으로 패턴을 수행하는 능력을 개발하는 방향으로 연습을 한다는 의미이다. 학습자는 필요한 움직임 협응 패턴을 "고정"할 기회를 갖게 됨으로써 일관성 있게 수행할 수 있게 된다. 이런 유형의 과제는 어느 정도 고정된 특징을 가진다. 치료 환경에서 치료사는 환자가 많은 반복과 다양성이 적은 한정적 연습을 과제에 적용하게끔 기회를 제공한다. 예로, 보행 연습을 비슷한 한경에서 비슷한 바닥을 걷는 것으로 국한시키는 경우이다. 반면에 열린기술(open skill)은 첫 학습단계 동안, 습득한 기본적 움직임 패턴의 "다양성(diversification)"을 필요로 하며, 학습자는 계속해서 변하는 환경에 적응해야 한다. 이런 유형의 과제는 고정되어 있지 않는 특징을 가진다(물체나 사람). 앞에서 설명한 예에서, 보행연습을 상황적 간섭이 있는 환경 즉, 복도 변수를 다양하게 하여, 다양한 속도에서 각기 다른 방향으로 걷는 것으로 확장할 수 있다.

Gentile은 능숙한 학습을 일으키는 2개의 동시적 과정을 제안하였다(Gentile, 1998). **외재적 학습**(explicit learning)은 수행자의 몸과 환경 조건 사이의 초기 지도(mapping)를 형성하는 과정이다. 연습 동안, 외재적 학습은 능동적 정보 처리와 노력을 필요로 한다. 학습자는 과제 순서의 중간 지점과 끝지점 그리고 신체분절의 구성을 결정하는 환경적 특성에 선택적으로 집중한다. 이런 요소들은 어떻게 과제 목표를 달성하는가를 이해하는데 도움이 된다. 그 다음 반복적 연습을 통해 전반적인 움직임 해결책이 출현하고 보다 세부적으로 조정된다. **내재적 학습**(implicit learning)은 학습자가 더 효율적이기 위해 필요한 것을 보나 더 정확히게 예측할 수 있게 됨에 따라 출현한다. 내재적 학습은 중력이나 힘 그리고 능동적 근력과 같은 힘의 영향이 갑작스러운 움직임과 의도한 움직임에 미치는 영향을 예측하는 것을 포함한다. 내재적 학습은 연습 조건이 변하는 것처럼 수행에 어떤 변화들이 있을 때 나타나는 것으로 생각되며 어느 정도는 반응 행동이 자동적으로 변하는 것이 필요하다. 최근 연구들은 학습되는 것을 인지하지 않고도 내재적 학습이 발생할 수 있다는 것을 증명하고 있는데 이는 신경학적 기능부전이 있는 사람들을 치료하는 치료사들에게는 매우 중요한 사실이다(Pohl, McDowd, Filion, Richards, & Stiers, 2001). 이 내재적 과정은 학습자가 어떻게 움직임 특성을 계산하고, 적당한 힘을 예측하는 지를 배울 수 있도록 해주기 때문에 중요하다. 이 두 과정 모두 운동 학습의 중요한 측면이다. 학습자 즉, 우리의 환자들은 능동적으로 움직이고, 문제해결에 참가하고, 오차를 만들고 자기-수정을 할 수 있는 기회를 제공받아야 한다(Lesensky & Kaplan, 2000).

기술 습득 촉진에 있어 치료사 또는 보조의 역할 (The therapist's or assistant's role in facilitating skill acquisition)

Fitts와 Posner(1967)가 제안한 모형과 Gentile(1972)의 모형은 환자를 학습자로 보는 틀을 치료사들에게 제공한다. 기술발달은 적당한 지시, 적절한 목표 선택, 환경 구성, 연습과 되먹임 변인들을 조작함으로써 향상된다. 치료적 중재는 수행자, 과제, 학습 단계에 기초를 두고 창의적으로 설계해야 한다. 가장 적당한 환경에서 과제를 연습하는 것이 학습을 가장 잘 촉진한다. 교육자로써 치료사와 보조는 환자의 학습자이며 치료는 학습이라는 것을 기억해야 한다. 그림 5-1은 Watts' Handbook of Clinical Teaching(1990)에서 인용한 것으로, 학습의 과정과 교육의 기능을 나타낸 것이다. 학습자 또는 환자는 도식의 중앙에 나타내었고 교육자의 활동은 학습자의 과정 바깥부분에서 영향을 주는 것으로 나타내었다. 효과적인 치료는 학습자를 돕는다. 글상자 5-1은 지시와 연습에 있어 교육자의 역할을 정리한 것이다.

신경학적 손상이 있는 환자의 초기 학습 단계는 매우 길수도 있다. 학습 능력은 움직임 생산에 관여하는 하위시스템 전체나 한 부분의 손상으로 변경될 수 있다. 초기 단계 동안, 치료사의 첫번째 책임은 기능적 과제를 선택하여 혼란을 방지하는 것이다. 두번째 책임은 얼마간의 성공 기회를 만들어서 자신감과 동기를 증진하여 환자/의뢰인을 참여시키는 일이다. 환경은 특정한 기술 습득을 증진하고 불필요한 환경적 변인들을 제거하도록 구성해야 한다. 되먹임 유형과 시점 그리고 연습 구성은 학습을 증진을 위한 중요한 고려사항이다.

학습의 중간과 마지막 단계 동안, 치료의 초점은 학습자의 추가적 발달, 향상, 기술 정련에 둔다. 주 목표는 환경적 상황 전반에 걸친 일관성과 효율성이다. 환경은 간섭이 적용되고 효율성을 연습할 기회를 증가시킬 수 있도록 구성할 수 있다. 수행자가 보다 더 독립적으로 학습에 참여할 수 있도록 되먹임을 감소시킨다(Gentile, 2000). 학습자는 변화하는 조건과 열린 새로운 조건에 맞추는 전략들과 유연성을 개발해야 한다.

목표-지향적 활동과 목적있는 활동 (Goal-directed and purposeful activity)

운동학습 연구분야의 현재 지식은 운동조절 향상을 위

글상자 5-1

지시와 연습에 있어 교육자의 역할

기능적 움직임의 변화를 가져 올 수 있도록 교육, 안전, 보조, 촉진환경을 제공하라.
운동기술 발달을 촉진하고, 학습자가 일생 동안의 발달 과정 중 어느 단계인지를 인지하라.
과제를 분석하라; 간단한 과제 대 복잡한 과제를 알고 있어야 한다.
과제에 필요한 준비 기술을 찾고 밝혀진 결손은 보상할 수 있도록 해준다.
목표를 분명히 하여 혼란을 최소화 하라. 목표, 과제, 과제 조건을 이해할 수 있는 적절한 조건을 만들어라.
관찰, 시범, 기능적이고 능동적인 문제해결을 허락하라.
관련(규칙적) 환경 특성을 분명히 하라.
관찰과 지시 그리고 연습을 위해 움직임의 중요한 특성을 밝혀라.
다양한 전략을 요하는 과제와 다양한 환경 조건을 통합하는 과제를 선택하라.
적절한 동기 전략을 적용하라.
과제 뿐만 아니라, 학습자의 기술 수준에 적당한 되먹임을 제공하라.
학습자가 성공할 수 있도록 하라. 긍정적 학습 기회로 시행착오를 이용하라.

출처: Craik, R.L., & Oatis, C. A. (1995). *Gait analysis: Theory and application*. Philadelphia: Mosby, with permission from Elsevier

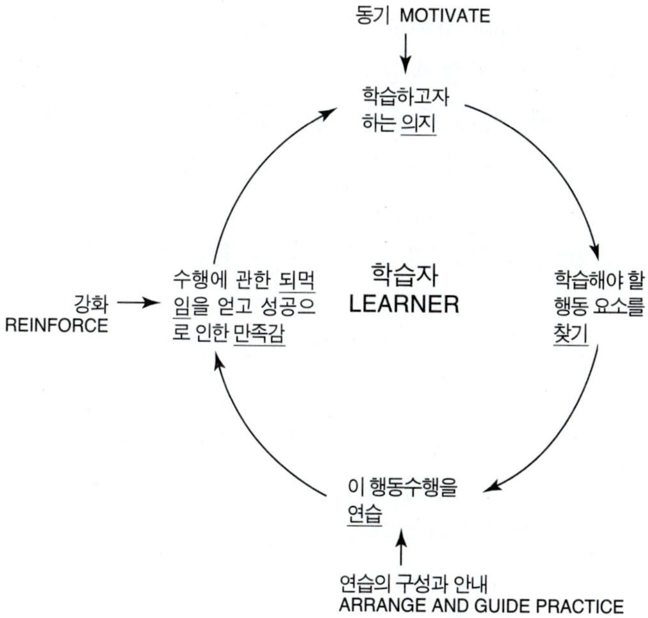

그림 5-1. 학습과정과 교육의 기능으로 치료 관계를 적절하게 나타낸 그림이다(출처: Watts, N.T.[1990]. The events of learning and the functions of teaching[p.7]. *In Handbook of clinical teaching*. New York: Churchill Livingston, with permission from Elsevier).

한 과제-관련 중재의 중요성에 대한 강한 근거를 제시한다(Sabari, 1991). 운동학습 접근법은 일상생활 동작 성취에 중점을 둔 과제 지향적이어야 한다. 학습 움직임의 주된 문제는 일상생활 기능적 과제를 성취하기 위해 움직임 문제를 해결하는 개인의 능력에 달려 있다는 점이다. 그런 목적 있는 활동에 능동적으로 참여하는 것이 기능과 독립성을 유지하고 향상시키는데 핵심이다(Kaplan, 1994). 미국작업치료협회(AOTA)에 따르면, **목적있는 활동**(purposeful activity)이란 작업을 구성하는 과제에 대한 목표 지향적 행동이다(Hinojosa, Sabari, & Pedretti, 1993). 개인이 능동적이고 수의적인 참여자라면 그리고 그 활동이 개인에게 의미있는 활동이라면, 그 활동은 목적이 있는 활동이다(Evans, 1989; Gilfoyle, 1984; Mosey, 1986; Nelson, 1988).

물리치료, 작업치료 분야의 연구자들과 치료사들은 과제 접근법으로의 복귀를 주장하였다. 발달학상, 아기들은 과제와 관련이 없는 움직임보다는 과제를 성취하는 맥락에서 몸의 특성을 환경에 맞추고, 환경을 능동적으로 탐구함으로써 조화롭고 조절된 움직임을 먼저 발달시킨다 (Thelen 등, 1993). 이런 경험을 통해, 아기들은 필요할 때 기억에서 끌어낼 수 있는 움직임과 관련된 일반적인 규칙과 운동프로그램을 형성한다. 목표 지향적인 실제 환경에서 이런 '발견학습(discovery learning)'의 중요성은 일생동안 가치있게 계속 이어진다.

연구들은 기능과 독립성을 유지하고 향상하려면 목적있는 활동에 능동적으로 참여하는 것이 핵심이다는 것을 계속해서 지지하고 있다(Gilner, 1985; Kaplan, 1994; VanderWeel, VanderMeer, & Lee, 1991). 개인이 어떤 활동에 관심이 있을 때, 신경계가 활동하고 참여한다. 목표 지향적 활동은 습관적인 운동보다는 더 조화로운 움직임을 도출한다는 것을 분명히 증명하였다(Flinn, 1999; Mathiowetz & Wade, 1995; Trombly & Wu, 1999). 목표 지향적 작업은 운동행동에 강력한 영향을 줄 수 있다. 흥미롭게도, 가장 큰 영향을 가지는 이의 진술의 전환명제는 목표지향적 활동을 사용하지 않으면 목표 지향적인 과제를 할 때의 개인의 실질적 능력과는 다른 운동 수행이 만들어진다는 것이다(Flinn, 1999). 개인의 실제적 수행과 효율적이지 않게 설계된 치료 시간 동안의 수행 간의 불일치는 치료사들에게 중요한 암시를 준다.

작업에 움직임 교육이나 재교육을 숨기면 활동에 목적을 더하는데 매우 효과적이며 학습에 긍정적인 영향을 줄 수 있다(Ferguson & Trombly, 1996; DeKuiper, Nelson, & White, 1993; Hsieh, Nelson, Smith, & Peterson, 1994). "**작업적인 숨김**(occupationally embedded)"이라는 용어는 어떤 개인에게 큰 의미와 목적을 가지는 작업을 설명하기 위해 작업치료사들이 사용하였다. 연구들은 정황상 작업적으로 숨긴 과제가 작업수행에 영향을 줄 수 있다는 것을 말해주고 있다.

실제 환경에서 하는 중재는 기술 재습득에 도움이 될 뿐만아니라 학습한 운동 기술을 일반화하는데에도 도움이 된다. 상황과 관련이 많으면 많을 수록, 작업수행은 더 향상된다(Rice, Alaimo, & Cook, 1999). 개인에게 가장 큰 의미를 가지는 환경과 과제를 선택하는 것은 가장 좋은 결과를 내는데 도움이 될 수 있다.

운동학습과 관련된 일생 동안의 문제
Life Span Issues Related to Motor Learning

뇌는 분명 역동적인 기관이다. 우리는 계속해서 새로운 정보를 학습하고 있고 그 정보를 기능적, 구조적으로 전환시키고 있으며, 뇌의 실제 구조도 항상 변하고 있다. 학습은 일생에 걸쳐 계속된다. 문제해결 기법은 평생에 걸쳐 학습될 수 있다(Drubach, 2000).

나이, 병적 상태의 유무와 같은 많은 인자들이 학습의 속도와 정도를 제한하긴 해도, 정보를 학습하고 그로 인해 뇌를 변경하는 우리의 능력은 무한하다. 즉, 구조와 기능을 변화시키는 뇌의 능력은(가역성; 2장 참조) 나이가 듦에 따라 감소한다. 가역성의 유형과 정도가 시간 경과에 따라 변하긴 해도, 뇌의 가역성은 개인의 일생에 걸쳐 계속된다.

앞에서 논의한 바와 같이 모든 연령대의 학습자들은 핵심적인 학습 요소들을 사려깊게 선택함으로써 이점을 얻을 수 있다: 환경적 고려, 동기, 집중력, 가이던스와 지시, 되먹임과 연습의 선택. 또한 각기 다른 연령대의 학습자(환자)들은 선생님들(치료사)에게 어느 정도 독특한 도전과 기회를 제공한다. 일생동안의 학습에는 어떤 공통점들이 있다. 예로, 모든 연령의 운동기술 학습자들은 긍정적 구두강화(verbal reinforcement)의 효과에서 이점을 얻는 것으로 보인다; 학령기 전 아동들(Terrell & Kennedy, 1957)에서부터 대학생(Kirschenbaum & Smith, 1983), 중장년 성인(Burgio, Burgio, Engel, & Tice, 1986)까지. 동기는 학습자의 나이와 상관없이 집중력 학습에 중요하다. 반면에 일생동안의 각 기간에 따라 학습 유형과 독특한 문제들이 있다. 치료사나 보조들이 어떤 연령의 환자/의뢰인을 위한 효과적인 선생님이 되려면, 나이관련 학습문제들에 익숙해지는 것이 중요하다.

아동기 동안의 학습 (Learning during childhood)

유아에서 아동기 동안에는 놀이가 아이들의 일이다. 아동은 나중에 일과 여가 선택에 영향을 주는 놀이를 통해 흥미를 발달시키고, 기술을 배우기 때문에 놀이는 일과 관련이 있다(Knox, 1998). 놀이는 경험 발달, 탐구, 사회성 발달, 협응력 기술 발달 그리고 추가적인 인지 처리 과정을 위한 기전이다. 유아와 아동기에는 대부분의 시간을 놀이로 보낸다. 아이들이 성숙함에 따라, 시간은 학교, 자유시간, 놀이/여가로 나누어져 다른 형태가 된다.

물리치료, 작업치료 중재는 교육과 학습 관계이다. 치료사들이 발달이론과 학습이론에 익숙해지면, 중요한 발달학적 개념과 교육 개념을 중재환경에 작용할 수 있으며 어린이들과 상호작용할 수 있게 된다. 독자들은 발달단계의 개념을 사용하는 것을 엄격한 규칙이 아니라, 유연한 지침으로 받아들여야 한다. 대부분의 최근 연구들은 인지 기술과 처리과정이 각기 다른 단계들을 연결할 수 있다는 것을 보여주지만, 넓은 의미에서 보자면, 아직도 아이들은 어떠한 연속체에서 학습하고 있다. 넓은 의미에서 각기 다른 연령, 경험수준, 능력의 아이들은 다른 발달 과제, 기술, 놀이 전략을 가진다.

유아기(infancy) 동안, 놀이 활동은 물체 조작을 통해, 가족 구성원들과의 상호작용을 통해, 아이의 기술이 발달하는데 도움을 준다. 아이는 운동 계획과 문제 해결면에서 기술을 연습하고 발달하여 형태와 공간 지각, 평형, 환경에 대한 자세 적응성을 발달한다. 유아기 동안의 활동들은 촉각, 안뜰(전정)감각, 시각, 청각, 근육계, 신경계, 고유감각계 사이의 통합을 자극하고 촉진한다. 이 기간 동안 인지발달은 감각, 운동 경험의 결합과 반복을 통해 이루어진다. 감각운동 기능과 상호작용을 자극하는 움직임과 놀이는 이 시기에 필수적이다(Knox, 1998).

초기 아동기(childhood) 동안, 움직임 활동은 지속적인 환경 탐구와 조사에 중점을 둔다. 이 시기에는 반복적인 활동과 모방 행동이 특징이다. 아동이 활동의 결과에 더 흥미를 갖게 됨에 따라, 연습과 탐구 놀이는 점차적으로 더 구성적 놀이로 바뀐다. 아동기에는 심상 훈련이 나중에 사용될 수 있는 자발적인 정신 모의훈련 기회를 주기 때문에 운동학습을 위한 매우 효과적인 방법임이 증명되었다(Jarus & Ratzon, 2000). 이 연령의 어린이들은 사회 시스템, 역할, 기능적 역할에 대해 배우기 시작한다. 자기-몰두(self absorption)는 지시에 따르고, 역할을 바꾸고, 더 긴 시간 동안 집중하는 능력이 생김에 따라 협력적 그룹 놀이를 가능케 한다. 감각과 운동 발달은 계속 성숙하여 대부분의 기본적 움직임 패턴을 습득하고 촉각, 안뜰감각, 시각, 청각, 근육계, 신경계, 고유감각계가 정련되는 6세에 최고점에 도달한다. 이 연령의 어린이들이 독립성과 자기 결정권이 발달하고 결정과 선택의 영향을 이해하기 시작함에 따라, 어린이들이 계속할 것인가 중단할 것인가의 사이에서 균형을 취하는데 초점을 둔다. 자기-몰두가 사회적 기술을 발달시킴에 따라, 생각하고 근거를 대하는 능력이 발달한다. 전문가들은 성숙에 따라 정보를 보다 더 빠르고 효율적으로 처리하는 역량이 증가한다는데 동의한다(Goodgold-Edwards, 1991 ; Klein, 1978). 아이들은 성인들보다 과제수행 동안 의사결정 요구를 더 많이 받게되는데, 그 이유는 성인들은 경험으로 행동을 생략하기 때문이다(Kay, 1970).

임상 사례:

이론적으로 아동기 동안의 학습은 실제로 추가적인 발달을 증진하고 지속적인 학습을 발달시킨다. 아동기 학습과정의 본질적 특성은 근위발달의 어떤 영역의 창조라고 알려져 왔다. 이 개념의 의미는 학습이 아동에게 환경 내에서 사람들과 상호작용하거나 주로 또래 집단과 협력할 때만 작동시킬 수 있는 내적 발달 과정들을 깨운다는 것이다. 이런 관점에서 보면, 구성된 학습은 실제로 정신 발달을 일으키며 학습 경험 자체와 분리시킬 수 없는 다양한 발달 과정을 작동 시킨다(Vygotsky, 1978). 현재 연구들은 아동들이 발달을 향상시키는 학습 기회를 경험할 때 아동의 발달이 발생한다는 전제를 지지한다(Bronfenbrenner, 1992). 이런 많은 기회들은 아동기 일상생활의 일부분인 실제 환경에서 발생한다; 운동장, 집과 보호시설, 가족, 공동체 사회 활동 동안(Dunst, Bruder, Trivette, & Mclean, 2001). 치료사들은 운동기술 학습과 뒤따르는 수행 향상은 아동이 이런 기술들을 일상생활 내에서 겪게 되는 과제에 직접 일반화시킬 때에만 보인다는 것을 명심해야 한다(Coster, 1995). ▪

중간 아동기부터 후기 아동기는 인지 기술을 정련하고 모든 영역들에서 더 높은 수준의 기술들이 출현하는 시간이다. 운동 손상이 없는 어린이들의 경우, 신체능력이 확장되고 이 영역의 효율성이 생긴다. 대인관계 기술이 확장하며 주 초점은 그룹활동, 팀 멤버십, 동료의 중요성이다. 청소년기에는 이런 역할이 더 확장하고 정련되며 기술 통달 수준, 독립성, 재인지와 수락(인정)의 중요성이 증가한다(Llorens, 1991). 다음은 어린이를 교육하기 위한 몇가지 유용한 도구들을 요약하였다.

▪ 상황의 중요성 (The importance of context)

상황(context)은 활동이나 과제가 놓여 있는 환경 또는 어떤 사건을 둘러싸고 있는 정황이라 정의한다. 치료적 중재동안, 전체적인 상황이 구성되어야하며 아동의 학습에 적절하고 도움이 되는 것이어야 한다. 여기에는 환경의 물리적 측면이 포함된다. 환경은 안전하며, 자극적이지만 스트레스가 없어야 하고, 미용상 기쁨을 줄 수 있어야 한다. 아동의 집중력과 감각 처리와 구성 수준 그리고 환경이 운동생산에 미치는 영향을 이해하면, 치료사 환경을 각각의 아동들에 맞게 적절하게 수정하고 적응시킬 수 있기에 중요하다(Cook Merrill, Slavik, Holloway, Richter, & David, 1990). 집, 학교, 지역사회의 상호작용 환경 안의 실제 환경은 전이를 위한 연습과 학습이 가장 잘 일어 날 수 있는 매우 기능적인 상황이다.

환경적 상황에 더하여, 효과적인 학습 상황도 학습자, 대인관계, 반응적 되먹임 제공에 의해 시작될 수 있는 상황이다. 가르치는 사람(치료사)와 학습자(아동)의 상호작용의 질적인 측면에 중점을 두면, 아동은 자신들의 학습을 어느 정도 통제할 수 있게 되며 보다 기능적으로 독립성을 갖게 된다(Glynn, 1985).

▪ 동기의 중요성 (Importance of motivation)

동기는 학습자의 나이에 상관없이 의도적 학습에서 매우 중요하다. 어린이들의 학습 동기를 촉진하기 위해서는 아이가 의미있고 중요한 목표를 정하는데 중점을 둬야하는데, 여기에는 활동의 예측과 계획 단계에 아동이 참여토록 하는 것, 탐구적 학습과 반복을 하도록 하는 것, 그리고 강화를 주는 것이 해당된다. 창의적 행동을 격려하는 것은 아이들의 동기를 향상하는 강력한 방법이라는 것은 증명되었다. 그런 창의적 행동에는 움직임의 다양성, 독창성, 정교함을 제공하는 것이 포함된다. 치료에서 어느 정도 유연성을 증진하는 것은 아이의 독립적인 생각과 창의적 움직임 반응을 만드는 능력을 허락하고 격려하는 것을 필요로 한다. 치료사는 움직임을 표현하려는 아이의 시도를 지지할 수 있으며 어느 정도의 독창성을 허락한다. 그래서 움직임 탐구는 지각적, 인지적, 운동 측면을 가진 능동적 과정이다(Larin, 2000). 생산-지향적 접근법 보다는 과정-지향적 접근법을 증진하고 명령 방식을 능가하는 지시 전략이 동기 원천을 구성하며 아동이 원하고 인지한 것들을 내적으로 조절하는 것을 향상시킨다(Ritson, 1987).

적절한 환경과 의미있는 목적은 치료사나 보조가 이용할 수 있는 또 다른 중요한 동기 자극제이다. 동적으로 환경과 상호작용하고 탐구하는 기회를 제공하는 기능적 활동의 사용은 질문의 여지가 없는 가치를 가진다(Goodgold-Edward, 1991). 가능하다면 목표를 구성하는데 아동을 참여시킨다. 아이가 사전에 선택한 움직임은 목표를 더욱 분명하게 하고, 에너지 생산을 증가시키며, 성공을 증가시키며, 치료사가 단독으로 선택한 움직임과 비교하여 더 나은 수행을 보인다(Larin, 2000). 목표는 특별하고, 지속적이고, 획득이 가능해야 하며 기간이 짧아야 한다. 그 기준은 흥미를 유발하고 수행력 향상을 증진할 정도로 충분히 높아야 하지만, 단념하게 만들어 흥미를 잃게 만들 정도까지는 높지 않아야 한다. 학습과정의 필수요소로 오차 인지를 포함하는 것이 중요하다. 그렇게 해서 아동은 비교를 할 수 있으며 체계적인 수행 향상을 만들 수 있다. Gentile (1972)은 다음과 같이 도움이 될만한 지침들을 제안하였다.

- 목표와 움직임을 성공했다면, 반복하라.
- 좋은 움직임에도 불구하고 목표를 성공하지 못했다면, 수행에 영향을 미쳤던 관련 조건들을 학습자가 찾을 수 있도록 도와라.
- 목표를 성공했지만 움직임이 실제로는 예기치 않은 성공이였다면, 움직임을 학습자에게 설명하라.
- 목표와 움직임을 모두 성공하지 못했다면, 학습자를 격려하고 즉시 과제를 더 분석하라.

■ 지시와 시범 (Instructions and modeling)

지시는 정보 목적 뿐만 아니라, 동기 목적에서도 중요하다. 치료사나 보조의 지시는 아이가 초점을 둬야 할 곳에 집중하도록 하는 능력과 학습자를 참여시키고 배제하는 잠재력을 가진다. 비언어적 격려는 집중력 촉진과 처리과정에 도움이 될 수 있다. 시범은 아이들에게는 매우 강력한 교육 도구이다. 어린이는 시각과 고유감각 입력 결합에 더 의존하는 어른보다 시각적에 더 의존적이다(Shumway-Cook & Woolacott, 1985). 관찰 운동학습은 아이들이 적절한 환경 신호에 집중하면서 수행을 향상하고 자신감을 발달시키는데 필요한 지각 기술을 발달하는데 효과적인 전략이다(Weiss et al., 1993). 또래집단 시범과 교육자 시범은 모두 효과적이다.

성인 학습자 (Adult learners)

성인은 일생에 걸쳐 학습한다. 성인은 학습에 대한 문제해결 태도를 가지는 경향이 있다. 실제 삶의 상황과 문제는 성인학습자의 주요 동기이다. 대부분의 성인 학습자는 학습한 정보를 바로 적용할 수 있다. 성인을 위한 지시 과정을 이해하는 것을 연구하는 영역을 아동 학습자와 관련된 용어인 **아동교육학**(pedagogy)와 비교하여, **성인교육학**(andragogy)이라 한다. Darkenwald & Merriam(1982)가 개발한 다음 원리들은 물리치료, 작업치료적 환경을 포함한 모든 상황에서 성인 학습자를 가르칠 때 적용할 수 있는 사항들을 요약하고 있다.

- 성인의 학습 준비성은 이전의 학습에 달려 있다.
- 내적 동기는 보다 넓은 영구적인 학습을 만든다.
- 긍정적 강화는 매우 효과적이며 성인학습자에게 우선적으로 적용한다.
- 학습할 자료는 조직적인 방식으로 나타내야 할 필요가 있다.
- 학습은 반복으로 향상된다.
- 보다 의미있는 과제가 더 완전히 더 쉽게 학습된다.
- 능동적 학습참여가 보유를 향상시킨다.
- 환경적 인자들이 학습에 영향을 미친다.
- 성인들은 다음과 같은 다양한 학습이론들을 설명하는

학습 방식을 보인다.

1. 정보를 부호화 하는 개인적 전략을 가진다.
2. 다른 방식으로 알아차린다.
3. 학습활동이 삶과 관련이 있으며 문제 중심적이라는 것을 알아차린다.
4. 어떤 즉시적인 평가를 바란다.
5. 자신이 학습자라는 개념을 가진다.
6. 자기 지향적이다.

치료사와 보조들은 성인 학습자(환자)와 대화에 참여해야 하며 토론을 통해 개별적인 독특한 학습방식을 알아야 한다. **학습방식**(learning style)은 정보를 어떻게 처리하는가를 나타내는 것으로 개인마다 독특하다(Kolb, 1999; Dunn, Dunn, & Price, 1981). 여러분은 학습방식에 관해 그리고 개인의 학습방식이 치료적 환경에서 환자의 학습에 영향을 줄 수 있는지 그렇다면 어떻게 주는지에 대해 공부해야 한다. 학습방식에 도움을 주려는 치료적 상호작용이 더 효과적일 것이다(Avers & Gardner, 2000). 각기 다른 환자들 사이의 방식의 차이를 인지하는데 민감해지려는 시도에서, 동료의 기록에 있는 능동적 학습 경험은 그것을 읽는 사람이 자신의 학습방식을 평가하는데에 도움이 될 것이다.

나이와 관련된 학습변화 (Learning changes related to aging)

나이를 먹는 것은 정상적인 발달학적 변화 과정이다. 종적 연구(긴 기간 동안 같은 사람들을 연구하는 것)들에 따르면, 건강한 사람들의 지능이 줄어들기는 커녕 수년에 걸쳐 성장한다(Davis, 1996). 그러나 지능수준이 자동적으로 수행의 질을 예측하는 것은 아니다. 사실상 이 연구들은 언어능력은 감소하지만, 20세 후반부터는 정신운동기술이 일생에 걸쳐 감소한다. 시간과 관련이 있으며 반응시간 감소로 인해 영향을 받는 수행 기술은 눈에 띄게 감소함을 보인다(Avers & Gardner, 2000).

새로운 과제를 학습하는 것은 노인 재활의 필수 요소이다. 심상연습이 노인을 가르치는데 매우 효과적인 전략이라는 것은 증명되었으며 아마도 이는 심상연습 영향과 수행에 긍정적 영향을 주는 에너지 보존의 결합 때문일 것이다(Jarus & Ratzon, 2000). 새로운 과제를 학습하는 개인의 능력은 지능, 수년에 걸쳐 습득한 학습기술, 학습방식의 유연성, 시력과 청력, 건강 상태, 학습 동기, 두려움 수준, 학습이 일어나는 속도, 학습할 자료의 의미에 달려 있다(Peterson and Orgen, 1983). Peterson and Organ (1983)은 노인들에게 새로운 과제를 가르칠 때는 다음과 같은 비인지적 인자들에 집중할 것을 제안한다.

- 통증과 좋지 않은 신체 건강은 수행에 영향을 미친다. 그 다음에는 집중, 스테미나, 지구력이 감소한다.
- 시각이나 청각 장애가 있는 사람은 가능할 것 같은 수준에서도 수행이 어렵다. 반복적 지시 사용, 추가적 신호 사용, 좀 더 긴 반응 시간 허용으로 대처하라.
- 노인들은 자신들이 이미 알고 있는 연속선상에 새로운 학습자료가 나타날때 이점을 얻는다. 느리고 주의깊은 방식으로 진행하라.
- 노인들은 기억에 저장하기 전에 새로운 학습을 통합하고 리허설을 해보는데 시간이 더 필요하다. 초기에는 한 번에 한 과제에 집중하게 하고 상황적 간섭은 피하라. 새로운 학습 경험은 간격을 두어라.
- 집중력을 증가시키기 위한 시도로써 집중을 해칠 수 있는 잠재적 요소는 감소시켜라. 배경 소음, 방 상태, 개인적 두려움이 집중 저해의 원인이 될 수 있다.
- 개인적으로 학습 진행 속도를 설정하도록 허락하라. 이는 명료성, 특이성, 깊이를 더 심오하게 제공하기 위해 주어진 시간 동안에 해야 할 내용을 줄이라는 의미이다. 질문할 시간을 주어라. 질문의 틀을 갖추어 특이적이고 지향적인 질문이 되도록 하라. 적당한 시간을 주어라.
- 처음에는 전체 학습 시간에 대한 간략한 개요를 제공하여 개인이 그 순서를 자가-조직하고 예측할 수 있도록 한다. 이 개요는 미래의 불안감도 감소시켜 줄 것이다.
- 노인들은 동시에 제시된 학습자료를 보고 들을 수 있을 때 학습이 촉진된다. 그러나 보이는 것과 듣는 자료는 일치되도록 해야 한다. 일치하지 않으면 혼란을 주며 학습을 방해한다.

신경학적으로 온전하다면, 노인은 인지 학습 전략에서 많은 이점을 얻을 수 있을 것으로 보인다. 특히 학습이 닫힌 운동 기술인 경우는 더욱 그러하다(Greenwood, Meeuwsen, & French, 1993).

임상 사례:

Singer 5단계 전략이라 알려진, 다음 전략들은 노인들이 자기-조절 대단위 운동 기술을 학습할 때 특히 적당하다고 여겨진다(Avers & Gardner, 2000). 5개의 순서 전략은 다음과 같다.

1. 준비: 학습자가 정신적으로 신체적으로 과제 실행을 준비할 수 있도록 하라.
2. 이미지화: 학습자가 과제의 시각적 그림을 만드는 것을 도와 긍정적인 마음가짐을 생성하도록 한다.
3. 중점: 학습자가 관련 없는 신호들은 무시하고 과제와 관련된 가장 의미있는 신호들에 집중하도록 하라.
4. 실행: 수행 결과를 신경쓰지 않고 과제를 시작할 수 있도록 학습자를 도와라.
5. 평가: 전체 인지 수행 과정 동안 적용된 각각의 순차적 하위전략들의 효과 뿐만 아니라 수행 결과를 학습자가 분석하도록 하라(Singer, 1986).

이 5단계 과정은 학습자가 인지 과정을 사용할 수 있을 때, 치료환경에서의 교육에 쉽게 적용할 수 있다. ■

질환의 유무와 함께 나이와 동반되는 정상적인 중추신경계 변화를 생각한다면 중추신경계의 인지영역과 감정영역에서의 정보 처리를 간과할 수 없다(3장). 모든 건강관리제공자들은 오래된 중추신경계에서는 처리가 오래 걸린다는 것을 기억해야 한다. 인지적 학습 자료의 처리 과정이 지속적으로 문제가 된다면, 교육 전략으로서 운동학습의 도움의 경로(방법)를 잃게 될 수도 있다. 인지적 보조가 없다면, 운동프로그램의 절차적 학습이 움직임의 기능적 조절을 회복하는데 유일하게 가능한 방법이 될 것이다. 개인 학습자의 독특한 요구를 위한 이 원리들을 다양하게 하고 적용하는 것을 포함하여, 이런 운동학습 원리들은 환자/의뢰인의 향상을 위해 적당한 치료적 환경을 만드는데 중요하다(Umphred & Lewis, 1999).

학습에 영향을 주는 일반적인 신경학적 장애들
Learning as Affected by Common Neurological Disorders

운동학습을 포함하여 학습은 뇌에 영향을 주는 어떤 병리적 상태에 의해 영향을 받게되며, 그로 인해, 인지적 처리과정도 영향을 받게 된다. 치료사가 운동학습 원리들을 환자들에게 적용할 때 사용하는 전략은 환자들이 병으로 영향을 받은 자신들의 학습 능력에서 겪는 차이점을 수용할 수 있어야 한다. 신경학적 손상이 있는 모든 사람들은 신경 처리과정이 손상되며, 내적 되먹임이 어느 정도 방해를 받게 되어 새롭게 학습하는 양이 감소한다.

다양한 질환이 학습에 미치는 영향에 관한 연구를 시작하는 몇몇 연구들이 있었다. 물리치료, 작업치료에 관한 문헌들을 조사하여, 다음과 같은 일반적인 병적 상태를 가진 환자들에게서 나타나는 학습 차이에 관한 이용가능한 연구정보들을 찾았다: 정신지체(mental retardation; MR), 외상성 뇌손상, 뇌졸중(CVA), 파킨슨병과 같은 인지 손상. 이 결과들은 이와 비슷한 임상 상황에서 치료하는 치료사들에게 가치있는 통찰력을 제공하기 때문에 다음 부분에 요약하였다.

정신지체와 인지 손상을 가진 사람들의 학습
(Learning in individuals with mental retardation and cognitive impairment)

미국에서 약 3% 사람들이 정신지체를 가지고 있다. 미국정신지체협회(AAMR, 1992)의 정의에 따르면, 정신지체는 평균이하의 지적기능과 18세 이전에 만들어지는 다음의 기술영역에서 관련된 제한점이 2개 또는 그 이상 동반하여 나타나는 것이 특징이다: 의사소통, 자기관리, 가정생활, 사회적 기술, 공동체 이용, 자기주도성, 건강과 안전, 기능적 학문, 여가, 일.

이 정의에서 핵심 요소는 역량(capabilities), 환경(environment), 기능(function)이다. 정신지체가 개인의 특성이나 역량에 의해 영향을 받긴하지만 정신지체는 그 자체가 특징(trait)이라기 보다는 기능이 손상된 상태(state)이다. 치료사들은 정신지체가 있는 사람들의 인지적 어려움을 알고 있어야 한다.

정신지체가 있는 사람들에서 CNS 장애를 일으키는 일차적인 신경병변은 잘 알려진 여러가지 뇌 장애가 결합되어 발생할 수 있다. 낮은 뇌 중량, 소뇌증, 적은 신경원의 수, 작은 신경원들의 이동 결손, 연접 조직의 변경으로 인한 연접형성 감소, 가지돌기의 비정상성, 말이집(수초)의 결손과 지연등이 해당된다(Marin-Padilla, 1976; Penrose & Smith, 1966; Scott, Becker, & Petit, 1983; Wisniewski & Schmidt-Sidor, 1989). 이런 병변 중 하나나 또는 여러 개의 결합이 신경처리 과정에 영향을 주어 학습하는 능력에 영향을 미친다.

정신지체가 있는 사람들의 학습은 손상을 받는다. 정신지체를 가진 사람들에서 보이는 인지손상 수준은 심한 손상에서 경한 손상까지 다양하며 경도에서 중등도 손상이 가장 흔하다. 물리치료, 작업치료사들은 지적 기능의 동반 손상을 다룰 수 있는 사정(assessment)과 중재 접근법을 적용할 수 있어야 한다. 분명 정신지체가 있는 사람들에게 보이는 인지 결손 정도와 능력은 수행, 기능, 잠재력의 다양한 수준을 나타내준다(Horvat & Croce, 1995). 환자들이 환경에서 적절히 기능적으로 지낼 수 있도록 잠재력을 극대화시키는 것을 돕는 것은 치료사들의 어려움이자 과제이다.

정신지체를 가진 사람들 사이의 학습 차이에 대한 대부분의 연구들은 다운증후근(down syndrome) 아동을 대상으로 이루어졌다. 대부분의 일반적인 정신지체 원인에서처럼, 이 차이들도 정신지체를 가진 사람들의 특징으로 일반화 할 수 있다. 또 어린이들을 대상으로 연구들이 이루어졌지만 정신지체가 있는 성인에게도 적용하여 추측해볼 수 있다. 일반적으로 정신지체가 있는 사람들은 다음과 같은 사항들을 보인다:

1. 몇 가지 것들을 학습할 수 있다.
2. 학습을 위해 더 많은 반복이 필요하다.
3. 기술을 일반화시키는데 더 많은 어려움을 가진다.
4. 규칙적으로 연습하지 않은 기술을 유지하는데 많은 어려움을 가진다.
5. 반응 시간이 더 느리다.
6. 반응 항목이 제한되어 있다(Brown, 1979; Orelove & Sobsey, 1996).

시각이나 청각 결손을 함께 가지고 있는 사람들을 치료할 때와 마찬가지로, 치료사들과 보조들은 상호작용, 사정(assessment), 교육을 이러한 추가적인 동반-손상들을 다룰 때 적용해야 한다. 정신지체가 있는 사람들은 전형적으로 집중하는데 어려움을 보이며 정보를 처리하는데 어려움을 보인다(Petit-Markus, 1987). 정신지체를 가진 사람들은 과제를 통달하는 것은 물론, 과제수행에 영향을 주는 좀더 수준 높은 인지 처리 과정, 동시적 요구, 정보 조직을 다루는 능력이 손상된다(Hartley, 1986).

또한 연구들은 언어처리, 청각기억, 운동계획을 순차적으로 할 때 어려움을 포함하여 관련된 많은 특정 인지 문제들을 보여준다(Edwards, Elliott, & Lee, 1986; Elliotte & Weeks, 1993; Hartley, 1981; Hovat & Croce, 1995; Marcel & Armstrong, 1982). 따라서 정신지체가 있는 사람들을 가르치기 위해, 치료사가 시각적 시범, 연습, 리허설, 다양한 감각 경로를 자주 사용하는 것이 중요하다. 정신지체가 있는 사람들의 경우, 시각, 운동감각, 청각과 같이 많은 방법들을 통해 입력이 된다면 새로운 활동의 패턴과 규칙을 더 잘 기억한다(Bertoti, 1999). 정신지체가 있는 사람은 구체적 개념보다 추상적 개념을 잡는데 더 어려워하기 때문에 목적있는 활동에 기반을 두고 치료적 활동과 지시를 구체적이고 의미있게 하는 것이 중요하다. 글상자 5-2는 정신지체나 다른 인지 결손을 가신 자람들이 전형적으로 나타내는 인지 손상들을 다루기 위한 제안들을 나열하였다.

임상적으로 정신지체는 언어 습득과 인지발달과 같은 다른 영역들의 발달 지연뿐만 아니라, 대단위 운동과 소단위 운동 발달 단계 상의 지연을 포함하는 발달지연과 매우 관련성이 짙다. 또 추가적으로 다른 연구들에서는 균형 동요가 가해졌을 때, 자세조절과 항중력 조절 그리고 자세반응 협력작용에 어려움이 있음을 증명하였다. 결론적으로 발달지연이 있는 어린이들이 움직이고 안정시키는 것을

글상자 5-2

인지손상이 있는 사람들의 치료를 위한 제안

정보를 단순화시켜라. 한번에 주어지는 정보의 양을 감소하라. 간단하고 필수적인 지시를 주시오. 너무 많은 구두 정보를 피하라.
집중력이 흐트러지지 않도록 하라. 중재 영역에서 불필요하고 집중력을 저해하는 자료들을 치워라.
적절한 학습을 위한 중등도 수준의 감각 각성을 찾아라.
환자/고객에게 과제 목표를 분명하게 하라. 동기부여를 위해 환자/의뢰인에게 관련이 있고 의미있는 과제를 주어라.
간단한 과제로 시작하고 점차 어려운 것을 진행하라.
부분 연습을 사용한다면, 과제의 각 구성 요소들을 분명하게 분리해서 나타내야 한다. 전체 과제를 사용한다면, 불필요한 구두 지시 없이 "깔끔하게 마무리 하듯" 전체 과제를 분명하게 나타내어야 한다.
정보를 이해하도록 하라; 예로, 환자에게 치료사가 말한 것을 그대로 반복해보라고 요구한다. 치료사의 기대를 분명하게 설명하라.
정보를 학습자가 이미알고 있는 혹은 친숙한 자료와 결합하거나 연결하도록 격려하라.
환자가 질문을 할 수 있도록 격려하라. 그것이 능동적 처리과정을 증진할 것이다.
필요한 만큼 지시를 자주 반복하라. (단, 필요할 때만 제공하라)
과제 선택을 개별적으로 하고 반복할 기회를 제공하라.
학습자와 과제를 위한 되먹임의 적절한 양, 주기, 시점을 선택하고 정확한지 자주 체크하라.
일반화를 증진하기 위해 각기 다른 상황에서 학습이 발생하도록 하라. 학습자에게 결과지식을 주고 스스로 기술을 독립적으로 연습할 기회를 제공하라.
인지손상이 있는 환자/의뢰인을 치료할 때는 경과가 더 느릴 수도 있다는 것을 인지해야 한다.

출처: Bertoti, D. B. (1999). Mental retardation: focus on Down syndrome. In J. S. Tecklin (Ed.), *Pediatric physical therapy* (3rd ed.). Philadelphia: Lippincott Williams & Wilkins; Carr, J., & Shepherd, R (1998). *Neurological rehabilitation: Organizing motor performance*. Oxford, UK: Butterworth-Heinemann; Shumway-Cook, A., & Woollacott, M. H. (2001). *Motor control: Theory and practical application* (2nd ed.). Philadelphia: Lippincott Williams & Wilkins; Wilson, B. A. (1989). *Memory problems after head injury*. Nottingham: National Head Injuries Association.

배우려고 시도할 때처럼, 그런 보상성 움직임 전략의 발달이 지연되고 손상된다(Haley, 1986; Hartley, 1986; Lydic & Steele, 1979; Rast & Harris, 1985; Shumway-Cook & Woollacott, 1985). 정신지체가 있는 사람들을 치료하는 치료사들은 기본적 움직임 기술이 지연될 수 있다고 가정하고 있어야 한다. 또한 각 발달 단계에서 기능적 숙련 수준에 도달하는데 추가적인 연습시간이 필요하다. 정신지체를 가지고 있는 어떤 사람들은 능숙한 수준에 도달할 수 없기 때문에, 기능적 수행의 개인 수준은 받아들이고 칭찬해 주어야 한다.

뇌손상 후 학습 (Learning after brain injury)

뇌손상이 있는 사람의 학습과 회복 잠재력은 여러 인자에 달려 있다: 유전자, 나이, 전반적 신체 및 정신 건강, 뇌손상의 정도, 환경적 자극의 질. 뇌손상 후 학습은 신경 가역성과 관련이 있다. 뇌손상 후 회복과 가역성에 관여하는 몇몇 기전들은 2장에서 다루었으니 그 장을 참조하라.

많은 외상성 뇌손상은 그 특성상 국소적이기 보다는 미만성(diffuse)이며, 처리과정, 기억, 학습결손이 거의 나타나지 않는 것부터 장애를 일으키는 수준까지 다양하게 나타난다. 이전에 논의한 것처럼 기억은 새로운 기술을 학습하는데 필요하다. 기억은 하나의 시스템이 아니다는 사실은 다른 결손이 계속해서 일어날 수 있다는 것을 의미한다. 따라서 한 중재 기간 동안, 어떤 한 영역에서 좋은 수행을 보였다고 하여 기능적 시스템이 완전해졌다거나 현저하게 회복 되었다는 것을 의미하지는 않는다. 예로, 중간 회상이나 반복처럼 운동학습의 어떤 측면들은 분명하게 나타났다 하더라도, 그것이 어떤 중재기간 내에서 경과를 보인 사람이 정확한 수행 결과를 회상하거나 그 기억을 일반화했다고는 할 수 없다(Campbell, 2000). 기억상실에 대한 사정은 복잡한 과정이며 이 책의 영역을 벗어나는 것이다. 추가적인 정보는 다른 문헌들을 참조하기 바란다.

정보처리 과정의 병변-특이적 결손(lesion-specific deficits)과 뒤이은 학습 능력은 손상 이후 첫 주 동안에 변화하는 것 같다. 이 변화가 발생하면, 치료적 중재와 교육 방식을 그 환자/의뢰인의 정보처리 능력과 정확히 맞추는 것이 중요하다. 회복과 학습의 근간을 이루는 신체적, 생화학적, 전기 신경학적 변화를 촉진하고 자극하기 위해서는 환자의 능력 한계를 약간 넘어선 지점에서 어떤 요구를 부가해야 한다. 반면에 개인의 능력을 초과하여 지속적으로 정보처리를 요구하는 것은 지나친 스트레스와 좌절을 초래할 수 있다. 다시 말해 학습을 억제할 수 있다.

뇌졸중 후 학습 (Learning after cerebrovascular accident)

뇌졸중은 많은 손상들을 초래하며 그 손상들은 혈관손상의 형태와 정도에 달려 있으며 뇌조직을 연속적인 손상을 줄 수 있다. 때로는 인지, 의사소통, 지각에서 큰 결손이 동반되기도 한다. 이 모든 손상들이 환자가 집중하고 학습하고 정보를 보유하는 능력에 영향을 준다. 뇌졸중 재활의 주요 과제는 남은 운동기능을 최대한 이용하여 환자가 기능적 과제를 수행할 수 있도록 가리치는 일이다. 결과적으로 기능적 과제 수행을 배우는 환자의 역량은 뇌졸중 전에 과제를 수행하던 방식과는 다르다는 점이 임상 재활에서는 중요한 부분이다(Hanlon, 1996). 신경재활은 전형적으로 마비쪽 팔을 사용하는 것과 운동기능이 보존되어 있는 쪽 사지를 이용하여 기능적이지 못한 팔을 보상하는 훈련이 포함되어 있다. 이 중재접근법과 다른 중재들은 다음 장에서 다룰 것이다.

임상 사례:

뇌졸중 환자들을 대상으로 이루어진 연구에 기반을 둔, 다음 결과들은 뇌졸중 재활에서 일을 하는 물리치료, 작업치료사들이 사용하는 운동학습 전략에 응용될 수 있다(Hanlon, 1996; Hsieh et al., 1994; Magill & Hall, 1990; Page et al., 2001).

1. 능동적 참여는 분명히 학습을 증진한다.
2. 상황적 간섭은 기술의 보유와 전이를 증진한다.
3. 무작위 연습은 학습자가 해결책을 다시 만들어내야 하기 때문에 보유(retention)에 가장 효과적이며 일반적으로 편마비 운동 학습에 가장 효과적이라고 간주한다.
4. 무작위 연습만 사용하면, 어떤 뇌졸중 환자들은 학습의 습득단계에서 과제를 통달하는데 어려움을 보인다. 운동 프로그램의 요소들(몸의 위치, 힘의 양, 속력, 자세 조정)을 다시 만들어내야 하는 어려움이 있기 때문에 한정적 연습과 무작위 연습을 교대로 사용해야 한다.
5. 심상연습은 운동기능을 향상하는데 필수적 보완책으로 사용할 수 있다.
6. 작업에 목적을 추가하면 동기와 의미를 증진하여 운동 수행능력이 향상된다. ▪

파킨슨병을 가진 사람들의 학습의 난점 (Learning challenges for individuals with Parkinson's disease)

파킨슨병은 60세 이상 인구의 약 1%에서 발생한다. 파킨슨병에서 운동학습에 영향을 주는 주 증상 중 하나는 운동못함증(akinesia)이다(2장에서 정의). Parkinson(1817) 자신은 운동못함증을 운동의 잠재력을 실제 동작으로 바꾸지 못하는 것이라고 정의하였다. 운동못함증과 관련하여 운동학습을 증진하는데 사용하는 몇몇 전략들과 운동못함증에 대한 논의는 창의적 임상 교육이 중요하다는 것을 보여준다.

기능적으로 운동못함증은 움직임 시작의 어려움("얼어붙은 것" 또는 주저함에서 볼 수 있듯이)이나 결손 또는 감소, 모멘트가 없어졌을 때 움직임을 멈추지 못하는 어려움 그리고 자세를 살피고 자세를 조정하지 못하는 어려움을 만든다. 지속적 반복과 운동기술의 전이 같은 학습과 관련된 모든 과정들이 어려워지며 이것이 파킨슨 병이 있는 사람들의 전형적인 문제이다.

운동못함증이 있으면, 치료사와 보조는 파킨슨병 환자가 운동학습에 참여할 수 있도록 수단들을 창의적으로 제공해야 한다. 운동못함증이 있는 사람들에게 운동 기술을 가르치는데 있어 임상적 성공을 얻기 위한 특별 제안들은 모방(imitation), 구두와 촉각 신호, 리듬(rhythm)의 사용, 시각화(visualization) 또는 이미지화(imagination)이다. 다른 사람의 수행을 관찰하고 모방하는 것은 시작의 어려움이나 주저함이 있을 때, "얼어붙은 몸"을 깰 때 사용할 수 있다. 구두와 촉각신호도 운동못함증을 해제하는데 도움이 될 수 있다. 가벼운 촉각이나 구두 신호는 환자/의뢰인이 움직이는 동안 움직임을 시작하거나, 처음에 체중을 부하하거나 체중을 이동시키는데 사용될 수 있다. 리듬은 움직임을 시작하거나 움직임을 유지하는데 매우 유용하다. 움직임을 시각화하면 환자가 주저함을 극복하거나 주저함으로 인한 어려움을 극복하는데 도움이 된다(Quintyn & Cross, 1986).

많은 파킨슨병 환자의 경우에서, 기능적 과제를 위한 대안적 움직임 전략을 훈련하는 것이 원래 움직임 패턴을 정확하게 다시 나오게 하는 훈련보다 더 실제적일 수 있다. 운동학습에는 움직임 프로그램을 위한 새로운 규칙과 관계를 훈련하는데 초점을 둬야 한다. 현재 연구들은 간단한 움직임 패턴을 순차적이고 의식적으로 재구성하고 배열하고 시간제약 없이 실행하도록 하는 것을 포함하는 대안적 움직임 전략을 가르칠 것을 제안한다(Kamsma, Brouwer, & Lakke, 1995).

사례 연구:

다음 사례 연구는 전형적인 치료 상호작용에 사용하는 교육과 학습전략을 설명한다 — 소아 재활 사례 하나와 성인 환자/의뢰인 사례 하나. 이용가능한 모든 운동학습과 운동조절 이론에서 이끌어 내는 교육과 학습 전략들은 전인적 재활과 일치한다.

사례 연구: 아동

Trudy: 전동 의자차 추진을 배우는 아동

Trudy는 전동 의자차 사용을 훈련중인 4세의 어린이다. 그녀는 대부분의 방과 침실이 1층에 있는 농장에서 살고 있다. 그녀는 보육원에 다니고 있으며 내년에 유치원을 시작할 예정이다. 학교 구역에는 학교를 오갈수 있는 교통수단이 제공된다.

Trudy는 체간 조절을 보조하기 위한 개조를 통해 전동 의자차에 안락하게 앉을 수 있다. 전동 의자차의 운전기는 Trudy에게 가장 용이한 위치에 놓여 있다. 이 의자는 높이나 깊이 조절이 가능하도록 되어 있어 Trudy가 의자를 보다 편하게 올리고 내릴 수 있다. 시각은 정상이다. Trudy는 오빠와 컴퓨터 게임을 하면서 컴퓨터 마우스를 사용해본 경험을 가지고 있다.

다음은 치료사가 적용할 수 있는 교육과 학습 전략의 예를 설명한 것이다.

훈련 초기 (Inintial training sessions)

환경. Trudy는 지역 보육원 서비스를 받기 때문에, 치료 약속은 집이나 학교에 맞추어 이루어졌다. 처음 시간은 실제 가족과 함께 사는 환경인 집으로 정해졌다. 집에서의 처음 교육시간을 위해, 크고 정리되어 있는 방을 선택하였고 외부의 집중력 저해 요인들은 없었다. 애완견은 밖에 있도록 했으며 텔레비젼은 껐다. 조명은 적당했으며 양탄자는 치웠다. 조용한 공간이 가능한 학교에서의 시간도 정해졌다.

지시와 가이던스. 안전한 운전의 중요성과 의자차를 스스로 운전하는 것의 이점에 대해 설명하였다. 그래서 Trudy는 과제의 가치와 의미에 대해 이해하였다. 치료사는 이전에 Trudy가 컴퓨터 게임을 할 때 경험했던 컴퓨터 마우스와 운전기의 비슷한 점을 먼저 말해줌으로써 Trudy가 의자차의 추진기에 익숙해지도록 하였다. 치료사와 Trudy는 동력추진기의 특성을 알아봄으로써 Trudy가 그 추진기의 민감도를 경험해보도록 하였다. 추진기의 작은 움직임에도 의자차는 크게 움직였다. 그녀의 오빠는 Trudy의 인생에서 중요한 모델이어서 필요할 때마다 교육에 참여토록 하였다. 심상연습을 통해 Trudy는 크고 열린 공간의 중앙에서 그녀 스스로 운전하는 것을 상상하고 운전기를 조작하는 것을 시각화할 수 있었다. 그 다음 치료사는 처음으로 추진하는 것을 시도하도록 하기 위해, 운전기에 놓여 있는 Trudy의 손에 손을 얹고 도수 가이던스를 사용하였다(그림 5-2). 시각은 Trudy의 집중력을 과제의 핵심요소에 위치하도록 하기위해 사용하였다.

연습. 처음 시간 동안, 부분 연습을 전략을 선택하여 사

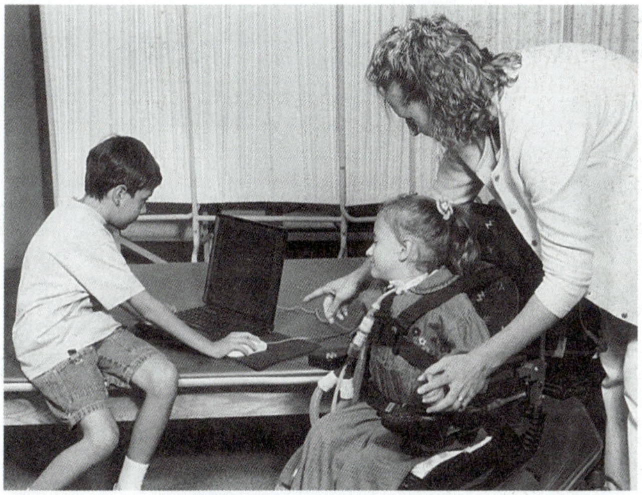

그림 5-2. 초기 훈련 시간동안, 치료사는 동료 시범(오빠), 과거의 경험(컴퓨터 마우스), 도수 가이던스를 사용한다.

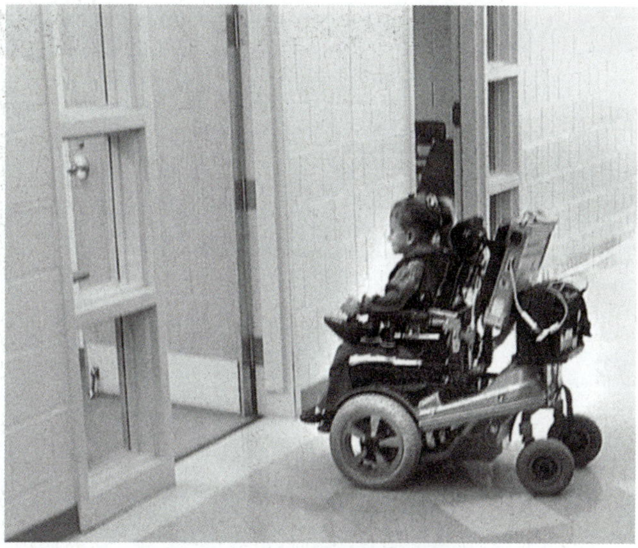

그림 5-3. 몇가지 기술이 능숙하다는 것이 명백해진 후에는 학교를 포함한 새로운 환경에서 연습 기회를 제공한다.

용하였으며, 의자차를 추진하는 과제를 전체 과제의 구성요소로 구분하였다. 연습은 같은 움직임 요소를 계속 반복하고 개인의 기술을 고정하는 한정적 연습을 사용하였다. 휴식은 필요할 때마다 제공하였다. 탐구학습 또는 시행착오를 위해 어느 정도 제한된 기회를 제공하였다. 그래서 Trudy는 안전한 연습 내에서 틀린 과제 실행의 (의자를 비틀거리게 하고 갑작스러운 조절과 같은) 결과를 통해 표본을 설정하는 경험을 할 기회를 제공하였다.

되먹임. 처음 시간 동안, 되먹임은 자주 제공하였으며 매우 간결한 방식으로 제공하였다. Trudy가 과제에 집중하고 집중력을 유지할 수 있도록 치료사가 너무 많은 말을 하지 않았다. 되먹임은 주로 구두로 제시하고 긍정적인 되먹임이었다. Trudy는 결과지식 뿐만 아니라, 팔이나 머리 위치가 정확하게 나오는지 그렇지 않은지와 같은 수행지식도 제공받았다. 그렇게 함으로써 그녀는 자신의 시도의 결과에 대해 들을 수 있었다. 수행 후에는 치료사가 Trudy와 수행에 대해 토의하고 자신의 시도를 비평하도록 Trudy를 격려하였다.

훈련 중반 (Intermediate training sessions)

환경: 어떤 기술이 숙련되었다는 것이 명백해진 후에는, 환경을 조금 열린 환경으로 바꾸어서 가구의 간섭을 어느정도 허용하고 강아지가 조용하다면 심지어 애완견의 간섭도 허용한다. 추가적으로 Trudy는 학교에서 정한 시

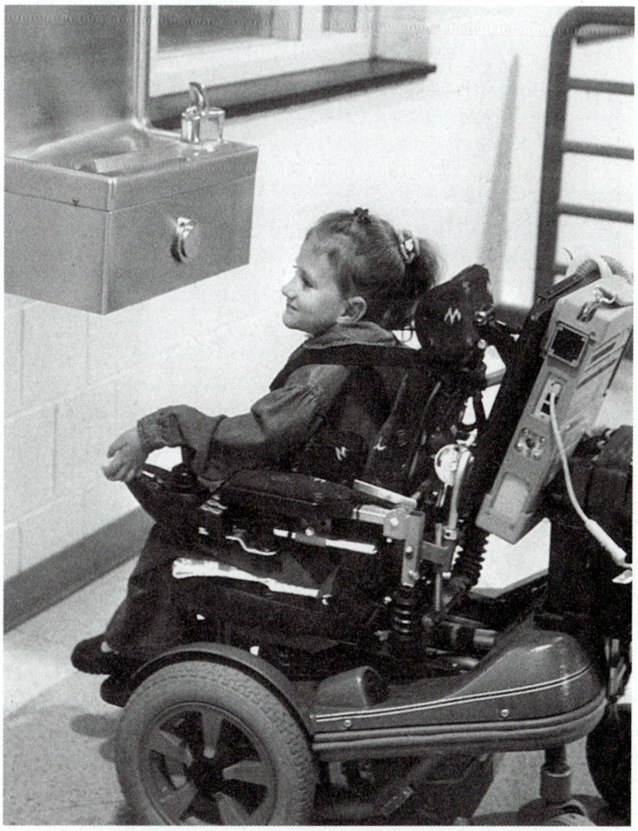

그림 5-4. 전형적인 전동의자차는 표준 식수대에는 접근할 수 없다.

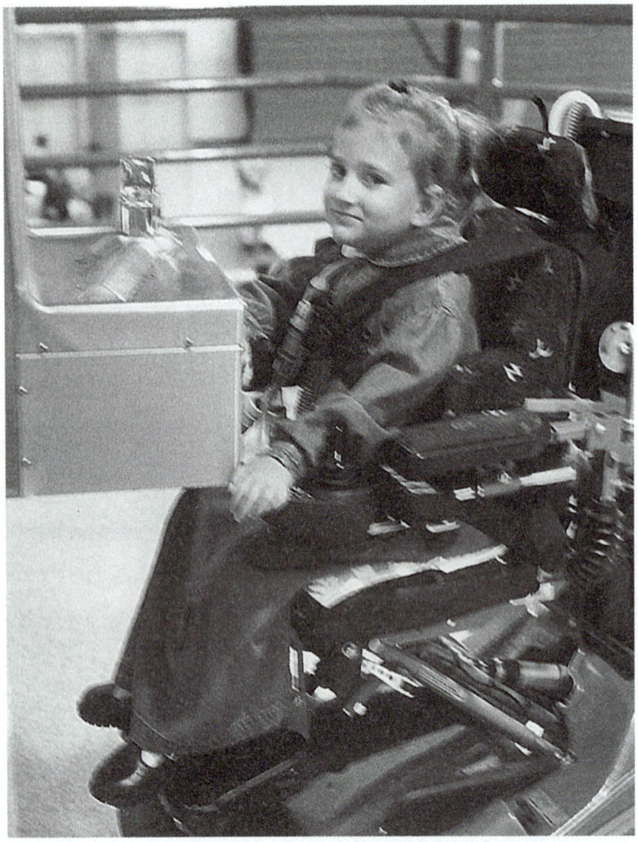

그림 5-5. Permobil Kaola 전동 의자차는 의자 높이를 올리고 의자 깊이를 변화시켜 많은 환경에 접근을 가능케 한다.

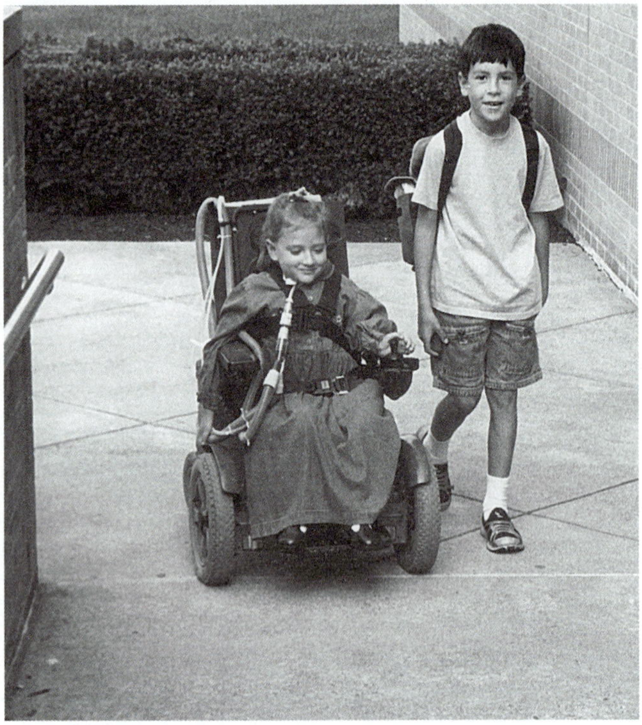

그림 5-6. 전동 의자차는 접근가능한 세상을 가능케 한다.

간을 포함하여 다양한 환경에서 연습할 수 있었다(그림 5-3). 다른 환경 조건은 Trudy가 새롭게 습득한 기술을 다른 영역에 일반화 하는 것을 가능케 하였다. 즉, 열려진 문을 지나 운전하기, 약간의 경사를 오르 내리기, 조절기를 사용하여 식수대에 다가가는 연습 등이다(그림 5-4와 5-5).

지시와 가이던스: 치료사가 제공하는 동시적 입력은 감소시켜가면서, 치료시간 시작부분에서 지시를 주었다. 물리적 가이던스는 거의 배제하였다. 심상은 지속적으로 사용하여 Trudy가 정신적으로 운전을 리허설할 수 있게 하였다. 그를 통해 Trudy는 예측하기 시작하였으며 능동적 문제 해결에 참가할 수 있었다.

연습: 연습은 거의 전체 연습이였으며, 계속해서 틀리거나 어려운 점이 있을 때만 부분 과제로 되돌렸다. 운전 과제와 무작위 추진에 대한 표본을 위한 기회를 가지고 연습은 다양해졌다. 상황적 간섭은 연습시간 동안 증가하였다. 시행착오 학습의 기회는 증가하였다.

되먹임: Trudy의 수행의 결과지식으로 요약 되먹임을 더 강조하면서 동시적 되먹임은 점차 줄여 나갔다. 외적 오류는 무시하였으나 계속될 경우 지적하고 교정하였다. Trudy는 수행 분석과 수행 시도를 조절하는 것을 발견하는 일에 능동적으로 참여하였다.

기술 습득의 마지막 단계

환경: 환경은 다양한 상황에서 의자차를 운전하는 기회를 갖도록 하는 완전히 열린 환경이였다. 완전한 상황적 간섭은 허용하였으며 Trudy는 의자차를 버스에서 도로로 추진하여 동료와 함께 건물로 들어가서 붐비는 상점이나 학교 쉼터로 운전하는 것을 경험하였다(그림 5-6). 좋지 않은 날씨 조건으로 인해 발생하는 주변환경의 변화가 나타났다. Trudy는 새롭고 변하는 조건 때문에 어려움을 겪었다.

지시와 가이던스. 지시는 거의 제공하지 않았다. 과제 전체에 집중하고 과제의 구성요소에는 집중하지 않았다. 지시는 "문을 지나 홀로 나가서 엘리베이터를 찾고 그것을 타기 위한 준비를 해라"와 같은 전체적으고 새로운 배정을 줄 때에만 제공하였다. 심상 리허설과 능동적 문제

해결은 계속 사용하였다.

연습. 연습은 계속하여 전체 연습이였다. 연습은 다양하게 구성하였으며 몇가지 다른 과제들 함께 무작위로 시행하였다. 상황적 간섭은 높게 하였다.

되먹임. 일관성 있는 수행은 격려하여, Trudy가 다른 일상생활 측면에 참여할 때, 자동적으로 의자를 추진하는 일이 발생하도록 하였다. 계속적이고 분명한 실수만 교정하였다. Trudy에게 자신의 수행, 특히 새로운 과제를 해결할 때나 낯설게 변화시킬 때에 자신의 수행을 지속적으로 평가하도록 요구하였다.

사례 연구: 성인

James: 의자차 이동을 학습하는 성인

James는 58세이며 자동차 사고로 뇌손상을 당한 남자이다. 그로 인해 전반적인 근육 약증, 불협응력, 선택적 집중력에 영향을 미치는 경미한 인지손상이 발생하였다. 시각과 듣기는 정상범위였다. 처음에 그는 입원병원에서 치료사에게 왔으며 퇴원 후에는 외래환자 시간에 치료사에게 오게 되었다. 이 특별한 사례는 특정한 이동 훈련 과제에 중점을 둔다. 나음은 치료사나 보조가 사용할 수 있는 교육과 학습 전략들의 예를 설명한다.

훈련 초기

환경. 처음 시간에는 James가 입원해 있을 때 시간이 정해졌으며, 치료 서비스는 환자의 방이나 일광욕실에 있는 작은 중재실에서 이루어졌다. 첫번째 교육 시간에, 치료사는 James를 그의 방에서 보았다. 왜냐하면 James에게는 그곳이 안락해 보였기 때문이다(그림 5-7). 문을 닫고, James의 같은 방 환자는 다른 약속을 정해 나가게 하고, 텔레비전은 껐으며, 병문안을 금지하여 외적인 집중력 저해의 기회를 최소화하였다. 또한 처음 시간에는 James가 쉬고 깨어있는 시간으로 정하였다. 조명은 적당했으며 방의 온도는 쾌적했다.

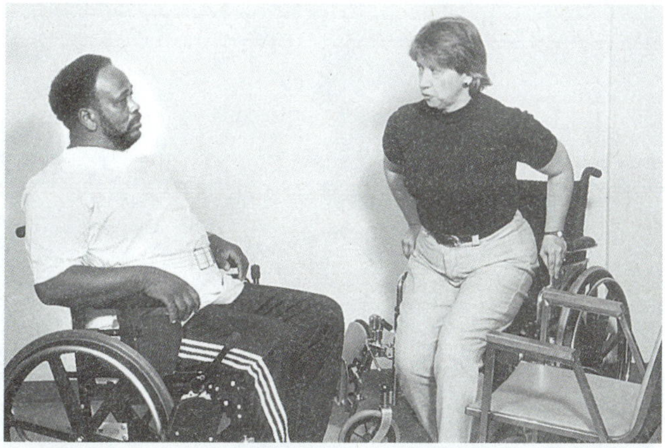

그림 5-7. 치료사가 과제의 핵심 요소들을 중점을 두고 이동을 보여준다.

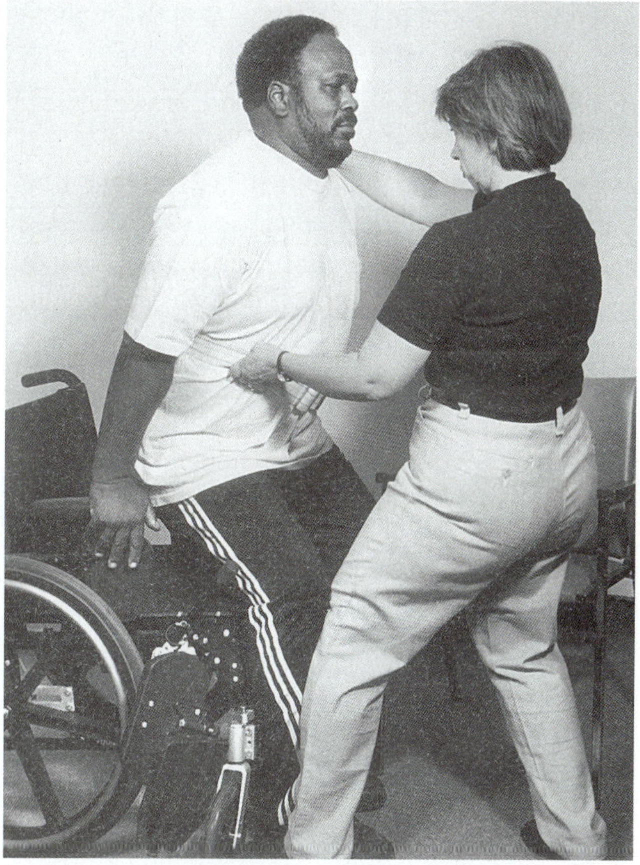

그림 5-8. 치료사는 처음 이동 시도를 돕기 위해 신체적 가이던스를 사용한다.

지시와 가이던스. 의자차에서 침대로 안전하게 이동할 수 있는 일의 중요성을 James와 논의하고, 독립적인 이동 능력의 이점을 강조하였다. 그래서 James는 과제의 의미와 가치를 이해하게 되었다. 치료사는 James가 첫 이동 과제 목표를 선택할 수 있게 하였다. 그 다음 치료사는 처음 이동을 가르치기 위해 신체적으로 시범을 보임으로써 이동의 몇가지 핵심 요소들에 James가 친숙해지도록 하였다. 단순한 것을 강조함으로써 의자차의 안전성 기전을 시각적으로 지적하였다. 치료사는 앉은 자세에서 일어나는 동작, 자신이 좋아하는 의자에 앉기, 이 의자에서 다른 의자로 옮겨 앉는 동작과 친숙해지도록 James가 이전의 유사한 경험을 회상하고 상상하도록 하여 이전의 친숙한 경험과 현재 상황 사이의 비슷한 점을 지적해주었다. James의 집중력이 과제의 핵심요소를 향하도록 시각을 사용하였다. 치료사는 계속하여 James의 각성 수준과 과제에 대한 집중력을 평가하였다. 말은 많이 하지 않았으며 치료사의 활동이 많아지지 않도록 하였다. 첫 시도에서 치료사는 보조를 위해 신체적 가이던스를 사용하였다(그림 5-8).

연습. 초기 시간 동안, 부분연습을 전략으로 사용하였는데 이동과제를 전체 과제의 구성요소들로 나누었다. 연습은 한정적 연습이였으며 개인의 기술을 고정시키고, 움직임의 특정 부분을 계속해서 반복하는 기회를 제공하였다. 필요할 때 휴식을 제공하였으며 시행착오 학습을 위해 어느 정도의 제한된 기회를 제공하였다. 그래서 James는 안전한 연습 동안, 잘못된 과제 실행의 결과(휠체어를 잠그지 않거나 부적절한 발의 위치)로부터 표본을 만드는 경험을 할 수 있는 기회를 갖게 된다.

되먹임. 초기 시간 동안, 간단한 구두 되먹임을 자주 주었으며 아주 간결한 방식으로 제공하였다. 치료사는 너무 많은 말을 하지 않도록 하여 James가 과제에 중점을 두고 집중을 유지할 수 있도록 하였다. 되먹임은 주로 긍정적인 것이었으며 실수가 명백하거나 안정성을 해칠 때에만 언급하였다. James에게는 의자가 정확하게 위치해 있는지 또는 자세 구성이 이동을 실행하기에 안정적으로 보이는지에 대한 수행 지식을 제공하였다. 요약된 결과지식도 제공하여 James가 자신의 시도의 결과에 관해 학습하도록 하였다. 되먹임은 끝난 후 뿐만 아니라 과제 실행이 일어나는 동안에도 제공하였지만, 과제에 대한 집중력이 방해를 받지 않도록 하기위해 동시 되먹임의 시점은 주의깊게 적용하였다. 수행 후에, 치료사는 James와 수행에 대해 논의하였다. 자신의 과제 시도를 스스로 비평하도록 하였다.

훈련 중간

환경. 어느 정도 기술이 능숙해진것이 명백해진 후에는 환경을 바꾸어 어느 정도의 간섭을 허락하였다. 방문을 열어두고 다른 사람이 학습공간에 있도록 허락하였다. 연습은 James의 화장실, 일광욕실을 포함하여 추가적 환경에서 이루어졌다. 새롭게 획득한 기술을 침대에서 이동하

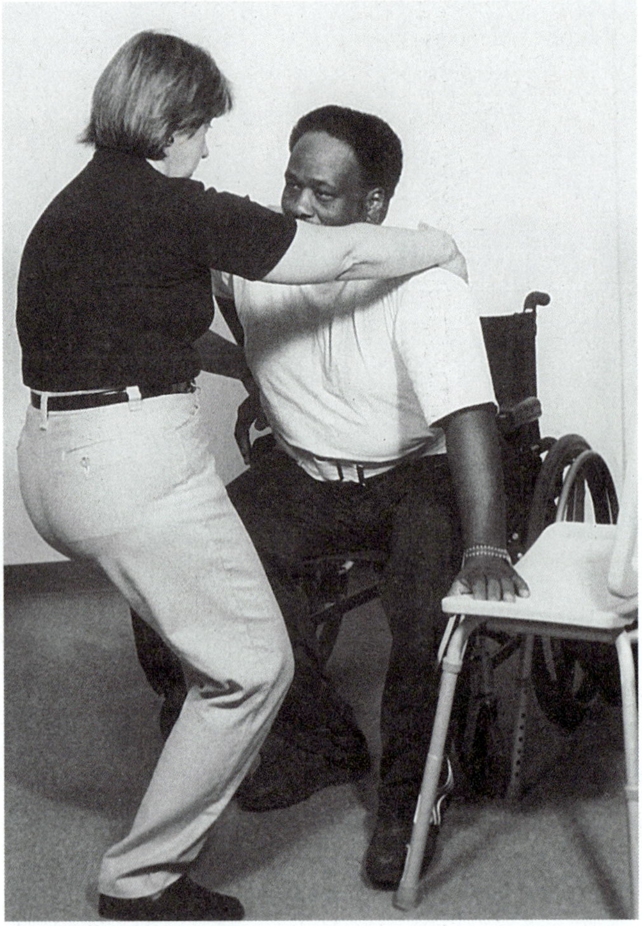

그림 5-9. 화장실 변기와 같이 새로운 환경에서 새로운 기술 연습하기.

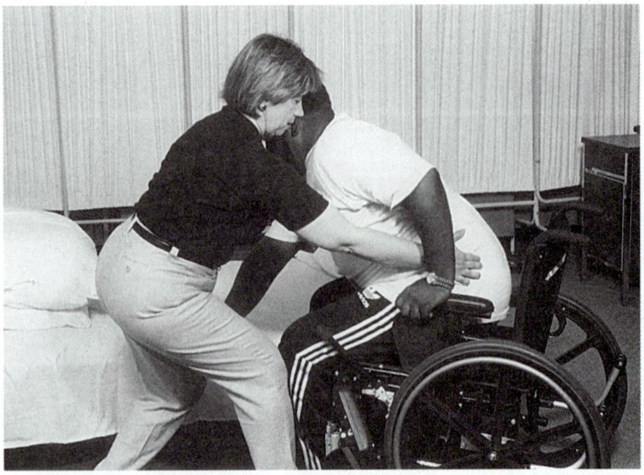

그림 5-10. 침대로의 이동 연습하기

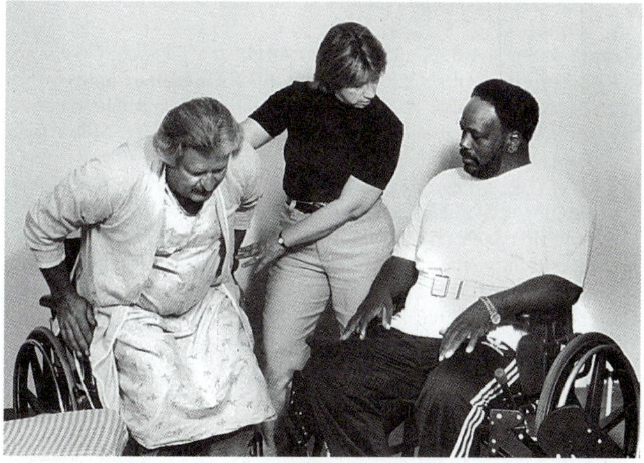

그림 5-11. 동료 시범은 효과적인 훈련 기법이다.

기, 화장실에서 이동하기 그리고 다른 형태의 의자와 다른 의자 높이에서 이동하기와 같이 다른 영역과 다른 이동 상황에 일반화하고 다양하게 적용하도록 하기 위해 다른 환경 조건을 허락하였다(그림 5-9와 5-10). 절차적 학습을 강조하였으며 한정된 상황에 국한된 구분된 기술보다는 이동 규칙을 학습하는데 중점을 두었다.

지시와 가이던스. 치료시간 초반에 지시를 제공하고 치료사가 주는 동시 입력은 감소하였다. 신체적 가이던스는 안정성이 필요할 때만 제공하였다. 시각적 시범은 가치있는 관찰학습 도구로 계속 사용하였다. 동료 시범을 포함시켜 James에게 다른 환자가 이동을 연습하는 것을 관찰할 수 있는 기회를 제공하였다(그림 5-11).

연습. 연습은 거의 전체 과제였으며, 실수가 지속되거나 어려움이 있을 때에만 부분 과제로 되돌아 갔다. 각기 다른 이동 과제를 연습할 기회와 치료 시간 내에 심상연습의 기회와 관찰할 기회를 포함시켜 연습을 다양하게 하였다. 심상연습은 계속 사용하였으며 James에게 자신의 집에서 이동하는 것을 정신적으로 리허설하도록 하였다. 그래서 James는 능동적 문제 해결에 참여하고 예측하는 것을 시작할 수 있었다. 상황적 간섭은 치료시간 동안 증가하였다. 시행착오 학습을 위한 기회를 증가시켰다.

되먹임. 동시 되먹임을 점차 줄이고 James의 수행에 대한 결과지식을 제공하는 요약 되먹임을 더 강조하였다. 외적인 오류는 무시했지만, 계속되는 경우에는 지적하고 교정하였다. James는 자신의 수행 시도를 조정하는 것을 발견하고 자신의 수행을 분석하는데 능동적으로 참여하였다.

기술 습득의 마지막 단계

환경. 환경은 매우 다양한 환경에서 이동할 기회를 제공함으로써 완전히 열린환경이 되게 하였다. James가 자신의 일상 생활에 적용하는 것처럼 이동하는 것을 경험하게 하여 상황적 간섭을 완전히 허용하였다. James는 새롭고 변화하는 조건에서 어려움을 가졌다. James는 집에 있거나 퇴원을 준비하는 중이다.

지시와 가이던스. 부분과제가 아니라, 전체 과제에 집중하도록 하고 지시는 거의 없었다. 지시는 차나 미니밴 까지 의자차를 몰고가서 이동하는 것을 실행하는 것과 같이 전체적이고 새로운 배정에서만 제한적으로 사용하였다. 정신 리허설과 능동적 문제 해결은 계속하였다.

연습. 연습은 계속해서 부분 연습이 아닌 전체 연습이었다. 연습은 다양했으며 여러 다른 과제들과 무작위로 연습하였다. 상황적 간섭은 높았다.

되먹임. James가 휠체어 관리 면에서 완전한 독립성을 습득하고 일상적 삶의 다른 측면에 참여하는 동안 다양한 전이가 자동적으로 발생하도록 하여 수행력이 지속적으로 이어지도록 하였다. 현저하게 계속되는 오류들만 수정하였다. 특히 새로운 과제나 친숙한 것에서 변형된 과제들을 해결할 때는 James 스스로 자신의 수행력을 계속 평가하도록 하였다.

요 약 Summary

이 장은 중재 적용에 중점을 둔 2부의 시작부분이다. 실제 적용 부분에 있는 6개 장의 첫 장으로서, 이번 장에서는 치료사나 보조를 선생님으로 만들고 있다. 효과적인 치료사는 운동학습 과제 시에 환자/의뢰인을 능동적인 학습자로 참여시킬 수 있는 훌륭한 선생님이다.

이번 장에서는 학습, 특히 운동학습을 정의하고, 운동학습과 운동조절을 구별하는 것 뿐만아니라, 학습, 훈련, 수행을 구별하였다. 운동학습 이론을 요약하며, 현재의 운동학습 이론들을 상세히 설명하였다. 학습의 신경생물학에 대해 간단한 개요를 함께 치료적 중재에 적용할 수 있는 모든 가능한 학습 전략에 대해 독자들이 생각해 볼 수 있도록 각기 다른 개인적 학습 시도들을 실제적으로 설명하였다. 치료적 고려사항을 위한 핵심적 학습 요소들을 정의하고 설명하였다. 어떤 연령대의 어떤 능력의 사람이든간에 치료사나 보조가 효율적으로 가르칠 수 있도록 하기 위해, 학습이 일생동안 어떻게 변화하며 신경병리적 상태에서는 주로 학습에 어떤 어려움이 있는지를 논의하였다. 독자가 학습이론을 이해하고 일상적인 실기로 통합하는 것을 돕기 위해 사례연구를 제공하였다.

참고문헌

Adams, J. A. (1971). A closed-loop theory of motor learning. *Journal of Motor Behavior 3*, 111–150.

Adams, J. A. (1986). Use of the model's knowledge of results to increase the observer's performance. *Journal of Human Movement Studies, 12*, 89–98.

American Association on Mental Retardation (1992). *Mental retardation: Definition, classification, and system of supports* (9th ed.). Washington, DC: American Association on Mental Retardation.

Annett, J. (1995). Imagery and motor processes. *British Journal of Psychology, 86*, 161–167.

Asanuma, H., & Keller, A. (1991). Neuronal mechanisms of motor learning in mammals. *NeuroReport, 2*, 217–224.

Avers, D. L., & Gardner, D. L. (2000). Patient education as a treatment modality. In A. A. Guccione (Ed.), *Geriatric physical therapy* (2nd ed.). St. Louis, MO: Mosby.

Ayres, A. J. (1972). *Sensory integration and learning disorders.* Los Angeles: Western Psychological Services.

Battig, W. F. (1979). The flexibility of human memory. In L. S. Cermak & F. I. Craik (Eds.), *Levels of processing and human memory.* Hillsdale, NJ: Erlbaum Associates.

Baumeister, R. F. (1989). Social intelligence and the construction of the meaning of life. In R. S. Wyer & T. K. Srull (Eds.), *Advances in social cognition.* Hillsdale, NJ: Erlbaum Associates.

Ben-Yishay, Y., Rattok, J., & Diller, L. (1987). A clinical strategy for the systematic amelioration of attentional disturbances in severe head trauma patients. In *Working approaches to remediation of cognitive deficits in brain damage persons: Supplement to 7th Annual Workshop for Rehabilitation Professionals.* New York: New York University Medical Center.

Bertoti, D. B. (1999). Mental retardation: focus on Down syndrome. In J. S. Tecklin (Ed.), *Pediatric physical therapy* (3rd ed.). Philadelphia: Lippincott Williams & Wilkins.

Bracy, O. L. (1972). Cognitive rehabilitation: A process approach. *Cognitive Rehabilitation, 4*, 10–17.

Bronfenbrenner, U. (1992). Ecological systems theory. In R. Vasta (Ed.), *Six theories of child development: Revised formulations and current issues.* Philadelphia: Jessica Kingsley.

Brown, L. (1979). A strategy for developing chronological age appropriate and functional curricular content for severely handicapped adolescents and young adults. *Journal of Special Education, 12*, 81–90.

Burgio, L. D., Burgio, K. L., Engel, B. T., & Tice, L. M. (1986). Increasing distance and independence of ambulation in elderly nursing home residents. *Journal of Applied Behavior Analysis, 19*, 357–366.

Campbell, M. (2000). *Rehabilitation for traumatic brain injury: Physical therapy practice in context.* Edinburgh, UK: Churchill Livingstone.

Campbell, S. K., Vander Linden, D. W., & Palisano, R. J. (Eds.). (2000). *Physical therapy for children* (2nd ed.). Philadelphia: W. B. Saunders.

Carr, J., & Shepherd, R. (1998). *Neurological rehabilitation: Organizing motor performance.* Oxford, UK: Butterworth-Heinemann.

Carr, J., & Shepherd, R. (2000). *Movement science: Foundations for physical therapy in rehabilitation* (2nd ed.). Gaithersburg, MD: Aspen Publishers.

Cohen, H. (1999). *Neuroscience for rehabilitation* (2nd ed.). Philadelphia: Lippincott Williams & Wilkins.

Cook-Merrill, S., Slavik, B., Holloway, E., Richter, E., & David, S. (1990). *Environment: Implications for occupational therapy practice.* Rockville, MD: American Occupational Therapy Association.

Coster, W. (1995). Clinical interpretation of "the relationships among sensorimotor components, fine motor skill, and functional performance in preschool children." *American Journal of Occupational Therapy, 49*, 653–654.

Croce, R., & DePaepe, J. A. (1989). A critique of therapeutic intervention programming with reference to an alternative approach based on motor learning theory. *Physical and Occupational Therapy in Pediatrics, 9*, 5–33.

Darkenwald, G., & Merriam, S. (1982). *Adult education: Foundations of practice.* New York: Harper and Row.

Davis, C. M. (1996). The Psychosocial aspects of aging. In C. Bernstein-Lewis (Ed.), *Aging: The health care challenge.* Philadelphia: F. A. Davis.

Davis, W. E., & Burton, A. W. (1991). Ecological task analysis: Translating movement behavior theory into practice. *Adapted Physical Activity Quarterly, 8*, 154–177.

Decety, J., & Ingvar, D. H. (1990). Brain structures participating in mental stimulation of motor behavior: A neuropsychological interpretation. *Acta Psychologica, 73*, 13–34.

DeKuiper, W. P., Nelson, D. L., & White, B. E. (1993). Materials-based occupation versus imagery-based occupation versus rote exercise: A replication and extension. *Occupational Therapy Journal of Research, 13*, 183–197.

Drubach, D. (2000). *The brain explained.* Upper Saddle River, NJ: Prentice-Hall.

Duncan, P. W., & Badke, M. B. (1987). *Stroke rehabilitation: The recovery of motor control.* Chicago: Year Book.

Dunn, R., Dunn, K., & Price, G. E. (1981). *Learning style inventory.* Lawrence, KS: Price Systems.

Dunst, C. J., Bruder, M. B., Trivette, C. M., & McLean, M. (2001). Natural learning opportunities for infants, toddlers, and

Edwards, J. M., Elliott, D., & Lee, T. D. (1986). Contextual interference effects during skill acquisition and transfer in Down's syndrome adolescents. *Adapted Physical Activity Quarterly 3*, 250.

Elliott, D., & Weeks, D. J. (1993). A functional systems approach to movement pathology. *Adapted Physical Activity Quarterly, 10*, 312–323.

Evans, A. K. (1987). Nationally speaking: Definition of occupation as the core concept of occupational therapy. *American Journal of Occupational Therapy, 41*, 627–628.

Ferguson, J. M., & Trombley, C. A. (1996). The effect of added purpose and meaningful occupation on motor learning. *American Journal of Occupational Therapy, 51*, 508–515.

Fitts, P., & Posner, M. (1967). *Human performance.* Belmont, CA: Brooks/Cole.

Flinn, N. A. (1999). Clinical interpretation of "effect of rehabilitation tasks on organization of movement after stroke." *American Journal of Occupational Therapy, 53*, 345–347.

Fredericks, C. M., & Saladin, L. K. (1996). *Pathophysiology of the motor systems: Principles and clinical presentations.* Philadelphia: F. A. Davis.

Fry-Welch, D. (1996). Neurology education in transition: Balancing the traditional and contemporary models of motor control and motor learning. *Neurology Report, 20,* 14–33.

Gentile, A. M. (1972). A working model of skill acquisition with application to teaching. *Quest Monograph, 17,* 3–23.

Gentile, A. M. (1987). Skill acquisition: action, movement, and neuromotor processes. In J. Carr & R. Shepherd (Eds.), *Movement science: Foundations for physical therapy in rehabilitation* (2nd ed.). Gaithersburg, MD: Aspen Publishers.

Gentile, A. M. (1998). Implicit and explicit processes during acquisition of functional skills. *Scandinavian Journal of Occupational Therapy, 5,* 7–16.

Gentile, A. M. (2000). Skill acquisition: action, movement, and neuromotor processes. In J. Carr & R. Shepherd (Eds.), *Movement science: Foundations for physical therapy in rehabilitation* (2nd ed.). Gaithersburg, MD: Aspen Publishers.

Gilfoyle, E. (1984). Eleanor Clark Slagle Lectureship, 1984: Transformation of a profession. *American Journal of Occupational Therapy, 38,* 575–584.

Gilner, J. (1985). Purposeful activity in motor learning theory: An event approach to motor skill acquisition. *American Journal of Occupational Therapy, 39,* 28–34.

Glynn, T. (1985). Contexts for learning: implications for mildly and moderately handicapped children. *Australian and New Zealand Journal of Developmental Disabilities, 10,* 257–263.

Goode, S., & Magill, R. A. (1986). Contextual interference effects in learning three badminton serves. *Research Quarterly on Exercise and Sport, 57,* 308–314.

Goodgold-Edwards, S. A. (1991). Cognitive strategies during coincident timing tasks. *Physical Therapy 71,* 236–243.

Gottlieb, G. L., Corcos, D. M., Jaric, S., & Agarwal, G. C. (1988). Practice improves even the simplest movements. *Experimental Brain Research, 73,* 436–440.

Greenwood, M., Meeuwsen, H., & French, R. (1993). Effects of cognitive learning strategies, verbal reinforcement, and gender on the performance of closed motor skills in older adults. *Activities, Adaptation, and Aging, 17,* 39–53.

Ferguson, J. M., & Trombley, C. A. (1996). The effect of added-purpose and meaningful occupation on motor learning. *American Journal of Occupational Therapy, 51,* 508–515.

Hanlon, R. E. (1996). Motor learning following unilateral stroke. *Archives of Physical and Medical Rehabilitation, 77,* 811–815.

Haley, S. M. (1986). Postural reactions in children with Down syndrome. *Physical Therapy, 66,*1, 17–31.

Hanlon, R. R. (1996). Motor learning following unilateral stroke. *Archives of Physical and Medical Rehabilitation, 77,* 811–815.

Hartley, X. Y. (1981). Lateralization of speech stimuli in young Down's syndrome children. *Cortex, 17,* 241.

Hartley, X. Y. (1986). A summary of recent research into the development of children with Down's syndrome. *Journal of Mental Deficiency Research, 30,* 1–14.

Hinojosa, J., Sabari, J., & Pedretti, L. (1993). Purposeful activity: Position paper of AOTA. *American Journal of Occupational Therapy, 47,* 1081–1082.

Ho, L., & Shea, J. B. (1978). Effects of relative frequency of knowledge of results on retention of a motor skill. *Perceptual and Motor Skills, 46,* 859–866.

Horvat, M., & Croce, R. (1995). Physical rehabilitation of individuals with mental retardation: Physical fitness and information processing. *Critical Review of Physical Rehabilitation Medicine, 7,* 233–252.

Hsieh, C-L., Nelson, D. L., Smith, D. A., & Peterson, C. Q. (1994). A comparison of performance in added-purpose occupations and rote exercise for dynamic standing in persons with hemiplegia. *American Journal of Occupational Therapy, 50,* 10–16.

Ivry, R. (1997). Representational issues in motor learning: phenomena and theory. In S. Keele & H. Heurer (Eds.), *Handbook of perception and action: Motor skills.* New York: Academic Press.

Jarus, T. (1994). Motor learning and occupational therapy: The organization of practice. *American Journal of Occupational Therapy, 48,* 810–816.

Jarus, T., & Loiter, Y. (1995). The effect of kinesthetic stimulation on acquisition and retention of a gross motor skill. *Canadian Journal of Occupational Therapy, 62,* 23–29.

Jarus, T., & Ratzon, N. Z. (2000). Can you imagine? The effect of mental practice on the acquisition and retention of a motor skill as a function of age. *Occupational Therapy Journal of Research, 20,* 163–178.

Kaplan, M. (1994). Motor learning: implications for occupational therapy and neurodevelopmental treatment. *Developmental Disabilities Special Interest Section Newsletter, 17,* 1–4.

Kamsma, Y., Brouwer, W., & Lakke, J. (1995). Training of compensational strategies for impaired gross motor skills in Parkinson's disease. *Physiotherapy Theory and Practice, 11,* 209–229.

Kay, H. (1970). Analyzing motor skill performance. In K. J. Connolly (Ed.), *Mechanisms of motor skill development.* New York: Academic Press.

Kirschenbaum, D. S., & Smith, R. J. (1983). A preliminary study of sequencing effects in simulated feedback. *Journal of Sport Psychology, 5,* 332–342.

Klein, R. M. (1978). Automatic and strategic processes in skilled performance. In C. G. Roberts & K. M. Newell (Eds.), *Psychology of motor behavior and sport.* Champaign, IL: Human Kinetics Publishers.

Knox, S. H. (1998). Treatment through play and leisure. In H. L. Hopkins & H. D. Smith (Eds.), *Willard and Spackman's occupational therapy* (9th ed.). Philadelphia: J. B. Lippincott.

Kolb, D. A. (1999). *Learning style inventory* (3rd ed.). Boston, MA: Experience Based Learning Systems.

Kupfermann, I. (1991). Learning and memory. In E. R. Kandel, J. H. Schwartz, & T. M. Jessell (Eds.), *Principles of neuroscience* (3rd ed.). New York: Elsevier.

Larin, H. M. (2000). In S. K. Campbell, D. W. Vander Linden, & R. J. Palisano (Eds.), *Physical therapy for children* (2nd ed.). Philadelphia: W. B. Saunders.

Lashley, K. S. (1929). *Brain mechanism and intelligence.* Chicago: University of Chicago.

Lashley, K. S. (1950). In search of the engram. *Symposia of the Society for Experimental Biology, 4,* 454–482.

Lee, T. D., & Magill, R. A. (1983). The locus of contextual interference in motor skill acquisition. *Journal of Experimental Psychology: Learning, Memory and Cognition, 9,* 730–746.

Lee, T. D., Swanson, L. R., & Hall, A. L. (1991). What is repeated in a repetition? Effects of practice conditions on motor skill acquisition. *Physical Therapy, 71,* 150–156.

Lee, T. D., & White, M. A. (1990). Influence of an unskilled model's practice schedule on observational motor learning. *Human Movement Science, 9,* 349–367.

Lesensky, S., & Kaplan, L. (2000). Occupational therapy and motor learning. *Occupational Therapy Practice, September 25,* 13–16.

Lewthwaite, R. (1990). Motivational considerations in physical therapy involvement. *Physical Therapy, 70,* 808–819.

Linden, C. A., Uhley, J. E., Smith, D., & Bush, M. A. (1989). The effects of mental practice on walking balance in an elderly population. *Occupational Therapy Journal of Research, 9,* 155–169.

Livesay, J. R., & Samras, M. R. (1998). Covert neuromuscular activity of the dominant forearm during visualization of a motor task. *Perception and Motor Skills, 86,* 371–374.

Llorens, L. (1991). Performance task and roles throughout the life span. In C. Christiansen & C. Baum (Eds.), *Occupational therapy: Overcoming human performance deficits.* Thorofare, NJ: Slack.

Lydic, J. S. & Steele, C. (1979). Assessment of the quality of sitting and gait patterns in children with Down's syndrome. *Physical Therapy, 59*, 1489–1494.

Ma, H., & Trombley, C. A. (2000). The comparison of motor performance between part and whole tasks in elderly persons. *American Journal of Occupational Therapy, 55*, 62–67.

Ma, H., Trombley, C. A., & Robinson-Podolski, C. (1998). The effect of context on skill acquisition and transfer. *American Journal of Occupational Therapy, 53*, 138–144.

Magill, R. A. (1989). *Motor learning: Concepts and applications* (3rd ed.). Dubuque, IA: Wm. V. Brown.

Magill, R. A. (1993). *Motor learning: Concepts and applications* (4th ed.). Madison, WI: Brown & Benchmark.

Magill, R. A. (2001). *Motor learning: Concepts and applications* (6th ed.). New York: McGraw-Hill.

Magill, R. A., & Hall, K. (1990). A review of the contextual interference effect in motor skill acquisition. *Human Movement Science, 9*, 241–289.

Marcel, M. M. & Armstrong, V.(1982). Auditory and visual sequential memory of Down syndrome and nonretarded children. *American Journal of Mental Deficiency, 87*, 86–95.

Marin-Padilla, M. (1976). Pyramidal cell abnormalities in the motor cortex of a child with Down's syndrome. *Journal of Comparative Neurology, 67*, 63–81.

Maring, J. (1990). Effects of mental practice on rate of skill acquisition. *Physical Therapy, 70*, 165–172.

Mathiowetz, V., & Wade, M. G. (1995). Task constraints and functional motor performance of individuals with and without multiple sclerosis. *American Journal of Occupational Therapy, 48*, 733–745.

McCracken, H. D., & Stelmach, G. E. (1977). A test of the schema theory of discrete motor learning. *Journal of Motor Behavior, 9*, 193–201.

McNevin, N. H., Wulf, G., & Carlson, C. (2000). Effects of attentional focus, self-control, and dyad training on motor learning: Implications for physical rehabilitation. *Physical Therapy, 80*, 373–389.

Mosey, A. C. (1986). *Psychosocial components of occupational therapy*. New York: Raven Press.

Neistadt, M. E. (1988). Stress management. In H. I. Hopkins & H. D. Smith (Eds.), *Willard and Spackman's occupational therapy* (7th ed.). Philadelphia: J. B. Lippincott.

Neistadt, M. E. (1993). The neurobiology of learning: Implications for treatment of adults with brain injury. *American Journal of Occupational Therapy, 48*, 421–430.

Nelson, D. L. (1988). Occupation: Form and performance. *American Journal of Occupational Therapy, 42*, 633–641.

Nelson, D. L. (1994). Occupational form, occupational performance, and therapeutic occupation. In C. B. Royeen (Ed.), *AOTA self-study series. The practice of the future: Putting occupation back into therapy.* Rockville, MD: AOTA.

Newell, K. M. (1991). Motor skill acquisition. *Annual Review of Psychology, 42*, 213–237.

Nygard, L., Berspang, B., Fisher, A. G., & Winblad, B. (1994). Comparing motor and process ability of persons with suspected dementia in home and clinic sittings. *American Journal of Occupational Therapy, 48*, 689–696.

Orelove, F. P., & Sobsey, D. (1996). Designing transdisciplinary services. In F. P. Orelove & D. Sobsey (Eds.), *Educating children with multiple disabilities: A transdisciplinary approach* (3rd ed.). Baltimore: Paul H. Brooks.

O'Sullivan, S. B. (2001). Strategies to improve motor learning. In S. B. O'Sullivan & T. J. Schmitz (Eds.), *Physical rehabilitation: Assessment and treatment*. Philadelphia: F. A. Davis.

Page, S. J., Levine, P., Sisto, S. A., & Johnston, M. V. (2001). Mental practice combined with physical practice for upper-limb motor deficits in subacute stroke. *Physical Therapy, 81*, 1455–1462.

Park, S., Fisher, A. G., & Velozo, L. A. (1994). Using the assessment of motor and process skills to compare occupational performance between clinic and home settings. *American Journal of Occupational Therapy, 48*, 697–709.

Parkinson, J. (1817). *An essay on the shaking palsy.* London: Whittingham and Rowland.

Pavlov, I. P. (1927). *Conditioned reflexes: An investigation of the physiological activity of the cerebral cortex*. London: Oxford University Press.

Penrose, L. S., & Smith, G. F. (1966). *Down's anomaly.* London: Churchill Livingstone.

Peterson, D. A., & Orgen, R. A. (1983). Older adult learning. In O. Jackson (Ed.), *Physical therapy of the geriatric patient.* New York: Churchill Livingstone.

Petit, T. L., & Markus, E. J. (1987). The cellular basis of learning and memory: The anatomical sequel to neuronal use. In N. W. Milgram, C. M. MacLeod, & T. L. Petit (Eds.), *Neuroplasticity, learning, and memory.* New York: Alan R. Liss.

Pohl, P. S., McDowd, J. M., Filion, D. L., Richards, L. G., & Stiers, W. (2001). Implicit learning of a perceptual-motor skill after a stroke. *Physical Therapy, 81*, 1780–1789.

Poole, J. L. (1991). Application of motor learning principles in occupational therapy. *American Journal of Occupational Therapy, 45*, 531–537.

Quintyn, M., & Cross, E. (1986). Factors affecting the ability to initiate movement in Parkinson's diseases. *Physical and Occupational Therapy in Geriatrics, 4*, 51–60.

Rast, M. M., & Harris, S. R. (1985). Motor control in infants with Down syndrome. *Developmental Medicine and Child Neurology, 27*, 682–685.

Rice, M. S., Alaimo, A. J., & Cook, J. A. (1999). Movement dynamics and occupational embeddedness in a grasping and placing task. *Occupational Therapy International, 6*, 298–310.

Ritson, R. J. (1987). Psychomotor skill teaching: Beyond the command style. *Journal of Physical Education, Recreation, and Dance, 58*, 36–37.

Roth, M., Decety, J., Raybaudi, M, Massarelli, R, Delon-Martin, C., Segebarth, C., Morand, S., Gemignani, A., Decorps, M., & Jeannerod, M. (1996). Possible involvement of the primary motor cortex in mentally simulated movement: A functional magnetic resonance imaging study. *NeuroReport, 17*, 1280–1284.

Rothwell, J. C., Traub, M. M., Day, B. L., Obeso, J. A., Thomas, P. K., & Marsden, D. (1982). Manual motor performance in a deafferented man. *Brain, 105*, 515–542.

Sabari, J. S. (1991). Motor learning concepts applied to activity-based intervention with adults with hemiplegia. *American Journal of Occupational Therapy 45*, 5, 523–530.

Sage, G. H. (1984). *Motor learning and control: A new neuropsychological approach.* Dubuque, IA: Wm. V. Brown.

Salmoni, A. W., Schmidt, R. A., & Walter, C. B. (1984). Knowledge of results and motor learning: A review and critical reappraisal. *Psychological Bulletin, 95*, 355–386.

Schmidt, R. A. (1975). A schema theory of discrete motor skill learning. *Psychological Review, 82*, 225–260.

Schmidt, R. A. (1982). More on motor programs. In J. A. S. Kelso (Ed.), *Human motor behavior: An introduction.* Hillsdale, NJ: Lawrence Erlbaum Associates Publishing.

Schmidt, R. A. (1988). *Motor control and learning* (2nd ed.). Champaign, IL: Human Kinetics.

Schmidt, R. A. (1999). *Motor control and learning* (3rd ed.). Champaign, IL: Human Kinetics.

Schmidt, R. A., & Lee, T. D. (1999). *Motor control and learning: A behavioral emphasis* (6th ed.). Champaign, IL: Human Kinetics.

Schreiber, J., Sober, L., Banta, L., Glassbrenner, L., Haman, J., Mistry, N., & Olesinski, K. (2000). Application of motor learning principles with stroke survivors. *Occupational Therapy in Health Care, 13,* 23–44.

Scott, B. S., Becker, L. E., &. Petit, T. L. (1983). Neurobiology of Down's syndrome. *Progress in Neurobiology, 21,* 199–237.

Shimelmann, A., & Hinojosa, J. (1995). Gross motor activity and attention in three adults with brain injury. *American Journal of Occupational Therapy, 49,* 973–979.

Shumway-Cook, A., & Woollacott, M. (1985). Dynamics of postural control in the child with Down syndrome. *Physical Therapy, 65,* 1315–1322.

Shumway-Cook, A., & Woollacott, M. H. (2001). *Motor control: Theory and practical application* (2nd ed.). Philadelphia: Lippincott Williams & Wilkins.

Singer, R. N. (1978). Motor skills and learning strategies. In H. L. O'Neil (Ed.), *Learning strategies.* New York: Academic Press.

Singer, R. N. (1986). Sports performance: A five-step mental approach. *Journal of Physical Education, Recreation, and Dance, 57,* 2, 82–84.

Smyth, M. M. (1984). Memory for movements. In M. M. Smyth & A. M. Wing (Eds.), *The psychology of movement* (pp. 83–117). San Diego, CA: Academic Press.

Stelmach, G. E. (1982). Information processing framework for understanding human motor behavior. In J. A. S. Kelso (Ed.), *Human motor behavior: An introduction.* Hillsdale, NJ: Erlbaum Press.

Terrell, G., & Kennedy, W. A. (1957). Discrimination learning and transportation as a function of the nature of the reward. *Journal of Experimental Psychology, 53,* 257–260.

Thelen, E., Corbetta, D., Kamm, K., Spencer, J. P., Schneider, K., & Zernicke, R. F. (1993). The transition to reaching: mapping intention and intrinsic dynamics. *Child Development, 64,* 1058–1098.

Toglia, J. P. (1991). Generalization of treatment: A multicontext approach to cognitive perceptual impairment in adults with brain injury. *American Journal of Occupational Therapy, 45,* 505–516.

Trombly, C. A., & Radomski, M. V. (Eds.). (2001). *Occupational therapy in physical dysfunction* (5th ed.). Philadelphia: Lippincott Williams & Wilkins.

Trombly, C. A., & Wu, C-Y. (1999). Effect of rehabilitation tasks on organization of movement after stroke. *American Journal of Occupational Therapy, 53,* 333–344.

Tse, D. W., & Spaulding, S. J. (1998). Review of motor control and motor learning: implications for occupational therapy with individuals with Parkinson's disease. *Physical and Occupational Therapy in Geriatrics, 15,* 19–38.

Umphred, D., & Lewis, R. W. (1999). Aging and the central nervous system. In T. L. Kauffman (Ed.), *Geriatric rehabilitation manual.* New York: Churchill Livingstone.

VanderWeel, F. R., VanderMeer, A. L., & Lee, D. N. (1991). Effect of task on movement control on cerebral palsy: Implications for assessment and therapy. *Developmental Medicine and Child Neurology, 33,* 419–426.

Vygotsky, L. S. (1978). *Mind in society: The development of higher psychological processes.* Cambridge, MA: Harvard University Press.

Warner, L., & McNeill, M. (1988). Mental imagery and its potential for physical therapy. *Physical Therapy, 68,* 516–521.

Watts, N. T. (1990). *Handbook of clinical teaching.* New York: Churchill Livingstone, Inc.

Weiss, M. R., Ebbeck, V., & Wiese-Bjornstal, D. M. (1993). Developmental and psychological factors related to children's observational learning of physical skills. *Pediatric Exercise Science, 5,* 301–317.

Wilson, B. A. (1989). *Memory problems after head injury.* Nottingham: National Head Injuries Association.

Winstein, C. J., & Schmidt, R. A. (1989). Sensorimotor feedback. In D. H. Holding (Ed.), *Human skills.* Chichester, UK: John Wiley and Sons.

Winstein, C. J., & Schmidt, R. A. (1990). Reduced frequency of knowledge of result enhances motor skill learning. *Journal of Experimental Psychology: Learning, Memory and Cognition, 16,* 677–691.

Winstein, C. (1996). Learning a partial-weight-bearing skill: Effectiveness of two forms of feedback. *Physical Therapy, 76,* 985–993.

Wisniewski, K. E., & Schmidt-Sidor, B. (1989). Postnatal delay of myelin formation in brains from Down's syndrome. *Clinical Neuropathology, 6,* 55–62.

Wrisberg, C. A., & Ragsdale, M. R. (1979). Further tests of Schmidt's schema theory: Development of a schema rule for a coincident timing task. *Journal of Motor Behavior, 11,* 159–166.

제 6 장

신경재활 중재 접근법

Neurorehabilitation Intervention Approaches

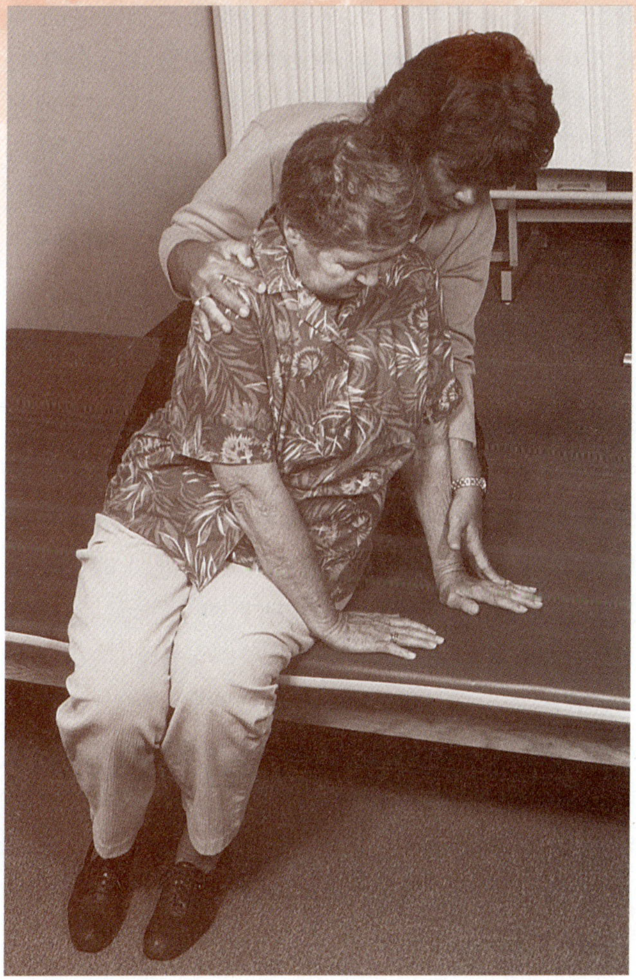

중재에 대한 접근법은 임상적 문제 해결과 이론 사이의 상호작용의 결과로 지속적으로 나타난다. 새로운 중재법은 능력이 있고, 활동적인 임상가의 효과적인 검증을 통하여 환자의 능력, 복지 그리고 최적의 삶의 질을 추구해야 한다. 비록 치료적 중재 방법은 각각의 조합으로 이루어지지만, 치료적 접촉은 환자에게 줄 수 있는 치료사의 위대한 선물이 된다.

기본 개념

- 이론으로부터 실전의 발전
- 현재 시점에서 본 역사적 관점: 반사 이론, 수직계층 이론과 역동적 시스템 접근법
- 중재법의 접근/ 참조의 틀
- 감각운동 접근법: PNF, NDT, SI 신경생리학적 접근법, Brunnstrom의 공헌
- 과제-지향 모델: 기능적 과제를 수행하기 위해 사용하는 전략, 나이와 연관된 전략의 변화, 기능적 훈련 접근법(가동성, 안정성, 조절된 가동성과 숙련성 향상을 위한 전략)
- 사람-중심의 기능적 목표의 중요성
- 나이와 상관없이 신경학적 기능부전을 가진 환자의 중재를 위한 통합된 접근법

서론 Introduction

이 책은 신경계와 각 계통이 사람의 일생동안 발달하는 인간 움직임 생성과 관련하여 어떤 기능을 하고 있는지 전반적으로 서술하고 있다. 또한 일생동안 움직임 조절이 어떻게 발달하고 변화하는가 그리고 운동 학습이 어떻게 역동적인 과정을 통해 발생하는가, 또한 인류에게 주어진 유일한 능력인 상황의 변화에 따른 적응 능력을 정상적인 나이와 연관된 변화뿐만 아니라, 신경병리학적 사고에 의해 나타나는 변화를 다루고 있다. 이러한 이론적 지식은 신경학적 질환으로 고생하고 있는 아동과 어른을 다루는 임상가에게 중재의 선택과 이론적 지식 사이를 연결하는데 도움을 주는 매우 역동적인 업무이며 임상가에게 필요한 것이다.

신경학적 질환을 가진 개인을 위해 사용하는 중재의 치료적 접근법은 물리치료와 작업치료의 전문성이 발생하기 시작한 지난 몇 십년동안 발전해왔다. 이러한 물리치료와 작업치료의 환자-중심 재활의 전문성은 역동적이며, 이는 신경과학 지식이 지속적으로 발달하는 밑바탕을 끊임없이 형성하도록 하였다. 환자의 중재 접근법 또는 참조의 틀은 자연스럽게 기본 지식이 넓어지면서 발달하고 확장되고 있다. 치료를 하는 임상가(치료사 또는 치료사 보조)는 환자/의뢰인에게 가능한 최고의 중재법을 제공하기 위해 여러 가지 접근법과 중재법 사이에서 임상적 결정 능력을 발전시키는 것이 매우 중요하다. 또한, 중재를 위한 치료적 접근법이 지속적으로 발달하고, 분명하게 재정립되는 것을 기대 한다. 비판적 사고는 새로운 지식을 병행하여 획득하는 동시대(contemporary)의 임상가를 위해 필수적인 사항이며, 이로 인해 지속적인 새로운 중재법의 기회를 접할 수 있다.

중재적 접근법은 이론과 임상적 문제 해결 사이의 상호작용의 결과로 지속적으로 발생한다. 치료사와 보조치료사는 각각의 접근법에서 강조하는 것을 공부하고, 환자를 다루기 위해 접근하는 것 중 취사 선택하도록 해야 한다. 임상가가 한 가지 중재 접근법에서만 숙련성을 갖는 것은 환자에게 유익하게 작용하기에 매우 힘들다. 현재 과학적 지식은 치료사에게 기능적 움직임의 중요성과 새로운 지식을 지속적으로 부각시키고 있으며, 역동적 시스템 이론을 우선 시 한다. 임상적 중재 모델을 수반하는 현재의 운동 조절의 이론은 감각적이지 않으며, 새로운 정보, 지식과 통찰력의 혼합 그리고 수정 할 수 있는 공간이 항상 있기 때문이다.

이 단원에서는 신경계 질환을 가진 개인에게 제공하는 대부분의 대중성 있는 중재 접근법의 두드러진 특징을 요약하고 설명하였다. 일부 초기 중재 접근법의 원래 뜻의 많은 부분은 퇴색하였지만, 이들의 통찰력은 가치 있는 것도 있다. 임상적 딜레마를 과도하게 소유한 모든 연령의 환자/의뢰인을 위해 모든 대답을 해주는 최고의 접근법은 없다. 그러므로, 이 책을 통해 조언할 수 있는 것은 "상세한 설명서(cookbook)"와 거리가 멀다는 것이다. 오히려, 대부분 공통적인 접근법을 표현하려 하였고, 임상가들이 공통적인 임상적 문제점 해결을 위해 각각의 참조 틀(frame of reference)과 관련된 개념의 선택과 정보를 흡수하게 하였다. 많은 임상 치료사들은 서로 다른 접근법사이에서 빈번하게 그리고 동등하게 선택을 한다. 효과적인 임상가는 환자의 현재 주요한 움직임 문제와 환자가 최적의 기능적 수행과 독립적 그리고 행복을 도우기 위해 가능한 도구 사이에서 가장 근접한 것을 찾고, 문제 해결과 정보에 근거하여 취사선택 할 수 있다. 환자/의뢰인을 위한 최고의 접근법은 대부분 하나로 통합해야 하며, 환자-중심 접근법과 개인에서 이루어 내야 하고, 가능한 정보를 흡수하는 것이다. 중재방법의 선택은 기능적인 면에 기초해야 하고 개개인을 위한 성공적인 운동 기능을 최대로 향상 할 수 있는 기회를 도울 수 있어야 한다.

역사 History

이론으로부터 실전의 발전 (The evolution of practice from theory)

치료적 접근법은 항상 기초적 과학 지식과 서로 뒤얽혀 있다. 재활은 기능과 기능 부전의 기본적 성질에 관한 주요한 이론을 반영한다(Shepard, 1991). 신경계 환자의 재활 목적은 어떠한 이론적 접근방법이라도 중추 신경계가 어떻게 움직임을 조절하는 지를 가정하고 접근하였다. 이러한 가정들은 이론적 모델을 발전시키고, 참조의 틀 또는 부분적인 이론적 접근법을 유도하였다. 실전 영역에서 현행 접근법이 이론적이며, 실전적인 면이 불충분하다고 감지되면, 치료적 혁신을 위한 최적의 상태가 존재하게 되었다. 그리고 때로는 임상적 실패는 새로운 수준의 통찰력을 발휘할 수 있도록 하는 것을 기억해야 한다. 새로운 사고는 신경과학 또는 임상에서 실제적 경험과 같은 이론에서 발달되었으며(Carr와 Shepherd, 2000), 이러한 현상은 임상적 실전과 기초 과학 지식의 성질을 분리할 수 없다는 것을 반영한다. 기초 과학 지식이 발달하면, 이러한 새로운 신경과학 지식을 환자 다루는데 적용하기를 시도하여 치료적 접근법이 자연스럽게 발달되도록 하였다. 동시에 경험이 많은 치료사는 기초 과학자로부터 새로운 아이디어와 혁신적인 답을 요구하게 되었다.

임상 사례:

치료사가 되고 28년이 지난 지금 내가 여전히 치료사가 된 것을 사랑하는 이유는 우리 영역이 정말 재미있고 역동적이며 내 눈 앞에서 지속적으로 학문이 발전되기 때문이다. 나는 자주 학생들에게 이렇게 말한다. "우리가 현재 가르치며 사용하는 교과서는 진행되는 일(work)이며; 마지막 단원은 아직 써있지 않다. 이 끝나지 않은 책을 지속적으로 첨부하는 것은 너희들에게 달려 있다!"

현 시점에서 본 역사적 관점 (Historical roots viewed within current perspective)

전문인으로서 초기 물리치료와 작업치료 분야에서, 대부분의 치료사는 손상된 군인에게 서비스를 제공함으로 초기 "재건 도우미(reconstruction aide)"라는 이름을 반영하여 근골격계 질환 환자에게 치료를 제공하였다. 이러한 역사적 사실은 물리치료사와 작업치료사 모두 같다. 초기 신경계 재활로서 잘 알려진 이름인 Margaret Rood는 1차 세계 대전 동안 치료를 제공한 최초의 물리치료사이며 작업치료사였다(Low, 2001).

1920년대에 소아마비 유행의 직접적인 결과로 치료적 서비스가 거대하게 증가하였으며, 이런 현상은 소아마비 백신이 발견된 1955년 까지 지속되었다. 치료사는 의학 발전으로 인하여, 실제 손상으로 인하여 살아남은 척수 손상 또는 뇌졸중등의 신경계 손상 아동과 어른을 재활의 급성 기간 동안 포함시켰다. 1940년대와 1950년대 신경계 문제를 가진 아동 치료의 관심이 현재까지 잘 받아들여지고 있는 몇몇 중재의 신경생리학적이고 발달학적인 접근법인 신경발달 치료(NDT)와 감각 통합(SI) 접근법을 이끌어 냈다.

최근, 운동 조절과 운동 학습의 이해는 중재 방법에서 중요하게 작용하고 있다. 작업치료사는 작업 과학(occupational science)과 목적성 있는 활동(activity)을 강조하면서 자신들의 전문적인 초점을 명확하게 하려 하고 있다(미국작업치료사협회, 1999). 예로, 작업치료 분야에서는 최근 문헌 검토를 통해 새로운 용어를 창출해내고 있다. 작업치료 문헌에서 **신경-작업**(neuro-occupation)은 개인이 관련되어 있는 **작업의식**, 개개인의 신경계 그리고 신경과학 사이에 존재하는 단단한 연결체로 나타낸다(Padilla와 Peyton, 1999). 움직임 과학자라고 자신들을 명명하는 물리치료사는 중재의 기초가 될 수 있는 기능적 제한을 최소화하고 예방한다. 두 전문직 모두 최근에 출간된 실전을 위한 지침서(guide to practice)를 통해 환자/의뢰인을 위한 기능적 예후(functional outcome)를 가장 효과적으로 최적의 상태로 하게 하는 임상적 의사 결정(clinical decision making)을 위한 새로운 방법의 창출을 제공하려고 하였다. 대부분 물리치료사와 작업치료사는 중재를 위해 취사 선택하는 접근법을 사용하고 있으며, 이는 여러 가지 다른 중재 접근법 또는 환자 개인의 필요도와 일치할 수 있는 참조의 틀(frame of reference)에서 선택함으로 이루어 진다. 현재 물리치료와 작업치료 모두에서 중요한 점은 중재(intervention)와 사정(assessment)을 위한 기능적인 접근방법이라는 것이다.

반사 이론 (Reflex theory)

처음의 이론적 접근은 1906년 Sherrington 실험에 기초하여 제공하였으며, 인간의 신경계(human nervous system)

는 움직임을 만들어 낸다고 하였다(Sherrington, 1906). Sherrington의 업적은 반사 이론의 기초를 형성하였고, 움직임은 말초적으로 형성하며, 이것이 뜻하는 것은 말 그대로 감각 계통(sensory system)의 자극이 운동을 출력(motor output)한다는 것이다. 일단 자극(stimulus)이 제공되면, 신경계를 통한 반응의 연쇄가 발생되고 이는 움직임을 만들어낸다. Sherringotn은 반사를 복잡한 움직임의 형성체(building blocks of complex movement)로 이론화 하였고, 이는 움직임의 목적을 성취하기 위하여 움직임 연쇄와 같이 순서에 맞게 반사가 같이 활동한다고 하였다. 반사 이론은 감각 입력이 운동 출력을 조절하는 것을 제안하였고, 중요한 가정 뿐만 아니라 이론 — *감각은 움직임을 만들어 내기 위해 필요하다* — 의 중요한 제안점을 이끌어 냈다. 초기 이론가는 반사의 출현과 쇠퇴는 겉질(피질) 구조(cortical structure) 성숙이 증가함을 반영한다고 하였다.

임상 사례:

개념화된 반사 모델이 어떻게 움직임 형성을 하는것에 대한 예는 현재 사용되고 있는 두드림(tapping)라는 도수적 중재 기법으로 설명할 수 있다. 이 기법은 치료사 또는 보조자가 근육 위를 두드림으로써 근육 수축을 만들어 낸다. 근복(muscle belly)의 두드림은 같은 근육을 지배하는 알파 운동 신경원의 활동에 기여하는 근방추의 빠른 신장 자극을 통하여 근육 활동을 촉진한다. 이는 매우 간단하지만 상성(phasic)(짧은 시간) 반응으로서 근육 수축의 시작, 근육 반응의 활동 또는 운동감각 인식(kinesthetic awareness)을 증가 시키기 위해 사용한다. 이 *감각운동(sensorimotor)* 기법은 재활 초기에 수의적 근육 조절이 제한된 환자를 위하여 매우 효과적이다. 하지만, 분명한 것은 이렇게 발생한 근육 수축이 강화되고 근육의 기능적인 사용으로의 통합되지 않는 한 이러한 기법은 제한적으로만 작용한다는 것이다. 이 단원 후반부에서는 어떻게 이러한 종류의 감각운동 기법이 기능적으로 발전되며, 중재 계획 시 발생되는 단점에 대하여 언급할 것이다. ▪

초기 Sherrington의 운동 조절 설명은 반사 연쇄와 반사로 보았기 때문에 그의 업적은 현 시점의 이론적인 지식 수준에서 제한하면, 부분적으로 잘못 이해할 수 있다. 운동 조절에서 반사 이론의 제한점은 감각 자극이 없는 상태에서 발생하는 움직임을 설명하지 못하였고, 빠른 움직임의 형성 또는 처음에 표현되는 움직임과 대부분 중요하게 생각하는 단일 자극이 움직임 환경에 따라 다양한 반응이 형성되는 것을 설명하지 못하였다(Shumway-Cook와 Woollacott, 2001). 수의적 움직임의 반응은 말초적 자극 입력으로부터 제한되지 않는것으로 알려져 있다.

이 초기의 이론이 공헌한 것은 아직까지는 가치가 있는 것으로, 좀 더 넓은 시각으로 받아들여야 한다. 최근 운동 이론은 자동적인 움직임(반사를 포함)과 운동 조절에서의 역할에 좀더 역동적인 면을 가지고 있다. 반사가 움직임을 위해 편의(bias) 또는 일반적인 뼈대를 제공하는것으로 알려져 있지만, 초기 신생아 운동 행동의 적응하는 성향과 역동적인 면을 단독적으로 설명할 수 없다. 최근 역동적 시스템 이론은 반사의 존재를 부인하지 않으며, 움직임과 자세 조절면에서 많은 영향을 주는 것 중 하나라고 고려하고 있다(Shumway-Cook와 Woollacott, 2001). 이러한 운동 반응은 관찰된 움직임, 주어진 능력, 어색함(제한점)과 모든 관련된 하위 시스템의 자기-조직화(self-organization)의 형태이다.

운동 표현으로 반사와 자동적 움직임은 생후 1년 동안 또는 신경계의 손상 시간 또는 그 후 시간동안 자주 관찰된다. 실제 임상에서 물리치료사와 작업치료사는 반사가 "나쁨" 것으로 생각했던 시점이 있었다. 이러한 예로 좀더 "정상적"인 운동 행동이 발달되기 전에 자신의 목적을 위해 비정상적 또는 과장된 초기 운동 행동을 억제 또는 적게하는 것이다. 오늘 날 반사는 움직임 패턴의 몇몇 선택된 것 중의 하나로 인식하고 있다. 이는 우세하거나 우세하지 않을 수도 있으며, 개개인의 움직임 조절 상태에 따른 구성 요소에 의존한다. 반사는 기능적 움직임 패턴의 선택한 것 중 하나로서 좀 더 정확하게 개념화해야 하며, 사전에 관찰된 "잘못된 것(culprits)"은 독립된 것으로부터 움직임의 좀더 성숙한 패턴으로 예방해야 한다(Fetter, 1991).

반사 이론은 치료사와 보조치료사에게 중요한 임상적 통찰력을 제공하기 위해 지속되어야 한다. 제한점이 있지만 Sherrington의 업적은 임상적 적용 시 영향을 줄 수 있다. 운동 조절이 손상된 환자에서 움직임 패턴 시 반사 패턴의 필수적 성질 또는 조절을 인식하기 위해 반사의 사정(assessment)을 사용한다(4장 참조). 이러한 예는 어떻게 감각이 수용기의 말초적 자극에 대해 운동 반응의 활동을 만들어 내는 것인가 하는 문제이다. 이러한 예로, 정위 반응(righting response)의 일부분인 능동적 몸통 폄(체간 신전, trunk extension)을 위해 미로(labyrinth)를 자극하는 것이다. 이 단원 후반부에 일부 간단한 촉진 기법의 사용을 묘사하였고(표 6-1), 이러한 기법의 많은 부분은 반사 이론의 뿌리를 두고 있다.

▪ 수직계층 이론 (Hierarchical model)

Hughlings Jackson의 업적은 신경계를 **수직계층** 조직으로 보았으며, 3가지의 조절 단계 상(higher), 중(middle), 하(lower)를 가진다고 하였다(Walsche, 1961). 이 모델은 "위-아래(top-down)" 접근법으로 설명하며, 각 단계를 지속적이나 자동적으로 상위 수준의 신경계가 아래 수준의 단계를 조절하는 것으로 설명한다. 수직계층 모델은 수의적 조절 패턴으로부터 반사를 분리한다는 중심 조절 기전(central control mechanisms)의 가정을 가지고 있다(Kohl 과 Sheal, 1992). 이 모델은 움직임의 조설이 수직계층적으로 조직화 되어 있으며, 이는 척수가 반사 운동 패턴을 제공하고 뇌줄기(뇌간)이 정적 또는 긴장성 반사 조절과 통합을 제공하며 대뇌가 모든 낮은 수준의 수의적 조절 기전을 대치한다는 것이다. 이 모델의 제한점은 중추신경계를 한 시스템으로 가정하고, 움직임의 초기 근원이 된다고 가정하는 것이다(Shumway-Cook와 Wollacott, 2001).

반사 모델과 유사하게 수직계층 모델은 감각 입력에 의해 정형화된 움직임(stereotypical movements)을 형성한다. 수직계층 모델에서는 조절이 많은 수준에 참여하고 있지만, 강조하는 것은 척수 수준이 현저하게 반사적이며, 상위 겉질(피질) 수준의 자동적인 면은 줄어들고, 기능에서 좀 더 수의적이고 상위적인 것에 두는 것이다. 수직계층 모델을 사용한 감각운동 중재 접근법이 발달되었으며, 환자를 자동적인 조절 수준에서 수의적인 조절의 높은 수준으로 진행을 직접적으로 도왔다. Gesell(1954)의 업적으로 잘 알려져 있는 신경성숙 이론(neuromaturational theory of development)은 수직계층과 유사하게 아동 발달의 성숙을 설명하였다(4장 참조). 4장에서 언급하였듯이 발달 이론에서 중추 신경계는 성숙과 발달 동안 변화를 위해 처음에 작용하는 원동력이다. 다양한 하위 계통(multiple subsystems)은 일생동안 지속되며 나선형으로 발달한다(3장 참조).

최근 이론은 일생동안 인간 움직임 조절의 발달에서 다양한 요소의 중요성을 주장하고 있다. 비록 순수한 수직계층의 개념은 변화되었지만, 현대 신경과학자는 운동 조절의 수직계층 일부 요소의 중요성을 확인하였다. 현재 개념에서 신경계 각각의 수준은 과제에 따라 다른 수준에 영향을 준다는 사실을 인식하고 있다. 움직임의 반사적인 패턴은 운동 조절을 단독으로 결정하는 요소로 생각하지 않으며, 움직임 조절과 형성을 위해서는 많은 과정이 중요하게 작용한다.

▪ 역동적 시스템 접근법과 최근의 의견 (Dynamic systems approach and contemporary ideas)

현재 임상가들은 신경학적 장애를 수반한 환자들의 사정(assessment)과 치료에 통합적 접근법을 사용한다. 운동 조절의 전개체계 모형은 많은 감각운동체계의 가설을 내놓았다. 그러나 오히려 그러한 이론들이나 모형은 서로 배타적이며, 기존 모형에서 움직임은 감각의 입력과 되먹임(feedback)에 많이 의지하는 연속적인 이론과 모형처럼 보였다. 이에 반하여 역동적 시스템 모델(dynamic system model)은 감각의 입력도 중요하지만, 오직 감각정보에만 의지하는 것이 아니라고 주장하였다(Mc-cormack & Feucher, 1996).

현대의 운동이론은 감각과 운동의 관계 가치를 중요시한다. 감각운동 접근법(sensorimotor approach)은 시스템 모델(system model)을 배경으로 사용하면서, 감각입력은 운동조절과 운동학습 성취에 필요한 검증된 많은 요소 중 하나로 사용해야 한다.

표 6-1

도수적 촉진과 억제 기법

기법	수용기	자극	반응	설명
빠른 신장 (quick stretch)	근방추 길이와 속도의 변화를 감지하는 Ia 종말	건 또는 근복 위에 빠른 신장 또는 두들김	주동근을 활성화하여 수축; 상반신경지배로 길항근은 억제; 협력근의 활성화	반응은 매우 단기적으로 일어남; 반응에 따라 저항을 줄 수 있음; 적절하지 않은 근육에 적용시 근긴장을 증가시키고 기능을 제한시킬 수 있음
지속적 신장 (prolonged stretch)	근방추, Ia 종말과 II 종말, 골지힘줄기관(골지건기관)	연장된 길이에서 지속적인 신장	근 수축의 억제	지속적 석고붕대와 부목의 이론적 근거; 효과를 증진시키기 위해 길항근을 활성화 함
저항 (resistance)	근방추	중력 또는 체중 또는 도수적으로 저항을 줌; 역학적 무게를 이용 가능	근육 동원 능력을 강화; 협력근 촉진; 운동 감각을 강화	환자의 목표와 반응에 따라 단계적은 저항 적용이 필요함; 움직임 목표를 위해 과류(overflow)와 근육 동원 능력이 발생시킬 수 있음
압박 (approximation)	관절 수용기	관절면에 압박: 도수적 또는 역학적으로 가능; 튕김(bouncing); 체중 지지 자세에서 가능	자세성 폄(신전)과 근위부 안정성, 근육의 동시수축을 강화; 자세 안정성과 운동 감각 강화	율동적 안정화 기법과 조합하면 효과적(PNF 참조), 염증성 관절에서는 금기
견인 (traction)	관절 수용기	관절면을 당김, 일반적으로 움직임 초기에 손을 이용하여 사용	움직임 시작과 가동성 증진을 얻기 위한 근육의 활동성 촉진	일반적으로 초기 가동성 활성화를 위해 사용; 숙련된 임상가는 관절 가동술로 사용함
억제적 압력 (inhibitory pressure)	골지힘줄기관(골지건기관), 근방추, 촉각 수용기	도수적으로 또는 체중을 근육 또는 건에 단단하게 압력을 줌	근육 활동 억제; 억제적 효과	효과를 얻기 위해 도구 사용 가능; 부목, cast, 원뿔모양 cone을 손에 사용 가능하며, 의자차에 판을 사용할 수 있음; 체중 지지 활동은 억제적 압박을 제공하며 예로, 손가락 굴곡근을 억제시켜 펼 수 있게 해 줌.
가벼운 접촉 (light touch)	빠르게 촉각 수용기와 자율신경계에 적응 (교감신경계)	간단하고, 가벼운 접촉을 피부에 함	각성반응을 증가시켜 회피 반응을 보임	일반화된 움직임 반응을 개시하는데 효과적, 각성반응을 이끌어 내며 자율신경계가 불안정하거나 환자가 혼동스러울 경우는 금기증
지속적 접촉 (maintained touch)	천천히 촉각 수용기와 자율신경계에 적응 (부교감신경계)	지속적인 접촉 또는 압력을 줌	잔잔한 효과, 피부에 탈감각, 일반적인 억제를 제공	과감각 또는 높은 각성반응을 가진 환자에게 유용함
도수 접촉 (manual contacts)	촉각 수용기, 근육의 고유 수용감각	몸 전체 걸쳐 손을 이용하여 단단하고 견고한 압박	손 아래서 근육의 수축을 촉진	근육 반응을 활성화; 감각과 운동 감각 인지를 강화; 안정성과 지지를 제공

(계속)

표 6-1
도수적 촉진과 억제 기법 *(계속)*

기법	수용기	자극	반응	설명
천천히 스트로킹 (slow stroking)	자율신경계, 촉각수용기(부교감신경계)	천천히, 안정된 스트로킹을 목 또는 체간 신전근에 손의 편평한 부분을 이용하여 함	잔잔한 효과, 일반적인 억제 효과; 안전감을 생성	전반적 각성반응을 가진 환자에게 적절함
중간적 온감 (neutral warmth)	자율신경계, 온각수용기(부교감신경계)	신체의 부분 또는 신체를 탄력붕대 또는 수건으로 감음(따뜻함)	일반적인 억제와 이완을 제공; 근긴장을 감소; 통증 또는 혼란성을 감소시킴	10~15분 정도 사용; 과열을 피함; 교감신경계 반응이 증가된 환자 또는 혼동이 심한 환자에게 적절함
천천히 전정계 자극 (slow vestibular stimulation)	긴장성 전정계 수용기	현수 그물, 흔들 의자, 또는 공위에서 천천히 흔들기, 천천히 움직임	잔잔한 효과, 각성반응 감소, 일반적인 억제 효과	감각자극에 대한 방어반응이 심한 환자, 자극에 대한 반응이 과한 환자, 과긴장 또는 혼동이 심한 환자
빠른 전정계 자극 (fast vestibular stimulation)	반월판	스쿠터 보드(scooter board), 롤 등에서 가속과 감속의 요소를 포함한 빠르거나 불규칙적인 움직임	일반적인 근육 긴장도를 촉진하고 움직임에 대한 자세적 반응을 촉진	저긴장성 환자에게 사용(뇌성마비, 다운증후군); 감각통합을 촉진하기 위해 사용 가능(특별한 훈련과 이수증이 요구됨)

출처: O' Sullivan, S. B. & Schmitz, T.J.(Eds.). (2001) ***Phsical rehabilitation: Assessment and treatment*** (4th ed.) Philadelphia: F.A.Davis.

임상 사례:

전체적으로 이전 감각운동의 이론 범위내에 반영된 기초를 벗어나진 않는다. 물리치료사와 작업치료사는 자기 자신의 치료적 도구인 접촉(contact)을 제공하는 유일한 직업이다. 두 직업 모두가 환자의 움직임을 창조하고 실행하게 하여 인간의 움직임 조절을 하는 것을 지금에 와서 알려지게 되었지만, 기존에 일반인들은 치료사가 환자들에게서 반응을 이끌어낸 '손(hand)'의 힘을 과소평가해왔다. 하지만 치료사가 환자들을 만지고, 그러한 접촉 자체가 환자들에게 친숙한 환경이 되는 것은 놀라운 일이었다. ▪

오늘날 운동조절의 형태는 많은 신체 기관들의 상호작용을 포함한 **이중계층적**(heteroarchical) 기관과 같은 운동체계로 보이며 결과적으로 움직임의 발달, 훈련(pratice) 그리고 환경조건들의 변화로 인해 영향을 받았다. 계통(system)은 중추신경계의 통합적 작용, 근골격계의 다양한 구성요소, 과제의 목적성 그리고 움직임에 적합한 상태를 포함한다. 역동적 시스템(dynamic system) 이론 관점에서 운동조절은 상호작용하는 모든 다양한 구성요소들 사이에서 일어나는 현상으로 본다. 이러한 관점은 운동체계의 고정되고 중심계통적이 아닌, 기능적이고 상호의존적이며, 서로 의존하면서 획득된 행동들이 서로 연합된 것을 강조한다(Kamm.Thelen & Jenson 1990 : Kielhofner 1997).

역동적 시스템(dynamic system)에 따르면 발달은 환자들 자신이 운동과 관련된 도전적인 움직임적 문제를 개개인이 직접 적절히 해결해 나가는 것을 배우는 다양한 과정이다. 그러므로 현재의 발달은 개별적이고 분리된 부분보다 오히려 전체적인 과제와 작업의 학습이 가지는 중요성을 강조하는 것으로 보인다.

각 개인은 자신의 움직임적 문제 해결법을 찾고, 각자의 방법으로 촉진시킨다. 이같은 접근법의 중재(intervention) 목적은 다음과 같이 요약할 수 있다.

- 원하는 과제선택과 성취의 필요성,목적지향적인 훈련 그리고 가장 의미있고 효과적인 방법의 작업 형태는 개개인의 특성에 따라 개별화 한다.
- 각각의 다양한 실행과 자연적 상황에 따라 행동이 더 안정화되가는 것을 터득한다.
- 개인적이고 환경적인 특징 등을 최대한 활용하여 훈련 한다.
- 중재 설정 전에 개개인이 문제해결능력을 얻게 되어 환경에 접하게 되면, 좀더 즉각적인 문제해결 방법을 찾는다.

현재 치료사는 운동출력이 많은 내재적이고 외적인 요소의 상호작용에 의존하는 것을 깨달아야 한다. 오늘날 운동조절 접근법은 역동적 시스템(dynamic system) 이론을 배경으로 더 다양하고, 개별적이며 전체적 관점의 기계적 체계의 모형으로 바뀌게 되었다. 역동적 시스템(dynamic system) 모형은 인간의 기능적 수행, 운동학습의 원리, 환경의 강조와 신경과학의 지식을 포함한 전체적 관점의 연합이다. Newell과 Valvano의 중재를 위한 이론상의 기초와 지도원리를 따르면 이런 접근법을 설명할 수 있다 (Newell and Vavano, 1998):

- 개개의 신경학적 장애에 의한 움직임의 어려움은 움직임 제한으로 나타난다.
- 행동 제한의 원인은 몇몇 자체 내에나 환경, 개개인 혹은 과제 자체가 원인일 수 있다. 이러한 제한은 중요한 고려점이 될 수있다. 왜냐하면 제한은 행동이 유발되는 경계점이라고 할 수 있고, 움직임의 기원이 되는 점이다. 개별적으로 행동의 제한은 다양한 단계에서 존재한다. 신경학적,생명공학적,근골격계적 그리고 행동인지적. 몇몇 이러한 제한은 바뀔수도 있지만 다른 것은 그렇지 못하다.
- 신경학적 장애를 가진 환자는 정상적 과제실행을 위해 필요한 적절한 문제해결 능력을 가지고 있지 못하다. 몇몇 사례에서 신경학적 장애를 가진 환자는 자세 조절 연습이나 몸의 안전성 훈련등의 학습 조절을 필요로 한다. 다른 사례로 관절범위 제한이나 근력약화 문제 시 자유도 정도는 움직임에서 필요로하는 것에 비해 불충분하다. 치료사는 필요한 자유도 정도를 조절하여 문제해결을 도움으로써 환자로 하여금 문제를 스스로 해결할 수 있게 한다.
- 치료적 중재의 전략은 이미 주어진 과제나 환경, 개인에서 존재하는 상태와 상호 작용하는 치료사 행동에 의해 제공된다. 치료사는 치료의 원칙을 개인에게 효과적이고 효율적인 전략을 찾고, 과제와 관련된 개인의 정체성을 찾아 성공적인 기능적 움직임의 산출을 도울 수 있는 물리적인 감각정보의 입력을 선택한다. 치료의 전략은 환자 움직임의 다양성을 촉진하는 방법을 선택한다.
- 훈련에서 최고의 치료적 중재는 개인에게 존재하는 장애를 좀더 성공적으로 변화시킬 수 있는 과제나 도수적 치료를 제공하는 것이다.
- 이와같이 치료사는 환자들의 변화, 일률의 측면을 보고, 개개인 환자들의 움직임 해결을 산출하는 협력을 본다. 환자들의 변화에 관한 치료사의 규칙은 조직적이며 개별적으로 사람들이 움직임을 시도할 때 장애의 문제점을 과제가 요구하는 안정되고 적합하게 일치할 수 있는 해결법을 찾아 새로운 상태를 정렬하여 조절하는 것이다.
- 치료사는 물리적인 조절자로서(물리적으로 바뀐 환경이나 물리적으로 특별한 과제 요구 시) 증가된 감각의 정보를 제공(제공된 지시와 되먹임에 의해) 혹은 물리치료사 개인의 물리적 도수기법을 사용할 수 있다(치료적인 운동 혹은 도수를 통한 지시로서).
- 또한 치료사는 움직임 문제를 해결하기 위해 새로운 움직임 전략을 발견하거나, 발달시키기 위해 환자를 촉진시키거나, 전략을 찾게하는 운동학습의 원리를 사용한다.

현재 언급된 중재나 치료적 기틀이 되는 많은 접근법들은 발전을 거듭해왔다. 이 단원에서는 단지 그러한 접근법만을 종합하는 것이 아니라, 앞에서 언급한 접근법들의 중요한 개념과 가치를 지속적으로 제공하는 것이다. 이러한 자료들은 물리치료사와 작업치료사들에 의해 현재 사용되고 있는 중재들이다.

중재 접근법 / 참조의 틀
Approaches to Intervention/Frames of Reference

감각운동 접근법 (Sensorimotor approaches)

감각운동접근법은 **신경촉진법**(neurofacilitation)이나 **신경생리학적 접근법**(neurophysiological approaches)으로 알려져 왔다. 이러한 접근법들은 Sherrington(1961)과 Hughlings Jackson(Walsche, 1996)에 의해 실행되고 연구되어진 초창기 신경학적 손상 환자에 대한 치료이었다. 환자의 중재 적용을 보면, 반사나 수직계층 모형으로 부터의 기여부분은 유사성을 지니면서 확실한 차이점을 지니고 있다. 반사모형은 움직임과 운동조절이 지나치게 말초신경계를 사용하고 말초신경에 기초를 둔다고 제한함에 반면, 수직계층 모형은 움직임의 결과물과 조절은 중추신경에 기초를 둔다고 제안하였다. 그러나 두 모형의 주장은 중요한 오류를 범하고 있다.

1. 뇌는 근육이 아닌 움직임을 조절한다.
2. 중추신경계는 더 상위의 기관이 하위의 기관(centers)에 명령을 내리는 방식으로 알려졌으나, 좀 더 자동적 행동 조절의 측면으로 바뀌어 가고 있다.
3. 개개인의 움직임 형태는 감각자극의 입력이나 운동조절을 촉진시키는 움직임으로 바뀔 수 있다(Gordon 2000).

중재를 위한 감각운동 접근법들은 반사나 수직계층 모형의 운동조절에 기초를 두고 있었다. 이러한 모형에 따르면:

1. 운동조절과 운동기술의 발달은 수직계층적 형태에서 기원된 반사이론에 의존한다.
2. 움직임의 실행은 감각입력에 의존한다.

이러한 가정들은 현재 심하게 비난 받고 있지 않지만 어떤 치료적인 배경으로는 무리가 있을수 있다. 그럼에도 불구하고, PNF, NDT 그리고 SI, Brunnstrom을 포함한 이론들로부터 형성된 감각운동이나 신경촉진적 임상적 형식을 제공한다. 아직까지 신경촉진적/감각운동적 접근법들은 치료사들의 검사방법이나 중추신경계 손상환자 치료에 영향을 주고 있다(Shumway-cook & Woollacott 2001). 현재 이러한 접근법들에 따르면 기능적 훈련을 더 강조하고 상대적으로 '정상적' 움직임의 재교육은 덜 강조하고 있다. 또한 이런 접근법들은 치료적 계획이나 전략을 발전시킬 때, 운동학습의 원리를 더 많이 사용한다. 현재 사용된 두 접근법들 사이의 경계점들은 운동조절이 관련된 새로운 개념의 이론적 기초로 각각의 접근법이 통합됨으로서 그 명확성이 줄어들었다. 중재접근법의 혁신과 지속적 공헌을 역사적 순서로 기술하였다. 이러한 개념들은 눈에 띄고 각각으로부터 유용하게 적용할 수 있는 치료적 관점이다. 모든 치료적 접근법들은 현재 치료사들에게 신경학적 장애를 가진 환자들에 대한 접근법들의 통합된 적용으로 유용한 검사양식과 관점을 제공한다.

▪ 고유수용성신경근 촉진법 (Proprioceptive neuromuscular facilitation)

물리치료사인 Maggie Knott와 신경생리학자인 Herman Kabat은 **고유수용성 신경근 촉진법**(PNF)을 1946년~1951년 사이에 발표하고 발달시켰으며, 물리치료사인 Voss와 작업치료사인 Meyers에 의해 저변으로 확대되었다. 운동학습, 운동발달 그리고 신경생리학의 상호관련 분야의 학자들에 의해 Kabat과 Knott는 PNF가 부전마비환자(paralysis)를 치료함에 유용한 방법이라고 하였다. PNF 접근법이 발달함에 따라 Kabat과 Kontt는 움직임을 증진하기 위한 Sherrington의 신경생리적 원리와 Gesell의 업적을 중요시하였다. Knott와 Voss는 **촉진**(facilitation)을 "어떤 자연적인 발전의 증진; 특히 자극 변화에 의한 신경조직의 생성물이다"라고 정의하였다(Kontt & Voss, 1968). *고유수용성 기관*은 신체의 근육, 건 그리고 관절 내의 수용기로부터 받은 감각의 흥분을 의미한다(2장). *신경 근육학적*으로 이같은 기법은 신경과 근육에 적용된다. 그러므로 PNF는 고유수용기의 자극을 통한 신경근육 기전의 반응을 증진하거나 촉진하는 방법을 포함한다. PNF 접근법의 기초적 틀은 인체 움직임의 돌림(회전, rotation), 신체주요부위의 두 가지의 기본적 사선 운동패턴과 각 2개의 패턴에 반대되는 두 개의 대항근(길항근) 패턴의 움직임을 강조하고, 또 한가지 패턴 내에서 굽힘(굴곡)과 폄(신전)을 강조하였다. 이러한 패턴에서 중요하게 강조하는 돌림(회전)은 완전히 짧아진 범위에서 충분히 늘어난 범위까지 근육이 수축하는 근수축의 연속으로 표현한다. 본래 PNF에서 근수축은 "타이밍(TIMING)"의 개념으로, 정상적 타이밍은 협조된 움직임의 결과로 나타나는 근육활동 연속이다. 또한 PNF에서는 높은 수준의 운동신경이나 좀 더 활동적이고 수의적인 움직임을 촉진하기 위해 저항, 도수접촉, 압박, 신장(stretching) 그리고 구두지시(verbal commands)를 사용한다(Burke,culligan & Holt 2000; Morris & Sharpe 1993).

PNF의 기본철학은 PNF에서 제안한 목적처럼 오늘날까지 적용된다. "PNF 치료법의 철학은… 목표지향적이고 특별해야 하며, 이러한 활동은 협응능력, 근력, 지구력과 강한 부분이 약한 부분을 발달시킬 수 있게 하여 최적의 기능으로 만들어내야 한다." (Knott & Voss, 1968, p3). Knott와 Voss는 "목적 있는 움직임은 성공적 생활 영유의 기초이고, 목적 있는 움직임은 궁극적인 목표를 위해 직접적이며 협조적으로 작용한다. 기초능력, 근력 그리고 지구력은 능동적인 생활 참여로 발달시키고, 능동적 반복은 학습과정에서 중요하게 작용한다. 움직임 반응은 미리 학습되어 있으며, 해부학적 구조와 발달단계 내에서 환경적 영향과 수의적 의지와 일치하여 발달한다" (Knott & Voss, 1968, p3). 위와 같은 말을 직접인용한 신경재활 분야의 최근학자들은 목적 있는 움직임, 목표에 직접적인 활동, 운동학습 그리고 환경적 영향과 현재 경향의 중요성을 설명하였다.

PNF 기법의 적용에서 가장 중요한 요점은 다음과 같다.

- 뇌는 근육각각의 세세한 움직임은 인식하지 못하나, 큰 움직임의 패턴이나 움직임은 인식한다(Beevor' s axiom).
- 정상 기능적 움직임에서 근육은 짧아졌다가 늘었다가 변한다. 정상적 움직임은 굽힘근(굴곡근)과 폄근(신전근) 그리고 다른형태의 근육 수축사이 균형에 의지한다.
- 모든 촉진적 움직임은 운동이나 작업수행 움직임에서 볼 수 있는 자연스러운 움직임을 닮아 기존형태의 움직임을 형성한다. 이러한 촉진적 움직임은 각각 신체에서 중요한 부분(머리, 목, 상체, 하체, 사지)에서 2개의 사선형 패턴의 움직임이다.
- 운동학습은 반복과 다양한 감각 입력의 통합을 요구한다. 청각, 시각, 촉각 그리고 고유 수용감각은 움직임 학습과 재학습에서 통합된다.
- 반대저항이 발생될때 패턴의 촉진된 움직임은 선택적 방산을 생성하는 협력근의 근수축을 통하여 이루어진다. 근육 그룹에 더 강한 자극에 의한 수축은 더 약한 협력근을 촉진시킨다.

특별하고 다양한 기법은 촉진적 움직임에 의해 발달 되었다. 가장 일반적으로 사용하는 상지와 하지의 사선운동은 그림 6-1과 6-2에서 묘사하였고, 사선운동 동안 사용하는 도수접촉, 저항, 신장, 견인, 압박, 타이밍 그리고 율동적 안정등의 도수 자극 기법은 표 6-2에 기술하였다. 그리고 치료사는 이러한 도수기법을 움직임 패턴 동안 근육 활동 증진을 위해 사용하였다. PNF는 운동학습의 훈련과 지도, 반복, 실행 그리고 되먹임(feedback)등의 전략을 통합할수있다. 따라서 PNF는 치료적 운동 접근법으로 오늘날까지 널리 쓰이고 있다(Buekle et al 2000; Morris & Sharpe 1993). PNF 적용의 관건은 기본적인 주의점과 기법 그리고 환자 치료에 있어서 적절하고 중요한 개념을 치료사가 얼마나 통합하여 숙달하는가 하는점이다. 따라서 PNF에 관한 더 자세한 정보는 앞에서 서술된 점과 지속적인 학습 전략을 이용해야 한다.

임상 사례:

PNF는 치료사들에 의하여 운동 학습 전략의 통합, 다양한 감각입력의 사용 그리고 기능적움직임인 사선형 패턴의 구성으로 적용한다. 도수적 촉진기법은 기본적인 움직임 패턴을 이용하여 효과적인 근육 움직임을 유도한다. 이러한 감각적운동 접근법은 초기 기존 문헌(1940~1950년대에 발표된)을 통해 틀을 유지해 왔으며, 이러한 초기 서술들은 오늘날까지 쓰여질수 있었다" 목적 있는 움직임은 성공적 생활 영유의 기본요소이고, 이러한 목적이 있는 움직임은 궁극적인 목표를 위해 통합하고 직접적으로 작용해야 한다" (Knott & Voss, 1968, p3). ■

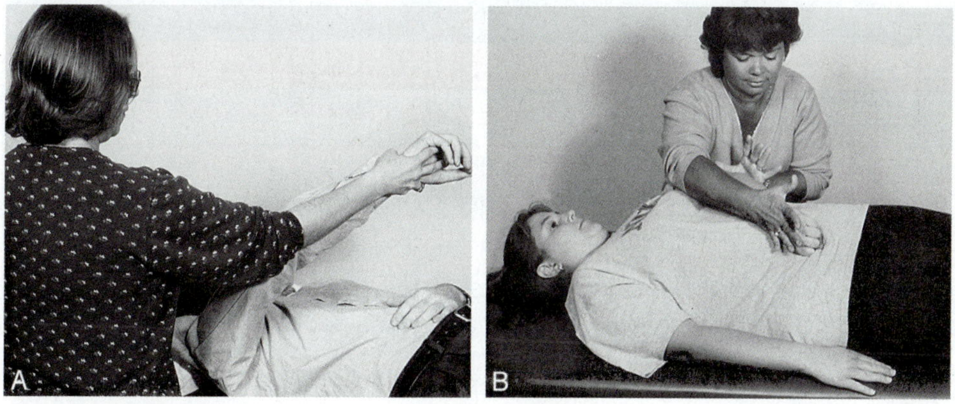

그림 6-1. PNF 사선형 운동에서. (A) 상지돌림(회전)과 팔꿈치 폄(신전). (B) 손목과 팔꿈치 폄을 강조함에 따른 치료사 손의 위치의 중요성.

▪ 신경발달적 치료 (Neurodevelopmental treatment)

NDT라는 치료적 접근법은 처음 Dr. Karel과 Berta Bobath에 의해 1950년부터 발달되었고, 본래 이들은 뇌성마비 아동의 움직임에 관해 연구중이었다(Bobath 1965, 1969). 그러나 그후 이러한 치료적 접근법은 편마비(hemiplegia)인 성인의 치료법으로도 널리 알려지게 되었다(Bobath, 1970). 본래 NDT는 움직임 시 자세조절의 저해요소에 초점을 두었다. Bobath는 환자들의 신경학적 기능장애로 근본적인 문제를 잘못된 근긴장, 이상적으로 강한 원시적 자세반사의 불수의적 움직임, 그리고 뇌손상으로 인한 평형과 같은 비성숙한 운동반응을 문제로 보았다. NDT 체계 기본은 CNS(중추신경계)의 역할이 자세나 평형을 유지하는 동안 더 높은 기술적인 움직임을 형성하는데 필요한 요소를 공급한다고 추론하는 것이다(Valvano & Long, 1991). NDT적용에서 치료사는 정상적 움직임의 기본이 되는 요소들의 증진을 위해 치료적으로 짜여진 움직임을 반복적으로 사용해 움직임 조절을 촉진시키는 것이다. 각각 움직임은 자세조절의 주요한 목표중 하나인 자동적 자세반응과 같은 즉각적인 자세반응을 사용한다. 치료사는 치료적 **핸들링**(handling)을 통해 환자의 자동적 자세 움직임을 촉진한다. 치료사는 대체적으로 기본적 정상적인 움직임을 증진 시키기 위해 **핵심부위 조절**(key point of control)인 다리이음뼈(골반)과 어깨뼈대(견갑대), 굽힘근(굴곡근)과 폄근(신전근)의 조절,체중이동,자연스러운 체간과 사지의 회전운동과 분리적인 움직임을 통해 촉진시킨다.

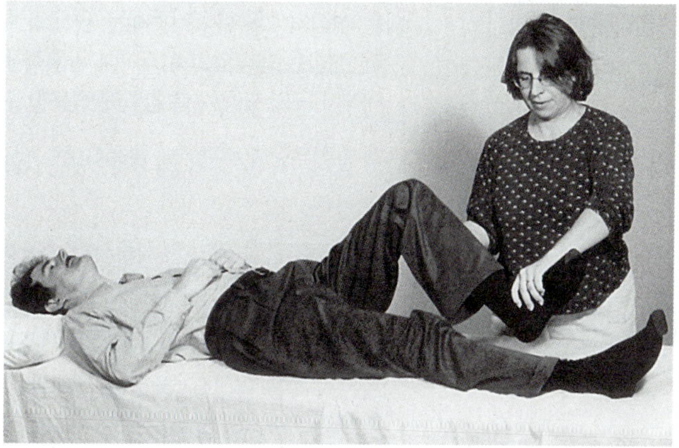

그림 6-2. PNF 사선형 운동에서 하지의 발등굽힘(배측굴곡, dorsiflextion)과 안쪽번짐(내반, inversion) 강조.

전체적 치료 목표는 수의적 조절증진과 각 개인의 수의적 움직임 패턴 조절을 자유롭게 하고 기능적 움직임으로 통합하는 것이다. NDT 이론과 치료적 적용은 NDT 초기의 모습에서 움직임에 관한 정보와 운동조절에 대한 사실이 하나씩 알려짐에 따라 발전되어 왔다. 현재 NDT학자들은 운동조절과 운동학습이론을 NDT적 접근법으로 통합하였다. 비록 강조하는 핵심적인 부분이 변하긴 하였지만, 비정상적인 움직임 패턴을 수정하여 이상적인 운동 기능으로 개선시키는 점은 변하지 않았다. 이와같은 이상적인 기본운동기능은 움직임이 변화할 수 있고, 외부적 감각입력에 영향을 받는 다양한 현상이다(Bobath 1984; Valvano & Long 1991). 그러나, 기능적 독립의 중요성은 초기에 서술한 것보다 최근에 더 강조되고 있다.

치료사는 선택한 방법과 운동계획을 통해 자세변화를 예견할 수 있을 만큼 개개인의 경험적 능동움직임을 더 효

표 6-2

PNF를 사용한 자극기법 정리와 치료적 적용

자극기법	적용	목표와 이점
도수접촉 (manual contact)	압박은 근육이 촉진될 수 있게 피부 위에 준다.	환자에 대한 도수 접촉은 움직임의 설명과 환자에게 주의를 주기 위해 감각적 지시로 활용한다. 압박은 기계적 수용기(mechanoreceptor)를 활성화시킨다.
시각(visual)	환자는 치료사로부터 움직임과 주어진 움직임 방향의 참여를 받는다.	시각적 움직임 자극은 환자나 정상인들이 움직임을 배우기 위해 외재적 되먹임(feedback)으로 사용한다.
구두 지시 (verbal commands)	목소리의 억양과 특별한 지시는 환자의 움직임과 즉각적인 반응 그리고 동기부여를 위해 선택적으로 사용한다.	목소리는 환자 반응에 영향을 미치기 위해 사용한다. 지시의 억양과 타이밍은 학습의 도구로 사용한다.
신장(stretching)	빠른 신장(quick stretching)은 근육의 수축을 촉진한다. 신장은 움직임의 시작이나 간헐적 움직임의 범위 내에서 근의 활동/수축 강화에 적용할 수 있다.	빠른 신장(quick stretching)은 단일연접성 반사(monosynaptic reflex) 등의 활동을 통해 근방추를 활성화시키고 주동근을 흥분시킨다.
견인(traction)	관절 분절은 관절수용기의 활성화로 나타난다.	견인 자극은 고유수용관절수용기를 활성화시키고 움직임 증진에도 기여한다.
압박(approximation)	일반적으로 관절 압박은 체중지지 자세에서 신체에서 나타난다.	압박(approximation)은 근육계 동시수축, 관절 안정성 그리고 체중지지 증진을 위해 고유수용성 관절수용기를 활성화시킨다.
저항(resistance)	저항은 수축을 활성화시키고 움직임 목표에 맞게 최대 저항이나 단계적 저항의 최적 저항을 준다.	저항은 근력을 늘리거나 수축을 강화하거나 협력근에 의한 수축의 방산을 야기하기 위해 사용한다.
타이밍(timing)	타이밍은 치료사가 선택적으로 환자가 친숙하고 익숙한 움직임 패턴으로 운동학습을 촉진시키거나(normal timing) 특별 일부 움직임패턴을 강조하는데 사용한다(timingfor emphasis).	PNF를 사용한 움직임패턴은 일반적으로 일이나 운동에서 사용하는 정상적인 움직임 패턴에 기본을 두고 있다. 타이밍은 움직임 패턴 학습 요소로 중요하다.
율동적안정(rhythmic stabilization)	율동적이란 주동근의 등척성 수축으로 길항근이 간헐적 이완없이 작용하는 것으로, 저항은 획득된 동시수축 단계에 따라 주의 깊게 적용한다.	체중지지와 유지 그리고 자세 안정성, 근력 증가와 근위 조절능력 증진을 위해 사용한다.

출처: O' Sullivan, S. B. & Schmitz, T.J.(Eds.). (2001) ***Phsical rehabilitation: Assessment and treatment*** (4th ed.). Philadelphia: F.A.Davis.

과적인 움직임 패턴과 정확한 정렬로 도와준다. 여러가지 자세들로 적합한 움직임을 반복함으로 능동적 경험에 의해 개개인은 더 효과적으로 움직이는 것을 배울 것이다(Kielhofner 1997). 기능적으로 주변상황의 중재는 더 효과적이며, 최근 NDT 이론은 다음과 같은 주요개념을 고수하고 있다(Styer-Acevedo, 1998; Whiteside, 1997).

- 기능적 운동기술들의 획득이 이뤄지는 동안 치료사와 보조자들은 과제 수행을 구성하는 특별한 움직임보다 개개인의 목표의식에 초점을 둔다. 움직임은 많은 하위 체계 상호작용과 독립적으로 구성되어있지만 내적으로 외적인 변화의 순응과 가소성으로도 구성된다.
- 숙달된 인간의 운동기능의 기준은 운동조절,운동발달 그리고 운동학습을 기초로 한다.운동기술의 학습과 숙달은 반복,연습 그리고 경험을 포함한다.
- 개개인의 운동 조절 문제들은 현재 또는 이전의 첫번째 그리고 두 번째 손상(성인 편마비, 뇌성마비)으로 중추신경계적 병인으로 연결된다. 이와같은 손상은 기능을 제한시킨다.

- 치료는 개인의 기능적 행동 사정(assessment)으로 시작된다. 치료는 손상으로 제한점이 나타날 때마다 개개의 근력을 증가 시켜 기능 향상에 초점을 둔다. NDT 원리를 이용한 치료적 핸들링이나 촉진은 유용한 치료적 전략이다.
- 촉진 기법은 사람들 개개인의 기능적 움직임의 목표를 성취하는 것을 도와주는데 사용하는 방법이다. 촉진방법을 통해 치료사와 보조자들은 움직임 반응에 따른 어떠한 반응을 성취하기 위해 체성감각 자극(somatosensory cues)를 사용함으로 환자 개개인과 의사소통을 한다.
  - 안정성이나 운동성을 획득
  - 협력적 동원과 근활동의 동원순서(timing)
  - 증가된 근육의 동원순서(timing)
  - 움직임의 수준
  - 기능적 과제 수행 시 다양한 움직임

최근에 치료적 NDT 접근법은 손상당한 운동실행 관리와 움직임 조절의 촉진을 포함한 지속적인 접근법이다. 치료는 2개의 섞여신 요소를 나누어 볼 수 있다; 준비된 움직임과 활동적, 수의적, 자동적인 움직임의 촉진(Schoen & Anderson, 1993). 준비된 움직임은 활동적 움직임을 위한 자세 셋(postural set)으로 자세정렬과 운동성(mobility)을 늘리기 위해 직접적으로 작용한다. 준비된 움직임에 따라 치료사나 보조자들은 핵심 부위 조절(key point of control)에 필요한 단계적 신체적 유도(physical guidance)나 감각입력을 통해 능동적인 움직임을 촉진시킨다(그림 6-3). 치료사나 보조자는 기법에 따라 다음 것을 사용한다. 핸들링(handling), 억제나 촉진, 체중지지와 체중 이동, 기능적 과제의 통합 그리고 수의적 움직임 조절을 위한 자세잡기와 적합한 도구사용(equipment)(Breslin 1996; De Gangi & Poyeen 1994)(그림 6-4).

임상 사례:

위에 따른 조언은 수의적인 움직임 조절을 만들어 내거나 신경학적 손상환자에게 도움을 주기위해 전체적인 접근법을 통합하고 효과적인 신체적 유도(physical guidance)를 적용하여 오늘날의 치료사들에게 널리 쓰인다.

신경학적 기능장애를 가진 환자를 위한 핸들링(handling)의 조언은 다음과 같다.

1. 핸들링은 천천히 접근하고 필요한 곳에 정확히 지지하여 능동적인 움직임을 도와주고 환자들 자신을 조절할 수 있는 시간을 기다려준다.
2. 환자 움직임을 도와줄 때 항상 그 환자에게 기존에 어떤 상태였는지 보여주고, 움직임의 목적에 관하여 이야기하고 능동적인 참여를 독려하여 치료후 얼만큼의 반응이 나왔는지 관찰하여야 한다. 정신적인 불안감은 움직임에 큰 장애요인으로 작용할 수 있다.
3. 이하는 유용한 조언들이다.
   - 옆으로 누운자세(side lying)는 자세잡기나 긴장성 반사 패턴(tonic reflex pattern)의해 나타나는 움직임 패턴(pattren)의 조절이 용이하다.
   - 머리와 목의 굽힘(굴곡)은 몸통과 사지에서 폄근(신전근)의 과긴장을 줄인다(그림 6-5).
   - 환자가 치료사를 보기위해 목과 몸통의 과폄(신전)이 나타나는 것을 보호하기 위하여 환자들의 눈높이에서 치료적 접근을 해야 한다(그림 6-5).
   - 느린 흔들림(rocking)과 회전성(rotational) 움직임은 높은 근긴장을 억제할 수 있다.
   - 대칭적인 신체정렬 유지와 획득을 위해 움직이는 것은 목과 체간의 중심선을 유지하게 하고, 팔을 체간 앞으로 도달할 수 있게 한다.
   - 사지가 분리되고 하체로부터 상체가 분리된다는 것은 굽힘(굴곡)이나 폄(신전)의 조절되지 못하는 전체 패턴 움직임 영향을 줄어들게 할 수 있다.
4. 운동학습의 원리는 반복, 되먹임(feedback), 실행 그리고 능동적 문제 해결임을 기억해야 한다. ■

NDT적 치료기법은 자세조절과 정렬로부터 획득한 복잡한 기능적 기술(skill) 발전과 감각체계를 포함한 많은 체계들 사이의 상호작용을 통해 운동기술의 발전을 제안한다. 치료는 근위와 원위조절, 능동적 움직임 그리고 자세잡기, 핸들링, 감각입력을 적절히 사용한 단계적 촉진법을 주로 이용한다(Breslin 1996). NDT적 치료는 핸들링의 일관성, 도수적 접촉을 통한 치료사의 감각 되먹임(sensory feedback) 극대화, 환자 자신의 참여도, 동기 부여적 환

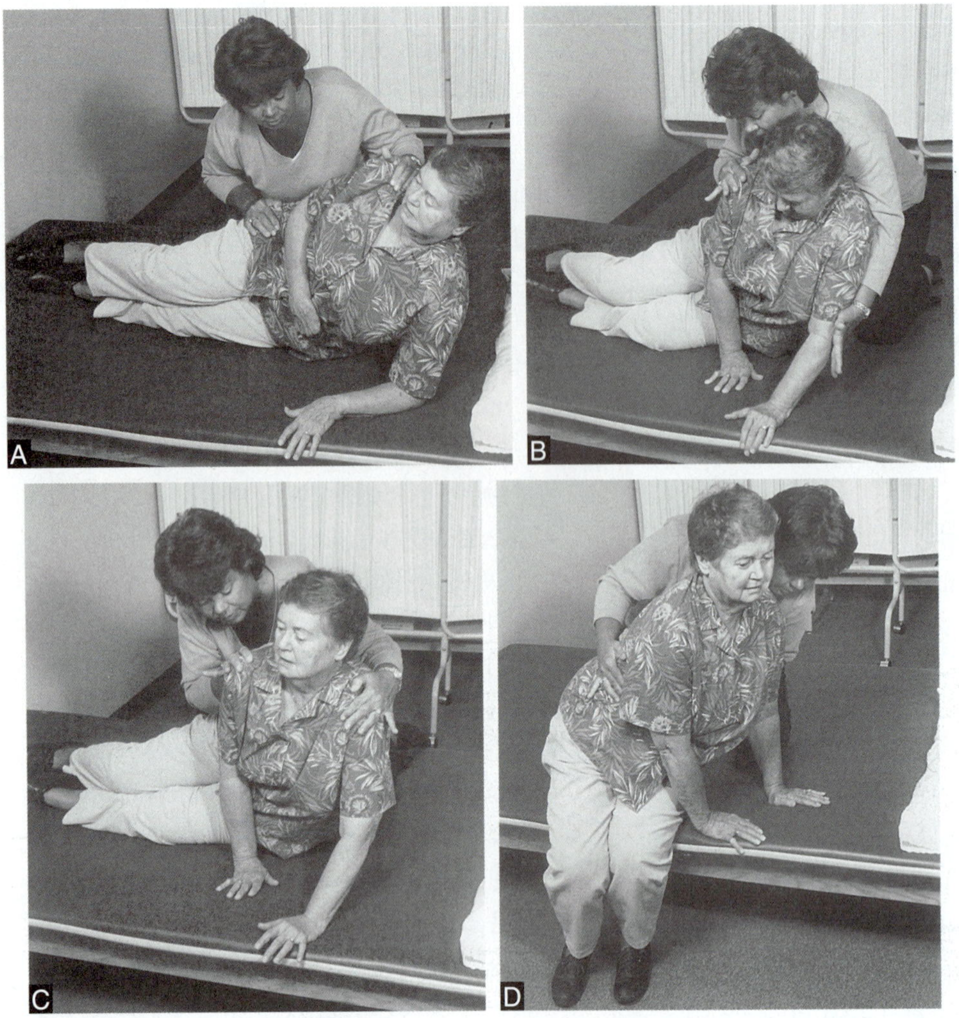

그림 6-3. 치료사는 핵심부위 조절로서 신체적 유도와 점진적인 감각 입력을 사용한다. (A)에서 (D)는 움직임의 순서를 보여준다. 치료사 손 움직임의 변화를 관찰한다. 하지만, 환자가 움직임을 시도할 때 막거나 바꾸지는 않는다.

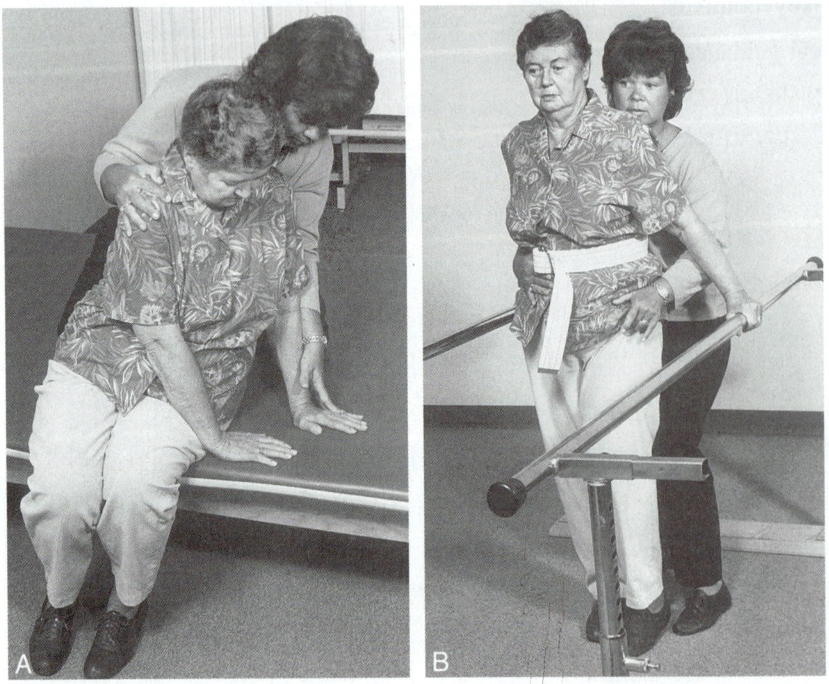

그림 6-4. (A) 치료사는 체중 지지를 촉진하기 위하여 기능적 관제를 수행하는 동안 체중 지지와 체중이동을 상지를 통해 한다. (B) 치료사는 환자 하지가 효과적이며 기능적인 사용을 하기 위하여 왼쪽 부분에 가벼운 두드리기와 오른쪽에 가벼운 저항과 압축(approximation)을 준다. 환자로부터 능동적 조절을 얻기 위해 치료사는 목적성 있게 손을 위치한다.

경 창조, 행동에 대한 평가와 적절한 도구와 보조기와 같은 억제적인 전략의 이용을 강조한다(Schoen & Anderson, 1993). NDT 이론과 운동학습 이론은 상호 보충적이다.

임상 사례:

NDT의 이름이 발달의 수직 계층적 개념때의 초창기의 모델이 반영된 것이지만, 이 접근법은 최근에 더 효과적인 움직임 패턴으로 환자의 능동적 움직임의 경험을 도와주기위한 지침으로 사용된다. 치료 목표는 독립적이고 능동적이며 기능적인 환자의 움직임을 만들어 주는 것이다. 몇몇 자세들로 능동적 경험과 적합한 움직임의 반복을 통해 환자들은 더 효과적인 움직임을 배운다. 치료를 통해 치료사들에게 다음과 같은 NDT에 관점에서의 질문을 할 수 있다.

- 환자가 선택된 과제를 수행할 수 있는가?
- 어떻게 환자가 과제를 수행하며 시도해야 하는가?
- 이러한 환자들의 움직임은 정상인에게서는 어떻게 나타나는가?
- 이러한 환자들의 움직임 요소 중 어떤 움직임 요소가 불규칙하고 비효과적으로 나타나는가? ▪

감각체계는 습득, 감지 그리고 움직임의 조절으로 위한 중요한 체계이다. 신경학적 손상을 가진 환자들은 감각의 입력단계에서 장애를 겪고, 그만큼 고유 수용감각이나 운동감각이 저하되고, 이차적인 움직임의 경험이 축소되고 바뀐다. 움직임이 촉진되는 동안 치료사는 환자들의 움직임의 시작과 재정렬을 위한 되먹임의 독려와 감각되먹임에 의한 반응을 통해 감각체계를 관찰한다. 보조의 경험은 움직임의 독립성 단계를 증가시키고, 움직임을 시도하기 위한 기회를 가진 환자에게 적절히 주어져야 한다. 치료사나 보조자들은 역동적인 핸들링, 능동적인 움직임에 따른 자연스러운 도움으로 수의적 조절을 유도한다. 이월효과(carryover)의 증진은 단지환자 개인의 능력만을 강화하는 것이 아니며, 환자를 보호하는 가족, 간병인을 같이 강화시켜주어야 한다. 보호자들은 환자가 어린 경우, 교육자로서 또는 성인을 위한 간병인 역할을 할 수 있어야 한다.

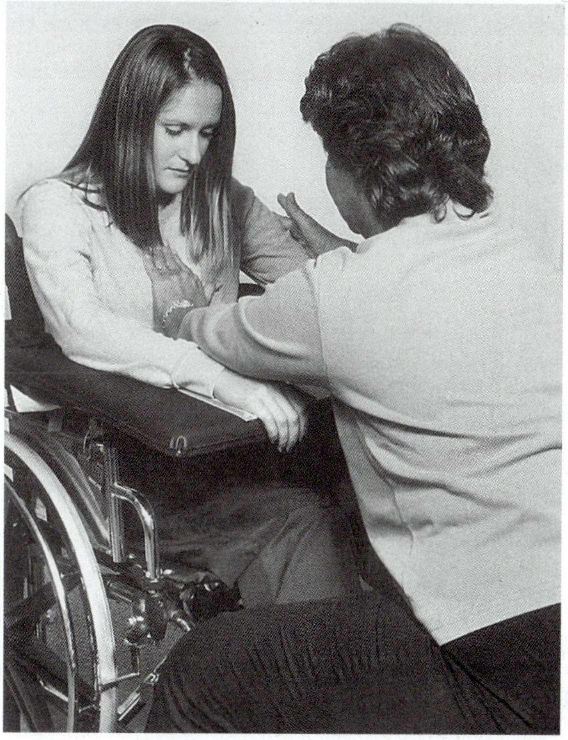

그림 6-5. 치료사의 손뿐만 아니라 신체 위치를 이용하여 머리와 목의 굽힘(굴곡)과 머리,체간과 상지의 중심선 대칭을 촉진한다.

임상에서 사용되는 치료적인 기법과 치료적 적용과 그 예는 표 6-3에서 요약하였다.

신경생리학적 접근법 (Neurophysiological approach)

신경생리학적 접근법은 작업치료사이며 물리치료사인 Margaret Rood(1962)가 개념화하고 통합발전 하였다. 초창기에 이 접근법은 뇌성마비 환자를 대상으로 발전하였지만, 점차 다양한 운동조절의 문제를 가진 환자들에게 확대되어져 오고 있다. Rood는 신체에서 각 근육들이 다른 반응들을 나타내는 것과 다른 형태의 근육들이 각각의 일을 한다는 것을 밝혔다. Rood는 움직임을 체중지지와 안정성으로 1개에서 2개의 주요과제 모델로 제시하였다. 따라서 어려운 형태의 과제 수행과 숙달된 움직임에서 볼 수 있는 가동성(mobility) 과제와 체중 지지, 그리고 쉬운 형태의 과제수행으로 나누어 볼 수 있다. Rood는 안정성을 위한 운동성(mobility)이 가미된 어려운 움직임의 운동성(mobility) 상태나 체중지지의 안정성 그리고 체중지지가

표 6-3

NDT적 기법과 치료적 적용의 요약

기법	임상적 적용	치료적 적용	예
핸들링(handling)	손은 자세 변화 시 보조적인 움직임으로 사용한다(능동적이거나 수동적으로): 능동 보조적인 움직임은 항상 독려해야 한다.	손의 사용(가벼운 접촉,간헐적인 접촉이나 유도(guide)나 보조적인 움직임을 위한 확실한 도수 접촉)를 보호자에게 교육시킨다.	보호자들은 중심선 조절, 대칭, 체중이동, 회전과 분리된의 움직임과 같은 움직임의 요소를 통합시켜 동기 부여를 하여 자세변화 시 환자의 움직임과 이동 그리고 집기 등의 동작을 교육한다.
자세(positioning)	적합한 자세정렬과 지지, 자세 기형의 억제를 통해 독립적인 움직임을 실행하거나 그 움직임에 대한 준비를 촉진시킨다.	자세잡기는 안정성과 정렬 그리고 자세적 기형의 억제를 촉진시키기 위해 실행하고 자세잡음의 독립적 기능이나 기본적 움직임이 일어나는 자세까지 움직임을 촉진하기 위해 실행한다.	편마비 환자들의 자세잡기는 체간과 머리의 중앙정렬(midline alignment)을 맞추고, 양손을 전방으로 하여 책상 위에 놓는다.
적합한 도구의 사용(use of adaptive equipment)	자세적 지지, 자세적 기형의 방지, 자세정렬의 촉진, 기능과 더 낳은 운동성을 획득하기 위해 사용; 신경학적 손상을 가진 아이들의 치료에 많이 사용한다.	자세조절에 사용된 도구는 움직임 조절을 도와주기위해 다양하게 적용하고, 일반적으로 환자들의 자세에 따라 도구는 움직임을 촉진하기 위해 원하는 반응을 이끌어내고 원하지 않는 반응을 억제할 움직임의 제한되는 요소를 제거하여 불안정성을 조절하기 위해 사용한다.	단순한 타올을 마는 동작으로부터 매우 복잡한 운동성(mobility)을 촉진하는 어깨뼈대(견갑대)의 뻗기를 위해 어깨뼈(견갑골)의 전방 미끌어짐의 범위를 확보한다. 예로, 세발 자전거, 스위치 달린 장난감을 가지고 놀기, 앉는 움직임을 도와주는 보조기, 화장실 보조기구, 선자세를 위한 보조기구, 넓게는 유아용 휠체어까지 포함한다. 도구는 일반적으로 다양한 움직임에 사용하고 이러한 치료로는 wedges, rolls, bolsters, benches 그리고 gymnastic balls이 있다.
핵심 부위 조절(key points of control)	치료사는 개인의 움직임을 적합하게 이끌어 나갈 수 있는 신체부위를 선택	근위 핵심 부위 조절로는 체간, 어깨 그리고 다리이음부위(골반)이 있고 원위 핵심 부위 조절은 손과 발이 있다.	어깨뼈(견갑골)이나 다리이음뼈(골반)의 전방 미끄러짐 움직임은 사지 동작 준비를 인도해준다. 치료사의 근위 손을 통한 유도와 치료사의 조절은 움직임을 적게하고 더 원위의 핵심 부위 조절을 통한 조절은 움직임을 더 활성화한다.
움직임의 질적(quality) 촉진	주요한 움직임 촉진은 능동적 질적 움직임을 통합한다.	항중력적 조절, 체중지지, 체중이동 촉진의 획득은 자동적인 자세 반응, 회전 그리고 분리와 같은 움직임에 반응한다.	임상적으로 체중이동 움직임의 준비를 보조하는데 가장 자주 사용되는 움직임은 신체의 한 부분의 체중지지로 안정되게 인도하고 체중이동에 따라 신체 분절의 움직임을 유도하는 것이다.

(계속)

표 6-3

NDT적 기법과 치료적 적용의 요약 *(계속)*

기법	임상적 적용	치료적 적용	예
감각입력의 사용 (use of sensory input)	수의적인 움직임조절은 고유수용기, 외부수용기, 시각, 전정계 그리고 청각의 감각입력을 통해 촉진한다.	고유 수용기는 체중지지, 압박, 신장 그리고 견인 혹은 두드리기(tapping) 등을 감지하고, 외부수용기는 도수적 유도와 치료적 핸들링(handring)을 감지하며 전정계와 시각 그리고 청각의 움직임 자극은 운동학습을 위해 이용한다.	핸들링(handring), 유도된 움직임(guided movement), 시각을 통한 움직임과 청각적 되먹임의 움직임은 전정계의 자극을 위해 사용한다(도구의 사용 유무 가능).
운동학습 전략 (motor learning strategies)	능동적 움직임은 연습, 반복, 되먹임과 기능적인 움직임을 통해 강화한다.	다양한 연습과 자연스러운 환경내의 문제해결 상황의 부여는 운동학습을 증진시킨다.	치료는 주변환경에 따라 바꾼다(집, 학교 그리고 사회).

출처: O' Sullivan, S. B. & Schmitz, T.J.(Eds.). (2001) ***Phsical rehabilitation: Assessment and treatment*** (4th ed.). Philadelphia: F.A.Davis.

안된 상태에서 가동성(mobility), 안정성을 가진 기술적 과제수행 과정에 따라 운동 발달을 계획하였다(Farber, 1982, p122).

초기 치료적 접근법은 신경생리학의 기본적인 이론에 의존하였다. 이 치료적 접근법은 운동성(mobility), 안정성, 조절된 운동성(mobility), 그리고 기술적 움직임능력은 발달적 순서에 의해 나타난다고 이론화하였다. 그 이유는 신경체계 내에서 발달학적 상호신경지배는 통합적 신경 지배를 우선시하기 때문이다. 주동근이 작용할 때 길항근이 이완하는 상호신경지배는 우선적으로 운동성(mobility)을 위하게 된다. 근육의 동시수축과 안정성의 결과인 통합적 신경지배는 그림 6-6을 보여주었다. 그림 6-6은 발달과 연속의 개략적인 설명과 안정성과 운동성(mobility)의 주요한 구성요소가 기능적인 움직임조절에 어떻게 작용하는지 보여준다(Faber 1982, p.122). 이러한 신경생리학은 운동성(mobility), 안정성 그리고 혼합된 운동성(mobility)과 기술의 4가지면이 요구되어지는 움직임발달의 개념으로서 오늘날까지 통찰력 있고 가치있는 임상적인 도구로서 사용되어진다. 운동성(mobility), 안정성, 조절된 가동성(mobility)과 기술의 중요점은 이번 단원 후반부에서 최근 새로이 변화되고 있는 신경재활을 위한 기능적훈련의 접근법으로 서술하였다.

치료교육 접근법으로 감각자극기법의 혼합은 Magaret Rood의 입력에 광범위하게 기초를 두고있다(Rood 1962 O' Sullivan 2001 Stockmeyer 1967, 1972). 자극은 자극의 목표와 환자의 운동조절을 억제하는 단계에 기초하여 상성(phasic)과 긴장성(tonic)으로 나눈다. 압박(approximation)이나 저항과 같은 **긴장성 자극**(tonic stimuli)은 앉는 자세유지와 같은 안정성의 발달 조절을 보조하는데 쓰인다. 빠른 신장(quick stretch)과 진동과 같은 **상성 자극**(phasic stimuli)은 근육 반응 활동이나 움직임의 시작과 같은 운동성 움직임을 촉진할 때 쓰인다. Rood는 환자의 반응을 활동화 시키거나 억제하는 자극의 사용으로 억제(inhibitory)나 촉진(facilitory)을 사용했다.

결과적으로 뇌손상에 따른 운동조절 문제를 위한 최상의 신경생리학적 설명은 각 계통(system)에 대한 인지 부족과 움직임조절의 주요한 변수로 인한 그것 자체 관점에 제한되는 것으로 최근에 알려졌다. 그러나 많은 치료적 기법은 움직임을 시작하기 전, 보조적으로 더 "도수적인"접근법을 요구하는 환자를 위해 기능적 기초틀로서 사용되고 적용한다. 도수적인 촉진이나 억제기법을 사용하는 것은 다음의 표 6-1에서 묘사하였다.

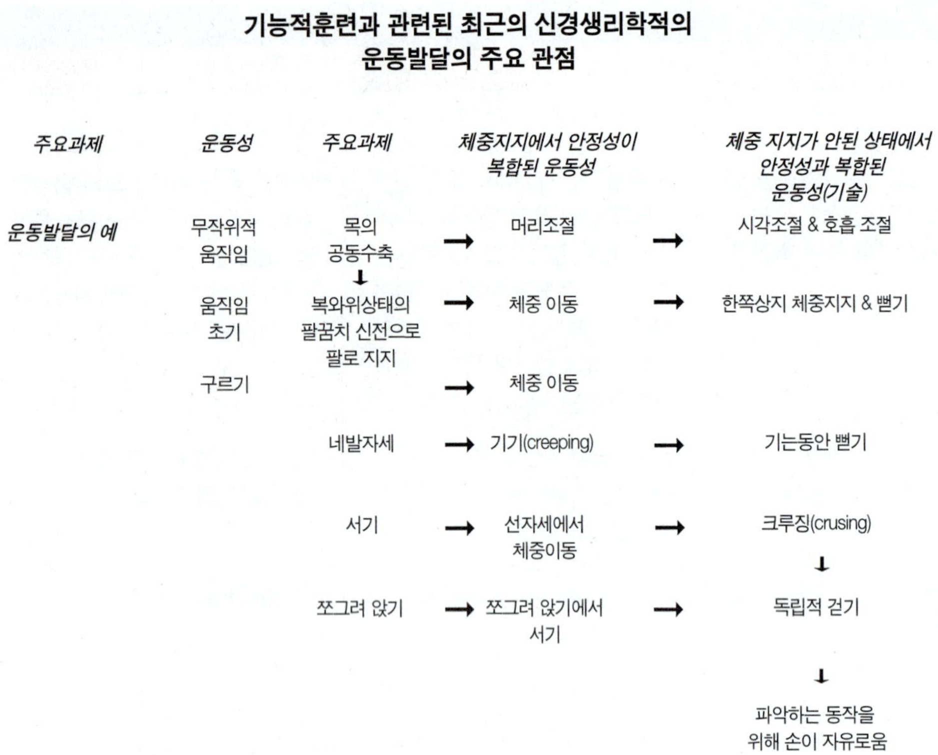

그림 6-6. 최근 신경생리학적 관점의 운동조절발달을 기능적과제훈련의 관점에서 요구되는 운동 요소에 적용한 예(Faber,S. (1982) *Neurorehabilitation : A multisensory approach*. Philadelphia: W. B. Saunders)

임상 사례:

Margaret Rood는 감각자극분야에 선구자 임에 틀림없다. 최근 연구 결과들이 다른 치료적 기법들처럼 새로운 관점을 제시하지만, 몇몇 유용한 원칙들은 환자/의뢰인을 위한 통합적 접근법에서의 통합을 얻을 수 있다. 치료사와 보조치료사들은 가장 중요한 치료적 방법으로 터치를 사용한다. 자가적 치료의 사용(therapeutic use of self) 개념(AOTA, 1994)은 치료적 터치(touch)에서 사용하는 의미와 같다. 감각 자극으로서 터치는 신경근과 생리적 반응에 초점을 두지만 심리적 효과 또한 크다. 일반적으로 터치는 연결점(bonds), 부착물(attachment) 그리고 감정적 복지(well-being)를 향상시킨다(McCormacke, 1996). 최근 연구는 터치가 신체의 많은 기관계와 신체적 기전에 통합 효과를 가진다고 설명하고 있다(Rose,1984; Weiss,1986). 치료적 도구로서 터치의 가치는 절대 과대평가된 것이 아니다. ▪

▪ 편마비 환지에서 Brunnstrom의 움직임 치료 (Brunnstrom's movement therapy in hemiplegia)

1970년 Signe Brunnstrom에 의해 향상된 편마비에서의 움직임 치료(movement therapy)는 뇌졸중을 겪은 사람들에 회복을 개선하기 위해 고안되었다(Brunnstrom, 1970). 비록 이 치료가 오늘날 시대에 뒤떨어진 부적절한 치료로 여겨지지만, Brunnstrom은 여전히 두 개의 가치있는 업적이 인정받고 있다: 정형화된 공동작용 패턴(synerrgy patterns)과 뇌졸중환자에서 보여지는 회복단계의 묘사. Brunnstrom은 뇌졸중환자 수천 명을 주의 깊게 관찰하고, 수주에서 수개월에 걸쳐 그들의 움직임 패턴을 세세하게 기록하였다. 그에 의해서 남겨진 세밀한 관찰 기록의 진가는 오늘날까지 치료사와 환자에게 도움을 주고 있다. 이 움직임의 관찰은 회복하고 있는 환자에서 나타나는 수의적 기능 조절과 기능 제한의 목적을 달성하는데 중요성을 강조하고 있다.

Brunnstrom 접근법의 기본 개념은 기능적 단위인 근육의 연계와 관련된 공동작용(synergies)이다. 연합 혹은 운동 패턴(motor patterns)은 최근의 신경학적 재활의학에 기본이 된다. 공동작용의 개념은 초기 척수수준에서 이루어지는 개념을 초월하여 신경과학이론으로 발달되었다. 비록 Brunnstrom은 손상된 중추신경계의 조직상태를 반영함으로서 공동작용을 인식한다고 했지만 신경과학자들은 공동작용 패턴이 중추신경계 내 · 외적인 영향을 모두 받는다고 제시하였다(Vansant, 1990). **공동작용**(synergies)(표 6-4)은 전체 사지의 굽힘(굴곡)이나 폄(신전) 움직임으로 인식하는 뇌졸중에서 신경학적 손상 시 회복 기간동안 움직임과 감각 자극에 의해 발생되는 패턴이다(그림 6-7). 굽힘(굴곡) 공동작용은 상지에서 전반적으로 강하고, 폄(신전) 공동작용은 하지에서 우세하다. 독립된 운동조절을 더욱 어렵게 만드는 공동작용의 반복적 사용은 부적절하고 원하지 않는다. 하지만 임상가는 공동작용을 움직임에 도움이 되는지 수의적 움직임에서 피해야 하는지를 인지하는 것이 중요하다. 패턴의 인지는 환자의 움직임 문제에서 치료사와 환자가 유용한 정보를 제공할 수 있는 중요한 요소이다. 공동작용을 조절하는 분리된 움직임의 자극은 훈련적 활동(training activities)으로 할 수 있다. 긍정적 강화와 반복 등의 운동 학습 개념을 강조한다(Sawner & La Vigne, 1992; Smith&Sharpe, 1994).

회복단계(표 6-5)는 여전히 수의적 운동조절의 회복 과정에서 전체적 개요로 사용한다(Martin & Kessler, 2000). 또한 뇌졸중에 따른 예후는 회복단계와 상관관계를 갖는다(Shah, Harasymiw & Stahl,1986). 특별한 시도와 관계없이, 수의적 조절의 회복은 시기에 맞는 선택된 활동으로 된다.

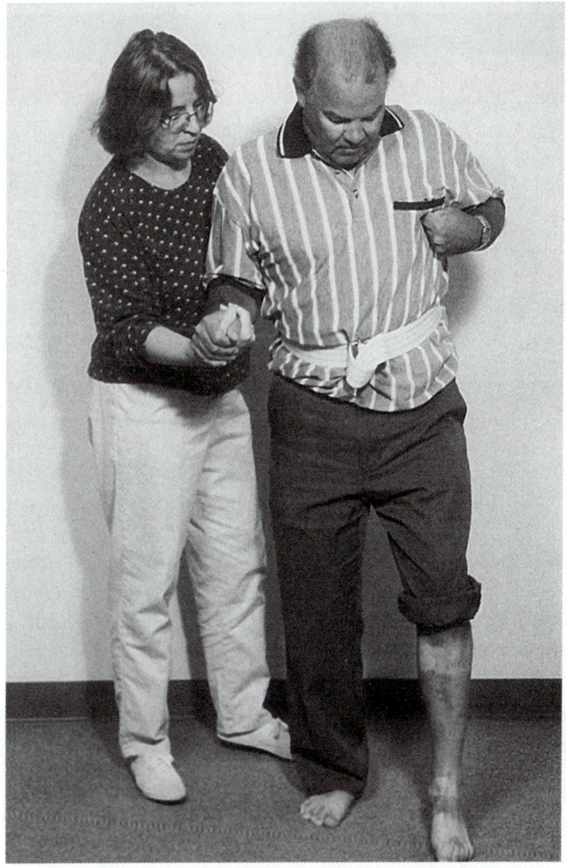

그림 6-7. 일반적으로 공동작용 패턴(synergy patterns)은 그림에서처럼 뇌졸중 환자에게서 나타난다. 왼쪽 상 · 하지에 나타나며 상지에 굽힘(굴곡), 하지에 폄(신전)이 우세하게 나타난다.

임상 사례:

뇌졸중의 회복에 동반된 운동 회복이나 운동 행위에 대한 Brunnstrom의 관찰은 치료사에게는 회복 과정에 대한 통찰력을 제공한다. 비록 최근 운동조절 지식이 Brunnstrom의 치료 개념이 구식이고 논쟁의 여지가 있으며 금기시 되고 있지만, 상 · 하지에 대한 몇몇 활동은 여전히 고려되고 있다. 뇌졸중 환자에 대해 폭 넓게 이해하기 위한 공동작용 패턴(synergy pattern)과 회복 시기(recovery stages)에 대한 묘사는 재활분야에서의 그녀의 공헌이 적다고는 누구도 말할 수 없다. ▪

▪ 감각 통합(Sensory integration)

감각 통합(sensory integration)은 Jean Ayres에 의해 1973년에 널리 알려진 이론으로 3개의 중요한 이론에 기초하였다.

- 각 개인의 중추신경계 내의 정보를 실행하고 해석하는 신체와 환경으로부터 정보를 받고 기능적인 활동에 정보를 사용한다.

표 6-4

뇌졸중 환자에서 볼 수 있는 일반적인 연합 패턴

연합(synergy)	설명(description)	임상에서 유의성(significance in clinical presentation)
상지 굽힘	어깨뼈들임(견갑골 후인)과 올림(거상) 어깨관절(견관절) 가쪽돌림(외회전), 벌림(외전)(90°), 팔꿈치관절(주관절) 굽힘(굴곡), 전완 뒤침(회외), 손목과 손가락 굽힘	상지에서 가장 특징적인 연합 패턴(synergy pattern)은 어깨뼈 들임(후인, retration)과 팔꿈치관절(주관절) 굽힘이다.
상지 폄	어깨뼈 내밈(전방전위), 어깨관절 안쪽돌림(내회전), 모음(내전), 팔꿈치관절 폄, 전완 엎침(회내), 손목과 손가락 굽힘	상지에서 일반적인 패턴은 아니다. 어깨관절 안쪽돌림, 모음 전완 엎침이 가장 일반적 요소이다.
하지 굽힘	엉덩관절(고관절) 굽힘, 벌림 가쪽돌림, 무릎관절(슬관절) 굽힘, 족관절 안쪽번짐 된 발등굽힘(배굴), 발가락 폄	체중부하가 없을 때 우세한 패턴은 엉덩관절 굽힘(굴곡)
하지 폄	엉덩관절 폄, 모음 안쪽돌림, 무릎관절 폄, 족관절 안쪽번짐(내반)된 발바닥굽힘(저굴), 발가락 굽힘(굴곡)	서 있는 자세나 체중부하 시 우세한 패턴은 무릎관절 폄(신전)과 안쪽번짐(내반)을 동반한 발바닥굽힘(저굴)이다.

출처: Data from Brunnstrom, S. (1970). *Movement therapy in hemiplegia: A neurophysiological approach*. New York: Harper & Row; Martin, S., & Kessler, M. (2000). *Neurological intervention for physical therapist assistants*. Philadelphia: W. B. Saunders; O' Sullivan, S. B., & Schmitz, T. J. (Eds.). (2000). *Physical rehabilitation*: Assessment and treatment (4th ed.). Philadelphia: F. A. Davis; and Sawner, K., & LaVigne, J. (1992). *Brunnstrom's movement therapy in hemiplegia* (2nd ed.). New York: J. B. Lippincott.

표 6-5

뇌졸중 후 회복 단계: 중재 적용

단계	운동 조절 설명	중재의 우선순위
1. 이완기(flaccid stage)	근긴장도는 이완: 심부건 반사 결손, 근수축 없음	이완된 사지의 자세 조절 근수축을 위한 촉진기법 적용
2. 강직의 초기 출현 단계(beginning development of spasticity)	강직은 공동작용 패턴(synergy pattern)의 가장 큰 증거이며 공동작용 반응으로도 표현된다.	수의적 운동 조절을 강화하는 활동과 움직임을 이용하고 특히 어깨관절(견관절) 안정성과 팔꿈치관절(주관절) 폄(신전), 손목과 손가락 폄(신전), 서기에서 폄과 함께 하지 안정성을 갖는다.
3. 강직(spasticity)	공동작용 패턴에 의해서 수동자세와 수의적 움직임 우세하다; 연합 패턴에서 벗어난 제한적 수의적 움직임	수의적 운동 증가, 기능적 요소로 움직임에 중점을 둠, 이동을 돕는 팔꿈치 폄 앞 뻗기를 돕는 어깨뼈(견갑골) 내밈(전방전위), 서기를 위한 하지 내밈과 폄
4. 강직이 감소되고 수의적 움직임이 시작되는 시기	공동작용 패턴에서 몇몇 분리된 수의적 움직임이 나타난다. 제한적이지만 몇몇 결함된 움직임이 나타난다.	기능적 움직임의 강도를 포함한 수의적 움직임의 증가
5. 강직의 감소가 계속되고 수의적 움직임 증가	공동작용 패턴에 우세는 약화되고 수의적 움직임을 되찾게 된다. 움직임의 결합은 증가된다.	운동조절이 형성되는 것처럼, 독립된 움직임과 근력도 증가한다.
6. 적은 강직, 수의적 조절의 형성	독립된 움직임이 나타나고, 빠른 움직임, 스트레스 그리고 피로 시에 협응과 타이밍의 에러가 발생된다.	형성된 기능 재훈련에 초점을 둔다.
7. 정상 근긴장도	섬세한 운동 기술, 협응, 정밀도의 회복	이전 운동 활동으로 완전히 회복

출처: Data from Brunnstrom, S. (1970). *Movement therapy in hemiplegia: A neurophysiological approach*. New York: Harper & Row; Martin, S., & Kessler, M. (2000). *Neurological intervention for physical therapist assistants*. Philadelphia: W. B. Saunders; O' Sullivan, S. B., & Schmitz, T. J. (Eds.). (2000). *Physical rehabilitation: Assessment and treatment* (4th ed.). Philadelphia: F. A. Davis; and Sawner, K., & LaVigne, J. (1992). *Brunnstrom's movement therapy in hemiplegia* (2nd ed.). New York: J. B. Lippincott.

- 감각진행에 어려움을 갖는 각 개인은 적응 반응에서 계획과 실행에 문제를 갖는다.
- 감각자극을 받는 각 개인은 더욱 효율적인 운동 기술(motor skill)과 적응에 맞는 감각정보의 통합 기회를 가질 것이다(Long & Toscano, 2002).

감각 통합(Sensory Integration)은 뇌와 행동 사이에 상관관계를 설정하는 이론적 접근 구조를 갖는다. 감각 통합(Sensory Integration)이론의 3개의 중요한 원리(가정)는 다음과 같다.

1. 학습은 움직임과 환경으로부터 입력과 전개에 따른 능력에 의존하며 행동을 계획하고 조직하는데 사용한다.
2. 감각 진행 능력의 감소를 보이는 각 개인은 학습과 행동을 방해함으로써 적절한 동작을 만드는데 어려움을 갖는다.
3. 강화된 감각은 적절한 상호작용을 하는 활동의 의미있는 한 부분으로서 감각 진행 능력을 개선하고 그로써 행동 학습을 강화한다(Bundy, Lane, and Murray, 2002).

치료 프로그램에 감각 통합(Sensory Integration)을 포함시킴으로, 조절된 감각 입력은 감각을 경험하게 하고 환경을 겪게 하며 움직임과 학습에서 감각을 전달한다. 촉각, 고유수용성감각, 전정계를 강화하는 감각 자극은 각 개인에 맞게 적용해야 한다(Ayres, 1973; Bundy 등, 2002). 치료활동은 종종 고유수용성감각과 중력 감각을 증가시켜 항중력에 의한 굽힘(굴곡), 폄(신전)을 크게 하고, 평형(equilibrium), 균형(balance), 그리고 지구력과 전정 자극을 통합하는 기능을 증가시키는데 영향을 준다. 소아 영역에서는 Hammoch swings, Bolster swings, Scooter boards, Large barrels과 Ball 같은 다양한 기구의 사용은 항 중력 자세 반응, 근위 안정성, 동시 수축(co-contraction) 강화와 균형(balance)을 강화하는데 이용한다(그림 6-8과 6-9). 성인에서 치료적 통합은 성공적 목적달성 활동에 필요한 감각 진행의 발달을 시키는 활동을 사용한다. 단원 8장에서 전정계(vestibular)와 균형(balance)을 개선하기 위해 제안된 몇 가지를 설명하였다.

적절한 행동과 반응은 목표 달성을 위한 목적 있는 활동이다. 적절한 반응은 뇌가 고유하게 조직화 된 것이라고 생각된다(Reeves, 2001).

Ayres는 항상 개개인의 적극적 참여를 주장했고 치료사에 의해서가 아니라, 환자/의뢰인의 초기 활동을 강조했다. SI는 의사가 환자에게 무엇을 해주는 것이 아니라 오히려 자극이나 사람들의 환경과 상호관계 그리고 변화하는 환경에 적응하는 것을 관찰하는 것이다(Ayres, 1973; Bundy, 등, 2002; Reeves, 2001). 과제(task)에 참여하여 성공하는 것은 중요하다.

미국작업치료학회(AOTA)에 의해 출판된 최근 감각 통합 소식지(Sensory Integration newsletter)의 글에서는 "치료사나 치료보조사는 특별한 적응 반응을 촉진하기 위해 준비(setting)하고 과제(task)를 만들어야 한다"고 했다.

감각 통합 접근법(Sensory Integration approach)에 종사하는 치료사는 환자들이 새로운 도전에 참여하고 새로운 방법에 적응하며 더욱 세련된 기술을 습득하도록 환경을 만들어야 한다(Reeves, 2001).

과제 지향 모델(Task-oriented models)

배경(Background)

중재를 위한 더 많은 최신 치료의 틀은 과제 지향 모델 또는 중재 접근법(intervention approach)으로 설명한다. 왜냐하면 움직임은 정상적으로 목표 지향이며, 기능적 과제는 운동조절을 향상 또는 성취하는 자연적인 방법이기 때문이다. 과제 지향 모델은 운동과제를 성취하기 위해서는 운동시스템이 문제를 해결해야 된다는 생각을 기초로 하고 있다(Horak,1991). 이 모델은 움직임 조절이 특정 근육 또는 특정 움직임 패턴보다 목표지향적인 기능적 행동으로 조직화된다. 과제는 한가지 방식 이상으로 인식되어지며, 개개인은 다양한 환경속에서 능동적으로 문제를 해결하고 대체 방식의 움직임 패턴을 학습한다. 임상가의 역할은 부드럽고 효율적인 기능적 행동을 향상시키기 위해 근골격계와 환경적인 부분을 조절하는 동안 되먹임을 제공하는 것이다(Horak, 1991; Poole, 1997) 자유도를 설명하기 전에 움직임이 실행될 수 있는지 자유도의 조절에 의

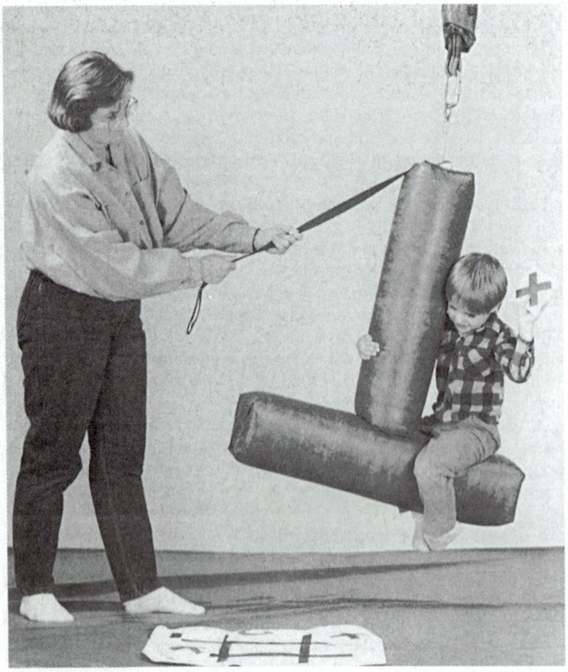

그림 6-8. 놀이성 활동(playful activity)으로 통합하기 위하여 감각통합(sensory Integration) 치료기법에서의 T swing의 사용 모습.

해 변경되는지, 가끔 제한된 자유도나 지지(자세적 지지, 도수적 지지, 장비의 지지)에 의해 실행되거나 변화되는지 알아야 한다. 과제 지향 모델은 다음과 같이 요약한다.

- 정상적. 기능적 움직임은 많은 시스템의 상호작용으로 일어난다.
- 움직임은 행동적인 목표 주위로 조직화되고 환경에 의해 억제된다.
- 움직임의 문제, 비정상적 운동 조절은 한 개 또는 여러 개의 시스템 조절 움직임의 잘못된 결과로 온다. 비정상적 움직임 조절에서 나타나고, 하나 또는 그 이상의 움직임 시스템의 손상의 결과이다. 움직임은 남아있는 시스템의 조절과 움직임에 참가하려는 신경학적 손상의 결과이다. 이러한 움직임 패턴은 손상 그 자체 결과에 의해 관찰되어지지 않을 뿐만 아니라, 남아있는 시스템이 정상을 지속하기 위한 손상에 대한 보상하는 노력의 결과이기도 한다. 보상전략은 개인별로 발달하기도 하지만 적절하지 않고 비효율적으로 발달될 수도 있다(Shumway-Cook & Woollacott, 2001).

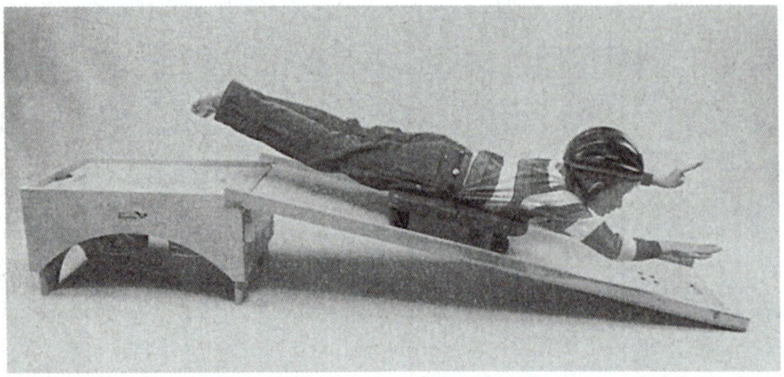

그림 6-9. 감각 통합(sensory Integration) 치료 기법에서 Scooter board와 Ramp의 사용 모습

움직임 조절 연습은 움직임 패턴을 단지 흔드는 것이라기 보다는 기능적 과제를 독립적으로 수행하는 것이다. 과제 지향 모델은 반복적으로 "정상" 움직임을 하는 것보다는 개인적으로 문제를 해결하는 것을 시도하는 학습이다. 각 개인이 다른 환경속에서 목표과제를 해결하고 수행하도록 다양한 방법을 안내하는 것이다(Flinn, 1995).

■ 과제 분석(Task analysis)

과제 지향 모델을 적용하기 위해 과제분석방법이 필요하다. 어떤 것이 행동의 움직임 분석 시 최고의 방법인가? Gentile(1992)은 기능적 행위자의 목표가 3가지 단계로 나뉘어진다고 제안했다: 활동(action), 움직임(movement), 신경운동 과정(neuromotor process)

활동단계의 분석. 행위자의 과제, 환경, 개인적 상호관계의 결과로 행동의 예후를 검사한다. 이 단계에서 운동학습은 새로운 과제에 의해 수행된다고 제안한다(Majsak, 1996). 활동 단계에서 운동학습은 행위자의 움직임 패턴뿐만 아니라 행위자가 다양한 환경에서 특별한 과제를 실행하는 능력도 반영한다. 예로, 침대에서 나오는 기능적 행동 분석에서 활동(action) 단계이다. 예후의 질문은 "환자가 침대 밖으로 나올수 있나요?"

움직임의 분석 단계. 두 번째 단계에서 분석의 초점은 기능적 과제를 수행하는데 사용되는 움직임 분석이다. 두 번째 단계에서 운동학습은 새로운 운동 패턴의 수행에 의한 증거이자 움직임 변화이다. 같은 예로 움직임의 전략과 개별적으로 침대를 빠져나오는 패턴을 설명해야 한다.

마지막으로 신경운동(neuromotor)단계. 움직임 수행에 공헌하는 기능적과제 분석이다. 각각의 인식과 설명이 필요로 하는 공헌을 기억하는 것은 많은 상호시스템 작용을 통하여 나타나는 기능적 움직임의 기억이다. 신경운동 단계에서 운동학습은 반복된 운동에 의해 변화되는 운동 단위(motor units)의 변화이다(Majsak, 1996). 각각의 감각시스템으로 부터의 공헌, 지각 인식 시스템, 근골격계시스템, 신경시스템 모두가 기능적 과제의 수행에 공헌한다는 것이다. 같은 예로 침대에서 나오는 경우.

3가지 단계의 분석은 하나로 설명될수 없다. 대신에, 많은 움직임이 행동 목표를 위해 사용된다. 비슷하게 신경운동(neuromotor)과정은 많은 운동 연습으로 조직화된다. 이러한 움직임 패턴과 행동 목표 관계는 **움직임 등가**(movement equivalence)와 관련된다(Gentile, 2000). 예로, 목표를 향해 물건을 던질 때 많은 방법을 고려한다. 머리위로 또는 옆으로 던지는 것. 어느 움직임 패턴이든 목표는 같은 목표물을 맞히는 것이다. 어떤 것을 선택할 것인가? 당신이 억제로부터 자유롭고 모든 당신이 할 수 있는 것을 고를 수 있다면 같은 패턴의 움직임은 중추신경계 안에서 조직화된 고정된 방법으로 나타내지 않는다. 신경운동(neuromotor)과정은 동적으로 조직화되고, 유연하며, 비슷한 움직임 패턴을 나타낸다(Gentile, 2000).

임상 사례:

기능적 과제의 개인적 특성을 기억하는 것은 중요하다. 예를 들어, 침대에서 나올 경우, 효율적으로 침대에서 나오는 전략은 많은 방법이 있다. 각 개인이 다른 환경 안에서 각 개인의 특성을 다양한 침대, 다양한 방식으로 침대에서 빠져 나오는 방법을 관찰해 본다. 다양한 환경에서 효율적인 목표 수행을 정의 내리는 것은 중요하다. 기능적으로 독립이라는 것은 한가지 방법으로 침대에서 나오는 것이 아니다. ▪

Shumway-Cook과 Woollacott(2001)은 Gentile의 과제 분석방법을 물리치료와 작업치료에 적용시켰다. 치료 목표는 다양한 환경에서 다방면으로 기능적 과제를 성공적으로 환자가 수행하는 것에 초점을 두었다. 예로, 환경 요구에 대해 자세적 과제를 수행하는 환자는 과제 변화와 환경 요구에 따른 수정된 전략이 요구된다. 이는 다음을 포함한다:

1. 지지면(BOS)의 감소에 따른 균형 유지
2. 머리와 체간의 위치변화에 따른 균형 유지(한쪽으로 기울이기, 주위로 돌기, 상지의 여러 과제 수행동안 균형 유지하기)

모든 과제는 자세 조절을 요구한다; 그러나 안정성과 인식은 다양과 과제 그리고 환경에 따라 요구된다. 보행시 다양한 환경에서 보행을 연습하는 기능적 단계에 초점을 둔다. 기능적인 것은 껌을 씹으며 동시에 걸을 수 있는 것이다.

과제지향 접근법은 장애 모델 관점에서 측정한 사정(assessment)로부터 얻은 목표를 성취하기 위해 도안된 중재 전략을 포함하는 포괄적 계획을 세운다; 손상 예방 또는 해결, 효율적인 과제 지향 전략과 기능적 목표 지향적 과제를 얻기 위해. 환자/의뢰인이 이러한 목표를 얻기 위한 중재와 목표는 평행하게 이루어지는 것이 아니라, 동시에 접근하는 것이다. 그러므로 임상가는 적절한 순서로 같은 치료 기간에 언급한 목표를 이룰 수 있게 하나 혹은 그 이상의 기법을 도안한다. 이 접근법의 성공은 개인이 의미있는 기능적 과제를 선택하는 것에 달려있다.

임상 사례:

기능적 행동을 선택할 때 다음 질문들은 요구한다;

- 각 개인에게 행동의 의미가 있는가?
- 환자는 행동의 목적을 이해하는가?
- 이런 행동이 문제해결 요구에 부합되는가? ▪

과제 지향 접근은 3가지 단계의 초점으로 운동 행동을 치료할 수 있다: 기능적 행동, 기능적 기술수행에 사용되는 전략의 설명, 기능적 움직임을 억제하는 주된 장애 인식. 치료는 위 3가지에 목표를 둔다. 이 접근은 기능적 훈련, 적절한 감각운동, 운동학습에서 통합 한다. 표 6-6은 도움을 제공하며, 치료사가 과제 분석을 하기위한 작업계획표를 요약하였다.

표 6-6

환자의 관찰과 시진 시 과제 분석을 위한 임상적 전략

단계	주요결정/행동(main decision/action)	핵심관점(key aspects)
1	과제 인식(identify task)	목표의 특정화 및 하위 목표 설정 동반되는 정보 • 환경 • 개별적 운동 • 미리 요구되는 기술의 필요성 • 결과의 기대
2	가르치기 위한 전략 또는 과제 관찰의 발달	이전단계에 확인된 결합들을 만들어 주기 위해 전략 발달 환경의 상호작용에 적절한 치료 전략 세우기
3	전략의 효과와 과제 분석	개별적 수행 관찰 적절한 비교 만들기 분석 발생한 일에 대한 기록: • 시도에 대한 결과가 무엇인가? • 접근 방법은? • 문제해결에 도움을 주었는가?
4	실행	잃어버린 구성요소 확인 • 설명; 확실한 목표 • 교육 • 되먹임 • 도수적 지침 • 지속적 재평가 가변성의 격려
5	관찰된 것의 평가	결과와 기대 비교 다음시도를 위해 발생된 계획의 되먹임 제공
6	이동훈련	다양한 환경에 훈련하는 기회제공 지속적이고 다양한 훈련제공 스스로의 시행감독의 조직화 보조 관련된 간병인이나, 가족들, 임원

출처: Arend, S., & Higgins, J. R (1976). A strategy for the classification, subjective analysis, and observation of human movement. *Journal of Human Movement Studies*, 2, 36–52; Craik, R. L., & Oatis, C. A. (1995). *Gait analysis: Theory and application*. Philadelphia: Mosby; and Bennett, S. E., & Karnes, J. L. (1998). *Neurological disabilities: Assessment and treatment*. Philadelphia: Lippincott-Raven.

▪ 과제 지향 접근법에 따른 기능적 능력 (Functional abilities according to a task-oriented approach)

기능적 수준에서 환자의 수행 분석은 필요한 과제와 행동을 수행할 수 있는 환자 개개인의 능력에 초점을 둔다. 기능적 상태는 많은 사정(assessment) 도구를 이용하여 평가하고 검사할 수 있다. 다양한 물리치료와 작업치료의 평가 과정의 방법을 여기서 논의하는 것은 역부족이다. 평가와 사정에 관한 지침은 다른 자료에서 자세히 설명되어 있다. 재활 계획시 환자의 기능적 상태의 사정과 문서는 시작점이 중요하다.

▪ 기능적 과제 수행에 사용하는 전략 (Strategies used to perform functional tasks)

전략적 단계 시 평가는 기능을 측정하기 위한 질적인 검사방법이다. **전략**이란 용어는 과제를 수행하는 움직임 뿐만 아니라, 어떻게 환자가 운동, 감각, 다른 환경에서 과제를 수행하기 위해 필요한 정보를 조직하는 것을 포함한다. 전략은 환자의 과제수행에 요구되는 개인별 역량과 관련된다.

임상 사례:

예로, 우리가 잘못된 전략을 선택한다면 과제는 어렵다. 과제를 성취하기 전에 수행능력의 한계에 닿을 것이다. 반면 과제가 쉽고, 요구하는것이 작다면, 비효율적 전략도 성취할 것이다. 상상(imagine)의 적용은 수레바퀴에 처음 적용되었다. 상상 적용 시 불안전한 의자, 어두침침한 방, 과도하게 긴 손톱은 도수적인 기술을 방해한다, 좋지않은 전략의 선택은 수행을 어렵게 하여, 수행의 한계와 실패의 한계에 도달할 것이다. 반면에 접시닦기와 같이 쉽고 능숙한일은 등받이가 없는 의자, 어두운 방, 긴 손톱이 있어도 쉽게 수행할 수 있다. ▪

신경기능 손상환자를 위해, 다양한 측면의 발달된 전략이 과제 수행을 위해 필요하다. 그러므로, 신경학적 결실이 있는 환자는 각 개인의 환경에서 요구되는 독립적 기능수행 능력을 유지 해야한다. 한계에 봉착 했을때 잘교육되고 유용한 전략을 사용하기위해, 환자는 반드시 제한속에서 기능적 수행을 하기 위한 새로운 전략을 배워야 한다.

치료 목적은 기능적 요구에 효율적으로 대처하기위해 전략단계와 관련된 감각이나 운동 전략을 회복하거나 발전시키는 것이다.

신경학적으로 완전한 개인에서 사용하는 감각, 운동과 인지 전략을 정의하기에는 제한된 정보가 존재한다. 그럼에도 신경학적 손상의 결과로 나타나는 보상적 전략도 부족하다. 오늘날 임상가는 실전 중심의 지식을 문헌에서 찾는다. 다음에 나오는 단원은 개인이 기능적 움직임을 실행하는 동안 사용하는 전략에 관한 전문가들의 지식을 요약하였다(Carr & Shepherd, 1998; O' Sullivan & Schmitz, 2001; Palmer & Toms, 1992; Ryerson & Levit, 1997; Shumway-Cook & Woollacott, 2001).

▪ 일반적인 움직임 수행 전략 (Typical movement performance strategies)

인식된 움직임 수행의 전략은 기능적 과제의 수행안에서 관찰한다. 그러나 제한적이지 않다. 다음의 예는 어떻게 치료사가 제공되는 전략 단계에서 치료를 하는 것이다.

- 정렬: 환자가 시작 자세를 잡을 때 정렬에 도움을 주는 것이 목표이다.
  1. 과제에 적절한가
  2. 중력의 반영이 효율적인가 — 이것은 자세를 잡기 위해 최소한의 근육 작용을 말한다.
  3. 안정성 극대화
- 대다수의 접근과 치료방법은 구두적 되먹임, 거울, 생체 되먹임 그리고 도수적 단서를 포함하는 것이 가능하다 (그림 6-10).
- 움직임 전략: 특별한 과제를 효율적으로 하기 위해 여러 관절을 조율 하는 재훈련이 목표이다. 적절한 기능은 환경속에서 효율적 수행을 위해 특별화 하는 전략이다. 전략의 재훈련은 운동 전략들의 회복과 보상 전략들을 모두 포함한다. 움직임 전략의 재훈련 예는 적절한 시기에 적절한 근육의 활성화 조율, 그리고 움직임을 방해하는 힘 생성의 문제이다.
- 감각 전략: 과제 요구에 따라 효율적 감각정보를 배우는 감감전략 재훈련이 목표이다. 공간에서 몸의 위치 조율의 정확한 상호작용이 그것이다. 치료적 전략은 어려운 정적 동적 움직임 속에서 균형을 유지하는 것이다. 균형 훈련은 감각전략 단계 치료의 한 형태이다. 8장에 더 자세히 설명하였다.
- 단계별(phase by phase) 보행 훈련: 재훈련 목적은 효율적 움직임을 가지기 위한 것으로, 순수한 입각기와 유각기를 만났을 때를 말한다. 이것은 환자가 적응과 안정성에 대해 전략을 발달시키기 위한 것이다. 과제 지향 접근 방법은 보행 분석, 기능적 보행 요구에 초점을 맞추었다. 10장에서 자세히 설명하였다. 과제 지향

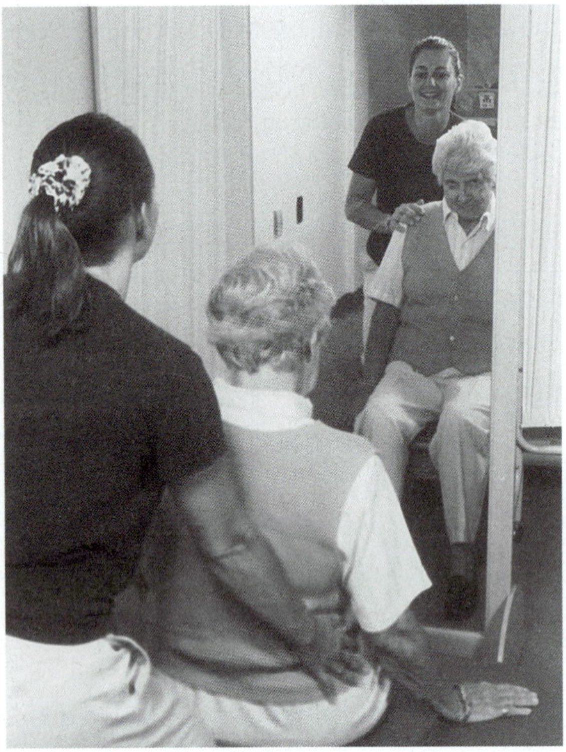

그림 6-10. 신체 정렬 재훈련에서 구두 되먹임, 신체 유도와 시각 큐(visual cue)의 사용

접근에서 보행의 전 단계에서 기능적 가동성 과제를 포함한다(그림 6-11). 보조 장비의 사용은 일반적으로 보상적 보행 전략으로, 중력에 대항하여 넓은 지지면을 이용해 호소자는 안정성을 갖는다(그림 6-12).

▪ 보상 전략 (Compensatory strategies)

보상은 행동의 대상작용으로 과제 수행 시 적용된 변화된 행동 전략으로 정의한다. 여기서 회복과 보상이 사이를 구별 하는 것은 중요하다. **회복**은 원래 과정을 통한 기능의 회복이며, 보상은 변화된 방법으로 기능회복이다. 기능은 돌아오지만 원래의 형태로 오지 않는다.

보상전략은 연령과 관련있게 변화하거나 손상이 공동작용의 전형적인 패턴의 사용을 방해할 때 전형적인 행동패턴으로 대체되는 대안의 행동전략이다. 현재의 견해는 보상전략들이 모든 몸의 요소를 자유롭게 바꾸고 조정하기 위해 개인적인 시도 시 기능적인 목적들을 보상하기 위해 남은 기억을 사용하는 것에 발달한다는 것이다. 이러한 패턴은 정해진 개인의 능력과 한계의 상황에서 최상일 수도 있고 아닐 수도 있다.

Ryerson과 Levit(1997) 보상의 두 분야 사이를 구별하였다: 적절한 보상과 부당한 보상; **적절한 보상**은 행동 패턴으로 복잡하거나 안 복잡한 몸의 부분을 통합시키고 보통의 행동을 닮은 행동 패턴을 사용한다. 이 보상의 목적은 불균형한 자세 감소와 손상되지 않은 몸의 부분으로부터 손상되지 않은 움직임을 얻기 위한 잠재력을 사용한다. 적절한 보상은 움직임 하부 계통과 관련하여 연령증가에 따른 변화에 필요한 전략, 노인이 유아, 아동 그리고 젊은 성인과 비교하여 바닥에서 일어나는 것의 차이 등을 포함한다. 적절한 보상은 기능적인 수행을 위한 개인의 능동적인 움직임 패턴에 협력하는 것이다(그림 6-13). **바람직하지 않은 보상**은 몸과 사지에서 좋지 않은 정렬과 불균형들을 촉진하고, 체중 지지를 감소시키고, 비능률적이거나 안전하지 않은 움직임 생산을 가져오게 한다. 적절하지 못한 보상은 관절 불안정 또는 관절 가동성 제한 같은 2차적인 손상을 종종 초래한다. 이는 개인이 가능한 움직임 패턴을 이용하지 않으며, 최적의 기능적 움직임의 목표에 일치하게 작용하지 않는다(그림 6-14).

중추신경계 기능 장애로 가진 대부분 개인은 손상으로부터 충분히 회복하지 못할 것이고, 보통의 행동 패턴을 완벽하게 다시 얻거나 달성하지 못할 것이다. 남은 움직임의 시스템 결함을 가진 대부분의 개인들은 일상 생활을 수행하기 위해 보상 전략을 배운다. 보상 훈련에 대한 접근 초점은 기능을 위해 보유한 움직임 능력을 사용하여 기능적인 자립의 초기 회복에 있다. 이러한 접근의 핵심이 보상의 개념이다. 환자/클라이언트는 움직임 결핍에 대한 인식을 발달시키기 위해 처음으로 도움을 주게 된다. 변화는 기능적인 일에 대하여 각개인의 전체적인 접근에 의해 만들어진다. 이러한 형태의 보상 훈련은 예전에 사용했던 것을 회복하기 위해 찾는 것으로 움직임 재교육과 관련된다. 보상 훈련은 개인이 근육 제어에 관해 기존의 원형들을 이용하는 것으로 독립적으로 회복하는 것을 허락하기 위해 시도하며, 손상된 움직임을 대신해서 사용하는 것은 아니다.

신체 손상 이외의 부분으로만 보상 행동을 교육시킨 환자와 신체 손상부위를 포함한 부분으로 보상행동을 교육시킨 환자 사이에는 움직임의 질, 기능적 독립과 복지에는

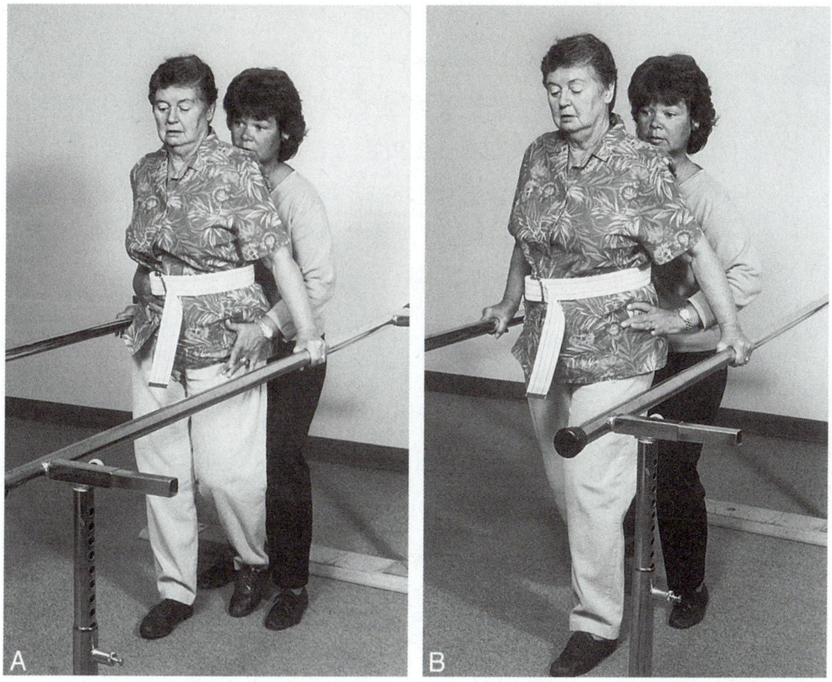

그림 6-11. 이동 전(pre -ambulation) 기술 연습과정. 예로, 초점은 (a)의 엉덩관절(고관절) 굽힘(굴곡)의 움직임에서 흔들기 과정의 개시를 위하여 또는 (b) 초기 접촉에서 앞쪽 하지근의 체중이동을 위해 실시한다.

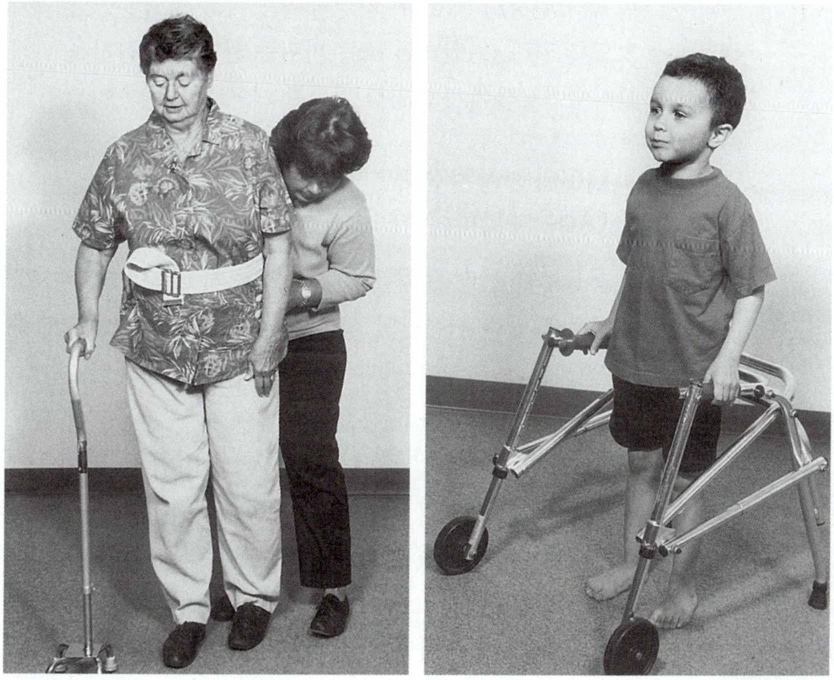

그림 6-12. 보조 도구는 중력에 대한 보조를 제공하고, 지지면을 넓혀 안정성을 증가시킨다. 성인을 위한(a) 아동을 위한(b)에서 볼 수 있다.

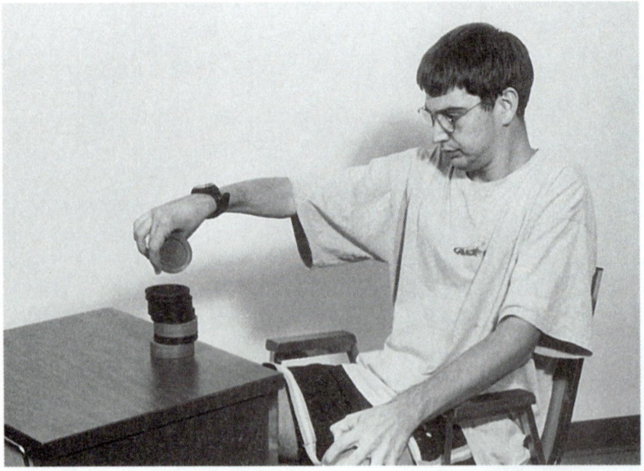

그림 6-13. 환자는 왼쪽 상지의 적절한 보상적 안정화 패턴을 이용하여 적절한 과제 수행을 한다.

큰 차이가 생긴다. 보상의 훈련에의 두 번째 기초 개념은 환경 수정, 적용, 숙련된 기술의 재학습 촉진, 움직임의 용이, 최적의 수행의 초점을 둔다.

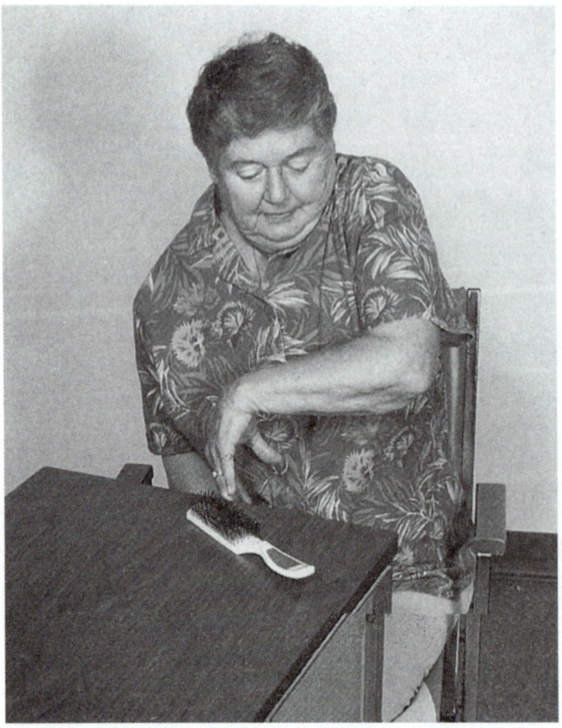

그림 6-14. 왼쪽 어깨 올림근(견갑 상승근). 도달(reach)의 손상, 몸통 측방굽힘과 오른쪽 몸통의 짧아짐 등의 적절하지 않은 보상작용으로 인하여 자세 안정성이 손상되어 과제 수행 시 지속적인 어려움을 보여주는 환자.

임상 사례:

재활 경험을 통한 보상훈련의 예: 오른 쪽 편마비인 사람은 왼손으로 쓰고 먹는 것은 배움, 척추 손상 환자는 휠체어 독립성 성취를 위한 독립성을 얻음, 또는 뇌성마비를 가진 아이는 유각기에 적응하기 위해 손상되지 않은 상지를 사용해 적응하는 것. ▪

2개의 주된 비판점이 보상 훈련 접근 방법의 있다. 손상되지 않는 신체 분절들은 회복을 억제할지도 모르고, 손상된 분절의 학습된 비사용을 유발할 수 있다(Taub, 1976). 과제 지향 초점은 **숙련성 기술**을 발달하는 것이고, 숙련성은 같은 과제에서 변화 또는 환경에 일반화 할 수 없다. 그러나 보상의 훈련 방법은 더 이상의 회복이 거의 나타나지 않는 개인을 치료할 때 치료사에 의해 선택되는 가장 적합한 전략일지도 모른다. 임상학자는 여러 방법들을 결합해 보도록 권하고, 원래의 또는 바뀌는 환경에서 실전을 위해 클라이언트들에게 다양한 기회를 제공해야 한다.

▪ 나이와 관련된 전략의 변화 (Age-related strategy changes)

정상적인 연령 증가에 따른 근골격계의 약간의 변화들 때문에 건강한 어른들의 행동 전략에 있어서 나이와 관련된 변화는 느린 움직임과 행동 패턴의 변화가 나타난다. 예로, 노인은 아마도 요통으로 인하여 관절 가동성이 감소되고, 분절적 구르기 패턴 능력이 제한되며, 천천히 구를 뿐만 아니라, 분절적 구르기 보다 통나무 구르기의 양상을 보여줄 것이다. 근력 약화와 고유수용성 감각의 소실을 경험한 노인은 앙와위(supine)에서 앉기, 앉기에서 서서로의 자세변화 또한 상지의 의존성이 증가되고 체간과 하지의 부수적인 운동 패턴, 비대칭적인 특징을 보인다(그림 6-15). 노인의 보행패턴의 변화가 잘 묘사되어 있다(3, 4, 10장 참조).

▪ 손상의 제약 (Constraining impairments)

중재의 노력 또한 손상의 효과를 줄이거나, 제거할 수

임상 사례:

개인에서 보상의 전략들의 조합은 재활 과정에서 나타날지도 모른다. 뇌졸중으로 고생하기 전에, 82살인 그는 근골격계 시스템이 정상적인 노화와 관련되는 보상의 전략들을 발달되었을 것이다. 치료사와 보조자는 노화로 인한 적절한 보상의 변경들과 신경학적 손상에 기인했던 것을 구별해야 한다. ▪

있다. 손상 수준에 대한 중재 목표는 잠재적으로 기능적 움직임 기술을 방해하는 손상들을 확인하고, 변화된 손상을 수정하고, 이차적 손상의 발달을 예방하는 것이다. 손상요인의 원인에 기여하는 것은 자세, 균형과 보행의 다양한 계층의 손상뿐만 아니라, 움직임 생산에 기여하고 있는 어떤 계통의 한계들이 어떤 하나라도 또는 조합 하여 신경학적 손상 환자에게 동반해 나타날 수 있다. 운동계는 신경근계이나 근골격계 손상에 의해 나타날 수 있다. 감각, 지각의 능력들과 제한점도 인식해야 한다. 왜냐하면, 과제 지향 움직임은 정신상태, 집중력, 동기부여와 감정적 측면을 포함하여 운동조절의 인지적 측면, 동기와 의도가 포함된 환경에서 수행되기 때문에 임상에서 이러한 부분을 포함항 검사해야 한다. 시 · 공간적 손상과 같은 인지 또는

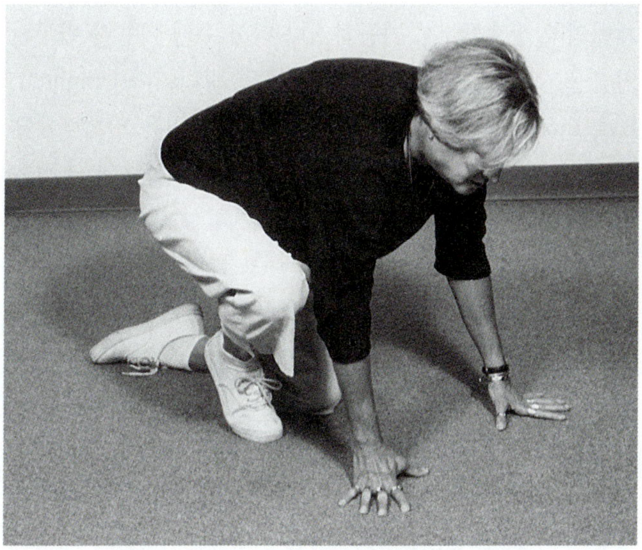

그림 6-15. 노인이 비대칭적 움직임 패턴과 상지에 의지하는 움직임의 증가를 보여주고 있다.

지각의 손상은 움직임 계획 또는 움직임 실행 시 많은 영향을 준다(Shumway-Cook & Woollacott, 2001). 일반적으로 신경학적 재활에서 보이는 손상들의 예는 2장에서 기술하였고, 표 6-7에 목록화하였다. 일반적인 손상과 기능의 제한점의 임상적 관리는 7장~10장에서 다루었다.

▪ 과제 지향적 모델의 임상적 적용 (Clinical application of task-oriented model)

이하의 중재 원리들은 과제 지향 방법 적용을 요약하였다(Davis & Burton, 1991; Duncan & Badke, 1987; Montogomery & Connolly 1991; Haugen & Mathiowetz, 1995):

- 개인이 가지고 있는 과제의 관심과 중요성의 문제를 포함하여 개인과 협조해야 한다.
- 중재의 중요한 초점은 개개의 환자/의뢰인에 의해 선택하는 것처럼, 의미가 있는 일을 우선시하는 것이다.
- 최적의 과제 수행을 위하여 환자가 익숙하거나 편한 다양한 움직임을 사용하도록 권고하여 능동적 학습과정을 격려한다.
- 작업 수행과 예후를 위하여 선호하는 운직임을 분석한다.
- 움직임의 비판적인 요소(개인이거나 환경의 요인)를 조절하여 기능부전 움직임 패턴을 조절한다.
- 과제 수행과 결과를 위해 선호하는 움직임에서 관찰되었던 변화들을 기록한다.
- 움직임들이 효율적이고 효과적인 패턴에 접근될 때까지 중요한 요소들을 치료사가 단계적으로 조절한다.
- 학습과 유동적인 과제 수행을 촉진하기 위해 수행 조건을 다양하게 한다.

과제 지향 접근법에서 치료사 또는 보조자는 다음과 같은 것을 이용할 수 있다(Davis & Burton, 1991; Duncan & Badke, 1987; Haugen & Mathiowetz, 1995; Montgomery & Connolly, 1991):

- 과제를 수행하는 것에 대한 최적의 움직임 패턴을 찾아낸다.
- 다양한 환경을 이용하여 수행의 기회를 제공함으로써

표 6-7
일반적 신경학적의 손상의 요약

운동 계통 주요한 손상	감각 손상	인식/지각 손상
근육약화	체성 감각 결손	지각의 손상들 1. 신체이미지의 손상 2. 실행증(apraxia) 3. 공간 관련 손상
근육 긴장도의 이상들 1. 과긴장 강직 경직 2. 저긴장	시각의 결손	인지의 손상 1. 주의력 결손 2. 의식의 각성/수준의 어려움 3. 적응 문제 4. 기억상실 5. 문제 해결 능력의 어려움
협응력 문제들 1. 활성화/순번의 문제 2. 시간문제(timing) 3. 힘조절 문제	전정계(vestibular) 기능 부전	
불수의적 움직임 1. 긴장이상(dystonia) 2. 연합 움직임들 3. 떨림 4. 무정위성(athetoid)와 무도병성(choreiform) 움직임들		

출처: Shumway-Cook, A., & Wollacott, M. J. (2001). *Motor control: Theory and practical applications* (2nd ed.). Baltimore Lippinott Williams & Wilkins.

과제 수행의 유연성을 성취하게 한다.

- 개인적 성향과 환경 요소들의 사용을 최대화 하여 효과적이고 효율적인 과제수행이 가능하도록 한다.
- 가정과 사회 공동체에서 환자가 가지고 있는 운동계통의 문제점을 인식할 수 있게 문제 해결능력을 촉진시킨다.

기능적 훈련 접근법 (Functional training approach)

■ 정의, 발전과 설명 (Definition, evolution and description)

치료적 접근법인 기능적 훈련은 운동조절의 반복적 적용과 운동학습지식, 치료적 운동 적용, 운동 발달 그리고 움직임 재교육을 위한 과제 지향(task-oriented) 접근법으로부터 발전되어왔다. 가장 순수한 감각에서의 **기능적 훈련**은 개인의 일상생활에서 가능하거나 다시 수행 가능한 반복된 연습을 사용한 움직임 체계의 재훈련 방법이다(Umphred, Byl, Lazaro & Roller, 2001). 기능적 훈련은 일상생활에서의 요구되어지는 다양한 운동기술 사용하는데 초점이 맞추어지는데, 여기서 운동기술 또는 일상 생활 활동을 위해 필요한 뻗기, 들어올리기, 그리고 돌기 등과 같은 숙련성과 일상 생활의 필요로 하는 유용한 활동 단순한 집수리와 같은 기술, 그리고 의미 있는 취미들과 가치 있는 일을 획득하기 위해 필요로 하는 기술들 그리고 자세의 변천 등을 포함한다. 기능적 훈련 또한 주위환경의 요구에 따라 다른 움직임의 적용이 어떻게 각각 반응하는지에 초점을 맞춘다(O'sullivan, 2001). 기능적 훈련은 개인의 기능적 제한을 인지하는 사람들에게 하나의 도구로 쓰일 수 있다. 질문을 하면, "환자의 입장에서 어떤 과제가 그들이 할 수 있거나 할 수 없는가?" 인식된 기능적 과제는 실행하고 연습할 수 있다. 본질적으로 기능적인 과제는 목표선택을 환자가 의미 있고 가치 있게 생각하는 활동들을 중요시하는 것이다. 의미 있는 활동의 작업은 재활의 기초이다.

기능적 훈련의 주요 초점은 **기능적 제한**(functional limitation)의 수정이다. 기능적 제한은 전체 사람들을 기준으로 전형적으로 신체적 활동, 움직임, 혹은 능률적이고 예상되는 과제나 충분한 해결방법의 수행 능력에 제한 받는 것이다(AOTA, 1994, 1999, APTA, 2001). 치료사들이 환자들의 근력을 확인하고 강조하는 것은 그들이 무엇을 할 수 있는지를 가늠하기 위해서이다. 그러한 근력과 잠재력은 능률적이고 그리고 효과적으로 기능적 변화를 획득하는데 사용된다. 다음 단계의 중요한 것은 이전에는 어떠한 체계로 움직였는지 환자가 정말로 원하는 변화가 기능 훈련동안 이루어질 수 있는 활동을 선택하는 것이다. 몇 가지의 기술들은 훈련과 동시에 학습되겠지만, 그와 같은 기술은 신중하게 선택된 기능적 과제들의 신뢰할 만한 성과에 전념하는 것이 중요하다. 개인의 움직임과 기능의 향상을 도와주기 위한 시도에서 움직임의 문제들, 그리고 장애를 야기하는 기능적 제한들에 직접적으로 작용해야 한다.

신경학적 장애를 가진 환자를 위한 이러한 치료 과정은 세 가지의 중재 과정을 거친다: 움직임의 재교육, 손상의 제거나 축소 그리고 기능적 훈련 (Ryerson & Levit, 1997). 움직임 재교육의 목표는 독립적으로 정상적 혹은 전형적인 패턴으로 움직이고, 그러한 패턴을 사용하는 기능적 활동을 할 수 있는 개인적인 능력을 증대시키는 것이다. 움직임 재교육은 근 약화, 근 긴장과 근육활동의 패턴 변화, 지각 능력 손상 그리고 감각체계의 손상 등의 일차적 손상에 직접적으로 가해지는 치료중 하나이다. 이러한 움직임 재교육은 움직임 결손을 최소화하고, 기능적 제한과 보상 패턴을 줄여 사용하게 고안되어졌다. 환자는 자신이 가지고 있는 근력과 협응력 그리고 근활동의 연속성에 집중하여 훈련해야 한다. 치료사는 근력과 협응의 저해요소 분석과 연속된 움직임을 중점으로 훈련해야 한다. 협응적 패턴을 발전시키기 위해 단일의 요소를 가르치는 것에 중점을 두어야 한다. 또한 이와 같은 접근법은 언제나 가능한 기능에 맞는 자세로 움직임을 훈련하고 강화해야 한다(그림 6-16) 움직임 재교육은 감각교육, 훈련보조, 독립적인 움직임과 훈련을 동반한 기능적 움직임 재교육을 포함한다(Ryerson & Levit, 1997).

위와 같은 신경학적 손상은 물리치료와 작업치료적 중재접근법이 요구된다. 과제 지향의 훈련을 이용한 움직임의 통합은 개인의 목적에 더 쉽게 동기 부여를 할수 있고, 직접적으로 접근할 수 있다. 최근 접근법은 기능적 활동과 과제 지향 훈련을 결합한다. 이러한 접근법은 운동 학습이론과 함께 동적 체계(dynamic systems) 이론으로 통합된다. 이와 같은 접근법은 중추신경계는 기능조절을 위한 일차적으로 조작된 체계라는 이론을 기초로 하였다(Reed, 1982). 기능적 훈련의 주요 주제는 하부 체계들의 상호작용이 본질적인 기능적 움직임의 과제와 과제를 수행하는 환경에 기원한 움직임을 만들어낸다는 것이다. 이와 같은 접근법은 운동조절의 계통 모델(systems model)에서 기능적 과제와 치료적 중재 배경의 사용을 강조하고 있다.

이러한 치료법의 원활한 개념 이해를 위해 기능적 훈련을 통한 접근법은 과제자체의 이해, 본질적인 과제의 요소

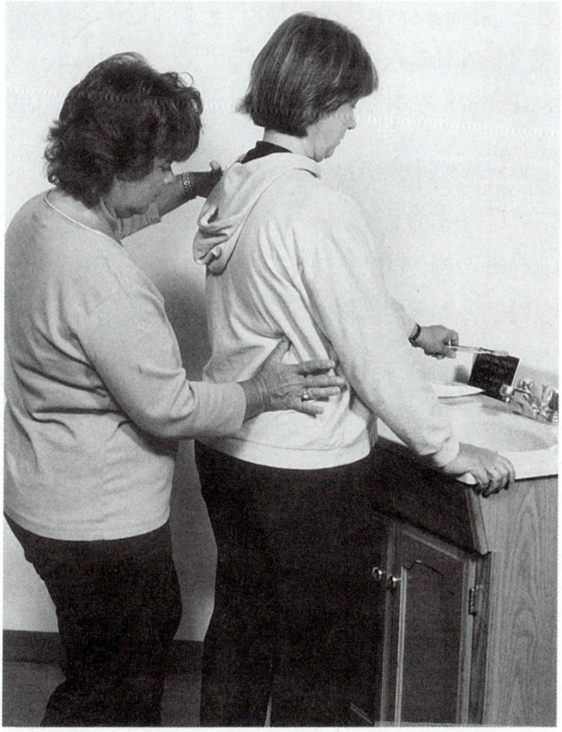

그림 6-16. 치료사와 환자는 기능적 과제를 수행하는 동안 상지를 통해 자세조절, 체간 근력 강화 그리고 체중이동을 수행한다.

와 과제 실행 시 주어진 환경에 관한 이해를 기본으로 한다. 이러한 치료법은 앉기에서 일어나기, 균형잡고 앉아있기, 구르기, 서기, 균형잡고 서있기, 걷기, 그리고 뻗기와 잡기와 같은 상지의 활동 등을 포함한 몇가지 기능적 과제들을 선택할 수 있게 한다.

이러한 과제 수행은 특별한 과제훈련이나 보상 훈련을 포함한다. 특별한 과제 훈련은 개인의 능력과 과제의 복잡성에 따라 전체를 실행할것인가 부분적으로 실행할 것인가를 결정한다. 위와 같은 신경학적 손상 환자를 위한 기능적 재활훈련에서 이 접근법을 사용한 몇몇 유효한 원문이 있다(Carr & Shephred, 1987, 1998; Palmar & Toms, 1992; Ryerson & Levit , 1997).

기능적 재활훈련의 초기의 형태로 Carr와 Shephred는 1987년에 임상에서 기능적 훈련을 제안하였고, 이와 같은 접근법을 운동재학습 프로그램(MRP)라고 명하였다. 초기 운동 재학습 프로그램은 운동학습과 행동학의 새로운 사실에 기원하여 NDT 접근법의 한계를 제시하였다(Mathiowetz & Haugen, 1994). MRP 접근법에 따르면, 움직임은 목표와 직접적이고 기능의 최대 회복을 위한 환경과 관계한다고 한다. 다음 4가지 단계는 MRP에서 일반적으로 주요하게 받아들여지고 있는 것이다(Carr & Shephred, 1987, 1998; Palmer & TOMS, 1992; Ryerson & Levit, 1997).

1. 과제분석과 개별적인 수행
2. 어렵거나 쉬운 과제로 구성하고 실행해야 함.
3. 전체 과제 연습
4. 다양한 상황의 환경으로의 훈련 전이

치료사는 촉진 역할으로 개인에게 유일하게 움직임의 문제해결에 참여하여 지지하고 용기를 북돋아주며, 최소의 움직임으로 움직임의 유도를 유지하는 사람이다. 이러한 기능적 훈련접근법은 운동학습과 재교육의 확연한 상관관계를 제공하고, 일반적 기능적 움직임 과제의 부분적 요소를 분석하는 방법을 명확히 제공한다.

기존 문헌에 따르면 환자의 운동조절 결손들은 독특하고 다양한 양상의 기능적 제한을 나타낸다. 일차적인 손상은 (현재 남은 손상과 주요한 손상) 기능적 실행과 연관이 깊다. 기능적 제한 과제, 환경, 그리고 환자에 따라 다양하다. 치료를 위한 개념상 체제는 각기 다양한 자세 활동, 그리고 기능에 따라 분류된 치료적 기법에 따른다. 일찍이 신경생리학 이론가인 Magaret Rood에 의해 사용된 *가동성, 안정성, 조절된 안정성 그리고 기술*과 같은 용어들은 기능적 훈련 치료법의 체제의 손쉽게 적용할 수 있다.

O' Sullivan과 Schmitz(2001)는 일반적인 운동조절의 목표인 가동성, 안정성, 조절된 가동성 그리고 기술을 목표로 하는 기능적 가동성 훈련을 통해, 기술 발전을 촉진하는 접근법인 종전의 기능적 훈련의 개념을 재정립하였다. 이는 자세 안정성과 가동성(mobility)은 절대적인 것이 아니며 상반한다는 것이다. 기능적 움직임은 손상과 관계있는 안정성과 가동성의 지속적인 적응과 변화를 필요로 한다. 가장 안정된 신체의 부분 분절은 다양한 안정성을 위해 몇가지의 가동성의 요소를 필요로 하고, 가장 움직이기 쉬운 인체의 부분은 자연스러운 움직임을 위해 안정성의 몇가지 요소를 필요로 한다(Tscharnuter, 1993). 기능적 움직임은 가동성(mobility)과 안정성의 복잡한 관계를 반영한다. 치료적 제안은 더 어려운 자세와 활동을 통해 진행하고, 치료적 기법은 능동적 수의 조절이 일어날 때 움직임을 보조하는데 사용된다. 기능적 훈련 접근법과 기능적 가동성(mobility) 훈련에서 치료사나 보조자는 환자에게 적합한 기능적 수행에 대한 중요성과 적절한 과제 훈련을 환자들에게 인도해준다. 이러한 체계는 치료 초기의 실제 시작점 뿐만 아니라 "익숙하게 사용한"눈에 띄고 계획적 진행 이내의 기초적 틀을 치료사들에게 제공한다. O' sullivan & Schmitz(2001)의 문헌중 수정하여, 다음 단락에서는 신경학적 기능 장애를 가진 환자에게 적합한 기능적 운동성(mobility) 훈련을 위한 유용한 기법들을 제안하고 몇가지 임상적인 개념을 서술했다.

▪ 가동성 증가를 위한 전략 (Strategies to improve mobility)

초기 **가동성**(mobility)은 자세로 움직이는 능력에 의해 특성화되어진다. 초기에 가동성 문제를 가진 환자는 다음과 같은 것이 보여진다:

1. 불충분한 움직임 조절은 항중력 조절과 다양한 신체 분절의 증가를 저하시킨다.

2. 비정상적인 높은 근긴장은 결과적으로 경직된 움직임을 유발한다〔경직(rigidity) 또는 강직(spasticity)〕
3. 구축이나 능동 운동 범위의 제한은 유연성의 손상을 나타낸다.
4. 필요한 움직임이 줄어든다.

임상적인 문제를 해결하기 위한 첫번째 단계는 초기 가동성(mobility)의 부족한 원인을 치료사가 파악해내는 것이다. 가동성(mobility) 손상이 운동가동범위(ROM)을 제한하거나 비정상적 근긴장을 야기한다면, 치료가 필요한 손상을 개선할수 있는 활동을 선택한다. 어려움이 불충분한 항중력 작용과 다양한 신체분절의 조절을 저해한다면, 넓은 기저면과 낮은 중력 중심점으로 환자를 안전하게 보호하고 최소한의 자세조절로 자세잡기와 활동을 조절한다(그림 6-17). 몇몇의 환자들은 근 약화로 인한 가동성(mobility) 감소나 감각에 대한 반응 감소를 호소한다. 근력 증가나 반응력 증진을 위한 활동을 하고 난뒤 운동을 시도한다(그림 6-18).

표 6-1에서 묘사된것과 같은 촉진기법은 초기 근수축을 활성화시키고 강화하기에 알맞은 기법이다. 이러한 기법은 적용 후 곧바로 능동적 조절이 나타내기 시작함으로 수의적 조절을 위한 일시적인 연계요소로 볼 수 있다(O'Sullivan, 2001). 환자의 처음 운동시도는 보조를 받고 도움을 받아 일어난다(그림 6-19). 동시에 중요한 것은 치료사와 보조자들이 적절한 움직임을 유도하거나 중지해야 하는 시기를 알아야 한다. 적절한 도수 접촉은 능동적인 움직임 개시를 얻거나 보조를 하는데 이용된다. 고유수용성신경근 촉진법(PNF)는 능동적인 근수축을 위한 선택적 방산(irradiation)을 사용함으로써 오늘날 널리쓰이고 있다(그림 6-1, 6-2) 지속된 기능적 움직임의 실행은 신경근 체계의 강화, 통합, 연합, 증대 그리고 강화된 운동학습을 이루는데 도움을 준다.

■ 안정성 증가를 위한 전략 (Strategies to improve stability)

안정성(stability)이나 정적인 자세조절은 직립자세를 유지하기 위한 근육들의 동시수축을 통해 획득된 안정적 자세 유지능력을 통해 특성화 되어진다. 안정성은 체중지지

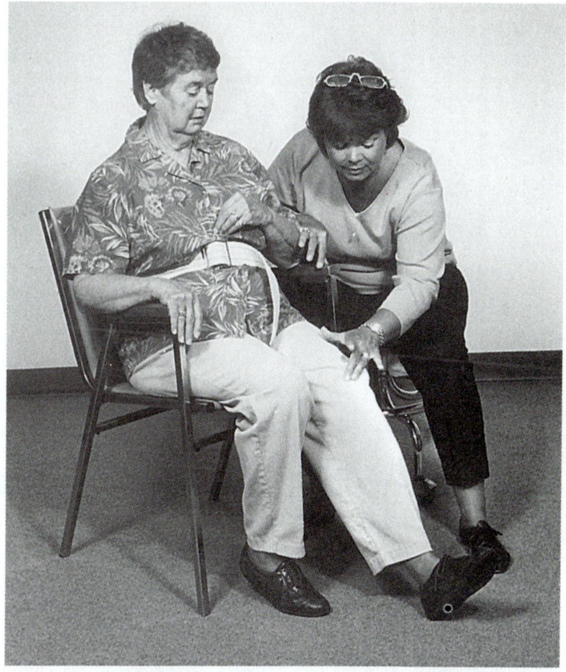

그림 6-17. 부족한 항중력조절 능력과 다양한 손상을 가진 환자를 위해 초기움직임 활동은 기저면을 넓히고 중력중심점을 낮춘다. 예로, 환자는 걷기에서 중간단계의 입각기에서 요구되는 적절한 무릎의 폄(신전)에 중점을 두고 운동하고 있다.

자세에서 발달된다. 안정성조절에 문제가 있는 환자는 다음의 몇가지 이유로 기능적 손상을 나타낸다:

1. 비정상적인 근긴장이나 관절이나 신체 분절의 불균형
2. 근력약화
3. 수의적 조절 능력의 손상과 무분별한 가동성(mobility)
4. 지나치게 예민한 감각(과민증)이나 지나친 각성상태

안정성 조절획득을 위한 효과적인 전략은 압박(approximation)과 저항으로 묘사된 촉진기법(그림 6-4A)과 근위의 안정성을 얻기 위한 활동들(그림 6-20), 그리고 등척성(isometric)운동, 율동적안정, 체중지지 활동〔그림 6-3, 6-16, 6-20, 발달단계 자세를 포함(표 4-2)〕와 수중치료가 있다.

■ 조절된 가동성 증가를 위한 전략 (Strategies to improve controlled mobility)

조절된 가동성(mobility)은 각각 운동근과 안정근의 기능의 조합으로 설명되는데, 한정된 수직자세를 유지하면서

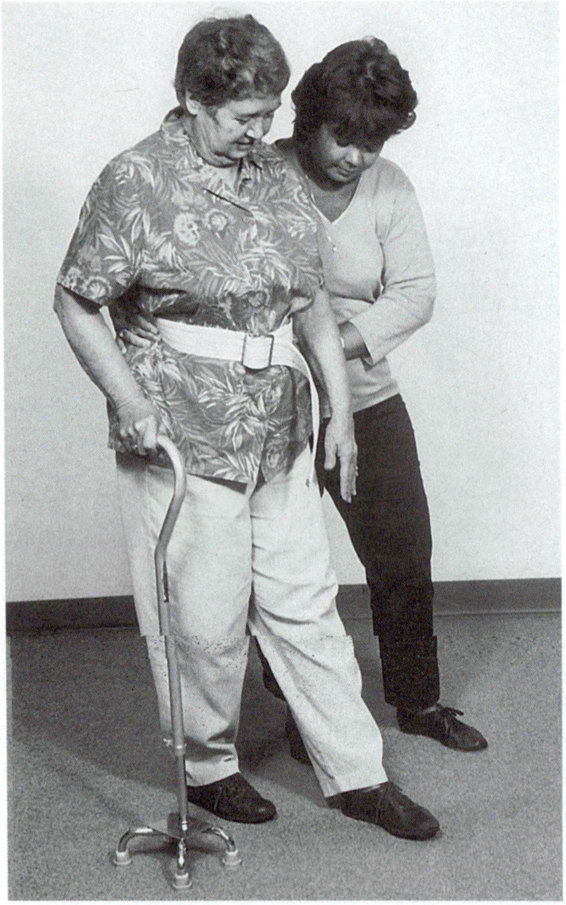

그림 6-18. 환자의 근력이 증가되고 움직임의 시작이 이루어지고, 실제 직립한 상태에서 입각기시 무릎의 폄(신전)을 시도하고 있다.

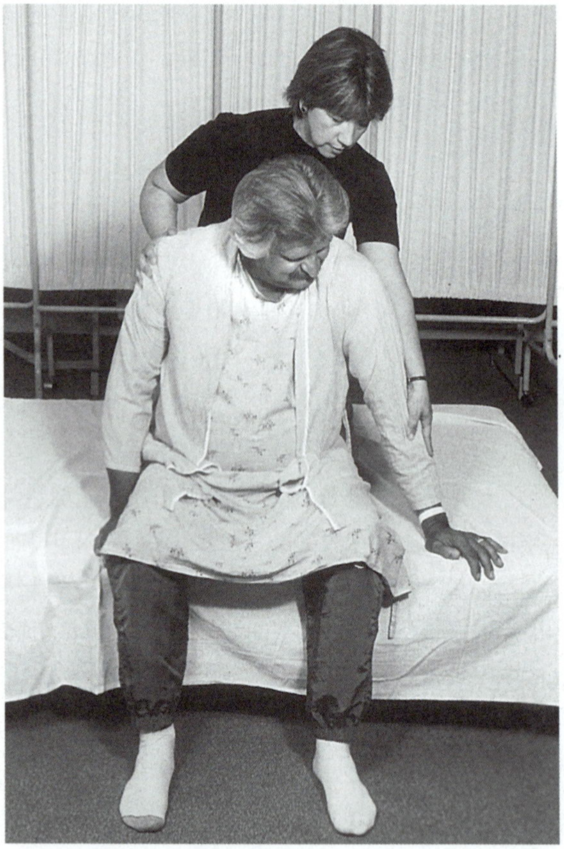

그림 6-20. 치료사는 자세조절과 근위,어깨안정성 증가를 위한 도수적 기법을 사용한다: 오른쪽 상지 안정화를 위해 오른쪽 어깨를 압박하고 왼쪽 상지를 통해 체중지지와 압박을 가한다. 활동적 자세 안정화를 위해 율동적 안정과 등척성 수축을 이용하고 시각과 청각의 되먹임을 이용하여 이끌어낸다.

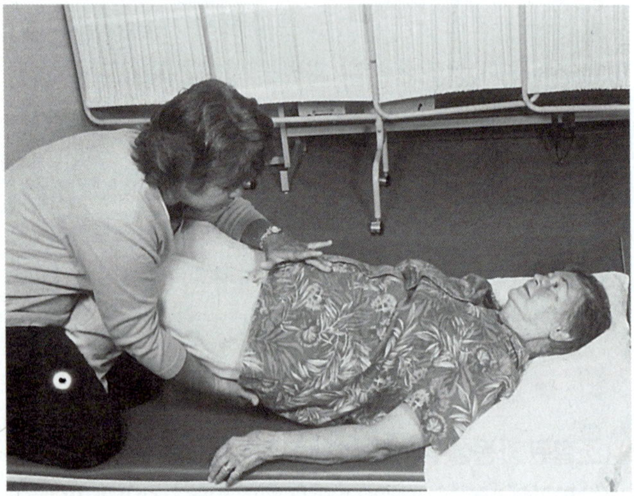

그림 6-19. 급성기 환자가 침상에서 도수적 도움을 통해 치료사와 함께 교각운동하는 동안 다리이음뼈(골반) 조절과 들기를 촉진하고 있다.

움직이는 능력은 다양한 안정성과 관련이 있거나 조절된 움직임과 연관이 있다. O' Sullivan(2001)에 따르면, 적절한 협력적인 안정성을 동반한 부드러운 협응 움직임에 의해 특성화된다. 움직임은 길항근사이의 효과적 상호작용에 의해 쉽게 반대로 바뀔 수 있다. 조절된 가동성(mobility)의 활동의 예로, 체중—이동활동과 움직임의 변화에서 볼 수 있다(그림 6-3과 6-11). 조절된 가동성(mobility)에 문제를 가진 환자는 그들의 신체나 사지가 움직이는 동안 그들의 자세를 유지할 수 없다. 다음의 몇가지 요소는 조절된 가동성(mobility)의 부족 시 나타내는 현상이다.

1. 근긴장 불균형
2. 운동 가동 범위 제한이나 과운동성(hypermobility)

3. 근위 안정성 손상이나 근육의 동시 수축 시 근력의 부족

조절된 가동성(mobility) 활동을 하는동안 치료사와 보조자는 길항근의 움직임을 촉진하여 직접적인 변화된 움직임을 강조한다. 움직임은 전형적으로 작은 움직임에서 시작하고, 점차적으로 더 큰 범위로 증가하는 단계를 거친다. 도움(assistance)과 유도(guidance)는 환자로부터 능동적 움직임과 수의적 조절을 적절하게 유도할 수 있다: 다양하게 변화된 움직임을 실행하고, 주요점은 원심성 조절(신체에서 움직이는)만큼 구심성 조절(신체에 가까워지는)의 상호조절을 잘하는 가이다(그림 6-21). 교각운동(그림 6-19)이나 앉은 자세와 기립 자세로의 변화(그림 6-21)와 같은 기능적 활동은 개인의 모든 움직임 범위에서 조절된 가동성(mobility)으로 통합하는 효과적인 방법이다. PNF는 움직이는 동안 주동근-길항근의 관계를 강화하고 안정시키는데 효과적이다. 어떠한 적절한 자극 기법이라도 PNF와 함께 사용이 가능하다(표 6-2).

▪ 기술증진을 위한 전략 (Strategies to improve skill)

기술은 환자가 획득한 정확한 타이밍과 방향에 의해 특성화된 통합화된 움직임의 기능적 운동의 완숙화된 단계이다. 기술화된 움직임은 경제적인 효과의 목표성취에 따라 일관되고 효과적으로 이루어진다. 기술화된 움직임과 같은 활동은 눈과 머리의 협응, 손의 다양한 기술 그리고 구강운동의 촉진과 같은 움직임의 반응으로 이어진다. 기술화된 움직임의 수행은 복합된 기능적 기술과 진보된 손의 움직임, 이동(locomotion), 촉진과 같은 신체정위, 자세 그리고 움직임을 통한 적절한 기능과 상호작용을 말한다. 기술의 단계적 활동의 발달은 정상적인 안정성 조절과 조절된 가동성(mobility)활동 획득 후에 일어난다. 기술은 이전 장(Gemtile 1992, 2000)에서 설명된 Gentile's 분류에 따르면, 열린 기술과 닫힌 기술로 분류한다. 신경학적 기능장애를 지닌 개인의 운동기술 발달이 어려운 데는 많은 이유가 있다. 수행에 있어서 다음과 같은 제한을 받는다.

1. 중요한 인지적인 손상

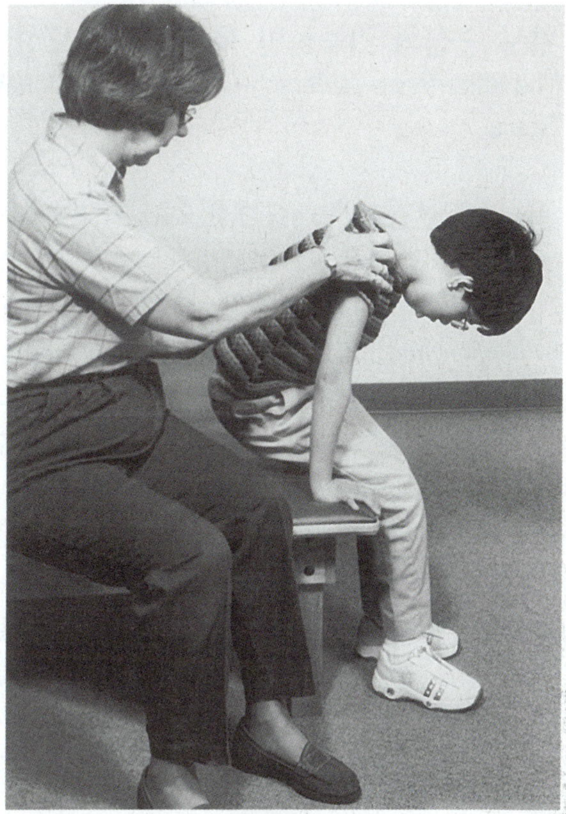

그림 6-21. 앉은 자세에서 서기와 선 자세에서 앉기는 구심성(앉은 자세에서 서기)과 원심성(선자세에서 앉기)조절을 연습하기 위한 효과적인 방법이다.

2. 운동계획의 손상
3. 균형능력이나 협응 능력의 손상
4. 그 밖의 앞에서 제시한 몇가지 제한

기술적 활동이 수행될 때, 능동적인 특별한 과제 지향 활동의 실행은 성공적 학습, 문제해결, 유지 그리고 전이효과 등이 요구되는 조건이다(Duncan,1997). 손을 통한 접근법을 사용한 촉진기법은 아마도 기술훈련동안 억제적 역할일 것이다. 치료 활동의 계획에 따라 다음은 유용하게 작용할 것이다: 통합된 과제, 다양하게 사지를 사용하는 과제, 다양한 신체 분절을 동시에 조절하는 긴장을 경험하는 것(머리를 돌리면서 걷기, 걸었다가 멈추었다가를 교대로 실행), 자세조절과 균형에 초점을 맞춘 과제 그리고 민첩과 타이밍이 강조된 과제(그림 6-22). PNF는 저항과 강조를 위한 타이밍을 사용하여 강조하고 적용할수 있다(그림 6-1, 그림 6-2).

환자 중심의 기능적인 목표들의 중요성
The Importance of Person-Centered Functional Goals

의심 없이, 신경학적 손상에 대한 오늘날의 접근법은 이 같은 접근에 대한 가장 이른 접근법부터 신경학적 손상에 대한 접근법에 최고의 이르기까지 강조되는 한 단어가 있다: *기능(Function)*. 치료(중재)는 개인에 따라 개인의 안녕과 자기 신뢰가 함께 작용하는 지의 개입을 항상 고려하여 그 우선 순위를 조정해야 한다. 이 단원을 통하여 오늘날의 시작 접근법에서 중재 모델을 거슬러 올라가 보면, 기능은 하나의 접근법으로 정착되어져 있었다. 치료 중에 연습하는 곳이 어디이든, 그 치료사는 보조자의 수준에서 환자 중심적인 기능적 실행(수행)은 임상 훈련의 주춧돌이 된다. 치료사는 환자와 협력하여 목표를 개발하고 치료팀

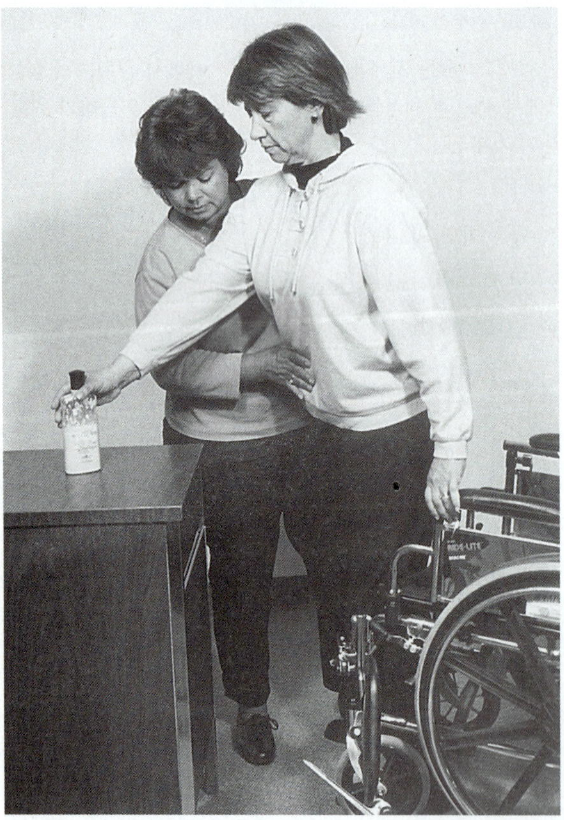

그림 6-22. 물건을 잡기위하여 서고, 돌기 등을 위한 앉기에서 서기로의 이동하는 능력은 자세 조절과 균형, 다분절 근력과 협응과 타이밍이 요구된다.

의 팀원은 그 목적을 성공적으로 달성하기 위해 참여를 해야한다. 치료사는 환자와 관련된 목적을 발달시킨다. 그리고 중재팀의 모든 맴버들은 이러한 목적을 성공적으로 도달하기 위한 시도에 참여해야 한다.

기능적 목적은 개인의 욕구와 필요, 그리고 치료사의 평가에 의해 확인된 기능 제한으로 이루어져 있다(Ryerson, 2001). 그들은 독립적인 환자의 레벨에 따라 요구되는 중요한 변화, 실용적인 것, 특정 기능 제한 증진을 위한 것을 반영, 전체 레벨에서 신체적인 행동, 활동 또는 전형적으로 기대되어지는 능률적인 일 또는 훌륭한 매너를 수행하기 위한 능력의 제한을 말한다. 기능적인 목적은 요구되는 기능과 기대되어지는 행동의 레벨로 이루어져 있다(Randall & Mcewen, 2000; Ryerson, 2001; Ryerson & Levit, 1997). 물리치료사 실행과 작업치료사 실행의 가이드에 따르면, 기능의 목표 사용을 환자-중심에 있었던 방법들 중에서 촉진하는 치료사는 "치료계획에 있어서 환자/의뢰인, 가족, 간병인의 참여를 적극 촉진한다"(APTA, 1999, p. 3-1, 2001; AOTA, 1999). 기능의 목표들을 사용하는 이유는 개인들이 더 의미가 있고, 그들의 삶의 차이를 만들어낼 활동들을 집중하여 만들어 내야 하기 때문이다(Lewthwaite, 1990; Randall & Mcewen, 2000).

의미가 있는 과정을 인식하고, 기능의 목표를 성취하기 위해 치료사[치료팀(조수를 포함한다)], 환자/의뢰인, 그리고 가족(caregivers)또는 중요한 다른 것사이의 협력을 포함해야 한다. Randall & Mcewen(2000)는 도움이 되는 다음의 3단계 처리를 제안하였다:

1. 개인의 요구된 치료 결과를 결정한다.
2. 개인의 자가 관리, 일 등의 활동이 발생하는 여가 활동과 그 환경의 이해를 통한 개발한다.
3. 환자/의뢰인의 요구된 결과와 관계하여 목표를 설립하고 노력한다.

아래의 임상적 사례는 개인을 위한 기능의 목표를 확인하기 위해 환자/의뢰인과의 관련하여 이용할 수 있는 핵심 인터뷰 질문들을 제공하였다.

임상 사례:

병원, 집 또는 학교안에서 개인이나 가족의 의미 있는 기능적인 목적을 결정하는 것을 돕기 위해 다음의 질문들을 사용해 본다. 또한 치료사 또는 보조사는 치료에 있어서 요구되었던 결과가 여전히 중요하고 의미있다는 점을 확보하기 위해 치료 과정 동안 환자와 유사한 대화를 계속 유지해야 한다.

치료에 요구된 결과를 결정하는 질문들

- 자신을 위해 당신의 에너지를 하나의 물건에 집중한다면, 그것은 무엇이 될까요?
- 어떤 활동들이 스스로 움직일때 도움이 필요로 합니까?
- 당신의 관심사는 다시 일하는 것, 집, 학교, 여가활동등 중 어떤 것입니까?
- 당신이 더욱 독립적이려면 (독립적 생활을 위해) 무엇을 도와 드릴까요?
- 6개월 전을 상상하세요. 당신은 현재 상황과 다른 무엇이 마음에 듭니까? 당신은 현재상황과 같은 무엇이 마음에 듭니까?(Randall & Mcewen, 2000; Winton & Bailey, 1993).

기능의 목표는 다음 요소를 포함해야 한다: 누가 할 것인지, 어떠한 조건인지, 얼마나 잘, 그리고 언제까지(O'Neill & Harris, 1982).

모든 연령에서 신경손상을 갖는 환자/의뢰인 중재를 위한 통합적 접근
An Integrated Approach to Intervention with Patient/ Client with Neurological Impairment at any age

치료적 중재는 기능적 독립을 위한 가장 적절하고 효율적인 방법과 적절한 삶의 질을 제공하기 위해 감각운동 기법(sensorimotor techniques), 과제 지향 분석(task-oriented analysis), 기능적 훈련 그리고 운동조절/운동학습 전략들의 통합이 필요하다. 개인의 특수성과 독특함에 맞게 치료사와 보조사는 치료적 중재를 통합해야 한다. 치료적 중재의 창안은 효율적이고 역동적인 치료사의 재량이다. 이 장에서 기술된 치료적 기법들은 소아나 노인에게 보편적으로 적용된다. 신경계 장애를 갖는 개인에서의 통합된 접근법은 오늘날에 **상위-하위 접근법**(top-down approroach)로 인정되는데, 이것은 어떻게 기능적으로 연구하고 환경에서 적절한 역할을 하는지, 기능적인 역할이나 기능이 의미 있는지를 보는 것에 중점을 둔다. 이 접근법은 성공적인 작업과 기능수행에 필요하다고 여겨지는 근력, 운동가동범위, 균형능력과 같은 기능적 요소 결손에 초점을 맞춘 전통적인 **하위-상위 접근법**(bottom up approach)과 대조적이다(Trombley, 1993). 치료적중재의 현재적 관점은 움직임의 정상화에 초점을 둔 초기 감각운동이나 수직계층 이론에서부터 기능성으로의 변화를 반영하고 있다. 신경계 재활에서 기능적 접근은 개인이나 소아의 경우 소아와 그 가족에게 문제가 되는 움직임을 생성하는 환경에서 의미있는 운동활동의 학습을 강조한다. 치료사와 보조사의 임무는 자연적으로 짜여진 구조내에서 자율적이고 목표지향적인 활동을 배우고 실행할 수있는 환경을 제공하는 것이다(Latash & Anson 1996).

신경과학(neuroscience), 생체역학(biomechanics), 운동과학(movement science), 행동과학(behavioral science)와 생태학 이론(ecological theory)분야에서의 지식 뿐만 아니라 최신의 운동조절과 운동학습이론은 오늘날 치료에 종사하는 임상의에게 일관된 관점을 준다. 움직임과 운동조절장애를 갖는 환자를 평가하고 치료하는데 Hedman, Rogers 그리고 Hanke(1996, with permission & neurology senion; APTA)는 환자들에게 나타나는 임상적 양상에서의 4가지 핵심적인 질문을 제시했다.

1. *무엇이 문제인가?* 다음의 분류 가동성(mobility), 힘의 발생, 근 긴장도, 감각 정보, 감각정보,통증, 속도, 지구력, 자세, 균형, 협응력, 적응 능력, 인지 능력의 요소들 중 어떤 것은 대체되거나, 문제를 야기한다. 이런 문제의 해결책은 다음장에서 기술하고 있다.
2. *기능을 제한하는 문제는 움직임의 연속 중 어디에 있는가?* 움직임의 연속(Movement continuum)은 중추신경계의 기본구조에서부터 환경의 결과까지의 움직임 발달뿐만 아니라, 6개의 서로 상관관계에 있는 분

류된 움직임을 고려한다: *초기 조건* — 개인의 계통과 환경적 상황을 포함. *준비* — 운동이 있을 시기는 자극확인, 반응의 선택, 움직임 반응의 프로그램을 포함하여 중추신경계에서 조직화. *움직임의 시작* — 타이밍, 방향, 매끄러움을 포함하는 실질적 움직임의 시작. *실행* — 크기, 방향, 매끄러움(smoothen) 그리고 움직임의 속도를 포함. *종료* — 안정성, 타이밍, 정확의 변수로 기술된 움직임의 정지. *결과* — 목표에 성공적으로 도달 또는 도달하지 못함.

3. *문제의 기본적인 결정은 무엇인가?* 움직임 조절(movement control)의 결정은 움직임 중 신경, 근골격, 생역학과 행동학적 측면으로부터 임상적 양상에 기초한다. 신경계 요소는 움직임 조절에 참여하는 구조, 경로, 진행을 포함한다. 근골격계와 생역학적 요소는 움직임 실행에 포함하는 관절, 근육과 연부조직의 구조와 기능을 포함한다. 행동학적 요소 목표와 환경에서 움직임 결과 뿐만 아니라, 인지, 동기, 지각, 감정을 포함한다. 동적 계통(dynamic system) 접근법의 구성은 어떤 한가지가 중요한 것이 아니라 필요한 모든 과정의 상호관계와 일치한다.
4. *우리는 문제를 어떻게 치료 할 것인가?* 치료는 움직임요소 치료를 위해 중재 접근법을 사용하는 문제를 해결함으로써, 그리고 효율적이고 경제적인 기능적 움직임 환경의 수정과 같은 것을 통해서 움직임의 문제점을 해결하는데 도움을 준다.

이런 질문들은 표 6-8에 쉽게 임상적 참고문헌으로 나열하였다. 학생과 임상치료사는 임상에서 뿐만 아니라, 신경학적 손상에 따른 이차적인 문제로 움직임 문제해결과 통합 그리고 실질적인 접근법을 사용하기를 권장한다. 치료사와 보조사 사이에는 실전에서 차이가 있다. 모든 임상적 결정은 강한 훈련(pratice constraints) 내에서 적용해야 하는 것을 기억해야 한다. 치료팀의 모든 멤버들은 환자를 위한 관리 계획이나 전문가의 활동내에서 임상적 결정을 내리는 적절한 훈련(pratice appropiate) 레벨에 포함되어야 한다. 기능적 훈련, 기능적 운동 훈련, 운동학습이론, 역동적 시스템(dynamic system) 접근법을 통합한다. 사람의 움직임 패턴은 수명에 따른 유사성이나 개인적인 차이를 인정해야 한다.

다른 인용문헌에서는 치료사와 보조사에게 일반적 기능적 움직임을 설명하고, 기능적 움직임을 성취하거나, 재성취하는 점을 명확하게 제공하였다(Carr & Shepherd, 1987, 2000; Dauies, 1985; Dutton, 1995; O'Sullivan & Schmiz, 2001; Palmer & Tores, 1992; Ryerson & Levit, 1997). 기능적인 움직임은 신경학적 손상으로 인한 이차적인 움직임에 장애를 갖는 사람들을 재교육시키는데 가장 필요하다. 7장에서 10장은 신경학적 손상을 수반한 환자/의뢰인의 운동 조절과 관계있는 임상의 딜레마와 일반적으로 부딪히는 다음 4가지의 문제점에 대한 특정한 치료, 중재의 제안에 초점을 두었다; 힘 생성의 문제, 자세조절의 장애와 균형장애, 숙련된 조작을 포함하는 상지 조절의 문제, 이동이나 이동력을 포함하는 하지의 문제. 이 책은 환자/의뢰인의 의사 결정 역할(decision-making role)을 강조하고, 자연스런 환경에서 직업상의 성공적이고 의미있는 움직임을 만드는 것이 중요하다고 강조한다.

기능성과 복지(well-being)를 우선시 하는 것은 "작업치료를 위한 지침서(Guide to Occupational Therapy practice)"(Moyers, 1999)와 "물리치료사를 위한 지침서(Guide to Physical Therapy practice)(APTA, 2001)"에서 반영된 것처럼 작업치료사와 물리치료사에게서 가이드와 치료적 접근을 제공한다. 다음 단원에서는 임상적 문제에 대한 주춧돌이 된 문제를 다룰 것이다. 작업치료사를 위한 지침서는 환자/의뢰인을 치료할 때 사용하는 통합적 방법으로서 4가지의 중요한 통합적 방법 치료를 묘사하였다. 4개의 치료 접근법은 표 6-9에서 제시하였다. 물리치료사를 위한 지침서는 표 6-9에서 묘사된 것처럼 3개의 주요한 요소로 구성된 치료로 이루어져 있다. 이 단원의 목록으로부터 주요한 관점이 되는 치료적 접근은 신경학적 손상을 갖는 환자들의 치료적 접근에 포함되는 것들이다. 치료적 운동, 기능적 훈련 그리고 도구의 사용과 같은 치료는 신경학적 장애에 의한 움직임의 문제를 해결하는 과정에서 교정이나 보상으로서 적용된다.

이 단원에서 사용된 용어는 기능적 목표의 중요성을 강조하고, 기능을 방해하는 손상을 교정하며, 기능적 제한을

표 6-8

움직임 문제를 확인하는데 도움이 되는 임상적 질문: 간단한 지침

질문	임상적 증후	가능한 임상적 활동
1. 문제가 무엇인가?	움직임, 힘생성, 근긴장도 감각정보, 통증, 스피드, 지구력, 자세, 균형, 협응, 적응능력,지각능력 그리고 심리적/인지적 능력 같은 문제 확인	이런 요소들로부터 움직임 문제의 시스템으로부터 기여하는 것을 평가. 이런 요소들 중 어떤 것은 대체되고, 움직임에 문제를 야기한다.
2. 기능을 방해하는 문제는 움직임 연속 중에 어디에 있는가?	움직임 연속은 시작조건, 준비, 움직임 시작, 실행, 종결 그리고 결과	움직임의 연속성 중에 문제에 부딪히는 부분이 어디인지 확인한다.
3. 문제의 기본적인 결정인자는 무엇인가?	목표 혹은 환경적 배경 뿐만 아니라, 신경, 근골격, 생역학이나 행동적 측면중 움직임 문제에 임상적 증상에 기초가 되는 것을 결정함	움직임에 기여하는 모든 시스템으로부터 대등한 그리고 상호관계를 기억한다: 신경학적, 생역학적, 행동학적. 그 어떤것도 다른 것에 비해 중요하지 않다. 이들 모두 함께 작동해야 한다.
4. 우리는 문제를 어떻게 치료할 것인가?	치료는 효율적이고 기능적인 움직임 요소와 전략 결정이 갖는 문제를 해결함으로써 움직임 이상을 해결하는데 도움이 되는 방향으로 진행	문제해결에 도움을 주는 여러 가지 중요한 활동을 선택한다: 제한을 효율적으로 치료: 새로운 요소나 전략을 재훈련: 과제 혹은 조건 수정: 환경의 적응: 부적절한 적응의 방지: 환경에서 더 적응적인 행동을 이루기 위한 환경의 창조(Dunn, Brown & McGuigan, 1994)

출처: Hedman, L. D., Rogers, M. W., & Hanke, T. A. (1996). Neurologic professional education: Linking the foundation science of motor control with physical therapy interventions for movement dysfunction. *Neurol Rep*, 20, 9–13. Reprinted from the Neurology Report with permission of the Neurology Section, APTA.

감소하거나 방지하며, 의미있는 활동과 사회생활을 중요시하며 장애를 최소화하는 것을 보충하고 있다. 치료는 물리치료나 작업치료, 혹은 새롭게 발전하거나 적응된 보상전략의 훈련이 영향을 미쳐서 손상을 교정하는 방향으로 이루어진다.

작업 또는 환경은 수정이 필요하다. 초점은 시도하는 것이지 무능력은 아니다. 움직임의 숙련성은 인간의 재능에서 획득된다(Gentile, 2000). 그것들은 모든 다양성 중에 하나로 나타난다 — 개인에서 능력과 요소를 갖는 발달단계, 모든 조건에서의 과제, 다양한 환경 기능적인 기술의 획득. 재활치료사는 환자를 돕기 위한 노력에서 개인의 목표를 선정하고 활동을 대신할 수 있는 환경을 제공한다. 목표로 하는 결과를 성취하고 환경과 과제 요구를 연관시켜 움직임을 조작하는 것이 환자들에게 지향되어야 할 활동이다. 치료사와 보조치료사의 노력은 환자/의뢰인과 이용할 수 있는 수많은 치료전략 사이의 연계를 만드는 것이다.

다음 소아와 성인치료에 2가지 연구에서 모든 사용가능한 치료 요소중 중요한 개념을 선택하고 적용한다.

표 6-9
신경재활에 일반적으로 사용하는 중재 접근법

작업 치료적 접근법	
교정/회복 생물학적, 신체적, 정신적 혹은 신경학적 요소의 변화 교육/훈련	실행요소의 손상을 교정하거나 회복시킨다. 실행요소에서 새로운 기술,습관이나 행동을 확립시킨다.
보상/적응 과제변화 상황변화	과제의 요구들, 생성물, 과제목적에 적응한다. 과제수행환경 변화나 적응
손상예방	안전한 작업실행
건강증진	삶의 형태 재구성
물리치료적 치료 요소	
협조(coordination), 의사소통(communication) 그리고 기록	
환자/의뢰인과 관련되는 지시	
치료절차는 다음과 같다: 치료적 운동 일, 사회생활, 레저 그리고 집에서의 독립적 생활을 증진 시키기 위한 기능적 훈련 도수적 치료기법 처방(perscription), 적용, 제작된 도구(devices) 그리고 도구(equipment) 물리적 도구(physical agents), 역학적 기기나 전기 치료 기기	

출처: Hedman, L. D., Rogers, M. W., & Hanke, T. A. (1996). Neurologic professional education: Linking the foundation science of motor control with physical therapy interventions for movement dysfunction. *Neurol Rep*, 20, 9–13. Reprinted from the Neurology Report with permission of the Neurology Section, APTA.

사례 연구:

사례 연구에서는 신경학적 기능장애를 가진 아이와 어른 각각 한명씩의 치료를 위한 통합적 접근법을 기술하였다. 문헌이나 증례의 틀이 없다고 주장되지만, 치료사들은 증례를 통해 환자들에 익숙해지고 가장 효과적인 치료를 위해 모든 접근법들 중 가장 알맞는 관점과 방법을 선택한다. 각각의 사례 연구에서 연령별 지침원리는 이전장에서 서술된바 있는 운동학습의 방법을 통해 목록으로 만들었다. 사례 연구의 접근법과 치료적 제안을 읽을 때 가능한한 모든 이론적 배경과 정보가 가중된 부분에 대해 깨달아야 하고, 이번장에서 논의되어진 치료적 접근법에 비추어 선택된 활동을 알아야 한다. 많은 접근법(감각 운동 접근법, 운동학습이론, 운동조절을 위한 역동적 시스템(dynamic systems) 접근법, 기능적 훈련 그리고 움직임에 목적 지향적인 과제분석)의 기여도와 가능한 모든 접근법의 통합은 특별한 움직임 문제를 나타내는 사람들을 위해, 그리고 효과적 치료전략을 제공하기 위해, 모든 성과의 도움이 되는 도구로 만들어진다. 두개의 사례 연구는 치료를 실행하는 그림을 보충하였다.

사례 연구: 아동

Elijah: 발달 장애 지연과 저긴장성의 아동

병력 (History)

Elijah는 28달 된 아이로, 7파운드 2온스로 임신 38주에 자연분만하였다. 그 당시 분만 전후 정신적 고통의 징후도 없었다. 의학적 병력은 4개월 때 병원에 갈 정도의 폐렴이 발병한 것을 제외하고 평범하였다. 약물이나 발작 관련 병력은 음성반응이다. MRI는 정상이다. Elijah는 이미 모든 대-소 근육 운동의 발달 획득이 늦추어진 발달지연과 저긴장이 나타나는 아이들을 위한 물리치료와 작업치료를 받고 있다. 총체적(transdisciplinary) 사정(assessment)은 물리치료와 작업치료 평가법으로 주기적으로 평가했다. 그러한 치료는 모든 면에 몰두하는 Elijah의 부모와 자연스런 환경에서 집과 주간보호센터에서 실행되었다.

평가(Evaluation)

Elijah는 측정 준비할 때 측정자에게 웃음과 눈맞춤을 전해준 밝고 호감이 가는 소년이다. Elijah는 대단히 사회성이 있고 사교성을 보여준다. Elijah의 활발함과 움직이는 것에 대한 호기심은 치료의 명확한 반응을 도와준다. Elijah는 부모와 4세와 8세의 형제자매의 가족 중 셋째아이이다. 어머니는 전업주부이고 아버지는 직장인이다. 가족들의 주요관심사는 Elijah의 부족한 독립적 가동성(mobility)과 크고 작은 운동능력의 이정표를 획득하는 것이다. 집에는 풍부한 자극과 흥미를 줄 수 있는 장난감과 책들이 있다. 주간 보호센터의 직원은 유능하고, 아이를 돌보는 능력이 있으며, 센터 내에서 적합하게 학습과 기능을 Elijah가 익힐 수 있게 기꺼이 도왔다. Elijah의 원래자세는 바닥에서는 원 앉기(circle sitting) 이나 누워서 놀았다. 누운 자세에서 Elijah의 머리는 중심선에 있고, 또한 손으로 장난감을 가지고 놀고 때때로 한 손에서 다른 한 손으로 장난감을 옮길수도 있다. 그러한 자세에서 앉기 위해 어깨의 도움을 받아 고개를 뒤로 끌어 당겨서 젖혔다. 하지는 항중력적인 굽힘(굴곡)에서는 무작위적으로 발을 차고, 항상 넓게 벌림(외전) · 가쪽돌림(외회전)되어 있었다. Elijah는 양방향으로 구르지만, 오른쪽으로 구르는 것을 선호한다. 구르기는 목의 젖힘(과신전)으로 시작하고, 분절적 돌림(회전)없이 일어난다. Elijah는 보통 옆으로 누운 자세에서 놀기 위해 멈추지는 않는다. 엎드린 자세에서 Elijah는 주먹을 쥔 채로 상완을 이용해 넓은 기저면으로 버틴다. 체중을 한쪽 상완으로 옮겨가는 것은 오직 시각적으로 주어진 장난감이 놓여져 있을 때이고, 바로 눕기 자세로 구르는 것을 좋아한다는 것을 뜻하는 것은 아니다. Elijah는 아직까지 팔꿈치를 뻗어서 지탱할 수 없다.

엎드린 자세에서 Elijah는 목표물체를 향해 갈 때, 배밀이를 통하여 몸을 끌어가기 시작한다. 하지는 넓게 벌림(외전)하고 가쪽돌림(외회전)된 상태로 남아있다. 상지는 자신을 지지하기 위해 벌림된 상태로 남아있다. 운동은 Elijah에게 많은 일인 것처럼 보인다. Elijah는 아직 독립적으로 앉기를 하지 못하지만, 앉은 자세를 유지할 수 있다. 앉은 자세는 넓은 지지면을 요하는 특성을 지니며, 둥근 체간, 목의 굽힘(굴곡), 넙적다리뼈머리(대퇴골 두)의 폄(신전) 그리고 흉곽과 대조적으로 모음(내전) 된 채 놓여진 상지, 팔꿈치 굽힘, 그리고 어깨뼈(견갑골)의 들임(후인, retraction)의 특성을 보인다. 그와 같은 모습은 분명히 불안정해 보인다. 다리이음뼈(골반)은 뒤쪽으로 기울어져 있다. Elijah "안전하게 유지" 하려는 경향이 있고 오랫동안 이러한 앉기 자세를 유지한다. Elijah는 독립적으로 앉아있는 자세를 계속 변화시킬 수는 없지만 변화를 기다린다.

근긴장은 목과 체간 그리고 모든 사지를 통해 저긴장으로 나타난다. 긴장의 질은 이와 같이 낮게 분포한다. 정위반응과 보호반응은 사세에서 분명히 나타나지 않는다. 앉는 자세에서 균형 장애가 온다면, Elijah는 옆으로 넘어지거나, 상지와 하지로 자신을 끌어당겨 지지하며 안정성을 획득하려고 시도할 것이다. 넘어지거나 옆으로 넘어가는 것을 막을 것이다. 그러한 자세 반응에서는 앉은 자세에서 보호신전의 반응이 없다. 복부표면을 볼 때 Elijah는 복근이 약하고 부분적으로 상지는 펌하는 보호반응이 지연되는 것을 볼 수 있다. 엉덩이와 어깨는 Landau자세로 폄(신전)되지 않는다. 그러한 모습은 움직임 동안 긴장성 자세 반응이 나타나지 않음의 증거이다. 기능적으로, Elijah는 바로 누운 자세, 엎드려 누운 자세, 그리고 앉은 자세 등 모든 자세에서 항 중력적 조절을 불완전하게 수행하는 것으로 보인다. 구르기는 부족한 분절 돌림(회전)을 보인다. 모든 자세변화는 굽힘과 폄 움직임의 연합으로 현저히 부족한 능력으로 어렵게 실행한다. 자발적인 돌림(회전)은 신체 분절의 분리없이 일어난다. 엎드린 자세에서 Elijah는 상완으로 지지하고 목표물을 향해 뻗을 때 불안정한 체중 이동을 보인다. 바닥에서 운동성(mobility)인 구르기는 제한되어져 있고, 경사가 있는 곳에서는 기어서 전진한다. Elijah는 수동적으로 몸을 전부 지지하여, 서기자세를 갖추어 주어야 체중을 지지할 수 있을 것이다. 엉덩이는 살짝 굽힘(굴곡)되어 있고 무릎은 자연상태로 폄(신전)되어 있다. 발의 정렬은 입각기 초기에 중요하다.

움직임의 범위는 특별한 과운동성이나 인대의 이완 없이 전 범위에서 움직일 수 있다. 엉덩관절(고관절)은 임상적으로 볼 때 안정되고, 대칭적으로 모든 움직임의 범위로 움직일 수있다. 척추의 운동성(mobility)은 수동적으로 전범위를 움직이지만, 수직 상태 자세에서 능동적 흉추의 신장이 제한되고, 모든 자세에서 흉추 폄(신전)이 제한된다. 호흡은 확인된 상기도 감염 질병으로 인해 얕은 호흡으로 나타난다. 발성은 짧게 이어지는 모음소리와 저음에 의해 제한된다. 요약하면, Elijah는 발달지연과 저긴장성의 28달 된 소년이다. 근긴장은 목과 체간 사지에서 저긴장으로 나타난다. 항중력근의 근력은 모든자세에서 제한된다. 근위의 불안정과 제한된 연합수축은 어깨이음뼈(견갑대)에서 광범위하게 나타나고, 다리이음뼈(골반)에서 나타나며 체중지지의 가능성이 제한적으로 나타난다. 분절적 돌림(회전)과 분리는 아직 Elijah의 움직임에서 볼 수 없었다. 움직임의 변화는 비효율적이거나 나타나지 않는다.

현 움직임의 문제점 (Present movement problem)

관찰, 평가 그리고 가족들과의 면담을 통해 Elijah와 가족 양측에 관계된 의미있는 몇가지 당면한 문제를 식별할 수 있었다. 현재 움직임의 문제는 집과 주간 보호센터 등에서 형제, 자매와 동료사이에서 독립적으로 가동성(mobility)을 시도하고 싶어하지만 제한적이다. 그러한 움직임의 문제점은 사례 연구의 중점이 되고, Elijah를 도와주려는 치료사와 그의 가족이 찾아낸 몇몇 움직임의 해결법과 같은 치료를 위한 접근법을 통합할 수 있다.

중재 (Intervention)

치료팀은 이 아이의 치료적 관리의 이정표와 같은 개념을 사용한다. 전체 치료 기간동안 종사자들은 Elijah의 가족과 함께 그러한 개념에 대해 논의하고, 그러한 원리를 동의하기 위해 논의해야 한다.

1. 유아에서 유년기간 동안 놀이는 아이들의 일이다. 놀이적 활동은 목표물의 획득 과정과 보호자와 가족구성원사이의 상호활동을 통해 아이들이 기술을 발달시키기는 것을 돕는다. 또한 놀이를 통해 아이들은 연습하고, 운동계획과 문제해결에서 숙련된 기술을 발달시키며 신체와 공간지각력, 평형 그리고 환경에 대한 자세 적응력을 발달시킨다. 이러한 시기동안 인식의 발달은 반복과 감각과 운동경험의 결합을 통해 촉진한다. 움직임과 감각 운동적 기능과 치료적인 자극을 주는 놀이는 이 같은 시기에 절대적으로 필요하다.
2. 물리치료와 작업 치료적 중재는 가르치는 것과 배우는 것의 관계이다. 익히 알고있는 발달적 이론(4장)과 학습이론(5장)은 치료적 환경준비와 아동과 상호관계에서 주요한 발달학적으로, 그리고 가르치는 개념들을 치료사들이 받아들이는데 도움을 줄 것이다. 아이들의 학습에 관한 동기부여를 촉진하기 위해 예측된 아이들 행동과 활동의 계획적인 면, 반복을 위한 기회의 제공 그리고 탐구적 학습, 주어진 강화와 같은 중요하고 의미있는 목표를 지향하고 강조하여야한다. 예시된 모형은 아이들에게 적용하기 위한 아주 효율적인 도구이다. 시각과 고유 수용감각의 입력에 더 의지하는 아이들은 어른들보다 더 시각적으로 의지하는 경향이 있다. 시각적 실행과 말로 하지 않는 의사소통은 어린아이들은 가르칠 때 중요한 가르침의 도구로 사용된다.
3. 창조적인 행동을 장려하는 것은 아이들의 동기부여를 얻기 위한 효과적인 방법이다. 치료 시에 어느 정도의 유연성 증진이 수반되고, 아이들의 독립적 생각이 인정 되면 창조적인 움직임 반응은 능력이 된다. 치료사가 몇 가지 원론적인 실행에 따라 아이들의 움직임을 표현하려는 시도를 지지할 수 있고, 운동의 측면에서 능동적 과정이라 할 수 있다.
4. 많은 실행과정에 의해 획득된 기능적 활동의 사용과 다양한 환경의 상호작용은 의심할 여지가 없다. 제시된 모든 활동은 수행할 수 있다면, 지정된 목표를 아이가 수행할 수 있게 혹은 선택적으로 활동할 수 있는 것을 가르키는 것이다. 아이들이 궁극적인 목적을 결정하고, 성공률을 높이기 위해 미리 선택된 보상적 움직임이나 활동들의 비교에 의한 실행은 전적으로 치료사에 의해 선택된다.
5. 집, 학교 그리고 사회의 상호작용으로 갖추어진 환경 내에서 자연스러운 환경은 전이효과를 위해 학습과 연습이 가장 비슷하게 일어날 수 있는 가장 기능적 상황이다.

모든 이러한 원리는 치료사와 가족 구성원들이 Elijah

를 도와 그의 집안 생활에서 가능하지 못한 움직임의 문제를 해결하는 법을 발달시키는데 도움을 준다. 물리치료사와 작업치료사는 교대로 번갈아가며 Elijah의 독립적 기능적 움직임과 적절한 감각운동발달의 습득을 증진하기 위해 Elijah와 그의 가족들과 같이 Elijah의 집을 방문하여 열심히 치료하였다. 보호자들과 Elijah의 관찰에 관한 논의는 집이나 주간 보호센터 내의 한 장소에서 다른 장소로 이동하는 Elijah의 동기부여를 위해 우선 놀이활동을 선택하게 한다. 치료사들은 어느 때나 가능할 수 있게 Elijah에게 선택을 제공한다.

따라서 몇 개의 치료적 활동으로 요약할 수 있다. 치료사의 목표와 목적을 달성하기 위한 일련의 활동은 가정과 놀이환경에서 움직임을 위해 모든 가족과 주간 보호센터 직원들이 Elijah에게 용기를 북돋아 줌으로써 놀이활동이 통합되어진다. 그러한 제안에서 각자 개별적인 과제들은 가동성(mobility) 기술의 발달시키는데 도움을 주고, 치료사가 각각의 과제를 시도하기 위한 움직임과 움직임의 문제를 분석한다. 표 6-6과 6-8에서 볼 수 있다.

1. Elijah는 일상생활 활동하는 동안에 움직임에 변화를 능동적으로 따라 갈 것이다. 그리고 자세를 선택 할 것이다. 치료사는 부모와 간병인 들과 함께 자세를 잡는 것을 돕고, 먹는것, 화장실에서, 옷 입는 방법 등의 기술을 Elijah 일상생활 동안에 구체화 할 것이다. 모든 보호자들은 치료 활동 수업 동안에 포함될 것이다.치료 기간의 움직임의 전략은 모든 구성원들에 의해 반복될 것이고, 활동적인 움직임을 갖는 Elijah를 돕기 위

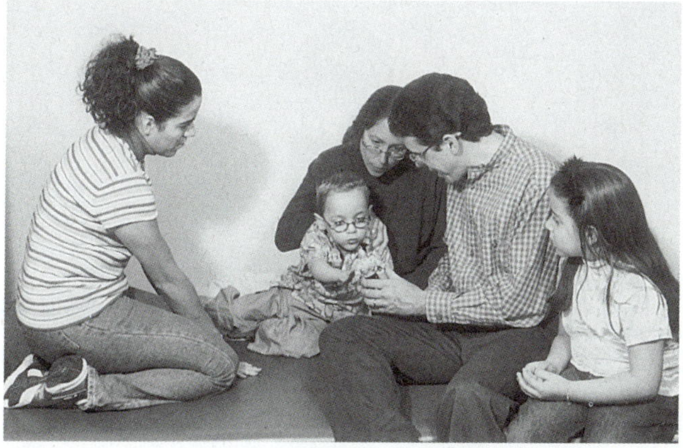

그림 6-23. 모든 가족들이나 보호자들이 자연적인 환경내에서 치료적 놀이를 통해 아이에게 치료적 효과의 지속됨 기회를 제공하는 것이다.

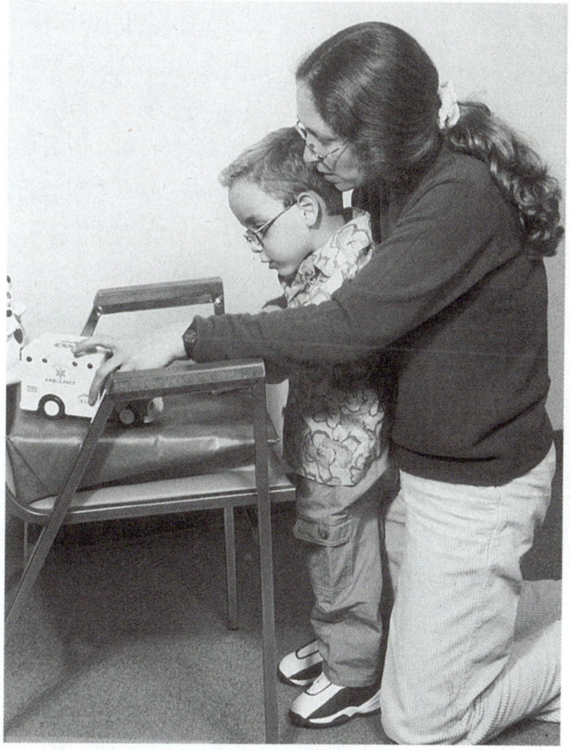

그림 6-24. 놀이동안 선 자세를 유지한다.

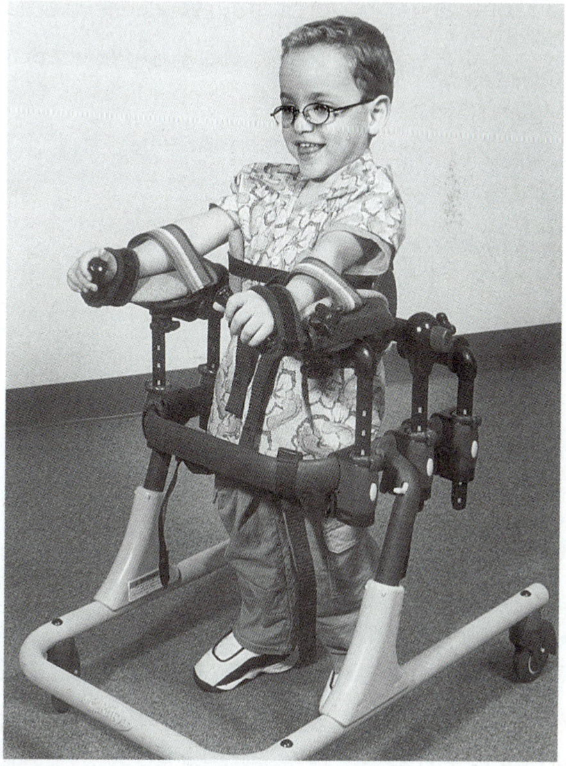

그림 6-25. 보행 훈련기를 사용하여 직립자세의 가동성(mobility)을 시작하는 경험을 제공하는 것이다.

해 자연스런 방법과 친숙해지도록 할 것이다(6-23). 이러한 노력은 Elijah에게 다양한 상황들에서 새로운 움직임을 수행하는데 많은 기회를 제공할 것이다. 특히 일상생활 동작과 일치함으로써, 다양한 촉진제 작용을 할 것이다. 기립 침대(tilt table)와 보행 훈련기(gait trainer)를 이용한 서기, 보행 프로그램의 시작은 부엌 카운터에서 서기를 돕게 되며, 욕조에 눕기, 기능적 활동시 서는 능력과 함께 만들 수 있다(그림 6-24, 6-25).

2. Elijah는 다양한 자세에서 항중력적인 근력의 증가를 증명할 수 있다.
   a. 앙와위(Supine) 자세: 항중력의 움직임의 발달과 안정성 뿐만 아니라 조절된 가동성을 위함. 예로, 장난감을 미는 교량놀이 게임에서 교각(bridging) 자세와 일치시킨다. 앙와위에서 벗어나려는 목의 굽힘(굴곡)과 사지의 움직임과 함께 움직임의 변화를 시도한다(그림 6-26).
   b. 복와위(prone) 자세: 움직임의 활동들은 선생님 또는 가족과 함께 책을 읽을 때 아이의 자세 정렬에 유용하기 위해 팔을 사용하여 체중지지를 이용해 얻는다. 복와위에서 하지와 상지의 기저면은 중력에 대항한 조절과 체중지지를 돕는다. 체중지지와 밀기는 놀이를 통하여 증진될 수 있다(그림 6-27, 6-28).
   c. 앉기(sitting): 옆으로 앉기(side sitting)와 같이 전형적인 앉은 자세의 소개. 체간의 폄(신전)을 돕기 위해 어깨 높이에서 장난감을 잡는다. 놀이(play)를 수행하는 동안 몸으로부터 멀어지는 상지 움직임은 능동적으로 앉기에서 일어난다(그림 6-29).

3. Elijah는 변화하는 움직임 시 분리와 돌림(회전)을 갈 이하게 될 것이다.
   a. 앙와위 또는 복와위 자세에서 변화된 자세는 자세를 변화시키기 위해 상하지를 분리하고 또는 놀이 활동에 대해 움직이게 된다.
   b. 앙와위이나 앉기 자세에서 대각선 방향으로의 패턴은 몸이 중심선을 벗어나 장난감을 잡는다.

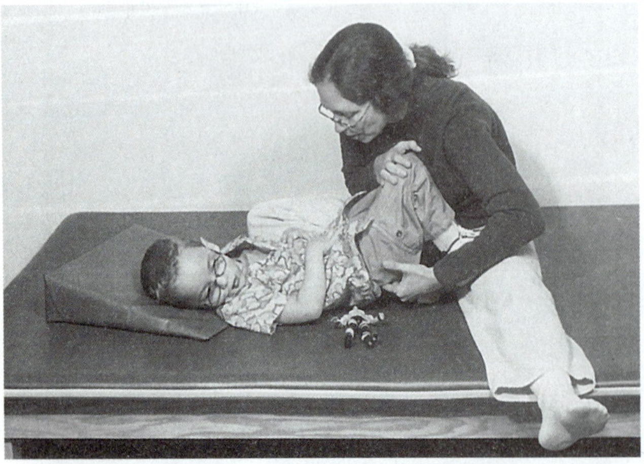

그림 6-26. 놀이를 통한 통합된 교각운동은 근력을 위해 좋은 활동이다. 치료사는 능동적인 배근육(복근)의 근력을 통한 항중력적 폄(신전)을 유도한다. 이와 같은 활동은 다리이음뼈(골반)의 조절을 향상시킬 것이다.

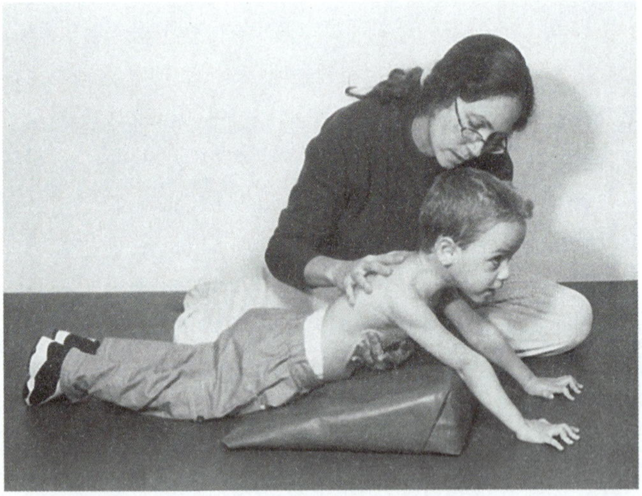

그림 6-27. 엎드린 자세로서의 놀이는 어깨의 안정성 발달을 도울 수 있을 것이고, 상지의 폄근(신전근)을 발달시킬 것이며, 따라서 머리와 상체의 자세조절을 발달시킬 수 있을 것이다.

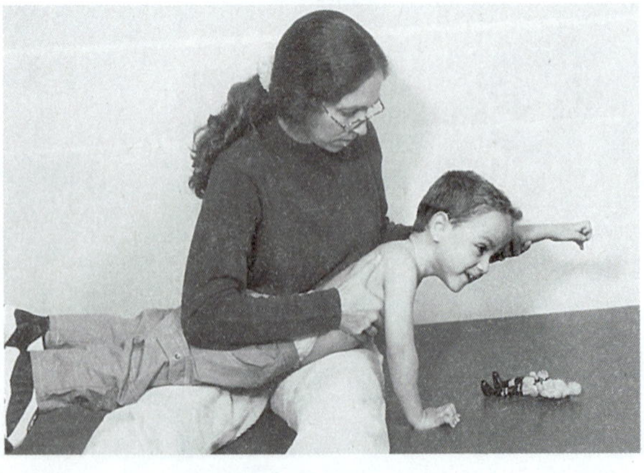

그림 6-28. 엎드린 자세에서 체중이동활동은 뻗기 과제를 통해 쉽게 통합된다.

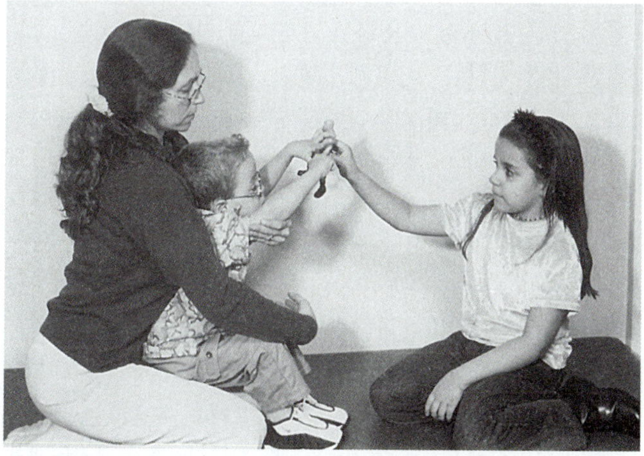

그림 6-29. 앉은 자세에서 뻗기는 체간과 상지의 조절을 제공한다.

c. 축으로 앉기(pivoting in sitting). 앉은 자세에서 복와위로 돌림(회전), 복와위에서 앉기, 네발기기에서 앉기

4. Elijah는 기능적 움직임 동안 효과적인 자세 반응을 증명할 것이다(그림 6-30, 6-31).

a. 자세를 가로지르면서 생기는 불안, 위치변화를 인지시킨다(앉기, 네발기기 자세를 포함하여). 불안의 속도, 강도는 나타나는 반응으로서 진행될 것이다. 평형 반응을 돕기 위한 놀이 활동은 탈 수 있는 놀이감 위에 앉게 하고, Balster 또는 보호자의 무릎에서 평형감을 가지고 앉게 한다. 활동 공간에서의

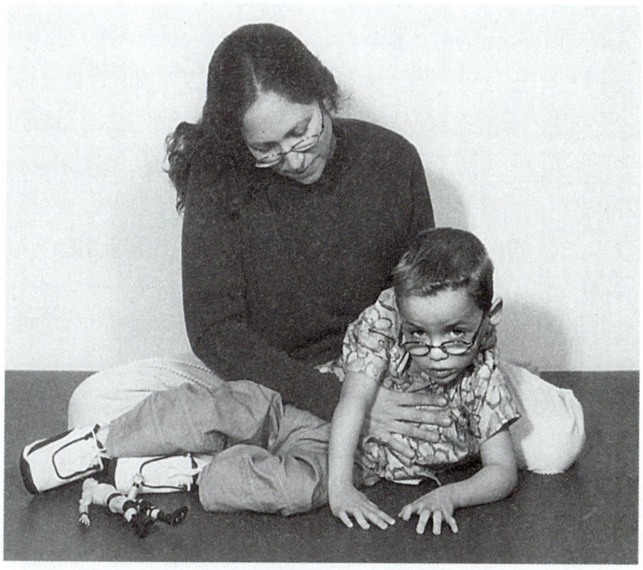

그림 6-30. 바로누운자세에서 앉는자세로의 자세변화 연습은 체중이동과 체간과 사지의 회전, 신체와 사지의 분절 운동을 요구한다.

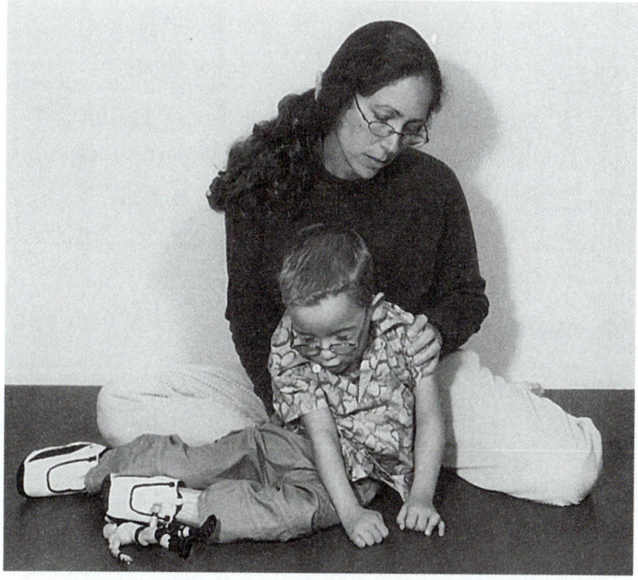

그림 6-31. 치료사는 아이의 왼쪽 어깨와 몸통(체간)에 도수적 보조와 압박(approximation)을 제공함으로써 상지 체중지지를 통한 안정성 획득을 위한 활동을 아이에게 제공한다.

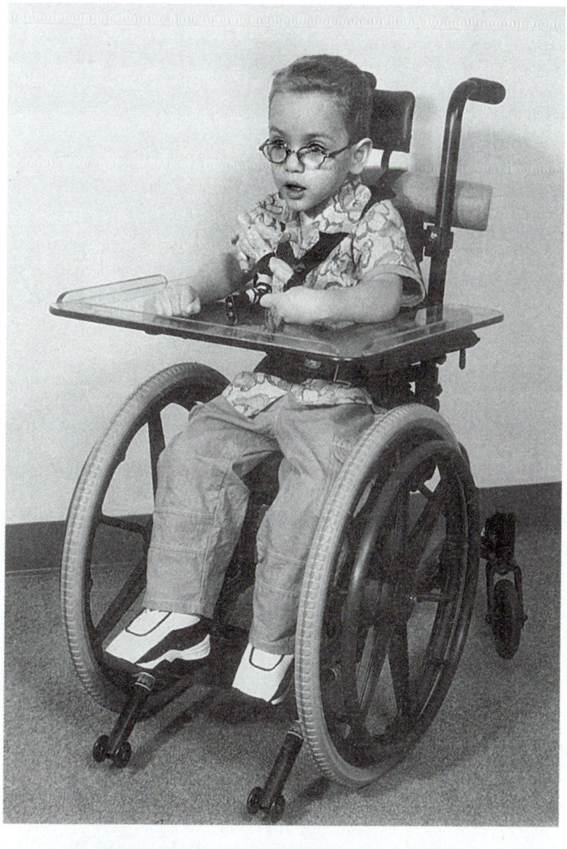

그림 6-32. 적합한 앉은 자세유지를 매일의 일상생활에서 도와준다.

일탈, 뒷뜰에서 놀 수 있는 장비는 제한해야 한다.

5. Elijah는 독립적인 바닥에서 움직임의 증가됨을 증명할 것이다. 모든 바닥 운동 활동은 환경의 탐험을 통해 또 희망하는 곳으로 움직임을 통해 통합해야 한다.
   a. 증가된 안정성과 조절을 통해 기기를 한다.
   b. 상/하지의 기전면을 좁히고 정렬을 맞추고 알맞은 지지를 통한 네발기기 자세에서의 놀이
6. Elijah는 자세조절과 수직 자세 정렬로 늘어난 다양성을 찾을 것이다.
   a. 엉덩관절 부위(acetabular)의 발달을 촉진하기 위한 지지하고 서기(supported standing) 프로그램의 설립, 뼈의 무기화, 뼈대(골격)의 정렬(skeletal alignment)을 바로선 자세에서 환경의 시각적 관련.
   b. 지지하고 서기에 대한 이용할 수 있는 적합한 도구는 체중지지 정렬로 최적화된 자세를 평가 할 수 있다. 서기(stander)는 싱크대, 부엌 또는 흥미 있는 놀이를 하는 탁자에서 활동을 위해 사용할 수 있다(그림 6-25).
   c. 집과 주간 보호 센터의 가구에서 서기 위해 잡고 당길 수 있다(그림 6-24).
   d. 나타나는 자세조절을 연습하기 위해 Elijah의 시도의 변화를 필요하지 않으나 적응된 좌석에서는 필요하다(그림 6-32).

사례 연구: 성인

Kitty: 뇌졸중 후의 성인편마비환자

병력 (History)

Kitty는 2주 전에 오른쪽 뇌졸중(중대뇌동맥경색) 손상을 받은 68세 여성이다. 그녀는 5일 동안 병원에 입원해 있었고, 지난 주 동안 입원환자에게 행해지는 재활훈련을 받았었다. Kitty는 의학적으로는 안정되어 있고, 몇가지 가동성(mobility) 기술들을 회복하고 있으며, 부양가족인 남편과 근처에 살고 있으며, 두 딸이 있다. 퇴원후에는 외래로 내원하여 치료받을 계획이다.

평가 (Evaluation)

Kitty는 키가 작고 유달리 자기 자신이 독립적인 수준의 상태로 회복되는 것에 관하여 비관적인 생각을 가지고 살고 있다. Kitty는 외소하고 약 5 피트 정도의 키이다. 그녀는 그녀 자신이 "이전처럼 혼자 생활하기는 힘들거야" 라고 이야기하며 자신의 장애를 숨겼다. Kitty는 주의력이 깊지만 부끄러움이 있는 남편을 두었고, 그는 "여성의 일을 알지 못한다"고 진술하였다. 그러나 그녀의 남편은 열심히 Kitty를 위해 어떠한 환경적 변화를 위해 그들의 집을 Kitty를 위한 공간과 정상인들을 위한 공간으로 두개의 형태로 변화시켰다. Kitty의 남편은 화장실이 있는 거실로 그들의 침실을 옮겼다. 화장실은 그녀가 보조장비를 사용하면서 움직이기 적합하게 충분한 공간을 확보하고 이동하기 편하게 개방적으로 적합하게 바꾸었다. Kitty는 현재 왼쪽 편마비이다. 근긴장은 왼쪽체간과 팔, 다리에서 높게 나타난다. 왼쪽 상지에세 경직은 어깨뼈(견갑골)의 들임근(후인근, retractors), 팔꿈치 굽힘근(굴곡근)과 손가락 굽힘근군(굴곡군)에서 중도~중증도(mild~moderate) 정도로 눈에 띄게 확연히 나타난다. 그녀는 독립적으로 팔꿈치를 펴고 손가락을 폄(신전)시킬수 있지만, 아직까지 본인의 신체중심선을 넘어서 상지를 최대한 뻗기 어렵다. 체간은 근긴장이 약간 증가되어 보여지고, 왼쪽체간이 짧아진 자세를 취하고, 균형이 흐트러질 때 자세반응이 늦어짐을 볼 수 있다. 왼쪽 하지에서의 근긴장은 빠르게 움직이거나 익숙하지 않은 움직임이나 Kitty 본인이 피곤할 때 경직을 보이며 근긴장이 높아진다.

감각은 일반적으로 이상이 없으나, 양하지의 원위부의 간헐적인 부종으로 인해 고유수용감각이 약간 떨어진다. 왼편에서 능동적인 어깨 전방 굽힘(굴곡)과 어깨뼈(견갑골)의 최대 내밈(전인, protration)의 약간의 제한들과 같은 관절가동범위의 제한은 없다. 시각과 청각은 정상이다. Kitty의 자세조절은 체간 굽힘(굴곡)과 폄근(신전근), 어깨뼈(견갑대)의 내밈근(전인근, protrator), 어깨 굽힘근(굴곡근)과 모음근(내전근) 그리고 손과 손목의 협응에 의한 뻗기(reaching), 쥐기와 놓기의 자연스러움을 위한 팔꿈치의 능동적 폄(신전)과 같은 주요 근육그룹이 선택적인 수의조절의 결합 결여, 경직 등의 이유로 제한되고 있다. 앉기 자세에서 균형은 안정적이고, Kitty의 발은 바닥에 지지할 수 있다. Kitty는 자기의 중심선을 가로질러서 물건을 잡으러 손을 뻗칠 때나 안정한 지지면이 아닌 곳에 앉을때 균형 능력이 손상됨을 보인다. 그녀는 독립적으로 일상에서 자기관리가 요구될 때 능동적으로 "이것을 스스로 해야겠다"라고 인지하고 문제해결을 한다.

Kitty는 서있기 편한 안정한 바닥에서 네발지팡이(quad cane)으로 이동하고, 한명의 보조자의 최소한 보조를 받아 계단을 이동하며 재활적 환경이 갖추어 진곳에서는 모든 이동을 독립적으로 수행한다.

요약하면, Kitty는 68세의 여자환자로 오른쪽 뇌졸중이고 왼쪽 편마비이다. 근긴장도는 왼편에서 과긴장 상태이고 왼편상지와 체간에서 경직이 우세하게 나타나고 있다. 자세조절은 사지를 포함해 수의적인 자세조절의 능력이 다시 회복되고 있는 상태이다. 하지만 아직 상존하는 자세조절능력의 저해요인은 자동적조절과 신체의 왼편에서의 다양한 균형조절이 손상되었다. 기능적인 가동성(mobility)은 보조장비로 운송과 이동의 능력이 향상되고 있다. 하지만 독립적인 일상생활에서 문제를 나타내고 있다.

현재 움직임의 문제점(Present Movement Problem)

관찰, 평가, 개인과의 대화를 통해 직접적으로 관계되고, 의미있는 Kitty와 그녀의 가족사이의 몇가지 문제를 식별해 낼 수 있었다. 문제가 있는 움직임은 상위에서 언급된 바와 같이 Kitty 자신 스스로 옷을 입고 벗지 못하는 것이 경험적 제한으로 보이고 있다. 집에 혼자 있는 상황에 처해 있을 때 Kitty는 그녀 스스로 아침에 옷을 입게 되는 것을 간절히 바란다. 그러한 특별한 움직임의 문제점은 이 사례 연구에 주요한 관점이며, 치료팀이 Kitty를 도와서 움직임의 원인을 찾고 옷 입기를 도울 수 있는 몇가지 과제를 풀도록 도와주는 치료를 위한 통합적 접근법을 설명할 것이다.

중재(Intervention)

치료사와 보조자들은 최근의 뇌졸중으로 인하여 학습을 받아야 하는 Kitty의 치료적 관리 지침을 따라 치료를 적용한다(단원 5).

1. 성인은 학습과 실제 생활활동에서 그리고 성인의 학습자의 동기부여여부 및 문제해결능력의 손상을 보인다. 대부분의 성인 학습자들은 학습된 정보를 직접적으로 적용한다.학습에 있어 능동적인 참여는 기억력을 발달시킨다. 내적동기부여는 더 효과적이고 잘 변화되지 않는 학습을 성취하게한다. Kitty는 독립적으로 옷을 입는 기술의 중요성에 높은 비중을 두고 있다.
2. 성인 학습을 위한 준비에서는 기존에 학습했던 정보에 의지한다. 많은 의미를 지닌 과제는 더 쉽고 효율적으로 학습할 수 있게 해준다. 옷을 입는 것과 같은 움직임은 Kitty의 학습증진에 친근한 활동이다.
3. 학습은 반복에 의해서 강화되고 자연스럽고 상황에 알맞은 환경을 부여하는 것이 필요하다.
4. 성인은 다양하게 설명된 학습이론을 통해 개인적으로 본인자신의 정보입력을 위한 전략이 존재한다는 것이 알려져 있다. 이것은 치료사가 Kitty가 어떻게 자신이 학습을 성취할 것인가와 학습전략에서 무엇을 우선적으로 수행해야 하는지에 관한 문제를 약화시키기 위해 중요한 부분이다.

움직임에 대한 시도에 관해 유용한 정보는 능동적 참여, 환경적 설정의 필요(특별히 환자가 집으로 퇴원을 위한 집의 구조변경)기억력증진과 이동기술 그리고 무작위적이고 제한된 연습활동을 치료사들에 의해 환자들은 경험하게 한다. 동기부여의 증진과 의미있는 목적을 위한 작업의 목표는 정상적 생활의 영유이다. 모든 치료의 원리들은 치료사가 환자가 독립적인 옷입기와 같은 활동들에서 발생되는 문제를 능동적으로 해결, 발전시키는데 도움을 주는 것이다.

다음에 따르면 치료적 활동은 몇가지로 요약된다. 치료적 목적과 그러한 목적을 이루기 위한 활동은 치료 형태의 기초적 틀을 수반하게 된다. 이 사례연구에서 제안하는 것은, 각각의 과제는 Kitty가 일상생활에서 요구되는 운동성(mobility) 기술 발전을 돕는 것과 치료사가 각각의 움직임을 과제속에서 일어날 수 있게 도와주는 것, 그리고 표

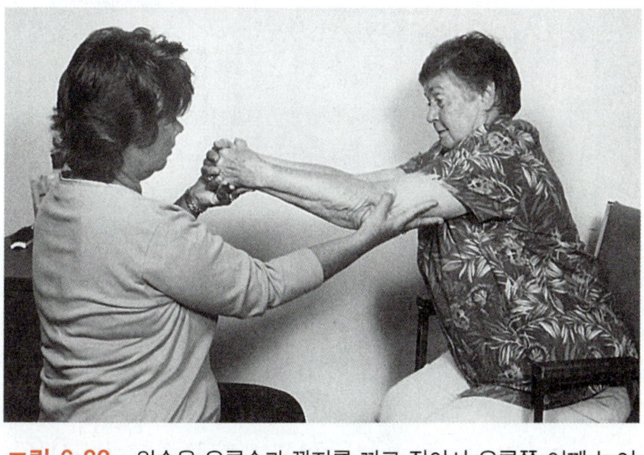

그림 6-33. 왼손을 오른손과 깍지를 끼고 잡아서 오른쪽 어깨 높이까지 같이들어 올리는 동작을 통해 효과적으로 과제 수행을 하는 동안 왼쪽 어깨뼈(견갑골)를 자발적 움직임을 줄 수 있다.

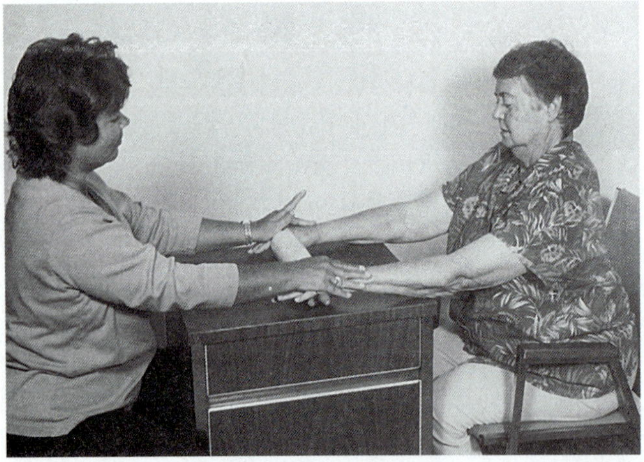

그림 6-34. 막대기를 굴리는 동작을 통해 능동적인 어깨뼈(견갑골)의 내밈(전인, protraction), 어깨관절굽힘(견관절굴곡), 가벼운 가쪽돌림(외회전) 그리고 팔꿈치의 폄(신전)을 연습하고 있다.

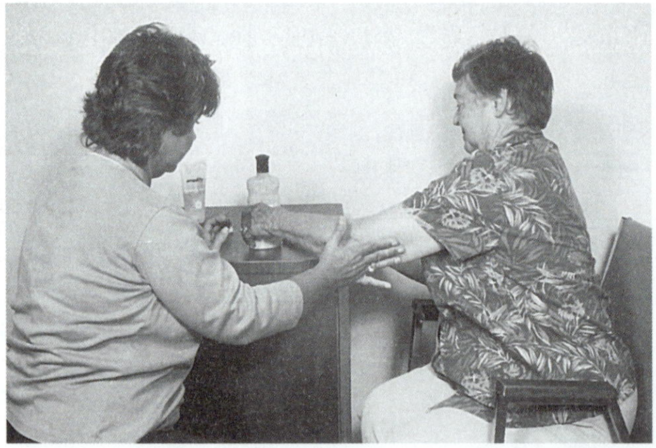

그림 6-35. 중심선을 가로 질러서 목표물에 뻗어가는 동작을 통해 자동적 자세반응과 왼쪽상지를 쓰는 법을 연습하고 있다.

6-8이나 6-6에서와 같은 움직임의 문제점을 분석하는데에 쓰여진다. 또한 치료사와 보조자들은 뇌졸중 재활을 위한 MRP적 접근법에 의해 제시된 4단계를 고수하여야 한다: 과제분석, 관찰과 비교; 실행에서의 실수나 문제점의 요소; 전체적 과제의 실행 그리고 일반적 상황으로 연습의 확대

1. Kitty는 능동적으로 선택된 환경적상황과 옷입는 기술의 초기실행을 하는 동안 숙달시키기 위한 조절된 조건에서 참여하여 실행해야 할 것이다. Kitty와 치료사는 옷입는 활동을 위한 자세선택과 입고 벗기 위한 옷 종류의 선택을 합의해야 한다. Kitty에게는 다양한 상황에서의 수행의 기회가 주어져야 한다. 가정방문은 자연적 환경내에서 일어나는 상황에 대해 능동적으로 대처하는 능력을 만들어 줄 것이다. 동시에 Kitty는 정신적 훈련을 가정환경과 재활을 위해 갖추어진 환경내에서 이루어져야 할 것이다. Kitty는 그녀의 남편과 변화된 거실에서 탈의실에 알맞은 의자와 탁자, 그리고 탈의실에 알맞은 조명과 거울에 관하여 대화하여야 한다.
2. Kitty는 옷입기의 과제를 실행하기 위해 적합한 상지 가동성(mobility) 수행을 해야 한다.
   a. 아침에 일어나기 전에 앉은 자세나 누운자세: Kitty 자신이 그녀의 오른팔을 이용하여 왼쪽 어깨뼈(견갑골)를 잡기 위해 그녀의 왼쪽 어깨뼈(견갑골)의 내밈(전인, protraction)시키고, 그녀의 왼쪽 어깨뼈를 갈비뼈를 따라 전방으로 이끈다. 그리고 나서 Kitty는 그녀의 손을 고정시키고 양손을 그녀의 전방으로 뻗게 하고, 어깨 높이로 들어올리고 전방으로 뻗기와 오른쪽으로 체간 돌림(회전) 등과 같은 방법으로 왼쪽상지를 스스로 움직인다(그림 6-33).
   b. 치료사들은 Kitty에게 왼쪽어깨의 전인(protraction), 굽힘(굴곡), 안쪽 · 가쪽돌림(내 · 외회전) 모음(내전)과 벌림(외전) 팔꿈치관절(주관절)의 폄(신전), 손목폄 그리고 손가락의 폄(신전)의 활동력 증가를 위한 가정 운동프로그램의 활동(기능적 활동을 준비하고 목표에 직접적인)을 교육해야 한다(그림 6-34).
3. Kitty는 기능적 활동을 실행하는 반면에 체간 균형을 변화 시키기 위해 좀더 정확하고 자동적인 자세 반응을 수행해야 한다.
   a. 앉은 자세와 뻗기 그리고 어떤 물체를 향해 신체 중심선 가로질러서 뻗기; 옷입는 활동에 필요한 활동성 획득(그림 6-35).
4. Kitty는 다양한 옷입기 활동의 과제들과 여러형태의 옷을 준비된 과제 실행(옷을 입기 위한 신체활동 준비), 시작, 실행 그리고 과제 종료의 일련 과정을 연습해야 한다.
   a. 모든 학습전략은 정신적연습, 능동적 문제해결, 연습, 자기 사정(assessment) 그리고 움직임의 재교육을 포함한다.

요 약 Summary

이번 장에서는 이론적인 구조와 치료의 기초틀이나 그 예 사이의 깊은 관계에 대하여 서술하였다. 재활 초창기에 우리의 전통적 이론의 배경은 일찍이 신경생리학자들의 업적과 그 같은대에 가능한 신경과학적 지식을 사용한 임상적 치료의 적용을 발견하고 시도하려한 물리치료사와 작업치료사에 의해 만들어졌다. 반사와 수직계층적 이론을 바탕으로한 감각운동적 접근법은 환자의 신경학적 기능장애에 따라 환자에게 가치있고 근본적인 치료의 도구로 치료사들에 의해 적용되었다. 더 선택적인 치료선택에 기여하는 운동조절이론과 운동역학이 동시에 발전됨에 따라 현재의 이론적 배경이 되는 지식들은 운동조절을 위한 더 다양한 체계의 접근법으로 발전시키고 있다. 임상적으로 환자가 중심이 되어야 하고, 환자가 요구하는 바를 치료사가 이론적으로 지속적인 변화가 있는 모든 접근법(기존에 유명한 접근법과 새로 나온 접근법)으로부터 가능한 한 많은 방법중에 가장 적합한 방법을 선택하여 적용시켜 주어야 한다. 치료를 위한 통합적 접근법은 병적인 상태나 부주의한 연령(소아나 고령)의 환자를 위해 적합한 기능적 결과를 우선시 한다고 한다. 다음 4개의 장에서는 신경학적 손상을 가진 환자들의 손상 당한 움직임들의 일반적인 4가지 임상적 문제점의 치료에 중점을 둘 것이다.

참고문헌

American Occupational Therapy Association (1994). Uniform terminology for occupational therapy—third edition. *American Journal of Occupational Therapy, 48*, 1047–1054.

American Occupational Therapy Association (1999). Glossary: Standards for an accredited educational program for the occupational therapist and the occupational therapy assistant. *American Journal of Occupational Therapy, 53*, 590–591.

American Physical Therapy Association (1999). *Guide to physical therapist practice* (Rev. ed., p. 3-1). Alexandria, VA: American Physical Therapy Association.

American Physical Therapy Association (2001). Guide to physical therapist practice (2nd ed.). *Physical Therapy, 81*, 744.

Arend, S., & Higgins, J. R. (1976). A strategy for the classification, subjective analysis, and observation of human movement. *Journal of Human Movement Studies, 2*, 36–52.

Ayres, A. J. (1973). *Sensory integration and learning disorders.* Los Angeles: Western Psychological Services.

Bennett, S. E., & Karnes, J. L. (1998). *Neurological disabilities: Assessment and treatment.* Philadelphia: Lippincott-Raven.

Bobath, B. (1965). *Abnormal postural reflex activity caused by brain lesions.* London: William Heinemann.

Bobath, B. (1969). The treatment of neuromuscular disorders by improving patterns of coordination. *Physiotherapy, 55*, 18–22.

Bobath, B. (1970). *Adult hemiplegia: Evaluation and treatment.* London: William Heinemann.

Bobath, K., & Bobath, B. (1984). The neuro-developmental treatment. In D. Scrutton (Ed.), *Management of the motor disorders of children with cerebral palsy.* Philadelphia: J. B. Lippincott.

Breslin, D. M. M. (1996). Motor-learning theory and the neurodevelopmental treatment approach: A comparative analysis. *Occupational Therapy in Health Care, 10*(1), 25–40.

Brunnstrom, S. (1970). *Movement therapy in hemiplegia: A neurophysiological approach.* New York: Harper & Row.

Bundy, A. C., Lane, S. J., & Murray, E. A. (2002). *Sensory integration: Theory and practice* (2nd ed.). Philadelphia: F. A. Davis.

Burke, D. G., Culligan, C. J., & Holt, L. E. (2000). The theoretical basis of proprioceptive neuromuscular facilitation. *Journal of Strength and Conditioning Research, 14*, 496–500.

Carr, J., & Shepherd, R. (1987). *A motor relearning programme for stroke.* Rockville, MD: Aspen Publishers.

Carr, J., & Shepherd, R. (1998). *Neurological rehabilitation: Optimizing motor performance.* Oxford: Butterworth Heinemann.

Carr, J., & Shepherd, R. (2000). *Movement science: Foundations for physical therapy in rehabilitation* (2nd ed.). Gaithersburg, MD: Aspen Publishers.

Craik, R. L., & Oatis, C. A. (1995). *Gait analysis: Theory and application.* Philadelphia: Mosby.

Davies, P. M. (1985). *Steps to follow: A guide to the treatment of adult hemiplegia.* New York: Springer-Verlag.

Davis, W. E., & Burton, A. W. (1991). Ecological task analysis: Translating movement behavior theory into practice. *Adapted Physical Activity Quarterly, 8*, 154–177.

DeGangi, G., & Royeen, C. B. (1994). Current practice among neurodevelopmental treatment association members. *American Journal of Occupational Therapy, 48*, 803–809.

Duncan, P. W. (1997). Synthesis of intervention trials to improve motor recovery following stroke. *Topics in Stroke Rehabilitation, 3*, 1–20.

Duncan, P. W., & Badke, M. B. (1987). *Stroke rehabilitation: The recovery of motor control.* Chicago: Year Book.

Dunn, W., Brown, C., & McGuigan, A. (1994). The ecology of human performance: A framework for considering the effect of context. *American Journal of Occupational Therapy, 48*, 595–618.

Dutton, R. (1995). *Clinical reasoning in physical disabilities.* Baltimore: Williams & Wilkins.

Farber, S. (1982). *Neurorehabilitation: A multisensory approach* (p. 122). Philadelphia: W. B. Saunders.

Fetters, L. (1991). Measurement and treatment in cerebral palsy: An argument for a new approach. *Physical Therapy, 71*, 244–247.

Fisher, A. G., Murray E. A., & Bundy, A. C. (1991). *Sensory integration: Theory and practice.* Philadelphia: F. A. Davis.

Flinn, N. (1995). A task-oriented approach to the treatment of a client with hemiplegia. *American Journal of Occupational Therapy, 49,* 560–569.

Gentile, A. M. (1992). The nature of skill acquisition: Therapeutic implications for children with movement disorders. In H. Forssberg & H. Hirschfeld (Eds.), *Movement disorders in children.* Basel: Karger.

Gentile, A. M. (2000). Skill acquisition: Action, movement, and neuromotor processes. In J. Carr & R. Shepherd (Eds.), *Movement science: Foundations for physical therapy in rehabilitation* (2nd ed.). Gaithersburg, MD: Aspen Publishers.

Gesell, A. (1954). The ontogenesis of human behavior. In L. Carmichael (Ed.), *Manual of child psychology.* New York: Wiley.

Gordon, J. (2000). Assumptions underlying physical therapy intervention: Theoretical and historical perspectives. In J. Carr & R. Shepherd (Eds.), *Movement science: Foundations for physical therapy in rehabilitation* (2nd ed.). Gaithersburg, MD: Aspen Publishers.

Guide to Physical Therapist Practice (2nd ed.) (2001). *Physical Therapy, 81,* 9–744.

Haugen, J. B., & Mathiowetz, V. (1995). Contemporary task-oriented approach. In Trombley, C. A. (Ed.), *Occupational therapy for physical dysfunction* (4th ed.). Baltimore: Williams & Wilkins.

Hedman, L. D., Rogers, M. W., & Hanke, T. A. (1996). Neurologic professional education: linking the foundation science of motor control with physical therapy interventions for movement dysfunction. *Neurology Report, 20,* 9–13.

Horak, F. (1991). Assumptions underlying motor control for neurologic rehabilitation. In M. Lister (Ed.), *Contemporary management of motor control problems. Proceedings of the II-Step Conference* (pp. 11–27). Alexandria, VA: Foundation for Physical Therapy.

Kabat, H., & Knott, M. (1953). Proprioceptive facilitation techniques for treatment of paralysis. *Physical Therapy Review, 33,* 53–64.

Kamm, K., Thelen, E., & Jensen, J. L. (1990). A dynamical systems approach to motor development. *Physical Therapy, 70,* 763–775.

Ketelaar, M., Vermeer, A., t'Hart, H., Beek, E. v. P., & Helders, P. J. M. (2001). Effects of a functional therapy program on motor abilities of children with cerebral palsy. *Physical Therapy, 81,* 1534–1545.

Kielhofner, G. (1997). *Conceptual foundations of occupational therapy* (2nd ed.). Philadelphia: F. A. Davis.

Knott, M., & Voss, D. E. (1968). *Proprioceptive neuromuscular techniques: Patterns and techniques* (2nd ed.). New York: Harper & Row.

Kohl, R., & Sheal, C. H. (1992). PEW (1966) revisited: Acquisition of hierarchical control as a function of observational practice. *Journal of Motor Behavior, 24,* 247–260.

Latash, M. L., & Anson, J. G. (1996). What are "normal" movements in atypical populations? *Behavioral and Brain Sciences, 19,* 55–106.

Lewthwaite, R. (1990). Motivational considerations in physical therapy involvement. *Physical Therapy, 70,* 808–819.

Long, T., & Toscano, K. (2002). *Handbook of pediatric physical therapy* (2nd ed.). Philadelphia: Lippincott Williams & Wilkins.

Majsak, M. J. (1996). Application of motor learning principles to the stroke population. *Topics in Stroke Rehabilitation, 3,* 27–59.

Martin, S., & Kessler, M. (2000). *Neurological intervention for physical therapist assistants.* Philadelphia: W. B. Saunders.

Mathiowetz, V., & Haugen, J. B. (1994). Motor behavior research: Implications for therapeutic approaches to central nervous system dysfunction. *American Journal of Occupational Therapy, 48,* 733–744.

McCormack, G. L., & Feuchter, F. (1996). Neurophysiology tor the sensorimotor approaches to treatment. In L. W. Pedretti (Ed.), *Occupational therapy: Practice skills for physical dysfunction* (4th ed.). St. Louis: Mosby.

McCormacke, G. L. (1996). The Rood approach to treatment of neuromuscular dysfunction. In L. W. Pedretti (Ed.), *Occupational therapy: Practice skills for physical dysfunction* (4th ed.). St. Louis: Mosby.

Montgomery, P. C., & Connolly, B. H. (Eds.) (1991). *Motor control and physical therapy: Theoretical framework and practical applications.* Hixson, TN: Chattanooga Group.

Morris, S. L., & Sharpe, M. H. (1993). PNF revisited. *Physiotherapy Theory and Practice, 9,* 43–51.

Moyers, P. (1999). Guide to occupational therapy practice. *American Journal of Occupational Therapy, 53,* 247–322.

Newell, K. M., & Valvano, J. (1998). Therapeutic intervention as a constraint in learning and relearning movement skills. *Scandinavian Journal of Occupational Therapy, 5,* 51–57.

O'Neill, D. L., & Harris, S. R. (1982). Developing goals and objectives for handicapped children. *Physical Therapy, 62,* 295–298.

O'Sullivan, S. B. (2001). Strategies to improve motor control and motor learning. In S. B. O'Sullivan & T. J. Schmitz (Eds.), *Physical rehabilitation: Assessment and treatment* (4th ed.). Philadelphia: F. A. Davis.

O'Sullivan, S. B., & Schmitz, T. J. (Eds.). (2000). *Physical rehabilitation: Assessment and treatment* (4th ed.). Philadelphia: F. A. Davis.

O'Sullivan, S. B., & Schmitz, T. J. (2001). *Physical rehabilitation laboratory manual: Focus on functional training.* Philadelphia: F. A. Davis.

Padilla, R., & Peyton, C. G. (1999). Neuro-occupation: Historical review and examples. *Neuroscience and occupation: Links to practice* (Vol. 10). Rockville, MD: American Occupational Therapy Association.

Palmer, M. L., & Toms, J. E. (1992). *Manual for functional training* (3rd ed.). Philadelphia: F. A. Davis.

Poole, J. (1997). Movement related problems. In C. Christiansen & C. Baum (Eds.), *Enabling function and well-being* (2nd ed.). Thorofare, NJ: Slack.

Randall, K. E., & McEwen, I. R. (2000). Writing patient-centered functional goals. *Physical Therapy, 80,* 1197–1203.

Reed, E. (1982). An outline of a theory of action systems. *Journal of Motor Behavior, 14,* 98–134.

Reeves, G. D. (2001). Sensory stimulation, sensory integration and the adaptive response. *Sensory Integration, Special Interest Section Quarterly, 24,* 1–3.

Rood, M. (1962). The use of sensory receptors to activate, facilitate and inhibit motor response, automatic and somatic in developmental sequence. In C. Sattely (Ed.), *Approaches to the treatment of patients with neuromuscular dysfunction.* Dubuque, IA: Wm. C. Brown.

Rose, S. A. (1984). Preterm responses of passive, active and social touch. In C. C. Brown (Ed.), *The many facets of touch.* Skillman, NJ: Johnson & Johnson.

Ryerson, S., & Levit, K. (1997). *Functional movement reeducation.* Philadelphia: Churchill Livingstone.

Ryerson, S. D. (2001). Hemiplegia. In D. A. Umphred (Ed.). *Neurological rehabilitation.* St. Louis: Mosby.

Sawner, K., & LaVigne, J. (1992). *Brunnstrom's movement therapy in hemiplegia* (2nd ed.). New York: J. B. Lippincott.

Schoen, S., & Anderson, J. (1993). Neurodevelopmental treatment frame of reference. In P. Kramer & J. Hinojosa (Eds.), *Frames of reference for pediatric occupational therapy* (pp. 49–86). Baltimore: Williams & Wilkins.

Shah, S. K., Harasymiw, S. J., & Stahl, P. L. (1986). Stroke rehabilitation: Outcome based on Brunnstrom recovery stages. *Occupational Therapy Journal of Research, 6,* 365–376.

Shepard, K. (1991). Theory: Criteria, importance, and impact. In M. Lister (Ed.), *Contemporary management of motor control problems. Proceedings of the II-Step Conference* (pp. 5–10). Alexandria, VA: Foundation for Physical Therapy.

Sherrington, C. S. (1906). *The integrative action of the nervous system.* New Haven, CT: Yale University Press.

Shumway-Cook, A., & Woollacott, M. H. (2001). *Motor control: Theory and Practical Applications* (2nd ed.). Philadelphia: Lippincott Williams & Wilkins.

Smith, R. H., & Sharpe, M. (1994). Brunnstrom therapy: Is it still relevant to stroke rehabilitation? *Physiotherapy Theory and Practice, 10,* 87–94.

Stockmeyer, S. (1967). An interpretation of the approach of Rood to the treatment of neuromuscular dysfunction. *American Journal of Physical Medicine, 46,* 900–956.

Stockmeyer, S. (1972). A sensorimotor approach to treatment. In P. Pearson & C. Williams (Eds.), *Physical therapy services in the developmental disabilities.* Springfield, IL: Charles C. Thomas Publishers.

Styer-Acevedo, J. (1998). Physical therapy for the child with cerebral palsy. In J. S. Tecklin (Ed.), *Pediatric physical therapy* (3rd ed.). Philadelphia: Lippincott-Raven.

Taub, E. (1976). Movement in nonhuman primates deprived of somatosensory feedback. *Exercise and Sports Science Reviews, 4,* 335–374.

Trombly, C. (1993). Anticipating the future: assessment of occupational function. *American Journal of Occupational Therapy, 47,* 253–257.

Tscharnuter, I. (1993). A new therapy approach to movement organization. *Physical & Occupational Therapy in Pediatrics, 13,* 2, 19–40.

Uniform terminology for occupational therapy (1994). *American Journal of Occupational Therapy, 48,* 1047–1054.

Umphred, D., Byl, N., Lazaro, R. T., & Roller, M. (2001). Interventions for neurological disabilities. In *Neurological Rehabilitation* (4th ed.). St. Louis: Mosby.

Valvano, J., & Long, T. (1991). Neurodevelopmental treatment: A review of the writings of the Bobaths. *Pediatric Physical Therapy, 3,* 125–129.

VanSant, A. (1990). Brunnstrom's treatment approach in the light of contemporary motor-control concepts. In J. Schleichkorn, *Brunnstrom: Physical therapy pioneer, master clinician and humanitarian.* Thorofare, NJ: Slack.

Walsche, F. M. P. (1961). Contributions of John Hughlings Jackson to neurology. *Archives of Neurology, 5,* 99–133.

Weiss, S. (1986). Psycho physiological effects of caregiver touch on incidence of cardiac dysrhythmia. *Heart and Lung, 15,* 495–505.

Whiteside A. (1997). Clinical goals and application of NDT facilitation. *NDTA Network, Sept/Oct,* 2–14.

Winton, P. J., & Bailey, D. B. (1993). Communicating with families: Examining practices and facilitating change. In J. P. Simeonsson & R. J. Simeonsson (Eds.), *Children with special needs: Family, culture, and society.* Orlando, FL: Harcourt Brace Jovanovich.

제 7 장

기능적 움직임을 방해하는 주요 신경근 손상의 임상적 관리

Clinical Management of the Primary Neuromuscular Impairments That interfere with Functional Movement

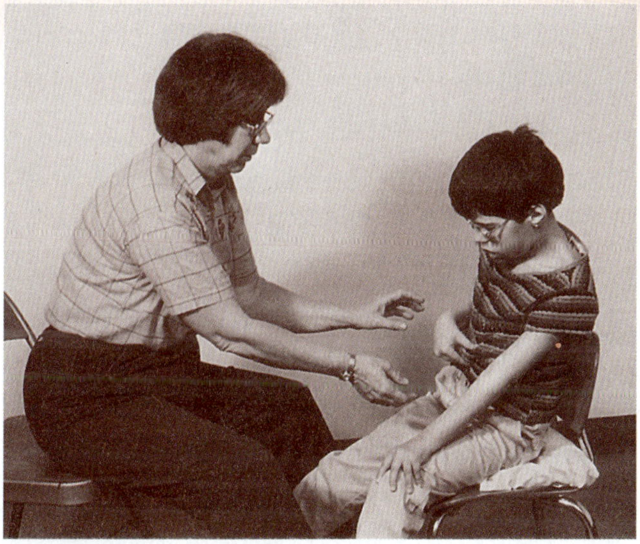

임상인은 뇌손상 환자가 의도된 활동을 할 때, 환경과 주어진 신경계와 근육골격계와 고유의 동적 가능성의 특성 아래, 움직임 유형, 움직임 생산과 조절 아래 최선을 반영한움직임 유형이 강조되어야 한다는 사실에 대하여 주의해야 한다(Carr & Shepherd, 1998). 환자/의뢰인의 근력과 난관의 움직임 문제점들에 관한 독창적으로 개발된 개별 해결책으로 환자/의뢰인을 보조하는 것은 임상인의 과제 및 책임, 기회이다.

- 뇌손상의 양성적 특성과 음성적 특성의 차이, 일차적 손상과 이차적 손상의 차이.
- 비정상적인 힘생산: 정의 및 서술, 임상적 관리.
- 약화.
- 근긴장의 비정상: 비정상적으로 낮거나 높은 근긴장.
- 협응력 문제들: 정의 및 서술, 임상적 관리.
- 근활성화와 순차적 근수축의 문제들.
- 근수축 시기의 문제들.
- 불수의적 움직임들.
- 신경학적 손상자의 기능적 움직임에 관한 문제들의 본질.

서론 Introduction

큰 문제를 직면했을 때, 그 문제를 해결하기 위해서 사용되는 전략 중 하나는 문제의 전단계로 돌아가기 및 몇 가지 가능성 획득하기, 일련의 작은 문제들이나 각 문제들의 상호관련성 등이다. 문제의 세분화뿐만 아니라, 각각의 문제들이 큰 문제에 어떠한 영향을 미쳤는지를 이해하는 것이 문제해결자가 문제를 개선하고 실행가능한 해결법을 제정하는데 도움이 된다.

임상 사례:

예로, 당신이 당신의 아파트나 집, 주택을 청소해야 하는 과제수행에 직면했다고 상상해보라. 처음으로 조사하는 것은 크게 보이고 아마도 압도적인 전체 문제이다. 거기엔 당신 주위의 모든 무질서와 혼란의 명백한 신호가 있다! 당신의 혼란 중에서 매우 명백한 일부 증상들과 혼란에 대한 기여가 제한된 범위에서 더욱 명백한 증상들이 있다(예, 열쇠를 찾을 수 없어). 일부 혼란 증상은 쓰레기와 오물, 종이더미, 책, CD, 개인물품의 존재와 지난 주 늦은 밤에 먹었던 간식이 추가되어 고약한 냄새에 의해 나타날 것이다. 가사에 대한 당신의 결함을 나타내는 이러한 증상들은 육안으로도 매우 명확하다. 당신의 가사장애에 대한 다른 증상은 생필품을 적절한 공간에 배치하는 구성이 부족하여 물건을 찾지 못하고, 학급유인물이나 교과서, 자동차 키 등을 찾으러 다니며 좌절을 느끼게 된다. 가사에 대한 결함을 나타내는 이러한 증상은 쉽게 알 수 없지만, 당신이 최고의 가정생활을 제한하는 것은 명백하다.

당신의 기능적 딜레마를 해결하기 위해서는 계획을 수립하는 것이 첫 번째 방법이다. 계획은 몇 가지 단계를 포함하고 있으며, 그 가운데 하나는 두 가지의 중요한 과제를 확인하는 것이다. 첫 번째 과제는 지저분한 것들을 깨끗하게 제거하는 것이다. 즉, 잡동사니를 버리고, 흐트러진 옷을 차곡차곡 개놓고, 지난 주에 먹었던 간식 부스러기를 치우고, 바닥을 청소한다. 두 번째 과제는 당신의 소지품을 질서 있게 정리하고, 정돈된 물건들을 그대로 유지하기 위해서 새로운 중재 계획을 수립함으로써, 더 기능적으로 생활할 수 있는 깨끗하게 정돈된 상태를 유지하는 것이다. 과제를 세분화하면 관리 계획에 우선순위를 정할 수 있고, 문제에 접근하는 데 도움이 된다. ■

신경학적 기능부전을 가진 환자들에 대한 중재는 환자들에게 종종 수많은 임상증상들이 출현하기 때문에 겉으로 보기에는 압도된 것처럼 보일 수 있다. 신경재활분야의 학생들은 종종 환자의 복잡한 임상증상에 압도되는 것을 느끼며, "이 환자의 움직임 장애를 어디부터 이해하여야 내가 이 환자를 효과적으로 도와줄 수 있을까?"라는 의문을 갖는다. 학생과 임상인은 환자의 임상증상을 평가하고 이해하기 위한 방법을 가지고 있어야만, 임상증상을 설명 가능하고 다루기 쉬운 요소들로 분류할 수 있을 것이다. 임상인과 학생들은 환자의 문제점에 관한 특징을 이해하고, 어떤 신경학적 손상으로 유발된 특징인지 알고, 환자가 안전하고 기능적인 움직임을 수행할 때, 모든 증상에 대한 영향을 이해할 수 있어야 한다. 또한 원인이 되는 요인은 환자의 기능에 미치는 영향과 임상특징의 변화여부를 포함한 목록을 작성하고 우선순위를 결정해야 한다.

아래의 네 가지 본문은 물리치료나 작업치료 교육에서 평가 및 검사, 측정에 관한 교재를 대신하려는 것이 아니라, 치료사를 위하여 교재를 보완하기 위한 것이며, 신경학적 기능부전을 가진 환자에서 경험하게 되는 주요 임상적인 딜레마에 초점을 맞추고, 관리(management)를 위한 전략(strategy)을 제공하기 위함이다. 또한 보조치료사에게는 신경학적 장애를 가진 환자를 이해하고 중재하는데 실용적인 안내서가 될 것이다. 사실, 평가는 치료사의 책임이고, 보조치료사의 업무가 아니기 때문에, 본문은 임상적인 증상을 설명하고 움직임 문제를 임상적으로 어떻게 치료해야 하는 지에 대해 이해하기 위한 방법론을 제공한다. 본질적으로 평가는 포함되지 않을 것이다. 비록 보조치료사가 평가를 수행하지 않는다 해도, 효율적인 보조는 환자에게 최선의 치료를 제공하기 위하여 환자의 움직임 딜레마를 이해하여야 한다. 환자의 증상 및 징후, 환자가 직면하고 있는 기능적 제한에 대한 이해가 동반되지 않는 환자의 중재는 비효율적이고, 치료사뿐만 아니라 환자까지 좌절시킬 것이다.

역동적시스템 모델과 동시에, 신경학적 장애를 가진 환자는 기능에 관한 운동 및 감각, 인지, 지각 등의 복잡한 손상이 존재한다는 것을 이해해야 한다. 본문은 신경학적 손상을 가진 환자의 손상된 움직임에 관한 임상적 관리에 관한 것이기 때문에, 인지와 사회-감정적 요인과 같은 다른 요인들의 중요성을 무시할 수는 없지만, 운동계(motor system)에 초점을 맞추었다. 성공적인 움직임을 위하여 이러한 요인들의 중요한 기여에 관한 더 포괄적인 토론은 본문의 관점과 내용을 벗어난다. 다음 네 가지 본문은 손상 및 기능적인 제한에 초점을 두고, 중추신경계(central nervous system, CNS) 병증과 연관된 가장 일반적인 기능적 임상문제를 해결하기 위한 가장 적절한 중재전략에 관하여 언급할 것이다:

1. 근약화 및 근긴장이상, 협응문제, 불수의적 움직임을 포함한 주요 신경근손상에 의해 유발되는 문제
2. 자세조절과 균형에 관한 문제
3. 조작(manipulation)을 포함한 팔조절에 관한 문제
4. 이동(locomotion)을 포함한 하지기능에 관한 문제

본장은 신경학적 기능부전을 가진 환자의 기능적임 움직임을 주로 제한하는 주요 신경근손상에 대하여 서술할 것이다. 이러한 손상의 임상관리는 기능적 제한의 영향을 줄이고, 일차적인 손상으로 의해 발생된 제한에서 최대의 기능을 활용하도록 강조할 것이다.

큰 문제를 "아주 작은 문제들"로 분리하기 (Separating the large problem into "mini-problems")

뇌병변은 신경학적 손상의 특징과 영역에 따라 독특한 유형의 증상과 징후를 보여준다(Shumway-Cook & Woollacott, 2001). 휴링스 잭슨(Hughlings Jackson) 시대 이후로, 신경과학에서 뇌병변은 **양성특징**(positive features)이든 **음성특징**(negative features)이든 상위운동신경(upper motor neuron, UMN) 병변과 연관된 조절기능부전으로 간주되는 것이 일반적이다(표 7-1). 양성특징은 손상으로 인해 직접적으로 기인된 비정상적인 행동으로 정의되며, 병적반사반응(pathological reflex responses)이나 과반응 신장반사(hyperreactive stretch reflex)의 일환인 과활동반사반응(hyperactive reflex responses)과 같은 비정상적인 움직임유형을 포함한다. 음성특징은 근긴장이상과 불수의

표 7-1
상위운동신경원 질환과 관련된 Positive 와 Negative의 징후

특징	정의	일예
양성 징후 (positive sign)	직접적인 병변으로 인한 비정상적인 행동; 뇌의 병리학적 문제로 인한 정상적 현상의 과장	비정상적 패턴이 나타남 • 바빈스키 반사 • 과반응 신장반사와 같은 과활동 반사반응 근긴장의 비정상과 불수의적 움직임이 나타남
음성 징후 (negative sign)	운동활동의 부족이나 손실 때문	뇌손상의 음성 특징은 다음과 같다: • 근약화 • 움직임의 느려짐 • 협응의 소실 • 피로해짐

출처: Data from Burke, D. (1988). Spasticity as an adaptation to pyramidal tract injury. In S. G. Waxman (Ed.), *Advances in Neurology 47: Functional recovery in neurological disease*. New York: Raven Press; Carr, J., & Shepherd, R. (1998). *Neurological rehabilitation: Optimizing motor performance*. Oxford, U. K.: Butterworth Heinemann; Landau, W. M. (1988). Parables of palsy, pills, and PT pedagogy: A spastic dialectic. *Neurology*, 38, 1496-1499; and Walsche, F. M. P. (1961). Contributions of John Hughlings Jackson to Neurology. *Archives of Neurology*, 5, 99-133.

적 움직임이 해당된다. 양성특징은 정상현상이 과장된 것으로, 뇌의 추체외로(parapyramidal)섬유의 병증으로 기인되는 것으로 생각된다. 대조적으로, 음성특징은 운동행위(motor behavior)의 손실이나 결함으로 나타난다. 뇌손상의 음성특징의 예로는 근약화 및 느린 움직임, 민첩성 손실, 협응력 손실, 빠른 피로 등이 있다. 이러한 음성특징은 근긴장이나 과반사같은 변화보다 환자를 더 무능하게 한다. 또한 환자는 근육변화와 연관된 근력과 민첩성 손실, 뻣뻣함(stiffness), 기능적 능력의 결과적인 손실에 더 몰두하게 된다. 근활성화, 적절한 힘의 생산, 근육의 협응 등의 어려움과 같은 환자에 의해 경험된 음성요인은 치료적 중재의 일차적인 목표가 된다.

중추신경계손상의 양성특성과 음성특성의 학문적인 구분 이외에도, 손상을 일차적인 손상과 이차적인 손상으로 구분한 비슷한 서술이 있다. 중추신경계손상은 운동계 및 감각계, 지각계, 인지계에 영향을 주는 일차적인 손상뿐만 아니라, 환자들의 움직임 문제인 이차적인 손상도 야기한다. 이차적인 손상은 중추신경계병변의 직접적인 결과가 아니라, 병변의 결과 혹은 일차적인 손상의 결과로 발생하는 것이다.

임상 사례:

뇌성마비 아동은 근육약화와 비정상적인 근긴장과 같은 일차적인 손상의 원인이 되는 내림운동신경로(descending motor pathways)의 손상이 있다. 치료를 받는 아동은 이러한 일차적인 손상 때문에 발생하는 비정상적인 근당김(muscle pull) 때문에 엉덩관절 굽힘구축(flexion contracture)과 엉덩관절 탈구 등의 이차적인 손상을 가지고 있다. 기능은 비정상적인 근긴장과 근약화뿐만 아니라, 불안정한 엉덩관절과 엉덩관절 굽힘구축에 의해서도 제한될 수 있기 때문에 이차적인 손상에 대한 이해가 중요하다. 중재는 많은 수준에서 지도될 것이다:

1. 일차적인 손상수준에서 수의적인 조절과 근력을 증가시킴으로써 비정상적인 근긴장의 영향을 감소시킨다.
2. 이차적인 손상수준에서 엉덩관절 가동범위를 증가시키고, 구축을 감소시키고, 엉덩관절 안정성을 증진시킨다.
3. 전략수준은 더 효과적이고 효율적인 움직임전략이나 보완전력을 발달시킨다.

신경근손상은 신경학적 기능부전 환자에서 기능적인 움직임을 제한하는 다양한 문제점을 포함한다. 이 장에서는 기능적인 움직임 장애와 연관된 주요 신경근손상에 대하여 기술할 것이다.

비정상적인 힘 생산: 정의와 서술
Abnormal Force Production: Definition and Description

신경학적 기능부전과 연관된 주요 신경근손상은 주로 비정상적인 근힘생산에 집중한다. 적당한 움직임반응을 생산하고 협응하는 능력은 근육힘 생산, 근활동의 활성화와 유지, 근육 활성화유형의 협응과 시기를 요구한다. 기능적인 움직임을 간섭하는 일차적인 운동계손상은 근약화, 근긴장이상, 협응문제, 불수의적인 움직임으로부터 간섭 등이다(Shumway-Cook & Woollacott, 2001).

근약화 (Weakness)

근약화는 정상수준의 근육힘을 생산하지 못하는 것으로 정의되며, 신경계손상환자의 운동기능의 주요 손상중 하나이다. 중추신경계나 말초신경계, 근육계의 손상으로 근약화가 발생한다. 본문에서는 중추신경계손상으로 나타나는 근약화에 초점을 두고 서술한다. 말초신경병변이나 주요 근육질환과 연관된 근약화의 토론은 다른 문헌을 참고한다.

정의에 의하면, **상위운동신경**(upper motor neuron)손상은 척수보다 상위인 중추신경계에 영향을 미치며, 상위운동신경증후군의 증상은 전형적으로 과긴장이나 저긴장이 있으며, 손상부위와 발병시기(급성, 만성)에 따라 달라진다. 손상부위에 따라서, 중추신경계나 상위운동신경 손상자에서 보이는 근약화는 마비(paralysis나 plegia)라고 지칭하는 근육활동전체가 손실된 것부터 부전마비(paresis)라고 지칭하는 경미하거나 부분적인 근육활동 손실까지 심각성이 다양하다. 마비는 제2장에서 설명했듯이, 마비분포에 의해 설명된다. 부전마비는 내림운동신경로의 손상으로 발생하는 것인데, 운동단위(motor units)를 작동시키는 중추흥분성을 방해한다. 결과적으로, 운동신경(motor neurons)의 동원하고 조절하는 능력의 상실로 움직임 손실을 야기한다.

생산되는 근육의 힘은 동원되는 운동단위의 수와 유형에 의존하고, 운동단위 탈분극과 근육자체의 특성에 의존한다. 단일운동단위(single motor unit)의 흥분은 신경 지배받는 근섬유의 연축(twitch contraction)을 만든다. 흥분율(firing rate)의 증가는 힘생산을 증가시키고 지속할 수 있도록 이러한 연축을 가중한다. 활동적인 운동단위 수와 흥분율의 증가는 근육힘생산을 증가시킨다. 운동단위는 초기 동원으로 적은 힘을 생산하고, 힘의 요구가 증가할수록 더 많은 운동단위가 힘을 생산하는 규칙적인 유형 안에서 정상적으로 동원된다.

중추신경계손상은 비정상적인 근긴장과 변경된 운동조절로 인하여 이차적인 상위운동신경손상을 야기한다. 근긴상 이상의 범위는 이완(flaccidity)이나 완전 근손실부터 과긴장(hypertonicity)이나 강직(spasticity)까지 광범위하다. 중추신경계의 손상정도에 따라서 변경된 근육긴장도의 임상적 특징은 다양할 것이다. 그러나 근약화와 정상적인 수의근조절이 압도적으로 많다. 수의적 과제와 기능적 과제 모두 힘을 생산하는 능력에 영향을 주는 신경손상은 신경학적 손상을 가진 많은 환자들의 중요한 제한점 중 하나이다. 뇌졸중으로 인한 강직성 편마비환자나 강직성 뇌성마비 아동은 모두 근약화를 가지고 있다. 또한 감각되먹임(sensory feedback)이 변경되거나 감소되어 있다.

상위운동신경손상 이후에, 근약화는 근육이 힘을 생산하고 유지하는데 결함이 있음을 반영하는 것이다. 이것은 운동단위동원의 감소 및 동원유형의 변화, 흥분율 변화 때문에 발생한다. 추가로 운동단위의 특성과 근육 자체의 형태학적 및 기계적 특성도 변화된다. 이러한 변화는 신경지배 감소, 고정(immobility), 무용(disuse) 등의 적응을 야기한다.

상위운동신경원손상은 운동단위의 수와 흥분율을 감소시킨다. 뇌졸중으로 인한 편마비 환지는 손상 2개월 안에 손상측 운동단위가 50%까지 감소하는 것으로 나타났다. 뇌졸중 환자는 손상측의 운동단위에 위축(atrophy)이 발생한다. 잔존하는 운동단위는 수축하는데 더 많은 시간이 걸리고, 피로는 더 빨리 발생한다. Craik(1991)은 운동단위 동원의 변화와 흥분율의 감소가 근약화의 원인이 된다.

근약화의 정도는 근육의 유형에 따라 다르다. 추체로계(pyramidal tract)가 수의적인 목적-지향적(goal-oriented) 움직임을 위한 주요 통로이기 때문에, 추체로계의 손상은 prime mover 근육의 더 큰 손상을 야기한다고 보고되고 있다. 추체로계의 신경지배는 손의 원위 근육(손목을 가로지르는 외재근을 포함하여)에 깊숙이 관여하기 때문에, 조작(manipulation)과 잡기(prehension)와 같은 손의 기능에 중요한 결함을 야기하며, 손의 내재근에서 가장 심각한 근약화를 야기한다.

임상 사례:

신경학적 손상 환자는 근력의 결함을 보인다. 임상인은 항상 뇌졸중으로 인한 편마비환자에서 뇌혈관사고의 반내쪽인 손상측 팔다리와 같은 신경학적 손상으로 인한 직접적인 영향을 받은 팔다리에서 근약화를 관찰해 왔다. 최근에 경험이 있는 임상인은 환자들의 비손상측 팔다리에서도 근약화와 손상된 운동조절의 증상이 나타난다는 것을 주장했다. Andrews와 Bohannon(2000)의 최근 보고에 의하면, 비손상측의 근력손상은 정상의 90% 이하로 심각하다. 연구와 임상연습을 협력하여, 임상인은 팔다리를 손상(affected)과 비손상(unaffected)처럼 지칭하는 것으로부터 약한 쪽과 강한 쪽 혹은 강한 팔다리와 약한 팔다리와 같은 지침이 더 적절하다. ▪

일차 신경근 손상으로 인한 만성 부전마비는 근육에 존재하는 말초신경에 변화를 야기하는데, 이것을 이차적인 근골격계 손상이라고 한다. 상위운동신경원 손상으로 인한 근육의 변화는 근육이 감당할 수 없게 하며 탈신경 근육섬유가 존재한다는 것을 뜻한다. 상위운동신경원 증후군으로 인한 이차적인 운동신경원이나 근육수준에서 특별한 변화는 환자의 힘 생산력을 감소시킬 수 있다. 뇌졸중 환자에서 보이는 변화들을 요약하면 다음과 같다:

- 운동신경변화
  - 운동단위 손실
  - 운동단위의 동원순서 변화
  - 운동단위의 흥분율 변화
- 신경변화
  - 말초신경전도의 변화
- 근육변화
  - 운동단위의 형태학적 특성과 수축성의 변화
  - 근육의 기계적 특성의 변화

따라서 의심할 여지없이 중추신경계손상을 가진 환자는 약하다.

상위운동신경 손상의 근약화에 관한 임상관리 (Clinical management of weakness in UMN lesions)

전형적으로, 임상인은 근력을 평가하고 근력운동을 처방하는 것이 중추신경계 병증을 가진 환자에게 타당하거나 적절하지 않다고 생각했다. 초기 감각운동 이론가들은 강직이 기능적인 수행에 영향을 주는 일차 손상이며, 강직성 근육의 근력운동은 강직을 증가시키며 기능 수행의 회복에 해로운 영향을 미친다고 했다. 현재 이 가설은 재평가되었고 상위운동신경 손상의 음성특징인 부전마비(paresis)는 손상된 기능수행의 중요한 요인으로 인식되고 있다. 피질(cortical) 및 추체로계의 활동과 근육힘 생산의 상관관계가 증명되었기 때문에, 근약화는 피질운동신경(corticomotorneuron)의 세포와, 투사, 목표점 등이 포함되는 어떤 손상의 결과로 생각된다. 연구는 근력개선이 기능수행력의 개선뿐만아니라 강직의 증가와 연관이 없다는 것을 명확히 증명했다(Bertoti et al., 1997; Damiano, Kelly, & Vaughan, 1995; Damiano, Vaughan, & Abel, 1995; Darrah, Fan, Nunweiler, & Watkins, 1997; Fowler, Ho, Nwigwe, & Dorey, 2001; Haney, 1998; Teixeira-Salmela, Olney, Nadeau, & Brouwer, 1999).

근력훈련 (Strength training)

근력평가는 때때로 강직 및 비정상적인 신장성(extensibility), 불충분한 선택적인 조절 등이 존재하는 개별근육의 힘생산능력을 직접적으로 검사하기 어렵다. 기능적으로, 근력은 중력에 대항하여 움직이는 개별능력(구심성 수축), 신체부위의 안정성 유지(등척성 수축), 혹은 중력에 저항하여 신체를 낮추기(원심성 수축) 등으로 평가할 수 있다. 개별근육이 분리된 수의적인 수축을 할 수 있다면, 도수근력검사(manual muscle testing)나 등척성 근력(isometric strength)측정이 가능할 수 있다.

연구에 의하면, 신경학적 손상을 가진 환자들을 대상으로 한 근력훈련이 이점이 있는 것으로 나타났다. 근력훈련은 수의적인 운동조절을 개선할뿐만 아니라, 상위운동신경원 손상 이후 근섬유에서 발생하는 기계적 변화 및 탈신경지배를 완화시킨다. 중추신경계 손상환자의 근약화에 기능적인 중요 사항으로 강조되는 것은 환자들이 근력운동프로그램에 주의집중을 기울이느냐에 달려있다.

근력을 개선하기 위한 기술은 신체분절을 안정시키거나 움직이는 힘을 생산하거나, 움직임에 저항하기 위한 힘을 생산하는데 초점을 맞출 수 있다. 근력강화 프로그램은 등척성, 원심성, 혹은 구심성 수축을 강조하거나, 등속성기기의 사용을 구성된다. 치료운동프로그램은 사정(assessment) 결과와 환자의 기능수준에 기초하여 진행시킨다. 근력 및 지구력, 협응력의 증가에 따라 운동프로그램을 진행시킨다. 치료사는 치료적 운동을 진행하는데 두 가지 광범위한 선택이 있다:

1. 중력-배제 자세로부터 중력에 대항하여 개별적인 일을 요구하는 움직임까지 움직임을 진행시키기
2. 개별근육이 더 많은 힘을 생산하거나 조절할 때 치료사에 의해서 주어지는 보조나 촉진, 저항의 양을 변경하기

대상자가 과제를 실행하기 힘들어하거나 근력증강 활동을 수행에 어려움이 있거나, 조절을 하거나, 중력의 영향을 배제하기 어렵다면, 보조를 제공하거나 운동에 적절한 환경으로 변경한다. 대부분의 임상연습에서, 치료사는 중재의 설계와 목표설정을 위해 전문적인 책임이 있으며, 설립된 계획안에서 중재를 조절할 때 치료보조자들을 능동적으로 참여시키며, 치료사와 환자는 재빠른 관찰자와 의사소통 관계가 되어야 한다.

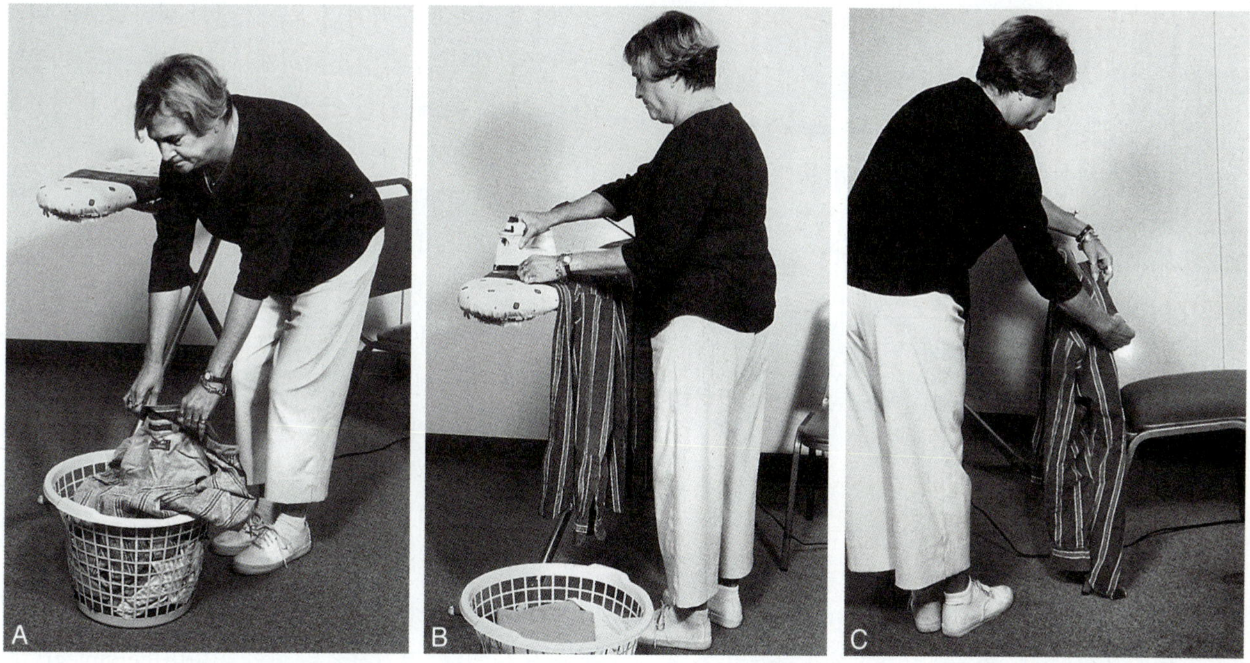

그림 7-1. (A) 구심성 엉덩관절 폄근 조절이 요구되는 과제 – 바구니에서 빨래 꺼내고 다시 바로 선 자세 취하기. (B) 등척성 엉덩관절 신전근 조절이 요구되는 과제. (C) 원심성 엉덩관절 신전조절이 요구되는 과제 – 의자에 주의 깊게 셔츠를 거는 동안 안정성 유지.

임상 사례:

중재로서, 근력 강화 훈련 프로그램은 환자에 의해 수행되는 수의적인 조절수준에서 시작하도록 설계할 수 있으며, 기능적인 과제의 효과적인 수행을 위해 근력을 형성하기 위한 개인의 요구에 초점을 맞추어 설계할 수 있다. 예로, 근력강화는 기능적인 활동 안에서 등척성 및 구심성, 원심성 조절을 하는데 도움이 되도록 설계할 수 있다. 다음의 예는 근력강화 훈련에서 과제분석과 진행을 형상화한 것이다.

과제: 물 마시기 위해 머리 위의 서랍장에서 컵 하나 꺼내기

구심성 조절을 목표로 하기: 환자에게는 구심성 조절이 등척성이나 원심성 근육조절보다 더 쉽기 때문에 좋은 시작이다. 환자는 다양한 서랍장 높이에 어깨관절 굴곡근을 구심성 수축하여 팔을 뻗는다. 어깨관절 굴곡의 양은 환자들이 항중력 근력과 조절을 하면서 점진적으로 증가하고, 치료사는 서랍장 높이를 증가시키면 점진적으로 굴곡의 요구가 증가한다. 보조는 필요할 수도 있다.

등척성 근력강화를 목표로 하기: 이것 또한 좋은 시작 중에 하나인데, 어깨관절 굴곡량에 따라서 근력강화가 달라진다. 환자들은 서랍장에서 컵을 찾기 위해서 머리 위의 적당한 높이로 팔의 어깨 굴곡근을 등척성 조절을 한다. 진행과 근력강화는 그 자세를 유지하는데 걸리는 시간을 증가시키거나 서랍장의 높이를 변경시키는 것이다.

원심성 근력강화를 목표로 하기: 이것은 환자가 수의적으로 조절하기 가장 어려운 유형이다. 환자는 컵을 탁자 위로 내리는 동작을 연습하는데, 서랍장의 높이를 증가시키면, 관절가동범위가 증가할수록 원심성 조절이 더 증가하게 된다. 컵의 무게와 크기에 따라서도 다양하다. 근력강화 프로그램은 고유수용성신경근촉진법(proprioceptive neuromuscular failitation, PNF)과 등속성 훈련을 포함하며 모두 신경학적 손상이 있는 환자에게 효율적인 것으로 증명되었다. ▪

■ 기능적인 과제훈련 (Functional task training)

신경학적 기능부전으로 인한 근약화를 가진 환자를 위한 기능적인 과제를 수행하는 근력강화 프로그램은 등척성 수축을 먼저 실시하고, 나중에 구심성 및 원심성 수축을 훈련한다. 중간-관절가동범위에서 등척성 수축을 실시할 때 최대의 근긴장이 생산된다(그림 7-1 참조). 환자가 수행하기 어려운 과제는 훈련 프로그램의 주로 강조되어야 한다. 이 과제는 환자가 학습하거나 재학습하기 위해서 가능한 시기에 상관없이 전체-과제 활동으로 연습해야 한다.

임상 사례:

다음의 예는 기능적인 과제를 수행할 때 얼마나 쉽게 근력강화를 진행시키는지 설명하는 것이다. 앉은 자세에서 선자세로 이동할 때, 환자들은 대칭적인 움직임 유형을 이용하여, 의자로부터 서는 과제의 연습부터 시작한다. 일어나는 의자의 환경적인 조작은 과제를 더욱 쉽게 수행할 수 있도록 한다. 움직임은 쉽게 시작하여, 의자의 높이를 낮추고 다양한 의자높이는 과제를 더 어렵게 만들 것이며, 과제에 사용하는 근육이 다르게 수축할 것이다. 또한 이 전략은 환자에게 변화된 환경에서 수행할 때 용기를 준다. 환자에게 지지를 위해 손을 사용하거나 물체를 잡지않고 의자에서 일어서기를 부탁함으로써 과제를 진행시킬 수 있다. ■

■ 물리치료: 전기자극과 생체되먹임 (Physical agents: electrical stimulation and biofeedback)

전기자극 (Electrical Stimulation)

근력강화을 목적으로 한 전기자극의 효과는 광범위하게 연구되어 왔으며, 잘 확립되었다. 신경근전기자극(neuromuscular electrical stimulation, NMES)은 비정상적인 근긴장 및 근약화, 수의적 움직임의 어려움이 있는 아동과 성인 모두에서 수의적인 조절을 개선하고 근력강화를 하는데 효과적인 것으로 나타났다. 전기자극은 움직임 장애를 가진 환자를 위한 가치 있는 촉진을 한다는 것이 명확하게 증명되었다. 강직이 있는 환자를 대상으로 한 연구는 근력이 증가하고 수의적인 운동조절이 나타날수록 비정상적인 근긴장의 증상이 명확하게 감소한다는 것을 증명하였다. 전기자극에 의한 근력강화는 강직이나 비정상적인 고긴장을 감소시킨다.

기초과학 연구는 연장된 기능적 요구에 노출된 골격근은 운동과 전기자극에 의해 증가되고 신진대사 활동과 그 다음 구조적 적응 변화에 반응한다. 운동 학습은 전기적으로 유도된 수축과 함께 자극된 근수축의 기능적 사용 안에서 어린이나 어른이 지지될 때 일어날 수 있다(그림 7-2, 7-3). 환자의 움직임에 지속된 효과를 가지도록 하기 위한 전기 자극의 사용에서 다른 부가적 중재로서의 자극은 기능적 활동 안에서 이루어져야 한다. 치료적인 표면 전기자극의 적용에 특징이 되는 요소는 다른 곳에서 이용될 수 있다. 크기는 원하는 운동반응을 성취할 정도로 크게 적용될 필요가 있다. 전기자극은 성인 편마비(hemiplegia)환자와 뇌성마비아동의 보행과 손 기능을 향상시키는데 성공적이다. 자극이 중지되었을 때 전기적으로 촉진된 나아진 기능적 움직임은 이월효과(carryover effect)를 증명한다.

신경재활은 서기나 걷기, 닿기와 같은 적합한 기능적 임무를 할 때 전기자극을 사용하여 요구된 근육의 수축을 이끌어 내는데 초점을 맞춘다. 기능적 임무를 하는 동안 큰볼기근(대둔근, gluteus maximus), 넙다리네갈래근(대퇴사두근, quadriceps), 뒤넙다리근(슬괵근, hamstring), 앞정강근(전경골근, anterior tibialis), 장딴지근(비복근, gas-

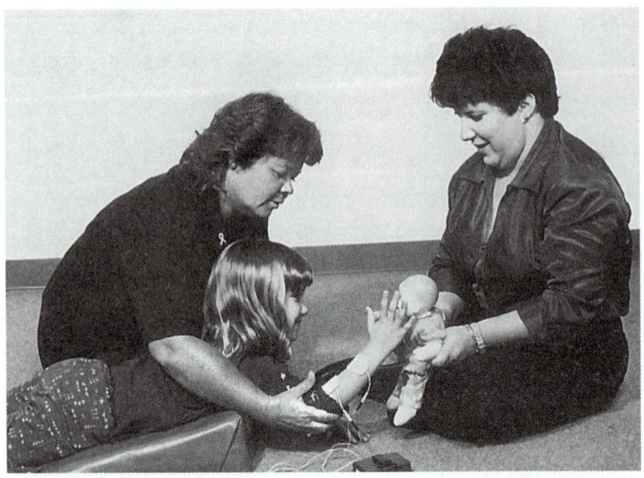

그림 7-2. 기능적 뻗기동안 능동적인 손목 폄을 보조하는 전기자극.

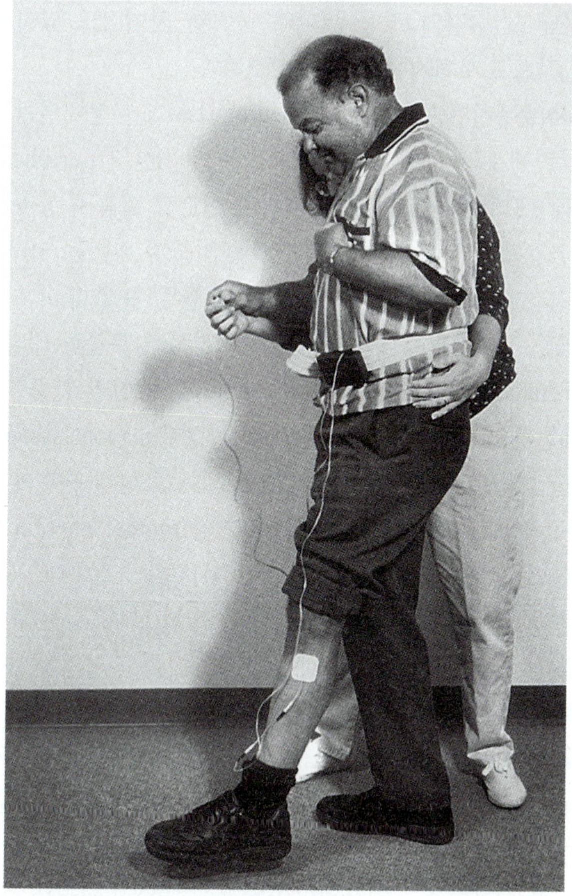

그림 7-3. 보행의 유각기동안 발들림(foot clearance)을 돕기 위해 발등굽힘(배측굴곡)을 보조하기 위한 전기자극.

trocnemius), 세갈래근(삼두근, triceps), 손목폄근(wrist extensor), 손가락굽힘근(finger flexor)와 같은 근육을 자극하는데 성공적이라고 보고되었다. 임상적으로 적용된 치료적인 기능적 전기자극은 감각인식을 높이고 자발적 조절을 다시 배우는 것을 돕는 운동 학습의 보조자의 역할을 한다.

임상 사례:

근력강화와 자발적 조절의 촉진을 위한 전기자극은 기능적 자세에서 다음과 같이 사용될 수 있다.

1. 팔 체중지지 활동을 할 때 위팔세갈래근 근육 위에
2. 아탈구된 어깨의 정복을 돕기 위해 어깨세모근(deltoid), 가시위근(supraspinatus) 근육 위에
3. 하지의 서 있는 동작 지지를 돕기 위해 장딴지근, 넙다리네갈래근, 엉덩관절폄근(hip extensor) 위에
4. 보행의 유각기 동안 발이 지면에서 떨어지는 것을 돕기 위해 앞정강근(tibialis anterior) 위에

치료사와 보조치료사는 전기자극을 사용하기 전에 증명된 금기증과 예방책을 충실히 유념해야 한다(Nelson, Hayes, & Currier, 1999; Robinson & Snyder-Mackler, 1995). ▪

생체되먹임(Biofeedback)

생체되먹임이란 운동단위 활동양이 감지 및 증폭되는 과정으로, 청각이나 시각신호로 전환된다. 이 증가된 신호는 개개인에게 근 활동량을 증가시키거나 감소하도록 하는데 사용된다. 생체되먹임은 신경학적 질환자에게 두 가지 치료적 훈련 목적의 하나를 성취하는데 성공적으로 사용되어 왔다.

- 자발적인 근활동량을 증가시키기 위해 생체되먹임은 약한 근육 위에 위치한 감각과 함께 환자가 더 많은 운동단위를 모집하고 특정근육 활동을 분리하는데 도움을 준다. 생체되먹임 단위의 역치값은 청각이나 시각신호의 결과로 바람직한 운동단위 동원이 강화되도록 설정된다.
- 근육에서 원하지 않는 운동단위 활동을 감소시키기 위해 생체되먹임은 과활동 근육 위에 위치하고, 환자가 그 근육을 이완하는데 주의를 기울이도록 돕는다. 교대로 감각은 길항근을 자발적으로 활동시키기 위해 길항근 위에 놓일 수 있다. 주의는 과활동성 길항근의 상호억제를 위해 조절된다.

물리적 요법은 중재의 부분으로써 그것을 사용하는 치료사의 창조성만큼 효과적이다. 생체되먹임은 환자가 운동감각인식(kinesthetic awareness)을 되찾고 자발적 운동조절을 위해 그 인식을 사용하도록 직접적으로 돕는데 사용되는 효과적인 치료도구가 될 수 있다. 이것은 심각한 인지 장애를 가진 환자는 근활동과 결과적인 청각 및 시각신호사이를 이해하기 어렵기 때문에 제한된다.

비정상 근긴장(Muscle tone abnormalities)

비정상적인 근긴장이란 개념은 모호하다. 근긴장은 단순히 신경학적 구조에만 영향을 받는 것이 아니다. 수동움직임(passive movement)에서 어떤 저항은 화학적 요인이나 근육의 내재적인 특성에 기인한다. 휴식시의 근육이나 이완된 환자의 근육을 수동적으로 신장할 때 전기적인 활동은 없다.

근긴장은 골격근의 준비단계로 정의된다. 따라서 근육계(muscular system)는 과제를 준비하는 단계에서 적절한 긴장을 요구한다. 정상적인 근육에서는 전형적인 근긴장 단계가 있다. 이것은 근육을 조절하는 운동신경의 흥분성 정도와 근육 자체 내의 뻣뻣함(stiffness), 신경학적 병리의 존재, 여러 가지 다른 반사들의 감수성 정도에 의해 결정된다. 근긴장은 아래와 같은 연속체로 볼 수 있다(Shumway-Cook & Woollacott, 2001).

이완(flaccidity) ↔ 저긴장(hypotonia) ↔
정상(normal) ↔ 강직(spasticity) ↔ 경직(rigidity)

중추신경계의 병리는 비정상적인 근긴장으로 알 수 있다. 비정상적으로 높거나 낮은 근긴장은 보편적으로 신경계의 병리적인 임상적 신호이다. 이것은 운동계(motor system)의 일차적 손상으로 고려된다. 그렇지만 환자가 경험하는 기능적 제한은 비정상적인 근긴장이 얼마나 원인이 되는지는 알려지지 않았다. 이완과 저긴장은 근육의 저긴장(hypotonicity)상태이고 강직과 경직은 고긴장(hypertonicity)상태이다.

비정상적으로 낮은 근긴장 (Abnormally low muscle tone)

비정상적으로 낮은 근긴장은 근육이 수동적인 움직임에 저항이 전혀 없는 임상적인 특징 중 하나이다. 신장반사는 감소[**저반사증**(hyporeflexia)]하거나 없고[**무반사증**(areflexia)], 팔다리는 쉽게 움직여지고, '느슨한(floppy)' 느낌이다. 관절의 고신장성(hyperextensibility)과 불안정성(instability)이 일반적이다. 비정상적으로 낮은 근긴장은 상위운동신경손상뿐만 아니라, 하위운동신경손상에서도 나타난다. 각각의 경우에 따라 중요한 차이점도 있지만, 임상적으로 보여지는 특징은 비슷하다.

하위운동신경(lower motor neuron, LMN)부분에서는 척수앞뿔세포(anterior horn cell)나 말초신경(peripheral nerve)에 침범을 당하고, 마비와 탈신경근 위축 증상과 함께 근긴장이 낮아지거나 없어진다. 약증과 마비는 영구히 지속되고, 어떤 고긴장성 신호로도 되돌릴 수 없다.

또한 근긴장의 감소는 상위운동신경의 일부분인 대뇌피질(cerebral cortex)과 소뇌(cerebellum)의 침범과 중추신경계손상의 급성기와 관계가 있다. 신경계(nervous system)는 급성기의 쇼크 상태일 때, 관련 되어진 신체 분절의 모든 근육들은 침범을 당해서 운동기능(motor function)이 크게 저하된다(Denny Brown, 1950). 침범 부위에 따라 척수나 대뇌쇼크(spinal or cerebral shock)으로 불린다. **대뇌쇼크**(cerebral shock)일 때, 급성기 뇌졸중 환자는 손상측에 일시적인 이완이 나타난다. 척수손상환자일 때는 손상측에서 **척수쇼크**(spinal shock)가 나타난다. 상위운동신경이상으로 인해 3차운동신경원에서 내림섬유들이 불충분하게 수렴되어 복잡한 움직임을 일으키거나 불필요한 강직경련성 근수축을 일으킨다(Landau, 1988). 이러한 결과로 근약화(weakness), 느린 움직임(slowness of movement), 협응력(coordination)소실이 나타난다.

이완(Flaccidity)

이완은 근긴장의 완전한 소실을 말한다. 보통 중추신경계손상 후, 손상의 급성기에 즉시 보이지만, 하위운동신경부위의 손상에서는 이차적인 것이다. 이완을 가진 환자는 심부건반사와 근수축은 나타나지 않는다. 중추신경계의 손상에서 이완은 종종 나타나지만, 항상 일시적인 단계는 아니다.

저긴장(Hypotonia)

근육의 뻣뻣함 감소로 정의되어지고, 종종 척수소뇌로(spinocerebellar tract)부위와 뇌성마비나 다운증후군과 같은 발달장애에서 나타난다. 낮은 근긴장(low muscle tone), 약한 목과 몸통조절(weak neck and trunk control), 나쁜 근육 동시수축(poor muscular co-contraction), 안정성의 제한이 특징이다. 환자들은 피로감이 높고, 지구력이 약하고, 움직임이 느리거나 결핍되어 있으며, 종종 게을러진다. 저긴장증은 이동이 어렵다.

▪ 비정상적인 저긴장의 임상관리 (Clinical management of abnormally low tone)

일차적인 운동계 손상 시, 비정상적으로 낮은 근긴장은 임상적인 특징과 함께 일반적으로 움직임에 문제를 일으킨다. 저긴장증 환자는 약화와 함께, 근활동을 유지하는 능력과 근육군을 동시수축하는 능력이 저하되고, 비정상적인 관절 움직임 패턴들을 나타내며, 정상 자세반응이 늦거나 나타나지 않는다. 이완된 팔다리에 손상을 막기 위해 부가적인 신체적 지지를 제공하는 것은 중요하다. 표 7-2는 저긴장증의 일반적인 임상 문제들과 그에 따른 기능적 제한들을 치료하기 위한 몇 가지 제안을 함께 제시한다. 그림 7-4부터 7-6은 기능적 제한, 치료 모습을 보여주고 있다.

감각운동접근법 (Sensorimotor approaches)

감각운동기술은 이완된 근육의 운동단위 활성을 증가시키기 위해 종종 사용된다. 예로, 기능적으로 근육 위에 테이핑을 하는 것이다. 중력을 제거한 자세에서는 수의적 조절이 쉽게 이루어지도록 근활동을 충분히 이끌어 낼 수 있다. 다른 감각운동 기술로는 압축, 빠른 신장, 시각적 입력이 있다. 압축은 체중부하자세를 이용하고, 신체분절의 안정화를 위해 도수 보조를 한다(그림 6-4A, 6-20, 6-31). 팔의 체중부하는 편부전마비(hemiparesis)환자 근육의 운동단위를 촉진시킨다고 최근에 증명되었다(Brouwer & Ambury, 1994). 다리에서는 옆에서 옆으로 체중을 이동하는 것처럼 선 자세에서 압축이 쉽게 이루어진다. 스프린트(splint)나 도수보조는 무릎이 굽어지는 것을 막기 위해 필요하다. 빠른 신장은 운동단위 활성에 효과적이며, 수동이나 능동보조에서 고유수용성감각촉진법(PNF)을 사용하면 쉽게 통합된다. 빠른 신장이나 테이핑은 6장에서 이야기한 것처럼 단일연접신장반사호(monosynaptic stretch reflex arc) 활동을 하며 그 결과 주동근이 활동한다. 이 활동은 아주 짧은 반응으로 다른 기술들과 함께 사용된다. 환자들이 수의근 수축을 시작하거나 유지하는데 아주 효과적이다. 후에 기능적 훈련 시 다시 사용된다. 기능적 활동에서 촉진을 증가시킨다(그림 7-7). 왜냐하면 환자에게 기능적인 움직임을 다시 배우게 하는 것이 목표이기 때문이다. 환자가 독립하여 조절을 시작하면 감각운동기술들은 사용하지 않는다.

임상 사례:

아래의 예는 신경재활단계에서 감각운동기술들을 효과적으로 사용하는 것이다. 팔에 비정상적 근긴장을 가지고 있는 사람의 기능적 목표(functional goal)는 앉은 자세에서 서기(sit-to-stand)이동 시 보조를 할 수 있도록 팔이 안정된 체중지지를 하는 것이다. 이런 경우, 물리치료사나 보조자는 의자의 팔부분에 환자의 팔을 올려놓는다. 시각과 구두 신호는 환자의 업무를 명확하게 수행하는데 사용된다. 어깨관절에 하방압력을 주어 어깨관절, 팔꿉관절, 손목주위의 근육들이 합동 수축을 하며 보조하도록 시킨다. 상완삼두근의 연속적 치기나 빠른 신장은 환자의 신체체중을 사용하여 상완삼두근을 활성화시킨다. 환자가 이동수행시 보조를 받을 때 제공되는 도수 안내(manual guidence)와 같이 어깨의 사용은 조절의 요점이다. 아래의 기술은 환자의 운동학습 증가에 중요한 기능적 기술이다. 두드림(tapping), 빠른 신장(quick stretch), 접근(approximation), 도수접촉(manual contacts), 조절점(key point of control), 시각되먹임(visual feedback), 언어적 도구(verbal instruction), 강화(reinforcement). 이런 기술은 분리되어 사용되면 효과가 없지만, 중재적인 접근으로 환자에게 중요하게 사용된다. ▪

운동조절과 기능적 수행을 향상시키기 위한 운동 (Training to improve motor contol and functional performance)

비정상적인 낮은 근긴장의 환자에게 강조되는 것은 기능적인 자세에서의 안정성이다. 기능적인 자세는 옆으로 눕기, 앉기, 서기이다. 안정된 자세에서 반복적으로 연습할 수 있는 기능적인 움직임을 보조한다. 이완성 마비처럼 매우 낮은 근 긴장도의 근육을 가진 환자들을 위한 옆으로

표 7-2

일반적인 임상 문제들, 기능적 제한들, 저긴장증 환자들을 위한 목표

임상문제	기능적 제한	목표
근약화	근력 감소 항중력 조절 감소 (그림 7-4A)	수의적인 근력 증가: 등척성, 등장성, 원심성 기능적 자세에서의 항중력 조절 증가 (그림 7-4B)
근육군 활동을 유지하는 능력 감소	자세 정렬 유지와 정적인 자세에서의 조절 무능력 (그림 7-4A) 피로감	감각운동 기술들을 사용하여 근활동을 증가, 강화 (그림 7-4C) 지구력 훈련, 에너지 보존
근육군의 연합 활동 능력 감소	근위부 안정성, 연부 조직의 지지, 관절의 안정성 감소 (사진 7-4B) 손상을 받기 쉬움	관절이 open pack position 된 상태에서 연합 수축과 안정성 증가 감각운동 기술 사용 (압축, 체중지지, 발달된 자세에서 체중 기울이기) (사진 7-5) 자세, 보조기, 적절한 기구 사용 (예, 의자차 무릎 받침)
머리와 몸통의 자세 조절 감소	똑바른 자세에서 머리와 몸통을 움직이고 안정시키는 능력 감소	다양한 자세(정적, 동적)에서 머리와 몸통 조절 능력 증가 (그림 7-6)
비능률적 혹은 비효과적인 자세 반응	움직이거나 이동할 때 자세의 재정렬 능력 감소 균형 감소, 자주 넘어짐	자세 변화에 반응 증가 균형 활동
비정상적인 관절 가동범위	부정확한 관절 운동 과신전성 관절 수축으로 인한 비정상적인 고정	기능적 움직임을 하는 동안 관절의 편위 운동 관절의 완전무결과 뼈의 정렬 가동범위 증가
얕은 호흡	호흡기 감염 증가 입운동의 어려움	흉부의 신전 증가와 몸통 강화 폐의 위생

출처: Bertoti, D. B. (2000). Cerebral palsy: Lifespan management. In *Orthopaedic interventions for the pediatric patient, orthopaedic section home study course*. Alexandria, VA: American Physical Therapy Association.

구르기, 기본적인 침상동작과 바로누운자세에서 앉는 자세로 움직이는 것은 어려우며 물리치료사나 보조자들의 첫 지도가 많이 요구된다. 이것은 중요한 기능적 과제인데 압박 감소와 기본 위생 상태를 위해 일찍 시작해야 한다.

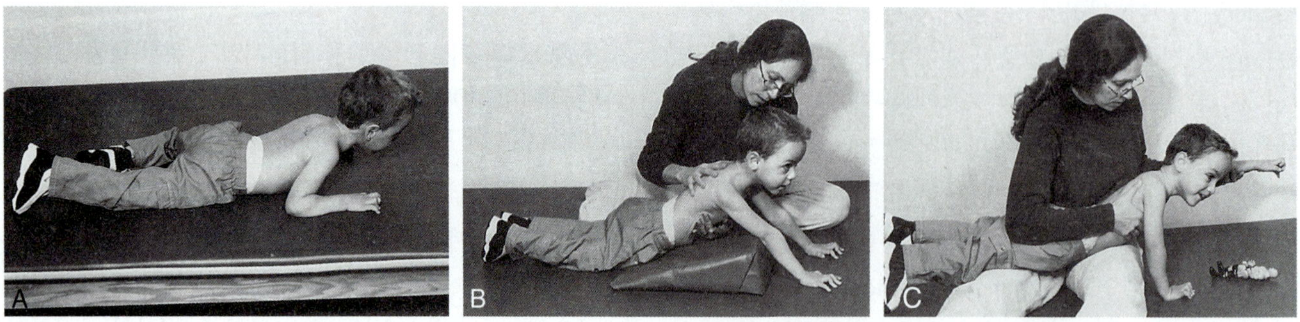

그림 7-4. (A) 저긴장증 아동은 종종 제한된 항중력근력과 조절이 나타난다. (B) 치료사는 기능적 자세에서 항중력 조절에서 아동을 보조할 뿐 아니라, (C) 과제에 도달하는 것을 보조한다.

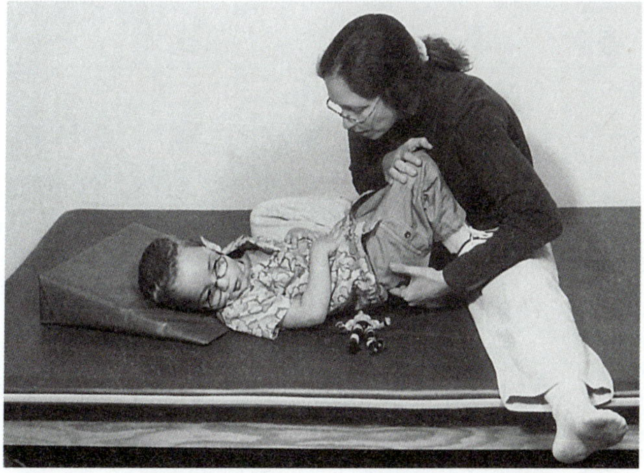

그림 7-5. 교각운동(bridging)은 근력을 증가시키고 기능적 활동이나 통증이 있는 부위의 활동을 하는 동안 몸쪽조절 발달을 증가시킨다.

침범된 근육들의 활성화, 손상된 신체분절의 촉진, 체중지지, 손상 받은 신체 쪽의 감각자극 같은 과제들을 반복연습 한다. 다른 기능적 과제에는 이동, 움직임의 약속, 자조활동, 독립이 속한다. 안정된 자세에서나 촉진 없는 움직임에서 근육의 수축을 시작하는 것과 같이, 수의적인 근수축과 더 이상 촉진을 사용하지 않는 것이 강조된다. 안정된 기능적인 자세를 취하게 되면, 조절된 움직임 활동을 장려한다. 조절되어진 움직임 활동들은 주동근의 상호작

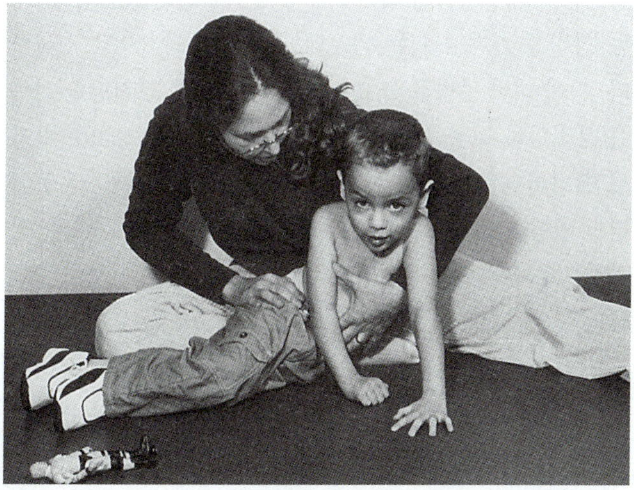

그림 7-6. 팔 체중부하의 근력강화와 변환운동 동안에 자세적 머리와 몸통 조절의 발달을 위해 운동하는 아동. 치료사가 아동의 움직임을 시도하기 위하여 조절점으로 아동의 골반과 몸통을 이용하여 어떻게 자신의 지지와 도구를 현명하게 사용하는지에 주목하라.

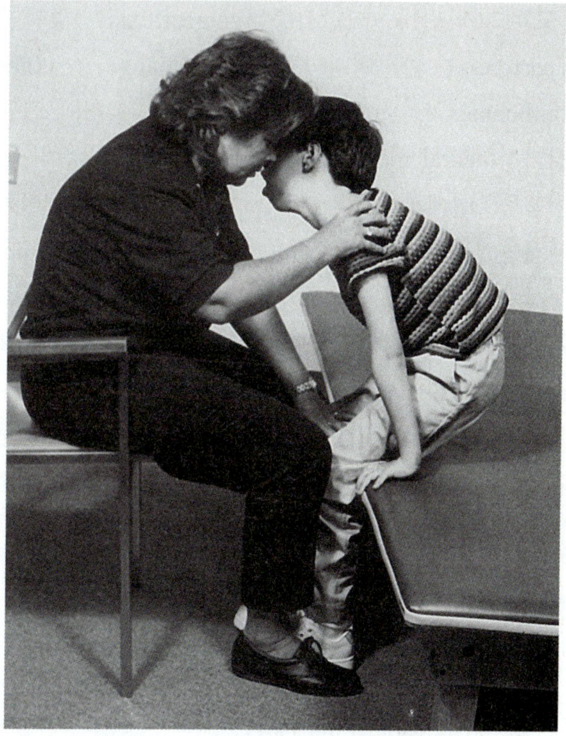

그림 7-7. 치료사는 기능적 활동의 수행동안 아동의 손상된 팔다리를 통해 체중지지와 접근을 촉진한다. 아동이 어깨와 무릎에 도수적 지지를 통해 치료사가 어떻게 접근을 하는지 주목하라.

용이 요구되는 체중이동과 움직임의 전이 이다(6장 참조). 가동성과 안정성이 합쳐진 동적인 활동들은 스트레스를 받는다. 자립이나 전이된 움직임을 보조받는 동인, 수의적 조절은 기능적인 환경에서 연습된다(그림 6-3, 7-7 참조).

▪ 비정상적으로 높은 근긴장 또는 고긴장증 (Abnormally high muscle tone or hypertonia)

▪ 강직 (Spasticity)

강직은 고긴장성의 한 상태이다. 강직이라는 단어는 '당기는 것', '떨어뜨리는 것'이라는 의미의 그리스어, Spastikos라는 단어에서 파생되었다(Albright, 1992; Prestin & Hecht,1999). 이것은 운동장애(motor disorder)와 같이 이상흥분의 결과로 힘줄반사(tendon jerk)의 약화와 함께 신장반사에서 속도의존(velocity-dependent)가 감소된다(Lance, 1980). 강직은 전형적인 상위운동신경원의 부분으로 보여진다. 강직의 임상적 특성은 논쟁의 여지가 남아 있다. 이 시기에 음성(negative)과 양성(positive) 특

성 모두 나타난다: 고반사증(hyperreflexia), 고긴장증(hypertonus), 반사변화약화(reflex change weakness)(Bourbonnais & Vanden Noven, 1989). 강직의 근원을 신경기전(neural mechanism)에서 고려하는 가설이 있다. 내림운동조절(descending motor control) 활동의 변화로 알파운동신경의 흥분 감소때문에, 그 결과 긴장반사(tonic reflex)와 신장반사(stretch reflex) 활동이 증가된다(Landon, 1980). 강직의 임상적인 진술을 이해하는 것이 더 중요하다.

임상적으로 아래에 기술되어 있는 비정상적인 운동을 평가하다(Horak, 1991).

1. 과활동신장반사(hyperactive stretch reflex)
2. 비정상적인 팔다리의 자세(abnormal posturing of the limbs)
3. 길항근의 과다한 협동작용(excessive co-activation of the antagonist muscles)
4. 연합운동(associated movements)
5. 간대성 경련(clonus)
6. 전형적인 협동운동(stereotypical movement synergies)

강직의 중요한 임상적인 특징은 수동적 신장에서 속도-의존성의 증가에 따라 근육이나 근육군들의 저항이 증가되는 것이다. 신장반사활동(stretch reflex activity)(고반사증, hyperreflexia) 증가의 신경학적인 이유로는 척수분절 수준의 알파운동신경의 이상흥분 또는 신장으로 인해 증가된 원심성 흥분의 양이다. 알파운동신경의 이상흥분은 내림억제입력, 연접후 감각탈신경, 혹은 구심성 뒤뿔이 부수적으로 자라나는 것에 기인한다.

임상적으로 구심성감각의 입력이 비정상적인 작용과 피질중심(cortical center)과 척수사이신경(spinal interneuron)의 조절능력 부족으로 근긴장이 증가한다. 신장반사기전(stretch reflex mechanism) 장애는 수동적인 움직임에서 특히, 몸이 움직일 때 저항을 증가시키는 결과를 가져올 것이다. 공통적으로 나타나는 임상적인 증상은 **간대경련**이다. 길항근육군과 수축성 근육 사이에 교대로 경련하며 나타나고, 원인은 과능동적 신장반사 때문이다. **바빈스키징후**(Babinski sign)는 발의 바깥쪽의 자극에 엄지발가락은 신전되고 발가락은 외전된다. 강직은 증상에 속한다. 악화된 공동운동(dyssynergic) 움직임 패턴 역시 주동근과 길항근군이 비정상적인 타이밍에 함께 작용하는 것이다. 환자는 강직을 가지고 있는 가운데 근육을 수의적으로 조절한다. 이에 대한 증명은 늘고 있으나, 주동근의 부적당한 회복은 부적당한 길항근보다 더 문제가 된다. 현재 보고서에 따르면 이러한 불완전한 회복이 보이고 있다. 길항근 운동신경의 활동성보다 주동근 운동신경의 활동성이 증가한다. 일차적으로 강직은 중추신경계 질병을 동반한다. 이것은 주동근과 수의근 조절이 간섭적인 치료를 직접적으로 관여한다.

또한 강직은 근육의 신체적 특성을 변화시키는 원인이 된다. **뻣뻣함**(stiffness)은 근조직(muscle tissue)의 탄력성인 특성 안에 반사적인 변화가 있고, 구축이라는 임상적 증상이 있다. 근육의 과긴장도를 겪는 환자 역시 여기에 포함된다. 이러한 근조직의 신체적 변화는 수동적인 신장에 대한 저항이 증가하고, 뻣뻣함을 인지하고 움직임이 저하된다.

임상 사례:

팔다리의 강직 정도를 평가하는 수정된 애쉬워스척도(Modified Ashworth Scale)(Bohannon & Smith, 1987, Reprinted with permission of the American Physical Therapy Association):

등급	기술
0	근긴장의 증가가 없다
1	약간의 근긴장이 있다 (잡고 놓기나, 손상부위의 굽힘과 펼때 관절가동범위 끝부분에서 최소한의 저항을 이길 수 있다.
1+	약간의 근긴장이 있다(잡기나, 1단계의 반정도의 저항을 이길 수 있다)
2	대부분의 관절가동범위에서 근긴장의 증가가 명확하다. 그러나 손상부위는 쉽게 움직인다.
3	근긴장의 증가가 많이 일어난다. 수동적인 움직임이 어렵다
4	굽힘과 펼 때 단단하다. ■

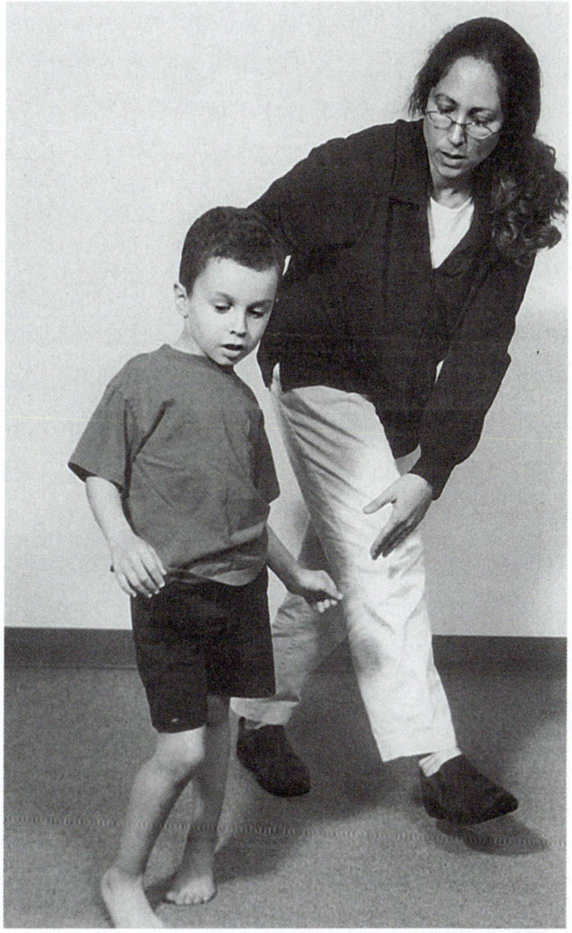

그림 7-8. 강직성 양마비형 뇌성마비 아동의 보행은 특징적으로 골반 후인, 골반전방경사, 안쪽회전, 모임, 무릎 굽힘, 비효과적인 발목조절 등이다.

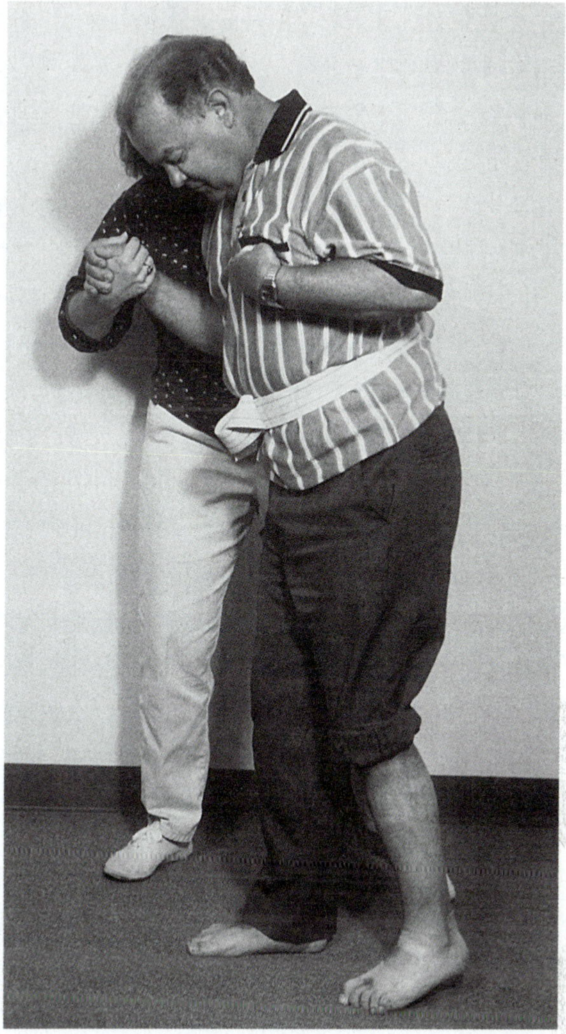

그림 7-9. 편마비환자의 보행은 특징적으로 골반 후인, 가쪽회전과 모임, 무릎 폄, 그리고 비효율적인 발목조절 등이다.

신장반사는 속도에 의존하고 근육의 뻣뻣함 증가에 영향을 받기 때문에 강직은 환자의 능동적인 순발력에 제한을 줄 것이다. 강직은 신경손상의 여러 증상 중 하나이고 움직임을 방해하는 증상이기 때문에 중요하다. 기능적 중재에 가까운 것은 일차적으로 능동적인 근육조절(muscle control)이고, 움직임을 제한하는 강직의 증상을 감소시키는 것이다.

임상적으로 움직임의 변화와 체중부하(weight-bearing) 자세에서 균형 있는 근수축은 강직이 일어날 때 절충될 것이다. 움직임에 있어 강직은 자발적으로 적절한 상황에 따른 움직임의 부족과 형식적인 움직임이 나타난다. 예로, 뇌성마비아동은 골반전방경사(pelvic anterior tilt), 안쪽회전(internal rotation), 모임(adduction), 무릎관절 굽힘(knee flexion)이 보행에서 나타나고(그림 7-8), 성인편마비환자는 골반 후인(pelvic retraction), 가쪽회전(external rotation), 모임(adduction), 무릎관절 폄(knee extension)이 보행에서 나타난다(그림 7-9). 다른 예로는 비정상적인 공동패턴이 우월하게 나타난다.

▪ 강직의 임상적 관리 (Clinical management of spasticity)

현재 연구에 따르면, 중재는 환자가 기능적 독립을 획득하는데 제한을 주는 강직을 감소시키는데 주로 집중되어 있다. 강직은 기능향상의 주요 장애가 아니다. 비정상적인 근긴장은 근조절을 방해하는 일차적인 원인이 아니다. 움직임 손상과 관련된 모든 것, 목표달성 못하는 것, 환자의 기능적 제한 중재가 필요하다. 강직이 있는 것과 개인적으로 움직임의 문제가 있는 것은 여러 가지 다양한 문제점을 동반한다.

임상적인 강직의 사정(assessment)은 수동적 움직임의 저항에 제한이 있고, 자세 비정렬이 있다. 강직과 뻣뻣함의 원인들 사이의 차이점은 중요하다. Little과 Merritt (1988)는 수의적인 움직임을 제한하는 특징은 다음과 같다: 구축(contracture), 과활동성 신장반사(hyperactive stretch reflexes), 근약화(weakness), 길항근군의 중심 동시-수축(central co-activation of antagonistic muscle groups). Bjornson(1999)에 따르면, 강직이 나타나는 원인이 수의적인 움직임을 제한하는 주요원인은 아니라는 것이다. 강직을 위한 중재는 환자를 위한 중재에 근접한 구성요소들을 통합하고, 최대한의 기능적 성과를 목표로 삼고, 이차적인 손상을 예방하는 것이다. 표 7-3은 공통적인 임상적 문제, 기능적 제한, 일차적 손상은 과긴장도를 가진 환자를 위해 문제점을 중재해 해결한다.

자세(positioning). 정상적인 신경근육계(neuromuscular system)는 인체 움직임이나 인체가 서 있는 지지면의 움직임에 대하여 정상적인 감각운동계의 조절로 근긴장을 자동적으로 변화시킨다. 인체 자세 변화는 상위운동신경원 손상자의 근긴장이나 강직으로 중요하게 변경될 수 있다. 일반적으로, 연장된 신장은 강직성 근육의 이완을 촉진할 수 있다. 엉덩관절 굽힘근에 강직이 있는 환자는 강직을 이완하고 배열(alignment)을 개선하기 위하여 엎드린 자세(prone)를 취하는 것이 효과적이다. 인체자세에 대한 반사유형(reflex pattern)의 영향을 수정하는 것은 수의적인 움직임을 시작하며 더욱 효율적으로 만들 수 있도록 이완을 증진시키는데 효율적이다. 자세배열(postural alignment)에 대한 긴장성반사(tonic reflexes)의 강력하고 우월한 영향을 가진 사람들에서, 자세는 수의적 움직임에 대한 반사유형의 영향을 감소시키는데 보조적인 역할을 할 것이다. 그림 6-5에서 묘사된 머리와 다리의 굽힘은 바로누운 자세동안 긴장성 미로반사(tonic labyrinthine reflex)의 영향을 감소시킬 것이다. 옆으로 누운 자세(side lying)는 종종 임상에서 모든 긴장성목반사(tonic neck reflexes) 특히, 긴장성 미로반사와 비대칭긴장성목반사(asymmetrical tonic neck reflex)의 우월한 영향을 감소시키기 위해 사용된다. 이 중재는 운동조절이 매우 타협적이고 움직임에 대한 강직의 영향이 심한 심각하게 손상된 환자에게 아주 적절하다.

감각운동접근 (Sensorimotor approaches)

6장에서 토론한 것처럼, 감각운동접근법의 감각적 자극치료의 선택적 사용을 돕거나, 근긴장을 방해하고 자극의 사용에 의존하게 된다. 예로, 연장된 신장(prolonged stretch), 냉치료(icing), 따뜻함(neutral warmth)은 근활동 수준의 감소에 사용된다. 이 치료는 자극적인 근활동 특히, 치료적 목표가 몸의 부분적 안정일 때 이러한 치료에 가깝다. 이러한 치료는 값비싼 기계로 환자를 관리해야 하고 중재가 이루어지지 않을 수도 있다. 그러나 이 치료는 기능적 기술의 개인적인 목표를 이루는 도수치료를 도울 수 있다.

임상 사례:

어깨뼈 후인(scapular retraction), 손가락(finger), 손목(wrist), 팔꿉관절(elbow) 굽힘(flexion)에 의해 과긴장을 가진 환자를 예로 들 수 있다. 임상적 목표가 환자의 침대 이동을 보조하는 것이라면, 바로누운자세에서 앉은 자세로 이동하기 위해 체중을 들어 올리는 훈련을 시키고 치료사 또는 보조치료사는 중재 역할을 위해 감각도수기법(sensory manual technique)을 시켜 주어야 한다. 이러한 경우, 임상적으로 도수접촉(manual contact)을 사용해서 알맞게 어깨뼈를 전인시키고 팔꿉관절의 위팔두갈래근(biceps) 힘줄 위에 깊은 압력은 억제함으로써 굽힘근 강직(flexor spasticity)이 약해진다. 작용하는 위팔세갈래근(triceps)에 알맞은 테이핑, 손벌림(hand open)상태에서 손목과 손가락 폄근을 천천히 움직인다. 그리고 손바닥 바깥쪽으로 엄지손가락(thumb)을 편 상태에서 조절하는 것이 요점이다. 모든 신체적 '다루기(handling)'는 치료사가 임상적 신체적 길잡이를 통합해 팔의 기술적 사용을 인지하도록 보조적 도움을 주고, 기능적 과제를 할 수 있게 하고, 반복하고 연습해서 근력과 운동조절을 향상시킨다. 이러한 도수기술은 환자가 수의적이고 기능적으로 팔다리를 사용하는 것을 보다 감소시킬 수 있다. ■

표 7-3

일반적 임상문제 및 기능적 제한, 환자/의뢰인의 목적

임상문제	기능제한	목적
근약화	힘생산 제한 중력에 대항하는 움직임에 제한된 중력 수의적 조절 부족	운동단위 회복 증가 구심성, 등척성, 원심성 근력증가 수의적 운동조절 향상
근긴장의 증가로 나타나는 행동들	형식적인 움직임 유형(그림 7-10A) 빠른 움직임 불가	수의적 움직임의 향상으로 형식적인 유형이 아닌 근활성화 해결(그림 7-10B) 기능적 근육 유형의 활성화
기능적 조절을 위해 요구된 팔다리 근육(엉덩관절 폄근, 윗팔세갈래근)의 분리된 활동의 감소	효과적인 체중부하를 지속하는 능력 감소	보다 나은 자세, 감각운동 기술을 이용한 팔다리 부하기능 향상, 움직이는 동안 끝부분 근육 활성화 증가(그림 7-11)
기능적 조절(엉덩관절 폄근, 벌림근, 안쪽회전근) 근육군의 기능적 조절이 어렵다.	움직임 조절 기능 감소 끝부분에서 조절이 어려움 원심성 안정성 기능 감소	움직이는 동안 잡는 자세에 있어서 원심성 조절을 한다. 굽힘근과 폄근 균형기능을 증가시킨다(그림 7-12)
굽힘근과 폄근 균형기능 감소	자세를 취하거나 움직이는 동안에 기능이 굽힘과 폄이 함께 부드럽게 작용기능이 감소한다.	굽힘근과 폄근 균형능력 증가 특히, 몸통 굽힘과 결합된 폄, 팔 폄과 굽힘, 다리 굽힘과 폄
확실시 않은 근육 기능 회복	많은 에너지의 사용과 천천히 힘든 움직임	가족과 안정성을 바탕으로 움직임의 다양성 증가
몸통의 근력 감소	부족한 정적인 몸통 조절 중력에 대항하는 지속능력 불가	능동적 움직임과 몸통 협력 향상(그림 7-13)
움직이는 동안 회전 감소	움직임 변위 부족 자세를 잡기 어렵다.	몸통 회전 변위하는 움직임을 같이 연습한다(예, 구르기, 앉기, 보행), 정적인 자세로 기능적 움직임을 연습한다.
자세반응의 비효율성	움직임에 있어서 자세 조절을 만드는 기능이 감소한다. 움직임의 두려움	자세 변화에 따른 반응의 정확성을 증가시킨다. 균형 활성화
관절가동범위 감소	걷거나 뻗기 같은 완벽한 기능적 움직임을 갖추어야 하는 여행은 제한한다. 정형외과적 기형에 의한 통증	관절가동범위 프로그램 자세 보조적 기기 사용, 회복하거나 기능적 관절가동범위를 유지한다.

출처: Bertoti, D. B. (2000). Cerebral palsy: Lifespan management. In *Orthopaedic interventions for the pediatric patient, orthopaedic section home study course*. Alexandria, VA: American Physical Therapy Association.

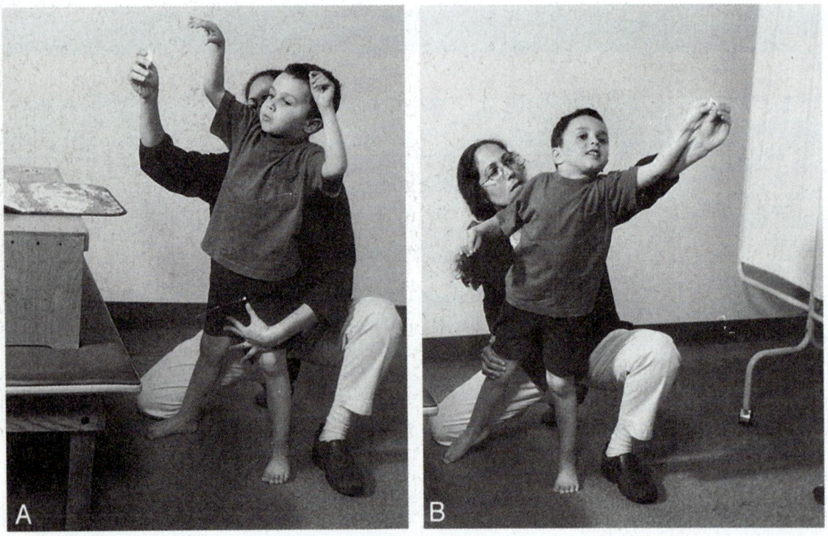

그림 7-10. 팔뻗기에 비효과적인 전략을 가진 과긴장성 아동은 특징적으로 팔다리와 몸통에 연판자세(stereotypical posturing) (A). 치료사의 촉진으로 분리된 근육활동유형을 사용하는 아동(B).

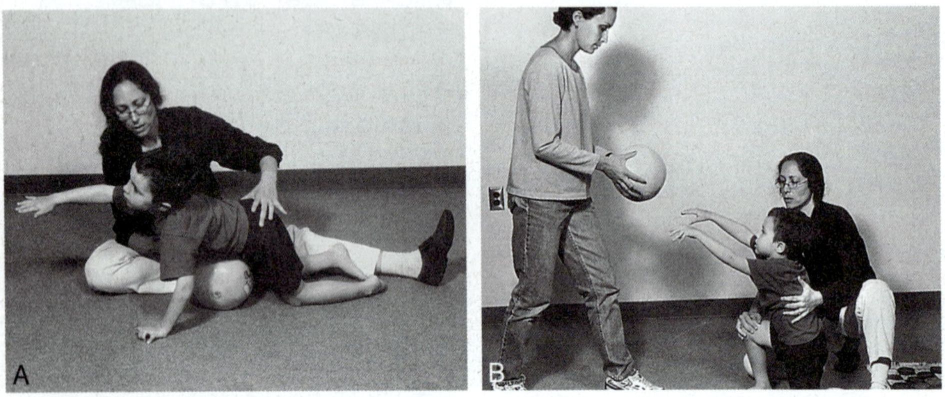

그림 7-11. 발달된 자세를 사용. (A) 네발자세, (B) 반무릎 자세와 같은 발달된 자세는 팔다리 등속성 근력의 개선과 몸통 자세조절의 개선할 기회를 준다.

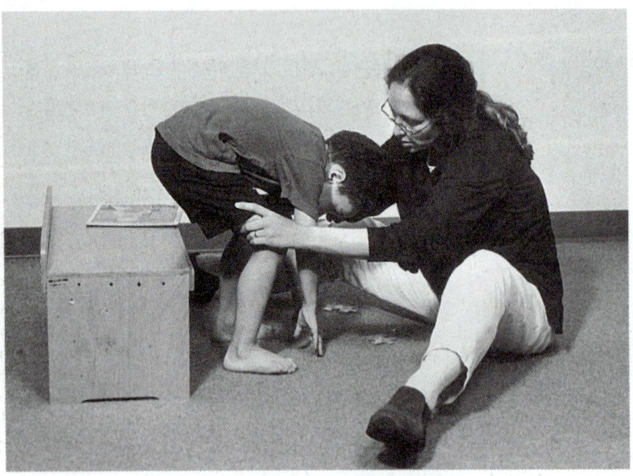

그림 7-12. 움직임 동안 원심성 조절을 수행한다.

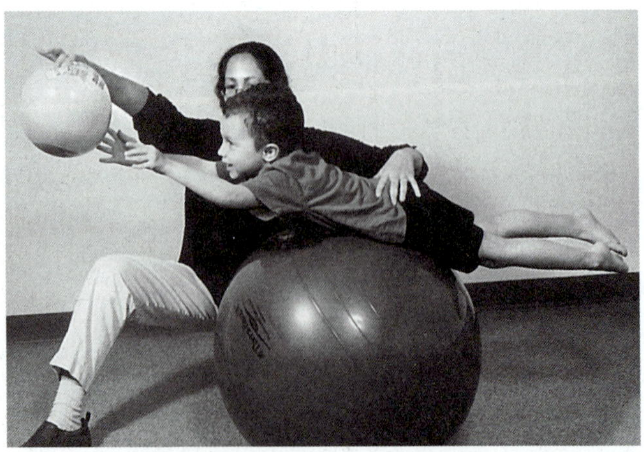

그림 7-13. 능동 움직임, 폄근 근력과 몸통 동시-수축을 발달시키는 데 유용한 놀이 활동.

신경외과와 약리학적인 중재가 있다. 신경학적인 중재는 선택적인 척수뒤뿌리절제술(selective posterior rhizotomy) 혹은 수막강내 바클로펜펌프(intrathecal baclofen pump) 등이 포함된다. 바클로펜이 약리학적 중재로 고려되지만, 척수뒤뿌리절제술과의 기전에 유사점 때문에 척수뒤뿌리절제술과 함께 서술될 것이다. 기본적으로 둘의 중재원리는 강직 증상이 나타날 때 척수의 흥분을 억제하는 부정적 효과를 감소시키는 것이다.

선택적 척수뒤뿌리절제술은 뇌성마비 아동의 강직을 감소시켜 주는 신경외과적인 절차 중 하나이다. 수술과정은 L2부터 S2까지 척수뒤뿌리(spinal nerve post root)를 선택적으로 나누고, 추궁절제술의 제한을 필요로 한다. 외과적 절차를 거치는 동안, 하지의 주요 근육군을 모니터하고, 비정상적인 반응을 가진 뿌리를 나눈다. 뒤뿌리를 나누는 추궁절제술은 신경사이의 연접이 감소하고, 과흥분성도 줄어들고, 알파운동신경과 감마운동신경에 구심성이 투입된다. 기능을 방해한다는 것이 여러 강직의 존재에 선택적 기준이 된다. 그러나 실조성(ataxia), 근긴장이상(dystonia), 저긴장증(hypotonia), 곰지락운동(athetosis)은 나타나지 않는다. 척수뒤뿌리절제술은 격심한 약화를 나타내고 인지하던 운동감각이 바뀐다. 신경뿌리절제술 이후 주된 물리치료와 작업치료의 목표는 ROM을 통해 정렬을 향상하고, 부목으로 보조하고, 자세;능동적 움직임을 돕고 근력과 독립적 이동성을 향상시키는 교육. 대부분의 연구에서는 강직의 해로운 효과없이 기능적 근력에 관련된 근육은 기능성을 향상시킨다. 척수뒤뿌리절제술은 비슷한 기전에 의해 수막강내 바클로펜 펌프에 도움을 줄 수 있으나, 절차는 반대이다.

바클로펜은 L1-2 사이 공간 안의 척수액 도관 안에 삽입한다. 도관은 펌프와 연결되고, 하키 퍽만한 크기이고, 배부(abdomen)의 피부 밑에 넣는다. 바클로펜은 신경뿌리절제술과 같은 방법으로 일반적인 강직에 작용한다. 바클로펜, GABA는 작용제이고, 처음에는 항경련제로 쓰였다. 바클로펜은 척수에 GABA수용체 투입에 의해 강직을 줄일 수 있고, 마지막으로 작용하는 신경전달물질 흥분성을 방해한다. 바클로펜은 경구로 전달하거나 계속적 전달을 위해 척수의 초내 공간 안에 펌프작용을 해서 전달한다. 경구는 초내펌프의 효과가 없는 유형이고 졸음이라는 부작용이 있다. 척수뒤뿌리절제술은 강직의 기능 활동을 방해할 때, 이것을 중재하기 위해 작용된다. 펌프 작용 후에 임상적으로 3일 동안에 강직이 감소하는 것을 볼 수 있다. 펌프는 2-3달에 한번씩 채워주어야 한다. 부작용은 작지만, 감염, 졸음, 시각이 흔들림, 구어장애가 있다. 물리치료와 작업치료 목표는 척수뒤뿌리절제술과 같다: 능동적 움직임 운동 재교육, 약한 환자의 근력 강화.

항강직(antispasticity) 약물치료는 중추신경계와 관련된 작용 중 중추나 말초에 의해 분류된다. 중추작용 약은 대뇌피질에서 척수까지 많은 부분에 작용한다. 말초 작용약은 앞뿔세포(anterior horn cell)에서 근육의 세포 구조까지 다양한 부분의 강직에 영향을 준다. 강직의 관리를 위한 공통된 조제약 중재는 vigabatrin, tizanidine, dnatrolene, diazepam이 있고 모두 경구투약용이다. 그것은 치료와 보조적 작용으로 중요하다. 모든 중추 작용약은 중추신경계효과를 진정시킬 것이다. 아마도 진정작용 원인이 되거나 수축을 방해하거나 수축에 영향을 미칠 것이다. 치료시와 보조치료사는 환자에게 처방하기 위해 약의 효과를 잘 관찰하고, 적용하는 것이 중요하다.

오늘날 널리 보급되고 사용하는 조제약 중재 중 하나는 근육내 보톡스 주사이다. 보톡스 또는 보튤리늄-A-톡신은 클로스트리디움 볼툴리늄(clostridium botulinum) 세균으로부터 얻어진 신경뿌리에 주입하는 약제이다. 보톡스를 신경근이음부의 해부학적 위치에 주입하는 것은 임시적인 화학적 탈신경화를 일으킬 수 있다. 약재에 의해서 아세틸콜린이 신경근이음부에 분비되면, 보톡스는 임상적으로 관찰되는 근긴장을 감소시키는 효과를 보인다. 치료목표인 동적인 움직임 시작에 대한 손상을 충분히 제거한다. 그리고 그 결과 길항근군이 활성화되고 강해지게 만든다. 보통 경련성 강직은 주입한 후 12~72시간 후 감소되는 것이 관찰된다. 그리고 3~6개월 효과가 지속된다. 주 치료목표는 주입한 근육과 일찍이 방해하는 길항근을 모두 신장 및 근력 강화하는 것과 강직의 해로운 효과를 줄이고, 기능적인 움직임 조절로 일을 할 수 있게 하는 것이다.

운동조절과 기능적 수행을 향상하는 훈련. 현재의 보고서에 기능적 제한을 감소시키고 환자를 위한 의미 있는 기능적 달성을 촉진시키는 치료는 신경학적인 손상에 의해 과신장을 가진 환자에게 개인적으로 원천적인 치료를 하는 것이다. 중재에 관련된 적당한 도구를 사용한다. 의학적인 적절한 통합, 치료사는 다양한 도구, 감각운동, 적용할 기기들, 보조기, 자세; 수의적 근조절의 근력 운동치료 중 하나를 선택할 수 있고, 개인적인 움직임의 목표를 세워 관리할 수 있다. 주관점은 과긴장이 아니다. 왜냐하면, 운동조절 분리의 간단한 증상이기 때문이다. 그러나 다소 기능적 제한의 영향이 나타난다. 강직이 있는 환자는 훈련으로 운동신경이 기능회복에 의해 수의적 움직임이 증가하는 것보다 길항근의 활동적 감소로 인해 나타나는 경우가 더 많다. 치료는 비정상적인 근긴장이 효과를 감소시키고, 근력을 되찾고, 전략적인 보조는 환자를 능률적이고 효과적인 움직임이 나타나도록 만들 것이다.

재활 전문가는 객관적인 재활이 개인적으로 필수적인 활동이 향상되는 동안 수의적 조절이 향상된다고 주장한다. 연습과 운동을 통해, 약화된 근육의 운동단위 회복을 향상시키고, 행동의 끝맺음을 다루고, 중추손상자의 운동을 회복시킨다. 일상적인 동작을 회복시키는 움직임을 연습하는게 주된 목적이다. 자연 그대로인 신경운동체계를 사용해서 능동적 신경운동패턴을 재인식하거나 그대로 인식하고 적당한 조건의 상태를 제공한다. 이것은 동시에 발생함으로써 환자가 운동조절을 숙지하고, 근력을 발달시키고, 기능적 운동절차에 따라 인내력을 갖도록 한다. 결국 환자는 일상생활에서의 운동과제를 연습함으로써 신경적 조직(neural organization)과 재조직(reorganization)의 가장 큰 자극을 받는다.

▪ 경직(Rigidity)

경직은 과긴장의 또 다른 형태로, 움직임 또는 신장의 속도에 반응하지 않지만, 수동적 움직임에 높아지는 저항에 의해 특징지어진다. 경직은 바닥핵(basal ganglia)의 손상과 연관된다. 그리고 정상 척수 반사기전에서 척수위(supraspinal)의 과도한 움직임의 결과가 나타난다. 게다가, 근육의 말초기전의 특성이 변화됨으로 근육의 뻣뻣함이 증가된다. 경련과 대조적으로, 경직은 안정 시 근 활동성이 정상보다 높고, 경직을 가진 환자의 수의적인 근 이완 능력이 없음이 제시된다. 경직은 납관형(lead pipe)과 톱니바퀴형(cogweel)의 2가지 유형이 있다. 납관형 경직은 움직이는 모든 범위에 대한 끊임없는 저항이 특징이다. 반면에 톱니바퀴형 경직은 저항과 이완의 양자택일 하는 것에 의해 특징지어진다. 톱니바퀴형 경직은 임상적으로 파킨슨병 환자 같은 환자의 수동적인 운동에 미늘(톱니바퀴 제동기)응답과 저항의 증가가 특징이다. 경직은 심한 기능적 제한과 몸통과 팔다리 굴곡근의 우세가 나타나는 경향이 있다.

환자는 뻣뻣하고 유연성이 떨어진다. 경직은 운동시행의 시작과 수행, 부드러운 종료가 손상된다. 큰 기능적 제한은 침상운동, 이동, 자세조절, 보행, 말하기, 먹기 등에 어려움이다. 중요한 피질척수(corticospinal)병변은 또한 **피질제거 경직**(decorticate rigidity) 또는 **대뇌제거 경직**(decerebrate rigidity)의 임상적 결과를 가져온다. 피질제거 경직은 몸통과 하지의 폄과 팔의 굽힘과 수축의 유지 사이뇌(diencephalon)와 윗둔덕(superior colliculus) 수준의 피질척수로(corticospinal tract)병변을 지시한다(그림 7-14). 대뇌제거 경직은 몸통과 모든 팔다리의 폄, 뇌줄기(brainstem)의 병변, **후궁반장**(opisthotonus)은 과신전된 자세에 의한 폄근의 수축, 심각한 신경의 손상 등이 특징이다(O' Sullivan, 2001).

임상 사례:

심각한 과긴장을 가진 환자를 위한 중재는 전형적으로 불편함을 이완하기 위한 관리와 자세를 취하고, 전체적으로 쉽게 관리하기 위한 최적의 전략과 피부질환 및 이차적인 손상을 예방하는 것이다. 이러한 환자를 위해, 긴장성목반사의 압도적인 영향을 감소할 수 있는 자세와 기술된 인체자세의 우세는 숨쉬기(breathing), 음식먹기(feeding), 삼키기(swallowing)를 더욱 쉽게 개선하고 삶의 질을 향상시킨다. ▪

경직의 임상적 관리 (Clinical management of rigidity)

경직은 경련과 유사하게 관리되면 기능적 제한이 유발된다. 심한 뇌손상이나 제시된 심한 경련을 가진 환자와

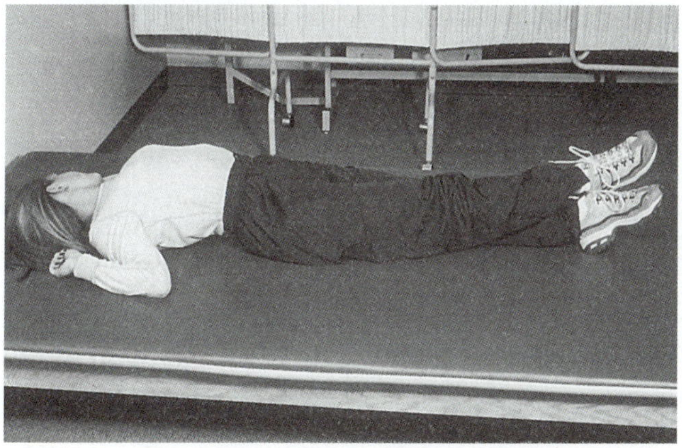

그림 7-14. 피질제거 경직을 설명하는 자세. 몸통과 다리는 단단하게 펴지고, 팔은 어깨뼈 후인과 함께 굽혀진다.

비슷한 관리를 받기 때문에 피질제거 또는 대뇌제거 경직이 유발된다(그림 7-14, 7-15 참조). 이러한 경직의 경우, 혼수상태 또는 식물인간처럼 보이는 희귀한 경우의 심각한 뇌손상이 종종 동반되기도 한다.

가장 흔한 경직의 유발은 파킨슨병의 징후처럼 보인다. 파킨슨병의 관리에 관한 자료들이 있다. 최근 조사는 치료의 중재는 환자의 여지가 있고, 의미 있는 신경계 경직성분의 감소를 지향한다. 오히려 조정은 기능수행 어려움의 주요한 손상의 원인이 아닌 기능적 움직임의 향상과 인식의 재교육을 지향해야 한다. 파킨슨병의 경직을 가진 환자는 고유수용기와 외수용기성의 피드백의 시작과 모니터 움직임의 효과적 사용에 어려움이 나타난다. 인지적 조절에서 환자의 운동동작을 가르치는 인지적 전략은 파킨슨병의 경직의 운동조절 결정에 기여하는 자연적 회로 혼란을 피할 수 있게 해준다. 파킨슨병과 연관된 경직의 약물을 사용한 관리는 효과적이다. 가장 흔하게 사용되는 약물은 레보도파(levodopa)와 아포몰핀(apomorphine)이 있다. 임상조사 자료는 약물치료의 효과가 질병의 과정과 초기 질병에 가장 효과가 나타남을 보여준다. 이러한 이유로 임상가는 파킨슨병 환자가 훈련 이후에 운동수행의 파장이 기대되는 동안 혼란을 극복할 수 있다(Morris, 2000).

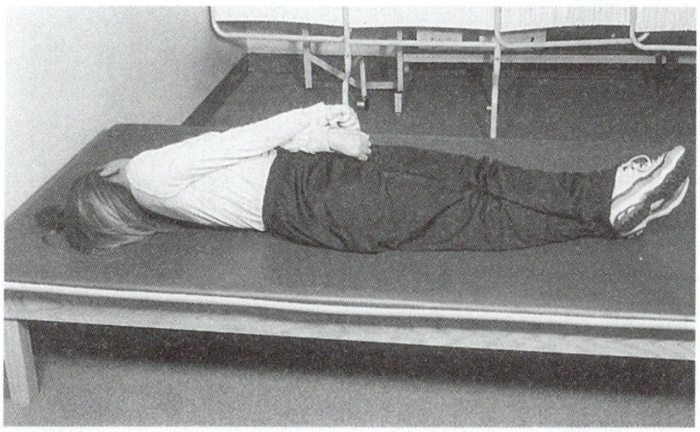

그림 7-15. 대뇌제거 경직을 설명하는 자세. 팔다리 모두 단단하게 펴진다.

협응문제 Coordination Problems

여러 관절과 근육을 포함한 움직임의 협응은 부드럽고 효과적인 올바른 움직임의 발생에 알맞은 힘과 적절한 시간으로 활동하게 한다. 협응 움직임의 본질은 오직 고립된 근수축의 잠재력만이 아닌 다양한 근육의 협력이다. 근육의 연속성이 파열되거나 중추신경계의 적절한 활동성 움직임이 되지 않을 때 협응이 되지 않는다. 협응의 결함은 움직임의 질의 손상이나 움직임의 심한 제한을 발생시킬 수 있다. 비협응은 병리학적으로 많은 기관 (운동피질, 뇌줄기, 소뇌) 손상의 결과이다. 중추신경계의 결함은 움직임의 변질과 운동실조의 포함한 심한 움직임의 기능손상을 가져온다.

운동분해(movement decomposition)는 다양한 관절 움직임의 손상이고, **겨냥이상증**(dysmetria)는 벗어나거나 대상의 범위를 넘어섬이고, **비협응**(incoordination)근육들의 흥분율에 혼란이 발생하면 부드러운 교대운동(reciprocal movement)을 상실하거나, 중추신경계가 정확성(accuracy)이 요구되는 움직임을 지배하는 능력을 상실할 때 나타난다. 비협응된 움직임은 비정상적인 공동운동 및 비정상적인 동시-활동유형, 시기(timing)문제 등으로 나타난다(O' Sullivan, 2001; Shumway-Cook & Woollacott, 2001).

근육활동과 연속성 문제 (Muscle activation and sequencing problems)

중추신경계 병변이상은 기능을 수행하는데 필요한 적당

한 근육활동과 연속성의 문제가 발생할 수 있다. 그 결과 관절과 근육에서 필요로 하지 않는 움직임이 생산하고 기능적인 움직임을 하지 못한다. 피질척수 중앙부위에 움직임을 조절하는 근육의 결여된 부분은 보충할 수 있는 능력을 가지게 할 수 있다. 그 결과 움직임의 다양한 패턴이 나타나고 비정상적인 공동작용에 주목해야 한다.

전통적인 재활학문에서 공동(synergy)라는 말은 비정상적인 것을 묘사하거나 운동조절이상을 나타낼 때 사용해왔다. 그러나 공동은 근육군을 의미하는 것으로, 함께 행동할 때 마디가 하나가 된 듯하다. 실제로, 1932년 Nicolai Bernstein은 공동이라는 말은 정상적인 운동을 생산하는 기능적인 근육군을 적절히 평가하여 사용했다. 협응은 변화나 환경에 적응하거나 과제수행을 할 수 없는 병적현상의 패턴 움직임이다. 다른 관절의 유사한 움직임 이내에 하나의 관절 움직임을 할 수 없게 비정상적인 협동작용을 초래했다.

이전 장의 표 6-4에서 설명한 것처럼 팔다리의 굽힘과 폄은 협동작용이다. 뇌졸중의 편마비를 가진 환자의 움직임은 팔은 굽힘작용을 다리는 폄작용을 지배한다. 팔에서 굽힘작용은 어깨뼈 전인과 거상, 어깨관절 벌림, 가쪽회전, 팔꿉관절 굽힘, 전완의 엎침 및 뒤침, 손목과 손가락의 굽힘 등의 특성을 가진다. 어깨뼈와 팔꿉관절의 구성요소는 일반적으로 뇌졸중 초기에 나타나고, 강하게 남아있다. 다리에서 폄작용은 골반 전인, 엉덩관절 폄, 모음, 안쪽회전, 무릎관절 폄, 발목관절 저측굴곡, 내반의 특성을 나타낸다. 구성요소 가운데 골반의 전인과 발목관절의 저측굴곡은 상당히 강하게 나타난다.

예로, 계속되는 문제는 부적당한 활동의 동시-활동이다. 동시-활동은 주동근과 길항근사이의 숙련된 움직임을 배우는 것을 의미한다. 동시-활동은 아동이 단지 균형을 잡는 것과 보행유형을 배우고, 성인이 새로운 과제수행을 시도할 때 학습된다. 신경학적으로 손상되지 않은 어른에서 동시-활동은 불규칙한 것이 아니라면, 새로운 숙련된 것을 배울 때 필요하지 않은 행동을 하고, 미숙한 움직임이 나타난다.

부적절한 동시-활동은 일반적으로 아동 및 성인의 중추신경계 손상에서 나타난다. 부적당하고 수평적이지 않은 동시-활동은 주동근과 길항근의 힘을 발생하는데 기능적인 제한을 준다. 때때로 '길항근을 방해하는 것' 은 길항근의 비정상적인 활동이다. 주동근을 사용하게 하는 내림운동 신호를 잘못 전달했기 때문이다. 뿐만 아니라, 자발적으로 신장반사활동을 하는 동안 악화된다. 동시-활동은 뇌졸중과 뇌성마비 환자의 보행과 기능수행을 하는데서 나타난다. 부적절한 동시-활동은 적절한 협응이 되지않고 지시한 숙련된 일을 실패하는 것은 명백한 이유가 있다.

시기문제 (Timing problems)

비협응의 움직임은 적절한 시기에 근활동 및 움직임 자체가 불가능하다. 시기의 오류는 움직임을 시작하고, 움직임을 천천히 실행하고 움직임을 끝낼 때의 문제를 가진다. 모든 시기의 오류는 환자의 신경학적 손상과 함께 관찰된다.

움직임의 시작문제는 환자가 움직임을 결정하고 움직임을 시작하는 사이의 **반응시간**(reaction time)에 주목해야 한다. 그것의 여러 가지 요인은 반응시기의 효과일 것이다 (Shumway-Cook & Woollacott, 2001):

1. 일반적으로 부적당한 힘(중력을 이기는 것 또는 필요한 만큼의 운동을 할 수 없을 때)
2. 일반적으로 불충분한 힘의 비율(필요한 만큼 빨리 못할 때)
3. 움직임에 따른 불충분한 관절가동범위
4. 움직임 또는 다른 것을 인식할 수 있는 요인들의 자극의 감소
5. 비정상적인 자세, 움직임을 하는데 몸을 안정하게 할 수 없다.

움직임의 시기가 느려지는 것은 신경학적 문제와 함께 또 다른 개인적인 문제가 있다. **움직임 시간**(movement time)은 움직임을 시작하고 한번 특별한 움직임을 수행하는 시간이라고 정의를 내린다. 느린 움직임은 뇌졸중, 파킨슨병, 뇌성마비처럼 다양한 신경학적 요인과 관련이 있다. 움직임을 끝내는 것의 어려움은 움직임을 정지할 수 없거나 움직임의 방향을 변화시킬 수 없는 것이 명백하다. 이것은

주동근의 구심성 통제와 부적당한 시기와 길항근의 원심성 통제를 할 수 없는 결과로부터 생긴다. 길항근은 충분한 힘 또는 힘을 적당한 시기에 움직임을 부드럽게 할 수 없게 한다. 움직임의 정지 문제는 소뇌무질서, 뇌성마비, 파킨슨병이 일반적이다.

임상 사례:

소뇌무질서 환자는 억제 또는 정지된 움직임을 증명하기가 어렵다. 임상적으로 자발적이지 않은 팔다리의 움직임, 등척성 저항, 팔다리의 갑작스런 움추림이 특징이다. 또 다른 예로, 움직임의 정지의 문제는 **길항근운동반복기능장애**(dysdiadochokinesia)이다. 서로 다른 움직임을 빨리 수행할 수 없다. 중요하고 해 볼만한 가치가 있는 일이다.

▪ 협응문제의 임상관리 (Clinical management of coordination problems)

협응문제는 근육활동, 연속성, 시간의 장애는 효과적으로 기능적인 움직임에 큰 방해가 되는 특성을 나타낸다. 왜냐하면 협응은 적절한 근력과 관절가동범위를 필요로 한다. 비협응 움직임은 약증과 불안정성의 특성이 있다. 근력과 안정성의 증가는 초기에 서술했던 모든 것이 협응의 문제를 나타내는 환자에게 적합하다. 안정성은 등척성 운동, 몸쪽 관절을 통한 체중부하운동, 고유수용성감각촉진법, 안정적인 리듬을 통해 개선시킬 수 있고 기능적인 수행은 몸쪽에 대한 먼쪽의 조작을 강조한다. 여러 가지 훈련은 협응의 어려움의 각각의 논증을 통해 성공적인 임상징후를 보인다.

▪ 감각신호 (Sensory cues)

비협응을 이끄는 것은 외부적인 신호에 의해서 나타낸다. 외부 신호가 되는 것은 시각, 청각, 고유수용성감각이라고 할 수 있다. 외부 신호를 나타내는 것은 움직임으로부터 인지적인 대상을 없애고 자동적인 운동프로그램에 따라 실행된다. 외부 신호가 되는 것은 제한적으로 필요한 다리의 체중이동을 줄이거나 돌기의 보조적 움직임에 정확한 면에 주의를 기울여야 한다. 매우 강력한 감각신호는 시각 되먹임을 통해 협응을 개선할 수 있다. 시각 되먹임은 환자들을 서서히 긴장시키므로 과제수행을 위해 감각과정에 의존하게 한다. 리듬있는 감각신호는 몸을 한쪽 측면에서 반대쪽 측면으로 고정시키고, 때로는 보행 또는 침대에서 구르는 움직임 시작을 보조할 때 사용한다. 환자의 인지손상과 함께 외부 신호를 결합시키고, 주위환경을 바꾸고 시각을 표명하며 구두명령은 효과적일 것이다. 왜냐하면 이 방법은 복잡한 과정을 보다 적게 의지하기 때문이다.

임상 사례:

환자의 보행 또는 무질서한 협응은 초기 과제수행에 수정이 필요하다. 필요한 관절가동범위를 초기에는 감소시키고, 적은 관절가동범위를 통해서 환자에게 움직이는 연습을 시켜준다. 빠른 움직임을 하면 안 되며, 연구하고 임상에서의 연습은 환자에게 보다 큰 성공을 나타낸다. 빠른 움직임과 유사하게 한다면, 원래의 움직임이 일어난다. 부가적으로 감각신호는 환자에게 초기 움직임의 되먹임을 확대시킨다. 그러나 가능한 빨리 해야 한다. 부가적으로 팔다리의 가벼운 무게와 도수 안내는 환자의 근운동감각을 증가시킬 수 있다. 감각신호는 유사한 청각과 시각 되먹임은 인시적으로는 최상이나 환자의 증가된 되먹임은 의존성을 발전시키지 못한다. 그러나 약간의 되먹임 사용은 운동을 배우는 것을 촉진시킨다.

▪ 기능적 과제-특별 훈련 (Functional task-specific training)

과제분석과 과제-특별훈련은 앞장에서 설명한 것처럼, 움직임 훈련을 위한 타당한 모델이다. 이것은 환자가 가장 서투른 환경에서 중재와 훈련을 실시하기에 가장 적절한 방법이다. 대상자의 집과 지역사회에서의 훈련은 길 건너기, 장애물 피하기 등과 같은 지역사회 보행기술이 포함된다. 환경의 수정이 반드시 고려되어야 한다.

아마도 협응된 움직임을 향상시키기 위해서 가장 일반적으로 사용되는 기술은 반복과 기능적, 과제-특별 움직임의 연습이다. 치료사는 향상을 위해 요구를 증가시키거나 진행이 느린 과제를 간단히 함으로써, 정확함을 위해 적절한 요구와 함께 기능적 과제를 선택할 수 있다. 연습과 되먹임의 운동학습원리는 발생하는 학습을 위해 가장 중요하다. 시기가 주요 문제라면 (반응시간, 움직임시간, 종료시간), 기능적 움직임은 외적으로 강요된 시간 제한아래 연습할 수 있다. 시기에 영향을 주는 또 다른 접근법 중 하나는 환자가 움직임을 수행할 때 음악이나 특별한 박자, 메트로놈을 함께 사용하는 것이다.

임상 사례:

움직임 장애를 가진 환자에 의해 보고된 일반적인 문제점은 침대에서 돌아눕고 일어나기에 어려움이다. 이러한 복잡하고 연속적인 운동기술은 많은 요소를 가지고 있다. 다음 내용은 임상인이 훈련을 위하여 이러한 과제를 어떻게 분석하는지를 설명하는 것이다.

1. 이불을 걷기
2. 골반을 침대에서 가운데 방향으로 옮기기, 몸을 돌아누울 때 침대 끝에 가깝게 하지 말아야 한다.
3. 머리 돌리기
4. 구르고 돌린 방향으로 팔의 위치를 옮기기
5. 다리를 침대 끝으로 옮기기
6. 손잡고 몸을 들어 올리기
7. 앉은 자세에서 정렬하기

이러한 비슷한 분류의 책에서 좀더 적극적인 경험을 통해 일반적인 기능 활동의 분석을 배울 수 있도록 기회를 가질 수 있을 것이다. ▪

체중부하와 체중이동을 강조하는 기능적 움직임은 기능적으로 사용하는 자세에서 몸쪽 안정성을 개선하기 위한 기회를 제공할 수 있다. 평행봉, 테이블 또는 지지대에서의 서기 활동은 매우 효과적이다. 기능적인 이동은 전형적으로 탄력밴드로 운동하는 것, 복도를 걷는 것, 계단에서 선 안으로 걷는 것, 장애물 뛰어넘기(그림 7-16, 7-17) 등을 포함한다(10장 참조). 서 있는 상태에서 물체를 향해 뻗는 것은 몸쪽 조절, 먼쪽의 정확성 무게이동에서의 움직임을 갖는 기회를 제공한다(그림 7-1A, C, 6-22). 프렌켈 운동(Frenkel' s exercise)은 기능적인 움직임 패턴의 반복을 통하여 움직임의 수의적인 재교육을 할 수 있게 고안되었다. 이러한 운동은 눕기, 서기, 앉기에서 수행할 수 있고 또 다른 자세에서도 수행 할 수 있다. 고유수용성감각촉진법의 대각선 운동사용은 부드럽게 재교육을 하고 상호기능적인 움직임의 패턴에 효과적이다. 강조를 위한 타이밍과 안정성의 리듬은 비협응력을 가지고 있으며, 개개인들에게 자주 사용된다.

임상 사례:

이러한 과제는 많은 기능적인 움직임의 협응 결손을 평가하기 위해 사용한다. 치료의 한 부분인 과제 연습에 사용할 수 있다. 숫자나 바닥에 있는 문자를 쓰거나 팔다리를 함께 사용하고 신속한 교대움직임, 세로로 나란히 서서 걷기, 손발 두드리기, 손가락 마주보기, 치료사의 손가락과 대상자의 손가락 맞닿기, 눈 깜박거리기, 반대쪽으로 체중유지, 장애물 뛰어넘기, 걷는 동안 또 다른 기능적인 활동들이 치료에 포함된다. 종이에 그림 그리기, 쓰기 연습, 옷 벗기, 이 닦기, 머리 빗기, 테이블 위에 작은 물체 집어 들기(종이, 핀, 열쇠, 클립), 비탈길 걷기, 다양한 높이의 계단 오르내리기 등이 포함된다. 치료사는 각각 개인에게 의미 있고 유용할 수 있게 시도해야만 한다. 예로, 밖에 있는 크레파스를 안으로 넣기는 아동에게 시키고, 볼트에서 너트를 분리시키는 것은 성인에게 시키는 것이 페그보드(pegboard)나 기계적인 운동을 시키는 것보다 훨씬 효과적이다. 휴대전화로 전화 걸기는 십대에게 효과적이다. ▪

불수의적 움직임 (Involuntary movements)

불수의적인 움직임은 보통 신경학적 손상의 신호이고 긴장이상증, 진전, 연속된 움직임, 꼼지락운동, 무도병 모양의 움직임을 포함하는 형태라고 할 수 있다.

▪ 긴장이상증 (Dystonia)

긴장이상증은 지속적인 근수축으로 비정상적인 자세, 움직임이 꼬이고 뒤틀리고, 반복적인 비정상적인 자세를

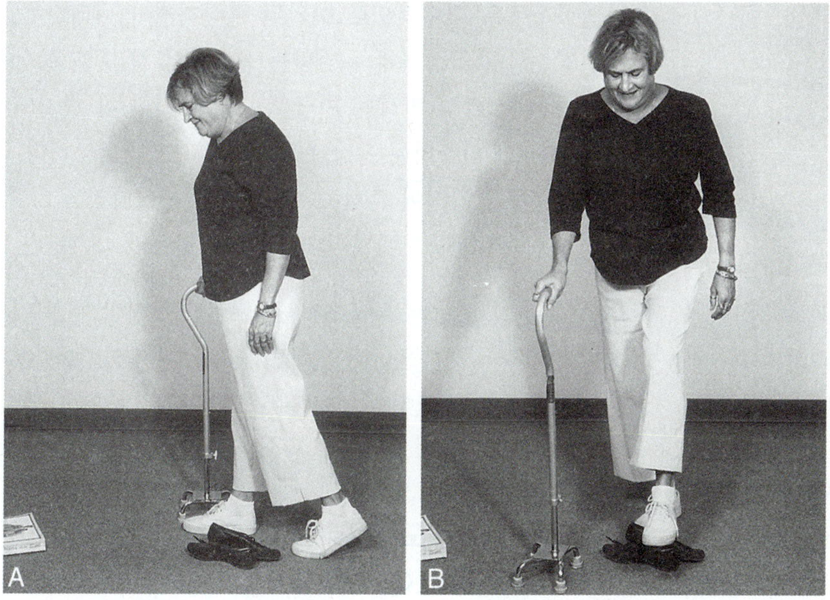

그림 7-16. 기능적 이동활동은 환자를 위해 생활환경 안의 바닥 위에서 일반적으로 부딪치는 장애물 주변과(A) 장애물 위를 걷는(B) 환자에게 제공하는 기회에 포함될 것이다.

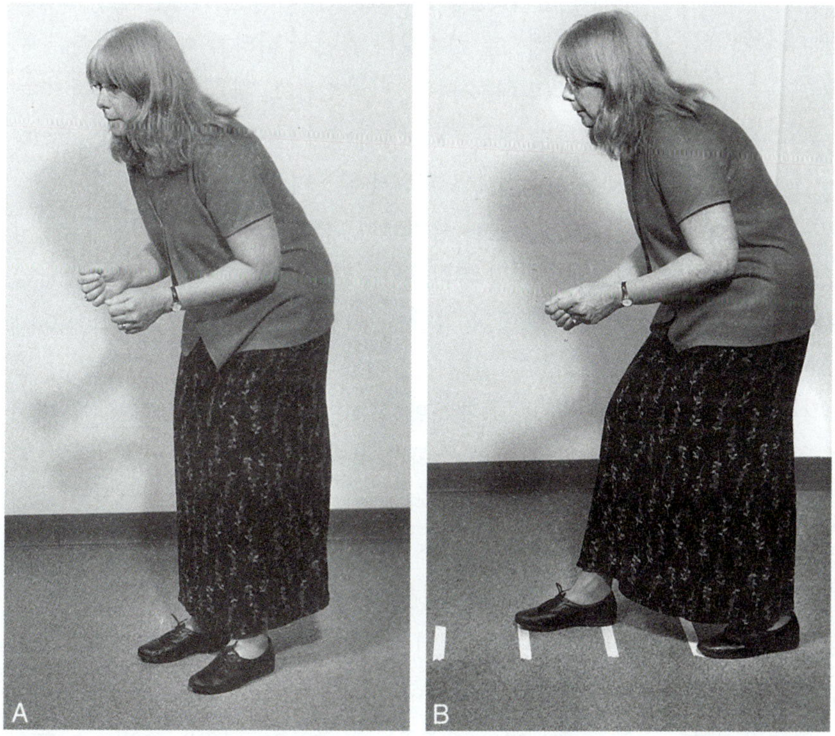

그림 7-17. 구부정한 자세와 제한된 보폭을 가진 환자의 기능적 운동활동의 예. (A) 적절한 보폭으로 걸음 연습, (B) 바닥 위에 테이프로 표시를 해두어 보조하며 연습.

야기하는 증후군 중 하나이다. 긴장이상증과 연관된 비정상적인 움직임은 느린 움직임부터 빠른 움직임까지 아주 다양하며, 주동근과 길항근의 동시-수축이 발생한다. 반복적인 불수의적 움직임으로 근긴장은 종종 장애가 발생한다(Shumway-Cook & Woollacott, 2001). 중재는 이러한 증상들을 감소시키는데 집중되어 있다. 이완운동과 스트레스 감소 교육은 긴장이상증이 과도한 스트레스와 두려움을 야기하기 때문에 일반적으로 사용된다. 콜린억제성 약물과 보톡스 국소주입 또한 성공적으로 사용된다. 긴장이상성 움직임은 보통 바닥핵 장애로 나타난난.

■ 떨림 (Tremor)

떨림은 리듬적이고 불수의적인 진동 움직임이 몸의 일부분에서 나타난 것을 말한다. 떨림은 중추신경계손상의 결과이다. 휴식시 떨림(resting tremor)은 몸의 일부분에서 나타나는데, 자발적으로 활발하게 시작하지 않고 중력을 이기며 발생한다. 휴식시 떨림은 파킨슨병의 증상이고, 바닥핵의 기능이상이다. 이것은 파킨슨병 초기 증상이라고 보고했다. 아마도 정확한 기전은 알려지지 않았지만, 시상신경(thalamic neuron)의 흥분이 제거된 것으로 생각된다. 휴식시 떨림은 움직이는 동안 사라지고 과제수행을 방해하지 않으며, 레보도파에 매우 좋은 반응을 보인다. 또한 휴식시 떨림보다 적게 나타나는 **자세성 떨림**(postural tremor)을 관찰할 수 있다. 팔다리 또는 머리, 몸통이나 목의 대립된 저항 움직임을 통해 개개인의 무게를 지탱한다. **목적성 떨림**(intention tremor)은 행동할 때 떨림이 나타나는 것으로, 몸의 일부분이 목적된 움직임을 수행할 때 떨린다. 이것은 소뇌손상으로 나타난다.

■ 연합운동 (Associated movement)

우리는 연합운동을 스트레스를 받거나 새로운 일을 하거나 어려운 활동을 할 때 경험했다. 연합운동은 인체의 한부분에서 수의적인 움직임을 하는 동안 몸의 다른 부분에서 불수의적인 움직임을 하는 특성을 가지고 있다. 연합운동은 비정상적인 근육에 존재하는 특별한 강직으로, 척수위억제기전을 상실한 결과이다. 팔다리의 움직임의 정상적인 활동이 불가능하다. 연합운동은 중추신경계 손상에서 흔히 관찰되는데, 노력이 요구되거나, 스트레스, 피로 상태에서 흔히 볼 수 있다. 6장 그림 6-7과 6-14는 뇌졸중 환자가 움직임을 실행하는 동안 피로를 경험할 때 공동유형이 증가되어 나타나는 연합운동을 도식화한 것이다. 연합운동의 또 다른 예는 Raimiste 현상으로 알려진 반응으로, 동료들의 학습장에서 능동적인 학습경험을 묘사한 것이다.

편마비 환자의 주의 깊은 관찰로 사용되는 Brunnstrom은 운동장애를 가진 환자에서 보이는 연합운동에 대하여 다음과 같은 결론을 내렸다.

- 연합운동은 필수적으로 이완된 팔다리에서 나타나며, 신경손상의 급성기에 유발되는 움직임의 첫 번째 증상이다. 이것은 유발하는 자극(두드리기/저항)이 중지되면, 빠르게 감소하는 손상측 팔다리의 긴장을 유도한다.
- 연합운동은 강직이 존재하는 곳에서 일어난다.
- 연합운동은 운동장애가 발생한 후 몇 년동안 나타난다.

연합운동의 존재는 운동조절 장애의 한 증상이다. 따라서 연합운동은 직접적으로 중재를 요구하지는 않지만, 운동조절 장애의 증상으로 연합운동의 존재를 인식하는 것이 적절한다.

■ 곰지락운동과 무도형 움직임 (Athetoid and choreiform movements)

불수의적인 움직임의 이러한 유형과 연관된 비정상적인 자세는 **곰지락운동**(느리고 불수의적인 뒤틀림이나 꼬임으로, 일반적으로 하지보다 팔에서 나타남)에서부터 빠른 무도형움직임(불수의적, 갑작스럽고, 빠르고, 불규칙적인 움직임)까지 매우 다양하다. 순수한 **곰지락운동**(pure athetosis)은 상대적으로 흔하지 않으며, 가장 일반적인 것은 강직이나 저긴장증과 동반되어 나타나는 것이다. 곰지락운동이 임상에서 가장 흔히 볼 수 있는 질환은 뇌성마비의 한 유형이다. 무도형 움직임은 보통 헌팅톤무도병(Huntington's chorea)으로 알려진 움직임장애를 말한다. 무도형이나 곰지락운동의 특징적인 움직임장애는 움직임 조절의 비정상, 반복적인 불수의적 움직임, 반복적인 비정상적인 자세, 그리고 장애가 되고 외관상 동요가 있는 근긴장 등의 우월한 특징이 결합되어 나타난다.

근긴장은 낮은 긴장에서 높은 긴장까지 예측할 수 없는 범위에서 변동하면서 나타난다. 때때로 근육의 뻣뻣함이 상당히 중요하게 증가하기도 한다. 뻣뻣함은 높은 — 양과 낮은 — 빈도의 진동유형으로 동요하는 것이 특징이다. 곰지락운동이 있는 환자는 글쓰기와 같은 유형의 운동을 하려할 때 종종 다른 쪽으로의 관절가동범위의 극단적인 상태와 움직임 사이에서 불수의적 움직임을 하려는 경향이 있다 (그림 7-18~20). 이 환자들은 매우 어렵게 안정성을 유지하고 있고, 종종 안정성을 얻기 위한 노력으로 비전형적이거나 안정화된 자세에서 그 사람의 손이나 발을 통해 보상

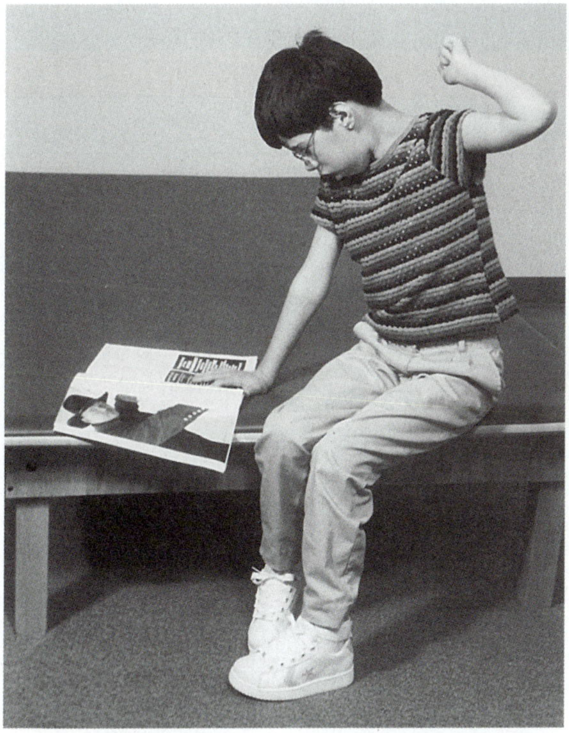

그림 7-18. 과제를 완성하기 위해 필요한 자세 안정성의 증가를 위하여 몸통 폄근 긴장을 증가시켜 어깨뼈 후인을 보조하여 왼쪽 팔의 자세로 대상작용을 하는 아동. 이 자세는 비대칭성긴장성목반사의 유형과 비슷하다.

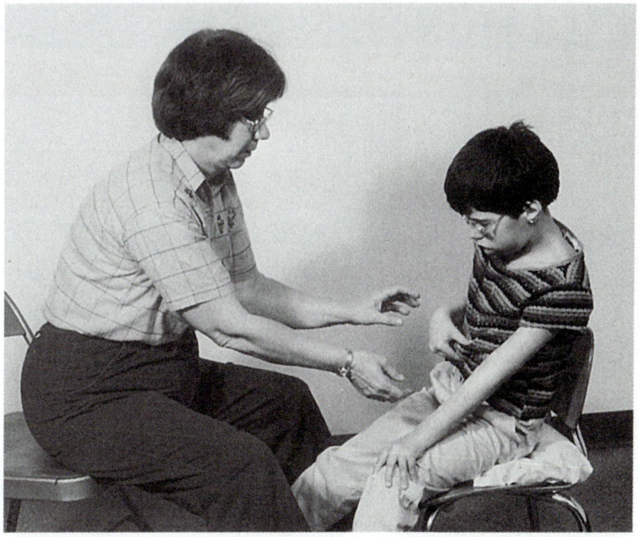

그림 7-19. 옷입기를 하는 동안 자세안정성을 증가시키기 위하여 팔로 무릎을 잡기 위한 대상전략을 사용하는 아동.

작용을 발달시키는 것을 관찰할 수 있다. 굼지락운동과 무도형 움직임을 가진 환자들은 효과적인 근육활동을 하기 위해 보통과 다른 조절을 사용하고 근육활동의 시작에 불능을 보인다(그림 7-20A). 관절불안정과 구축과 같은 이차 손상이 흔하며, 운동장애는 종종 얼굴과 입까지 포함되기 때문에 말하기, 물마시기, 먹기에 엄청난 문제가 발생한다. 호흡은 변동하는 근 긴장도와 약한 가슴 확장과 관련되어 불규칙한 호흡을 하기 때문에 훨씬 더 영향을 받는다.

▪ 불수의적 움직임의 임상관리 (Clinical management of involuntary movements)

불수의적 움직임을 치료하기 위한 재활방법은 움직임을 변화하는 것보다 움직임을 보상하는데 더 초점을 둔다. 예로, 운동은 불수의적 움직임을 확대시키기 때문에 환자는 감소된 운동으로 기능적인 움직임을 수행하는 것을 배운다. 흥미롭게도 환자들은 불수의적 움직임을 감소시키고 안정성을 증가시키기 위해 주머니에 있던 손을 꺼내서 걷

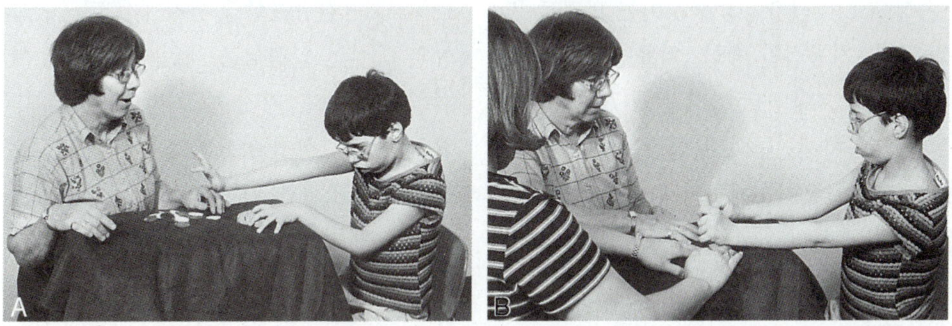

그림 7-20. 뻗기는 선호된 움직임 유형으로 비대칭성 긴장성목반사로 보조된다. (A) 못과 같은 외적 고정물을 사용하여 자세안정성을 증가시킨다. (B) 세심한 운동과제를 연습하는 동안 자세안정성을 보조하는 모습.

표 7-4

긴장이상의 일반적인 임상문제 및 기능적 제한, 환자의 목적

임상적 문제	기능제한	목적
근약화	불안정한 수의적 운동조절(그림 7-18, 7-20A)	구심성, 원심성, 등척성 근력 증가(그림 7-7)
중간범위 조절 부족과 동시-수축 부족	자세안정성 부족(그림 7-18, 7-21) 관절가동범위 안에서 다양한 지점에서 신체 분절의 불능(그림 7-20A)	조금씩 증가하면서 관절가동범위 안의 운동 실시 동시수축 및 자세 안정성(그림 7-22)
근력 부족	자세변화 및 기능적 움직임 어려움	몸통 안정성(그림 7-19, 7-22) 더 정확한 조절을 위하여 몸쪽 조절 촉진(그림 7-7)
지지를 위한 닫힌 사슬에서 팔과 다리의 사용 부족	불안정한 체중부하 불안정하고 불안전한 움직임(그림 7-23)	안정성과 안정한 움직임 전이를 위한 팔다리의 체중부하(그림 7-24)
비정상적으로 높고 비정상적으로 낮은 근긴장	자세 불안정성 비효율적이고 비효과적인 움직임	자세 지속 능력 증가 동시-수축 및 안정성(그림 7-22, 7-24)
불수의적, 비협응된 움직임	불안정한 움직임 전이 불수의적 움직임 불안정하 목적이 있는 과제 실행	조절과 함께 안정하고 전이되는 능력 증가(그림 7-25) 직접적으로 조절된 움직임으로 인해 감소된 불수의적 움직임
자세와 움직임의 비대칭성	중심선 조절과 대칭적 근활동 어려움	리듬적인 안정성을 통해 조절된 대칭과 중심선 자세 조절의 증가(그림 7-22)
자세반응에 대한 비효율적인 서술	움직일 때 자세를 재배열 하는 능력 감소 움직임에 대한 두려움	자세변화 균형활동에 대한 정확한 반응 증가
불안정한 분열	머리 움직임은 보통 팔다리와 몸통의 자세에 영향을 준다 구르기, 앉기, 이동과 같은 기능적 움직임의 어려움	기능적 움직임 연습

출처: Bertoti, D. B. (2000). Cerebral palsy: Lifespan management. In *Orthopaedic interventions for the pediatric patient, orthopaedic section home study course*. Alexandria, VA: American Physical Therapy Association.

는 것과 같이 보상의 방법을 발달시키는 모습을 볼 수 있다.

표 7-4는 주요 손상으로서 긴장이상을 보이는 환자를 위하여 흔한 임상적 문제, 기능적인 제한, 치료방법을 요약한 것이다. 그림 7-18부터 그림 7-25까지는 표 7-4와 본장의 마지막에서 설명하는 사례연구와 부합되는 설명이다. 중재방법은 기초적인 약화나 기능제한의 관리를 위한 이전에 서술하였던 것과 비슷하다.

▪ 자세와 적절한 기구 (Positioning and adaptive equipment)

긴장이상은 안정성 손상, 약화된 근육의 동시수축, 불수의적인 움직임을 만들기 때문에, 기능적인 활동을 지지하는 자세는 긴장이상증 환자에서 더욱 중요하다. 머리와 몸통의 중심선 안정성은 개인의 기능적, 사회적, 시각적, 음식 먹기와 같은 자기-보조 기술을 최적화하는데 반드시 필요하다. 근긴장이 동요하기 때문에, 적절한 자세는 더 효율적인 기능조절을 위한 배열을 증진시킬뿐만 아니라, 이차적인 손상을 방지하는데 도움이 된다.

▪ 감각운동접근법 (Sensorimotor approaches)

감각운동접근법의 선택적인 기술은 최대기능수행을 촉진하는데 유용하다. 불수의적인 움직임이 있는 환자를 위

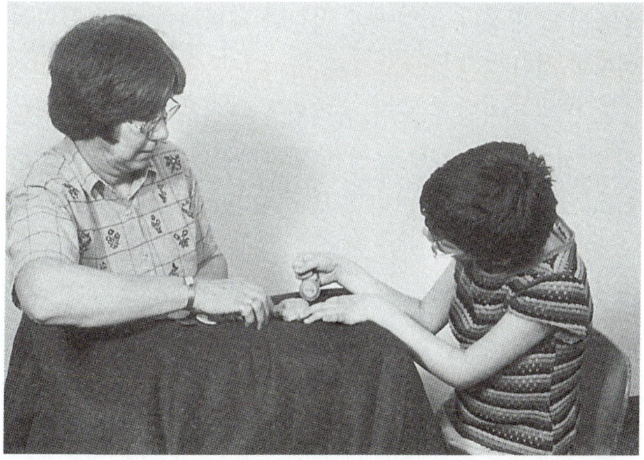

그림 7-21. 옷입기를 하는 동안 자세안정성을 증가시키기 위하여 팔로 무릎을 잡기 위한 대상전략을 사용하는 아동.

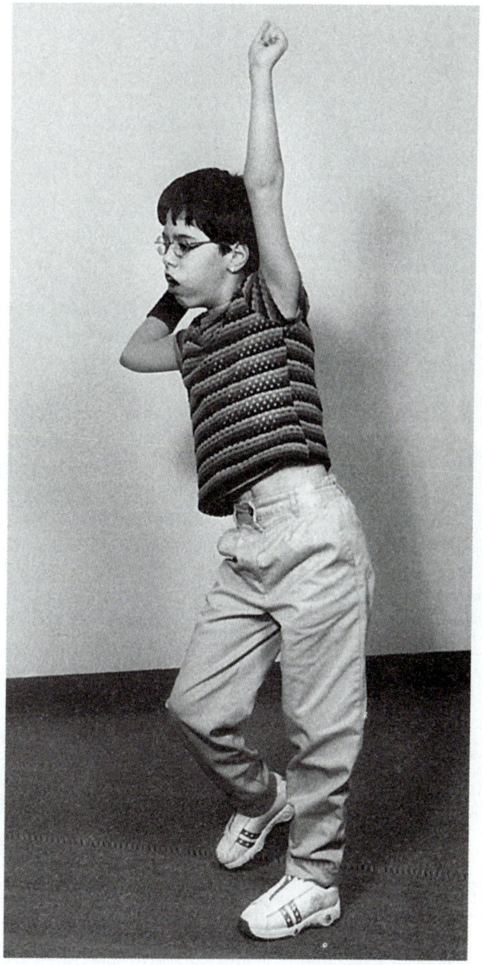

그림 7-23. 긴장이상 자세가 우월하고, 빈번한 낙상이 촉진되고 새로운 장소를 보행하기 힘든 비대칭성과 불안정성이 특징인 보행.

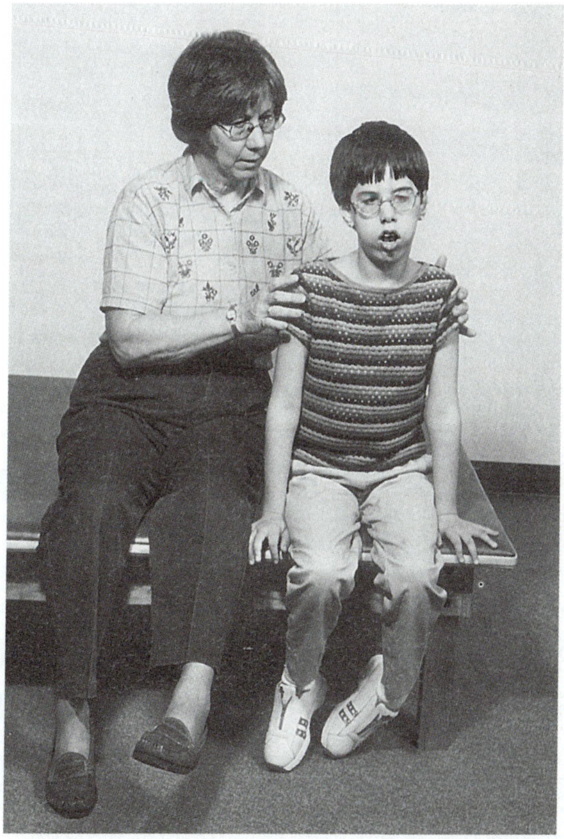

그림 7-22. 치료사는 균형이 외력으로 상실될 때 적절한 전략으로써 자세조절과 팔의 체중부하의 발달을 연습함으로써 아동의 균형과 지시를 개선한다.

한 치료사의 역할은 종종 외형적으로 산만한 움직임에 대한 기관화와 등급을 매기는 것이다. 보통, 긴장이상증 환자는 치료사나 보조자에 의한 느리고 안정된 움직임에 최고로 반응하며, 이는 환자의 운동반응을 조절할 수 있는 기회를 제공한다. 중심선 조절과 안정성이 중재의 선행조건이기 때문에, 확고한 도수접촉, 접근, 체중부하와 체중이동활동이 도움이 된다. 척추, 어깨, 엉덩관절을 통한 지속적인 관절압박은 이러한 관절 주변의 근육 동시수축을 자극하는데 도움이 된다. 긴장이상 특히, 곰지락운동 아동은 감각입력을 기관화하고 반응하는데 어려움이 있다. 확고하고 조절된 압력은 안정성과 안전에 관한 감각을 제공하는데 도움이 된다. 확고하고 폭넓은 촉진은 보통 움직임을 지지하고, 가볍고 간헐적인 촉진은 반대작용을 하며 조

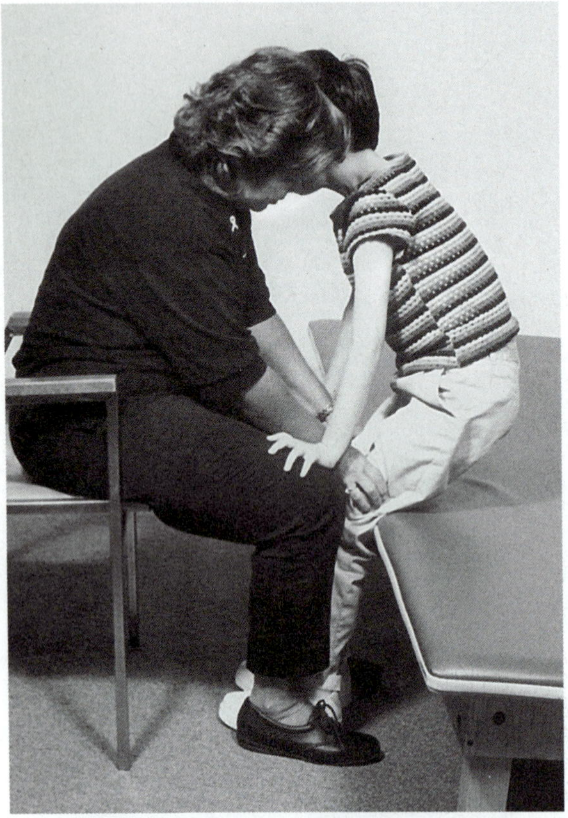

그림 7-24. 기능적 과제 안에서 구심성, 등척성, 원심성 근력의 연습을 위한 기회를 제공하는 앉기에서 서기와 서기에서 앉기 연습하기. 치료사는 다리(아동의 두발로 무릎을 접근)와 팔(치료사의 다리 위에 아동의 체중지지) 모두에 체중지지를 강조하기 위하여 아동에게 지시를 한다.

절 결함에 관한 감각을 강조한다.

▪ 기능적 훈련 (Functional training)

운동 장애의 모든 다른 유형은 기능적 기술의 발달에 가장 중요하다. 물리치료와 작업치료 역사에서 표준화된 긴장도가 목표였고, 반사패턴들과 연결된 자세들이 바람직하지 못한 것이라고 생각하던 시대가 있었다. 현재에는 움직임의 반사패턴이 병리학적 상태에서 부과된 최고의 움직임이 될 수 있다고 인식하고 있다. 운동기술의 성공적인 실행에서 반사적인 자세를 사용하는 개인에게 부적절한 것은 없다. 예로, 팔뻗기(reaching)는 비대칭성긴장성목반사 자세를 통해 성취할 수 있다(그림 7-18, 7-20A). 긴장이상이 있는 환자는 그들의 능력을 사용하도록 촉진해야 하고 움직임을 찾을 수 있게 해주어야 한다. 치료사 또는 보조자는 환경의 조절이나 적절한 예방책에 대해 협력적이어야 한다.

조절된 움직임과 느린 움직임을 촉진하는 것은 움직임의 변화 안에서 자세 조절을 발달시키는데 도움을 줄 수 있다. 자세조절은 머리와 몸통 사이 그리고 연결된 팔다리 움직임의 특별한 주의로 향상시킬 수 있다. 체중부하와 압축은 관절 안정화가 증가하고 불수의적 움직임이 감소하는데 매우 유용하다. 움직임의 조심스런 관찰은 치료에서 바로 다룰 수 있는 예측할 수 있게 유형을 밝힐 수 있다.

임상 사례:

자세 안정성을 증가하기 위해서 불수의적 움직임 또는 긴장이상을 가진 사람들을 돕기 위한 이용 가능한 여러 가지 독창적인 해결책이 있다. 먼쪽 고정(distal fixation)은 휠체어의 손잡이, 랩보드, 책상 등으로 제공되는 외적 고정으로 제공된다(그림 7-20B). 체중벨트 입기나 엉덩관절에서 받는 무게량의 감소는 고유수용성감각을 증가시키고, 하지관절의 접근을 제공하며, 바로 선 자세에서 자세 안정성을 증가시킨다. 유사하게, 체중지지조끼나 어깨패드를 입는 것이 같은 목적으로 사용되며 팔 아정성과 조절을 증가시킨다. 치료사와 보조자는 이러한 전략과 함께 기구를 사용할 수 있어야 하고 치료목적에 따라 적절하게 배치할 수 있어야 한다. ▪

신경학적 손상으로 인한 기능적 움직임 문제의 본질
The Nature of the Functional Movement Problem in Individuals with a Neurological Impairment

이 장에서는 신경계 손상을 가진 환자에서 보이는 근력 생산에 영향을 주는 운동손상의 중요한 요점에 관한 가장 최근의 설명을 서술하고 있다. 이 환자는 근약화, 비정상적인 근긴장, 근활동 어려움의 결과로 나타나는 협응 문제, 움직임의 연속성과 시기, 불수의적 움직임을 포함한 복잡한 손상과 특징을 나타낸다. 움직임의 비정상적인 유형은 순수하게 비정상적인 근긴장의 증거나 하위 중추의 탈억제로 생각되지 않는다. 오히려 관찰된 움직임의 비정

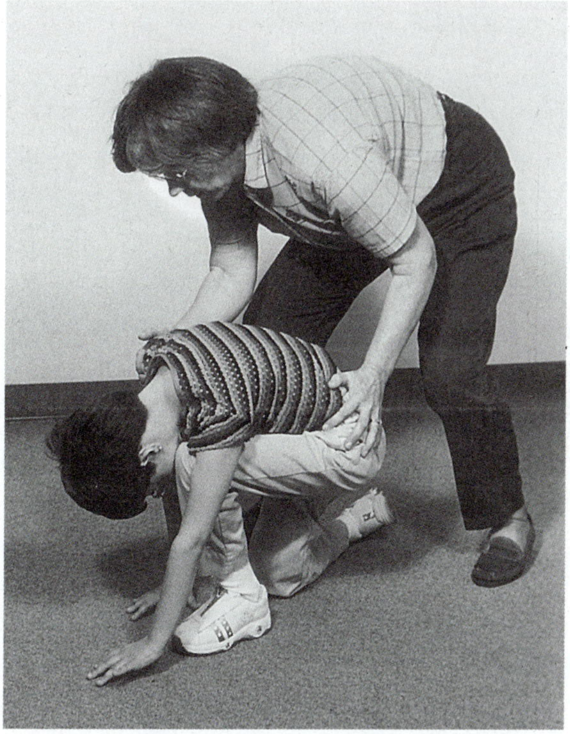

그림 7-25. 바닥에서 일어서기는 낙상 아동에게 해야 하는 연습으로 중요한 기능적 과제이다. 치료사는 조절점과 체중부하 촉진 등의 신체적 안내를 제공한다.

상적인 유형은 근약화가 있고 강한 근육과 약한 근육군 사이의 불균형을 가지고 있는 환자가 움직이려 할때, 운동수행에 대한 기능적인 적응증으로써 임상적으로 설명된다. 뇌손상 환자가 목적 있는 활동을 시도할 때, 나타나는 운동유형과 운동생산과 조절에 관계된 모든 하부시스템 사이는 연관된 본래의 동적인 가능성과 신경계와 근골격계의 영향을 반영한 것이며, 이러한 움직임은 왜곡된다.

문제해결을 위해 임상인은 가장 먼저 운동 수행을 방해하는 요인이나 요인들을 확인하여야 한다. 근약화, 비협응된 움직임, 근육의 뻣뻣함으로 적응된 변화, 비정상적인 자세에 대한 주요 손상은 기능적인 운동을 방해하는 요인 사이에서 전형적으로 나타난다. 근육군 사이에서 근력의 발생과 공동의 발생의 증진을 위해 과제와 관련되게 연습을 하면서 근활동의 조절을 위해 중재에서 연습강도, 연부조직의 신장력이 유지된다면 안정성 발달이 감소될 것이다. 환자에게 행동을 유발하기 위해 촉진하는 것은 비판적인 요소로 보인다. 신경학적 재활은 신속하게 실시하고 활동성이 있어야 한다. 뇌손상의 중요한 결과 중 하나로 고정 구축이 발생되고, 연부조직의 뻣뻣함을 증가된다. 가능하다면 부정적인 결과를 초래하는 고정을 최소화해야 한다. 연부조직의 길이는 항상 유지되어야 하고, 능동적 움직임을 제한하고 긴장도를 증가시키는 뻣뻣함은 수의적인 움직임 이전에 잠시 동안 신장함으로써 효과적으로 줄일 수 있다.

아래는 현재 문헌의 재검토를 기초로 한 몇 가지 결론이다.

- 비정상적인 근 긴장도의 기능적인 효과는 불분명하다.
- 과긴장성과 같이 과반사의 감소는 새로운 행동을 배우기 위한 가능성이 아니다.
- 신장운동은 과반사를 감소하는 게 연관되어 있다.

Carr과 Shepherd는 비정상적인 힘의 발생으로 복잡해진 움직임의 문제가 나타나는 신경학적 손상을 가진 환자가 일을 할 때, 신경학적 중재를 위해 아래와 같은 내용을 제공하였다.

- 과제와 연관된 운동, 직접적인 근활동 유발, 조절된 근력 생산, 공동근육활동, 근력강화를 포함한 집중훈련 및 연습
- 모든 조직의 길이와 유연성 보존

임상 사례:

1970년대에 나는 젊은 치료사 중 하나였기 때문에, 신경학적 손상을 가진 환자의 움직임의 "질"을 개선하기 위한 중재에 직접적인 노력을 위해 많은 시간과 에너지를 소비했다. "질"은 반사자세의 명백한 영향, 연합운동 또는 불수의적 움직임, 비정상적인 근긴장의 효과 등이 전혀 없는 움직임으로 정의되었다. 기능향상은 항상 전반적인 목표였고, 기능향상을 성취하는 방법은 신경학적 장애에 대한 비정상적인 특징을 감소시키는데 초점을 맞추고 있었다. 현재는 신경학적 손상의 간섭효과를 최소화하고, 수의적 조절을 최대로 하는 것에 중점을 두고 있다. 흥미롭게도, 현재는 환자의 움직임의 개선된 질이 환자의 결과에서 더욱 더 증거가 될 수 있도록, 환자의 적절한 근력, 움직임, 안정성을 강화하는 교육을 실시함으로써 발생하는 기능향상에 초점을 둔다. ■

사례 연구:

다음에 설명하는 사례연구는 상위운동신경 증상과 비정상적인 근육 힘생산, 근약화, 비정상적인 근긴장, 협응문제, 불수의적인 움직임을 특징으로 하는 움직임 장애를 가진 아동이나 성인을 위한 중재를 설명하는 것이다. 본 장은 3개의 사례연구를 설명하는데 본장에서 설명된 모든 적절한 신경근 손상이 적합하게 서술되어 있다.

사례 연구: 아동

Lori : 12살, 여아, 뇌성마비

병력 (History)

Lori는 곰지락운동형 뇌성마비를 가진 12살 여아이다. Lori는 정상적인 지능을 가지고 있으며 지역학교 7학년에 다니고 있다. Lori는 부모님과 두 형제와 살고 있다. 집은 Lori가 활동하기 쉽게 되어 있고, 일층에서 이층까지는 몇 개의 계단만 있다. 보는 것과 듣는 것은 정상 범위에 속하며, 말은 이해할 수 있지만 부자연스럽다. 과도한 흥분, 스트레스, 피곤할 때에는 이해하는 것이 어렵다.

평가 (Evaluation)

일반적으로 근 긴장도는 팔다리 전반에 걸쳐 과긴장도를 가지고 있고, 몸통과 목은 낮은 긴장도를 가지고 있다. 움직임은 긴장도와 불수의적인 움직임이 특징이다(그림 7-18, 7-20A 참조). 기능적으로, Lori는 독립적 보행을 하며 보행패턴은 불안정하고 긴장이상 자세를 특징적으로 나타낸다(그림 7-23). 또한 Lori는 학교에서 모든 움직임을 독립적으로 수행하지만, 부모님이나 선생님은 Lori의 움직임에 위험한 부분에 많은 신경을 쓴다. 개방된 환경에서의 안전과 독립은 Lori가 고등학교에 들어가기 위한 준비단계로서 큰 중점이다.

현재 움직임 문제 (Present movement problem)

Lori와 부모님은 물리치료와 재활치료 평가에 열심히 참여하였고, 평가도구의 기능적인 의미를 충분히 토론하였다. 치료사는 Lori에게 곰지락운동형 뇌성마비와 관련된 신경근 손상(근활성화, 시기문제, 불수의적인 움직임으로부터 방해를 포함한 비정상적인 근긴장도, 뻣뻣함, 약화)과 수의적 움직임의 조절 방해에 대해 기초적인 이유를 신중하게 설명해 주었다.

치료사는 Lori의 움직임 문제에 대해 임상적으로 명백하게 결정하기 위해 6장의 표 6-8을 사용하였다. Lori의 중요한 움직임의 문제는 적절하고 일정한 힘의 발생의 어려움, 불안정성, 근육패턴의 조화의 결핍, 불수의적 움직임 중 하나라고 결정했다.

중재는 안정성과 조절된 움직임을 향상시키기 위한 방법에 중점을 두면서 기능적인 움직임을 위해 필요한 움직임의 구성요소를 치료하였다. Lori와 부모님은 Lori가 학교와 집에서 기능적인 독립을 증가시키기 위해 몸통과 팔다리의 기능적인 사용과 자세조절을 증가시키는 것에 의견을 일치하였다.

중재 (intervention)

중재는 환경의 변화와 함께 좀 더 안전하게 움직이기 위한 Lori에게 방해 요인인 기능적인 장애에 대한 관리이다. 또한 과제 적응을 위한 일상생활동작과 기능적인 훈련을 포함한다.

- Lori는 움직임의 패턴이 과제수행과 환경 사이에서 좀 더 일정하게 하도록 체중부하와 체중이동 동안에 증가되는 몸통의 근력을 발달시킬 수 있을 것이다.
- Lori는 많은 환경에서의 움직임 동안에 증가된 자세조절을 할 수 있을 것이다.

치료 중재는 소아재활센터에서 학교 방문, 가정방문을 통해서 하였다.

다음은 치료활동의 몇 가지를 열거한 것이다. 치료의 초점은 Lori의 장애를 제한 범위 내의 기능적인 기술을 증가하는 것이다.

1. 자세를 취하거나 기능적인 움직임을 하는 동안 안정성을 향상시킨다.
2. 다양한 체위 변화에서 자세조절을 향상시킨다.
3. 수의적 움직임 조절을 향상시키고 움직임을 조절할 때 방해가 되는 복잡하고 관계없는 움직임을 감소시킨다.
4. 기능적인 근력을 증가시킨다.
5. 자세조절을 향상시키기 위해 동적인 안정성을 향상시킨다.
6. 특별한 환경(집과 학교의 장치들)과 환경적 상황 사이에서 선택된 움직임의 안정성과 효율성을 증가시킨다.

안정성 향상을 위한 활동 (Activities to improve stability)

안정성은 첫 번째로 체중부하 자세에서 발달시켜야 한다. Lori의 안정성 조절 문제는 특히, 체중부하 활동이나 근력을 증가시킬 때, 모든 관절 주위의 불균형 또는 비정상적인 근긴장도와 같은 요소들이 합쳐졌기 때문이다. 활동은 어깨관절 주위의 먼쪽 안정성 증가와 체중부하 동안 효과적인 근육의 수축을 증가하기 위해 실행된다. 안정성 조절 능력을 강화하기 위한 효과적인 계획은 기능적 활동 동안에 압축은 먼쪽 안정성을 증가시키기 위해 활동하고, 등척성 및 활동적인 안정화(그림 7-24 참조), 체중부하 운동을 사용하는 것이 포함되었다(그림 7-22 참조). 복합적인 자세, 받침대에 저항하여 앉을 때 일어서면서 미는 것은 닫힌사슬활동 동안에 팔의 근력강화를 위한 연습이다. 팔다리를 통해 미는 것은 기능적인 과제에서 Lori가 기능적인 움직임을 하는 동안 새로운 안정성을 사용하는 것을 배우게 하도록 즉시 연습하였다(그림 7-24, 7-25 참조).

조절된 움직임 향상을 위한 전략 (Strategies to improve controlled mobility)

6장에서 논의된 것처럼 안정된 자세를 유지하는 동안 움직임은 동적 안정성 또는 조절된 운동과 연결된다. 조절된 움직임은 길항근 사이의 적절한 협동 안정화로서 매끄럽고 조화된 움직임들로 특징된 유동성과 안정성 두 개의 기능을 결합한 것을 의미한다. 조절된 움직임의 예는 움직임 이동 동안에 체중이동과 분배를 포함한다. Lori에게 다른 자세로 움직이는 동안 유지된 몸통 자세로 연습하도록 요구하였다(그림 7-24, 7-25 참조). 기회는 기능적인 과제 수행 동안에 먼쪽 안정화 또는 근육의 공동수축의 실행 시에 주어진다(그림 7-19, 7-20B 참조).

조절된 움직임 동안에 치료사나 보조자는 길항근 활동을 강조하는 움직임의 방향 변화를 강조한다. 전형적으로 움직임은 적은 관절가동범위 내에서 시작하여 점진적으로 더 큰 관절가동범위로 증가된다. Lori에게 제공되는 보조와 가이드는 능동적 움직임과 수의적인 조절을 장려하기 위해 신중하게 제공한다. 다양한 전이운동(transitional movements)을 연습 할 수 있으며(그림 7-25), 초점은 원심성 조절(자세의 밖으로 이동)(그림 7-24)뿐만 아니라 구심성 조절(자세 안으로 이동)도 포함된다. 교각운동 및 앉기와 서기 사이의 전이와 같은 기능적 활동을 연습하고 기능적 근력 활동에 사용한다.

이 사례연구는 긴장이상(dystonia) 특히, 곰지락운동형 뇌성마비 아동의 임상관리에 관한 내용이다. 설명된 중재는 개별적인 주요 기능 제한의 개선에 집중되어 있다. 특별한 실제 기능적인 목적을 정의하고 목표를 충족시키는 몇몇 전략을 설명한다.

사례 연구: 성인

Jake: 62세 남성, 뇌졸중

신경학적 질병의 자연스런 변화에 관한 임상적 특징을 설명하기 위해 이 사례연구는 뇌졸중을 가지고 있는 환자의 임상적 관리를 보여줄 것이고, 회복의 단계는 2가지에 초점을 맞출 것이다: 급성과 아급성.

급성기

병력 (History)

Jake는 오른쪽 중간대뇌동맥(middle cerebral artery)의 경색증으로 인한 좌측 편마비를 가지고 있는 62세의 남성이다. 56세에 고혈압이 발병한 이래 약리학적으로 관리한 고혈압 병력이 있다. 그는 병원에 입원하기 전에 건강했고, 61세 은퇴할 때가지 배관공으로 일을 했다. 시각은 연령과 관련된 노안을 가졌으며, 글을 읽을 때 안경을 쓰고, 청각은 도움이 필요없을 정도로 약간만 소실이 되어서 시각과 청력은 기능적인 제한이 따른다. 병원에 입원하기 전에 Jake는 부인과 아들과 함께 살았고, 모든 일상생활동작을 독립적으로 수행하였다. 그는 요리, 독서, 목공을 즐겼다. 그가 집에 들어가기 위해서는 한 개의 계단이 있고, 침실로 올라가기 위해서는 12개의 계단이 있다. 샤워기가 있는 작은 욕실은 일층에 있다.

평가 (Evaluation)

Jake는 내과병동에 있으며 입원 직후 3일 동안 중환자실에 있었다. 그는 의학적으로 안정적이다. 그는 반음내림의 목소리로 말을 하고 분명하지 않게 발음하고 있다. 그를 둘러싸고 있는 환경에 대한 지남력이 있고 그가 뇌졸중에 걸렸다는 사실도 이해하고 있다. 간병인의 보고에 따르면 Jake는 협동적이고 단순한 지시는 따를 수 있다고 한다.

침대에서 Jake는 왼쪽 팔을 베개로 지지하여 바로 누운 자세를 취하고 있다. 그는 왼쪽 편무시(left hemi-neglect)의 경향이 보이며 계속 오른쪽만을 보고 있지만, 간병인의 보고에 의하며 왼쪽으로 몸짓을 하려는 시도를 한다고 한다. 그는 한사람의 최대 보조로 휠체어로 이동할 수 있다. 의자에 앉은 자세는 왼쪽 몸통으로 몸을 기댄 불균형한 자세이고, 왼쪽 팔을 무릎에 대는 때를 제외하고는 왼쪽 팔은 매달려 있고, 머리는 계속 오른쪽으로 기운다. 평가를 요약해보면 다음과 같다.

운동조절과 근골격계상태(motor control and musculoskeletal status). 인체의 왼쪽이 전반적으로 약화가 있다. 근긴장도는 비정상적으로 낮고 축 늘어지는 특징을 보인다. 심부건반사는 나타나지 않고 손상측 어느 부위의 근육군도 수축은 나타나지 않는다. 건측에서는 기능적인 근력과 수의적 조절이 나타난다. 왼쪽 어깨관절은 통증이 있는 아탈구가 있다. 모든 관절가동범위는 기능적 제한이 있다.

감각상태(sensory status). 가벼운 촉각과 압각은 정상으로 나타난다. 왼쪽 다리에는 자세에 따라 나타나는 최소의 부종이 있다.

기능(function). Jake는 의존적인 자조생활을 한다. 그는 간호사나 치료사가 손상측을 지지해 주면, 건측 몸통을 사용하여 침상활동과 이동을 시작할 수 있다. 침대의 가장자리에 앉을 때 몸통조절은 불안정하고 한 사람의 신체적 지지를 요구한다. 휠체어에서 균형은 손상측이 피로할 때도 양(fair)으로 나타난다. 그는 몸을 스스로 지지하기 위해 손상측 팔은 사용하지 않고 건측 팔로 보상하기를 시도한다. 의존적인 이동을 실시하는 동안 기립자세 균형은 불안정하고 손상측 다리에 제한적인 체중부하를 한다.

현재 움직임 문제 (Present movement problem)

Jake는 평가보고의 토론 때 참석하였고, 치료사는 신중하게 현재 그가 나타내고 있는 신경학적 손상을 설명하였다: 약화, 축 늘어짐, 근활동의 감소, 지각과 인식이 복합된 왼쪽 편무시. 치료사는 6장의 표 6-8을 사용하여 Jake의 주요 문제점을 명확하게 밝혀 주고 임상적 지도를 하였다. 치료사팀은 그가 가지고 있는 주요 문제점을 가동성 부족, 손상측 이완 근육의 힘을 일으킬 수 있는 능력 부족, 손상측의 비정상적인 낮은 근긴장도, 뇌졸중에 따른 지각능력의 결함, 통증, 균형과 협응의 손상이라고 결정했다. 손상측 어깨의 통증과 아탈구에 대해서는 Jake와 함께 토론했다. 움직임의 연속에 따라 준비, 시작조절, 움직임 실행에 있어서의 움직임 시작에 대하여 Jake는 어려움을 경험하였다. 조정은 안정성 향상을 위한 일의 시작에서 가동성 향상을 위한 힘의 발생에서 초기 가동성에서 각 움직임 구성요소에서 지시되어야 한다. Jake는 토론을 이해하였고, 기능적 단기목표가 독립적인 가동성을 얻는 것임에 대하여 동의하였다.

중재 (Intervention)

중재는 Jake의 기능이 최적화 되는데 방해되는 손상과 기능적 제한과 직접적으로 연관되었다. 조정은 일상생활동작(침상이동, 이동훈련, 자기관리활동)과 기능훈련(과제훈련이나 적응)을 포함한다. 급성기 동안의 단기기능 목표는 다음과 같다.

- Jake는 간병인의 보조를 덜 받으면서 침상활동을 할 것이다.
- 앉은 자세 균형은 다음과 같이 개선될 것이다: 침대 가장자리에서 앉기는 최소한의 보조만 하면서 불안정한 상태에서 양호한 상태로 되어 휠체어에서 앉은 자세는 등받이의 보조로 양호에서 우수로 된다.
- Jake는 바로누운자세에서 앉기, 앉기에서 서기로 이동시 한사람의 최소보조만 받고 이동할 것이다.
- Jake는 한사람의 최소보조로 앉은 자세로부터 바로 선 자세로 이동할 것이다.

치료사의 조정은 침대의 양측면, Jake의 방, 물리치료실, 작업치료실에서 일어났다.

토론에 따르면, 치료사의 활동이 묘사된다. 조정의 초점은 기능적 기술의 회복에 있다. 기능을 회복하기 위해서 치료사와 보조자는 손상측 팔, 다리, 몸통의 수의적인 근활동을 증가시키는 기술을 강조했다. 그들은 완전하게 하기 위한 기술들은 다음과 같다.

1. 기능적 움직임에서 왼쪽(손상측)의 운동감각 인식과 지각적 통합 증가
2. 운동단위 동원의 활성화
3. 능동적인 초기 움직임
4. 근력증가
5. 근육의 동시수축 개선
6. 안정성 향상

자세 (Positioning)

이완단계의 적절한 자세는 감각인식의 증가, 공동유형의 특성의 예상으로부터 벗어나는 운동기능의 자극, 호흡능력의 향상, 피부보호, 팔다리와 몸통의 기능적 관절가동범위를 유지하기 위한 보조, 왼쪽 어깨의 아탈구를 보호하고 안정시키는 것 등 때문에 중요하다. 대개 손상측 어깨뼈와 골반은 전인으로 위치시켜 강직을 최소화한다. 자세는 손상측과 비손상측 사이에서 다양하게 일어나야 하고 몇몇의 다른 자세를 선택할 수 있어야 한다. 다음에 몇 가지 예가 있다.

바로 누운 자세: 바로 누운 자세에서 머리와 목은 굽힘과 폄의 중립으로 놓여야 하고, Jake는 손상측을 보는 것을 북돋아 주어야 한다. 작은 타월을 말아서 손상측 어깨와 골반 밑에 두어 전인이 촉진된다. 손상측 팔은 가쪽 회전과 아래팔 뒤침, 팔꿉관절 폄, 손목관절 약간 폄, 손가락 열린 자세, 엄지손가락의 벌림으로 놓여야 한다. 팔다리 밑의 베개는 정맥순환, 부종감소를 보조할 것이다. 손상측 다리는 골반의 전인과 엉덩관절과 무릎관절의 약간 굽힘, 발목은 배측굴곡으로 놓인다(그림 7-26).

옆으로 눕기: 옆으로 눕기는 손상측과 건측이 번갈아가면서 행해져야 한다. 손상측으로 눕는 것은 체중부하를 통한 고유수용성감각을 증가시킨 것이다. 건측으로 눕는 자세는 시야를 조절하고 손상측의 기능적 사용을 시작하게 할 것이다. 손상측의 어깨가 전인되는 것이 중요한데 이는 그가 직접적으로 손상측으로 누워 충돌(impingement)이 생기는 것을 막기 위함이다. 팔꿉관절은 펴져야 하고, 전완은 뒤침, 손목은 약간 폄, 손가락은 폄, 엄지손가락은 벌림이어야 한다. 건측 팔다리는 베개로 지지되어

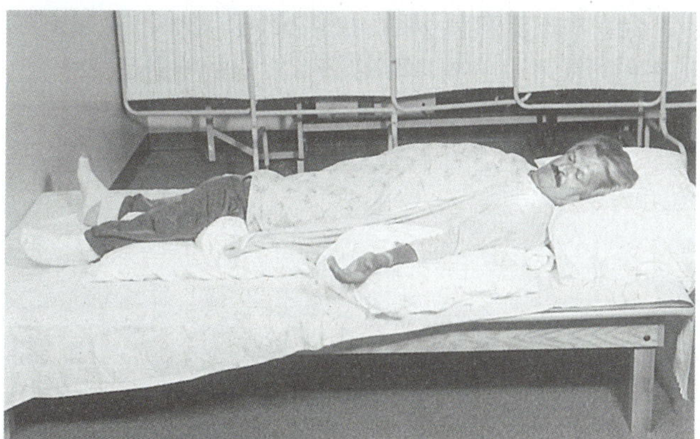

그림 7-26. 왼쪽 지지를 묘사하는 바로누운 자세.

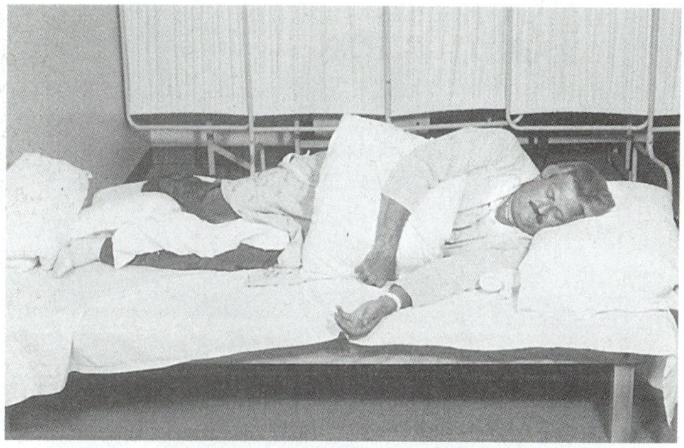

그림 7-27. 손상측(왼쪽)으로 옆으로 누운 자세.

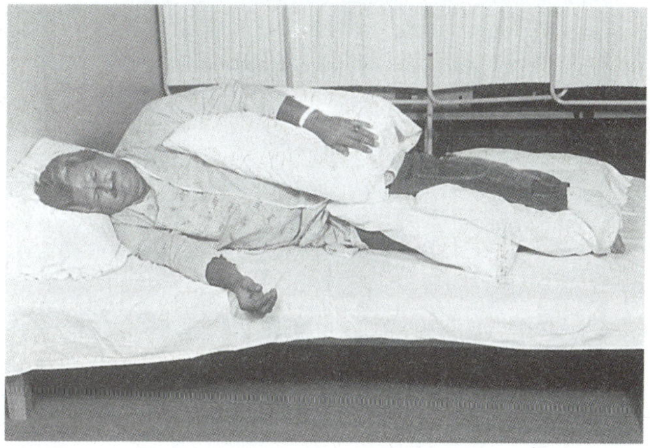

그림 7-28. 손상측(오른쪽)으로 옆으로 누운 자세.

야 한다(그림 7-27). 건측으로 누울 때 몸통과 머리는 중앙으로 정렬되어야 하고, 손목과 손가락은 열린 자세, 이완되어져야 한다. 다리는 골반의 전인, 엉덩관절과 무릎관절의 약간 굽힘, 발목관절의 배측굴곡 자세로 위치해야 한다(그림 7-28).

지지된 앉기: 기립자세는 환자가 의학적으로 명료하고 앉은 자세를 견딜 수 있을 때에 행해져야 한다. 휠체어에서 지지된 앉기는 머리와 몸통이 중앙으로 정렬되어야 하고, Jake는 손상측을 볼 수 있게 조정되어야 한다. 두 팔은 그의 시야 안에서 앞에 놓여지고, 두 손을 잡아 손상측 손의 감각인식을 증가시키고, 휠체어의 랩보드에 양팔을 지지한 채로 둘 수 있게 한다. 하지는 골반의 후인 혹은 가쪽회전을 막기 위해 굽혀진 자세에서 타올을 놓아야 한다. 휠체어의 발판은 발목을 중립자세로 유지하면서 체중부하가 될 수 있게 해 준다(그림 7-29).

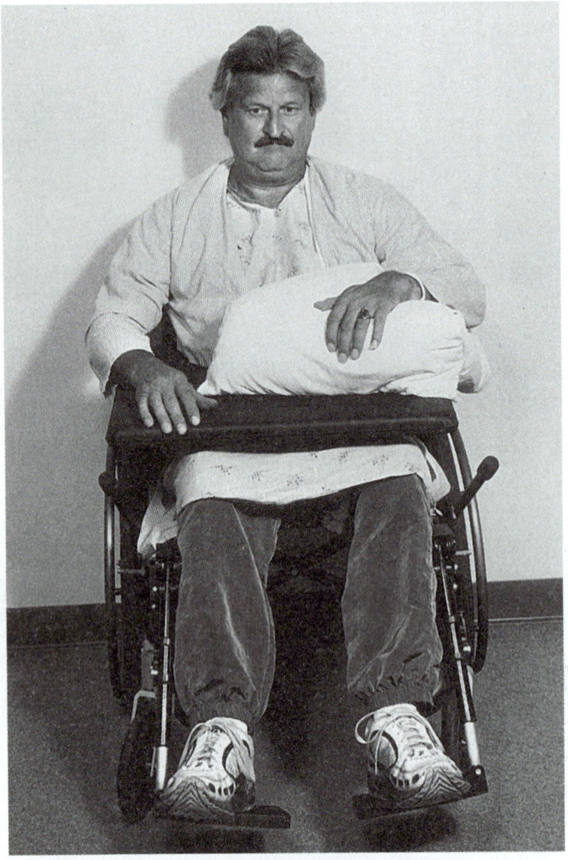

그림 7-29. 비손상측(오른쪽)으로 옆으로 누운자세.

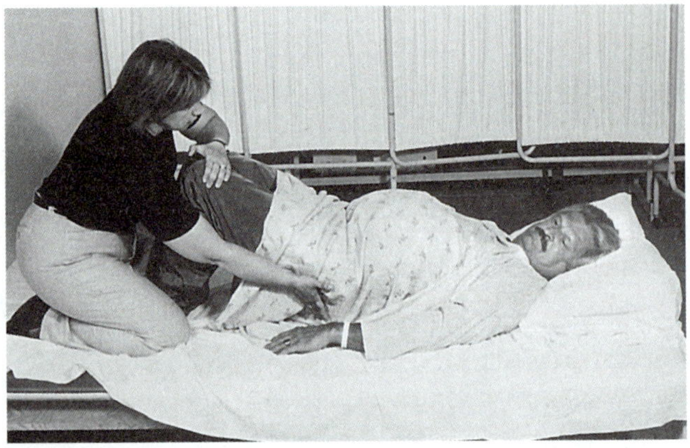

그림 7-30. 교각운동은 체중부하, 저항, 다리 근육활성화를 위한 두드리기와 같은 감각운동 기술을 사용하는 좋은 기능적 과제 중 하나이다.

조기이동활동 (early mobility activities)

조기 이동활동은 침상활동, 기능적인 팔움직임, 기능적인 이동을 포함한다. 근력활동은 조기움직임과 기능적인 훈련을 합친 것이다. 예는 다음과 같다.

조기의 기능적 활동. 신경재활 초기에 할 수 있는 하지의 기능적 이동의 예는 교각운동(bridging exercise)이다. 교각운동은 대칭적인 움직임 유형에서 다리의 능동적 체중부하를 할 수 있는 기능적인 과제이고, 굽힘과 폄 근육군이 조합된다(그림 7-30). 임상가는 교각운동을 하는 동안 운동단위를 활성화시키고, 수의적인 조절의 시작을 증가시키기 위해서 다양한 감각운동기술을 사용한다(그림 7-30 참조). 압박, 테이핑, 구두지시와 같은 기술은 특별히 효과적이다. 신경재활치료 초기에 Jake는 스스로 어깨뼈를 움직이는 것과 팔을 올리는 것을 지도 받았다. Jake는 그의 손을 마주 잡았고, 오른쪽 팔을 사용하여 왼쪽에 지시하고 왼쪽 어깨뼈를 기능적인 전인자세로 움직였다. 침대에서 구르기와 움직이는 활동은 기능적으로 중요할 뿐만 아니라, 양쪽 신체의 협응을 조장하는데도 중요하다. 침상활동은 교각운동과 팔의 스스로 움직임의 자연스러운 과정이다. Jake는 그의 손으로 마주잡기와 하지를 위아래, 양옆으로 밀어내는 것을 지도받았다.

치료사 혹은 보조자는 교각운동을 보조하거나 손상된 견갑골을 받쳐주어서 몸통움직임을 촉진시킨다. 이런 활동은 감각운동 기술의 종합적인 예이고, 조절의 중요한 점과 신체의 지도 그리고 근력 훈련을 합체시킨 기능적 과제라고 할 수 있다.

침대에서 구르기와 스쿠팅(scooting)같은 활동은 기능적으로 중요할 뿐만 아니라, 신체 양쪽의 활동과 협응된 움직임을 장려하는 초기 이동활동에 중요하다(그림 7-3, 그림 7-32). 침대에서 스쿠팅은 교각운동과 팔의 자가-운동과 같은 운동의 실재적인 진행 중 하나이다. Jake는 침대에서 양옆과 위아래로 스쿠팅을 위하여 양손을 맞잡고 다리를 향해 팔을 내린다. 치료사와 보조자는 교각운동을 보조하거나, 몸통 움직임을 촉진하기 위하여 손상측 어깨뼈 아래를 보조한다. 이 활동은 감각운동기술 및 조절점과 신체적 가이드 사용, 기능적 근력훈련 등을 한 기능적 과제에 모두 통합한 예이다.

침대 양옆으로 구르기는 초기 이동훈련동안 즉시 시작할 수 있는 또 다른 기능적 활동이다. 일반적으로 손상측으로 구르기는 Jake가 왼쪽 위를 가로질러 건측 팔다리를 사용하여 구르기를 시작하기 때문에 초기에 실시한다. 구르기를 실행하기 위해서 Jake는 양손을 맞잡고 어깨관절을 앞으로 구부려서 왼쪽을 향하게 하여 손

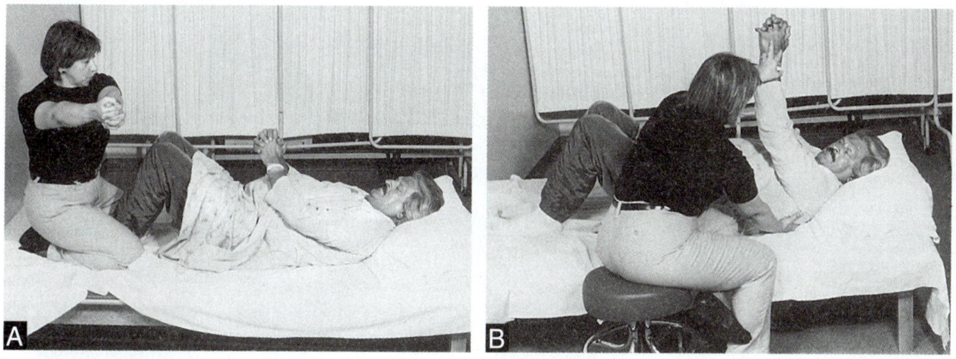

그림 7-31. Jake는 양손을 쥐고 있다(A). 치료사는 침대에서 스쿼팅의 기능적인 과제로 교각운동을 촉진한다(B).

상측으로 구르기 위한 모멘트로 사용한다. 건측으로 구르기가 더욱 어렵다. 치료사나 보조자는 오른쪽을 향하여 체중을 기울일 수 있도록 엉덩관절과 다리를 구부릴 수 있도록 도와준다. Jake는 손을 맞잡아 팔을 앞으로 구부리고 오른쪽을 바라본다. 종종 그림 7-32에 도식화한 것처럼 대상전략은 건측 다리를 손상측 다리 아래에 놓아 다리의 이동을 도와준다.

종종 사용되어지는 종합적인 전략은 그림 7-32에 있고 환측 하지 아래 건측의 잡기는 한 팔다리가 다른 쪽을 옮기는 동작이다.

이동 (transfers)

이동훈련은 기능적인 활동에서 후기에 중요한데, 근력을 촉진하며 수의적인 운동조절 및 감각발달을 독립적으로 복귀할 수 있게 해준다. 초기의 기능적인 움직임 수행은 누운 자세에서 앉기, 앉은 자세에서 서기로의 이동, 침대에서 의자로 이동하는 훈련을 포함하는 이동훈련을 통합한다. 바로누운자세에서 앉기로의 이동은 Jake의 건측과 손상측 모두에서 연습되어야 한다. 마지막으로 중요한 것은 연습이 다양한 방향에서 제공되고, 심지어는 다른 매트나 침대에서 행해져야 한다는 것인데 이는 과제가 다른 조건이나 상황에서도 일반화하기 위해서이다.

건측으로 앉은 자세에서 Jake는 건측으로 구르고, 그의 건측 다리를 이용해서 침대 밖으로 양다리가 움직이는 것을 보조하고, 후에 그가 건측 팔을 이용해서 앉은 자세에서 밀고 일어날 수 있게 지시받았다(그림 7-33). 치료사나 임상가는 Jake가 손상측 팔을 그의 무릎 위에 올리게 지시하였는데, 이는 아탈구된 팔이 움직이는동안 손상받는 것으로부터 보호하기 위함이다. 몸통 지지는 필요에 따라 제공된다. 손상측으로 앉은 자세에서는 초기 단계는 위와 같다(구르기, 다리 움직이기). 그러나 이는 더 많은 보조가 요구된다. 보조자와 치료사는 보조를 위해 손으로 신호를 사용한다.

앉기 이후로 정렬을 향상시키기 위한 침상활동과 수의적인 몸통조절은 치료동안에 합체되어질 수 있다. 율동적인 안정성은 몸통의 동시수축을 증가시키는데 사용되어지고, 거울은 중요한 시각 되먹임을 제공한다. 압박, 테이핑, 율동적인 안정성은 손상측 팔을 통한 체중부하 촉진을 위해 사용된다(그림 7-34).

앉은 자세에서 선 자세, 휠체어에서 앉은 자세의 이동훈련을 연습한다. 치료사와 보조자는 다양한 기술들을 사용한다(그림 7-35). 손상측 다리의 안정성은 무릎이 구부러지는 것을 예방하기 위해서 임상가에 의해서 모니터링되어야 한다.

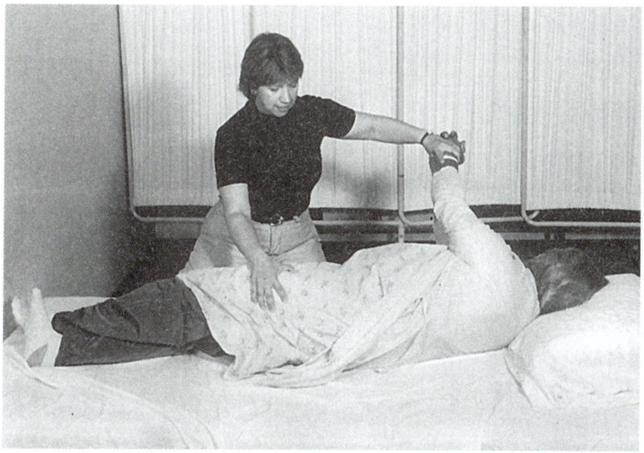

그림 7-32. 치료사는 움직임을 보조하기 위한 두 가지 대상전략을 사용하도록 하여 구르기를 가르친다: 양팔을 쥐고 비손상측 다리 위에 손상측 다리를 걸기.

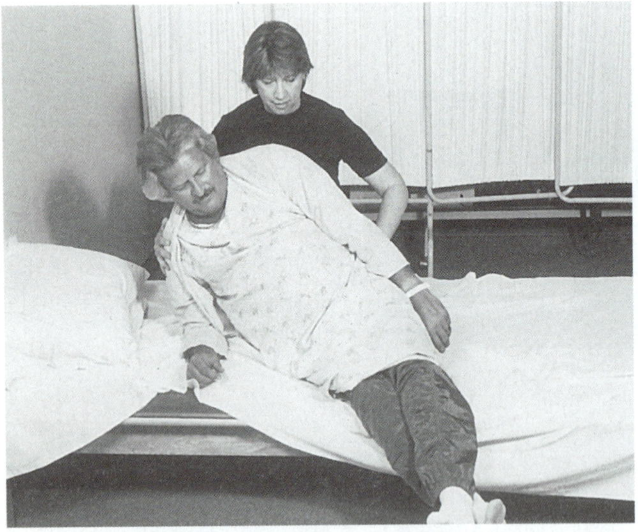

그림 7-33. Jake는 다리를 걸어서 침대 밖으로 움직이고 치료사는 환자에게 앉기 위해서 비손상측 팔을 이용하여 밀기를 지시한다. 도수지시와 몸통 지지는 필요에 따라 치료사가 제공한다.

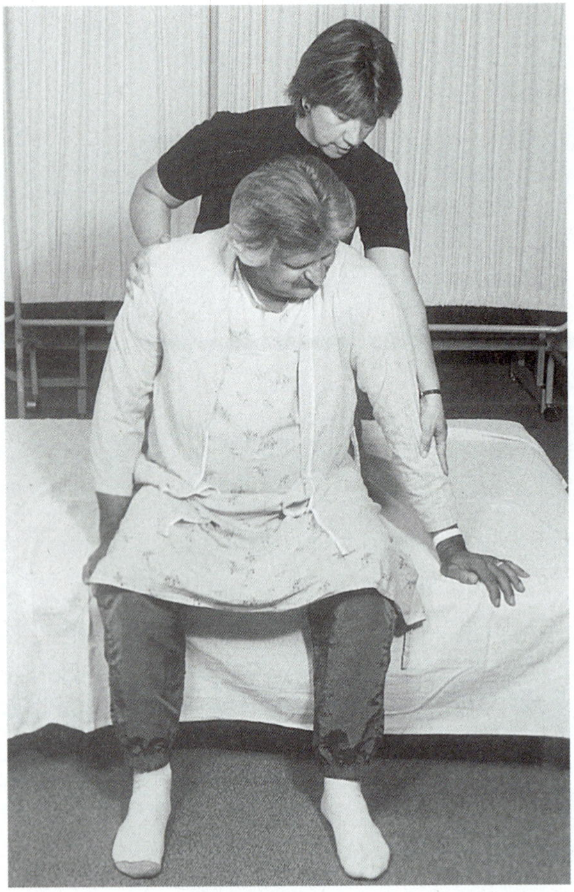

그림 7-34. 앉은 자세에서, 부드러운 안정성, 접근, 체중부하는 손상된 왼쪽 팔을 통해서 체중부하를 증진하는데 사용된다.

아급성단계 (Subacute Phase)

평가 (Evaluation)

Jake는 16일 전에 뇌졸중에 걸렸고, 2주 동안 입원해서 신경재활치료에 참여해 왔다. 그는 명료하고 지남력이 있으나 우울증이 있다. 그는 재사정(reassessment) 기간 내내 눈물을 흘렸다. Jake는 현재 표준형 휠체어를 타고 왼

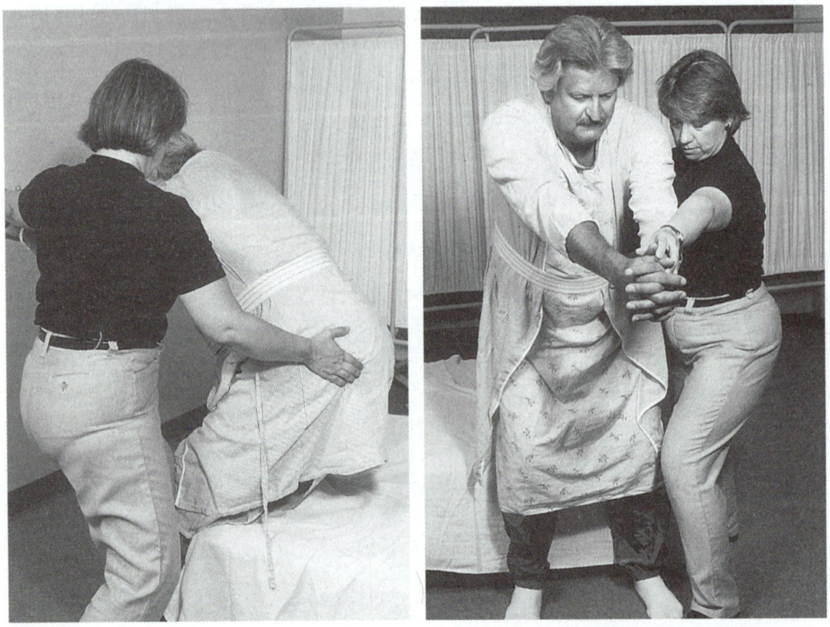

그림 7-35. 치료사는 이동기술을 연습하는 동안 신체의 옆과 배열 모두의 사용을 촉진한다.

쪽 발에는 발목-발보조기를 착용하였다. Jake의 현재 임상적 특징을 요약해보면 다음과 같다.

운동조절과 근골격계 상태 (motor control and musculoskeletal status)

왼쪽 신체의 전반적인 약화는 계속되고 있다. 근긴장도는 강직으로 특징지어지고 왼쪽 어깨뼈의 후인, 어깨관절 굽힘, 팔꿈관절 굽힘, 손가락 굽힘, 엉덩관절 후인, 모임, 무릎관절 폄, 발목관절 저측굴곡이 있다. 심부건반사는 항진된다. 전형적으로 왼쪽 팔은 굽힘공동유형, 다리는 신전공동유형이 나타난다. 거기에는 증명되어지는 하나의 수의적인 공동조절이 있다. 운동조절은 스트레스 혹은 피로가 있을 때 악화된다. Jake는 브론스트롬 재활 3단계를 나타낸다(제6장의 표 6-5 참조). 오른쪽은 근력과 수의적인 조절이 기능적이다. 왼쪽은 어깨관절 아탈구가 감소되었고, 최소한의 통증만 보고된다. 다른 관절가동범위는 기능적 제한을 보인다.

기능 (function)

이 시기에 Jake는 건측 팔다리를 이용하여 짧은 거리는 휠체어로 이동가능하다. 그는 한사람의 최소 보조만 있으면 모든 이동을 수행할 수 있다. 기능적으로 Jake의 앉은 자세의 균형은 다음과 같다. 정적 앉은 자세에서 우수(good), 동적 움직임 동안 앉은 자세 불량(poor), 지지되지 않는 자세에서 앉은 자세는 불량이다. 넓게 지지된 지팡이로 짚고 바로선 동안 정적 균형는 불량이고, 동적균형은 매우 불안정하다. Jake는 독립적인 침상활동이 가능하다. 그러나 움직임의 변이는 팔의 굽힘공동유형이 증가됨에 따라 동반된다. 그는 움직임 불일치동안 손상측을 사용한다. Jake는 넓게 지지된 지팡이와 중등도의 보조만으로 보행이 가능하다. 몇몇의 보행 변위는 왼쪽 뒤꿈치 닿기의 부족, 왼쪽 무릎의 과펴짐, 짧은 보폭과 왼쪽 엉덩관절의 후인, 다리에 쓸모없는 유각기가 나타난다.

현재 움직임 문제 (Present movement problem)

Jake는 치료동안 그의 경과의 토론에 일관되게 포함되었다. 그는 병원에서 치료를 받은 후에 마지막에는 집으로 돌아갈 수 있기를 기대한다. Jake는 주요하게 나타나는 운동 문제를 명확히 하기 위하여 치료사와 보조자는 제6장 표 6-8을 참고하여 Jake의 기능적 능력에 대해 설명한다. Jake의 현재운동문제는 몸 중심부에 효과적이지 못한 힘이 발생하고, 손상측 몸에 비정상적으로 근긴장도가 높고, 적응력과 자세와 균형에 있어 어려움을 겪는다. 그는 일관성이 없고 때때로 불안전한 결과를 초래하면서 운동의 시작과 그 운동의 실행에 어려움을 느낀다. 개입은 중요한 운동 구성 요소에 의해 유도되고 Jake는 대상 전략을 포함한 효과적인 전략생성을 도와준다. Jake는 안전하고 독립적인 이동성을 되찾는 기능적 단기 목표에 동의했다.

중재 (Intervention)

중재는 이동성의 안정성과 독립성을 간섭하는 손상과 기능적 제한에 직접적으로 영향을 준다. 중재는 자세적 조절을 향상시키는 행동, 기능적 균형, 이동훈련, 보행훈련, 적합한 일의 적응이 있는 모의적인 환경 안에서의 기능적 훈련들을 포함한다. 안정성과 조절되는 이동성을 증가시키는 활동이 강조된다. 다음에 설명되는 짧은 기간의 기능적 목표들은 아급성 단계에 해당한다.

- Jake는 한 사람의 접촉에 의한 가이드로 모든 이동을 할 수 있을 것이다.
- 앉은 자세에서의 균형은 다음의 내용들로 인해 향상될 것이다. 필요한 자세지지 안에서 왼쪽 사지의 통합과 더불어 지지되지 않은 앉은 자세는 좋다: 적절한 태도와 보행, 앉은 자세와 선 자세에서의 균형은 일상생활 안에서 향상되는 안전한 독립으로 이동될 것이다.
- Jake는 안정성과 왼쪽 하지의 체중을 받아들이는 것이 증가되는 것을 증명할 것이다.
- Jake는 최소한의 도움으로 지팡이를 이용하여 100피트(30.48 m)를 걸을 수 있을 것이다.
- 보행의 질은 무릎의 과도한 폄과 골반의 수축이 감소되는 것에 의해 향상될 것이며 그 결과로 보폭의 길이가 늘어나고, 좀 더 효과적인 유각기를 이룰 것이다.

치료 개입은 Jake의 방 근처의 일광욕실과 복도 안과 물리치료실, 작업치료실에서 쉽게 나타난다. 다음의 글들은 치료적 활동을 묘사한 것이다. 개입의 초점은 기능적 기술의 재획득에 있다. 기능적 기술을 재획득하기 위해 치료사가 보조자는 강조된 활동을 하고 왼쪽의 팔다리의 자발적인 운동조절을 증가시키기 위한 기술을 사용하고, 왼쪽 근육들의 근력을 증진시킨다. 다음의 활동들은 모두 통합한다.

1. 기능적 움직임 안에서 왼쪽 몸의 자동적인 통합의 증가

2. 협동근의 활동 패턴의 방해를 감소
3. 자세적 조절의 향상
4. 근력증진과 자발적 운동 조절의 증가
5. 안정성의 증가
6. 기능적 움직임 동안에 필요한 안정성과 결합된 조절된 운동성의 증가
7. 기능적 독립의 증가

자세조절과 기능적 균형 향상을 위한 활동 (activities to improve postural control and functional balance)

*앉은 자세*에서 전후방과 외측 방향으로 능동적인 체중이동을 장려하는 활동은 자동적인 자세반응의 활동을 자극한다. 치료사나 보조자는 몸통근육의 동시수축을 촉진시키기 위해 리듬감 있는 고정을 사용하고, 이 방법은 중간범위에서 약간씩 증진하는 등척성 운동으로 시행된다. 상지에서의 체중지지는 어깨관절의 몸쪽 안정성이 증가하거나 팔꿉관절의 폄근의 근력이 기능적인 증가가 있을 때 장려된다. 근력강화를 위해 손상측 어깨관절 주위나 위팔세갈래근의 힘살을 지나서 적용하는 전기적 자극은 효과적으로 사용된다. 맨손저항은 몸통의 힘과 조절의 향상을 위해 사용된다. 양쪽 측면에 손이 닿거나 머리 위로 손을 올리는 동작과 같은 앉은 자세에서의 기능적 활동은 기능적인 의미 있는 활동 안에서 되돌아오는 힘과 조절을 통합하는데 사용된다. 몸통 조절 활동은 옷을 입거나 자조적인 활동을 하는 동안에 훈련된다(그림 7-36). 이동을 하는 동안 치료사 또는 보조자는 Jake에게 대칭적인 신체정렬을 유지하게 지도하며 왼쪽 엉덩관절의 견인력을 감소할 수 있게 한다.

*선 자세*에서 기능적인 근력과 자세조절의 작용은 계속된다. 앉았다 일어났다 이동하는 동안에 치료사나 보조자는 그의 골반을 지도하고, Jake가 신체정렬을 대칭적으로 유지할 수 있게 신호를 주며, 왼쪽에서의 골반이 수축하는 경향을 감소시킨다. 조절점으로 골반을 사용하는 것은 도움을 제공하고, 치료사가 골반의 정렬을 유지하는 효과적인 방법을 제시하고 적절한 위치에서 되먹임을 제공한다. 큰볼기근(gluteus maximus)을 맨손 접촉하면 골반의 폄근의 적절한 활동이 발생한다. Jake는 발의 접촉과 무릎관절의 과도한 폄을 방지하는 것을 도와주는 보조기를 신는다. 무릎관절 뒤쪽면의 맨손 접촉은 무릎관절은 과도한 폄을 방지하는 것을 돕는다. 서 있을 때 효과적으로 체중부하하는 것이 장려되고, 모든 방향으로의 체중 이동도 장려된다. 작고 조절된 체중이동은 이 단계에서 효과적이다. Jake가 체중이동을 수행하였을 때, 치료사는 발목 주변의 근육들의 활동, 걸음을 유도하는 선 자세에서 균형 반응활동을 관찰할 수 있다. 이 반응은 8장에서 묘사한다. 기능적 활동은 선 자세에서 기능적 활동을 할 때의 자세조절반응을 통합하는 것을 가능하게 한다.

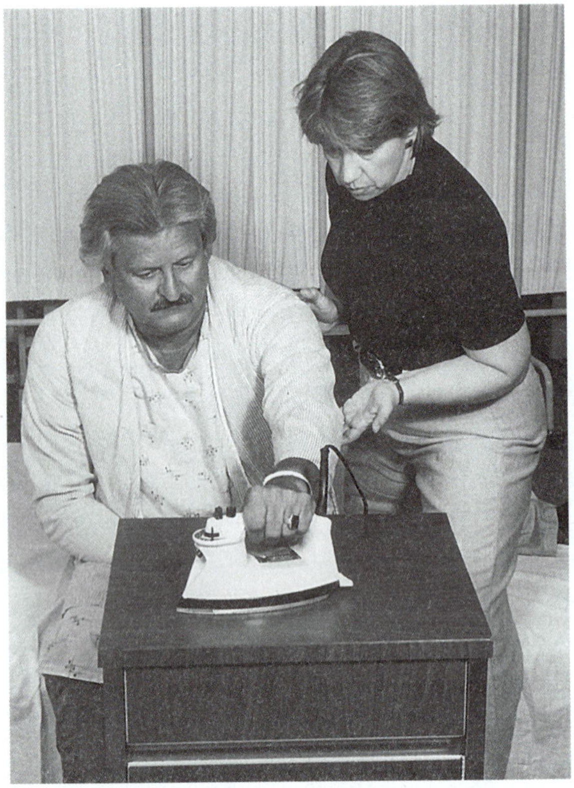

그림 7-36. Jake는 다리미질을 좋아하기 때문에 앉은 자세에서 몸통조절과 왼쪽 팔 사용을 촉진하는 기능적인 과제로 훈련하기에 효과적이다.

기능적 훈련과 근력강화 활동: 이동과 보행훈련 (functional training and strengthening activities: transfer and gait training)

앉았다가 일어나기, 선 자세 활동, 이동, 보행훈련은 모두 계속 발전하는데, 이것을 임의적으로 완전하게 분리하는 것이 어렵다. 비록 임상적이고 본래의 환경 안에서 이 일이 이론적인 목적으로 분리되어 나타났지만, 이 활동들은 기능적 움직임의 활동으로 전체 움직임의 각기 다른 부분으로 움직인다는 것을 인식하라.

*이동훈련(transfer training)*은 안정성과 일관성이 강조된다. 치료사는 과제의 세분화, 근력강화, 자세조절을 강조한다. 이동활동의 반복은 근육의 구심성, 등척성, 원심성 근조절의 다양한 연습을 제공하고, 치료사와 보조자의 도움 없이 Jake는 힘과 조절의 계획들을 위해 움직임을 실행한다. 힘과 조절이 증진되었을 때 Jake와 함께 했던 토론의 결과로 얻어진 지식과 되먹임으로 전체 이동의 연습은 전체 이동을 한다. 연습은 다양한 환경 안에서 하게 되고, Jake는 이동의 법칙에 대해 배우게 된다.

*보행훈련(gait training)*은 입각기의 효과적인 안정성, 유각기와 체중이동, 다리 전진, 그리고 초기접지기와 부하반응기를 포함한다. 이런 활동은 짧게 요약할 것이다. 왜냐하면 다리의 조절과 보행은 10장에서 깊게 설명되어질 것이다.

Jake를 위한 기능적 보행활동은 그가 보조적인 보조기를 사용하고 있는 동안에 기능적인 환경 안에서 일차적으로 행해진다. 평행대를 이용하면 최소한의 도움을 주고 특별한 통합적인 기술을 강조하게 된다. Jake를 위한 보행훈련은 보폭과 유각기의 길이 증가에 의해 일어나는 결과와 함께 왼쪽 골반의 수축에 효과적인 강화와 장력와 직접적으로 관련이 있다(그림 7-37).

치료사는 Jake의 다리가 앞쪽으로 가는 유각기 때 왼쪽 골반의 수축을 촉진시키고, 조절점으로 골반을 사용한다. 선택적인 저항에 의한 유각기 시작할 때의 빠른 신장은 골반수축을 강화시키는 활동에 효율적이다. 이 사례연구의 목적은 뇌졸중의 결과로 일어나는 편마비환자의 이차적인 기능적 제한 및 불안정한 자세 조절, 비정상적으로 높거나 낮은 근긴장, 근약화 등 일차적인 신경근의 손상의 임상적 관리에 있다. 비록 뇌졸중에 의한 지각적이고 인지적인 손상이 강조되지 않지만, 이런 손상의 관리는 이 단원의 목적 안에 있지 않다.

사례 연구: 성인

Betty : 58세 파킨슨병 환자.

병력 (History)

Betty는 8년 전에 파킨슨병을 진단 받은 58세의 미망인이다. 그녀의 증상은 약물을 통해서 잘 관리되었는데 최근 그녀는 증상이 악화되는 것을 알았다. Betty는 활동적이고 독립적이며 미망인이 된지 14년이 되었다. 그녀는 애완견을 키우며 혼자 살고 있으며, 교회 봉사활동에 자발적으로 참여하고 있다. 그녀는 단독 주택에 살고 아름답게 잘 꾸며진 뒷마당에 꽃 가꾸기를 즐긴다.

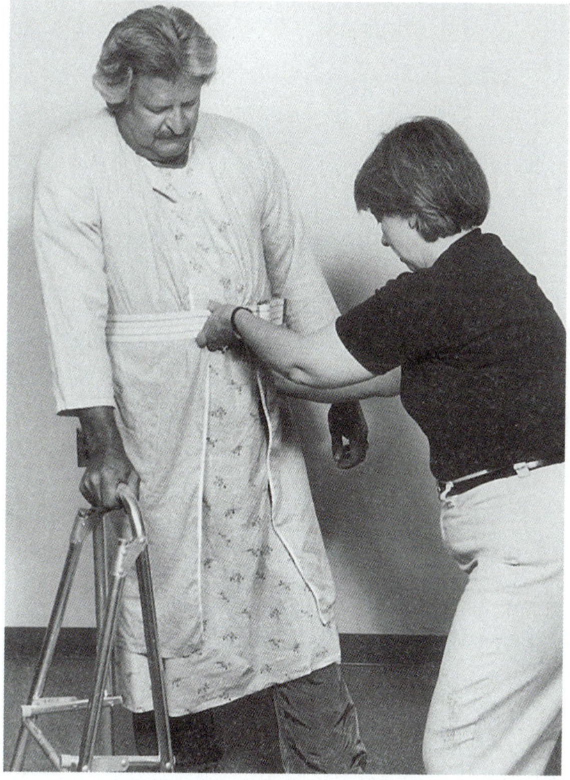

그림 7-37. 왼쪽 엉덩관절 전인근의 빠른 신전은 보행의 유각기에서 능동적인 엉덩관절 전인을 활성하시킨다.

평가 (Evaluation)

그녀의 근긴장도는 파킨슨병 환자의 증상인 톱니바퀴형 경직이 특징이다. 그녀는 경미한 근육 긴장이 있고 앉고 선 자세는 몸통 굽힘, 목 굽힘, 엉덩관절과 무릎관절 약간 굽힘, 머리 폄이 동반된 전형적인 구부정한 자세이다(그림 7-17A 참조). 그녀는 모든 자발적인 움직임의 시작에 어려움을 나타내고, 갑작스럽게 시행되는 기능적 움직임을 할 때는 경직된 태도를 보였다. 그녀는 구부정한 자세, 팔의 흔들림의 최소 상호작용, 보폭이 좁은 발을 질질 끄는 보행이 특징이며 독립적으로 이동 할 수 있다(그림 7-17 참조). 그녀는 걷는 동안에 적절하게 가속, 감속을 하는데 어려움을 느끼고 두려워하며 종종 그녀가 가고자 하는 목표 지점을 지나쳐 가기도 한다. 그녀는 휴식시 떨림이 있지만, 이것이 기능적 활동에 방해가 되는 것은 아니다. 그녀는 그녀의 움직임 능력에 있어서 생기는 기능적 제한에 대해 좌절감을 표현하고, 그녀의 가족은 그녀가 애완견과 혼자살기 때문에 그녀의 안전에 대해 걱정한다.

현재 움직임 문제(Present movement problems)

Betty는 의미 있는 기능적인 물리치료와 작업치료의 평가를 찾는데 열심히 참여하였다. 치료사는 Betty에게 파킨슨병과 연관된 신경근 손상의 원인들에 대해서 주의 깊게 설명하였다: 경직, 뻣뻣함, 근활동 및 연속성과 시기의 문제를 포함한 근 협응력 저하, 휴식시 떨림. 치료사는 제6장의 표 6-8을 참고하여 Betty의 주요한 움직임의 문제점에 대해 임상적으로 결정을 내렸다. Betty의 주요한 움직임 문제점은 적절한 힘 생성과 협응능력의 어려움이라고 결정이 내려졌다. 연속적인 움직임 안에서 Betty는 움직임의 준비, 시작, 끝에서 어려움을 느낀다. Betty는 평가팀과의 의사소통에서 앞단원에서의 토론처럼 다음과 같은 질문에 대답하였다.

- 당신 스스로 당신 에너지에 초점을 맞춘다면, 그것은 무엇일까요?
- 어떤 활동을 수행할 때 당신은 도움이 필요하고, 당신은 수행할 때 불안감을 느끼나요?
- 당신이 집에 있을 때나 여가 생활을 할 때, 지역사회에서 최적의 기능적인 것에 대해 걱정하나요?
- 당신의 독립적이거나 안전한 생활을 위해 내가 어떻게 도와드릴까요?
- 6개월 전을 생각해 보십시오. 지금의 현재의 상황과 다릅니까? 아니면 같다고 생각하십니까?

Betty의 주요 관심사는 그녀의 집에서 혼자 생활할 때 독립적이고 안전하게 생활할 수 있는 것이 가능한가 이다. 안정성이 결합된 움직임 안에서 조절된 운동성과 증가된 운동성이 전략 아래서 결정된 기능적 운동성과 힘의 생성의 구성요소에 의해 유도된다. 전략들은 Betty의 움직임이 좀 더 부드럽게 수행될 수 있도록 하기위해 움직임의 시기, 연속성, 협응 능력을 도우면서 강조된다. Betty는 토론에 참여하기를 간절히 바라며 움직임의 협응 능력의 보상적인 전략들을 배우기 위한 기능적 재훈련의 단기간의 목표에 동의한다.

중재(Intervention)

중재는 Betty의 최적의 능력을 방해하는 손상과 기능적 제한에 의해서 유도된다. 중재는 일상생활동작훈련(자조적 활동)과 기능적 훈련(적응과 과제훈련)을 포함한다. 다음은 동의된 단기간의 기능적 목표들이다.

- Betty는 협응 능력의 증가와 일의 준비, 시작, 끝에서 부드러운 움직임과 함께 기능적 움직임을 수행할 것이다.
- Betty는 동적 움직임 활동을 하는 동안 기능적 자세의 조절이 향상될 것이다.
- Betty는 안전하고 일관된 방법 안에서 기능적 활동의 실행을 가능하게 하는 보상적 전략이 향상될 것이다.

치료중재는 집에서의 활동 계획과 외래 환자가 치료실에서 치료활동을 할 때에 발생한다.

다음의 그림이 포함된 치료활동에 대해서 묘사한 것이다. 중재의 초점은 기능적 기술의 재훈련과 보상적 전략을 배우는 데 있다. 안전과 독립적인 기능을 최대로 하기 위해서 치료사와 보조자는 기능적 활동을 수행하는 동안에 동적 안정성과 자세조절을 향상시키는 기술과 활동을 강조하여야 한다. 다음에 내용들은 성취되고 통합된 기술들이다.

1. 기능적 움직임 동안 다양한 신체 분절의 조절의 증가
2. 근육활동의 효율성과 움직임 시작의 증가
3. 수의적 움직임 증가와 임의적이거나 움직임 조절을 방해하는 외부적인 움직임의 감소
4. 기능적인 근력 향상
5. 자세조절을 증가시키고 부드럽고 협력적인 안정성의 증가
6. 다양한 환경 안에서 움직임의 준비, 시작, 끝의 효율성의 증가

동적 안정성을 포함한 안정성 향상을 위한 활동 (activities to improve stability, including dynamic stability)

안정성을 향상시키기 위한 활동은 반대되는 근육군 사이의 협응력과 동시 수축이 요구되는 기능적 자세에서 수행된다. 동결현상(freezing)은 파킨슨병을 앓고 있는 환자의 공통적인 특징이고 이런 활동들은 기능적 활동을 수행

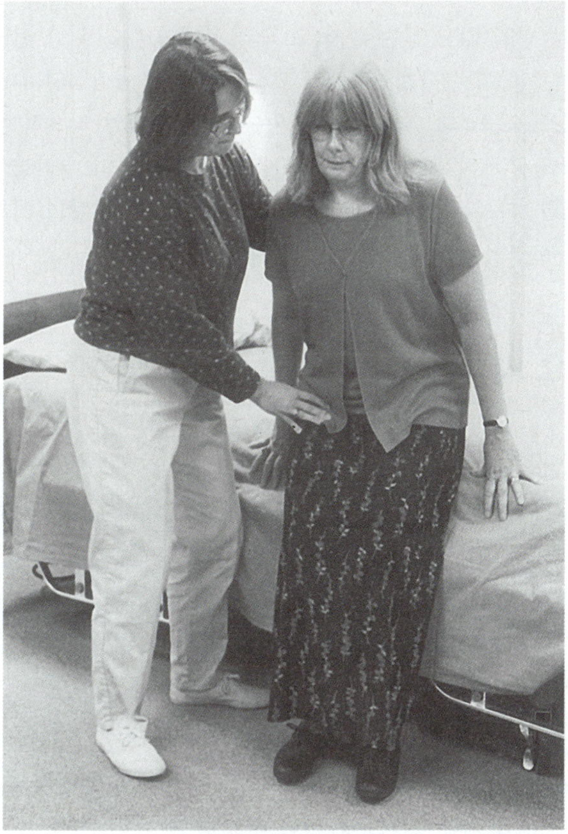

그림 7-38. 치료사는 이동훈련을 연습하는 동안 정지를 위한 지시를 사용하고, 원심성 및 등척성 근조절을 발달시킬 기회를 제공한다.

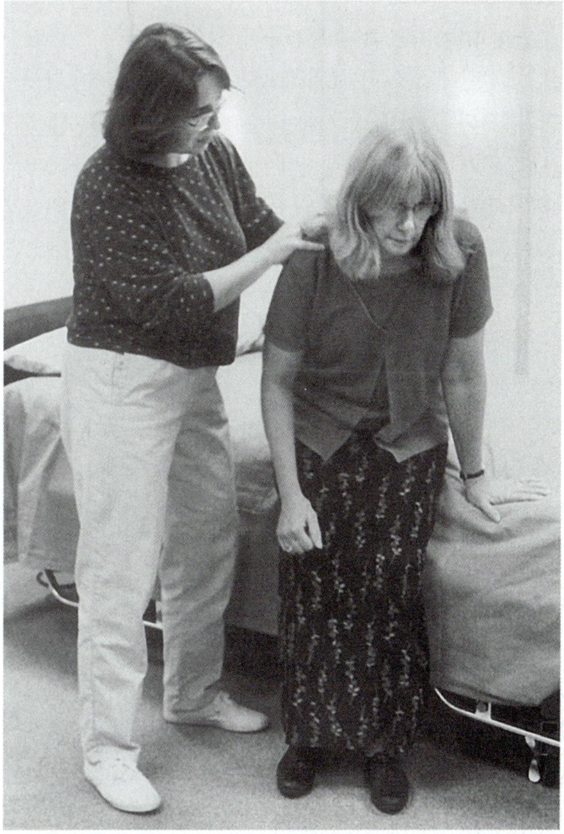

그림 7-39. 연습은 체중이동과 움직임 및 전이를 요구하는 운직임 과제에서 제공된다.

하는 동안에 안정성을 통해 통합된다. 앉거나 선 자세에서의 다양한 자세를 유지하는 훈련은 이런 자세 안에서의 일상생활동작의 수행과 함께 결합된다. 치료사나 보조자는 Betty의 안정성과 조절에 대한 감각을 얻는데 도움을 주기 위해서 조금씩 증진시켜 가며 등척성 수축을 시키고 리듬적인 안정성에 대한 기술을 적용해야 한다. Betty가 등척성 운동을 수행할 때 멈추는 것이 요구된다(그림 7-38). 환경적 적응과 같은 보상적 전략이나 욕실과 주방에서 움직임을 배우는 것은 이차적으로 집중된다. Betty는 파킨슨병으로 인한 움직임의 어려움을 위한 의식적인 보상 전략을 감소하여야 하며 에너지 보호는 스트레스이다.

동적안정성은 또한 조절된 운동성으로 잘 알려져 있다. 근육의 운동성과 안정성의 결합의 재발생을 나타낸다. 반대되는 작용을 하는 근육군은 근육 사이의 부드러운 상호작용을 요구하는 이런 활동의 예는 체중이동활동이 움직임외 이동을 포함한다. 이 활동을 하는 동안 치료사와 보조자는 반대되는 근육군의 활동을 장려하는 방향의 변화를 강조한다. 고유수용성신경근촉진법은 활차나 탄력밴드를 사용하여 독립적인 수행을 가능하게 하며 이것은 Betty를 집에서도 운동 가능하게 해준다.

보상적 전략을 포함한 기능적 재훈련 (functional retraining, including compensatory strategies)

파킨슨병은 시작의 어려움에 의해 증명되는 머뭇거림이나 동결현상과 같은 운동불능증(akinesia)의 증상을 나타낸다: 움직임의 양 감소와 부재; 움직임을 멈추는 게 어렵고 특별히 갑작스런 움직임의 발병; 자세교정의 어려움과 자세적응을 하게 함; 운동불능증의 발생은 Betty가 기능적 움직임의 전략을 다시 배우고, Betty의 병과 관련된 증상에 대해 교육받는 치료사와 보조자의 창조적인 공급을 요구한다.

모방, 구두신호, 촉각신호, 리듬, 시각화, 상상 등은 파킨슨병의 이차적인 운동불능증과 함께 환자의 움직임 기술의 재훈련에 있어서 효과적으로 사용된다. Betty가 시작을 직면하거나 머뭇거릴 때 다른 사람이 수행할 때 신체 부위의 굳지 않음을 관찰해라. 말과 촉각지시는 운동불능증의 극복을 돕는다. 가벼운 접촉이나 구두지시는 Betty의 움직임 시작과 움직임 동안의 체중이동을 도와줄 것이다.

리듬적인 주기운동은 움직임을 시작하거나 움직임을 유지할 때 매우 효과적이다. 왜냐하면 Betty는 노래 부르는 것에 흥미를 느끼기 때문이다. 리듬감이 있는 단계에서 노래를 부르는 것은 움직임이 불안정할 때 도움을 증진시켜 준다. 시각은 움직임이나 물건을 움직이는 일을 할 때 Betty가 주저하고 머뭇거리게 되는 어려움을 극복하는데 도움을 준다. 이런 모든 인지적 전략은 그녀의 집에서 일상생활을 하는 동안 이런 전략들에 적응하고 능숙하게 이용할 수 있게 되었을 때, 다양한 본래의 환경에서 연습될 수 있을 것이다. 이런 사례연구는 파킨슨병 환자에서 나타나는 근육활동, 연속성, 시기 등의 어려움과 같은 경직, 뻣뻣함, 협응되지 않는 움직임 등 신경근의 손상에 대해 설명한다. 이런 기능적 제한과 손상에 있어서 임상적인 관리는 매우 동적이고 개인의 움직임 딜레마를 위한 해결책의 접근의 제공을 위한 연습들을 요구한다. 파킨슨병을 앓고 있는 환자, 고객과 함께 중재를 위한 전략은 종종 이런 사례연구에서 묘사된 것처럼 의식적인 재훈련을 요구한다. 파킨슨병을 앓고 있는 환자의 임상적 관리의 부분에서 의사와의 의사소통, 약물치료의 투약량의 통합, 관리는 또한 매우 중요하다. 왜냐하면 사람의 어려운 움직임은 약물치료 계획에 때라 변하기 때문이다.

요 약 Summary

본장은 4개의 임상관리의 첫 번째 장으로 신경학적인 기능장애를 동반한 일차적인 신경근의 손상에 대해 설명하였다. 긍정적이고 부정적인 중추신경계의 손상형태에 대해 묘사되고 설명되었다. 다음 손상에 관한 임상적 관리는 두 개의 이론 형태에서 묘사되고 설명되었다: 근약화; 비정상적으로 높고 낮은 근긴장; 근활동 문제, 연속성, 시기를 포함한 협응 문제; 그리고 긴장이상, 떨림, 연합운동, 곰지락운동 혹은 무도형 움직임을 포함한 불수의적 움직임. 3개의 사례연구는 각각의 공통된 신경근의 손상의 임상적 관리의 설명을 시도하는 단원의 끝부분에서 보인다. 기능적 훈련과 능력의 중심은 묘사된 중재의 기초이다.

참고문헌

Albright, A. L. (1992). Neurosurgical treatment of spasticity: Selective posterior rhizotomy and intrathecal baclofen. *Stereotactic and Functional Neurosurgery, 58,* 3–13.

Albright, A. L. (1995). Spastic cerebral palsy: Approaches to drug treatment. *CNS Drugs, 4,* 17–27.

Albright, L. A., Barron, W. B., Fasick, M. P., Polinko, P., & Janosky, J. (1993). Continuous intrathecal baclofen infusion for spasticity of cerebral origin. *Journal of the American Medical Association, 270,* 2475–2477.

Andrews, A.W. & Bohannon, R.W. (2000). Distribution of muscle strength impairments following stroke. *Clinical Rehabilitation, 14,* 79–87.

Baker L. L., Yeh C., Wilson D., & Waters R. L. (1979). Electrical stimulation of wrist and fingers for hemiplegic patients. *Physical Therapy, 63,* 1967–1974.

Bennett, S. E., & Karnes, J. L. (1998). *Neurological disabilities: Assessment and treatment.* Philadelphia: Lippincott-Raven.

Bertoti, D. B. (2000). Cerebral palsy: Lifespan management. In *Orthopaedic interventions for the pediatric patient, orthopaedic section home study course* 10:2:4. Alexandria, VA: American Physical Therapy Association.

Bertoti D. B., Stanger M., Betz R. R., Akers J., Moynihan M., & Mulcahey M. J. (1997). Percutaneous intramuscular functional electrical stimulation as an intervention choice for children with cerebral palsy. *Pediatric Physical Therapy, 9,* 123–127.

Bjornson, K. F. (1999). Management of spasticity. In *Topics in pediatrics: In touch home study course* (2nd ed., Lesson One). Alexandria, VA: American Physical Therapy Association.

Bobath, B. (1978). *Adult hemiplegia: Evaluation and treatment.* London: William Heinemann Medical Books.

Bohannon, R. W. (1989). Is the measurement of muscle strength appropriate in patients with brain lesions? A special communication. *Physical Therapy, 69,* 225–236.

Bohannon, R., & Smith, M. (1987). Interrater reliability of a modified Ashworth scale of muscle spasticity. *Physical Therapy, 67,* 206–207.

Bohannon, R. W., & Walsh, S. (1992). Nature, reliability, and predictive value of muscle performance measures in patients with hemiparesis following stroke. *Archives of Physical Medical Rehabilitation, 73,* 721–725.

Bourbonnais, D., Bilodeau, S., Cross, P., Lemay, J-F., Caron, S., & Goyette, M. (1997). A motor reeducation program aimed to improve strength and coordination of the upper limb of a hemiparetic subject. *NeuroRehabilitation, 9,* 3–15.

Bourbonnais, D., & Vanden Noven, S. (1989). Weakness in patients with hemiparesis. *American Journal of Occupational Therapy, 43,* 313–319.

Brouwer, B. J., & Ambury, P. (1994). Upper extremity weight-bearing effect on corticospinal excitability following stroke. *Archives of Physical and Medical Rehabilitation, 75,* 861–866.

Brunnstrom, S. (1970). Movement therapy in hemiplegia: A neurophysiological approach. New York: Harper and Row.

Burke, D. (1988). Spasticity as an adaptation to pyramidal tract injury. In S. G. Waxman (Ed.), *Advances in neurology 47: Functional recovery in neurological disease.* New York: Raven Press.

Butefisch, C., Hummelsheim, H., Denzler, P., & Mauritz, K-H. (1995). Repetitive training of isolated movements improves the outcome of motor rehabilitation of the centrally paretic hand. *Journal of the Neurological Sciences, 130,* 59–68.

Carey, J. R., & Burghardt, T. P. (1993). Movement dysfunction following central nervous system lesions: A problem of neurologic or muscular impairment? *Physical Therapy, 73,* 538–547.

Carmick, J. (1997a). Guidelines for the clinical application of neuromuscular electrical stimulation (NMES) for children with cerebral palsy. *Pediatric Physical Therapy, 9,* 128–136.

Carmick J. (1997b). Use of neuromuscular electrical stimulation and a dorsal wrist splint to improve the hand function of a child with spastic hemiparesis. *Physical Therapy, 77,* 661–671.

Carr, J., & Shepherd, R. (1987). *A motor relearning programme for stroke.* Rockville, MD: Aspen Publishers.

Carr, J., & Shepherd, R. (1998). *Neurological rehabilitation: Optimizing motor performance.* Oxford, U.K.: Butterworth Heinemann.

Carr, J., & Shepherd, R. (2000). *Movement science: Foundations for physical therapy in rehabilitation* (2nd ed.). Gaithersburg, MD: Aspen Publishers.

Cioffi, M., & Gaebler-Spira, D. J. (1989). Selective posterior rhizotomy and the child with cerebral palsy. In *Topics in pediatrics: Lesson 10.* Alexandria, VA: American Physical Therapy Association.

Comeaux, P., Patterson, N., Rubin, M., & Meiner, R. (1997). Effect of neuromuscular electrical stimulation during gait in children with cerebral palsy. *Pediatric Physical Therapy, 9,* 103–109.

Craik, R. L. (1991). Abnormalities of motor behavior. In M. J. Lister (Ed.), *Contemporary management of motor control problems: Proceedings of the II-Step conference.* Alexandria, VA: Foundation for Physical Therapy.

Daly, J. J., Marsolais, E. B., Mendell, L. M., Rymer, W. Z., Stefanovska, A., Wolpaw, J. R., & Kantor, C. (1996). Therapeutic neural effects of electrical stimulation. *IEEE Transactions on Rehabilitation Engineering, 4,* 218–229.

Damiano, D. L., Kelly, L. E., & Vaughn, C. L. (1995). Effects of quadriceps femoris muscle strengthening on crouch gait in children with spastic diplegia. *Physical Therapy, 75,* 658–667.

Damiano, D. L., Vaughan, C. L., & Abel, M. F. (1995). Muscle response to heavy resistance exercise in children with spastic cerebral palsy. *Developmental Medicine and Child Neurology, 37,* 731–739.

Darrah, J., Fan. J. S., Chen, L. C., Nunweiler, J, & Watkins, B. (1997). Review of the effects of progressive resisted muscle strengthening in children with cerebral palsy: A clinical consensus exercise. *Pediatric Physical Therapy, 9,* 12–17.

Denny Brown, D. (1950). Disintegration of motor function resulting from cerebral lesions. *Journal of Nerves and Mental Disorders, 112,* 1–45.

Deuschl, G., Bain, P., & Brin, M. (1998). Consensus statement of the Movement Disorder Society on tremor. *Movement Disorder, 13,* 2–23.

Dietz, V. (1997). Neurophysiology of gait disorders: Present and future applications. *Electroencephalography and Clinical Neurology, 103,* 333–355.

Duncan, P. W., & Badke, M. B. (1987). *Stroke rehabilitation: The recovery of motor control.* Chicago: Year Book.

Fowler, E. G., Ho, T. W., Nwigwe, A. I., & Dorey, F. J. (2001). The effect of quadriceps femoris strengthening exercises on spasticity in children with cerebral palsy. *Physical Therapy, 81,* 6, 1215–1223.

Fredericks, C. M., & Saladin, L. K., (1996). *Pathophysiology of the motor systems: Principles and clinical presentations.* Philadelphia: F. A. Davis.

Ghez, C. (1991). Voluntary movement. In E. Kandel, J. H. Schwartz, & T. M. Jessell (Eds.), *Principles of neuroscience* (3rd ed., pp. 609–625). New York: Elsevier.

Gormley, M. E. (1999). Management of spasticity in children. Part I: Chemical denervation. *Update on Pharmacology, 14,* 2, 207–209.

Gormley, M. E. (1999). Management of spasticity in children. Part 2: Oral medications and intrathecal baclofen. *Update on Pharmacology, 14,* 97–99.

Gowland, C., deBruin, H., Basmajian, J., Plews N., & Burcea, I. (1992). Agonist and antagonist activity during voluntary upper-limb movement in patients with stroke. *Physical Therapy, 72,* 624–633.

Haney, N. B. (1998). Muscle strengthening in children with cerebral palsy. *Physical & Occupational Therapy in Pediatrics, 18,* 149–157.

Harburn, K. L., & Miller, J. A. (1990). Parkinsonian mechanisms of rigidity and occupational therapy approaches. *Occupational Therapy Practice, 1,* 4, 34–43.

Horak, F. (1991). Assumptions underlying motor control for neurologic rehabilitation. In M. Lister (Ed.), *Contemporary management of motor control problems. Proceedings of the II-Step Conference* (pp. 11–27). Alexandria, VA: Foundation for Physical Therapy.

Hummelsheim, H., Maier-Loth, M. L., & Eickhof, C. (1997). The functional value of electrical muscle stimulation for the rehabilitation of the hand in stroke patients. *Scandinavian Journal of Rehabilitation Medicine, 29,* 3–10.

Jankovic, J. (1987). Pathophysiology and clinical assessment of motor symptoms in Parkinson's disease. In W. Koller (Ed.), *Handbook of Parkinson's disease.* New York: Marcel Dekker.

Koman, L. A., Mooney, J. F., & Smith, B. P. (1996). Neuromuscular blockade in the management of cerebral palsy. *Journal of Child Neurology, 11,* S23–S28.

Knutsson, E., & Richards, C. (1979). Different types of disturbed motor control in gait of hemiparetic patients. *Brain, 102,* 405–430.

Lance, J. W. (1980). Symposium synopsis. In R. G. Feldman, R. R. Young, & W. P. Koella (Eds.), *Spasticity: Disordered motor control.* Chicago: Year Book.

Landau, W. M. (1980). Spasticity: What is it? What is it not? In R. G. Feldman, R. R. Young, & W. P. Koella (Eds.), *Spasticity: Disordered Motor Control.* Chicago: Year Book.

Landau, W. M. (1988). Parables of palsy, pills, and PT pedagogy: A spastic dialectic. *Neurology, 38,* 1496–1499.

Lasarus, J. C. (1992). Associated movement in hemiplegia: The effects of force exerted, limb usage, and inhibitory training. *Archives of Physical and Medical Rehabilitation, 73,* 1044–1052.

Licht, S. (1965). *Therapeutic exercise.* New Haven, CT: Elizabeth Licht Publisher.

Light, K. E. (1996). Clients with spasticity: To strengthen or not to strengthen. *Neurology Report, 15,* 19–20.

Little, J. W., & Merritt, J. L. (1988). Spasticity and associated abnormalities of muscle tone. In J. Delisa, D. Currie, B. M. Gans, P. Gatanes, & M. McPhee (Eds.), *Principles and practice of rehabilitation medicine.* Philadelphia: J. B. Lippincott.

Marsden, C. D. (1982). The mysterious motor function of the basal ganglia: The Robert Wartenberg Lecture. *Neurology, 32,* 514–539.

Mayer, N. H. (1997). Clinicophysiologic concepts of spasticity and motor dysfunction in adults with upper motoneuron lesion. *Muscle and Nerve Supplement, 6,* S1–S13.

McCartney, N., Moroz, D., Garner, S. H., & McComas, A. J. (1988). The effects of strength training with selected neuromuscular disorders. *Medicine and Science in Sports and Exercise, 20,* 362–368.

McComas, A. J., Sica, R. E. P., Upton, A. R. M., & Aguilera, N. (1973). Functional changes in motoneurons of hemiparetic patients. *Journal of Neurology, Neurosurgery, and Psychiatry, 30,* 183–193.

Morris, M. E. (2000). Movement disorders in people with Parkinson disease: A model for physical therapy. *Physical Therapy, 80,* 578–597.

Morris, M. E., Iansek, R., & Churchyard, A. (1998). The role of physiotherapy in quantifying movement fluctuations in Parkinson's disease. *Australian Journal of Physiotherapy, 44,* 105–114.

Neilson, P. D., & McCaughey, J. (1982). Self-regulation of spasm and spasticity in cerebral palsy. *Journal of Neurology, Neurosurgery, and Psychiatry, 45,* 320–330.

Nelson, R. M., Hayes, K. W., & Currier, D. P. (1999). *Clinical electrotherapy* (3rd ed.). Norwalk, CT: Appleton and Lange.

Noth, J. (1991). Trends in the pathophysiology and pharmacotherapy of spasticity. *Journal of Neurology, 238,* 131–139.

Nwaobi, O. M. (1983). Voluntary movement impairment in upper motor neuron lesions: Is spasticity the main cause? *The Occupational Journal of Research, 3,* 132–140.

O'Sullivan, S. B. (2001). Assessment of Motor function. In S. B. O'Sullivan & T. J. Schmitz, *Physical rehabilitation: Assessment and treatment* (4th ed.). Philadelphia: F. A. Davis.

O'Sullivan, S. B., & Schmitz, T. J. (2001). *Physical rehabilitation laboratory manual: Focus on functional training.* Philadelphia: F. A. Davis.

Palmer, M. L., & Toms, J. E. (1992). *Manual for functional training* (3rd ed.). Philadelphia: F. A. Davis.

Peacock, W. J., & Staudt, L. A. (1990). Spasticity in cerebral palsy and the selective posterior rhizotomy procedure. *Journal of Child Neurology, 5,* 179–185.

Pease, W. S. (1998). Therapeutic electrical stimulation for spasticity: Quantitative gait analysis. *American Journal of Physical Medicine and Rehabilitation, 77,* 351–355.

Preston, L. A., & Hecht, J. S. (1999). *Spasticity management rehabilitation strategies.* Bethesda, MD: American Occupational Therapy Association.

Ratliffe, K. A. (1998). *Clinical pediatric physical therapy: A guide for the physical therapy team.* St. Louis: Mosby.

Richards, C. L., Malouin, F., Dumas, F., & Wood-Dauphine, S. (1991). New rehabilitation strategies for the treatment of spastic gait disorders. In A. E. Patla (Ed.), *Adaptability of human gait: Implications for the control of locomotion.* New York: Elsevier.

Robinson, A. J., & Snyder-Mackler, L. (Eds.). (1995). *Clinical electrophysiology: Electrotherapy and electrophysiologic testing* (2nd ed.). Baltimore: Williams and Wilkins.

Rosenfalck, A., & Andreassen, S. (1980). Impaired regulation of force and firing pattern of single motor units in patients with spasticity. *Journal of Neurology, Neurosurgery, and Psychiatry, 43,* 907–916.

Ryerson, S., & Levit, K. (1997). *Functional movement reeducation.* Philadelphia: Churchill Livingstone.

Sahrmann, S. A., & Norton, B. J. (1977). The relationship of voluntary movement to spasticity in the upper motor neuron syndrome. *Annals of Neurology, 2,* 460-465.

Sawner, K. & LaVigne, J. (1992). *Brunnstrom's movement therapy in hemiplegia* (2nd ed.). New York: Lippincott.

Schenkman, M., Donovan, J., Tsubota, J., Kluss, M., Stebbins, P., & Butler, R. B. (1989). Management of individuals with Parkinson's disease: Rationale and case studies. *Physical Therapy, 69,* 944–955.

Schmitz, T. J. (2001). Coordination assessment. In S. B. O'Sullivan & T. J. Schmitz, *Physical rehabilitation laboratory manual: Focus on functional training.* Philadelphia: F. A. Davis.

Selby, G. (1975). Parkinson's disease. In P. J. Vinken & G. W. Bruyn (Eds.), *Handbook of clinical neurology* (2nd ed.). Amsterdam: Elsevier.

Shahani, B. T., & Young, R. R. (1980). The flexor reflex in spasticity. In R. G. Feldman, R. R. Young, & W. P. Koella (Eds.), *Spasticity: Disordered motor control.* Chicago: Year Book.

Shumway-Cook, A., & Woollacott, M. H. (2001). *Motor control: Theory and practical applications* (2nd ed.). Philadelphia: Lippincott Williams & Wilkins.

Stein, A. B., Pomerantz, F., & Schechtman, J. (1997). Evaluation and management of spasticity in spinal cord injury. *Topics in Spinal Cord Injury Rehabilitation, 2,* 70–83.

Styer-Acevedo, J. (1998). Physical therapy for the child with cerebral palsy. In J. S. Tecklin (Ed.), *Pediatric physical therapy* (3rd ed.). Philadelphia: Lippincott-Raven.

Teixeira-Salmela, L. F., Olney, S. J., Nadeau, S., & Brouwer, B. (1999). Muscle strengthening and physical conditioning to reduce impairment and disability in chronic stroke survivors. *Archives of Physical and Medical Rehabilitation, 80,* 1211–1218.

Walsche, F. M. P. (1961). Contributions of John Hughlings Jackson to neurology. *Archives of Neurology, 5,* 99–133.

Whyte, J., & Robinson, K. M. (1990). Pharmacologic management. In M. B. Glenn & J. Whyte (Eds.), *The practical management of spasticity in children and adults* (pp. 201–226). Philadelphia: Lea & Febiger.

Wright, F. V., Sheil, E. M., Drake, J. M., Wedge, J. H., & Naumann, S. (1998). Evaluation of selective dorsal rhizotomy for the reduction of spasticity in cerebral palsy: A randomized controlled trial. *Developmental Medicine and Child Neurology, 40,* 239–247.

Yekutiel, M. P., Pinhasov, A., Shahar, G., & Sroka, H. A. (1991). A clinical trial of re-education of movement in patients with Parkinson's disease. *Clinical Rehabilitation, 5,* 207–214.

제 8 장

자세 조절과 균형의 장애에 대한 치료

Management of Disorders of Postural Control and Balance

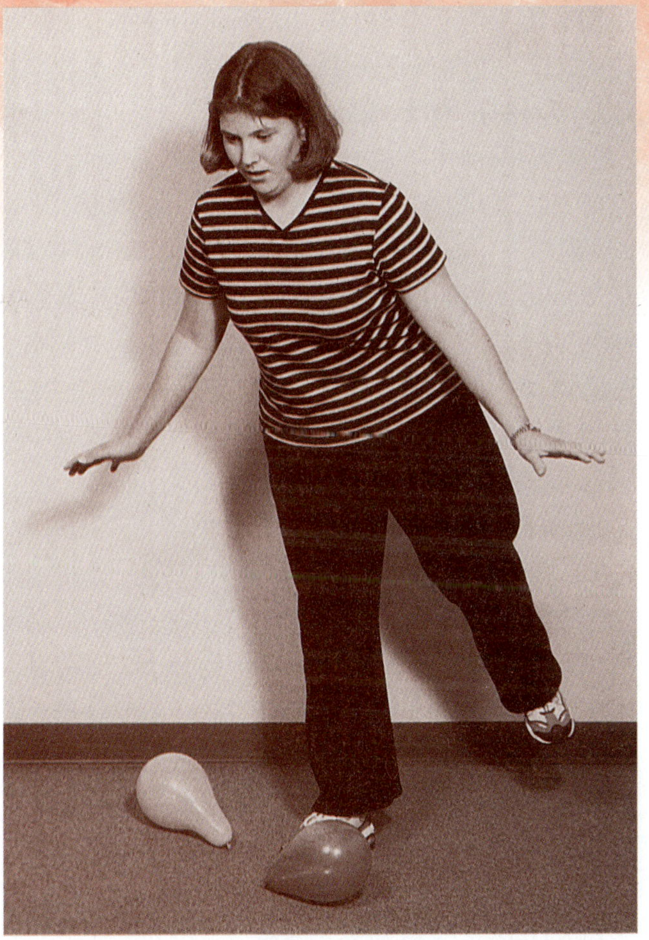

여행을 경험하는 것은 좋다; 그러나 길고 지루할 수 있는 여정을 잘 마무리하기에는 어려움이 발생할 수 있다.

Ursula Le Guin

기본 개념

- 균형: 자세 조절과 균형의 차이
- 자세 조절과 균형의 이론적 모델:
  - 반사-계층적
  - 체계적 접근
- 자세 조절과 균형의 구성요소
  - 근골격계
  - 신경근계
  - 감각계
  - 지각계
  - 인지계
- 회복을 위한 전략: 감각과 운동(motor)
- 자세 조절과 균형의 나이와 관련한 차이
- 자세 조절과 균형의 사정(assessment)
- 자세 조절과 균형문제를 위한 개입

서론 Introduction

자세 조절과 균형을 위한 사지(limb)를 사용하는 활동 중에 몸을 견고하게 유지하는 능력은 기능적인 독립을 하는데 상당히 중요하다. 자세조절은 신체가 움직이던지, 움직이지 않던지, 멈추려하던지, 여러 가지 신체위치에서 균형을 잡는 것으로부터 안정된 기초를 마련한다(Wade & Jones, 1997).

임상 사례:

짐꾸러미들, 잡지와 지갑을 갖고 군중을 헤치며 버스에 탄다라고 상상한다. 정확한 변화의 검색은 버스발판 위를 걸으면서 동시에 나타난다. 발판높이의 잘못된 판단으로 실족하는 원인이 된다. 균형 회복은 동전을 넣기 위해 발판에 오르면서 버스에 대해 견고한 압력으로 성취된다. 앉을 곳을 찾는 것은 버스가 출발할 때 계속해서 일어나며, 넘어지거나 짐꾸러미를 엎지르지 않으려고 버스가 움직이는 방향의 반대 방향으로 빠르게 움직여야 한다. 비어있는 자리를 찾아 안착하고, 바닥에 짐꾸러미를 정렬하고, 버스가 목적지를 향해 움직일 때 잡지를 읽는다. ▪

이러한 실례에 포함되어 있는 많은 과제들이 자세조절과 균형시스템의 복잡성을 보여준다. 이들 시스템은 불안정성으로 부터의 회복을 포함하고 있을뿐만 아니라, 예상하는 능력과 불안정성을 회피하기 위해 움직이는 능력을 갖고있다(Shumway-Cook & Woollacott, 2001). 이들 메카니즘은 이 장에서 핵심이다. 균형을 유지하는 것뿐만 아니라, 이들 시스템에 나타날 수 있는 비정상, 그리고 환자가 최적의 기능을 위해 안정성과 균형을 재정립하도록 치료적으로 접근하는 것을 기술한다.

자세조절 Postural Control

자세조절은 수의적인 움직임의 가장 기본이다; 그것은 신체의 안정성을 마련하고 상지와 하지를 사용하여 환경과 상호작용이 가능하도록한다(Gallahuue & Ozmun, 2002). 자세문제는 종종 상해를 입히는 결과를 낳고, 안정성은 독립적인 생활을 영위하는데 필수적이기 때문에 굉장한 관심사이다(Wade & Jones, 1997).

정의와 기술 (Definition and description)

자세조절은 체중부하, 항중력 자세에 견고한 자세를 유지하는 능력으로 정의 된다. 4장에서 언급하였듯이, 그것은 안정성(항중력 자세의 견고성을 유지하는)과 유동성(움직임)과의 기능적 관계성을 말한다. 안정성을 성취하기 위해, **무게중심**(COM; 모든 신체 부분의 중심)이 안정성 기반의 범위내에 유지되어야 한다 — 앉아 있을 때나, 서있을 때 또는 움직일 때(O'Sullivan & Schmitz, 1999). 자세조절은 안정성과 방향성을 필요로 한다(Shumway-Cook & Woolacott, 2001). 사전에 언급되었듯이, 안정성은 **지지기반**(환경과 신체적 접촉에서의 몸의 표면으로 정의되는 면)으로 정의되는 공간 경계면내에 신체를 유지하는 것으로 성취된다. 유동성을 위해 장치가 사용될 때, 지지기반은 장치를 포함하여 확장된다(그림 6-12).

안정성은 자세조절 시스템을 통해 만들어진 자세를 맞춤으로 발달된다(Wade & Jones, 1997). 이들 맞춤은 안전한 움직임을 허용할 중력중심의 이동하는 위치를 감소시키거나 제거하는데 기여한다(Frank & Earl, 1990).

안정성을 유지하기 위해, 협응근 수축이 관절 주위에서 일어나야한다. 이 협응은 환경의 변화에 맞추기 위해 충분히 유연하여야 한다. 상호수축이 어쩌면 수의적인 억제로부터 계속적으로 나타나거나 제거되는데 필요하다(Litell, 1990). 한편, 신체정립(upright)을 유지하기 위해 늘 관절을 안정시키는 근육의 역할이 중요하다. 이러한 활동을 줄이기 위해 무의식적인 뇌의 능력을 제한하는 것이 중요하다. 빙판 위에서 미끄러진 후 균형을 다시 회복하려 할 때 필요한 것처럼, 대부분의 작은 조절근 활동은 신체자세가 바로서있던지, 간단하게 움직임을 갔던지 쓰러지는 것을 막아준다(Cohen, 1999).

자세조절의 두 번째 요소는 **방향성**(orientation)이다 — 기능적 과제를 완수하기 위해 각자 그리고 환경과 적절한 관련성을 갖고 신체분절을 유지하는 것으로 정의된다. 자세조절의 중요한 목표는 감각과 운동 시스템에 안정성을 마련하는 것이다. 이 안정성은 움직이는 동안 감각정보의 흐름을 최적화하는 것이다(Wade & Jones, 1997).

균 형 Balance

임상적 견해로, 균형은 정적, 동적 균형과의 연속성으로 본다. 중력에 대항하여 동시에 신체정립을 유지할 때, 정적균형은 이미 논의된 자세조절 요소를 포함하고, 그러한 까닭에 동적균형은 근육의 움직임을 말한다.

임상 사례:

임상에서, 치료사는 환자/의뢰인이 앉아있거나 서있는 동안 정적균형을 평가한다. 대개 이것은 보조 없이 앉거나 서는 능력을 측정하고, 전방/후방, 외측으로 미는 형태의 도전을 해보는 것을 측정한다. 자세 조절은 여기서 실제로 평가되고 있는 것이다. 또한 동적능력은 환자가 보조없이 그리고 초기 기록으로 안정성에 도전하기위해 앉거나 설때 측정된다. 여기서의 목적은 환자를 보조하는 사지의 보조기저면이 자세조절 전략(이들은 이번 장의 후반에 제시하였다)을 사용하기 전에 도달할 수 있는지를 본다. 균형 비율은〔양호(good), 보통(fair), 부족(poor)〕 환자가 균형을 잃지 않고 도달할 수 있는 보조하는 보조기저면이 얼마나 안전성 내에 또는 멀리있는지에 대한 근거가 된다. ▪

정의와 기술 (Definition and description)

균형은 수의적 사지운동과 외부 장애에 맞추기 위한 추가되는 범위와 함께 자세조절과 유사한 개념이다(Light, Rose, & Purser, 1996). **정적균형**(static balance)은 자세조절의 안정성 구성요소이며, 대부분의 검사에서 안정성과 함께 도전적으로 사용된다. **동적균형**(dynamic balance)은 보조기전면의 가장자리에서 조차 쓰러짐없이 움직일 수 있는 능력이 고려된다. 이런 차이는 아무리 잘해도 인위적으로 보인다; 현재의 시스템 이론들은 자세 조절과 균형이 영아의 입체 반사활동에서 성숙체계에서 사용되는 거대한 운동에 이르기까지 일련의 운동으로 존재한다(Wade & Jones, 1997). 거론된 운동은 나타나는 내용에 의해 결정된다. 마찬가지로 앉기와 서기활동은 보조기저면의 특성이 다르기 때문에 안정성을 유지하고 성취하기위한 다른 메카니즘을 필요로 한다. 앉기시, 보조기저면은 엉덩이와 대퇴에 의해 한정된 영역이며, 무게중심(COM) 낮아져 있으며, 이 두 가지가 안정성을 증가시켜준다. 걸을 때, 보저기저면은 두발 사이에서 한정된 면적으로 훨씬더 작아지며, COM이 높아지며, 안정성을 감소시킨다. 보조기저면에서 이들 차이를 조절하기 위해, 자세조절 시스템의 다른 메카니즘이 요구된다.

임상 사례:

아이들이 의자에 앉거나 내릴 때, 그들은 몇 가지 접근방법들을 사용한다. 아이들은 앞쪽 또는 옆으로 또는 상지를 사용하여 의자 위에 하지를 지렛대로 하여서 의자에 접근하기도 한다. 아이들은 노력과 실수를 통해서 여러가지 표면(흔들의자 대 팔걸이 의자)위에서 작업을 하는 것을 배운다. 신체가 성숙함에 따라, 표면을 분석하고, 접근 방법을 선택하기 전에 과제에 대한 환경을 평가한다. 이동표면의 안정성을 알아채는 것으로(깊이, 푹신푹신한 소파 대 바퀴달린 책상의자), 사전준비 단계에서 견고하지 못한 접근방법이 놓쳐지지 않고, 넘어지는 원인이 되는 상해의 위험이 감소된다. ▪

안정성은 자세조절시스템을 통해 만들어진 자세 조정으로부터 발달된다(Wade & Jones, 1997). 이들 조정은 안전한 운동을 할 수 있도록 중력 중심의 전위를 감소하거나 제거한다(Frank & Earl, 1990). 시도되는 조정의 형태는 COM의 안전한 유지에 필요한 인식(넘어지는 것이 주위 환경에서 얼마나 위험할 수 있는지)과 움직임의 목적에 의존한다(Frank & Earl, 1990; Hines & Mercer, 1997). **기대되는 조정**, 도는 자세준비는 계획된 움직임 전에 나타나며, 과제에 대한 안정성 요구와 관련되어 나타난다(Hines & Mercer, 1997). 목적은 보조기저면(BOS)의 증가로 자세 안정성을 증진시키기 위함이며(비행기 탑승계단을 오르기 시작할 때 손잡이 잡기) 또는 관절을 견고히 하기 위함이다(얼음판 위에서 스케이트를 탈 때 무릎을 견고히 펴고 유지할 때).

연합된 조정, 또는 **자세에 따른 부속작용들**(postural accompaniments)이 움직임시 동시에 나타난다. 움직임 시 자세를 잡기위해 형성되는 조정은 자세 안정성을 위해 매우 효과적인 운동전략이지만, 알려지는 과제 환경에 의존한다. 실행 시 예기치 못한 변화가 나타나면, 부속작용들이 최초 움지임들처럼 불안정하게 될 수 있다(계단에서 손잡이를 잡다가 놓치게 되지만, 손잡이를 움켜 잡을 때 벽으로부터 손잡이를 떼어 낸다.)(Frank & Earl, 1990).

조정은 또한 균형을 잡기 위해 애를 쓸 때 나타날 수 있으며, 이것을 **자세 반응**(postural reaction)이라 한다. 이들 조정은 예기치 못한 상황, 외부 변화에 대한 최선의 방어이며, 회복을 위한 자동자세메카니즘을 알리는 감각수용기에 의존한다. 중력에 물체가 버텨내는 것처럼(Wade & Jones, 1997) 기립자세는 보조기저면과 관련하여 몸통과 연관한 머리의 위치로부터 발달한다(Gibson, 1966). 다른 말로 자세조정은 정위반응과 함께 시작하며, 신체 각 부분 또는 수직으로의 정렬은 무게 중심에 신체를 위치하게 하는 평형반응을 추가하고, 환경에서 물체와의 최적의 관계성에서 신체를 위치하게 하는 오리엔테이션 반응을 포함한다. 이들 과정의 상호작용은 중력에 관해서,그리고 공간에서 인간의 3차원 자세에서 안정성을 찾는다.

자세 조절과 균형의 이론적 모델
Theoretical Models of Postural Control and Balance

반사-계층적 모델과 시스템 모델인 균형의 신경조절을 설명위한 두 가지 모델이 있다(3장과 4장, 6장 참조). 간략하게, 반사-계층적 모델은 자세 조절이 반사 통합과 움직임에 대한 중추신경계(CNS)조절 증가를 통해 시간이 경과한후 발달한다고 제시하고 있다. 신경계의 상위수준(선택, 계획, 개시)은 가장 낮은 수준(움직임이 관찰된다)을 조절하는 중간수준[효과기 근육을 위한 특별한 점화지도(firing instruction)]을 조절한다. 시스템 모델은 몇몇 시스템의 상호작용을 필요로 하고, 뿐만 아니라 자체 과제의 특성과 환경의 제한은 자세조절과 균형에 영향을 준다(Mathiowetz & Haugen, 1994; Merla & Spaulding, 1997). 작업치료의 통일화된 용어법에서(Mathiowetz & Haugen, 1994), 작업적 수행(일상생활동작, 생산적 활동, 여가)을 할 때, 시스템 모델은 개인(감각운동, 인지, 심리학)과 수행내용(신체적, 사회경제적, 문화적)과의 상호 작용을 하는 경향이 있다. 물리치료실행에 있어, 시스템모델, 동적시스템이론은 과제수행이 신체분절과 환경적 요소 또는 환경시스템의 상호작용과 협조의 결과라는 것을 제시하고 있다. 숙련도에 의해 사용되는 단어의 정확도는 다르지만, 내용 중에 작용의 중요성이 두 가지 실행 영역에서 인정되고 있다.

2가지 모델은 상호간에 배타적이 아니다. 자세조절과 균형에 필요한 운동기술은 **개체발생적 연쇄**(ontogenetic sequence, 일률적으로 하나의 기술이 또 다른 기술을 달성하고 있다)을 발달시키며, 계층적 모델을 지지하고 있다. 각 새로운 상황은 일률적으로 다른 접근방법을 요구할 수 있으며, 균형이 유지된다. 성숙시스템에서의 발달전략은 자세조절 시스템모델의 기여를 제시하고 있다(Gallahue & Ozmun, 2002). 영아발달에서, 반사적 움직임은 수의적 행위로 바뀐다. 구성요소의 기술은 다른 환경과 상황에서의 경험을 통해 수정된다. 자세조절과 균형에 영향을 미치는 효과적 통합시스템을 허용하기 위해 이러한 대체 접근방법이 드러나게 된다.

반사-계층적 모델 (Reflex-hierarchical model)

반사는 인간 움직임의 첫 번째 형태이다. 이들 움직임의 정보-수집 역할은 운동발달과 후에 수의적 움직임과 밀접하게 연결되어 있다(Gallahue & Ozmun, 2002). 일련의 운동 발달은 예견할 수 있지만, 비율은 그렇지 않다; 이정표(milestones)는 그들 각자의 배열과 환경적 경험에 있는 것보다는 나이와 정확히 관련되어 있지 않다(Gallahue & Ozmun, 2002). 단순 반사는 신생아에서 움직임의 기틀을 마련하고 있다는 것을 4장에서 본 것을 기억하라. 반사는 영속적, 예견적 반응에 의해 운동발달을 보조한다. 자세반사는 자동적으로 환경과 관련하여 기립신체자세를 유지하게 한다. 모든 움직임은 체중이동으로 시작하고, 자세를 맞추기 위해 전정수용기와 고유수용기를 자극한다. 이들 맞춤(adjustments)은 정위와 평형반응(righting and equilibrium reaction)으로 전 성인기를 통해 나타난다. 초기에 자세 맞춤과 중력을 알게 될 때 이들 반응은 과제와 환경에 의해 나타나는 자세조절과 균형에 도전하기 위해 전략적 발달이 필요한 기술을 설립한다(Mathiowetz & Haugen, 1994).

■ 정위반응 (Righting reactions)

정위반응의 출현은 상호 또는 환경에 머리 또는 신체일부를 재정렬하기를 시도하는 것이다. 정위반응은 영아의 초기 수달 내에 나타난다. **미뢰정위반응**(labyrinthine righting), 내이 안에 전정기의 이석(otolith)으로부터 임펄스가 나타나다)은 초기에 영아의 반응이 우세하지만, 약 6개월이 되면서 **시각적 정위**(optical righting, 움직임이 눈에 의해 시작된다)로 바뀌게 되며, 그때 시각이 더 중요하게 된다. **목과 신체 정위**(신체정렬의 변화를 유도하는 신체 일부를 위해 명명된) 또한 약 6개월 경 나타난다. 이들 반응은 생후 1년의 마지막에 영아의 전반 움직임에 기여한다(Gallahue & Ozmun, 2002).

■ 평형 (Equilibrium)

4장에서 제시한 점을 다시 강조하기 위해, **평형**은 균형을 잃어버린 후 균형을 다시 설립하기 위한 활동이다. **평형반응**(equilibrium reaction)은 공간에서의 신체의 방향을 변화에 몸을 맞추도록 한다. 평형반응은 지지기반(BOS)을 넘어서는 신체의 움직임 또는 지지기반의 크기가 원인이 되며, 때때론 "경사반응(tilting reaction)"으로 언급한다(Shumway-Cook & McCollum, 1991). 예로, 몸통이 옆으로(외측으로) 밀려지면, 멀리 뻗거나 기립자세를 유지하기위해 한걸음 띄워 놓는다. 평형반응은 아이들의 다음 발달의 이정표를 성취하기 전에 각 발달단계에서 나오는 것 같다(Shumway-Cook & McCollum, 1991). 이들 기본적 기술시스템의 협조는 아이들이 앉기, 결국 자세에서 독립성을 갖는데 필수적이다.

■ 방향 반응 (Orienting reactions)

방향반응은 분명한 시각과 도달점으로 환경안의 물체를 가져오기 위해 머리 또는 신체를 움직이도록 하는 것이다. 환경에서 물체 사용을 원하면, 그곳에 있는 것을 자각해야 한다. 이 자각은 시상 피질 연결(thalamocortical connections)의 발달을 필요로 하고, 감각은 의식적 주의(conscious attention)가 나타나는 피질의 신경원을 따라 이송되는 말초로부터 자극된다(Littell, 1990). 설립되는 방법에 대해, 영아는 환경에서의 다양한 감각적 변화를 받아야 하며, 근접한 범위내로 흥미있는 물체를 가지고 오는데 성공적인 경험을 겪어야 한다. 이것은 4장에서 논의된 결정적 또는 감각적 발달기 중에 한 예가 된다. 젖을 빨거나, 손바닥 오무리기(palmar grasp), 비대칭적긴장성경반사(ATNR)과 같은 원시적 반사는 신생아가 그렇게 하려는 움직임의 계획없이 환경과 상호작용하게 한다. 이들 예견된 반사는 운동발달과정으로 수의적 도달과 움직임으로 발달한다 그래서 영아는 환경에 모든 것을 드러낼 수 있다. 성숙과 함께 환경으로부터 무엇을 참여시켜야 하는 선택이 있다; 방향 반응은 감각수용기가 물체로부터 대부분의 정보를 얻기 위해 물체가 최상의 위치로 움직일 수 있게 한다(Gallahue & Ozmun, 2002).

임상 사례:

사람이 거리를 걸어내려 가면서 말초시각에 낯익은 그림을 보았을 때, 머리를 돌려 정말로 친한 친구인지 아니면 단지 거무스름한 긴머리의 다른 사람인지를 결정하기위해 직접 얼굴을 검사한다. 또 다른 예는 물리치료사가 담당건수에 대한 다음 환자의 병력을 읽으면서 계단을 올라갈 때이다. 발가락이 발걸음 기립에 조우하는 것처럼, 발의 자동적 들어올림이 더 높은 계단을 성공적으로 취할 수 있게 한다. 이러한 반응 형태는 방향반응으로 가능하다. ■

의미있는 물체와의 접촉은 도달, 쥐기, 놔주기를 포함하여 도수조작 또는 섬세한 운동기술을 발달시키기위해 절대적으로 필요하다(Gallahue & Ozmun, 2002). Arnold Gesell은 아이들에게서 일련의 자세 맞춤으로서의 보행을 보았다; 아이들은 각 발걸음에 따라 새로운 환경에 적응하고 있다(Gesell, 1946; Shumway-Cook & Woollacott, 2001). 이들 기술은 9장과 10장의 주제이다.

시스템 모델 (Systems model)

통상적으로, 움직임의 발달이 반사의 통합보다는 훨씬 더 한 것으로 보인다. 근골격계, 신경근계, 감각계, 지각계, 그리고 인지계를 발달은 자세조절을 하기 위해 개별적으로 이용할 수 있는 전략산출에 영향을 미친다(Shumway-Cook & Woollacott, 2001). 각자 사람은 자세조절과 균형을 성취하기 위해 이들 기여하는 인자를 하나로 혼합하여 발달시킨다. 추가적으로, 각 과제는 접해야 하는 새로운 환경을 제시 한다; 심지어 유사하다고 여겨지는 과제가 성공을 위해 다른 전략을 필요로 할 수도 있다. 더욱이 모든 과제는 환경이 변화할 때 달라진다. 나머지 성공적 수행에 기여하거나 자세조절과 균형에 도전하는 답을 구할 때가 이들 인자들의 상호작용이다.

▪ 머리 조절 (Head control)

시스템 상호작용의 첫 번째 목적은 **머리 조절**이다. 이것은 신체위치가 변함에도 불구하고 머리의 기립자세를 유지하는 능력이다. 영아 때 새로운 것, 비자궁환경을 탐험하기 시작한다. 전정계와 고유수용성시스템은 공간에서, 신체와 관련하여 신체의 움직임에 대해 머리의 위치에 대한 정보를 준비하는 역할을 함께 한다(Horal, Shupert, Dietz & Horstmann, 1994). 머리조절의 중요한 결과는 움직임이 국한된다. 머리가 신체와 상호 관련하여 방향성을 가질 때, 눈의 움직임은 머리움직임으로부터 분리되고, 신체 움직임은 머리의 움직임 없이 나타난다.

임상 사례:

아이가 기립할 때 신체로부터 떨어져 기울이게 되고, 영아의 머리는 기립을 유지하는 길로 움직인다. 이것은 머리와 관련하여 신체위치의 변하를 감지하는 고유수용기와 올바른 방향에서의 움직임이 나타난 것을 감지하는 전정기를 필요로 한다. 또한 원하는 위치변화를 성취시키기 위해 근력과 협응(coordination)에 의존한다. 이것이 외부의 보조 없이 이루어 질 때, 영아는 신체 접촉이 거의 없이 유지할 수 있으며, 공간을 통해 훨씬 더 자유롭게 움직임을 갖을 수 있다. 한편 이 움직임은 전정계의 발달에 기여하고, 아이에 의해 더욱 큰 독립적인 나선형 움직임이 일어난다. ▪

▪ 앉기와 서기의 독립적 유지 (Independent maintenance of sitting and standing)

나중에, 반응은 머리와 몸통이 각자 그리고 환경에서 기능적 상호관련성을 가지고 유지하도록 발달한다. 아이가 유아용 침대에 누워있고, 다리는 옆으로 돌려져 있다면, 상부 몸통은 척주를 정렬하기 위해 회전할 것이다(Littell, 1990). 이것은 몸통 조절을 얻기 위한 초기과정이며, 머리와 몸통의 자세맞춤의 통합과 안정성과 균형을 갖기 위한 도전에 대한 보다 철학적 수준을 요구한다. 머리조절을 위해 습득된 조절(control)은 몸통근육으로 확산되고, 그때 머리에 대해 사용되는 시스템과 통합된다. 이러한 통합에 도전하는 것은 **자세동요**(postural sway)이며, 그것은 몸통 기립을 유지하는 근육의 맞춤으로부터 오는 움직임이다. 성장하는 영아는 머리와 몸통의 재정렬을 일으킬 수 있는 움직임으로 동요할 수 있도록 협조하는 것을 배워야한다. 움직임을 찾고 있는 동안에도 움직임의 교정을 요구하기 때문에 이것은 도전이다. 그것이 성취될 때, 영아는 독립적으로 앉을 수 있다.

▪ 움직임 (Movement)

근조절은 움직임의 통합이 각 자세에서 시도되기 전에 각 각 발달자세(앙아위, 측와위, 앉기)에서 실행된다. 결국, 조절은 독립적 자세가 독립자세의 정점에 이르러 통합된다.

모든 자세에서 조절의 목적은 움직임의 숙련이다(Shumway-Cook & Woollacott, 2001). 이 책의 남아있는 장에서, 사지 움지임의 개념이 설명된다. 이들 움직임의 자세조절 구성요소는 안정기저(stable base)또는 운동을 보조하는 기틀을 마련하는 것에 있다. 행위 또는 숙련된 움직임이 주 목적이 되며, 그때 자세조절시스템이 두 번째 역할로 안정성이 마련되는 것이다.

자세조절과 균형의 구성요소
Components of Postural Control and Balance

앞의 내용에서, 반사 움직임을 설립하는 상호작용시스템의 용어에서 자세조절시스템의 구성요소가 개정되었다. 이번 내용에서, 그들 시스템을 만드는 구성요소가 명확히 밝혀진다.

근골격계 (Musculoskeletal mechanisms)

이전에 언급되었듯이, 자세조절과 균형은 효과적인 맞춤을 만드는 근육의 통합에 의존한다. 변화에서 무게중심(COM)으로 회복하기 위해, 완전한 관절운동범위(ROM)와 근력이 요구된다. 통증, 관절운동범위제한, 근력약화, 지구력 부족에 의한 제한이 운동전략의 유용성과 평형유지에 영향을 미친다(Horak, 1987). 근골격계 장애는 신경손상 또는 상해에 이차적으로 나타난다. 예로, 파킨슨 질병을 가지고 있는 환자는 알다시피 부동성(immobility)에 기여하는 척추유연성의 상실을 경험하게 된다(Shumway-Cook & Woollacott, 2001).

임상사례:

뇌성마비 아이들은 종종 정상적으로 부드러운 움직임을 허용하는 근육내에 비정상적 근긴장의 압력으로 많은 관절에 관절운동범위를 제한하고 있는 것을 보여준다. 비조직화 시스템에도 불구하고, 안정성을 얻기 위한 시스템으로서 구축이 발달한다; 때문에 근육은 수축을 요청하기에 정상적으로 반응하지 않으며, 연조직은 부동성으로 남는다. 이러한 연조직의 굳음은 실제로 뇌성마비아이가 움직일 때 안정성을 마련한다. 그와 같은 자세가 오래되면 될수록 그러한 자세로 안정성을 갖는 것에 의존하게 된다. 이러한 지속된 수축 자세는 근단축을 가져온다. 근육을 풀어주는 개입(intervention)과 연조직 수축 예방이 없다면, 이것은 정상적 근정렬에 영구적인 변화를 가져오며, 균형도전에 운동성과 회복에 심각한 제한을 갖는다. ▪

움직임이 비협조적으로 나타난다면, 기초 근골격계 구성요소의 사정(assessment)은 생체역학적 구조의 기능부전과 중추신경계(CNS) 장애를 구별할 수 있다. 관절운동범위, 근력, 또는 지구력의 제한은 자세준비, 그밖에 따르는 것, 그리고 유용한 반응을 제한할 수 있기 때문에, 근골격계 시스템은 자세조절과 균형에 중요한 부분이다. 그러나, 이들 개념의 상세한 개념은 이 본문의 내용에 범위를 넘고 있으며, 독자는 이러한 주제로 이용할 수 있는 우수한 서적들을 참조하시오(Basmajian & Wolf, 1990; Kisner & Colby, 2002).

신경근계 (Neuromuscular mechanisms)

신경시스템은 자세조절을 위한 근본적인 근육힘을 생산, 조절, 등급을 매기는 것을 조직화한다. 이들 인자는 자세조절의 성공적인 조직화와 성취를 하는데 기여한다(Shumway-Cook & Woollacott, 2001).

- 자세정렬(postural alignment)
- 근음(muscle tone)
- 자세음(postural tone)

자세정렬은 수직적 중간선상으로 신체를 모아 유지하는 것이다(그림 8-1). 적절한 정렬은 중력에 대해 움직임을 갖기에 필요한 내적 에너지의 사용을 제한하여 중력의 효과를 감소시킨다. 근음은 근육이 짧아지거나 수축하는데 준비를 말한다. 정상적으로, 이완되어 있는 상태에서 사람에 따라 근음은 변한다. 왜냐하면, 자세조절은 맞춤(adustments)이 필요할 때, 준비수준의 안정성, 근음을 성취하기 위한 근활동에 의존한다. 근음의 크기는 정상적으로 사람에 따라 이완된 상태에서 다양하나 자세 조절이 안정성을 성취하기 위해 근활동에 의존하기 때문에, 근음은 조정이 필요할 경우 준비가 된 수준에 놓인다. **자세음**(postural tone)은 특별한 길항중력근의 활동이다. 이들 근육은 체중부하 관절과 몸통을 안정화시키고 긴장 활동한다.

신경근 손상은 광범위한 결과를 가지고 오며, 근골격계 문제에 영향을 미칠수 있으며, 비정상적인 근음을 야기하거나 조절과 근협응에 영향을 미친다. 이것은 타이밍 결함(전략사용이 효과를 내기에는 너무 늦게 시작된다) 또는 조절불능(가능한 보조를 증가시키기 위해 뻗는 것 없이 약한쪽의 체중을 들어올린다)으로 나타난다. 소뇌결함은 진

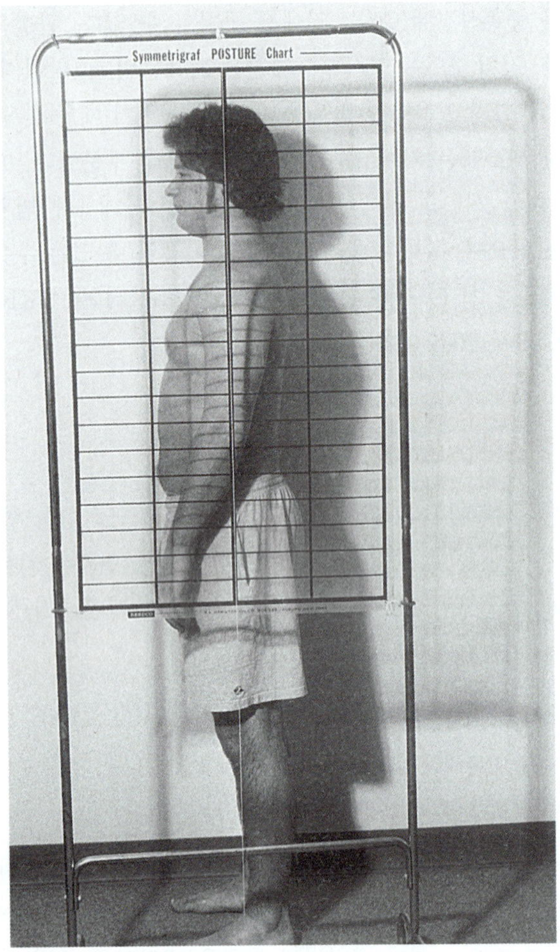

그림 8-1. 자세 정렬선상의 성인 옆 모습.

전(trmor) 또는 실조(ataxia)의 원인이되며, 자세조절 유지에 장애가 온다.

감각계 (Sensory mechanisms)

보조기저면에 신체를 맞추기 위해 공간에서 그리고 신체를 움직이든 안움직이던지 신체부분의 내적개념임이 틀림이 없다. 이것은 정상적인 감각과 지각 시스템이다. 연구자들은 직접적으로 자세조절과 균형에 영향을 미치는 3가지 주요감각 시스템(시각, 전정, 체성감각)에 의견을 같이 한다. 각 시스템으로부터 정보를 받는 것이 중복된다: 그것이 반복되고 각각 확인하게 된다. 이것은 안정성을 다시 회복하는 안전지대를 만들고(Merla & Spaulding, 1997), 또한 하나 또는 그 이상의 감각을 이용할 수 없는 다양한 환경에서 안정성을 유지할 수 있도록 한다(Montgomery & Connolly, 1991). 또한 각각 자세 안정과 균형에 특별한 영향력을 갖고 있다.

■ 시각 (Vision)

시각시스템 해부학의 세부적사항은 이 책자의 범위와는 거리가 멀고, 다른 자료를 이용할 수 있다(Cohen, 1999). 즉, 빛에 초점을 맞추는 눈의 모든 기능의 구조는 이 망막에 빛을 방사하고, 빛에너지는 신경임펄스로 전환된다. 망막으로부터, 이들 임펄스는 교차(chiasm)하여 반대편 망막으로부터 섬유와 결합될 때까지 안신경을 형성하기 위해 신경섬유다발에 의해 운반되며, 안궤적(optic tract)이 된다(Lundy, Ekman, 2002)(그림 3-4를 보시오). 안궤적이 두 눈을 통해 임펄스를 운반하며, 시각영역과 부합한다는 것은 중요하다(그림 3-4 참조). 안궤적은 3가지 알려진 영역으로 발산(projection)되고, 가장 큰 것은 **시상의 외측슬상핵**(lateral geniculate nucleus of the thalamus)이며, 망막임펄스는 피질로 나타난다: 음영과 색은 물체를 구별하게 된다. 이러한 핵으로부터, 발산은 후두엽 또는 주시각피질(primary visual cortex)에 시각적 이미지를 운반한다. 특정한 물체나 사람을 의미하는 이미지가 이러한 엽(lobe)에 존재하게 된다. 안궤적으로부터 두 번째 발산섬유는 **상소구**(superior colliculus)로 가며, 그곳에 시각영역내에 운동을 위한 정보와 신체 운동으로 인한 운동도 입력이 된다. 또한 척수와 연수로 부터의 체성감각 정보가 눈운동 조절을 위한 정보를 주는 상소구(superior colliculus)로 발산된다(Cohen, 1999).

안궤적으로 부터의 마지막 발산은 **부 안궤적**(accssory optic track)을 형성하고, 교(pons)의 하 올리브 핵과 뇌 편엽(cerebellar flocculus)을 경위하여 눈운동 조절을 위한 되먹임 고리를 마련하는 것으로 보인다. 시각은 정말로 단순한 것 이상으로 많은 과정들의 통합이다. 시각시스템은 환경과 신체운동을 유도하는데 관심을 갖는 것이 중요하다.

시각 기술과 환경에 대한 계속적인 흥미는 영아가 목의 신전, 몸통회전을 시도하게 하고, 결과적으로 뒤집기를 하게 한다. 정위반응(neck righting)을 통해 목 가누기가 성취되면, 눈은 머리와 몸통이 독립적으로 움직일 수 있게 된다. 안정성 부족으로, 몸통은 발달하면서 기저면 보다 오히려 신전움직임이 되며, 시작적 탐구는 보조되지 않는다(De Benabib & Nelson, 1991). 3장에 기술되었듯이〔고정, 단속적 운동(saccades), 추적, 순응〕, 눈기술이 발달은 이러한 안정성에 의존한다(De Benabib & Nelson, 1991). 한편, 이들 기술은 움직임을 시작하는 이송전방 시스템(feed-forward system)의 활동을 허용한다: "우리는 움직이기 위해 지각하지만, 또한 지각하기 위해 움직이는 것이 틀림이 없다"(Epstein & Rogers, 1995).

시각시스템은 인체에서 다른 감각입력 보다 우세하다. 인체는 시각기관으로 광대한 양의 자극을 빠르게 받아들이는데 의존해 왔으며, 뿌리 깊은 손상까지도 가장 정확하게 받아들일 수 있었다(Warren, 1999).

임상 사례:

환자와 그들의 가족을 관찰함으로써, 다른 사람들 보다 다소 영향을 더 받고 있는 것을 알 수 있다. 가만히 서있는 동인, 기능적으로 정상일 때 눈과 발목 고유수용기는 이러한 동요를 막기 위해 되먹임을 준비한다. 근시는 정상적이 전정과 체성감각 입력을 가지고서도 가만히 서있을 때, 이러한 움직임을 시각적으로 간파할 수가 없다. 이러한 수용기로 부터의 입력에도 불구하고, 환자의 시각입력은 가장 무거운 체중을 실어 나르고, 의식적인 동요의 깨달음은 정상적인 예밈성을 갖고 있는 사람들에게 있는 만큼 나타나지 않는다(Lee, 1989). ▪

시각은 두 가지 주요한 목적을 제공한다(Wade & Jones, 1997):

- 환경에서의 사물을 인식하고 확인하기 위함이고, 또한 기능은 **초점 시각**을 사용하고 있는 것으로 알려져 있다.
- 운동을 위한 영역(field) - 관점(view) 정보를 만들기 위해, "그것이 어디에 있니?" 또는 큰 영상 기능 또한 **주변시각**(ambient vision)이라 불린다.

시각입력은 자세동요와 보행과 같이 낮은 빈도의 자극에 우세한 정보 자원이 된다(Wde & Jones, 1997); 시각입력이 환경과 틀린 정렬을 의미한다면, 동요는 외부적, 안정적 상태와 비교함으로써 직립방향(up light orientation)으로 가져올 수 있게 한다(Merla & Spaulding, 1997). 그러나, 비시각적 정보 또한 공간적 방향(spatial orientation)에 기여하며; 이러한 입력의 조절은 움직이지 않을 때보다 움직일 때 훨씬 많은 정보를 얻을 수 있게 한다(Wade & ones, 1997).

▪ 전정계(Vestibular)

전정시스템은 내이의 전정 뒤쪽에 위치하고 있다. 감각수용기는 반규관(semicircular canal), 미뢰(labyrinth)에 있다(그림 3-8 참조). 3개의 반규관은 거의 수직으로 정렬하고 있으며, 회전하는 움직임(머리 돌리기)의 변화에 반응한다(가속 또는 감속). 이 반응은 Newton의 관성에 법칙에 근거하며, 그것은 운동에서의 물체가 운동시 머무르고, 안정시 물체가 외부 힘에 의해 좀처럼 움직이지 않는다는 것을 진술하고 있다. 머리 움직임은 **내림프**(endolymph)가 움직이는 원인이 되며, 그것은 전정와우신경〔뇌신경(CN)VIII〕따라 신경 임펄스를 보내기 위해 둘러싸여있는 모세포(hair cell)를 자극한나. 한편 비퇴는 직신움직임과 같은 양상의 중력에 반응(초기 예에서 버스의 갑작스런 앞쪽 흔들림)하지만, 내림프 안에는 이석 크리스탈 위에 모세포가있으며, 이들 모세포에 대항하는 압력은 중력이라는 자극을 준비한다(Cohen, 1999). 자세와 균형을 얻기 위해 체중을 들어오리는 것을 포함하여 머리움직임의 어떠한 변화는 전정과 기관, 또는 모세포(hair cell)를 자극한다. 반규관과 이석(otolith)은 쌍으로 작용하고, 이들 수용기의 자극은 움직임에 대한 직접적인 신호를 전달한다. 전정계는 중추와 말초 영역으로 더욱더 세분화 된다; 그 시스템의 장애를 진단하는데 중요하다. **중추 전정계 장애**(central vestibular disorder)는 투사섬유/경로를 포함하고, 반면 **말초 전정계**(peripheral vestibular disorder)는 그들 스스로 내이의 구조에 영향을 미친다(Adams, 2000).

전정와우신경(추 VIII)의 전정섬유는 뇌간(brain stem) 내에 전정핵(vestibular nucli)으로 투사하며, 부분적으로 공간적 분포를 유지한다(Cohen, 1999). 복잡한 전정핵에서, 정보는 많은 통로로부터 복잡하게 입력되면서 형성된다. 여기서 부안경로(accessory optic track) 섬유가 안운동에 영향을 미치기위해 전정계와 상호작용한다는 것이 초기에 논의 되었다(Cohen, 1999). 전정와우신경 중에는 전정소뇌 또는 소뇌의 편엽에 직접적으로 투사하며, 정보는 매끄러운 수의적인 움직임을 만들기 위해 감각운동 입력과 결합하며, 비교하게 된다(Cohen, 1999). 내 · 외측의 두개의 내림 전정척수로는 자세조절을 위해 척수에 투사한다. 외측 전정척수로는 영아에서 볼 수 있듯 미뢰 정위 반응의 기반을 형성한다(270쪽을 참조)(Cohen, 1999). 전정계의 3가지 주요한 기여가 있다(Cooke, 1996):

1. **전정안구반사**(vestibular ocular reflex, VOR)라 하며, 움직임 시 망막에서 이루어지는 뚜렷한 이미지를 보증하기 위한 궤도에서 눈의 위치에 대한 제어.
2. 자세를 유지하기 위한 근긴장(muscle tone)의 영향
3. 공간적 방향성에 대한 의식적 자각 준비

전정시스템(그림 3-7과 3-8을 보시오)은 머리와 중력 방향에 대한 위치와 운동에 대해 중추신경계에 알린다; 오직 머리움직임에 대한 입력을 마련하며, 다른 체간 분절은 하지 않는다(Horak & Shupert, 1994). 전정기구는 감각과 운동을 제공하지만, 그 역할은 뇌간 핵내에 구조물로부터 입력에 대한 수렴을 하기 때문에 체성감각 입력으로부터 격리되기가 어렵다(Horak et al., 1994). 전정수용기는 머리의 위치와 운동을 판단하고, 그때 머리를 수직으로 한다(Horak & Shupert, 1994). 몸통은 머리와 함께 정렬하기위해 움직이고, 수직 자세를 취하게 된다. 정보가 애매할 수 있다; 빠르고, 높은 빈도의 자극은 걷거나 갑자기 흔들릴 때 취하는 걸음으로 뒤꿈치를 치는 것이다(Horak & Shupert, 1994).

머리와 어깨를 민 후, 자세를 잡는 전정기구의 직접적인 역할에 대해 증명되었으며, 더욱더 최근에는 몸통과 다리에 영향을 미치는 수정을 국소화시켰다(Horak et al., 1994).

이것은 전정입력이 머리자세를 잡는 것과 달리 영향을 미치는 것을 시사하고 있지만, 전정시스템의 주요 역할은 움직임시 가만히 응시할 수 있게 공간에서 머리를 고정하는 것으로 보여진다(Horak et al., 1994). 자세 조절에서 전정입력의 중요성은 체성감각 실마리가 좋지 않은 곳을 증진시키는 것으로 보여진다(Horak et al., 1994). 일반적으로 머리의 안정성이 떨어질 때나 체성감각입력이 부족할 때, 전정계는 자세 조절에서 매우 중요한 역할을 하는 것으로 생각된다(Horak & Shupert, 1994). 움직임시 이 시스템의 역할은 더욱더 확실한 것으로 보여진다.

체성감각 (Somatosensory)

체성감각 시스템은 신체의 위치와 움직임에 대해 잠재의식 입력을 마련하기 위한 촉각수용기와 근육, 건, 관절의 고유수용기를 포함하고 있다. 자세조절을 위해 가장 중요한 수용기는 발목, 무릎, 고관절의 관절수용기를 포함하고 있다; 다리, 등, 목의 근방추와 발의 촉각 수용기. 고유수용기로부터의 입력은 자세변화시 이송전방(feed-forward) 또는 알림, 반응과 같은 시각과 전정정보와 부합한다. 종종 이들 수용기는 어떠한 장애를 깨닫기 전에 자세를 잡기 위해 교정을 시도한다; 자세준비는 초기에 논의 되었다(Merla & Spaulding, 1997).

임상 사례:

잔디를 가로질러 걷는 것은 여기서 필요로 하는 것을 깨닳기 전에 조정이 형성되는 완전한 예로 볼 수 있다. 잔디는 빽빽하게 덮혀진 평면 위를 떠있는 것처럼 보인다. 잔디는 정말로 일련의 작은 언덕과 산이다. 그러나 잔디를 가로질러 걷는 것이 견고하지 않은 느낌의 결과를 가져오는 것은 아니다; 발의 감각입력은 울퉁 불퉁한 표면에 편이를 도모하기 위한 다리 근육의 계속되는 변화의 결과이다. 이 모든 것은 이들 조정의 의식적인 깨달음 없이 일어난다. ▪

지각계 (Perceptual mechanisms)

감각수용기가 적절히 기능을 하고 있다 할지라도, 그들의 신호에 대한 감각을 형성하는 능력이 분열될 수 있다. 감각수용기에 의해 보내지는 추가되는 임펄스에 대한 의미는 **지각**(perception)의 정의이다. 지각은 피질에 의해 많은 수용기의 임펄스(손끝을 지나는 촉각자극)와 여러 감각

기(촉각, 시각, 운동감각)의 협력에 의해 이루어진다. 수용기는 오로지 자극 물체의 현상에 반응하기 때문에, 물체 확인(명칭)은 유용한 모든 형상신호와의 결합을 필요로 한다.

모든 감각기들이 인식되더라도, 공간적인 지각과 인지의 발달을 우세하는 것은 시각이다. 시각은 기초과정의 자극반응에서 파생된 자극 중에 하나이다. 후두엽은 골격, 내장에 추가적으로 시각적 자극을 부호화하며, 피질하(subcortical)는 뇌의 다른 구조물과 시각적 정보를 나누기 전에 입력한다. 그러므로, 시각적 이미지는 다른 감각 정보가 통합되기 훨씬 전에 그 모양, 거리, 색깔, 크기에 따라 이해된다(Siev, Frieshtat, & Zoltan, 1986).

지각적 깨닳음의 설립기술 중의 하나는 신체이미지(body image)와 신체형태(body scheme)에 대한 정보이다. 종종 교환해서 사용되는 용어는 실질적으로 약간 다르다(Siev et al., 1986). 신체 이미지는 스스로의 이미지, 신체와 연합되어 있는 정신적 표현, 생각과 유사하다. **신체형태**(body image)는 자세 모델, **신체 자세**(body scheme)의 이해, 다른 신체 부위와 신체 전체와의 관계성이다. 이들 지각은 영아 때 깨닳음과 움직임으로부터 발달한다.

처음에 움직임은 양측으로, 그리고 그것은 오직 계속적인 탐구를 통해서 이루어지며, 양쪽 신체의 내적 깨닳음—**편측성**(laterality)—이 발날한나. **방향성**(directionality), 자체적으로 관련되어 있는 위치감각은 아이가 환경적 탐험을 계속할 때 습득되며, 자세조절이 발달한다. 성공적 탐험과 조절은 환경에 대한 신체의 동향을 설립한다. 신체와 환경의 상호작용으로 아이의 자가-이미지는 외부 형상을 부호화하는데 신뢰할 수 있는 기원 점을 마련한다. 사람이 어떻게 움직이는가는 오직 신체의 일부에 대한 깨닳음과 그들의 관계성을 통해서이기 때문에 이러한 자세 모델(postural model)은 다른 움직임의 기초가 되었다.

인지계 (Cognitive mechanisms)

아마도 최소한의 이해는 인지부여가 전략의 수행을 할 뿐만 아니라 개입의 순응을 하는 것이다(Shumway-Cook & McCollum, 1991). 인지과정은 다음에 따른다;

- **각성**(arousal)(환경에 경계하기 시작)
- **주의**(attention)(환경의 두렷한 형상으로의 직접적인 인지 과정)?
- **기억**(memory)(학습과 정보 재호출)
- **판단**(judgment)(특별한 행위의 적합성을 식별)
- **결정하기**(decision making)(정돈된 가능한 행위들로부터의 선택)

임상검사 시 이들을 각각 나누어 증명하는 것은 곤란하며 종종 제멋대로이다(Siev et al., 1986). 인지기술은 기능적 활동 시 각각 다른 것에서 만들어지듯이 또 다른 하나로부터 분리시키는 것은 쉽지 않으며, 그것은 자세조절과 균형에서의 그들의 개별적인 역할을 설립하는 곤란성을 야기한다.

전적으로 인지기능을 검사하기에는 이 장과 거리가 멀지만, 치료사에게는 중요하며, 어떠한 활동을 수행하는데 대한 인지기술의 중요성을 인식하는데 도움을 줄 것이다. 자세조절과 균형에 뚜렷한 결함은 상해로 인한 주의력 부족과 판단문제가 원인이 될 수 있다. 수행하면서 가능한 결함이 예시될 때 이들 기술의 적당한 검사가 필요하다.

임상 사례:

외상성 뇌손상이 지속된 환자는 보조 없이 앉거나 걷기 위해 움직임을 실행할 수 없는 것이 나타난다. 종종 이들 행동을 주위 깊게 관찰하면 위약과 불안정성 보다 주의력 결함이 발견된다. 이들 환자는 임상적 환경이 너무 많이 산만하기 때문에 치료회기에 그들의 정신적 에너지를 집중할 수가 없다. 이 방응의 영역에 근력 강화 프로그램을 시작하는 것보다 효과적인 개입전략을 개입하는 것이 좋을 듯하다. ▪

회복을 위한 전략 Strategies for Recovery

감각전략 (Sensory strategies)

감각전략은 움직임을 계획하고, 실행하는 변화를 갖기 위한 운동(motor)시스템을 알리는 감각입력을 조직화하는 방법이다. 자세조절의 운동을 하면서 감각입력의 마찰을 감소시키고, 감각정보를 통합시키는 것이 사용되고 있듯이 조직화 방법들이다. 효과적인 자세조절은 공간에서 신체위치를 조절하기 위한 힘을 발생시킬 능력과 신체가 어느 공간에 있는지, 움직이고 있는지를 알게 하는 능력을 필요로 한다(Shumway-Cook & Woollacott, 2001). 도전결함에 대한 자세조절을 유지하는 모든 감각시스템이 사전에 논의되었다.

도전에 있어서, 각 감각시스템은 균형을 잡는데 다른 역할을 수행하는 것이 보여진다. 이것은 각 시스템이 부분적으로 제한되었기 때문이다: 시각 시스템은 전정 입력없이 신체 움직임과 환경 움직임을 구별할 수 없다. 게다가 전정 시스템은 고유수용기로부터의 기여없이는 고개를 끄덕이는 것과 같은 머리움직임을 구별할 수 없고, 앞으로 굽혀 인사하는 것과 같은 머리와 신체 움직임이 결합된 것으로부터 구별할 수 없다(Umphred, 2001).

뇌가 비정상적인 신호를 깨닳기 시작할 때, 정상적인 감각입력은 정확하게 인지되는 공간에서의 위치에 대한 중요성을 얻는다(Umphred, 2001).

뇌가 잘못된 입력을 준비하는 시스템을 결정할 수 없을 때, 각 시스템을 평가하기 위해 입력을 감소시키려한다. 예로, **어지러움**(vertigo)(실제적 움직임이 없을 때, 움직임의 감각)은 때때로 서기 자세로 일어난 후 경험된다. 눈을 감을 때는 발생하는 불편감이 감소하며, 비교적 제압된 시스템에 의해 수집된 감각입력이 감소된다.

임상 사례:

여름 방학에 놀이공원을 방문했을 때 사용했던 전략을 기억하는가? 회전목마에서 내릴 때 탑승자의 초점은 구토의 위험을 감소시키기 위해 한 점에 응시하고 있다. 입력을 감소시키는 또 다른 증례는 스케이팅이나 스키를 탈 때이다. 근육은 조절의 경험을 증진시키기 위해 긴장되어야 하며, 또한 외부의 움직임을 느끼고 감소시켜야 한다. ▪

적당한 감각을 더욱더 보증하기 위한 계층적 선택을 하는 것으로 보여 지는 감각전략은 과제에 대해 선택된다(Shumway-Cook & Woollacott, 2001). 또한 선택과정은 나이, 손에서의 과제, 과제수행의 목록에 따라 근거하여 변화한다.

운동전략 (Motor strategies)

연구자들(Horak & Nashner, 1986)은 기저면 위의 무게중심(COM)을 유지하는데 사용되는 자동적 움직임을 증명하였다. 상징적 입체 반응; 주어지는 도전의 방향과 정도와 일치 한다(Umphred, 2001). 예로, 오른쪽으로 밀리 때, 자동적 반응은 중심선을 재설립하기 위해 왼쪽으로 들어올린다. 보다 어려운 불안정성도전일 수록 신체분절이 반응력에 대항하여 활동할 때 신체를 재정렬하기 위해 더욱 더 큰 움직임이 일어난다(Frank & Earl, 1990).

시스템 모델의 실제인 환경적 형상은 전략 생산의 영향력을 가지고 있다. 새로운 환경에서, 익숙한 상태에서 보다 초기 단계에서 획득될 수 있으며, 흥분 유발 상태가 적다. 원래 생각하고 있었듯이(Allum, Bloem, Carpenter, Hullinger, & Hadders-Algra, 1998), 점차적으로 몸통과 엉덩이 입력의 기여는 하지의 입력보다 균형전략을 구체화하는 중요성에 대해 연구되기 시작했다. 이들 자세맞춤(postural adjustment)은 안전하고 효율적인 수의적 움직임을 허용하기 위한 중력 중심의 배치를 최소화하기 위해 제공한다. 흥미있게 이들 근육의 선택은 넘어지는 것을 예방하기 위한 초기 영아에 발달된 전정 입력에 의해 형상화된 것이라 생각된다.

▪ 발목 전략 (Ankle strategy)

발목과 발에서 시작되는 자세 조절을 **발목 전략**이라 한다. 앞뒤로 기울이는 것은 가장 일반적인 자동적 맞춤(automatic adjustment)이다(Horak, 1987). 그림 8-2에 묘사되었듯이, 이들 전략은 발로 지탱하여 최소의 엉덩이와 몸통 움직임으로 머리와 몸통이 움직일 수 있게 한다. 전형적으로, 도전이 작고, 느리고, 중심선 근처에서 있을 때 나타난다(Umphred, 2001). 성공하기 위해서는 발목 회전에 의해 힘이 발생되기 위해서는 보조면이 크고 견고하여야한다. 예로, 버스승객이 서 있을 때, 버스가 서면서 끌어잡아당길 때, 탑승자는 중심선이 재 설립될 때까지 발목의

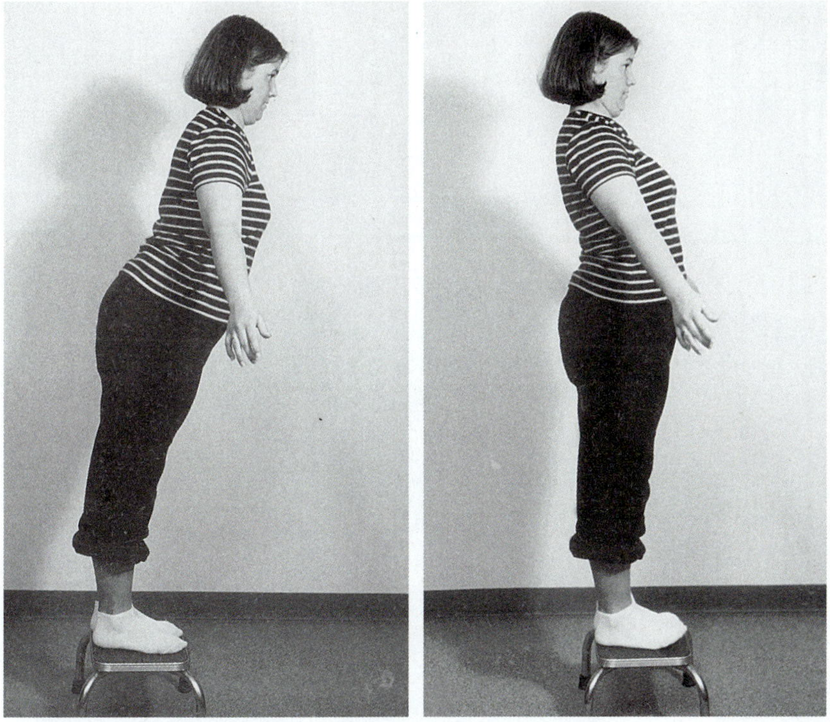

그림 8-2. 발목 전략.

기울임으로 보상한다.

원천적으로, 발목전략과 함께 보여지는 원근 균형 교정 때문에 발목입력의 당김(triggered)이 하지 근육에서 반응한디고 믿었다. 연구에서 몸통과 목에서의 당김(triggered)이 발목 당김과 동시에 나타나고, 다른 고유수용성 입력이 자세반응에 기여하고 있음이 제시되었다(Allum et al., 1998).

▪ 엉덩이 전략(Hip strategy)

골반과 몸통(체간)을 통한 자세조절을 **엉덩이 전략**이라고 한다. 그림 8-3은 이 전략의 결과로 머리와 엉덩이가 반대 방향으로 움직이는 것을 보여준다. 보다 큰 자세도전은 엉덩관절(고관절)굴곡(굽힘)/신전(폄)하여 신체의 무게 중심을 들어올린다; 신체분절은 평형이 재획득될 때처럼 서로 상호균형을 이룬다. 엉덩이 전략은 도전이 크고 빠르거나 지지면이 너무 작아서 발목 힘을 조절하기 어려울 때 취하게 된다(Horak, 1987). 예로, 어떤 사람이 가장자리를 따라 정원을 걸어가다가 균형을 잃기 시작하고, 보상움직임으로 좁은 기저면에서 신체분절을 재정렬하기 위해 엉덩관절 움직임이 나타날 수 있다.

▪ 발디딤 전략(Stepping strategy)

마지막으로 발디딤이 그림 8-4에서 보여주고 있다. 스스로 팔을 뻗어 계속 닿는 것이 또한 이 범주이다(그림 8-5). 이 전략은 매우 넓고 매우 빠른 변화에 사용되고 결과적으로 변화하는 방향으로 내딛거나 뛰어 기저면을 가지고 무게중심(COM)을 재정렬하게 된다(Horak, 1987). 예로, 계단을 내려가고 발을 헛디뎠을 때, 사람들은 넘어지지 않게 난간이나 벽에 빠르게 닿을려고 할 것이다.

임상 사례:

이 전략의 사용은 일상생활에서 규칙적으로 일어난다. 선 안에 서서 점심상을 인내력있게 기다리는 것을 가정하자. 갑자기 누군가 선 안으로 내딛거나 점심상을 붙잡으면, 자동적인 반응으로 뒤꿈치로 접촉하는 것을 피하면서 발의 볼에서 뒷꿈치로 체중이 들어올려진다. 약간 뒤쪽으로 기우는 것이 필요한데 이것은 먼저 균형을 유지하고 넘어지는 것을 피하기 위해 발목 전략을 이용한다. 다른 자세로는 농구 결승경기 외야석의 1/2에서 흥분하여 좌석에서 등을 올리는 것이 있다. 이미 앉아 있는 사람들 쪽으

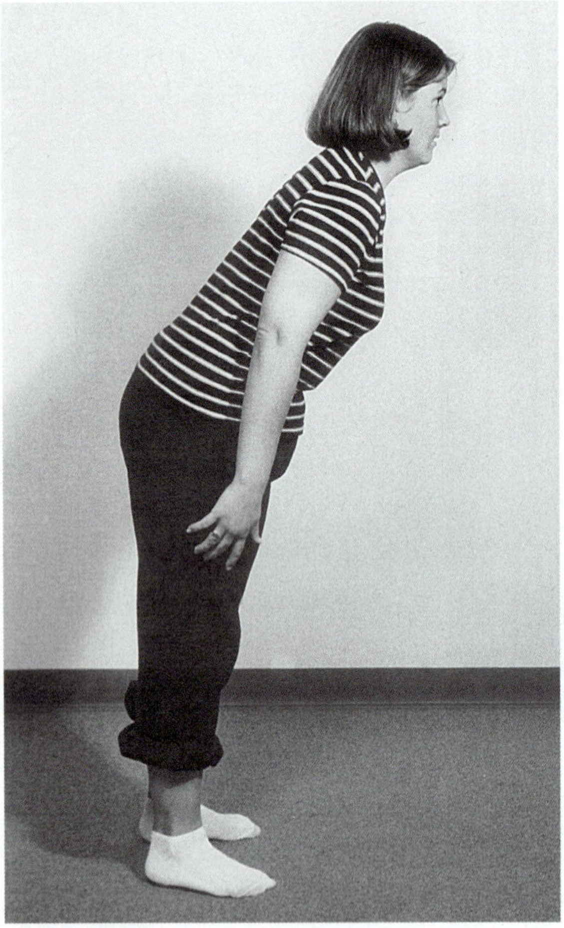

그림 8-3. 엉덩이 전략.

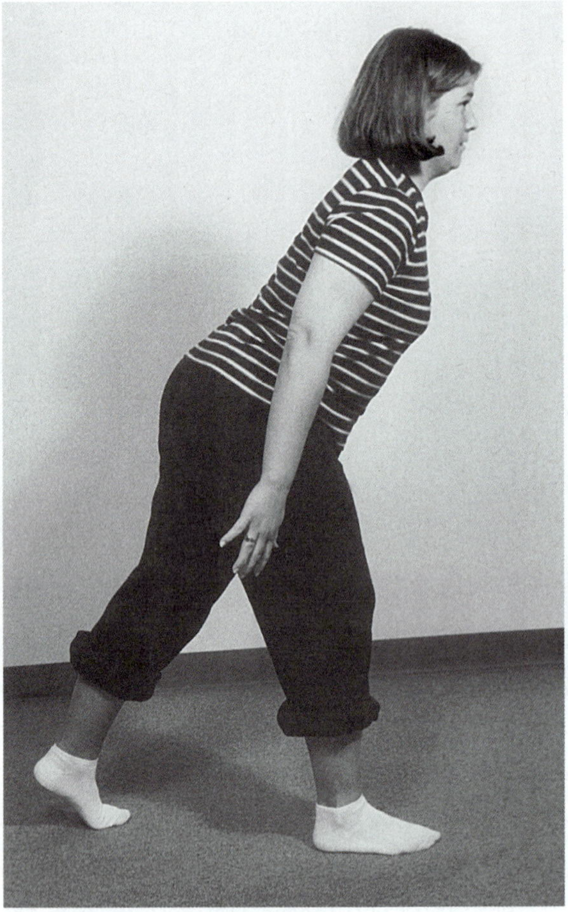

그림 8-4. 발디딤 전략.

로 음료수를 쏟지 않으려고 엉덩이에서 체중을 들어 올리려 한다. 다리 움직임이 공간에서 제한되어 있기 때문에 상체는 앞, 뒤로 움직인다. 엉덩이 전략은 단지 외야석에서 굴러 떨어져 다른 사람을 위험하게 하지 않기 위해 사용된다. 계단의 높이가 실제보다 높게 또는 낮게 측정될 때, 자세조절과 균형을 재획득하는데 팔과 다리를 휘두르게 된다. 이것은 넘어지지 않으려고 보호하기 위한 발디딤 전략의 증거가 된다. ▪

자세조절과 균형에서 나이에 따른 차이
Age-related Differences to Postural Control and Balance

나이에 따른 운동 기술 발달의 특징에 대해서는 제4장에 언급되었다. 이 장에서는 나이에 따른 변화와 발달에서 자세 조절시 필요한 중요한 몇 가지 기술들을 다룰 것이다.

초기 발달 (Early Development)

머리와 목의 조절은 신생아가 직면한 처음 과제 중 하나이다. 신생아는 첫 번째로 중력에 대항하여 이겨야 한다. 이긴다는 것은 유아가 엎드리거나 바로 누운 자세에서 머리를 들어 올릴 수 있다는 것이다. 이 움직임과 함께 환경에 대한 인식을 시작하고 상호작용을 시도한다. 일단 머리와 목 근육 지배력이 우세해지면, 유아는 몸통과 허리뼈(요추, lumbar) 부위의 신전근 조절이 필요하다. 엎드린 자세에서 지지면에 대해 가슴을 들어올리거나, 엎드린 자세에서 바로 누운 자세로 돌아누울 때, 이 두 가지는 몸통 조절을 증가시킨다. 운동조절(motor control)은 각각의 자

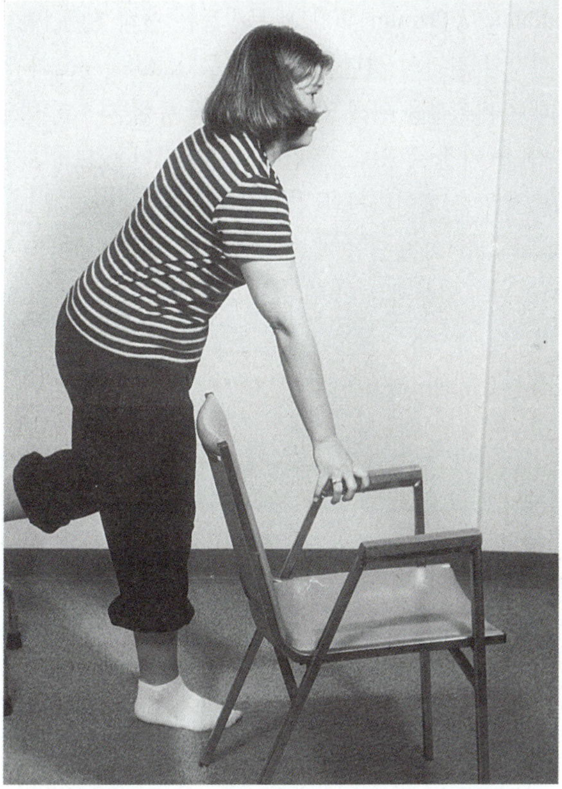

그림 8-5. 손을 뻗어 잡는 전략

세 발달에서(예. prone-on-elbow, sitting, all-fours) 안정된 상태로 있기 위해 실행된다. 각각의 자세에서 안정감을 얻기 위해서 움직임은 기저면(base of support)이 제공된(조절된 움직임) 영역 안에서 그리고 끝에는 사지를 유지(기술적 움직임) 시켜야 한다. 일반적으로 신체 근위부에서는 안정시켜서 원위부에서는 자유로운 기능적 움직임을 일어나게 한다(O' Sullivan & Schmitz, 1999).

자세 안정성의 운동 학습(motor learning)은 체중지지 자리로부터 발달된 것으로 생각된다. 머리, 상체(upper trunk), 어깨 움직임은 엎드려 팔꿈치로 지지한(prone-on-elbow)자세에 의해 증진되며, 넓은 기저면과 낮은 무게 중심 상태에서 제공된다. 몸통 하부, 고관절과 주관절 조절은 네발 자세에서 연습하는 동안 증가되고, 지지기저면의 감소와 무게 중심 증가에 도움이 된다(Gallahue & Ozmun, 2002).

몸통 상부 조절은 몸통 하부 조절 전에 일어나며 독립적인 앉는 것에 의해 알 수 있다. 혼자 앉기 발달 능력은 유아가 상지의 협응능력과 환경과 상호작용을 점점 증가하게 한다. 직립 자세에서는 상지에서 최대한의 자유로운 움직임을 제공한다. 앉기 발달은 첫째 적당한 지지 기저면 크기에서 큰 안정성을 준다. 앉기 자세를 유지하기 위해 머리와 체간을 수직선상 안에 유지해야 하며, 골반과 요추의 신장근은 항중력근을 조절해야 한다. **반작용 조절**(reactive control, 움직임을 진행하는 되먹임 반응에서 만들어진다)은 지지면 또는 무게 중심 변화하는 동안 필요하다. 예로, 유아가 장난감 쪽으로 손, 발을 뻗칠 때 체중을 앞쪽으로 이동하면 근육 신장이 증가되어 근수축이 증가된다. **예상조절**(anticipatory control) (일과 환경에 연관된 움직임을 준비)은 자발적으로 움직일 때 준비되어야 한다. 초기에 같은 예로 사용되는 것은 체중 이동 초기에 일어나는 것이다(Schmitz, 1999).

서기(standing)는 기저면의 감소, 높아진 무게 중심으로 인해 더욱 노력이 필요하다. 서기에서 안정성은 다리 사이의 거리, 길이 그리고 사람의 체중과 키에 따라 다르다. 비록 자발적인 움직임의 양이 작아도 정상이며, 몸의 모든 관절들은 수직으로 정렬되어 있다. 근육 움직임은 첫 번째로 체간과 하지의 모든 항중력근에서 보인다. 지연된 자세조절은 서기에서 전정계(vesitibular system)의 감각입력을 필요로 하며, 이것은 머리에서 중력의 영향을 지시한다. 지지면으로부터 체성감각 입력(somatosensory input, tactile & proprioceptive)은 움직임과 신체 자세근을 지시하고 환경과 환경에서 물체와 관련된 신체에 대한 시각적 신호가 요구된다(O' Sullivan & Schmitz, 1999).

임상 사례:

생후 1개월 이전의 아이를 생각해 보십시오. 머리조절이 되기 때문에 아기는 보다 더 잘 보기위해서 팔을 밀어 올립니다. 처음에 마지막 짧은 순간에 이러한 움직임은 피로를 야기합니다. 충분하게 밀어내면, 어깨근육들은 강화되고 엎드려 팔꿈치로 지지하는 자세를 더 오래 지탱할 수 있게 된다. 또한 아기가 스스로 다리의 밑으로 지지하기 위해 노력함으로써 흔드는 것이 인지된다. 이 활동은 각각의 과제에 필요한 몇 일 또는 몇 주간의 운동구성과 협응을 연습하지 않고 서는 일어나지 않는다. 그것과 대항하는 중력과 전략의 효과는 아기의 움직임 패러다임으로 통합되었다. 아이의 첫 걸음을 종종 놓치게 된다. 왜냐

하면 환자가 그 순간을 기다리는 것은 그릇된 시작과 근접한 성공으로 채워지기 때문이다. ■

유년기 (Childhood)

유년기의 자세조절과 균형 목표는 안정된 움직임의 넓은 범위내에서 발달과 능력개량을 하는 것이다(Shumway-Cook & Woollacott, 1985). 아이들은 그들의 신체에 잠재되어진 움직임과 안정성을 탐험한다; 그들은 제한된 움직임 내에서 중력의 힘을 극복하지만, 지금 중력의 제한에서 능동으로 극복할 수 있는 통제 수단을 찾고 있다(Gallahue & Ozmun, 2002). 신체가 자라고 특성이 변하는 것처럼 오래된 학과는 다시 재학습이 된다. 4장에서 언급하였듯이, 단계별 발달기술은 신체분절에서 존재하며, 아마도 새로운 과제가 시도될 때, 서투름이 나타날 것이다.

유년기는 숙련된 움직임을 발달시키는 시기이다. 이시기는 미래의 움직임의 안정된 기틀 역할을 한다. 몸을 맞추기 위해 반규관의 동요를 야기하는 것과 같은 구르기(rolling)는 기초적인 안정성 움직임이다. 공간 발달을 통한 움직임은 신체가 지지면에 접촉되지 않을 때 시도된다. 움직임의 빠른 감속과 방향전환과 같은 **발빼하기**(dodging)는 자세통제시스템에 의한 적응을 필요로 한다. 균형은 한다리로 서있기와 앞뒤로 한 줄로 걷기, **일직선**(tandem)에서 걷는 동안 발바닥이 배치되도록 함으로써 도전(시험)되어진다(Gallahue & Ozmun, 2002). 유년기 후반의 자세통제목표는 균형을 유지하는 동안에 움직임의 능력이 증가되어지는 것이다. 자세통제와 균형전략은 7~10살이면 성인의 단계에 있다.

재강조를 위한 중요한 인자는 움직임의 성숙 패턴 발달을 필요로 하는 경험을 위한 비평적 필요성이다. 격려, 연습, 교육은 이 단계의 발달에서 기술성취를 위해 아주 중요하다.

아이들의 신체적 활동을 위한 부적절한 기회는 자세조절 전략에 영향을 미치는 위약함과 관절가동범위의 제한을 가져올 수 있다. 관리(care)는 성장판 손상을 피하기 위해 특별한 영역을 지나치게 강조하는 것 보다는 (예. 근력강화훈련) 정상적인 수준의 활동에서 이루어져야 한다 (Gallahue &Ozmun, 2002). 무활동은 신체 활동, 움직이는 시각의 감각의 경험을 제한할 수 있으며, 동요가 일어날 때 자세조절을 위해 없어서는 안될 통합 시스템 발달에 어려움을 가질 수 있다. 공간에서의 움직임을 드러내지 못하는 것은 신체이미지와 신체형태와 같은 지각기술(perceptual skill)의 발달을 제한하며, 이미 자세조절과 균형을 유지하는데 없어서는 안 될 요소로 언급했다.

임상 사례:

유년기에 호감을 가질 게임을 기억하라: 턱을 따라 넘어지지 않고 걷기, 흔들의자를 잡고 밧줄을 꼬고 그때 밧줄이 똑바로 펴질 때까지 원안에서 돌기, 또는 아침을 먹기위해 침대에서 부엌으로 오는 방법으로 뒹굴기? 이 모든 활동이 자세조절과 균형을 준비하는데 필요한 기술을 연습하는 기회이다. ■

청소년기 (Adolescence)

청년기에 발달된 안정성과 움직임 패턴은 특별한 스포츠와 일상생활동작(ADL)에 적용되었다. 10대는 종종 그들이 더 좋아하고, 더욱더 잘하기 위해 특별한 스포츠와 일을 선택한다. 활동은 자기표현의 수단이 되었으며, 기술은 개인적인 애호를 만족시키기 위하여 정제된다. 독립을 갈망하면 할수록 환경보존을 위한 더 큰 책임이 생긴다. 일상적으로 설립되듯 일상생활동작이 확장된다. 학습된 자세조절 시스템이 차원적 차이, 발달하는 지각 운동 기술(9장 참조), 전문화된 움직임(Gallahue & Ozmun, 2002)을 위해 조정되어진다. 10대 청소년들은 사춘기의 시작에 의해 야기되는 신체와 감정을 변화시키는 생리학적 변화에 적응하기 위해 학습하고 있다. 청년기에는 어린이가 성인 신체비율을 취함으로써 이상적인 성인자세가 발달한다(그림 8-1 참조).

성인기 (Adulthood)

제4장에서 서술하였듯이, 건강한 성인은 상황에 따른 과제(task-in-context)의 상호작용을 위해 가장 적당한 자세

패턴을 선택한다. 정위반응과 평형반응이 조화롭고, 부드럽게 수행된다. 일반적으로, 성인은 스포츠나 신체활동의 공식적인 참여를 거의 하지 않게 된다. 쇠퇴가 중년에 피할 수 없다고 말하는 것은 지나치게 간소화한 것입니다. 과제수행이 시스템의 상호작용에 훨씬 더 의지하고 있다. 난위도의 정도, 활동의 지속시간 그리고 속도와 정확의 필요성과 같은 과제구성요소들이 성공적인 과제 수행에 영향을 미치는 것들이다. 다른 생리학적 시트템의 노화는 각각 사람마다의 독특한 비율로 나타난다. 연령과 결합된 질병과 생활방식은 수행차이를 낳는다. 각각의 자세조절구성요소의 분석은 성인기에 이들 많은 변화들이 진행될 때 다음 단계에서 검사된다(Gallahue & Ozmun, 2002).

노화 (Aging)

이들 변화의 정확한 본성에 대한 정보가 논쟁의 여지가 있더라 할지라도(Shumway-Cook & Woollacott, 2001), 나이와 관련된 변화는 우리의 자세조절 시스템에서 관찰된다(Hageman, Leibowitz, & Blanke, 1995). 나이가 들어가는 것에 대한 다양한 정의로 시작하는 이들 연구는 매우 자연스러운 노화에 관해 모순된 결론을 내놓고 있다. 이들 변화의 정의는 85세 이상 성인의 사망률이 32%가 감소했고(McClenaghan, Williams, Dickerson, Dowda, Thombs, & Eleazer, 1996), 낙상의 위험은 노인들이 더욱더 앉아서 일하는 원인이 되고, 그래서 그들의 이차적 경험을 제한하고, 도전하면서 수 십년 동안 숙련된 반응을 가져오기(Poole, 1991) 때문에 최근 연구에 초점을 맞추었다. 노화에 따른 낙상의 증가는 간단한 원인이 없는 듯하며, 몇몇 기여하는 인자를 암시하는 통상적 연구는 위험을 증가시키는 내적 변화와 환경적 특성을 포함하여 연구 중에 있다(Shumway-Cook & Woollacott, 2001). 이 부분에서, 각각의 자세조절시스템 구성요소의 내적 변화에 초점을 두게 될 것이다.

몇몇 변화는 나이가 들면서 근골격계에서 나타난다. 80세가 되면서 근력이 40%가 감소한다. 관절 가동범위와 척추의 유연성 감소는 종종 관절염이나, 보이지 않는 회복시도의 결과로 나타난다. 또한 무게 중심이 뒤꿈치를 지나 수직 정렬이 뒤쪽으로 이동한다(Shumway-Cook & Woollacott, 2001). 자세 안정성에 대한 발가락 근 조절이 감소하는 것이 그 증거를 입증하고 있다(Tanaka, Hashimoto, Noriyasu, Ino, Ifukube, & Mizumoto, 1995). 노화는 외측 안정성에 영향을 미치고, 서있고, 걷고, 계단을 오르는 기능을 감소시키는 원인이 됨을 추가적으로 증명하였다(McClenaghan et al., 1996). 운동수행을 위한 반응시간은 정확성에서 특별한 증가가 없음에도 불구하고 증가한다(Hageman et al., 1995). 마침내 노인들은 과제를 수행하는데 필요한 균형을 잡기위한 움직임의 결합할 능력을 다소 잃는 것 같다(Shumway-Cook & Woollacott, 2001).

신경근 기능인 근육의 조절과 협조에 대한 연구는 잠잠한 입각기(quiet stance)시기와 지지표면의 변화를 갖을 때 연구되었다. 회복전략에 대한 근활동과 사용이 관찰된다.

잠잠한 입각기시, 자세동요(postural sway)가 나이가 증가함에 따라 관찰된다(Marsh & Geel, 2000). 동요는 낙상의 경험을 가지고 있는 사람들 가운데 대부분이 우세한 것으로 보이며, 파킨슨 질병과 같은 신경적 손상환자에게서 뚜렷한 증가를 보이고 있지 않다. 지지면 변화가 형성될 때, 노인에서 엉덩이 전략의 사용이 더욱더 커지고, 뿐만아니라 밝혀진 변화에 대한 보상으로 관절주위의 주동근과 길항근 상호 협조하는 것이 나타난다. 엉덩이 전략의 보다 큰 사용으로 빙판위를 걷는 것처럼 지지면으로부터 저항을 받지 않아 발의 전단력이 원인이 되어 더욱더 넘어지는 결과를 초래한다(Shumway-Cook & Woollacott, 2001).

나이가 들면서, 촉각에 대한 민감성이 감소하며, 진동 예민성도 떨어지는 것으로 보인다(Poole, 1991). 진동감각 소실은 낙상 보다 동요와 더욱더 관련이 많은 반면, 고유수용성 감각 소실은 낙상에 더욱더 관여하고 있는 듯하다. 나이가 들면서 시각 변화의 어렴움을 많이 갖는다. 말초시각 상실은 자세조정 움직임에 대부분 민감하기 때문에 균형검사에서 특별한 관심사이다(Poole, 1991). 전정계에서의 모세포(hair cell)의 상실은 입력의 유용성이 감소한다. 종종 어지러움이나 현기증이 전정기능부전에 동반되며, 특히, 시각감소 또는 고유수용성 정보에 환경에서 자세조절과 균형 문제에 결부된다(Shumway-Cook &

Woollacott, 2001). 이들 감각입력에 대한 자원의 통합은 나이가 들면서 가장 감소한다. 계단을 내려갈 때, "밟는 느낌"과 갖는 촉각과 운동감각정보를 사용하며, 계단의 발 위치를 정확하게 하기 위하여 쳐다본다(Poole, 1991). 각 시스템은 필요할 때 입력을 줄 수 있는 능력이 감퇴하며, 수행이 분열되며, 낙상이 더욱더 높아진다.

나이가 들면서, 자세 조절능력은 새로운 환경이나 새로운 요구가 주어지는 상황에서는 감소하지만 과제수행에 초점을 둔 유사한 환경에서는 꽤 잘 수행할 것이다(Shumway-Cook & Woollacott, 2001). Marsh와 Geel(2000)은 이중과제 범주에서 주어지는 병행과제와 짝을 이룬 자세조절 과제의 수용를 연구하였다. 노인은 병행하는 과제에 연루되었을 때 더욱더 낙상의 위험이 높다는 자료를 제시하였다(Geel, 2000). 낙상자와 비낙상자들과의 비교 분석이 이루어졌지만, 균형 사정(assessment)에 대한 공포영향뿐만 아니라 실제적인 수행의 의문점은 잘 이루어지지 않았다(Shumway-Cook & Woollacott, 2001). 이점에서, 극소수의 연구증거가 자세조절과 균형에 대한 인지기능 영향에 유용하지만, 그것은 보다 진보된 과학적 탐구로부터 혜택을 갖는 영역이라 할 수 있다.

자세조절과 균형 사정
Assessment of Postural Control and Balance

지금까지, 이 장에서는 자세조절과 균형을 갖는 정상적인 발달 기술 그리고 일생을 통해 그들의 변화에 초점을 맞추었다. 그러나, 작업치료와 물리치료 측면에서 이들 사람들은 자세조절과 균형의 구성요소 중의 하나인 비정상적 작용(기술발달의 부족, 상해, 질병과정)으로 인해, 안정성을 유지하거나 안전하게 움직이는 것에 어려움을 갖는다.

이러한 장애에 대한 이유들은 많다. 그리고 그들은 더욱더 보상행동양상을 사용하는 것으로 인해 복잡하다. 이들 움직임과 자세전략들은 비정상적 시스템을 바로세우는 작용을 하기 때문에 진정한 문제의 본성을 가릴 수 있으며(Shumway-Cook & Woollacott, 2001), 비효과적인 개입을 유도할 수 있다. 자세조절과 균형을 검사하는 사정(assessment)은 접근형태에 따라 짝지어져 있다. 통상적으로, 어떠한 single test도 많은 양상의 자세조절과 균형을 소화해낼 수는 없다. 대부분의 자세조절과 균형에 대한 임상적 사정은 불균형에 대한 가능한 원인인자를 고려하는 결정에 도달하기 위해 초기관찰에 의존하게 된다. "팔꿈치로 살짝 찌르거나 밀기 검사(nudge or push test)" (Umphred, 2001)는 자세반응을 평가하기 위해 사용된다. 이 검사는 앉아있거나 서있을 때 전후, 양측 방향으로 밀어 COM의 이탈을 시도한다. 이 검사는 균형능력 등급(good, fair, poor)을 마련한다. 이 기술의 한계는 비율이 주관적이고, 소견들이 신뢰성이 부족하다는 것이다(Umphred, 2001).

독자는 개입 계획발달에 있어 타당성을 추가하기 위해 더욱더 신뢰성있는 측정도구를 사용해야함을 주의하라. 이 장에서는 대체가 가능한 도구가 제시되어 있다. 자세조절과 균형에 대한 전반적인 검사는 환자의 증상과 관심사, 추가적으로 의학적 사회적 병력에 대한 정보 없이 완료될 수 없다. 증상을 보이는 동작들을 아는 것은 개입계획과정에 중요하다. 의학적 조건과 약물은 균형 또는 가동성과 결부된 환경인자(예, 불빛이 없는)와 문제들처럼 낙상의 위험에 기여를 한다(Whitney, poole, & Cass, 1998).

각 범주가 다르지만 개입에 중요한 정보이기 때문에 하나이상의 검사가 추천된다. 안전은 검사를 선택함에 있어 가장 큰 관심사이다. 개입계획을 구성하게 되는 사정(assessment)을 위해 불안정성을 경험하게 되어야 하더라도, 환자는 모든 검사과정 중에 낙상에 대해 보호되어야 한다.

기능적 사정 (Functional assessment)

기능적 검사의 목적은 일반적인 활동 시 임상적으로 유용한 균형 평가를 마련하는 것이다(Light et al., 1996). 대부분의 낙상은 일상의 과제와 연루되어 있을 때 나타나므로(예, 높은 선반에 손을 뻗칠 때), 균형과 기능적 활동과는 밀접한 관련성이 있다(Merla & Spaulding, 1997). 기능적 평가사용의 제한점은 변화하는 조건 또는 내용에서는 평가하지 않는다는 것이다; 사용되는 움직임을 비율화하지 않고, 손상이 아니라 불능을 측정하기 때문에 특별히 자세 조절 메카니즘에 할당될 수 없다(Umphred, 2001).

처음에 나타나는 기능적 균형을 평가하기 위해 두 가지의 검사가 시행된다. 시간내 일어나고 걸어가는 검사(timed

표 8-1

균형 사정 도구의 비교

검사	검사품목	도구	소요시간
시간내 일어나서 가기	환자는 의자에서 일어나 3 m를 걷고, 돌아서 의자로 돌아와서 앉는다.	의자 스톱워치 3 m 보행로	1~2분
기능적 뻗침	환자는 어깨 높이의 줄막대를 따라 앞으로 뻗는다 (어깨를 90° 굴곡하여 편다).	줄막대 벽공간 벽의 줄막대를 붙이는 방법	1~2분
감각적 상호작용과 균형의 임상적 검사 (CTSIB)	환자는 눈을 뜨고, 감고 두발로 선다. 시각을 차단하기 위해 돔을 설치하거나, 환자의 눈을 감거나 뜨게 하여 폼 위에 서있는 것으로 조건을 바꾼다.	폼 적당한 돔	5~7분
가동성 문제에 대한 수행성 동향 사정의 Tinetti 균형검사	환자는 앉았다 서고, 섰다 앉고, 360° 돌고, 머리를 돌리고, 뒤로 기울이고, 한 발로 서고, 바닥에 물건을 집어든다.	의자 스톱워치 5파운드의 물체 15발자국의 보행로	10분
Berg 균형 척도	환자는 앉았다 서고, 섰다 앉고, 침대에서 의자로 옮기고, 눈을 감고 서고, 발을 모으고 서고, 어깨 넘어 보고, 발판 위에 각각 발을 교대로 올려놓는다.	의자(2) 또는 침대 스톱워치 자 발판	15분

get up and go test) 사용 시, 환자는 의자에서 일어나고, 3 m를 걷고, 돌고, 정해진 시간내 의자로 돌아온다(Podsiadle & Richardson, 1991; Whitney et al., 1998), 실질적으로 간단한 만큼, 시간내 일어나고 가는 검사는 검사자에게 환자에게 경험되는 기능적 균형 문제의 기본적 그림을 마련한다. 또 다른 검사측정인 **기능적 뻗기 검사**(func-tional reach test)는 노인들의 낙상위험을 결정하기 위해 개발되었다(Umphred, 2001)(그림 8-6). 노인들에게서 보여지는 안정성의 더 큰 한계점은 손상된 자세 조절 메카니즘에 대한 보상이라 생각한다(Ducan, Weiner, Chandler, & Studenski, 1990); 이 검사는 뻗치는 감소폭을 측정하는 경향이 있다. 이 검사를 위해 환자는 벽에 가깝게 서있고, 어깨를 90° 정도 팔을 들어올려, 벽에 붙어 있는 막대를 따라 가능한 한 멀리 주먹을 쥔 손을 앞으로 뻗는다. 기능적 뻗침은 서서 보조기저면(base of support)을 유지한 채 팔의 길이를 넘어서 앞으로 뻗치는 것으로 정의된다. 검사를 위해 확장된 검사도구 없이 내리밀기 편위중심(center of pressure excursion; COPE)이라 불리는 율동적 균형 검사 중의 하나로 볼 수 있다(Duncan et al., 1990). 그러므로 COPE는 앞, 뒤, 옆으로 기울일 때 내리누르는 압력 중심을 측정하며, 기능적 뻗침 검사는 자세조절의 보다 기능적 반영으로서 보조기저면에 의해 마련되는 안정성 측정을 시도한다.

검사측정의 제한점은 시스템이 정상적으로 작용하지 않고, 더욱더 낙상위험이 많게 할 수 있다. 더욱이 이해력 검사(comprehension test)는 보조면 사이에서 움직이고 이동할 때 자세조절과 균형 검사를 포함한다. 이런 방법으로 낙상 위험은 더욱더 폐쇄적이고, 가동기술이 평가되며, 여기서는 두 가지의 사정(assessment)이 소개된다. Tinetti's Balance와 가동성 등급은 균형(앉아있기, 일어서기, 서있기)과 보행(Tinetti's, 1986)에 관련된 16품목에 대한 비율화를 마련하였다. Berg's Functional Balance는 균형(보조되거나 보조되지 않은 채 앉아 있기, 서있기), 이동(섰다

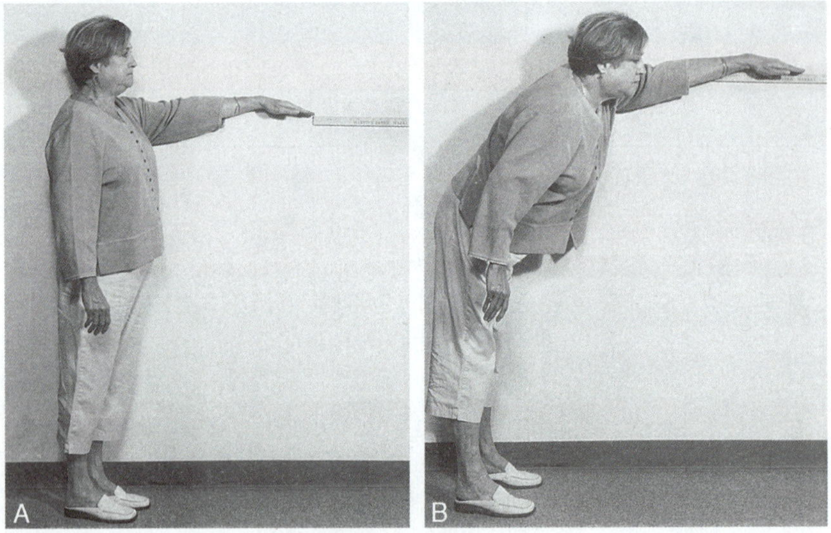

그림 8-6. 기능적 뻗침 검사. 준비자세(A)와 기능적 뻗침(B).

앉기, 다른 장소로 옮기기), 뻗침(앞으로 구부려 바닥에서 물품 집기), 4점 등급에서의 보행(머리돌리기, 몸 전체 돌리기)과 관련된 14개 품목을 비율화하였다(Shummway-Cook & Wooloacott, 2001). 자세조절과 균형에 대한 보다 기능적 그림을 마련하였다.

시스템 사정 (System assessment)

시스템 사정의 목적은 자세의 불안정성과 불균형의 근원인 메카니즘 또는 문제점을 밝혀내고, 환자에 의해 효과적으로 사용되고 있는 회복전략을 증명하기 위함이다. 어지럼증은 부전을 경험하는 환자들의 공통된 불평이다(Horn, 1997). 그러나 어지럼은 원인을 밝혀내는 연구를 필요로 하는 모호한 설명이다. 손상된 메카니즘에 근거한 개입 접근이 다르다면, 원인을 차별화하는 것이 중요하다. 메카니즘이 알려지면, 전략사용을 개발하기 위해 환자와 연구를 같이 한다면 환자의 낙상위험을 감소시키기 위한 효과적인 개입 기술이 될 것이다. 자세조절과 균형시스템의 3가지 주요 구성요소 중의 하나가 직접적으로 장애자가 되지 않는다는 것을 알아채는 것이 중요하다(Merla & Spaulding, 1997).

Romberg Test는 시스템 사정의 전형적인 예이다. 본래 배측 척수 장애(체성감각)를 측정하기 위해 고안되었다 (Umphred, 2001). 환자는 눈을 감고 발을 나란히 한 상태에서 서게 한다. 검사자는 흔드는 양을 판단한다; 지나친 양은 비정상적 체성감각입력의 징후가 되므로 고려한다. 눈을 감은 상태에서 즉흥적인 흔듬은 균형에 대한 시각적 의존도를 의미한다. 전정(vestibular)상실은 균형에 필요한 엉덩관절 전략을 사용하는데 어려움을 나타며, 체성감각 기능부전에 국한된 이 검사의 정확도는 의문점이 남아있다(Umphred, 2001).

자세 스트레스 검사는 양적이며, 믿을만한 밀기검사(push test)이다(Umphred, 2001). 환자가 입고 있는 허리벨트에 부착되어 있는 풀리(pulley)를 경위하여 체중에 비례한 웨이트(weight)가 환자를 뒤로 당긴다. 기대되는 반응은 뒤쪽으로 위치한 무게중심에 보상하기 위해 앞쪽으로 맞춘다(Umphred, 2001). 전정계 기능능부전에 따르는 공간에서의 신체위치가 상실되고 손상되며, 환자는 앞쪽으로 맞추기 전에 뒤쪽의 안정성 한계에 다다른다.

균형에서의 감각상호작용에 대한 개조된 임상적 검사(CTSIB)는 자세조절의 감각상태를 평가하는 Nashner's 개념에 근거한다(Fuller & Huber, 1995). CTSIB는 서서 수행하는 것을 기본으로 하고 있고(그림 8-7A), 계획적으로 시각을 제거하고(그림 8-7B), 중간정도의 폼(foam)으로 표면을 변경시키고(그림 8-7C), 시각적 입력의 정확도를 변화시킨다(그림 8-7D)(Shumway-Cook & Horak,

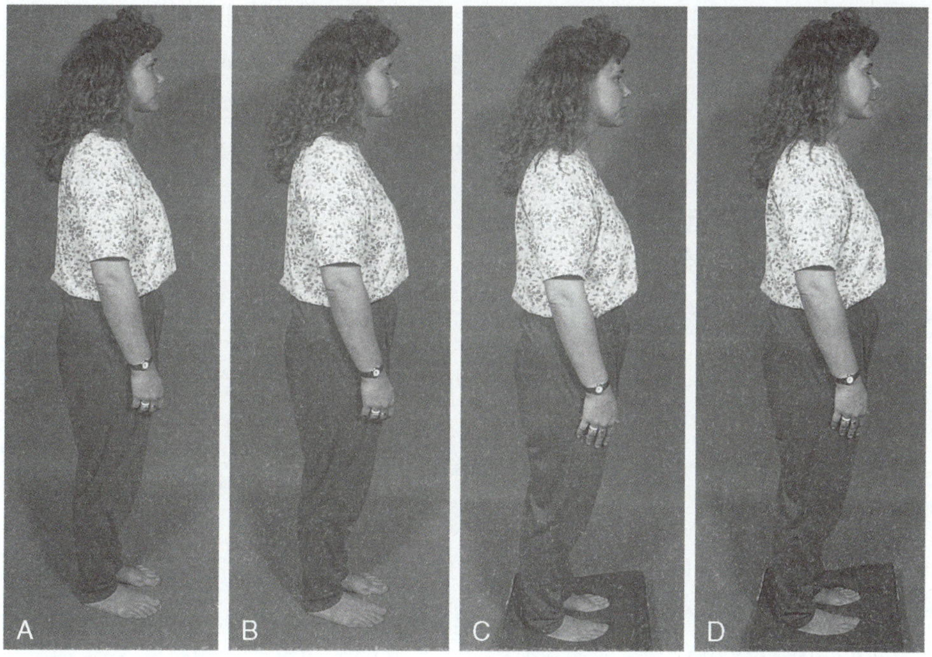

그림 8-7. 균형감각통합에 대한 4가지 변수의 개조된 임상 검사. 본문 해설 참조(출처: Herdman, S. (2000). Vestibular rehabilitation (2nd ed., p. 349). Philadelphia: F. A. Davis).

1986; Herdman, 2000). 환자가 시각에 의존하는지, 전정계, 고유수용성 감각에 의존하는지, 또는 자세조절에 대한 감각정보에 적응하는 어려움이 있는지 없는지를 나타내는 점수화한다(Cohen, Blatchly, & Gombash, 1993).

폼 위에서 서있는 율동성에 대한 연구의 증거가 부족하고, 폼(foam)은 자세적 맞춤에 관련한 율동적 힘의 산출을 변하시키기 때문에 이들 조건에 근거한 정확한 이해에 한계가 있다(Shumway-Cook & Woollacott, 2001).

감각 조직화(organization) 검사(SOT)는 전산화된 힘판과 CTSIB와 같은 조건을 사용한다. 신체 흔들은 시각, 전정, 체성감각 입력이 주어질때 측정되며, 각 감각계가 결핍이 있는지 또는 부정확한지 비교하는데 참고로 사용된다. SOT의 잇점은 근거가 있고 믿을만한 정보이다; 특별한 장비가 필요하고, 점수는 기능적인 능력과 관련되지 않는다(Fuller & Huber, 1995).

시각계는 **운동성**(motility)(눈의 움직임), **순간적 움직임**(saccades)(시각영역내에서 목표물에서 목표물까지의 정확한 움직임), **추적**(pursuit)(시각영역전체를 움직이는 것으로 목표물을 따라 부드러운 눈의 움직임)의 동안운동 검사로 평가된다. 이들 검사의 정상적인 실행은 움직임시 머리를 향하는 눈의 능력을 의미한다(Umphred, 2001). 시각-전정계의 상호작용은 **전정-동안 반사 검사**(VOR)로 평가된다. 환자는 머리를 수평(왼쪽에서 오른쪽), 수직(위, 아래), 사선(위 왼쪽에서 아래 오른쪽)면을 움직이는 동안 물체에 초점을 맞추고 있다(Umphred, 2001). 환자가 움직이고 있을 때 계속적으로 응시할 수 있다면 상호작용은 정상적이다. 또한 신경통로가 내측 종축 신경다발과 함께 하기 때문에 눈 움직임 조절은 중추와 말초 전정 기능부전을 구별할 수 있다(Horn, 1997). 일반적으로 한쪽에서만 더욱더 규칙적이고 불수의적으로 움직이는 눈의 흔들림인, **안구진탕**(nystagumus)은 이 차이를 도와주는 움직임이다. 안구진탕증은 대개 현기증이 동반된다. 말초전정장애에 의한 안구진탕증은 시각고정과 함께 억제될 수 있고 반면, 중추전정장애에 의한 것은 억제가 안된다.

반고리관(semicircular cananl)을 자극하는 것은 더욱더 전정 병변을 구별할 수 있다. 이러한 기술 중의 하나가 Hallpike-Dix 방법이다(그림 8-8). 양성적 악성 위치 현기증에 대한 개입 기술로 사용되기도 하는 이 방법은 환자를 현기증 자극 위치로 놓는다. 예로, 환자의 머리 각도를 앉은 자세에서 재빨리 누운 자세로 움직인다 그래서 손상측 귀가 수평아래 35°에서 40°가 되게 하여 후방 반고리관을 자극한다. 현기증의 반응은 믿을 만하지만 중추 전정장애에만 적응이 된다.

자세조절과 균형 문제를 위한 중재
Intervention for Postural Control and Balance Problems

손상을 막거나 해결하는데 효율적인 전략을 발전시키고 다른환경에서의 실행을 적용시키며 기능을 재교육하는 것이 과제지향적인 중재접근법의 목표이다. 이 장에서 이러한 목표를 더욱 자세하게 다루겠다.

손상수준 (Impairment level)

중재는 손상을 교정하기 위해 시작되며, 2차적 손상 발달을 예방하고, 변화시킨다(Shumway-Cook & Woollacott, 2001). ROM, 약화, 유연성의 부족과 같은 근골격계 문제들은 전통적인 중재기술운동과 강화운동의 처방이나 양식들을 사용함으로써 완화할 수 있다(O' sullivan & Schmitz, 1999). 논문들에서는 균형결함을 개선하기 위해 운동수행뿐만 아니라, 관절위치감각 또는 촉각의 예민성인 감각입력의 문제를 해결하는 것이 중요하다고 언급하고 있다(Tanaka et al, 1995).

신경근 장애는 종종 운동조절에 영향을 미치며, 자세를 준비하거나, 잡는데 정상적인 근육동원을 와해시킨다(O' sullivan & Schmitz, 1999). **신경근촉진 기술**(neuromuscular facilitation technique)은 전통적인 방법으로 손상을 줄이며 운동회복을 통해 기능을 향상시키는데 사용되어져 왔다. 인체의 각부위에 적용되며 비손상부 위의 과사용 혹은 과도한 대상작용을 막는 것을 배우는 것을 목표로 한다. 감각자극은 신경촉진기술의 한부분으로 신장반사가 나타나기 전에 동작을 이끌어낸다. 또한 운동기술은 근육긴장을 줄이며 ROM을 증진시키며 능동운동을 촉진하는데 이용된다(O' sullivan & Schmitz, 1999). 감각손상은 감각 재교육기술을 통하여 개선될 수 있다. 이러한 프로그램의 목적은 감각정보의 인식과 과정을 개선시키는 것이다(Trombly, 1995). 감각통합(SI)치료와 유사한 습관성 운동들은 주로 전정계와 촉각-운동학적 시스템들을 겨냥하여 생리학적인 피로를 증가시키고, 움직임을 야기하는 증상들을 감소시키려는 의도를 가지고 있다(Herdman, 1994). 주시 안정화(gaze stabilization) 운동은 머리를 움직이는 동안 안구운동의 조절을 재교육한다(Cooke, 1996).

특정한 자극에 전정동안반사(VOR)의 적응은 이러한 운동들에 합리적이며; 전정적응은 특별한 환경이며, 어떤 감각환경에서의 학습은 다른 감각환경에서 학습하지 않을 수 있다(Fuller & Huber, 1996). 전정계 재활은 전정계의 지각력의 중재에 대한 치료이며 특히 어지러움이나 현훈을 위한 처방이다. 습득된 전략의 특정한 성질로 인한 어지러움의 원인에 대해 특별히 고안된 전략이다(Herdman,

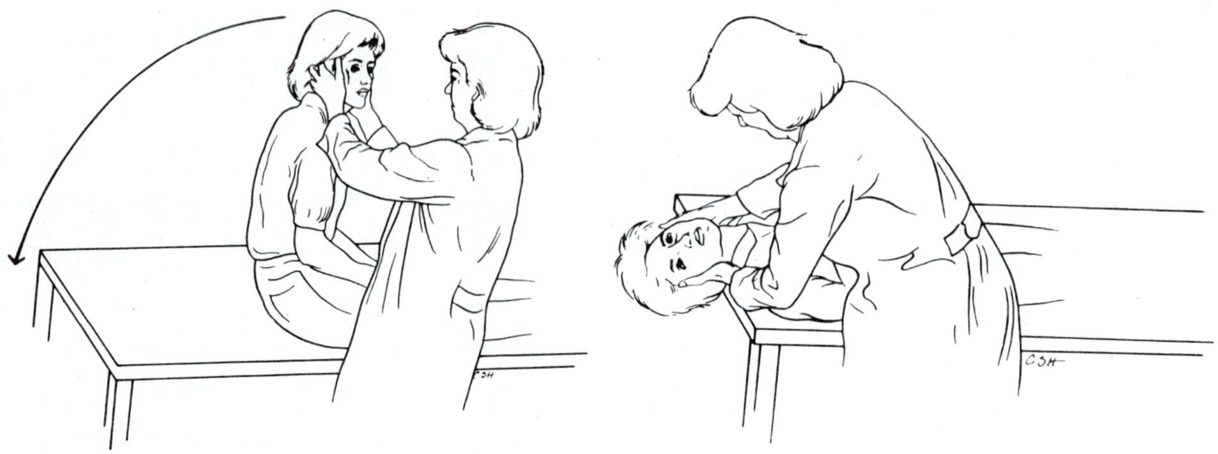

그림 8-8. Hallpike-Dix 방법. 본문 해설을 보시오. [출처: Herdman, S. J. (1990). 양성적 악성 위치 현기증의 치료. *Physical Therapy*, 70, 381-388]

1994; Cronin, in press).

˙인지 손상이 있으면, 적응(adaptation)은 혼란을 줄이기 위한 중재프로그램이며 일관성을 강화시킴으로써 집중을 향상하고 참여를 유도한다. 과제에 대한 집중도를 높이는 것이 파킨슨질병 환자에서 운동실행력을 높이는 것으로 나타났다. 이러한 기전은 일에서 파킨슨질병에 의해 영향을 받는 기저핵회로보다 우위의 다른 자동적인 운동의 대뇌피질 조절이 증가함을 보여준다(Smithson, Morris, & Iansek, 1998).

전략수준 (Strategy level)

전략에서 중재의 목표점은 환자와 고객에게 기능적인 활동의 요구를 충족시키는 효과적인 감각과 운동 전략을 발전시키고 회복하는 방법을 제공하는 것이다(Shumway-Cook & Woollacott, 2001). 적절한 감각전략들의 발전은 사람들이 감각충돌의 상황속에서 자세조절을 위한 정보를 선택하는 것을 배우는 것을 요구한다(O' Sullivan & Sch-mitz, 1999). 이것은 직접 과제를 완전히 분석하고 실생활에서 연습함으로써 얻게 된다. 사람이 시각적인 정보에 의존한다면, 점 등이나 적응을 제거하는 방법을 사용함으로써 자세소설을 결성함에 있어서 다른 시스템을 사용하는 방법을 재활함으로 말초적인 시각 또는 시각의 활동을 줄이는 것을 유도할 수 있다(Shumway-Cook & Woollacott, 2001).

이와 마찬가지로 경사보드나 두꺼운 카페트 등을 사용하여 고유감각수용기에서의 입력을 앉거나 서는 것에 관계없이 변화시킴으로 체감각에 대한 의존 역시도 줄일 수 있다.

성공적인 과제수용을 요구하는 동안 전정감각입력의 사용은 양쪽 시각이나 체감각의 변화가 이루어질 때 권장된다(Shumway-Cook & Woollacott, 2001). 스캐닝(scanning) 또는 주시(gaze)안정화는 활동에 의해서 역시 향상될 수 있다. 휠체어에서 이동하면서 벽에 있는 포스터를 스캐닝하는 것도 하나의 방법이다. 주시 안정화 역시 활동하는 동안 벽에 있는 문자나 단어를 읽어내는 방법이 있다. 장애물을 이용하여 균형을 유도하는 움직임의 재교육 시행이 스캐닝 기술을 향상시킬 수 있다. 운동전략들은 반복도 환경의 요구를 증대시키면서 재교육된다. COM의 후방이동은 불균형과 넘어짐을 야기시키며 이때 정력운동이 순서적으로 이루어진다. 환자에게 거울에 그려놓은 선과 환자의 셔츠에 테이프로 붙여놓은 선을 일치시키는 것이 일반적인 운동의 예라 할 수 있다(Shumway-Cook & Woollacott, 2001). 기능적인 수행을 하는 동안의 신경발달적인 핸들링 기술의 적용은 인공적으로 제공되는 균형수행운동에서보다 정상적인 자세 조절의 전략을 재교육하는데 유용하다(Merla & Spaulding, 1997). 정렬운동 역시 환자에게 직접 과제수행을 위해 효과적인 자세 안에서 기저면(BOS)를 넘어선 무게중심(COM)의 중심을 잡으면서 최대한의 안정성을 확보하는 것을 가르친다(제6장 참조).

자세적인 안정성이 확보되면 움직임이 더해지는 동안의 균형을 잡는전략이 이루어지게 된다. 특별한 운동들은 발목, 고관절, 현수 전략으로 이루어진다. 예로, 전화번호부 위에서 발끝으로 균형을 잡는 환자는 발목전략을 향상시킬 수 있다. 고관절 전략은 발을 같은 점에 두고 물건을 집기 위해 뻗는 동작에서 수행된다. 전략은 기본적으로 BOS 안에서 이루어지나 그것을 넘어섰을때 무게중심(COM)이 변화를 요구한다. 이것은 조절능력과 다관절에서의 운동을 요구하며 안정적인 범위내에서 과제를 성공적으로 수행할 수 있다(Shumway-Cook & Woollacott, 2001). 균형운동을 하는동안 치료사는 쉬운 것에서 어려운 것으로 또 다양한 방법의 균형운동방법을 제공하여야 한다.

운동들은 손상의 구성성분들이 자연스럽게 조합할 수 있는 전략수준을 요구하는 경향이 있다. 그 요점은 손상을 교정하는 것보다는 환자나 고객이 성공적인 자세 안정화와 넘어지는 것을 줄일 수 있는 것을 제공함에 있다. 환자는 의식적으로 그들의 활동의 인식을 요구받게 되고 불균형적이거나 불안정한 느낌의 자세적인 경험을 제한시켰던 운동또는 감각의 전략을 사용하게 된다. 중요한 요소는 직접적으로 과제를 수행하기 위해 시행되는 다변적 조절력과 이론을 습득하고 적용하는 것이다(Abreu, 1992). 성공적인 이동의 전략은 성공적인 경험과 충분한 연습 그리고 사용했던 방법을 기억하고 빠르고 정확하게 그것을 반복하는 능동적인 집중력에 있다(제5장 참조).

기능적인 과제 수준 (Funtional task level)

실생활과 환경 적용 시 이상적인 기회는 일어날 것 같은 상황에 대한 문제를 즉시 해결하는데 있다(Merla & Spaulding, 1997). 왜냐하면 자세적용은 과제의 특별함을 보이며 실생활활동에서의 이용은 그들이 필요로 하는 자연스러운 환경에서의 연습을 보장하기 때문이다(Poole, 1991). 환자에게 다양한 양식에서 다양한 기능적 과제를 수행하는 것을 목표점임을 주지시킨다(Shumway-Cook & Woollacott, 2001). 경험이 성공하게 되면 중재는 활동의 진행을 위한 최소한의 도움과 지도만으로 시작한다. 다양한 감각이 각각의 과제를 통해 수행되어진다. 향상이 관찰되면, 조건의 예상치가 변화되어야 한다. 과제수행은 환자가 기대할 때 혹은 그렇지 않을 때 역시 요구되어진다. 따라서 외부의 피드백의 의존없이 반응(전략사용)을 보였을때를 깨닫고 환자는 자가 모니터링의 과제수행을 시행해야 한다. 과제를 완성하는 동안 환경의 변화와 함께 자세조절은 환자에게 수행수준의 증가를 요구하게 된다. 이상적인 결과는 환자나 고객이 다양한 자연스러운 환경에서 적절한 전략을 선택하는 것이다(Abreu, 1992).

사례 연구:

다음은 신경학적손상을 받은 어린이와 어른에게 시행된 중재를 보고한다. 각각의 손상은 신경, 근육, 감각, 지각, 조절력의 손상으로 인해 나타나며 이것들은 자세조절과 균형의 문제를 나타낸다 중재는 자세조절과 균형의 교육에 맞추어 시행된다.

사례 연구: 아동

Katarina: 13세 여자아이 차사고

병력 (history)

Katarina는 13세의 여아로 자전거를 타는 도중 차사고를 당했다. 그녀와 그녀의 가족(어머니, 아버지, 8살 여동생)은 그 시간 Maine에서 휴가중이였다. 에콰도르에서 출생했으나, 현재 가족은 뉴잉글랜드에 거주하며 그녀의 아버지는 대학병원의 조사자로 일하고 있다. 그녀는 2주 동안 COMA 상태였고, 한 달동안 입원하였다. 그녀는 재활병동에 입원환자로 치료를 위해 옮겨졌다.

평가 (Evaluation)

그녀는 의학적으로 안정적이다. 그녀는 그녀의 이름을 부르며 눈을 뜨며 사지의 움직임을 증가시키며 그녀가 가족을 알아봄을 표현한다. 그녀가 그들을 볼 때 말을 하려고 시도한다. 말을 할 수 없기 때문에 시간공간에 대한 지남력은 측정할 수 없으며 손을 들어올리시오. 정도의 짧은 명령은 시행할 수 있으나 이러한 노력은 피로로 인해 짧다. 그녀는 불균형한 muscle tone(몸의 오른쪽 굽힘근의 tone 증가)과 근약화(몸의 왼쪽은 수의적인 움직임이 없다)로 인해 운동조절손상을 보이고 있다. 상지의 움직임은 조절력이 떨어지며 비대칭적인 몸의 정렬을 보인다. 앉는 자세로 옮겨지면 그녀의 몸은 후만증을 나타내는데 복부, 척추, 척추주의 경련 때문이다. 하지는 골반 후방경사의 신전된 위치이다. 그녀는 머리와 몸통 조절에 어려움을 가지고 있으며 5분 이상 똑바로 앉게 되면 구토증상을 보인다. 이러한 구토증상은 사고후유증성 발작성 자세현기증(BPPV)로 고려된다. 심부건반사는 모든 사지가 정상이다 감각, 지각, 조절력의 기술의 측정은 일반적인 반응을 보이는 시기에 이루어질 것이다.

중재 (Intervention)

장기목표는 그녀가 특정한 자극에 반응하는 것을 증가시킬 수 있도록 한다. 머리와 몸통 그리고 사지의 정상움직임을 발전시켜 똑바른 자세를 유지할 수 있도록 하며 처음의 교육은 기본적인 ADLs로 시작한다(Reed, 2001). 단기목표는 다음을 포함한다.

1. 상지와 몸통의 근력강화로 그녀가 앉은 자세로 상지를 사용하여 빗질을 할 수 있다.
2. 자세적인 현훈을 감소시켜서 20분 동안 침상에 앉아 있을 수 있다.
3. 균형을 증가시켜 그녀가 중도의 도움을 받고 상지로 목욕을 하고 옷을 입을 수 있다.

각 목표를 실행하기 위한 운동

1. a. 팔을 매트에 대고 엎드린 자세. bolster를 그녀의

상지에 적용하여 그녀의 상지를 통해 무게를 지지할 수 있다. 이것은 근위의 안정성과 근력을 증가시킨다. 그녀는 자세를 유지하여 비디오를 볼 수 있다(그림 8-9).

b. 그녀의 왼쪽을 지지하여 옆으로 누운 자세. wedge bolster로 상지를 보조한다. 그리고 하지의 신전을 감소하기 위해 무릎을 구부렸다. 그리고 그녀의 가족사진을 그녀 앞에 두고 그사람들에 대한 말할 때 그 내용에 맞는 그림을 만질수 있도록 요구했다. 예로, 너의 여동생이 누구니?

c. 하지근력 강화를 위해 그녀는 바로 또는 옆으로 누운자세에서 앉는 동작을 연습하였다. 이 기술은 수평면으로 움직임에서 정상자세를 유지하는데 사용되며, 그녀의 움직임에 중요한 요점을 제시함으로써 그녀가 옆으로 누운자세에서 바른자세로 상지를 하지 위에 두고 회전하기를 시작한다(그림 8-11). 골반과 무릎관절은 옆으로 구부린 상태로 매트나 침상에서 하지를 떨어뜨린다(그림 8-11B와 C). 그녀가 수직상의 위치를 견딜 수 있을 때 근력 강화를 위한 sit to stand 운동을 수행할 수 있다.

d. Bolster에 앉아있는 동안 그녀는 치료사에 의해 후방으로 지지할 수 있다 그녀는 라디오 스위치를 눌러 그녀가 좋아하는 음악테이프를 작동시킨다 (그림 8-12). 스위치는 그녀의 왼쪽과 오른쪽으로 번갈아가며 움직여지고 양옆으로 체중지지를 할 수 있는 기술을 사용한다.

e. 전등을 사용하여 그녀의 손목에 부착하는 방법을 사용하여 그녀는 서있는 자세에서 몸토의 정렬을 맞출 수 있다. 박스안의 조각들을 사용하여 그녀는 박스 안의 구멍을 통하여 전등을 비추고 벽을 따라 그림자를 만들었다(그림 8-13). 박스는 그녀가 그림을 만들어 그녀의 몸을 정렬할 수 있는 만큼 위치한다.

2. 그녀가 견딜 수 있을 만큼 5세트의 Hallpike-Dix 운동을 그녀의 똑바로 자세를 잡을 수 있는 경험을 위해 그녀의 전정시스템을 하루 두 번 시행하여 길들인다(그림 8-8).

3. a. 매트에 길게 앉은 자세에서 그는 양옆으로 체중을 지지하며 몸통을 바로세우는 운동을 시행한다(그림 8-14). 치료사는 Keypoint을 사용하여 그녀의 왕복운동을 돕는다.

b. 치료공 위에 앉아있는 동안 그녀의 균형은 양옆으

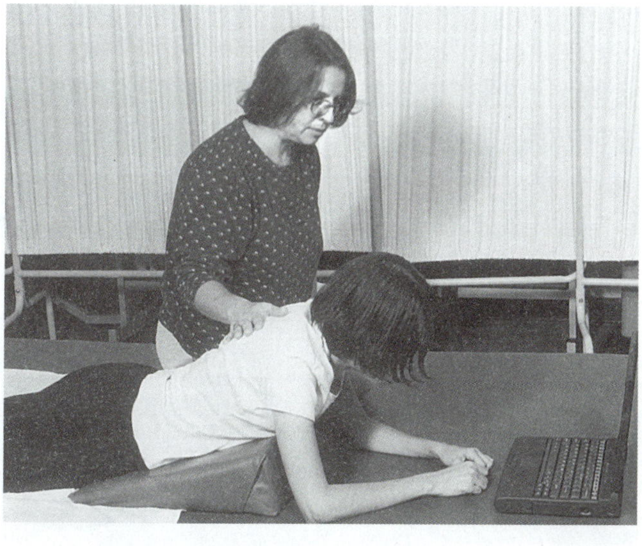

그림 8-9. Katarin(무델) 상지의 팔꿈치의 보조로 지지하여 엎드린 자세에서 비디오 보기

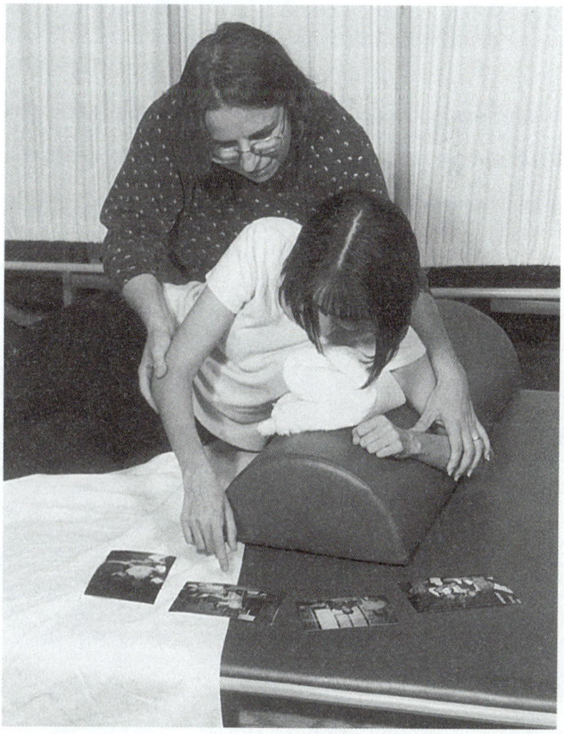

그림 8-10. Katarina 상지와 무릎을 구부린상태에서 wedge 큐션으로 옆으로 누운 자세로 가족들의 사진 쪽으로 뻗고 있다.

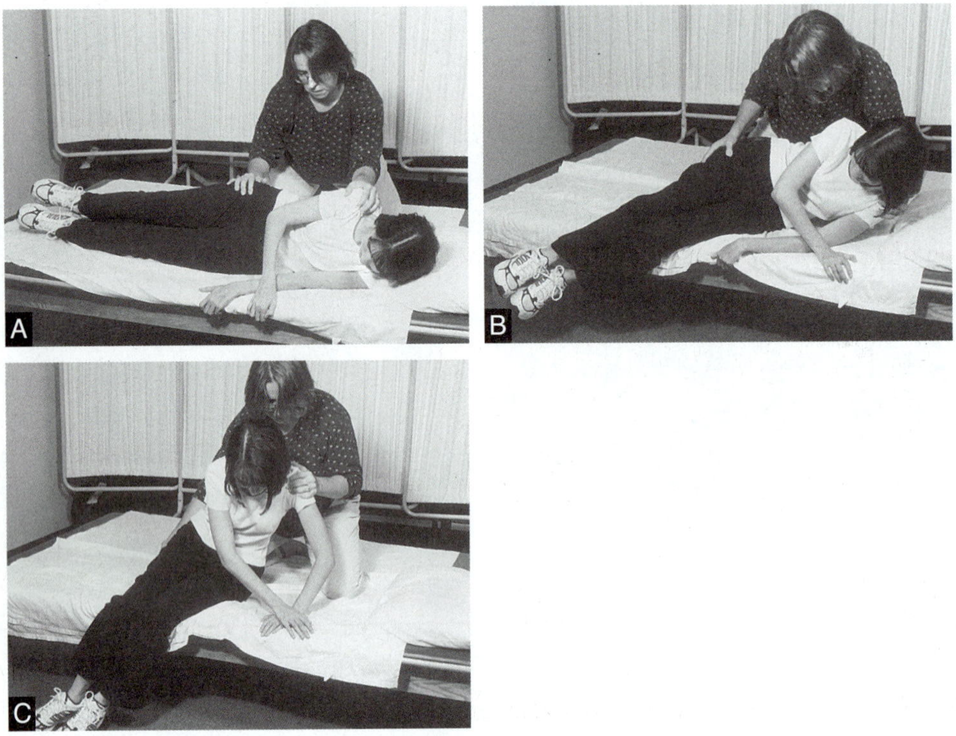

그림 8-11. Katarina는 바로누운자세(A)에서 옆으로(B)이동한다. 하지를 아래로 상지를 회전하다. 치료사는 key point 조절하여 수평면에서 앉는자세로 수행을 완수하는데 도움을 준다(C).

로 앞뒤로 천천히 이동된다. 그녀는 똑바른 자세를 유지하기 위해 반대방향으로 몸을 움직인다(그림 8-15). 그녀는 또한 자동적으로 그녀의 반응을 유도하기 위해 구두로 균형에 대한 지시를 인식받는다.

c. 서 있는 자세에서 그녀는 balloon 배구공으로 기저면(BOS) 안에서 중도의 왕복운동을 하며 균형 잡는 것을 요구받는다(그림 8-16). 다양한 운동 전략을 상용하여 인식되고 자극받는다.

이와같은 사례발표는 자세조절과 균형손상에 대한 접근을 제시한다. 이번 케이스는 자세조절과 균형손상에 대

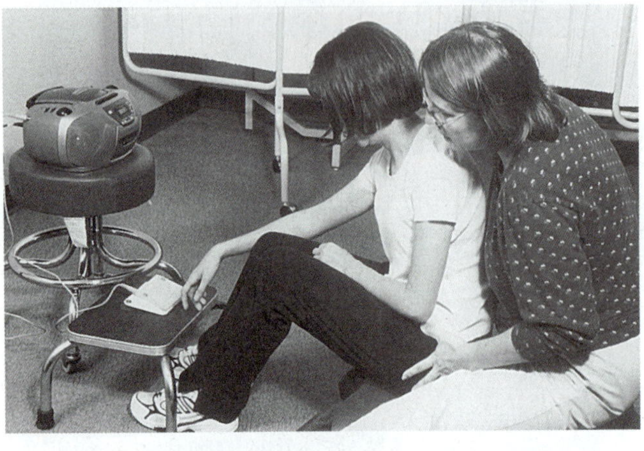

그림 8-12. Katerina는 bloster에 치료사와 같이 앉은 자세에서 라디오의 스위치를 조절하면서 hip의 key point를 사용하여 체중을 움직인다.

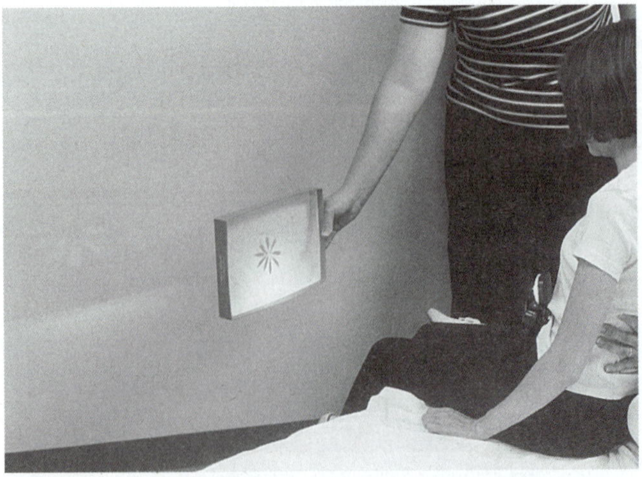

그림 8-13. Katerine은 조각박스를 사용하여 앉은 자세에서 벽에 그림자를 만든다.

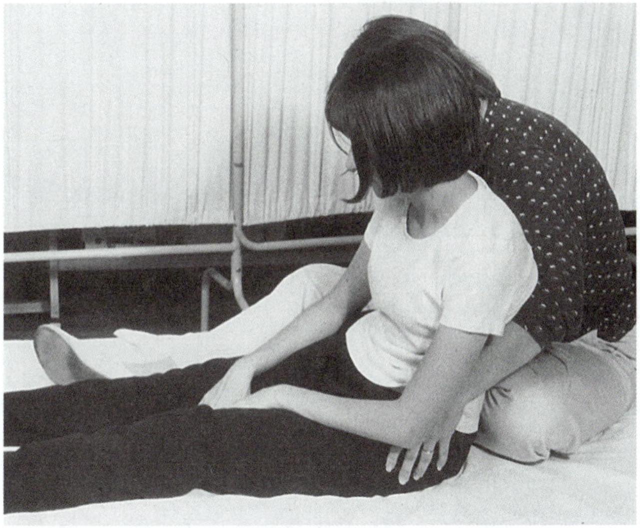

그림 8-14. Long sit 자세로 있는 Katarina를 한쪽에서 다른 쪽으로 이동하며 정위반응을 유도하고 있는 한 치료사

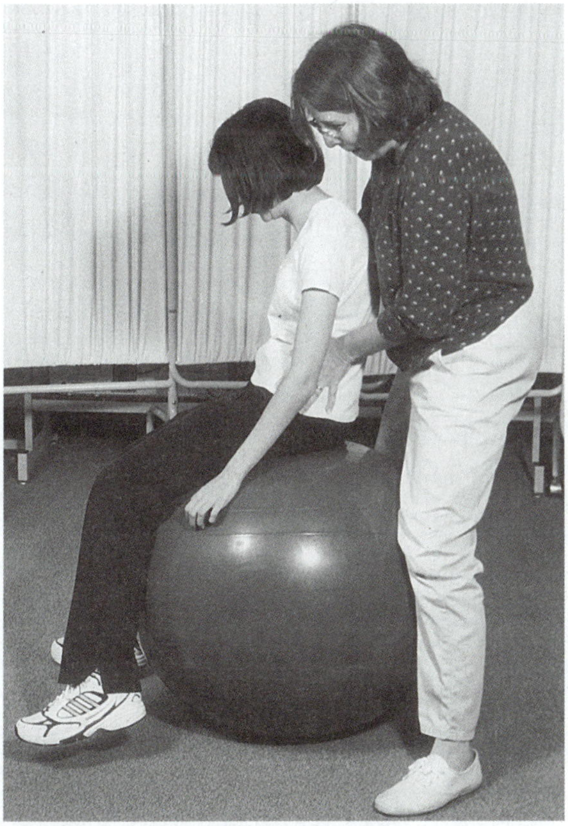

그림 8-15. 자세를 교정하기 위해 치료사에 의해 한쪽에서 다른 한쪽으로 굴러가는 치료용 공위에서의 Katarina.

한 임상적인 접근법을 설명한다. 설명되어진 중재방법은 머리와 체간 그리고 기능적인 기술을 확립하기 위한 사지 운동조절을 향상시키도록 유도한다. 회복에 있어 자세조절계의 구성요소의 영향(예로, 근 골격, 신경근, 감각, 지각, 그리고 인지)이 제공되어진다. 양성의 발작성 자세변화의 관리를 위해 몇 가지 시도방법이 설명되어졌다; 독자는 이러한 특별한 치료법을 행하기 전에 먼저 적절한 치료법을 찾는데 주의를 기울여야 한다.

사례 연구: 성인

Robert: 파킨슨병을 앓고 있는 55세 남성

병력 (History)

Robert는 파킨슨병을 5년 전에 진단받은 55세 남성이다. 현저한 고혈압(hypertension)(약물투여 중)이 있고, 몇 년전 백내장 수술을 받았다. Bob과 그의 아내 Dorothea는 Bob이 우체국직원으로서 2년 전에 은퇴한 후에 공동체 아파트로 이사하였다. 그들의 자녀 누구도 이 지역근처에 사는 사람이 없다. 파킨스병 진단 후에 휠체어 출입이 가능한 욕실과 같은 1층 생활을 위한 변화가 있었다. Bob은 레노베이션 기간 동안에 self-care를 위한 여러 가지 기구들을 갖추었다(예로, 샤워할 때 쓰이는 봉, 그리고 화장실 근처의 잡을 수 있는 봉). Bob은 시간이 많이 걸리긴 했지만, 하의를 입는데 최소한의 도움만을 필요하였다. 공동체에서 어떠한 외부적인 도움도 요구되지 않았다. Bob은 그의 아내를 도와 식사준비를 하였고, 식

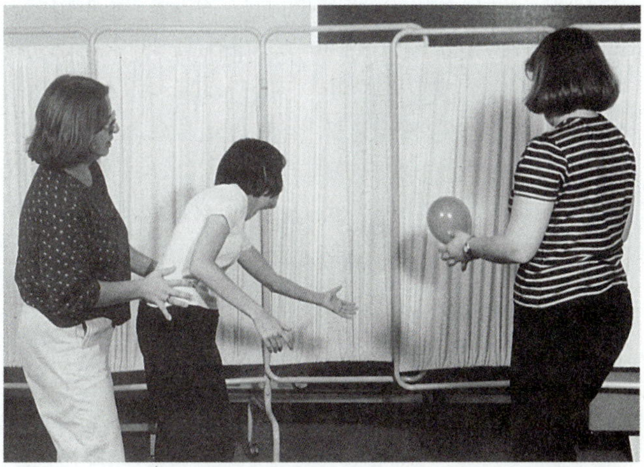

그림 8-16. Katarina가 풍선 배구공 놀이를 하는 모습.

료품 쇼핑, 청소도 도와 주었다. Bob의 취미는 토마토 기르기와 새를 관찰하는 것이다. 최근 그의 파킨슨 증상 악화에 의해 Bob은 몇몇 운동 기술을 잃었고, 그의 건강상태가 악화됨에 따라 부인이 간호를 제공할 능력에 관심을 가지게 되었다. 집으로 퇴원은 재활 후에 계획되었다.

평가 (Evaluation)

Robert는 기민(alert)하고, 인물, 장소, 시간에 대해 지각하고 있었으며, 파킨슨병에 흔한 안면 표정의 부족에도 불구하고 유머 감각을 보여주었다. 그는 실제적으로 파킨슨병의 진행적 특성을 나타내었고 부인의 건강이 좋지 않아 오랜 시간동안 신체적인 관리에 대해 관심을 표현하였다.

Robert는 능동관절운동범위(AROM)와 유연성, 특히 체간 회전과 90° 이상의 견관절 굴곡에 제한을 보였다. 골반 전방경사가 제한되었고, 또한 척추후만 자세를 보이게 되었다. 제한적인 관절운동범위는 또한 보행 시 매우 짧은 걸음을 사용하도록 하였으며, 눈으로 식별할 수 있는 상위 또는 하위 체간 회전 없이 움직이게 되었다. 그의 신체 정렬은 서있을 때 전방으로 위치하고 있어서, 전방으로 낙상할 위험성이 증가되었다.

감각검사는 일반적으로 모든 사지에서 완전히 수행되었다. 교정된 시각과 청각은 정상 범위 내에 있었다. 강직의 존재는 Bob의 자세 조절에 영향을 주었고, 감소된 반응 시간은 조절 전략의 효율성을 제한시켰다. 앞에서 말한 감소된 골반 경사로 인해 앉기에서 서기로의 움직임이 복잡해짐에도 불구하고, 앉기는 안정되었다. Robert가 서기 위해 일어남에 따라 그의 무게중심(COM)은 지지면의 후방에 유지되었다. 고관절 굴곡 제한과 함께 운동에서 중간 정도의 보조가 요구되었다. 한번 일어설 때 특히 출입구, 문턱을 넘을 때, 카펫이 깔린 바닥 등에서 Robert는 준비된 보조와 함께 롤러 워커(roller walker)를 사용하였다. Robert는 그의 침실에서 1층으로 이동할 때 더 이상 계단을 사용하지 않았다.

운동완서(bradykinesia)와 진전(tremor)는 균형을 위해 필요한 운동을 하는 Bob의 능력을 제한시켰다. 운동 개시의 손상은 불안정성에 반응하는 자동 반응과 부속 반응의 개시를 느리게 하였다.

Robert는 활기 있었지만 때때로 전력을 다해 치료할 때 얼굴에 우울함이 나타났다. 그는 병원에서 의사가 그의 상태를 재평가할 때 여러 좌석에서 이동하는 것과 균형 회복을 향상시키는 치료를 요구하였다.

중재 (Intervention)

Bob과 함께 세운 장기 중재목표는 개시와 움직임의 질을 증가시키고, 운동성을 증가시키며 변형을 예방하는 것이다; 그리고 기초적이고 수단이 되는 일상생활동작의 독립적 수행을 증가 또는 유지시키는 것이다.

단기 목표는 다음을 포함한다:

1. 체간과 골반, 상지의 증가된 관절운동범위와 유연성을 통해 Robert는 샤워 활동 동안 외측과 약간 후방으로 위치하여 위생관리능력을 회복시킬 것이다.
2. 하위에 대해 증가된 상위 체간 회전을 통해 Robert는 필요한 장비와 준비된 보조와 함께 독립적으로 옆으로 돌아눕기와 일어서기를 수행할 것이다.
3. Robert는 증가된 개시와 운동 속도를 통해 최소의 보조로 일어서기를 할 것이다.
4. Robert는 증가된 신체 정렬과 때때로 자세 안정성을 위한 운동 전략의 사용을 통해 서거나 걷는 동안 균형을 잃지 않을 것이다.

각 목표를 이루기 위한 활동은 다음을 포함한다:

1. 증가된 관절운동범위와 유연성을 위해 고유수용성 신경근 촉진(PNF) 대각선 기법을 사용한 치료적 운동을 이용한다(그림 6-1과 6-2). 모든 침범된 관절에서의 회전 운동이 요구되는 Robert가 서있거나 앉는 동안 기능적인 활동을 통합한다. 앉는 동안 Bob의 등 뒤에 단단한 쇄기를 두는 것은 무게 중심을 재조직화시킬 것이다; 고관절의 고유수용기는 전방으로 굴곡하기 위해 근육을 변화시킨다(그림 8-18). 결국 무게중심의 내적 대표점이 이동됨에 따라 쇄기를 제거할 수 있을 것이다.
2. Bob이 치료 매트에서 옆으로 누운 자세를 하는 동안 체커(checker) 게임을 한다. 바닥에 보드 위치가 가까워질수록 Bob은 게임 조각을 집기 위해 상위 체간을 회전하게 될 것이다(그림 8-19).
3. 거울이나 공기 던지기(beanbag toss)게임을 이용해 수직 정렬을 연습한다. Bob의 셔츠에 수직의 테이프 줄무늬를 표시하고 또한 거울에도 둔다. Bob은 공기를 줍기 위해 앞과 옆으로 기울여야 하고, 그가 목표

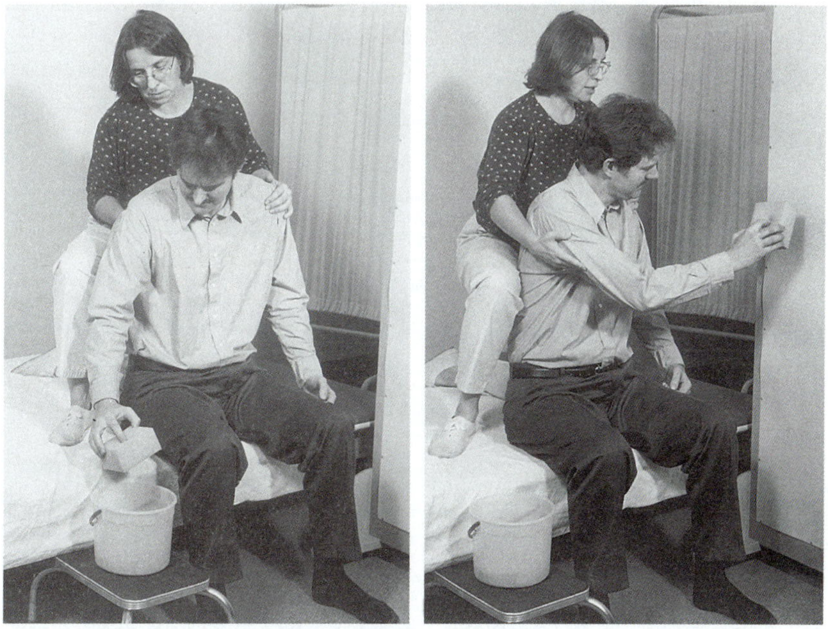

그림 8-17. 기능적 활동 시 PNF 운동 패턴을 사용하는 Robert(모델).

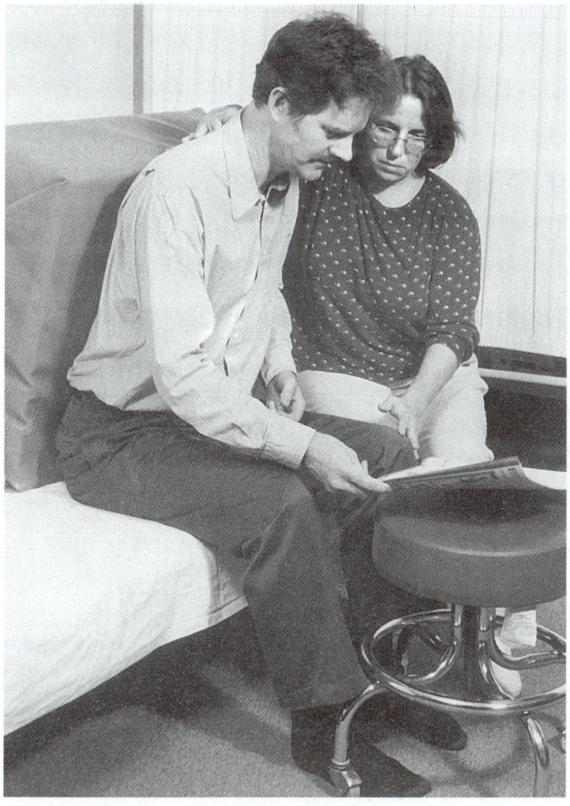

그림 8-18. 앉아 있을 때 자세전환에 사용되는 쐐기쿠션을 보여주고 있는 Robert(모델).

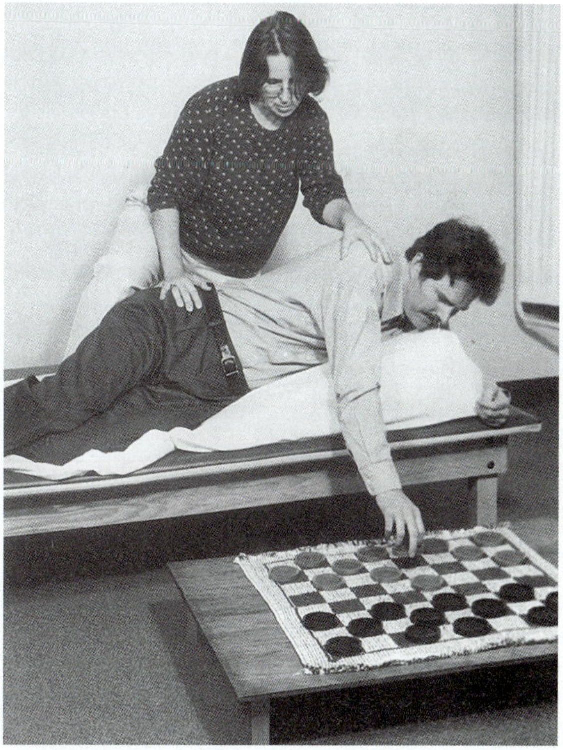

그림 8-19. 옆으로 앉아서 체커놀이하는 자세를 보여주는 Robert.

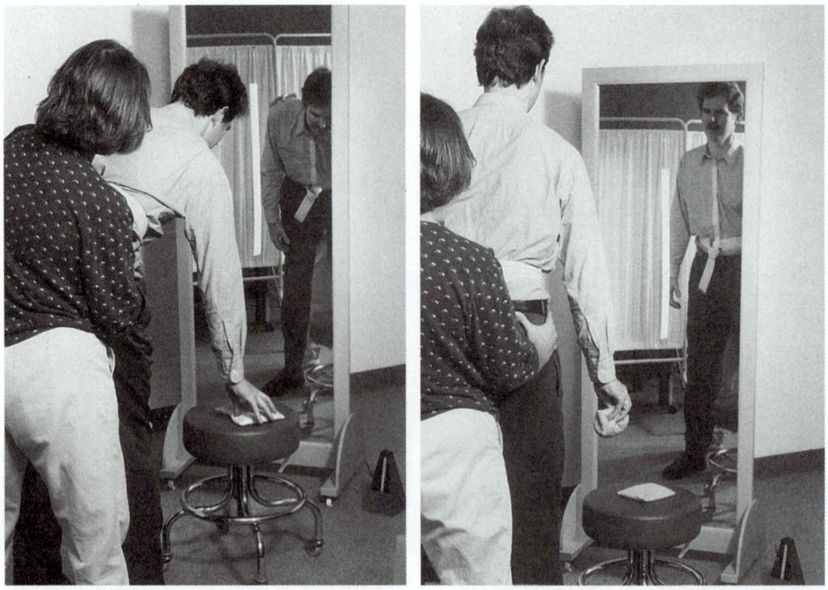

그림 8-20. 메트로놈 타이머로 시간을 측정하는 가운데 거울을 바라 본 상태에서 몸통의 정중앙에 테이프를 붙인 Robert는 공기 던지기(beanbag toss) 게임을시행한다.

에서 공기를 던질 수 있기 전에 테이프가 그의 자세를 재정렬하는데 도움을 줄 것이다. 메트로놈 타이머로 던지는 시간을 측정하는 것은 느린 반응 시간을 조절할 것이다(그림 8-20).

이 사례 연구는 파킨슨병의 강직, 근 활성, 시간 특성의 신경근 손상을 설명하는데 이용되었다. 관절운동범위를 유지하거나 증가시키는 운동과 함께 개시와 운동의 질에 초점을 둔 중요 목표는 중재활동에 통합되어있다. 일상활동에 적용되는 자세조절과 균형을 향상시키는 기술에 초점을 두었다.

요 약 Summary

이 장에서는 자세조절손상과 불균형을 그것들을 조절하는데 필요한 성공적인 기술과 중재법들을 통하여 정의하였다. 자세조절기술의 발전은 반사-수직계층적 그리고 시스템 모델을 통하여 기술하였다. 정위와 지남력 반사의 중요성도 언급하였다. 자세조절의 발전은 신경발달단계의 용어나 기능적인 시스템으로 이야기되는 성분들의 통합으로 대표되는 이정표들을 이용하여 서술하였다. 성분들의 자세한 설명 또한 제공되었으며, 그들의 안정 혹은 움직임 속의 균형과제에 대한 기여도도 기술되었다. 연령에 따른 자세조절기전과 성분들의 변화에 대해서도 개요적인 설명을 하였다. 연령에 따른 변화 역시 자세히 설명하였고, 균형에 대한 많은 논문들의 요점들처럼 노령에 따른 낙상의 예방에 대해서도 기술하였다. 전략과 중재의 기술은 서술된 동시에 사례연구를 통해 적용시켜졌다. 다음 장에서는 자세조절과 균형의 중요성을 덧붙여 설명하고 발달, 조절, 상 · 하지 운동성의 통합에 대해 설명할 것이다.

참고문헌

Abreu, B. (1992). The quadraphonic approach: Management of cognitive-perceptual and postural control dysfunction. *Occupational Therapy Practice, 3,* 12–29.

Adams. (2000). Neurology in primary care. Philadelphia: F. A. Davis.

Allum, J., Bloem, B., Carpenter, M., Hulliger, M., & Hadders-Algra, M. (1998). Proprioceptive control of posture: A review of new concepts. *Gait and Posture, 8,* 214–242.

Basmajian, J., & Wolf, S. (Eds.). (1990). *Therapeutic exercise* (5th ed.). Baltimore: Williams & Wilkins.

Cohen, H. (1999). *Neuroscience for rehabilitation* (2nd ed.). Philadelphia: Lippincott Williams & Wilkins.

Cohen, H., Blatchly, C., & Gombash, L. (1993). A study of the clinical test of sensory interaction and balance. *Physical Therapy, 73,* 346–354.

Cooke, D. (1996). Central vestibular disorders. *Neurology Report, 20,* 22–29.

Cronin. (in press). *Vestibular rehabilitation for the treatment of vertigo and imbalance: A rehabilitation handbook.* Aspen Publishers.

De Benabib, R., & Nelson, C. (1991). Efficiency in visual skills and postural control: A dynamic interaction. *Occupational Therapy Practice, 3,* 57–68.

Duncan, P., Weiner, D., Chandler, J., & Studenski, S. (1990). Functional reach: A new clinical measure of balance. *Journal of Gerontology: Medical Sciences, 45,* 192–197.

Epstein, W., & Rogers, S. (Eds.). (1995). *Perception of space and motion.* San Diego, CA: Academic Press.

Frank, J., & Earl, M. (1990). Coordination of posture and movement. *Physical Therapy, 70,* 109–117.

Fuller, K., & Huber, L. (1996). Improving postural control through integration of sensory inputs and visual biofeedback. *Topics in Stroke Rehabilitation, 1,* 32–47.

Gallahue, D., & Ozmun, J. (2002). *Understanding motor development: Infants, children, adolescents, adults.* Boston: McGraw-Hill.

Gesell, A. (1946). The ontogenesis of infant behavior. In L. Carmichael (Ed.), *Manual of child psychology.* New York: Wiley.

Gibson, J. (1966). *The senses considered as perceptual systems.* Boston: Houghton Mifflin.

Hageman, P., Leibowitz, M., & Blanke, D. (1995). Age and gender effects on postural control measures. *Archives of Physical Medicine Rehabilitation, 75,* 961–965.

Herdman, S. (1994). *Vestibular rehabilitation.* Philadelphia: F. A. Davis.

Herdman, S. (2000). *Vestibular rehabilitation* (2nd ed.). Philadelphia: F. A. Davis.

Hines, C., & Mercer, V. (1997). Anticipatory postural adjustments: An update. *Neurology Report 21,* 17–22.

Horak, F. (1987). Clinical measurement of postural control in adults. *Physical Therapy, 67,* 1881–1885.

Horak, F., & Nashner, M. (1986). Central programming of postural movements: Adaptation to altered support-surface configurations. *Journal of Neurophysiology, 55,* 1369–1381.

Horak, F., & Shupert, C. (1994). Role of the vestibular system in postural control. In F. Horak, C. Shupert, V. Dietz, & G. Horstmann (1994). Vestibular and somatosensory contributions to responses to head and body displacements in stance. *Experimental Brain Research, 100,* 93–106.

Horn, L. (1997). Differentiating between vestibular and nonvestibular balance disorders. *Neurology Report, 21,* 23–27.

Kisner, C., & Colby, L. (2002). *Therapeutic exercise: Foundations and techniques* (4th ed.). Philadelphia: F. A. Davis.

Lee, W. (1989). A control systems framework for understanding normal and abnormal posture. *American Journal of Occupational Therapy, 43,* 291–301.

Light, K., Rose, D., & Purser, J. (1996). The functional reach test for balance: Strategies of elderly subjects with and without disequilibrium. *Physical & Occupational Therapy in Geriatrics, 14,* 39–52.

Littell, E. (1990). *Basic neuroscience for the health professions.* Thorofare, NJ: Slack.

Lundy-Ekman, L. (2002). *Neuroscience: Fundamentals for rehabilitation* (2nd ed.). Philadelphia: W. B. Saunders.

Marsh, A., & Geel, S. (2000). The effect of age on the attentional demands of postural control. *Gait and Posture, 12,* 105–113.

Mathiowetz, V., & Haugen, J. (1994). Motor behavior research: Implications for therapeutic approaches to central nervous system dysfunction. *American Journal of Occupational Therapy, 48,* 733–745.

McClenaghan, B., Williams, H., Dickerson, J., Dowda, M., Thombs, L., & Eleazer, P. (1996). Spectral characteristics of aging postural control. *Gait and Posture, 4,* 112–121.

Merla, J., & Spaulding, S. (1997). The balance system: Implications for occupational therapy intervention. *Physical & Occupational Therapy in Geriatrics, 15,* 21–36.

Montgomery, P., & Connolly, B. (1991). *Motor control and physical therapy: Theoretical framework and practical applications.* Hixson, TX: Chattanooga Group.

O'Sullivan, S., & Schmitz, T. (1999). *Physical rehabilitation laboratory manual: Focus on functional training.* Philadelphia: F. A. Davis.

Podsiadlo, D., & Richardson, S. (1991). The Timed "Up & Go": A test of basic functional mobility for frail elderly persons. *American Geriatric Society, 39,* 142–148.

Poole, J. (1991). Age related changes in sensory system dynamics related to balance. *Physical & Occupational Therapy in Geriatrics, 10,* 55–66.

Reed, K. (2001). *Quick reference to occupational therapy* (2nd ed.). Gaithersburg, MD: Aspen Publishers.

Shumway-Cook, A., & McCollum, G. (1991). In P. Montgomery & B. Connelly (Eds.), *Motor control and physical therapy: Theoretical framework and practical applications.* Hixson, TN: Chattanooga Group.

Shumway-Cook, A., & Woollacott, M. (1985). The growth of stability: Postural control from a developmental perspective. *Journal of Motor Behavior, 17,* 131–147.

Shumway-Cook, A., & Woollacott, M. (2001). *Motor control: Theory and practical application* (2nd ed.). Baltimore: Lippincott Williams & Wilkins.

Siev, E., Freishtat, B., & Zoltan, B. (1986). *Perceptual and cognitive dysfunction in the adult stroke patient: A manual for evaluation and treatment.* Thorofare, NJ: Slack.

Smithson, F., Morris, M., & Iansek, R. (1998). Performance on clinical tests of balance in Parkinson's disease. *Physical Therapy, 78,* 577–592.

Tanaka, T., Hashimoto, N., Noriyasu, S., Ino, S., Ifukube, T., & Mizumoto, Z. (1995). *Physical & Occupational Therapy in Geriatrics, 13,* 1–17.

Tinetti, M. (1986). Performance oriented assessment of mobility problems in elderly patients. *Journal of the American Geriatric Society, 34,* 119–126.

Trombly, C. (Ed.). (1995). *Occupational therapy for physical dysfunction* (4th ed.). Baltimore: Williams & Wilkins.

Umphred, D. (2001). *Neurological rehabilitation* (4th ed.). St. Louis, MO: Mosby.

Wade, M., & Jones, G. (1997). The role of vision and spatial orientation in the maintenance of posture. *Physical Therapy, 77,* 619–627.

Warren, M. (1999). *Occupational therapy practice guidelines: Adults with low vision.* Bethesda, MD: American Occupational Therapy Association.

Whitney, S., Poole, J., & Cass, S. (1998). A review of balance instruments for older adults. *American Journal of Occupational Therapy, 52,* 666–671.

제 9 장

상지 관리

Management of the Impaired Upper Extremity

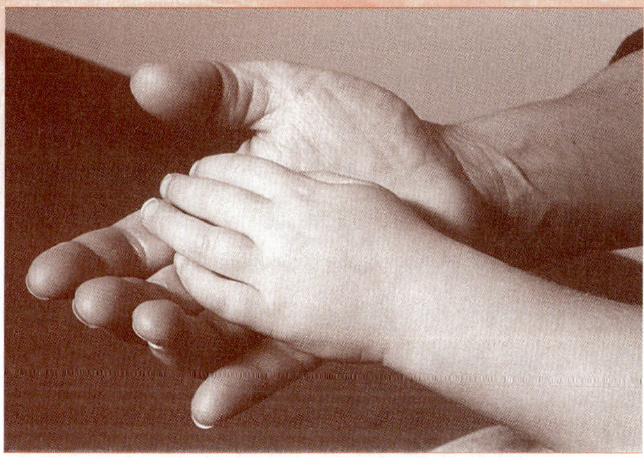

사람은 마음과 의지에 의해 힘을 얻는 것과 같이 손을 사용함으로써 자신의 건강에 영향을 줄 수 있다 (Riley, 1962).

기본 개념

- 상지의 기능적인 작업
  - 주시(regard)
  - 뻗기(reach)
  - 잡기와 조작(grasp and manipulation)
  - 놓기(release)
- 삶의 과정을 통한 상지의 기능
- 손상된 상지의 신경근육 장애
  - 근력 약화(weakness)
  - 비정상적인 근 긴장도(abnormal muscle tone)
  - 협응장애(incoordination)
- 일반적인 신경학적 장애와 연관된 상지의 문제들: 임상적 관리

서론 Introduction

임상적인 관점에서 상지를 공부하는 것은 움직임과 기능에 따라 이론과 기초적인 구조를 이해할 수 있다. 상지를 사용하지 않는 기능적인 활동의 목록을 만드는 것은 어렵다. 자조관리, 직업, 놀이, 여가에서 상지는 개인이 환경 내에서 성공적으로 상호작용할 수 있도록 하는 필수적인 역할을 한다. 상지의 숙련된 사용은 발달에서 다양한 시스템의 협응과 환경 내에서 변화에 적응하는 이러한 시스템의 능력과 연관된다.

이 장에서는 상지 사용의 기능적인 요소와 상지를 지지하는 시스템을 설명할 것이다. 이 요소는 삶의 과정을 통해서 변화하는 상지의 발달적인 과제를 탐색하는 것에 의해서 제시될 것이다. 일반적인 신경학적 문제와 상지 기능에 미치는 영향을 알아 볼 것이다. 상지 기능과 조절을 강화시키는데 유용한 치료적인 전략도 논의되어 질 것이다. 이 장은 소아와 성인의 케이스를 통해 논의된 주요한 개념

을 예시하였다.

상지 기능의 기능적인 요소
Functional Components of Upper Extremity Function

복잡한 작업은 상지 조절을 위해 자세조절, 시각, 시지각, 체성감각기능, 인지/동기 그리고 소운동 기술의 협응을 수반한다. 이러한 각 요소들은 독립적으로 논의되어 질 것이다. 하지만 상지의 성공적인 사용은 이러한 많은 요소들의 협응으로 가능하다는 것을 기억해야 한다.

제8장에서, 자세조절의 기능적인 적용은 논의되었다. 소운동 활동을 하는 동안 몸통과 팔이음뼈(견갑대, shoulder girdle)의 자세 조절은 원위부의 움직임을 허용한다. 이러한 몸통에 부여된 근위부의 안정성은 원위의 움직임이 일어나도록 안정적인 기초를 제공한다. 제8장에서는 많은 상지 움직임을 위한 필수적인 기술들을 제시함으로써, 자세조절과 안정성을 더 자세하게 언급하였다.

임상 사례:

당신의 가슴 높이에 책상이 있고, 발이 바닥에 닿을 수 없는 높은 의자에 앉아 있다고 상상해 보라. 지금 당신은 해부학 수업을 필기해야 한다. 다행히도, 학교에서 어떠한 사람도 당신의 필기에 대하여 점수 매기지는 않는다. 그러나 학교에서의 빈약한 필적은 많은 선생님들이 걱정하며, 치료를 위해 의뢰되어질 수 있다. 쓰기 활동 동안에 아동들의 적절한 앉기 자세는 안정성을 제공하는데 매우 중요하며, 최적의 원위부 움직임을 허락한다. 최적의 기능적인 수행을 위해서 아동들은 바닥에 발을 평편하게 닿게 하고, 엉덩관절과 무릎관절은 90° 굽힘하고, 지지된 몸통과 굽힘된 팔꿉관절에서 위로 2인치 높은 곳의 책상에 앉아야 할 것이다(Benbow, 1990). 이러한 자세에서, 발과 몸통은 좋은 필기에 필요한 안정성을 제공한다. 필기하는 표면에서의 적절한 각도를 가진 안정된 아래팔(전완, forearm)은 팔이음뼈(견갑대, shoulder girdle), 팔꿉관절 그리고 손목에 안정성을 제공한다. 쓰기 활동 동안에 적절한 자세는 치료사들에게 흔히 치료를 이끄는 첫 번째 영역이다. ▪

상지 움직임의 조절은 중추신경계의 운동, 감각피드백, 감각정보의 통합 그리고 움직임을 계획하고 순서화하는 능력의 통합이다(Pehoski, 1995). 조절하는 피질의 다른 영역은 이러한 중요한 기능을 보여준다. 팔과 머리의 조절은 "손을 위치시키기 위한 초기 팔의 목적... 그리고 환경에서 사용하기 위한 손의 목적"으로 중추신경계 내에서 분리되어 나타난다(Pehoski, 1995, p.13).

전정계(vestibular)와 함께 체성감각계(somatosensory)는 뻗기와 잡기뿐만 아니라 자세조절을 위한 기초를 제공한다. 관절 수용기, 골지텐던 기관(golgi tendon organs), 근방추를 통해서 받는 고유수용성 감각입력은 공간에서 사지의 위치에 대한 정보를 보낸다(그림 2-10 참조). "시각과 함께 중요한 작용을 하는 감각은 신체 부분의 위치와 움직임에 관한 정보를 제공하는 고유수용성감각이다." (Sugden, 1990, p.133). 고유수용성감각과 시각이 함께 작용하는 예는 공을 던지는 것에서 관찰할 수 있다. 시각은 고유수용성감각이 공을 잡기 위해서 상지 자세에 필요한 정보를 제공하는 동안에 물체, 물체의 속도, 경로에 대한 정보를 제공한다(Sugden, 1990).

체성감각계의 다른 중요한 요소인 촉각계는 환경에 관한 부가적인 정보를 제공한다. 촉각과 고유수용성감각을 통한 체성감각 정보는 숙련된 손의 움직임을 발전시키는데 중요하다(Pehoski, 1995). 발달적으로 신생아에서의 이러한 생존시스템의 촉각 자극은 운동 반응을 자극한다. 이러한 예로, 뺨의 촉각 자극은 머리를 돌리게 하고, 먹기 위해 입을 열리게 하는 뿌리반사에서 볼 수 있다. 그러나 발달의 초기에 촉각과 고유수용성 감각 정보는 섬세한 **손안의 조작 기술**(in-hand manipulation skills)과 숙련된 손의 움직임을 위한 기초를 만드는 것을 도와주기 위해 손과 입의 탐색을 통하여 얻어진다. 촉각정보는 분리된 손가락 움직임과 다양한 잡기를 위해 중요한데 반해서 고유수용성 감각 피드백은 다양한 무게의 물체를 다루기 위해서 중요한 정보를 제공한다(Eliasson, 1995).

제8장에 서술된 것처럼 시각은 움직임의 조절에 영향을 미치는 강력한 감각계이다. 환경으로부터의 정보가 명확하지 않을 때, 시각계로부터의 정보는 다른 감각계를 대신할 것이다. 시각은 사람이 뻗기, 잡기 그리고 조작할 수 있

도록 손을 사용하는 환경에 대한 정보를 제공한다. **시지각**(visual perception)은 본 것을 의미있게 하는 능력이다. 시지각은 과거의 경험에 기초해서 사람에게 정보를 제공하여 사람이 움직임을 예상할 수 있게 하는 **피드포워드**(feed-forward)처럼, 움직임을 예측하는 능력에 기여한다. 이 본문에 기술된 것처럼 적응을 위한 개인의 능력과 환경의 성공적인 상호작용은 중요하다. 스티로폼 커피 컵에 비하여 세라믹 커피컵을 들기 위해서 얼마나 많은 압력이 필요한 지를 지각하는 능력은 시지각의 기능적 가치의 예이다. 이러한 기술은 이전의 경험을 회상하고 인식하고 구별하는 능력을 포함한다(Levine, 1991). 촉각과 고유수용성감각 피드백(feed-back)은 또한 움직임을 계획하는 것을 돕기 위해서 컵의 질감과 무게 그리고 형태에 관련된 과거의 경험에 기초한 정보를 제공함으로써 이러한 예의 한 역할을 한다.

물론, 인지는 지각을 해석하는 한 부분이다. 이러한 해석은 변화하는 환경 내에서 각 개인의 지난 경험에 기초하기 때문에 매우 독특하다(Leonard, 1998). 인지와 동기는 사람에게 등록되어진 감각입력에 대한 느낌을 가지는 것을 가능하게 한다. 이러한 정보는 모든 시스템에 협력되어진 결과를 통해서 지각되어지고 처리되어진다. **동기** 또는 내적욕구는 환경과의 상호작용의 욕구이고 목적적인 움직임을 만는다.

소 운동기술은 위에서 언급한 시스템의 상호작용의 최종생산물이다. 이러한 기술은 쓰기, 문을 여는 것, 공을 던지는 것, 손을 흔드는 것과 같은 기능적인 기술을 포함한 협응된 상지의 부드러운 움직임을 포함한다. 상지의 기능적인 과제의 연구에서 기초적인 기전은 따라오는 주된 요소에서 분석할 수 있다.: 주시(regard), 뻗기(reach), 잡기(grasp), 조작(manipulation), 놓기(release) (Duff, 1995).

주시 (Regard)

상지의 자연스럽고 적응적인 특성은 어깨, 팔, 손에서 관찰되는 운동반응으로 시작되지 않는다. 눈의 망막 수용기에서 상지가 접근하는 어떤 물체를 처음으로 발견한다. 동기와 함께 시각적 주시와 지각은 물체에 대하여 뻗는 것을 시작하게 한다. 상지는 어떤 다른 시스템 보다 시각계와 더 많은 신경해부학적 연관성을 가진다(Leonard, 1998). 이것은 상지의 빠르고 적응적인 반응을 위해서 시각계와 밀접한 관계를 가진다.

눈-손 협응(eye-hand coordination)은 눈과 머리 사이의 움직임 협응으로 시작한다(Leonard, 1998). 머리와 목 조절은 중심시야 바깥에 있는 물체에 대한 부드럽고 빠른 시각적 추적을 촉진한다. 시각적 주시로 물체를 찾기 위해서 사람은 눈의 움직임; 눈과 머리의 움직임 또는 눈, 머리 그리고 몸통움직임을 필요로 한다(Shumway-Cook & Woollacott, 2001). 임상가가 시각적으로 주시하는 능력을 평가하는 것은 중요하다. 치료를 하는 치료사들은 시각적 주시 문제가 눈의 움직임 때문인지, 눈과 머리의 움직임 협응 때문인지 또는 눈, 머리, 몸통 움직임의 협응 때문인지를 결정하는 것이 필요하다(Shumway-Cook & Woollacott, 2001).

안구를 움직이는 다양한 요소(oculomotor component)들은 성공적인 시각적 주시를 촉진시킨다. 이 장의 목적을 위해서, 수반되는 요소들을 재검토하였다; 시각적 고정, 전정동안반사(vestibuloocular reflexes), 순간적인 눈의 움직임(saccade), 조절과 이접운동.

- **시각적 고정**(visual fixation)은 고정된 물체를 볼 때 물체에 응시하는 것을 유지하기 위해서 사용된다. 이것은 물체를 스캐닝하는 능력과 물체에 대해서 이동(shift)하는 능력을 향상시킨다(Schneck, 2001).
- 전정동안반사는 머리의 빠른 움직임 동안 시각적 고정을 유지하는 것을 가능하게 한다(Leonard, 1998).
- 물체의 위치와 스캐닝하는 동안에 순간적 눈의 움직임이라고 불려지는 빠른 눈의 움직임이 일어난다(Leonard, 1998). 연구자들은 순간적 눈의 움직임과 팔과 목의 움직임은 중추신경계의 전운동피질에 있는 뉴런에서 발생한다는 것을 발견하였다(shumway-Cook & Woollacott, 2001). 정상적인 순간적 눈의 움직임과 전정동안반사는 시각적 주시동안에 물체의 부드러운 추적을 가능하게 한다.
- **조절**(accommodation)**과 이접운동**(vergence)은 물체에 대해서 정확하고 명확한 주시를 허락하는 두 가지 중요한 시각적 수용요소이다. 조절은 가까운 물체에 대해서

초점을 맞추는 능력이고 그리고 나서 먼 물체에 대해서 초점을 맞추는 능력이다. 셔츠의 단추를 잠그는 것과 같은 위에서부터 잠그는(up close)활동에 매우 중요하다(Chaiuin, 2001). 이접운동은 하나의 상을 보기위하여 중심에서 안쪽으로 또는 바깥쪽으로 눈을 움직이는 능력이다(Chaiuin, 2001). 이것은 시야범위에서 가깝거나 또는 먼 물체에 대해서 확실히 하나의 물체에 주시할 수 있도록 한다. (Chaiuin, 2001).

물체에 대한 시각적 주시, 시각적 처리 또는 환경으로부터 시각적 자극을 찾는 능력, 그리고 인지를 사용하는 것에 따라오는 것은 감각입력을 만드는 것이다. 이러한 과정은 **시각적 구별**, **시각적 기억**, **시각적 회상**, **시각적 인지**를 포함한다(Cech & Martin, 1995, Schneck, 2001)

시각적 요소에서 이러한 중요한 기여와 함께 머리와 목의 조절은 손을 환경 내에서 상호작용하기 위해서 사용하게 하고 공간 내에서 팔을 위치시키는 것을 준비한다.

뻗기 (Reach)

사람이 머리, 목, 몸통의 안전성과 시각계의 기능을 사용해서 물체를 주시하고, 물체를 얻기 위한 내적 욕구와 부합 될 때 뻗기가 시작된다. **뻗기**의 목적은 시공간의 제약 내에서 목표물을 얻기 위한 것이다(Exner, 2001). 일반적인 욕구는 잡기를 위해 손을 준비하고, 정확한 타이밍에 물건에 손을 가져가는 것이다. 환경과 실제작업의 제한과 함께 개인능력의 요소는 고려되어져야 한다(Shumway-Cook & Woollacott, 2001).

임상 사례:

치료사들은 치료에 사용할 활동을 결정할 때 다음을 고려해야 한다.

- 환자의 근력과 환자의 제한점
- 활동을 수행하는 환경(수행을 지지하는 환경인지, 반대하는 환경인지)
- 과제의 요소와 조작할 물체의 특성(예: 물체의 크기, 무게.....)
- 활동에 대한 환경과 개인의 동기

뻗기 속도와 움직임은 뻗기 과제에 의존한다(shumway-Cook & Woollacott, 2001). 물체에 뻗는 팔의 움직임 속도는 과제의 특성, 물체의 특성, 그리고 환경적 상황을 기초해서 결정된다. 예로, 작은 유리 장식품을 잡기 위해 팔을 뻗을 때, 뻗기 속도는 테이블 위의 열쇠를 집을 때보다 더 늦을 것이다. 뻗기 움직임은 운동학 수업에 늦어서 문으로 뛰어가는 것과 같이 환경적 상황에 기초하여 바뀔 수 있다. 조작을 위해서 물체에 손을 뻗는 것은 팔이음뼈(견갑대, shoulder girdle)의 적절한 움직임이 수반되어야 한다.

위팔어깨관절(상완관절, glenohumeral joint)은 먹는 것에서 공 던지기, 컴퓨터 타이핑에까지 기능적인 활동을 위해 다양하게 손을 사용하도록 하는 가장 이동성이 큰 관절이다(Erhardt, 1992). 팔이음뼈는 갈비뼈대위의 어깨뼈(견갑골, scapula)와 위팔뼈머리(상완골두, humeral head)의 적당한 안정성을 가지고 위팔뼈(상완골, humerus)을 고정하고 유지하게 하여, 이러한 과제를 효과적으로 수행하게 한다(Leonard,1998; shumway-Cook & Woollacott, 2001). 8장에서 언급했던 것과 같이, 몸통의 안정성은 공간 내에서 위팔뼈의 자유로운 움직임을 위한 기초를 제공한다. 팔꿉관절, 아래팔, 손목의 움직임은 능동적인 손의 잡기와 조작을 위한 안정성을 제공할 뿐만 아니라, 과제 수행을 위한 손의 위치를 도와준다.

시각과 고유수용성감각계는 부드럽고 정확한 뻗기 패턴을 가능하게 하기 위해서 더 중요한 요소이다. 고유수용성 감각 피드백을 제공하는 근방추와 관절 수용기는 팔의 움직임에 중요하다(Leonard, 1998; shumway-Cook & Woollacott, 2001). 골지텐던 기관과 관절 수용기로부터의 감각입력은 시각적 피드백보다 더 빠른 반응시간을 가진다(shumway-Cook & Woollacott, 2001). 다시 말해서, 고유수용성 감각계로부터 받은 정보는 시각로를 경유해서 받은 정보보다 더 빠르게 중추신경계에 정보를 보낸다. 그러므로 고유수용성감각 피드백은 상지의 빠른 움직임에 중요하다(Leonard, 1998).

시각은 목표물에 대해서 성공적으로 뻗기를 하는데 중요한 역할을 한다. **시각-운동조절**(visual-motor control)은 부드럽고 정교한 움직임을 수행하기 위한 과정이다(Duff, 1995). 운동학습 문헌에서 시각은 목표물체로 상지를 움직일 때 중요한 요소로써 언급되어졌다. 시각은 첫 번째로 움직임의 준비를 보조하고 확실한 움직임을 결정하는데 사용되어진다. 두 번째 단계에서는 상지에서 움직임을 시작하면 덜 사용되고, 초기 비행단계(flight phase)로 불려진다. 세 번째 단계는 목표물에 뻗기를 하였을 때 실수를 고치기 위해서 시각적 피드백에 많이 의존하게 되고, 종결단계(termination phase)라고 불려진다(Mcgill, 2001). 저자는 또한 뻗기 동안 정확성을 향상시키기 위해 미세조정을 하는데 있어서 시각적 피드백의 기능을 설명하였다(shumway-Cook & Woollacott, 2001).

임상 사례:

신경학적 손상 환자의 뻗기 능력을 치료할 때, 치료사들은 과제에 필요한 자세와 근골격계의 요소를 매우 잘 알고 있어야 한다. 필요한 시각적 요소들은 흔히 간과될 수 있다. 뻗기를 수행하는 환자의 능력을 향상시키기 위해서는 시야결손 또는 시력문제와 같은 시각적 제한을 알아야 한다. 또한 환자가 만약 그러한 문제를 가지고 있다면 안경을 착용하고 있는지 확인해야 한다. 환자가 물체를 향해 뻗는 동안 시각적으로 주시하는지를 체크하고, 환자가 뻗기 활동을 하는 동안 자신의 팔을 보도록 격려한다. 이것은 정확성을 향상시킬 수 있다. 당신은 또한 물체에 대해서 뻗는 활동을 그만하게 하고, 실제로 물건을 잡게 할 수도 있다. ▪

잡기와 조작 (Grasp and manipulation)

위팔뼈가 물건을 가지기 위해 손을 위치시킬 때 잡기는 시작된다. 물건을 예상해서 손의 자세를 잡는 것은 뻗는 동안에 잡고 조작하기 위해서 시작된다. 뻗는 것에 대비해서 잡기에 사용된 요소를 설명한 연구에서 잡기는 다른 하행신경로에 의해 정보가 전달된다. 상지의 뻗기 단계는 중뇌와 뇌간에 의해서 조절되고 잡기단계는 추체로에 의해서 조절된다(Shumway-Cook & Woollacott, 2001). 잡기 능력은 물체의 특성에 대한 기억 또는 물건의 내적인 표상에 대한 과거 기억과 함께 고유수용성 감각과 촉각, 시각으로부터의 감각입력의 통합을 요구한다(Elasson, 1995). **내적인 표상**(internal representation)은 사람에게 어떻게 손의 형태를 취해야 하는지 예측하게 하고, **예기조절**(anticipatory control)이라고 불려진다(Shumway-Cook & Woollacott, 2001;Elasson, 1995). 이 지각은 또한 과거의 시각, 체성감각입력과 경험에 기초하여 지각된 무게와 질감 그리고 크기, 형태에 관한 정보를 준다. 예기조절(anticipatory control)은 뻗기와 잡기의 적응을 가능하게 하는 감각 운동기억을 우리에게 주기 위해서 경험과 지각을 사용한다.

잡기와 조작패턴은 다양한 전문가에 의해서 분류되어졌고, 연구와 재검토가 계속되어졌다. 비록 1956년 초기에 고안되어졌지만, Napier의 분류인 잡기패턴 분류가 오늘날까지 사용되어지고 있다(Duff, 1995). Napier는 두 가지 범주로 잡기를 나누었다. **파워잡기**(power grasp)는 큰 물건을 집어 올리기 위해 사용되는 잡기와 같이 무지에 다른 손가락을 밀접시켜 잡도록 하는 전체적인 손을 사용한 잡기이다. **정밀잡기**(precision grasp)는 무지의 대립으로 잡는 것이고, 흔히 작거나 또는 중간 크기의 물체를 잡는데 사용되어진다(Napier, 1956). 이러한 잡기는 Weiss와 Flatt에 의해서 1971년에 다시 정의되어졌다(Exner, 2001). 파워잡기는 후크(hook), 파워잡기(power grasp), 그리고 측면집기(lateral pinch)로 고안되어졌다(그림 9-1, 9-2). 정밀잡기(precision grasp)는 원통형 잡기(cylindrical grasp), 구형잡기(spherical grasp), 손끝 잡기(pad-to-pad pinch), 두점잡기(two-point pinch) 그리고 세점잡기(three-point pinch) 또는 three-jaw chuck을 포함한다(Exner, 2001)(그림 9-3 - 9-5).

파워잡기를 하는 동안 근위부 근육조직의 안정성은 성공적으로 큰 물체를 잡고 이동시키기 위해 필요하다. 정밀잡기에서는 무지대립이 가장 중요하다. "대립자세에서의 무지회전은 강한 잡기 또는 세밀한 집기이건 간에 대부분의 손 기능에서 필요한 것이다(Striculand, 1995, p.36). 손목손허리관절(수근중수골관절, CMC joint)의 움직임을 통해서 무지는 다른 손가락뿐만 아니라 두 번째 손가락 패드에 대립해서 무지의 패드를 위치시킬 수 있다. 손목손허리관절이 폭넓은 움직임의 범위를 허락하기 때문에, 정상적인 인대 구조를 통한 이 관절의 안정성은 대부분의 물건을 잡는 활동에 필요하다(Striculand, 1995). 무지의 다양

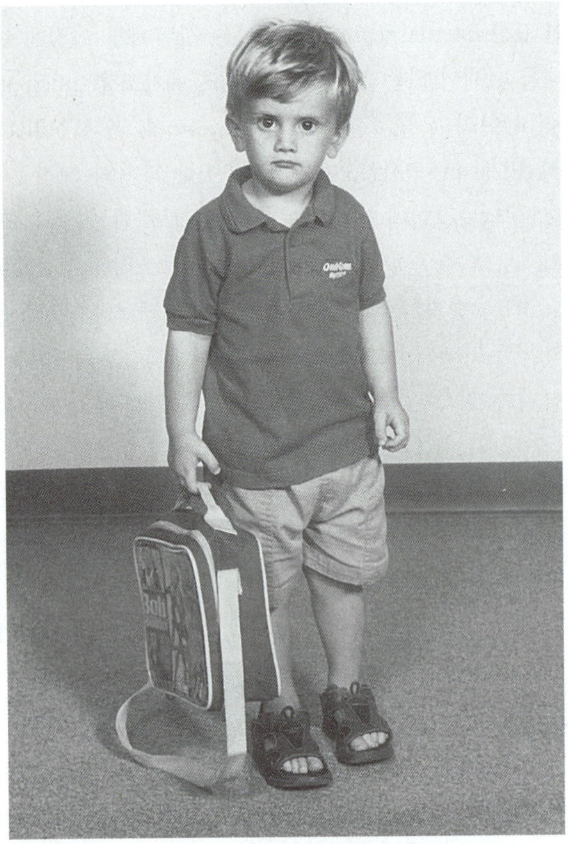

그림 9-1. 후크 잡기(hook grasp).

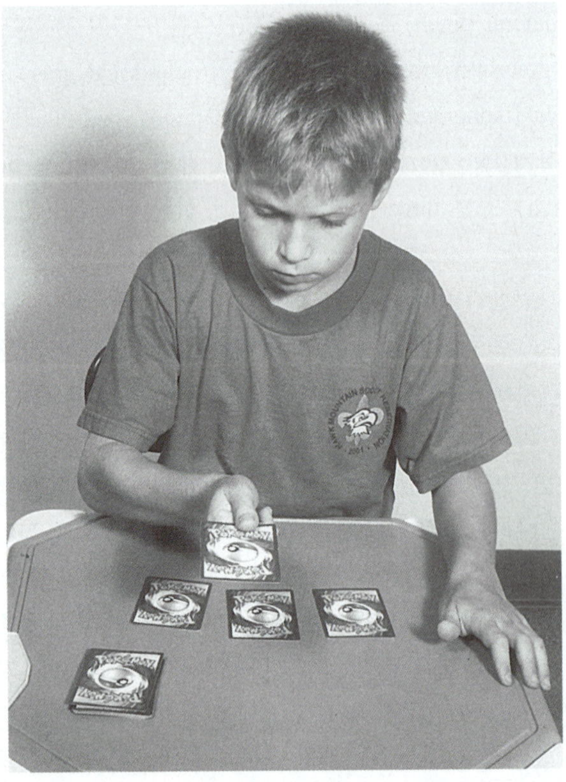

그림 9-2. 가쪽 잡기(lateral pinch)

한 움직임은 인류만이 가진 특징이며, 다양한 손안에서의 조작 경험을 가능하게 하였다(Duff. 1995).

임상 사례:

물건을 잡고 집어 올리는 것은 단순하게 손을 사용하는 것이다. 우유뚜껑을 여는 작업을 한다고 하자. 첫 번째로 당신은 뚜껑을 주시하고, 거리와 속도를 결정하고 뚜껑을 잡으려고 할 것이다. 그리고 나서 손이 뚜껑에 다가가는 동안에 뚜껑을 잡기 위해서 당신은 적합한 손의 형태를 취할 것이다. 무지를 대립하고, 손가락을 가볍게 굽힘하고, 당신의 몸통과 함께 당신의 손목, 팔꿉관절, 그리고 어깨는 안정화된다. 그후 당신은 우유상자의 뚜껑을 잡는다. 당신의 다른 손이 우유 상자를 고정시키는 동안에, 뚜껑을 돌리기 위해 필요한 복잡한 손안에서의 조작(in-hand manipulation)기술을 사용해서 뚜껑을 연다. ■

물건을 잡을 때, 손의 지각적인 기능과 조작적인 능력이 일어날 수 있다. 손은 물건을 옮기거나 또는 작은 물체를 조작하는 것처럼 강력하고 정교한 운동기능을 가지고 있다. 예로, Gibson(1996, pp.123-124)은 "손의 지각적인 능력은 우리가 보통 운동능력으로 수행하고 또한 시각적 입력이 촉각적인 인식보다 우세하기 때문에 인식되지 않는다."라고 진술하였다. **촉지각**(haptic perception)은 물체를 손으로 조작하는 동안에 물체의 형태, 무게, 질감, 크기와 같은 물건의 특별한 특성에 관한 촉각과 고유수용성감각 정보를 통합하는 손의 능동적인 촉감이다(stilwill & cermak, 1995). "촉각(haptic)"이란 단어는 그리스어에서 유래하였고 의미는"소유하고 놓는 것"이다(Gibson 1966, p. 97). 촉지각 사용의 예는 사람의 손에 동전이나 종이클립과 같은 것을 놓았을 때, 물건을 알 수 있는 것이다. 시지각과 함께 촉지각은 신생아기에서 발달을 시작하고 초기 청소년기까지 발달한다(stilwill & cermak, 1995).

손안에서의 조작(in-hand manipulation)은 잡기 이후에 손안에서 물건을 움직이는 능력이다(Exner 2001). 이것의 예는 연필로 글씨를 쓰다가 실수했을 때 지우기 위해서 연필을 돌리는 것이다. 적절한 감각피드백 뿐만 아니라, 손

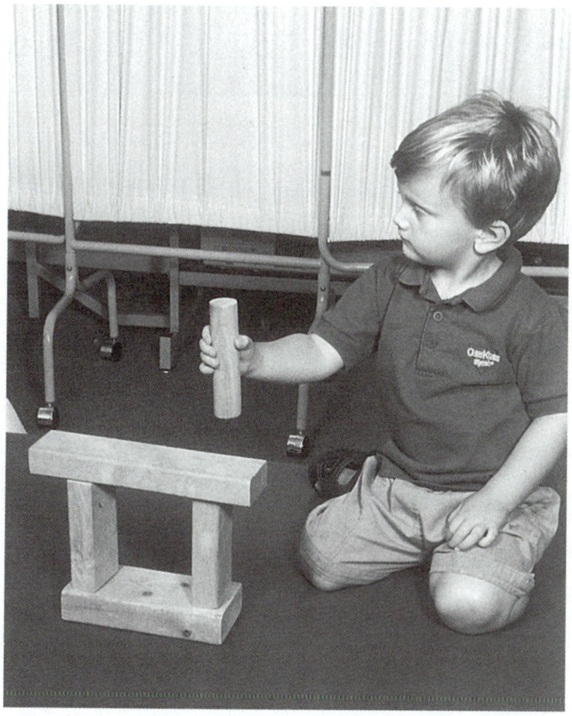

그림 9-3. 원통형 잡기(cylindrical grasp).

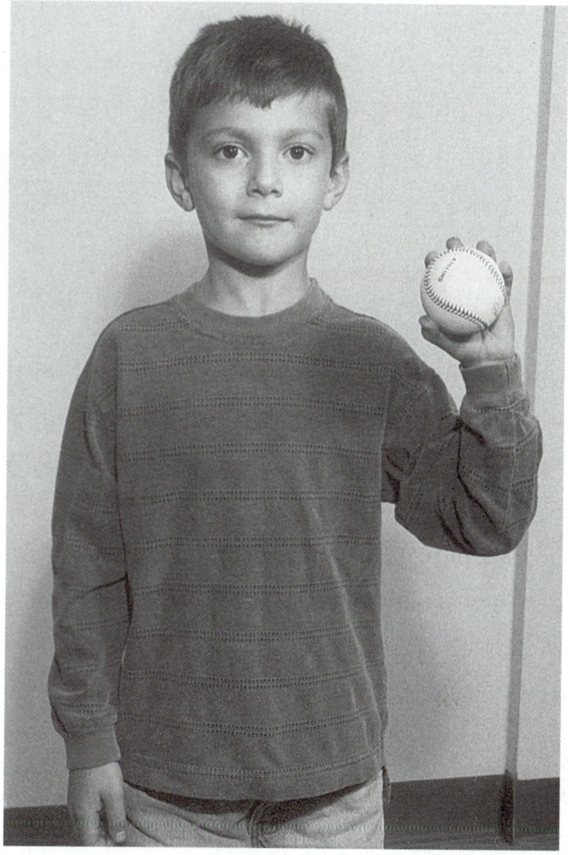

그림 9-4. 구형 잡기(spherical grasp).

의 외재근과 내재근의 사용이 필요하나. Exner는 **변환**(translation), **이동**(shift), 그리고 **회전**(rotation)의 3가지 범주로 손안에서의 조작을 나누었다. 정의와 예는 표 9-1에 제시하였다. 손안에서의 조작기술은 우리가 기능적인

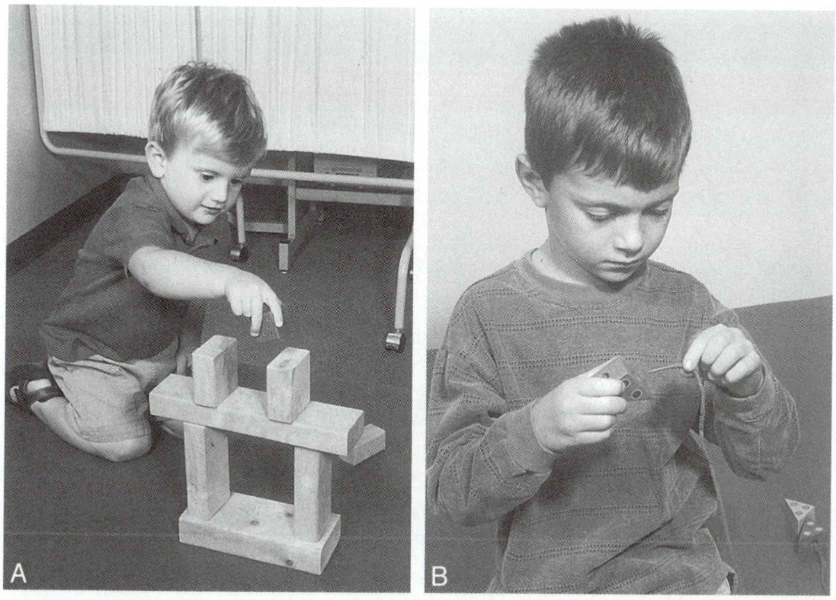

그림 9-5. (A) 3점잡기(three-point pinch). (B) 두점잡기(two-point pinch).

활동을 수행하는 것처럼 매일 사용된다. 문을 열기 위해 열쇠를 사용하는 것, 통을 여는 것, 주머니속의 물건을 바꾸는 것, 친구에게 편지를 쓰는 것, 외과의사가 복잡한 도구를 사용하는 것, 또는 컴퓨터를 사용하는 것과 같은 활동들은 우리가 손끝을 사용하는 다양한 기술들의 예이다.

놓기 (Release)

잡기 다음에 물체 놓기는 매우 정확한 방식 또는 매우 미숙한 방식으로 행해질 수 있다. 2살 된 유아가 장난감을 떨어뜨리는 것과 어른이 목표물에 다트를 던지는 것은 물체 놓기의 다양한 예이다. 통 안에 작은 물체를 넣는 것과 같은 정확성은 발달 과정에서 나타나며, 다음 장에서 논의될 것이다.

삶에서의 상지 기능
Upper Extremity Function Across the Life Span

여기에서는 삶의 주기 동안 주시, 뻗기, 잡기, 조작, 그리고 놓기의 변화를 알아볼 것이다. 성인과 노인기에서는 개인의 뻗기에 관하여 논의되지 않을 것이다. 제4장에서 자세하게 논의된 소운동 발달을 참고하라.

유아기 (Infant)

상지의 움직임을 분석할 때, 환경 내에서 물건을 잡고 조작하는 능력이 가능한지 그리고 팔의 열린 회로(open chain)와 역동적인 패션(dynamic fashion)에 관해 흔히 집중한다. 뻗기와 잡기의 패턴이 발달하는 것과 같이, 상지 또한 체중지지 자세에서 많은 시간을 사용한다. 신생아의 복와위에서 보여지는 발달적인 자세는 머리와 어깨를 통해 지지면을 갖고, 복와위에서 팔꿈관절 지지가 발달하며 그리고 나서 네발기기가 발달한다. 상지는 손의 소근육들의 체중지지와 팔이음뼈(견갑대, shoulder girdle)를 통한 근위부 안정성을 촉진시키기 위해서 이 발달단계동안에 닫힌 회로활동(closed-chain activities)을 한다. 이러한 활동들은 발달후기에 중요한 상지의 촉각과 고유수용성감각 입력 제공을 도와준다. 감각통합사정(sensory integration assessment)과 치료의 기초에서 Ayres는 촉각, 고유수용성감각, 전정감각계는 환경에서 많은 적응반응을 얻기 위한 기초이며, 특히 촉각계는 뻗기, 잡기, 그리고 손의 사용의 발달에 기초라고 하였다(Ayres 1987).

많은 기능적인 기술들은 이러한 발달 동안에 상지의 사용을 포함한다. 신생아는 이러한 시스템을 통해서 들어온 정보를 얻음으로서 그들이 주위를 탐색하는 것을 시작하며, 촉각과 고유수용성감각 입력정보를 통해 상지를 사용

표 9-1
손안 조작 기술

분류	정의	예
손가락-손바닥 그리고 손바닥-손가락	손끝에서 손바닥으로 손바닥에서 손끝으로 물건을 움직이는 것	손끝에서 손바닥으로 손바닥에서 손끝으로 동전을 움직이는 것
이동(shift)	손끝에서 물건을 조정하거나 움직이는 것	연필을 적절하게 잡기 위해서 손가락을 움직이는 것
단순회전(simple rotation)	대립된 무지를 사용해서 손끝으로 물체를 돌리는 것	공을 회전시키거나 우유병 뚜껑을 돌리는 것
복합회전(complex rotation)	무지의 회전과 안정된 손가락으로 손안에서의 물체를 180°~360°로 돌리는 것	뚜껑을 열기 위해서 마커를 위로 돌리는 것

출처: Exner, C. E. (1992). In-hand manipulation skills. In Case-Smith J., & Pehoski C., (Eds.), *Development of hand skills in the child* (pp. 35-46). Bethesda, MD: American Occupational Therapy Association. Copyright 1992 by the American Occupational Therapy Association, Inc. Reprinted with permission.

한다. 출생시 촉각계는 완전히 발달되어지고, 부모와 신생아의 유대관계에 필수적이다(Duff, 1995). 시각적으로 안내되어진 뻗기와 목적적인 잡기가 발달함에 따라 신생아는 환경에서 더 많은 통찰력을 얻기 위해서 자신의 신체뿐만 아니라, 물체를 끊임없이 탐색한다. 촉지각은 6개월 때 시작되어지고 손과 입을 통해서 얻어진 촉각과 고유수용성감각 입력은 신생아에게 다른 물체를 지각하는 것을 돕는다. 이러한 경험은 후기에 더 진보된 잡기와 조작기술을 촉진시키는데 도움을 줄 것이다. 이 단계에서 신생아들은 먹기 위해서 손을 사용한다. 처음으로 우유병을 사용하고, 그후 손가락을 사용하여 먹고, 나중에는 도구를 사용한다. 탐색과 놀기를 위한 상지의 기능적인 사용은 발달 단계를 통해 일어난다.

▪ 주시 (Regard)

신생아의 눈의 움직임은 머리 움직임에 의존하지만, 명확하게 시각적 고정과 추적이 가능하다(Alexarnder, Boehme & Cupps, 1993). 신생아는 시각에 의해 뻗기를 시작하지만, 목표물에 접촉하기 위한 운동 협응은 부족하다(shumway-Cook & Woollacott, 2001). 약 2개월에 비대칭성긴장성경반사(ATNR)를 통해서 손을 시야범위 안으로 가져온다. 머리와 몸통의 조절이 잘 되는 4개월에서 5개월 사이에 시각적으로 안내되어진 뻗기가 나타난다(Erhardt, 1992; Shumway-Cook & Woollacott, 2001). 6개월에는 다양한 방향으로 물체를 추적하는 것이 가능하고, 목적을 가지고 목표물에 팔을 뻗을 수 있다(Alexander et al., 1993). 정확성을 위해 필요한 뻗기를 반복하는 동안 상지의 시각적인 모니터링에 의해서 물체를 주시하고 추적하는 능력은 생후 1년 동안 계속 발달한다(Erhardt, 1992). 주시에 대해서 이전에 논의된 것처럼, 시야 범위 안에서 지각된 물체들은 신생아들의 내적욕구 또는 동기를 가지게 한다. 이러한 상호작용은 부드럽고 직접적인 움직임이 부족하기 때문에 초기 운동 활동으로 보여진다.

▪ 뻗기 (Reach)

신생아는 주시를 시작하는 것과 마찬가지로 뻗기 또한 촉각과 고유수용성감각 입력뿐만 아니라 시각에 의해서 시작된다. 초기에 뻗기를 조절하는 것으로 생각되어지는 원시반사는 눈-손 협응과 동시에 나타나는 것으로 보인다(Erhardt, 1992; Shumway-Cook & Woollacott, 2001). 환경에서의 자극은 신생아로 하여금 주시하고 뻗기를 하도록 한다.

제4장에서 설명한 것처럼, 신생아는 무작위로 접촉된 물건에 시각적으로 안내되어진 움직임을 통해서 뻗는 행동을 시작한다. 시각적으로 안내되어진 뻗기는 시각적 정보에 기초해서 움직임 경로를 교정하고, **뻗기의 경로 양식**(ballistic style of reach)에 의해서 재 위치 되어지고, 팔의 움직임 교정은 경로 끝에서 이루어진다(Shumway-Cook & Woollacott, 2001). 정위반응과 함께 몸통, 목, 머리에서의 안정성이 발달할수록 뻗기는 향상된다. 4개월에서 5개월 사이에 안정된 자세를 취한다면, 신생아는 감각입력과 몸통과 팔이음뼈의 안정성과 함께 시각 사용을 통하여 성공적으로 목표물에 뻗기를 할 수 있다(Duff, 1995). 이 무렵에 많은 탐색을 위해서 입으로 대칭적으로 양손을 가져오는 능력 또한 중요한 감각 입력을 제공한다. 영아는 생후 1년 동안 평형반응, 정위반응, 똑바른 자세의 발달이 계속된다(4장과 8장을 보라). 상지의 체중지지 자세는 뻗기 활동 동안에 더 많은 자유를 허락하기 위해서 팔이음뼈의 안정성을 발달시킨다. 똑바른 자세(upright position)는 또한 신생아에게 공간내에서 뻗기를 할 수 있도록 한다. 9개월 무렵의 영아는 물체를 갖기 위해서 부드럽고 협응된 뻗기가 가능하다. 영아의 자세 조절과 이동 기술이 세련됨에 따라서, 연습과 피드백을 통해서 상지 뻗기가 향상되며, 눈-손 협응은 계속 정교해진다.

▪ 잡기와 조작 (Grasp and manipulation)

신생아의 잡기는 **손바닥면**(volar, palmar)에 물건이 닿았을 때 물건을 꽉 쥐도록 원시반사를 일으키게 하는 촉각과 고유수용성감각 입력에 의해서 시작된다. 생후 초기에 움직임의 기초를 제공하는 반사와 더불어, 신생아는 복와위 자세에서 체중 지지면 범위에서 손을 사용한다. 이것은 나중에 손 안에서의 조작 활동을 위해서 사용될 손의 내재근과 외재근에 필요한 감각 입력의 제공을 도와준다. 3개월에서 5개월 동안에 나타나는 **수의적 잡기**(voluntary grasp)는 손으로 물체를 잡기 위해서 적절한 위치로 손목과 아래팔(전완, forearm)을 움직이는 능력과 동반되어진다(Boehme, 1988). 이 무렵의 신생아는 또한 중심선과 입으로 손을 가져온다. 촉각에 의해서 물체에 대한 특성을 탐색하기 시작하지만, 팔과 손의 수의적인 움직임은 제한되어 있다(Case-Smith, 1995). 아래팔 회전은 초기에 기댄 자세에서 외측으로 체중을 이동하는 4개월에서 5개월 정도에 복와위 자세에서 촉진되어진다. 아래팔의 엎침(회내, pronation)/뒤침(회외, supination)는 10개월에서 12개월 정도에 신생아의 연습에 의해서 숙련되어진다(Boehme, 1988).

잡기에서 가장 중요한 무지의 움직임은 초기 유아기 때 내전된 자세에서 시작하고, 7개월에서 9개월에는 대립된 자세로 움직인다. 12개월 무렵에 무지는 두 번째 손가락의 끝부분에 대립이 발달되어지고, 신생아는 먹는 동안 작은 음식을 집어 올릴 수 있다. 손에서 손으로 물체를 이동시키는 능력과 함께 물체를 숙련되게 잡는 능력 그리고 조절되어진 놓기는 생후 12개월 무렵에 함께 수반되어 발달한다. 이 시기에 영아는 능동적으로 물체를 탐색하는 것과 손 안에서의 조작 기술을 더 발전시킨다(Case-Smith, 1995). 물건의 형태에 따라 손을 조절하는 신생아의 능력은 4개월에서 5개월 초에 시작하지만, 나이가 들어감에 따라 더 정교하게 된다(Case-Smith, 1995; Shumway-Cook & Woollacott, 2001). 이것은 시각적 경험과 체성감각을 통하여 얻어진 예기조절을 사용하는 것이다.

임상 사례:

신생아의 잡기 발달에 대한 그들의 연구에서 Case-Smith, Bigsby와 Clutter는 촉지각은 잡기 패턴의 발달과 같이 일어난다는 것을 발견했다. 촉각으로 물체의 속성을 아는 것은 다른 잡기 패턴을 발달할 수 있도록 한다. 치료적 적용은 신생아에게 가능한 잡기 패턴의 전 범위를 사정(assessment)하기 위하여 다양한 물건을 잡아 보도록 하는 것은 중요하다. 부가적으로, 질감과 움직임과 같은 다른 속성을 가진 장난감은 신생아에게 조작적인 기술과 촉각 지각을 발달시키데 도움을 제공한다. 장난감은 더 많은 손 안에서의 움직임을 향상시키기도 하고, 반면에 물건의 회전과 이동을 증가시키기도 한다(Case-Smith, 1995). ▪

잡기와 손안에서의 조작 기술을 설명할 때, 다양한 시스템은 잡기 패턴을 계획하고, 적당한 압력과 속도를 가지고 손의 형태를 취하고, 그리고 손안에서 물체를 조작하는 복잡한 과제를 수행하기 위해서 필요하다. 이 다양한 시스템의 협응은 동적인 시스템(dynamic system)에 대비하여 수직계층적인 모델(hierarchical model)에 의해서 더 효과적으로 지지되어진다. 초기 발달단계에서 신생아는 전 학령기에 나타나는 숙련된 손안에서의 조작 기술을 위한 토대를 만든다(Exner, 2001). Exner(2001, p. 300)는 생후 1년 동안에 발달되어지는 손 안에서의 조작에 필수 요소들을 다음과 같이 제시하였다;

- 다양한 각도에서 아래팔의 뒤침을 잡는 능력
- 손목의 안정성
- 무지와 시지의 조절과 분리된 움직임
- 횡 중수근 궁(transverse metacarpal arch)의 조절
- 손의 양 면의 분리

이러한 많은 필수 요소들은 상지의 체중지지 활동 동안에 수행되어지고, 똑바로 선 자세에서 이동(upright locomotion) 발달 이전에 나타난다.

▪ 놓기 (Release)

신생아에서 놓기는 초기에 원시반사와 촉각, 고유수용성 감각입력에 의해서 조절되어진다. 초기에 신생아는 손에서 물건을 무작위적으로 떨어뜨리거나 부모들에 의해서 제거 되어진다. 이것은 4개월에서 5개월에 통합되어지기 시작하는 강한 잡기 반사 때문이다. 잡기가 더 이상 우세하지 않을 때, 신생아는 다른 표면 위에 물건을 안정되게 놓는다. 이것은 흔히 신생아가 손을 입으로 가져가는 5개월 정도에 시작한다. 예로, 신생아는 자신의 입에 장난감을 가져가 안정화시킨 다음 장난감을 놓는다. 곧 장난감을 손에서 손으로 이동하는 것을 시작하고, 목적적으로 물체를 놓게 된다. 9개월 무렵의 영아는 더 이상 외적인 안정성이 필요하지 않고, 붓고 채우는 활동을 시작한다. 손안에서의 조작 기술과 촉지각의 발달이 시작됨으로써, 다양한 크기와 질감을 가진 물체를 잡는 능력이 증가하고, 영아의 놓기 기술은 숙련되기 시작한다. 12개월 무렵에 영아는 팔

이음뼈, 팔꿉관절, 손목의 안정화를 사용해서 작은 물체를 놓는다. 손안에서의 조작 기술의 미성숙 때문에, 놓는 동안 손가락 폄은 1세에서 2세까지 과도하게 된다(Exner, 2001). 숙련된 놓기는 놀이와 먹기 활동을 통해서 연습되어진다. 2세의 유아는 작은 박스 안에 작은 물체를 놓는 것이 가능하다. 이 나이에 숙련된 놓기 활동의 몇 가지 예는 간단한 퍼즐, 형태를 분류시키는 것, 블록으로 집 만들기 등이 포함된다.

전 학령기/학령기 (Preschool/school age)

▪ 주시 (Regard)

시각적 주시와 시야, 시각적 고정, 시각적 추적으로 물건을 가져오는 능력은 전 학령기에 성숙된다. 시지각은 아동의 다양한 경험과 매일의 과제를 경험함으로써 더 숙련된다. 9세 무렵에는 매일의 과제를 수행하기 위해 필요한 시지각 능력의 대부분이 발달한다(Schneck, 2001).

▪ 뻗기 (Reach)

대부분의 중요한 운동요소와 안정성/이동성의 기초는 생후 2세 동안에 발달된다. 뻗기의 속도와 정확성은 시지각 체계의 성숙과 함께 계속 발달한다. 시지각 체계와 고유수용성, 전정감각계로부터의 내적인 피드백은 전학령기와 학령기 아동들의 뻗는 행동 발달을 도와준다. Hay (1990)는 4세에서 6세 사이의 아동은 시각적 피드백 없이 매우 정확하게 뻗는 움직임이 가능하다는 것을 발견했다. 그러나 7세 무렵에 이 행동은 감소하고 아동은 시각적 피드백에 의존한다. 그것은 또한 뻗기를 위해 체성감각 정보의 사용이 감소하고, 시각적 입력의 사용이 증가하는 것이 학교 입학 시기와 일치하는 것이 흥미롭다. 11세 무렵에 뻗기의 정확성은 성인 수준과 대등하게 된다(Shumway-Cook & Woollacott, 2001).

▪ 잡기와 조작 그리고 놓기 (Grasp, manipulation and release)

전학령기 아동들의 잡기 패턴은 능률적이고 효율적으로 향상된다. 3세 아동들은 잡는 힘을 조절하는 것이 어려운 시기이고, 흔히 잡기를 할 때 너무 많은 압력을 준다. 이것은 예기 조절(anticipatory control)이 더 숙련됨으로써, 4세 무렵에 향상되기 시작한다. 이 시기의 아동은 또한 손안에서의 조작 기술에 더 어려움을 가진다. 마찬가지로 미성숙한 패턴은 아동이 물건을 조작할 때 물건을 놓기 위해서 사용한다. 아동들은 흔히 손안에서 물건의 위치를 바꾸거나 회전시키기 위해서 외부 표면에서 물건을 안정화시키는 것을 필요로 한다(Pehoski, 1995). 이 발달 단계 동안, 아동들이 손안에서의 움직임 조절을 배울 때, 질감, 무게, 크기의 다양성을 제공하는 블록, 큰 레고, 손가락으로 그림 그리는 것 그리고 물건 **조작**(manipulative) 기술과 같은 활동들은 손의 기민성을 발달시키며, 풍부한 감각입력을 제공한다. 4세 무렵에 아동들은 보조와 같은 외부의 지지 없이 손 안에서의 조작 기술 활동들을 수행하기 시작한다(Pehoski, 1995). 또한 이 시기에 옷 입기와 같은 기능적인 과제는 더 일반적이 되고 아동은 독립심을 가진다. 큰 단추, 지퍼, 똑딱단추, 벨크로를 잠그는 것은 손안에서의 기술을 촉진할 뿐만 아니라 풍부한 촉각 경험을 제공한다.

전학령기 동안에 아동은 식사도구, 크레용, 가위와 같은 도구를 많이 사용할 기회를 가진다. 손안에서의 조작 기술은 잡기 패턴과 결합되어 발달되어지고, 숙련된 다른 도구의 사용을 위해 필요하다(Exner, 2001). 다른 도구 사용의 숙련과 연습은 나중에 학생과 성인에서 하는 작업과제를 위해 중요한 도구를 사용하는 것으로 바뀌어질 것이다.

4세, 5세, 6세의 아동은 연속적인 손가락 움직임뿐만 아니라 조절되어진 잡기 힘도 향상된다. 시각과 촉각입력의 감각체계는 적절한 감각출력을 위해 필요한 감각입력을 계속 제공한다. 뻗기와 잡기는 시각의 도움으로 촉진되어지고, 손안에서의 조작은 촉각과 고유수용성감각계에 의해서 촉진되어진다(Pehoski, 1995).

필기도구의 사용은 전학령기에 시작하고, 아동이 초등학교에 다님으로써 숙련된다. 연필잡기의 발달 과정은 그림 9-6에 나타나 있다. 연필의 효과적인 잡기는 손목에서의 가벼운 폄과 어깨와 아래팔(전완, forearm)의 안정성에 의해 가능해진다. 전학령기 아동들은 초기에 크레용을 완전한 손바닥 잡기(full palmar grasp)로 잡고 전체적으로

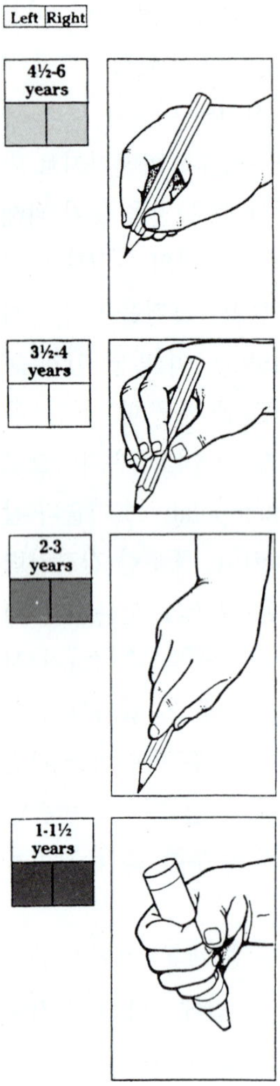

그림 9-6. 연필 잡기의 발달과정(Erhardt Developmental Prehension Assessment, from Developmental Hand Dysfunction, 2nd Edition에서 인용).

팔을 움직인다. 이것은 미성숙한 손안에서의 조작기술과 손안의 작은 근육의 발달뿐만 아니라 손목과 아래팔의 안정성의 부족 때문이다. 적당한 손목의 자세는 아동이 손목과 손의 길항근의 균형을 통해서 폄된 손목에 안정성을 제공할 때 일어난다. 손목 자세의 변화는 손가락의 자세에 영향을 주고, 필기도구를 잡는 능력을 변화시킨다(Benbow, 1995). 필기 시 손목의 폄은 가장 효율적이고 섬세한 손가락 움직임을 허용한다.

아동의 손목에서의 안정성을 돕기 위해서, 손목을 폄시키고, 칠판걸이, 칠판과 같은 수직 표면에 그림을 그리거나 색칠하는 것은 많은 치료사들에 의해서 사용된다(Myers, 1992).

임상 사례:

수직표면(vertical observation)은 효율적인 연필 잡기를 도와주기 위해서 치료사들에 의해서 전학령기와 학령기 아동에게서 제시되었다. 맨 위에 클립이 있는 아동들의 책상 위에 수평적으로 제시된 빈 세 개-링 밴더(empty three-ring binder)는 걸이 끼우개 판 대용품으로 사용된다. 그림 그리기와 색칠할 때 사용하는 칠판 걸이 또는 칠판에 종이를 붙이는 것은 또 하나의 예이다(그림 9-7). ■

손목의 안정성을 위해서, Benbow(1995)는 web space와 안정된 손의 아치, 손의 양면의 구별(differentiation of the two sides of the hand), 이동과 회전 기술이 성공적인 필기 결과를 위해 필요하다고 하였다. Open web space는 충분한 무지 외전과 손가락 패드에 대립하는 회전을 허용하는 충분한 손목손허리관절(수근중수골관절, CMC joint)의 회전을 허락한다. 필기 동안 이 자세는 팔의 작은 움직임을 가지고 손가락이 효율적으로 연필을 움직이도록 한다. 손안에서 세 개의 아치를 통한 안정성은 손안에서의 조작과 잡기 동안에 손의 형태를 허용한다. 구별(differentiation)은 또한 자뼈(척골, ulna) 혹은 안정적인 손의 면과 노뼈(요골, radius) 혹은 정교한 손의 면 사이에서 중요하다. 이것은 무지로 가위를 조작하는 것을 도와주기 위해서 자뼈쪽의 손가락을 안정화시키는 가위 사용에서 설명되어질 수 있다(Benbow, 1995). 이러한 예에서, 손의 두면(two sides of hand)은 종이를 자르는 과제를 수행할 때 함께 작용한다. 표 9-1에서 보여주는 이동과 회전 기술은 정교한 필기도구를 다루는 것을 도와준다. 필기에 영향을 주는 다른 감각운동 요소는 다음과 같은 것을 포함한다(Amundson, 2001):

도구의 압력과 쓰기 표면위에서의 부드러운 움직임 그리고 필기도구의 잡기에 관한 피드백을 제공하는 촉각과 고유수용성 감각입력.

- 촉각과 고유수용성감각 입력은 필기도구를 잡고, 지면에서의 부드러운 움직이는 것과, 도구에 주어지는 압력을 고려한 피드백에 의해 주어진다.

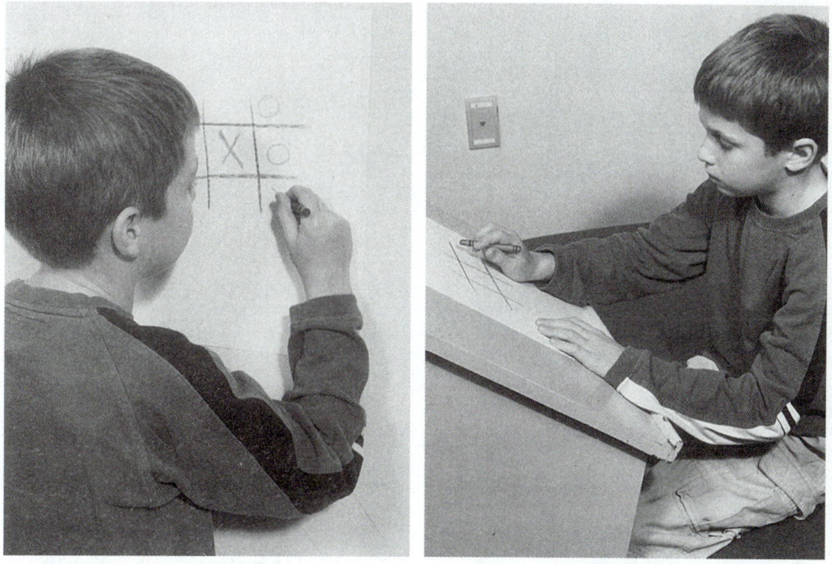

그림 9-7. 아이에게 효율적인 연필잡기와 손목 폄을 도와주는 수직표면.

- 손의 움직임, 연필/펜의 무게, 적당한 압력에 관한 것을 제공하는 운동감각.
- 시야 범위 내에서의 문자, 도형 그리고 색깔을 알게 해주는 시각 운동 통합.
- 쓰기 과제 동안에 신체의 중심선을 지나게 하는 중심선 교차(crossing midline).
- 한 손으로는 필기 하고, 다른 손으로 종이를 잡는 양측 통합.
- 우세한 손을 지속적으로 사용하는 편측성.
- 문자와 단어를 계획하고, 순서적으로, 공간적으로 형성하는 실행력.

학령기 아동들은 하루의 많은 시간을 소운동 과제를 위해 사용한다. McCale와 Cermack(1992)는 소운동 과제에 소비하는 시간 비율을 알아보기 위해서 여섯 학급을 관찰하였다. 그들은 30%에서 56%의 시간이 소운동 과제로 소비되었고, 이러한 과제는 필기활동이 85%였다는 것을 발견하였다. Schneck과 Henderson(1990)은 10가지 쥐기 자세를 포함하는 연필과 크레용의 발달적인 과정을 구분하였다. 320명의 비장애 아동을 대상으로 한 그들의 연구에서, 동적인 **세 점 잡기**(dynamic tripod grasp)가 가장 많이 사용된다는 것을 발견하였다. **외측 세 점 잡기**(lateral tripod grasp) 또한 아동들의 1/4에서 관찰되었고, 필기를 위한 성숙한 잡기로 받아들여졌다(그림 9-8). Burton과 Dancisak(2000)은 다양한 도구를 사용해서 정교한 쓰기 과제를 수행하는 60명의 아동들을 관찰하였다. 관찰되어진 모든 잡기는 Schneck과 Henderson의 10점 척도(그림 9-9)과 일치하였다. 연구자들은 임상가들이 문서에 이 척도를 사용할 것을 권고한다.

"청소년기에 아동들이 성숙함에 따라서, 흥미와 경험은 잡기기술의 숙련을 촉진한다"(Duff, 2002, p. 451). 복잡한 잡기, 조작, 놓기의 능력을 요구하는 과제의 연습은 숙제, 악기를 연주하는 것, 스포츠 그리고 직업전 기술과 같은 활동을 포함한다. 잡기와 집기의 힘은 남자와 여자 모두 10대 청소년 후반에 증가하고, 이는 수행기술을 증가시키는 것을 돕는다(Duff, 1995). 청소년기 무렵의 잡기능력은 성인의 수준과 비슷하다.

성인기 (Adulthood)

청소년기와 성인기 동안에, 상지 움직임은 숙련되어지고, 개인적인 작업 목표와 관계된다. 직업적인 선택은 목수처럼, 팔 혹은 손을 수행하는 개인적인 능력에 관계되어질 지도 모른다. 이 시기의 사람들은 보통 그들의 능력을 인식하고 있고, 성공하기 위해서 그들이 알고 있는 과제와 활동 쪽으로 나아갈지도 모른다. 아동들과 같이, 성인들은

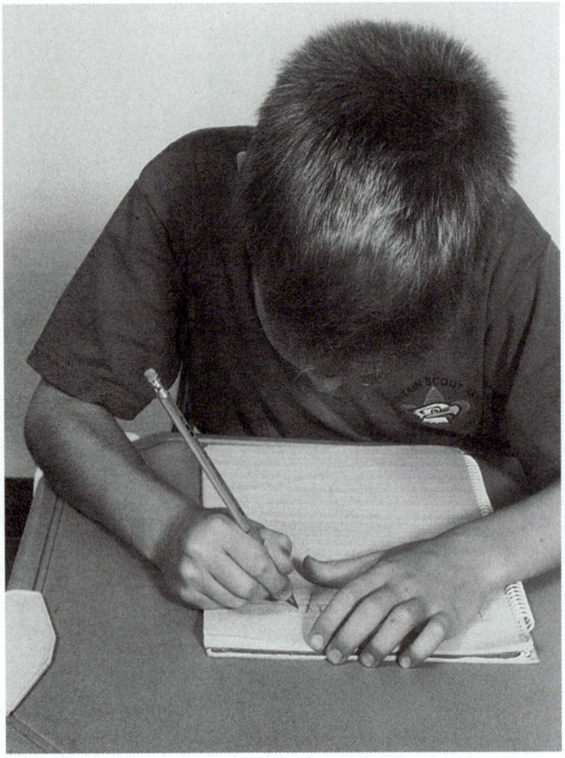

그림 9-8. 아동이 쓰기 활동 동안에 무지를 두 번째 손가락의 외측면에 접촉하는 외측 세 점 잡기(lateral tripod grasp)를 보여줌.

연습과 노력을 통해서 그들의 잡기 기술을 향상시킬 수 있다.

청소년기의 잡기 힘은 20세를 지나 계속 증가한다. 이 시기 이후에, 힘과 능력은 연습할 때 유지되어진다. 스포츠 혹은 외과의사와 같은 어떤 전문 분야의 성인은 일반적인 성인들 보다 더 "타고난 능력"을 가질지도 모른다. 반대로, 어떤 활동의 특정한 요소를 학습하는 것은 그들의 성공을 결정할 수 있다(Starkes, 1990). 반복적으로 상지를 사용하는 전문 직업을 가진 경우 손목굴증후군(수근관증후군, carpal tunnel syndrome) 힘줄염(건염, tendonitis), 윤활낭염(활액낭염, bursitis)과 같은 누적성 외상성 장애를 흔히 볼 수 있다(Duff, 1995). 이러한 장애는 교육, 안정, 적절한 자세, 가능한 작업장의 개선 혹은 도구의 디자인을 통해서 예방할 수 있다(Duff, 1995).

노년기 (Older adult)

노인들이 수행하는 **잡기 활동**(prehensile)은 그들의 다른 신체 시스템의 변화 때문에 많은 어려움을 가진다. 뻗기와 주시를 하는 동안에, 노인은 흔히 시력과 시각적 처리과정의 감소를 보상하려고 한다(Duff, 1995). 백내장은 흔히 이 나이에 흔하며, 수정체가 두꺼워져 독서에 지장을 주는 노안도 흔하다(Cech & Martin, 1995). 뻗기는 나이가 들어감에 따라 근 골격계의 많은 변화에 의해서 기능이 떨어진다. 근육의 크기와 신경연접의 속도는 감소한다. 이러한 변화는 뻗기 동안에 힘과 속도의 감소로 나타날 수 있다. 골다공증과 같은 뼈의 변화와 관절연골의 손상은 자연스럽게 머리 위로 뻗기를 방해할 수 있다. 체성감각계는 또한 감소된 고유수용성 감각과 촉각 구별 그리고 진동감각의 증가된 역치를 포함한 변화를 가진다(Cech & Martin, 1995; Kauffman, 1994). 노화와 함께 일어나는 변화는 정확성을 증가시키기 위해서 속도를 감소시켜 물체에 대해 뻗기를 하게 한다. 그러므로 목표물에 도달하는 속도는 뻗기를 하는 동안에 감소한다(Shumway-Cook & Woollacott, 2001). 이것은 장년기의 사람들뿐만 아니라, 노인들은 연습을 통해 뻗기 기술을 향상시킬 수 있으며, 유지할 수 있다(Shumway-Cook & Woollacott, 2001).

잡기와 손안에서의 조작 기술 또한 나이와 함께 쇠퇴한다. 이것은 관절 이동성의 감소, 감소된 촉각과 고유수용성 피드백 그리고 잡기와 집기 힘의 감소 때문에 일어난다. 흔히 노인은 체성감각계로부터의 감소된 피드백 때문에 힘 조절 없이 어떤 것을 잡을 것이다. 이러한 감각 피드백과 관절 이동성의 제한은 노인들이 컨테이너를 여는 것, 열쇠를 조작하는 것 그리고 단추와 똑딱이를 잠그는 활동과 같은 매일의 활동들을 수행하는 것을 방해한다. Shiffman(1992)의 연구에서, 노인들의 잡기 패턴은 선택되어진 기능적인 활동을 수행하는 동안에 더 젊은 성인들과 비교되어졌다. 노인들은 그들의 대조군인 젊은 성인들과 같이, 활동 수행시 같은 잡기 패턴을 보였다. 그러나 빈도가 증가되었다. 이 증가된 빈도는 Shiffman이 추측한 힘의 감소, 목표물에 부정확한 놓기 혹은 감소된 감각정보 때문일지도 모르고, 종종 손을 재위치시켰기 때문이다.

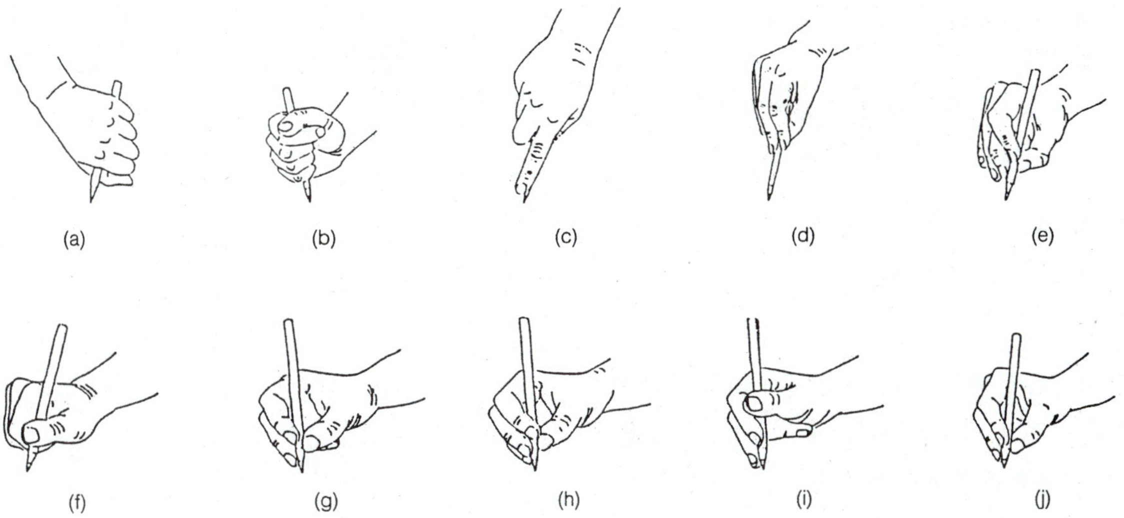

그림 9-9. Schneck과 Henderson의 10점 척도 (From Schneck, C. M., & Henderson, A. [1990]. Descriptive analysis of the developmental progression of grip position for pencil and crayon control in nondysfunctional children. American Journal of Occupational Therapy 44, 893–900. Copyright 1990 by the *American Occupational Therapy* Association, Inc. Reprinted with permission.)

임상 사례:

상지의 손상을 가진 중장년층을 평가하고 치료할 때, 치료사들은 전형적인 감각체계의 손상을 기억해야한다. 예로, 신경학적 손상을 가진 중장년층은 손상된 손으로 물건을 잡을 때 힘을 소설하는 것이 불가능하다. 이것은 단지 신경학적인 손상뿐만 아니라, 정상적인 노화 때문인지도 모른다. 한 쪽 면이 손상되었다면, 올바른 평가를 하기 위해서 손의 잡기 능력을 검사해야 함을 기억해라. ▪

노인들이 뻗기와 잡기는 나이와 관련된 변화가 있을지라도, 노인에게 새로운 기술을 학습하는 것을 가능하게 하는 인지의 고위중추는 덜 손상되어진다. Ferguson과 Trombly(2001)는 과제에 의미를 더함으로써 중장년층 사람들의 수행을 향상시킬 수 있다는 것을 발견했다. 정원가꾸기, 요리하기, 보드게임 그리고 자조관리는 노인을 치료 세션 동안에 참여시킬 수 있는 활동의 예이다. Ma와 Trombly(2001)는 노인들의 기본적인 과제들을 전체적인 과제로 배운 것이, 과제를 세분화하여 배운 것보다 더 좋은 결과를 얻었다고 하였다. Ma와 Trombly는 운동 기능에 문제가 없는 노인을 대상으로 자신의 이름을 서명하는 과제를 지켜보았다. 연구자들은 이름 쓰기를 세 단계로 나누고, 각 단계마다 2~3초 쉬게 하는 세분화된 과제일 때보다, 대상자들이 자신의 이름을 한 번에 쓰도록 하는 전체적인 과제일 때에 움직임의 질이 더 향상된다는 것을 확인하였다. 이 연구는 기능적이고 의미 있는 과제들을 사용하는 것이 중요하다고 강조하고, 환자들에게 과제를 세분화시켜 수행하는 것보다 전체적인 과제의 형태로 수행하게 하는 것이 중요하다고 강조하였다.

운동신경학적 손상들에 의한 상지기능손상
Neuromuscular Impairments Resulting in Impaired Upper Extremity Function

상지기능은 삶의 주기에서 나타나는 상지기능의 기능장애와 기능적인 제한의 영역으로까지 나타난다. “상지 기능의 상실은 신경학적으로 가장 흔히 나타나는 것 중의 하나로 장기간 영향을 주며 가장 큰 장애를 준다(Ryerson & Levit, 1997, p.131). 이것은 놀라운 일이 아니다. 단지 지난 몇 시간의 전형적인 일상을 뒤돌아봐도 얼마나 많은 활동들에서 뻗기, 잡기나 조작하는 기술들로 일을 완성시켜

왔는지 추정할 수 있다. 대부분의 일상 활동들의 수행에서 상지를 사용한다.

이 장에서는 3가지 기능적 손상분류와 함께 상지의 신경학적인 기능장애에 대하여 알아보고자 한다.

1. 비정상적인 힘의 생산과 약증
2. 비정상적 근긴장도(tone)
3. 협응 문제

환자들이 중추신경계에 손상을 가지게 되면 보통 뻗기, 잡기, 그리고 조작 기술에서 상지의 기능에 영향을 준다(Shumway-Cook & Woollactt, 2001). 비록 이런 요소들은 분리되어 일어날 수 있으나, 상지기능에서 손상된 한 영역은 종종 또 다른 영역에서 기능장애를 주는 등 많은 다른 체계들이 복합되어 있음을 기억하는 것이 중요하다. 이 장의 마지막 부분에서는 상지에서 보이는 특징적 문제들의 일반적인 신경학적 기능장애와 기능향상을 위한 중재전략을 제시하였다.

약화(Weakness)

환자의 신경학상적 손상에서 손기능이 감소되는 것은 근력 약화가 가장 기본이다. 근력 약화는 근운동 유닛들의 점화의 감소나 부재에 의한 것이다. 이런 경우에 보통 근무력이 나타난다(Bennett & Karnes, 1998). 상지의 근력 약화에 대하여 중재를 생각해 볼 때 팔의 주된 기능적 요소들을 유용한 전략으로 다시 찾는 것이다; 주시, 뻗기, 잡기, 조작하기 그리고 놓기이다.

■ 주시(Regard)

시야는 뻗기, 잡기, 놓기의 발달에 있어서 가장 중요하다. 환자가 근력 약화를 나타낼 때 목과 몸통의 기립에 영향을 주고 그것은 목표지점에 대한 시각적인 손상과 관계되어진다. 환자는 아마도 머리를 정확하게 목표에 위치시킬 수 없을 것이다. 부족한 머리와 목 조절 때문에 목표물을 추적하고 머리자세를 유지하는데 어려움이 있을 것이다. 안구운동을 위한 근조직은 눈의 움직임과 물체들의 시야 추적의 능력을 조절한다. 이는 흔히 많은 신경학적 손상들에 의해 손상을 받는다. 눈의 움직임은 시각기술과 주시에 의해 영향을 받으며 상호 관계 안에서 중재되기 전에 평가되어야 한다.

■ 뻗기(Reach)

상지의 근력 약화로 인해 물건에 대한 뻗기 능력 역시 손상된다. 팔이음뼈(견갑대, shoulder girdle) 약화는 종종 불안정성을 야기시킨다. 중등도와 경증의 경우에 관절가동범위는 감소되어지고, 아탈구를 발생시킨다. 근력의 감소는 또한 피로를 증가시킬 수 있다. 이것은 잡고 유지하는 자세에서 개인적으로 시도하는 자세 요구도를 필요로 하는 것으로 보인다. 상지근력이 감소된 사람은 보통 근력 약화에서 전형적이지 않은 움직임 형태의 보상을 나타낸다. 앞쪽으로의 뻗기 동안 일반적으로 근력 약화를 가진 사람들에게는 어깨뼈(견갑골, scapula) 거상과 위팔뼈(상완골, humerus) 벌림(외전, abduction), 팔꿉관절 굽힘 등의 형태를 볼 수 있다(Ryerson & Levit, 1997)(그림 9-10). 환자들은 또한 건측상지로 근력 약화를 돕거나 뻗기 시 몸통의 외측굴곡을 사용하여 그들의 몸통에서 팔의 근력 약화에 대해 보상한다. 몸통에서의 안정성과 정렬은 물건을 향해 뻗을 때 중요하다. 근력 약화로 인한 근위부 조절의 미숙함을 보이는 환자일 때, 원위부 기능의 사용능력이 손상된다. 정상발달의 잡기가 될 때 몸통의 안정성은 원위부 팔의 움직임을 통해 강화시켜준다. 몸통의 근력 약화는 종종 팔 자체의 약화로 나타난다. 8장에서 보게 되면 약화와 자세 안정성에 대한 언급이 상세하게 제시되어 있다.

■ 잡기와 조작하기(Grasp and manipulation)

잡기와 조작하는 기술들은 몸통의 근위부와 팔이음뼈(견갑대, shoulder girdle)의 안정성 부족으로 제한된 힘에 의해 영향을 받을 수 있다. 그것은 원위의 움직임을 방해한다. 물건의 위치에 대한 손의 올바른 형태는 약화를 억제할 수 있게 된다. 복잡한 과제 속에서 손의 모양만큼 근력은 물건을 잡거나 집기를 유지하기 위해 필요하고 손의 내재근과 외재근에 의존한다. 근력이 약화되면, 환자는 집기(pinch)와 잡기, 손가락의 모든 관절가동범위가 유지되기 힘들 것이다. 어려움은 피로 때문에 아마도 손안 조작

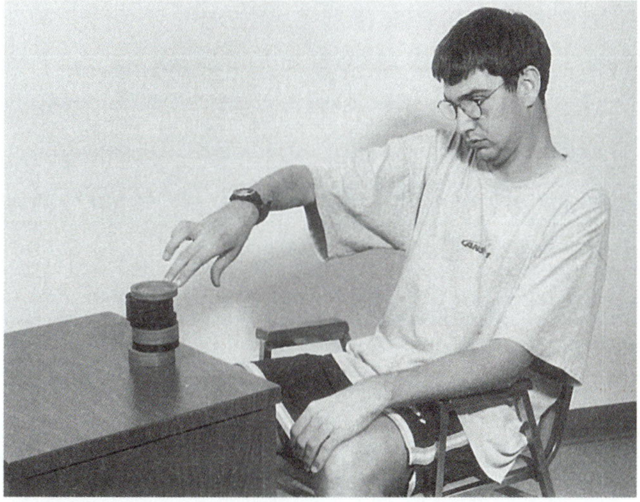

그림 9-10. 뻗기동안 위팔뼈의 회전, 팔이음뼈의 거상, 팔꿉관절 굽힘을 보인다.

기술에서도 보여질 것이다. 잡기와 조작의 결여는 옷을 여밀 때, 쓰기, 상자들을 열 때 그리고 일들을 적용할 때, 작게 서명할 때와 같이 다양한 일상의 기술들을 제한할 것이다.

■ 놓기 (Release)

조절된 물건의 놓기는 상완의 근력 약화를 가진 환자에게 어려운 일이다. 개인은 부정확한 위치에 놓거나 부적절한 시간, 정확하게 놓기가 어렵다.

비정상적 근긴장도 (Abnormal muscle tone)

근긴장도의 이완과 경직에서 보여지는 비정상적인 근긴장도는 신경학적 손상을 가진 환자와 함께 일하는 임상가들에게 과제가 된다(7장을 보라). 저긴장이나 이완성에서 보여지는 감소된 근긴장도는 안정성의 감소와 관절범위의 과도함을 가져온다. 증가된 근긴장이나 과긴장(경직성)은 종종 감소된 관절가동범위와 제한된 운동 패턴의 결과를 가져온다. 동요성 근긴장도를 가진 환자는 가능한 모든 관절가동범위가 가능하나 굽힘과 폄 시 마지막 범위에서만 관절의 안정성이 있다(Exner, 2001). 비정상적인 근긴장도 때문에 생기는 뻗기, 잡기, 조작하기의 어려움은 일상생활의 모든 영역과 여가, 일에서 장애가 된다.

■ 주시 (Regard)

시각적 주시를 시작할 때 약화에 관한 부분의 몇가지 문제들이 또한 비정상적인 근긴장도를 갖는 환자들에게서 나타날 수 있다. 근긴장도가 비정상적으로 높든 낮든 간에, 시각적 주시를 통해 적절하게 머리를 위치시킬 수 있다. 과긴장을 가진 환자들은 또한 비대칭성긴장성경반사(ATNR)나 모터반사(Moro) 같은 원시반사를 조절하는데 문제를 가진다(4장의 반사부분을 참고). 이러한 반사들은 전형적인 반사 반응 때문에 환자의 머리 위치가 변경되어 시각적 주시를 방해한다.

뇌졸중 환자에게서 보여지는 시각영역의 결핍은 영역을 제한하고 목표물을 향해 정확하게 뻗고 잡는 능력에 제한을 준다(Shumway-Cook & Wolllacott, 2001). **시각적 무시**(visual neglect)를 갖는 환자는 동측에서 오는 시각적 자극에 대한 인식이 감소되고, 또한 장애물이나 목표물을 아는 능력이 감소된다(그림 3-5)(Shumway-Cook & Wolllacott, 2001). 특정한 위치에 물건을 놓거나 환경을 스캔하기 위한 인지적이 단서 같은 보상기술은 때때로 도움을 준다. 예로, 왼쪽 시각무시를 가진 아동이 종이의 왼쪽 아래에 있는 빨간선을 볼 때까지 종이의 왼측을 보게끔 시각적 스캔을 위한 전략을 가르치는 것이다. 아동이 빨간선을 찾으면, 왼쪽에서 오른쪽으로 쓰기나 읽기 연습을 시작한다.

■ 뻗기 (Reach)

비정상적인 근긴장도를 가진 환자의 뻗기 요소를 검사할 때 근긴장도가 낮은지, 높은지, 그리고 요동성이 있는지 고려해야한다. 이완성 상지에서 관찰될 수 있는 동일한 많은 문제는 상지의 근력약화로 발생할 수 있다. 뻗기를 하는 동안 위팔어깨관절(상완관절, glenohumeral joint)의 과 유연성과 안정성의 어려움은 손의 위치를 놓는 것에 정확성과 민첩성을 매우 어렵게 한다.

과긴장성 상지에서, 뻗기 위한 팔의 범위와 궤도는 근육의 긴장성으로 인해 제한된다. 증가된 근긴장도는 능동 관절가동범위를 감소시키는 원인이 되며, 목표물에 팔을 뻗는 능력을 저하시킨다. 뇌성마비와 뇌졸중으로 인한 과긴장을 가진 환자에서 볼 수 있는 것과 같이 뻗기 시 시간과 조절 또한 오래걸린다(Shumway-Cook & Woollacott, 2001).

뻗기 시의 보상패턴은 어깨 근육의 근력 약화때문에 발생한다. 이두근의 경직성과 뻗기의 어려움은 일차적으로 길항근의 약화 때문이며 이 근육들이 회복되지 못하기 때문이다(Shumway-Cook & Woollacott, 2001). 체계적인 접근을 따르는 치료사들은 종종 적절한 정렬을 획득하는 것만큼이나 약화된 길항근과 경직성을 조절하기 위해 일할 것이다. 이러한 도움은 관절 주위의 안정성을 촉진하는데 도움이 된다(Bennett & Karnes, 1998).

▪ 잡기와 조작하기 (Grasp and manipulation)

손의 내재근과 외재근의 비정상적인 근긴장도는 손안 조작기술을 위해 매일 도전이 된다. 손 근육 사이의 균형 부족은 과긴장형 환자에게서 보여지는 것처럼 제한된 움직임을 초래하고 손가락 관절 주위에 감소된 안정성을 준다. 대부분 저긴장형 환자의 손허리손가락관절(중수지절관절, metacarpal phalangeal, MP)과 손목손허리관절(수근중수골관절, CMC joint)에서 보여진다. 증가되거나 감소된 근긴장도를 가진 사람은 회복하는데 많은 장애를 갖는다. 손을 수동적으로 열기도 어려우며, 임상적으로 심각한 문제가 된다. 피부의 욕창을 예방하고 깨끗이 씻는 것은 일상생활 기술에서 매우 중요한 요소이다. 비정상적으로 높거나 낮은 근긴장도는 물체에 접근하여 잡을 때 손 구조의 부족함을 가진다. 물체에 대한 악력은 너무 꽉 잡거나 너무 느슨하게 잡아서 물체를 떨어뜨리는 비정상적인 근 긴장도를 갖는 환자에서 감소된다.

편마비 환자는 종종 환측손의 보조를 받아가며 건측손으로 많은 손 안 조작기술을 수행한다. Shumway-Cook & Woollacott(2001)는 뇌성마비아와 뇌졸중환자의 마비가 안된 손의 잡기와 물체 조작하기가 경하게 손상된 것에 대하여 연구하였다. 이것은 교차되지 않은 lateral corticospinal tract의 작은 섬유 때문에 나타난다.

▪ 놓기 (Release)

이미 설명했듯이 단계적인 악력은 비정상적인 긴장도를 갖는 사람에게 어렵다. 물체를 놓는 능력 또한 동일하게 어렵다. 물체를 너무 꽉 잡을 것이며 능동적으로 놓기 불가능할 것이다. 반대로 손에서 물체를 떨어뜨릴 것이다. 단계적으로 힘 조절을 하기 어려운 것은 천천히 놓거나 정교하게 놓는데 방해가 된다. 저녁식사를 준비하기 위해 유리컵을 놓을 때처럼 말이다.

협응장애 (Incoordination)

환경과 상호작용하고 뻗기 시 사용되는 매끄럽고 정교한 움직임은 중추신경계 내의 다양한 협응 체계에서 이용된다. "협응의 어려움은 근육의 점화율이 방해를 받을 때 발생하고, 매끄러운 교대적인 움직임을 잃은 결과 또는 중추신경계에서 정확도를 요구하는 직접적인 움직임 활동에 대한 능력을 소실할 때 발생한다"(Bennett & Karnes, 1998, p.158). 상지의 협응된 움직임은 몸의 자세와 움직임, 속도와 예기 조절을 보조하기 위해 고유수용성감각계와 시각계로부터의 감각정보를 요구한다(Bennett & Karnes, 1998). 소뇌는 협응된 움직임을 위한 첫 번째 중심센터이며 기저핵과 감각 및 운동피질에서 도움을 받는다(Bennett & Karnes, 1998)(7장에 더 자세히 설명되어 있음). 소뇌나 기저핵 병변은 매끄럽고 협응된 움직임의 손상을 유발한다. 다음 부분에서 주시, 뻗기, 잡기, 조작하기, 놓기에 대한 협응의 문제를 알아본다.

▪ 주시 (Regard)

소뇌병변 때문에 협응에 문제를 가진 환자는 동안운동 움직임에 또한 영향을 준다. 목표물을 매끄럽게 시각적으로 추적하는데 어려움을 갖는다. 목표물 응시의 유지와 위치를 아는 능력의 제한 또한 "소뇌병변 때문에 과제 요구의 변화에 대한 VOR의 무능력"에 의해 초래된다(Shumway-Cook & Woollacott, 2001 p.498). 불협응된 움직임은 눈-손 협응을 방해하고 또한 물체에 대한 매끄러운 시각적 추적을 제한한다.

▪ 뻗기 (Reach)

매끄러운 뻗기를 위해 요구되는 정확도와 시간은 협응

에 문제를 갖는 환자들에게서 손상된다. 빠르거나 교대적인 움직임을 수행하는 능력은 도전이 된다. 대부분의 문제는 뻗기행동과 관련된 한 관절이나 그 이상의 관절에서 발생한다. 손상된 다관절 협응은 하나의 매끄럽고 유연성 있는 움직임이기보다 분리된 움직임의 조화 속에서 뻗기를 하게한다(Shumway-Cook & Woollacott, 2001; Bennett & Karnes, 1998). 뻗기의 결손은 또한 목표물을 향해 정확하게 뻗는데 어려움을 준다. 정확성의 부족때문에 보상하기 위한 과도한 던지기, 목표물 빗나가기, 무관한 움직임은 협응의 문제를 갖는 환자의 뻗기 행동시 보여진다. 일반적인 보상은 뻗기 시 천천히 아래로 떨어지고 길항근의 억제와 주동근의 활성화보다 공동적인 근육을 사용한다(Bennett & Karnes, 1998).

잡기, 조작하기, 놓기

조절된 정확한 힘의 억제는 물체를 잡기, 조작하기와 놓기에 영향을 준다. 부적절한 힘은 환자가 물체를 조작하거나 놓을 수 없게 하며, 때때로 너무 꽉 쥐게 하는 원인이 된다. 역으로 물체를 너무 느슨하게 잡으면 떨어뜨리게 된다. 잡기 패턴과 손안 조작하기 기술의 어려움은 기저핵 병변을 가진 환자에게서 관찰된다. 이것은 옷입기, 위생, 먹기와 같은 일상생활활동 기술을 방해한다.

일반적인 신경학적 장애와 연관된 상지 조절문제
Upper Extremity Control Problems Associated with Common Neurological Disorders

뇌성마비 (Cerebral palsy)

뇌성마비아의 주된 기능제한은 자세, 움직임과 비전형적인 근긴장도의 영역에 있다. 비정상적인 근긴장도는 저긴장형, 과긴장형 또는 혼하형으로 나타난다(Fetters & Kluzik, 1996). 이차적인 손상은 관절구축과 정형외과적 기형을 포함하며 근육 불균형 때문에 발생한다. 뇌성마비는 생의 첫해 안이나 태아기 동안 발생하기 때문에, 초기 움직임 발달과 시지각에 매우 중요한 다양한 감각 경험의 결여는 작업치료사와 물리치료사가 볼 수 있는 약간의 운동장애를 이끌 것이다.

주시 (Regard)

시각적 제한은 뇌성마비 아동의 40~50%에서 나타난다(Pellegrino, 1997). 뇌성마비 아동은 운동손상의 높은 발병률을 보인다(Schneck, 2001). 이 단원을 통하여 지속적으로 토론되어지는 시각계의 역할은 상지 움직임 측면에서 매우 중요하다. 일반적인 시각적 결핍은 다음을 따른다(Rogers, 2001; Schneck, 2001).

- 정확성의 문제
- 부족한 협응
- 안구 근육의 약화
- 사시
- 안구진탕
- 수렴(convergence)의 어려움
- 부족한 시지각

이러한 결손은 시각적 주시, 추적이나 물체에 대한 시각적 고정을 유지하는 능력의 감소를 초래한다. 시지각의 어려움은 또한 양측 조작기술의 감소를 이끈다(Schneck, 2001).

많은 뇌성마비아동들은 자세조절의 어려움을 갖는다. 자세조절의 어려움은 머리-목 조절의 어려움을 이끈다. 이 단원에서 중요하게 다루는 시각적 주시와 머리-목 조절의 획득을 위한 지시는 목표물의 시각적 판단이 요구된다. 안정성이 없으면 환경의 지남력을 위한 안구 움직임의 발달은 방해를 받는다. "지지면과 관련된 머리의 불충분한 정렬과 시각계는 왜곡을 축적하고 입력을 모순되게 하여 학습을 위한 지각을 불충분하게 형성하게 한다"(Nelson, 2001, p.269).

운동 조절의 발달이 지연된 아동은 원시반사 패턴과 연관된 전형적인 움직임 패턴을 지속적으로 보여준다. 강력하거나 필수적인 비대칭성긴장성경반사(ATNR)의 경우에 기능적인 결과로 물체를 주시하지 못한다. 예로, 비대칭성긴장성경반사(ATNR)의 원시적인 움직임 패턴 외에 움직이지 못하는 아동은, 물체를 추적하기 위해 머리를 돌릴 때 강력한 반사패턴을 보인다.

■ 뻗기(Reach)

상지 움직임을 위한 자세 안정성의 중요성은 뇌성마비아를 생각할 때 충분한 스트레스가 아니다. 종종 임상가들은 불충분한 몸통과 자세 조절 및 사지의 과긴장을 갖는 아동을 관찰할 것이다. 자세 안정성의 결손은 뻗고 잡기 위한 다양한 근위부 전략 능력을 감소시킨다. 몸통과 골반의 자세는 팔이음뼈(견갑대, shoulder girdle)의 메카닉에 영향을 미친다. 사지를 통한 굽힘과 폄 사이의 균형은 종종 심각하게 제한되고, 뻗기 시 상지의 공동움직임과 전형적인 움직임을 초래한다. 움직임 패턴은 머리, 목, 척추의 폄; 엉덩관절과 어깨뼈의 모음(내전, adduction); 위팔뼈(상완골, humerus)의 폄; 팔꿉관절과 손목 그리고 손 관절의 굽힘을 포함하여 폄근 긴장도가 증가되어질 때 관찰된다(Danella & Vogtle, 1992).

뇌성마비에서 보여지는 또 다른 일반적인 패턴은 과긴장된 사지와 머리-목의 폄, 요추굴곡, 후방경사된 골반에 의해 특징적인 몸통의 저긴장이다. 이러한 패턴 둘 다의 제한점은 어깨 복합체를 통해 나타나는 아동의 뻗기 감소이다. 이러한 패턴을 오랜 시간 유지할 때 이차적으로 연관된 관절과 근육의 단축과 구축을 초래한다. 어깨뼈의 단단한 내전은 어깨뼈와 위팔뼈의 조화된 움직임을 제한한다. 이것은 머리 위로 뻗기 위한 위팔뼈의 제한된 관절가동범위를 야기한다(Boehme, 1988). 뻗기 위한 일반적인 보상 움직임은 위팔뼈, 팔이음뼈(견갑대, shoulder girdle) 거상, 팔을 멀리 뻗기 위한 가쪽굽힘(외측굴곡, lateral flexion)을 포함한다(Danella & Vogtle, 1992)(그림 9-10).

■ 잡기와 조작하기(Grasp and manipulation)

뇌성마비아의 잡기와 조작하기 기술은 종종 쓰기와 같이 학교와 연관된 과제와 기본적인 일상생활활동을 위해 요구되는 많은 활동을 수행하는 아동의 능력을 방해한다. 좋은 팔이음뼈 안정성의 결여는 불충분한 잡기와 조작기술에 영향을 미친다(Scherzer & Tscharnuter, 1982). Cope와 Trombly(1998)에 의한 연구에서 뇌성마비가 있는 아동과 없는 아동의 잡기 패턴을 분석하였다. 연구자는 뇌성마비아가 그들의 건측부분을 좋아하는 것은 물체를 향해 뻗을 때 예기조절을 사용하기 때문이라는 것을 밝혀냈다. 뇌성마비아는 무엇을 잡을지 예측하여 접촉하기 전에 그들의 손 모양을 바꿀 수 있었다. 이것은 아동들이 감각 정보를 사용할 수 있으며 특히, 시각입력, 과거의 경험으로 그들의 손 모양을 미리 만들 수 있다는 것을 의미한다. 뇌성마비아는 전형적인 아동들보다 과장되게 손을 여는 경향이 있다. 연구자들은 뇌성마비아들이 과제의 강제성에 민감하고 과제 중심적인 접근은 뻗기와 잡기에 관한 일을 할 때 유용할 것이라고 결론지었다.

임상 사례:

연구는 뇌성마비아들의 치료 동안 사용하는 치료사들의 과제 분석의 중요성에 대해 강조하여 논의되어진다. 잡기와 관련된 일을 할 때, 물체를 잡기위해 시도하는 미리 만드는 손형태에 대한 아동의 능력이 보조하는 것처럼, 시각적 주시의 중요성을 기억해라. 뇌성마비아동은 또한 잡기위하여 목표물을 향해 뻗기 위한 시간이 더 필요할 것이다. 치료사는 물체의 특성에 대해 자세히 관찰해야할 필요가 있다. 물체의 크기와 모양은 아동과 함께 일할 때 잡기나 pinch 패턴이 적절해야 한다. ■

촉각과 고유수용성감각 정보는 물체를 쥐기 위해 필요한 악력이 얼만지 그리고 손안 조작하기를 수행하기 위해 얼마나 요구되는지 결정짓기 위해 필요하다. 감각정보의 등록은 뇌성마비아동들에게 있어 손상되어 있다(Shumway-Cook & Woollacott, 2001). 불충분한 잡기와 조작하기 기술을 갖는다. 상지 체중지지의 초기 발달 동안 굽힘된 손가락 자세는 손의 촉각과 고유수용성감각 입력의 양을 제한하고 제한된 감각처리를 야기한다. 몇몇 잡기와 조작하기 문제들은 다음을 포함하는 뇌성마비아동들에게서 관찰되어진다(Shumway-Cook & Woollacott, 2001):

- 손의 과장된 열기와 닫기
- 단계적인 악력의 감소된 능력
- 손의 자뼈(척골, ulna)측과 노뼈(요골, radius)측 사이의 불충분한 차이점

- 작은 손의 움직임 내의 세밀함과 정교함의 결여

놓기 (Release)

물체를 놓기 위해 아동은 손목과 손가락 폄근을 조절하며 인지와 지각 기술 또한 필요하다. 많은 뇌성마비아동들이 운동과 자세적 결함으로 인해 지각과 인지에 결손을 갖는다(Pellegrino, 1997). 근위부 가동성은 조절되어지고 단계적인 놓기를 위하여 요구되어지며 정확한 고유수용성 감각 피드백이 필요하나 종종 결여되어 있다. 중등도에서 중도의 과긴장형 아동은 조절되어진 놓기가 어려우며 몇몇은 놓기의 시작이 안된다(Danella & Vogtle, 1992). 놓기 시 보이는 일반적인 비전형적 패턴은 손가락을 폄시키기 위하여 기계적인 이익을 제공하는 손목 굽힘이다(그림 9-11). 이 패턴은 종종 비효율적이다; 그러므로, 물체를 놓을 때 정확도와 시간을 잃는다. 경도의 과긴장형이나 저긴형을 갖는 다른 뇌성마비아동들은 물체를 잡고 유지하기 어려울 것이며 그러므로 물체를 놓을 때 조절되어지지 않고 원하지 않을 때 놓을 것이다.

뇌성마비의 임상적 관리 (Clinical magagement of cerebral palsy)

상지 관리는 뇌성마비아와 함께 일하는 작업치료사와 물리치료사 둘 다에게 임상적 중재 목표이다. 경직성 diplegia로 진단받은 아동은 하지에 대부분 운동학적 손상을 받았으며 상지는 종종 손상된다. 뇌성마비아의 임상적 관리에 대한 논의는 지속적으로 시도되며, 주시, 뻗기, 잡기, 조작하기와 놓기의 영역은 구조화되어지고 임상적 제안으로 나타난다.

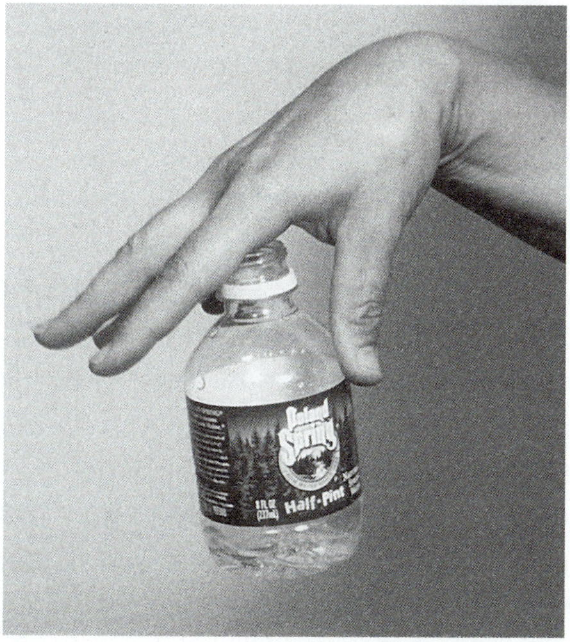

그림 9-11. 손가락 폄을 촉진하기 위해 손목 굽힘을 사용.

주시 (Regard)

시각적 제한은 뇌성마비아동에게 매우 일반적으로 나타난다. 임상가는 이것을 중재 활동 동안 기억해야 하며 만약 가능하다면 중재 전 아동의 시각 상태에 대한 어떠한 정보를 얻기 위해 시도해야 한다. 시각적 고정과 목표물을 따르는 능력의 손상은 치료적 중재와 중재 계획의 시작점이 될 것이다. 예로, 불충분한 머리 조절은 시각적으로 물체를 주시하지 못하게 하며, 이것은 임상가가 앉기와 자세 잡기를 통하여 어떤 외부의 안정성을 아동에게 제공하거나 중재 시작에서 고려되어질 것이다.

특정한 시각적 훈련 활동은 이 문단의 목적 너머에 있으므로 독자는 다른 문헌을 참고하길 바란다(Downing-Baum, 1995; Menken, Cermak, & Fisher, 1987; Scheiman, 1997). 소아과의 검안사나 시력측정사는 매우 특별한 시각적 결손을 평가하고 진단을 내릴 수 있을 것이며 중재 권고를 제공할 것이다.

뻗기 (Reach)

안정성은 뻗기의 주된 구성요소이며 종종 뇌성마비아에게 이것은 결여되어 있다. 팔이음뼈(견갑대, shoulder girdle)를 통한 근위부 안정성은 모든 면으로 조절된 뻗기의 기초가 된다. 다른 발달적 자세에서의 체중지지는 팔이음뼈 주위의 안정성과 근력을 증가시키기 시작한다. 어린 아동이 엎드리거나 네발기기 자세를 취하고 미세한 체중지지를 시작할 때 어깨의 분리 과정이 시작된다(그림 9-12). 이러한 자세에서 단계적인 뻗기 활동을 처음으로 가르친다(그림 9-13). 치료사는 또한 어깨뼈와 위팔뼈의 완전한 관절가동범위가 능동적이고 수동적으로 가능하도록 해야 한다. 수동적인 관절가동범위가 팔이음뼈에서 제한되어 있다면, 이것이 조직의 단축인지 비정상적인 근육의 당김

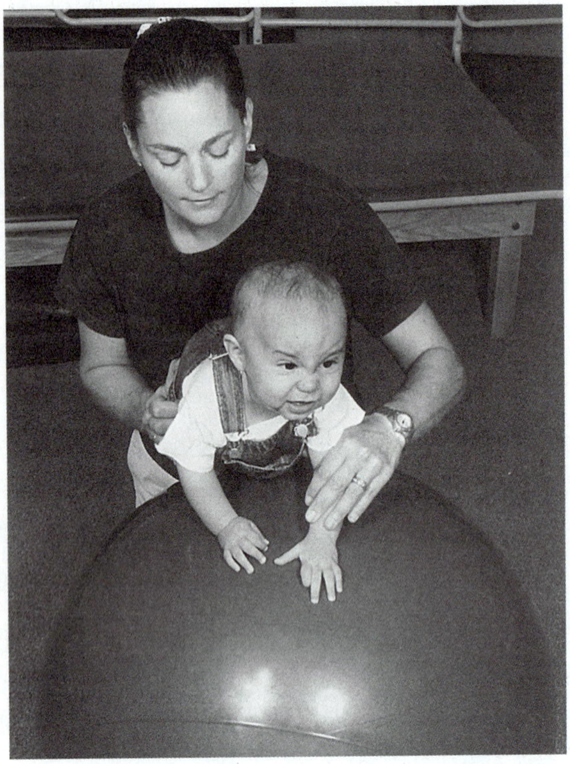

그림 9-12. 네발 기기 자세에서 몸무게 이동과 손을 편 상태에서 몸무게 지탱을 촉진.

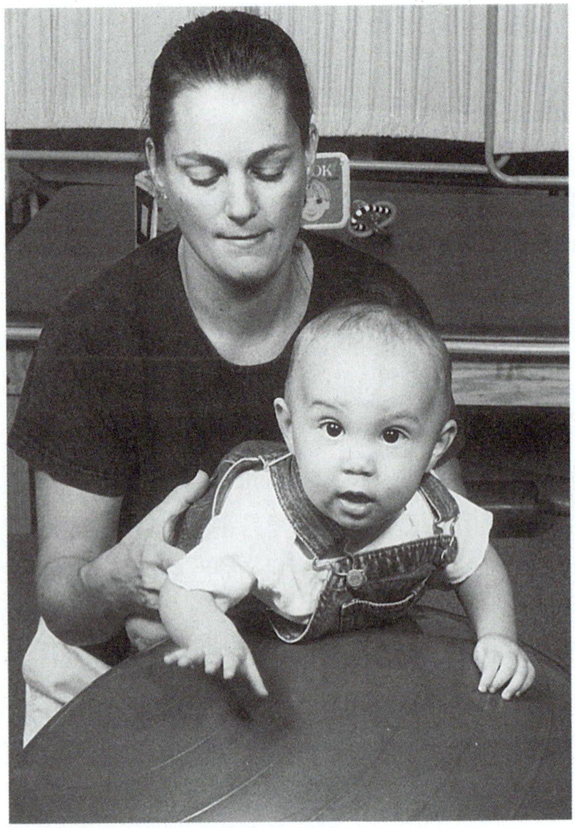

그림 9-13. 엎드린 자세에서 점진적 뻗기 촉진을 도움.

때문인지 구축의 결과인지 결정해야 한다. 부드럽고 지속적으로 견인하고 진동을 주는 것과 같이 감각운동 억제기술은 중재 동안 근육의 경직을 감소시키는데 도움을 줄 것이다(Danella & Vogtle, 1992)(비정상적인 근긴장도의 관리에 대한 더 많은 정보를 위해서는 6, 7장을 보라).

옆으로 누운 자세같이 중력을 제거한 면에서의 뻗기 활동은, 저긴장형이나 발현되지 않은 약증을 갖는 아동들에게 효율적일 것이다. 이 자세는 또한 약간의 근위부 안정성을 제공하고 머리와 손의 중심선을 촉진시키고 시각영역 내에 손을 놔둘 수 있다(그림 9-27). 중력의 요구를 관리하기 위해 아동을 보조하는 또 다른 방법은 뻗기 시 팔을 지지하여 앉아서 테이블의 지지를 사용하는 것이다.

임상 사례:

뇌성마비아동들과 함께 일할 때, 치료사들은 자신들이 선택하는 활동을 인식하기 위해 다짐해야 한다. 그들은 나이에 적절하고 동기를 이끌어내야 한다. 활동이나 장난감은 시각적으로 흥미롭거나 촉각적인 자극은 어떤 아동들에게 흥미로울 것이며 다른 이들에게는 과도한 자극이 될 것이다. 전형적인 발달 순서를 따르는 아동의 장점과 도전을 아는 것은 치료사가 적절한 활동을 선택하는데 도움을 줄 것이다. ■

■ 잡기와 조작하기 (Grasp and manipulation)

과긴장형과 주먹 쥔 손을 갖는 아동은 근긴장도를 감소시키고 수의적인 조절을 증가시키기 위한 활동을 하는 것이 효율적일 것이다. Boehme(1988)은 신장을 증가시키기 위해 손 안을 진동 마사지하고 견고한 압박을 사용하였다. 열린 손에서의 체중지지는 또한 주먹쥔 자세를 감소시키는데 도움을 줄 것이다(그림 9-14). 만약 구축이 있다면, serial casting과 스플린트는 효과적이다(Yasukawa, 1992). 치료사는 또한 손목손허리관절(수근중수골관절, CMC joint) 주위의 불충분한 안정성을 보이고, 감소된 근

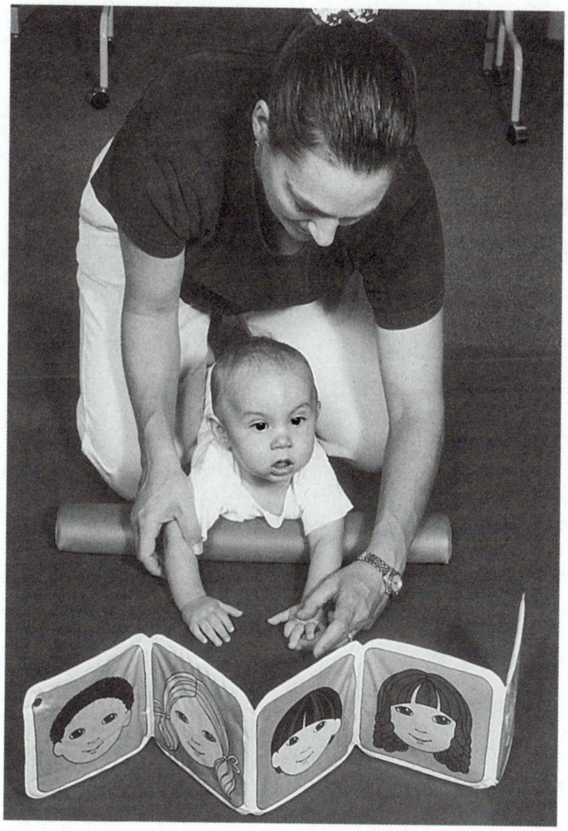

그림 9-14. 롤위에 엎드린 자세에서 손을 편 상태에서 몸무게 지탱.

긴장도를 갖는 아동을 위하여 손의 안정성을 제공하기 위하여 부드럽고 딱딱한 스플린트를 사용한다. 불안정성은 열린 web 공간을 유지하는 능력이 제한되어지고 불충분한 무지대립 때문에 야기된다. 스플린트의 사용을 통하여 무지 손목손허리관절의 안정화는 색칠하기나 블록쌓기와 같은 활동을 통해 도움을 받을 수 있다.

안정성이 근위부에서 얻어진 다음, 잡기는 약간의 폄이나 중립적인 손목자세에서 매우 효율적으로 일어난다. 다시 물체를 잡기 위한 선택은 중요하다. 임상가는 아동의 흥미와 동기, 물체의 감각과 물체의 모양과 무게를 고려해야 한다. 다른 물체는 그들의 습관에 기초하여 다른 잡기 반응을 이끌어낸다(Case-Smith, Bigsby & Clutter, 1998). 잡기 패턴은 치료사가 성취를 달성하기 위해 또한 고려되어져야 한다. 연습과 언어적 피드백을 사용하는 활동은 복잡한 잡기에 관한 일을 하는 아동에게 도움을 줄 것이다.

손 안 조작하기 기술에 관한 일을 할 때 물체의 특성은 매우 중요하다. 손 안 조작하기는 촉각과 고유수용성 감각과 매우 밀접하다는 것을 기억하라. 뇌성마비아동을 위한 이러한 감각은 종종 제한되어지고, 작은 쿠쉬볼 같은 질감이 있는 물체는 습관적 능력을 향상시키고 더 탐색적이 되도록 격려할 것이다. 높은 인지수준을 가진 아동을 위하여 작은 물체는 시범을 통해 사용되어지고 손 안에서의 물체 이동을 어떻게 할지 언어적인 단서를 준다. 아동이 참여하고 활동을 수행하여 일상 활동에서 요구되는 기능적인 기술로 전환되는 것은 중요하다.

잡기에 제한을 갖는 뇌성마비아는 매일의 활동에서 그들을 보조하기 위한 적응된 장난감, 도구와 쓰기 보조도구로부터 이익을 얻을 수 있을 것이다. 초경량과 두꺼운 손잡이가 있는 장난감과 펜은 부족한 손의 관절가동범위와 장악력을 갖는 약한 잡기를 보조할 것이다. 커다랗고 시각적으로 매력적인 목표물은 시각적으로 뻗기를 안내하는데 도움을 준다. 다른 전자장치에 접근하기 위한 적응된 키보드와 스위치는 그들의 욕구와 요구도를 독립적으로 하도록 제공할 것이다. 적응장비의 유형을 간주하기 위한 결정은 팀원들로부터 협동적으로 결정되어지고 가족과 아동이 가장 중요시 되어야 한다.

임상 사례:

손 스플린트는 뇌성마비아의 기능을 향상시키기 위하여 적절한 장비가 될 것이다. Wrist cock-up 스플린트는 기능적으로 손목의 폄 자세를 돕는다. 스플린트는 무지의 web 공간을 열거나 안정적인 손목손허리관절을 제공하는데 도움을 준다. 예로, short opponens 스플린트는 무지의 기능적인 대립자세를 도와준다. Resting hand splint같은 것은 또한 기형을 방지하거나 움직임의 소실을 감소시켜 준다. Neoprene이나 low temperature thermoplastics 같은 부드러운 스플린트 재질은 가공된 스플린트에 사용되어 진다. 아동의 요구와 스플린트의 목적은 치료사에 의해 적절한 재료로 결정짓는데 도움을 준다. ▪

▪ 놓기 (Release)

손목 굽힘을 사용한 물체의 놓기는 경직성 뇌성마비아

에게 공통적으로 보여진다. 중재전략은 중립에서 손목의 놓기 훈련을 시작하기 위한 적절한 관절가동범위를 갖는 게 초점이 된다. 정상 발달 순서에서, 놓기 연습은 다른 손의 사용으로 인한 외부적 안정화에서 시작된다(Voehme, 1988;Duff, 2001). 중재는 외부의 안정화 없이 놓기, 그 다음 컨테이너 안에 놓기로 진전될 수 있다(Duff, 2001). 구축예방을 위한 능동적인 놓기와 보툴리움 톡신(보톡스) 주사와 스플린트, serial casting과 hinder hygiene은 도움이 될 것이다(7장을 보라).

뇌혈관사고와 성인 편마비 (Cerebrovascular accident and adult hemiplegia)

미국에서 매년 뇌혈관사고(CVA)의 새로운 환자는 600,000명에 이른다(Roth, Olson & McGuire, 2001). "상지기능의 소실은 대부분 장기적으로 신경학적 병리의 영향과 장애의 가장 큰 영향을 받는다"(Ryerson & Levit, 1997, p.131). 회복의 급성단계에서 뇌졸중 환자는 전형적으로 이완성이나 CVA 반대측의 사지에서 약화를 보인다. 대략 두세 명의 환자에서만 경직성이 발달할 것이며(Roth et al., 2001), 뇌졸중이 있고 난후 첫 몇 주내가 일반적이다. 대부분 이런 환자들은 보행이 가능할 것이다. 그러나 상지의 회복은 확언할 수 없다. 상지손상으로 인해 야기되는 많은 기능적인 제한점들은 일상 활동의 독립을 방해하고 병상생활로 돌아가게 된다.

뇌성마비부분에서처럼, 주시와 뻗기와 잡기 그리고 조작하기와 놓기 영역은 뇌졸중으로 고통받는 사람과 연관되어 토론되어질 것이다. 이것은 기능적인 구성요소의 일반적인 임상적 관리의 토론에 따라 다루어질 것이다.

■ 주시 (Regard)

시각문제는 뇌졸중 환자에게도 발현되어진다. 가장 일반적인 형태의 시각 결손은 다음에 토론되어진다. CVA의 대략 26퍼센트의 환자들이 각각의 눈의 반대측이 손상되어 동측 반맹증을 보였다(O' Sullivan, 2001b)(그림 3-4와 3-5). 편측의 시각과 감각이 소실됨으로 인한 편측무시나 몸의 한 편에 대한 무시는 일반적으로 반맹증 환자들에서 관찰되어진다. 시각적으로 물체를 주시하는 능력은 무시가 나타날 때 명백하게 제한되어진다. 동안운동 조절과 시력의 어려움은 또한 뇌졸중에서 일반적으로 나타난다 (Unsworth & Warburg, 2001).

손상된 머리-목 조절과 자세 불안정성 같은 다른 문제들은 환자가 시각적으로 물체에 집중하는 능력을 제한할 것이며 치료사는 도달하도록 그나 그녀를 격려한다. 이완성과 불충분한 자세조절을 하는 뇌졸중 급성기 환자는 머리의 지남력이 없으며 물체를 주시하기 위해 눈으로 추적하거나 시각적으로 고정하지 못할 것이다. 흥분, 지남력상실, 인지적 어려움은 또한 복합적인 요소를 가질 것이다. 치료사와 보조원은 항상 정확한 활동을 수행하기 위해 사람에게 묻고 상황을 자각하기를 기억해야한다. 적절한 환경에서 행해지는 기본적인 ADL같이 친숙한 활동은(예, 침상이동, 옷입기, 먹기), 치료사가 환자를 참여시키도록 하는 시작점을 제공할 것이다.

■ 뻗기 (Reach)

뻗기는 감각입력(피드백)에 가장 많이 의존하고 움직임은 뻗기 과정을 시작하는 팔이음뼈(견갑대, shoulder girdle)로부터 기시가 된다. CVA로 고통 받는 환자에게 발생되는 합병증은 팔이음뼈에 많이 나타난다. 종종 환자는 초기에 경증에서 중도의 이완성 환측 상지를 나타낸다. 환자의 진전이 시작될수록 근육의 기능은 불완전하게 돌아오고 과긴장, 관절 정렬의 소실, 이차적인 관절과 근육의 합병증, 고통과 부종의 결과가 보인다. 이행시기의 이완성 팔에 대한 부적절한 자세와 부적절한 신체적 핸들링과 부족한 관절가동범위 기술은 통증을 증가시킨다.

비정상적으로 높은 근긴장도가 발달할 때 근육의 불균형은 존재할 것이며 확실한 회복패턴을 보이는 것이다. 전형적으로 어깨뼈 거상, 위팔뼈(상완골, humerus) 모음(내전, adduction), 내회전 그리고 손목과 손가락의 굽힘이 먼저 발달하고 그 전에 대립근육이 발달한다(Ryerson & Levit, 1997). 이러한 회복 패턴은 일반적으로 어깨관절 거상과 벌림(외전, abduction); 내회전; 그리고 팔꿉관절, 손목, 손가락의 굽힘의 패턴이다.

어깨뼈 정렬과 위팔어깨관절(상완관절, glenohumeral

표 9-2

어깨관절 아탈구

	하방 아탈구	전방 아탈구	상방 아탈구
근긴장도	가장 흔히 근약화와 저긴장	과긴장과 근복귀의 불균형	과긴장과 중간세모근, 가슴근, 세모근의 근발화(firing)의 불균형
위치	어깨뼈의 하방위치. 위팔뼈가 관절오목 아래로 떨어짐	어깨뼈가 하방회전된 위치로 당겨지고 전방자세에서 거상됨. 위팔뼈머리가 관절오목 앞으로 이전됨	어깨뼈가 위팔뼈과 함께 항상 움직임. 위팔뼈머리가 오훼돌기 아래로 박히고, 거상되며 내회전됨
뻗기에서의 움직임 패턴들	위팔뼈의 내회전, 팔꿉관절 폄과 아래팔 엎침	몸통의 후방회전과 골반 전방경사. 팔꿉관절 굽힘과 아래팔 뒤침	위팔뼈의 내회전 팔꿉관절 굽힘 손목의 요측편위 무지 폄

출처: Data from Byrne, D., & Ridgeway, M. (1998). Considering the whole body in treatment of the hemiplegic upper extremity. *Topics in Stroke Rehabilitation*, 4, 14–34; Gillen, G. (1998). Upper extremity function and management. In G. Gillen & A. Burkhardt, *Stroke rehabilitation: A function based approach* (pp. 109–151). St. Louis, MO: Mosby; and Ryerson, S., & Levit, K. (1997). *Functional movement reeducation: A contemporary model for stroke rehabilitation*. New York: Churchill Livingstone.

joint)의 지지는 종종 편마비 환자에게 절충되어지고 어깨관절 아탈구를 이끈다. 이완된 사지는, 팔의 무게와 중력의 힘 때문에 독특한 성질에서 불충분한 근긴장도로 위팔어깨관절을 잡고 있다. 어깨뼈는 하방회전되어 있고, 외전된 자세를 취한다(Ryerson & Levit, 1997). 경직성 사지에서 불균형적인 근육 활성화는 어깨뼈의 하방회선과 늘임(후인, retraction)을 발생시킨다(O'Sullivan, 2001b). Ryerson & Levit(1997)은 어깨관절 아탈구의 세가지 주요패턴을 묘사하였고 이러한 패턴과 관련된 보상적인 뻗기 전략에 대해 설명하였다(표 9-2).

편마비측 어깨관절의 통증은 일반적으로 CVA를 치료하는 많은 치료사와 보조원들에 의해 다루어져 왔다. 어깨관절 통증은 뇌졸중 환자의 70~80%에서 발생하고 전형적으로 능동적인 움직임동안 생긴다(O'Sullivan, 2001b). 통증과 아탈구의 관계는 논쟁의 여지가 있다. 몇몇 저자는 아탈구가 통증을 야기한다고 느끼며, 다른 연구자들은 통증과 아탈구 사이의 관계가 지지되지 않는 증거를 찾기도 하였다(Zorowitz, 2001). 일차적인 원인은 어깨관절 통증과 부종의 합병증이라고 임상가들은 간주한다. 사지의 자세, 감소된 움직임, 정맥과 림프계의 불충분한 배수장치가

표 9-3

어깨-손 증후군 단계

단계 1	손등의 부종은 심각한 통증과 어깨관절의 뻣뻣함을 동반하며 손목과 손으로까지 통증이 퍼지며, 어깨관절 관절가동범위는 벌림, 굽힘, 외회전 시 감소된다. 혈관운동의 변화는 경증의 피부변색을 포함하며, 접촉, 압력이나 온도에 매우 민감해질 것이다.
단계 2	통증이 감소되고 근육과 피부의 위축, 혈관경련, 다한증, 머리카락과 손톱으로 진행되며, 쉽게 이소성골화가 된다.
단계 3	점진적으로 피부와 근육, 머리카락까지 위축되며 작은 통증과 혈관운동이 변화하며 관절변형이 된다; 손은 구부러지고 편평해지며 엄지두덩(무지구, thenar)와 새끼두덩(소지구, hypothenar)의 위축이 있다.

출처: O'Sullivan, 2001, p. 538, with permission.

부종을 야기하며, 이차적인 합병증을 초래한다(Duff, 2001; Ryerson, 2001). 부종과 통증 두 가지 다 환자의 뻗기 능력과 기능적인 과제를 재훈련받는데 방해가 된다. 손의 부종은 **어깨-손 증후군**(shoulder-hand syndrome)과 연관되어지며 손의 팽윤이 종종 시작된다(Ryerson, 2001). 비록 손의 부종은 항상 어깨-손 증후군을 이끄는 것은 아니지만 일반적인 특징은 표 9-3에 있다.

▪ 잡기와 조작하기 (Grasp and manipulation)

잡기와 조작하기의 어려움은 신경학적 손상을 가진 환자들에게서 종종 발생된다. CVA로 고통 받는 사람들 중에서 많은 요인들 때문에 근위부 기능의 변화가 생긴다. 꼭 제한된 것은 아니지만 다음에 있는 것들이 종종 포함된다(Gillen, 1998):

- 불균형적인 근육의 당김
- 약화나 부전마비
- 팔이음뼈 자세 때문에 근위부 정렬의 변화
- 감각의 감소
- 이차적인 관절 변화
- 통증과 부종

이러한 요인들의 어떤 결합 때문이든지, 비정상적 움직임 패턴은 잡기와 조작하기 동안 관여한다. 이완된 손에서 어깨관절 내회전 요소, 팔꿉관절 폄, 아래팔(전완, forearm) 엎침(회내, pronation), 손목 굽힘, 편평한 수부궁이 종종 보여진다(Ryerson & Levit, 1997). 손안의 근긴장도가 증가되면 굽힘으로 불균형적인 근육의 당김은 더 발현된다. 어깨의 거상과 내회전, 팔꿉관절 굽힘, 아래팔 엎침 또는 뒤침(회외, supination) 그리고 손목과 손가락의 굽힘을 포함한 패턴이 발달하게 된다. 만약 오랜 기간동안 손목과 손가락 굽힘 자세가 지속되면 손목과 손가락의 굽힘건이 단축된다. 이것은 손의 능동적이거나 수동적인 열기를 어렵게 하는 원인이 된다. 치료사는 해결하기 위하여 스플린트나 serial casting을 사용할 것이다. 팽팽한 건에 낮은 부하와 지속적인 스트레치를 하는 것은 관절가동범위를 증가시키고 스플린트나 캐스팅을 단계적으로 적용하여 제공되어진다.

▪ 놓기 (Release)

뇌성마비아동과 신경학적 손상을 가진 성인은 비슷하게 일반적인 어려움을 가진다. 저긴장 손과 잡기는 놓기에 제한을 줄 것이며 조절되지 않을 것이다. 물체는 환측손에서 불수의적으로 떨어질 것이다. 과긴장형 환자에서 비정상적인 패턴은 놓기가 촉진되어지곤 할 것이다. 공동패턴으로 팔꿉관절 폄과 함께 위팔뼈(상완골, humerus)의 벌림, 손목 굽힘으로 손가락의 기계적인 폄이 포함된 패턴이다. 환자는 또한 물체를 놓으려고 손을 흔들거나 건측 손으로 물체를 억지로 떼어놓으려 할 것이다(Boehme, 1988). 이러한 모든 패턴은 물체를 놓기 위한 욕구에서 나타나지만 정확성과 조절은 손상된다. 손의 다양한 근긴장도와 감각소실은 신경학적 손상을 갖는 환자들에게서 단계적이고 시간적인 놓기를 방해한다.

▪ 성인 뇌혈관사고와 편마비의 임상적인 관리 (Clinical management of adult cerebrovascular accident and hemiplegia)

대부분의 치료사와 보조원들은 임상적으로 상지 편마비 환자들과 함께 일할 것이다. 상지의 관리는 매우 도전이 되며, 특히 CVA환자는 감각이 결손되며 시각적 그리고 인지적인 제한을 가지며 복합적인 요인들 때문에 통증과 부종이 있을 것이다. 많은 환자들은 노인이며, 정상적인 노화과정의 일부분으로써 신경학적 손상이 의심되고 근력과 지구력, 감각, 시각계가 감소된다(성인과 노인의 발달에 대한 앞부분을 보라). 임상가는 CVA환자와 일할 때 다양한 **이론의 틀**(FOR)을 선택할 것이다. 가장 일반적인 이론의 틀은 운동학습과 조절, 신경발달치료(NDT), 고유수용성신경근촉진(PNF), 과제-중심적 접근이 사용된다(6장을 보라). 이전 부분처럼 임상관리는 특별하게 주시, 뻗기, 잡기와 조작하기 그리고 놓기의 틀로 될 것이다.

▪ 주시 (Regard)

CVA에 동반된 시각적 결손은 앞부분에서 이미 설명되었다. 임상가의 치료를 위하여 뻗기 행동에 관여되는 개인의 능력에 관한 수많은 영향력을 보았다. 시각무시나 반맹증이 있는 환자들과 일하기 위한 몇몇 일반적인 기술은 시각영역을 스캐닝하는 것을 가르치는 것이며(Niemeier, Cifu, & Kishore, 2001), **시각적 부주의**나 무시의 문제를 호소하기 위해 시각적 이미지를 사용한다. 수평선을 가로지르는 광범위한 등대의 빛과 같은 이미지를 사용하여 Niemeier와 그 동료들은(2001) 기능적인 과제를 더 잘 수행하고 환경을 스캔할 수 있는 능력을 향상시켰다.

특별한 시각적 중재는 이 주제를 뛰어넘는다. 독자는 Barbara Zoltan's(1996)매뉴얼을 읽기 바란다. 신경학적 손상을 갖는 성인의 시각과 인지 결핍에 대한 평가와 중재 기술에 대해 나와 있다.

■ 뻗기(Reach)

뻗기 행동은 안정적인 면과 정렬된 팔이음뼈(견갑대, shoulder girdle)에서 발생한다. 이러한 요소 둘 다 종종 CVA를 갖는 사람에게서 손상되어있다. 통증과 부종은 또한 복합적인 요인으로 관리는 후에 다루어질 것이다. 몸통 자세는 뻗기 시 어깨뼈와 위팔뼈의 자세에 영향을 미친다. Ryerson & Levit(1997)은 신경학적 손상을 갖는 사람들에게서 볼 수 있는 감소된 몸통조절의 4가지 일반적인 패턴에 대해 묘사하였다:

- 과도한 몸통 굽힘은 신체의 앞부분으로 위팔뼈가 위치하고 어깨뼈 벌림을 증가시키는 원인이 된다.
- 과도한 몸통 폄은 어깨관절 젖힘(과신전, hyperextension)이나 위팔뼈 내회전과 모음(내전, adduction)되게 하며, 어깨뼈 모음을 야기한다.
- 편마비측으로의 외측 몸통 굽힘은 어깨뼈의 하방회전을 야기한다. 만약 건측으로 굽힘되면 어깨뼈가 거상될 것이다.
- 편마비측의 몸통 굽힘은 어깨뼈의 벌림(외전, abdution)과 하방회전을 초래한다.

어깨뼈와 팔이음뼈 복합물의 적절한 정렬을 제공하기 위해서는 몸통 정렬이 먼저 되어야 한다. 기능적인 활동 동안 좋은 몸통 정렬을 촉진하는 것은 종종 아주 좋은 시작이다. 침상에서 구르기와 앉기는 편마비측을 회복하고 대칭적으로 만들기 위한 좋은 방법이다(그림 7-32와 7-33 참조). 발을 편평하게 대고 상지를 지지함으로써 좋은 몸통 정렬을 하며 앉는 것은 미세한 체중이동을 위한 활동이다. 자세 조절을 위한 더 자세한 중재전략은 8장을 보아라.

일단 외부의 지지(앉기나 자세잡기 같은)를 통하여 몸통 정렬이 되거나 달성되면, 뻗기 시 상지 조절은 치료의 중심이 된다. 앉기, 서기, 네발 기기 같은 다른 자세에서의 상지의 체중지지는 초기의 어깨관절 및 팔꿉관절, 손목과 손가락 평근의 안정화에 자극을 주는 활동이 된다(O'Sullivan, 2001b). 이러한 자세에서의 체중지지는 또한 부드러운 어깨뼈 움직임을 제공한다. 환측사지의 관절가동범위는 또한 중요하며, 관절 변형과 부종은 적절한 움직임을 못하게 한다. 관절가동범위 활동은 조심스럽게 행해지며, 또한 환측 사지의 통증이나 외상을 증가시키지 말아야 한다. O'Sullivan(2001)의 수동관절가동범위에 대한 정확한 가이드라인은 위팔뼈의 외회전과 탈구에 대하여 매우 주의하라고 권고한다. 특히 90° 이상의 머리 위 범위와 조직의 찝힘을 예방하기 위한 어깨뼈의 상방회전은 주의해야 한다. 항상 관절가동범위의 위험을 고려하는 것은 환자의 적절한 목표가 된다. 정상적인 노화과정은 완전한 관절가동범위이 손상되므로 노인환자에게선 기초선이 되지 못할 것이다. 능동관절가동범위은 항상 수동관절가동범위보다 유용하며, 많은 치료사와 보조원들은 환자가 독립적으로 할 수 있는 관절가동범위 향상 활동을 가르친다.

부종이 있다면, 접촉을 부드럽고 점진적으로 치료되어야 하며 부종이 있는 부위는 통증과 관절과 조직의 움직임을 방해한다(Ryerson & Levit, 1997). 부종은 아래에 있는 조직을 점착시키고 점차 딱딱하고 덩어리지게 한다(Ryerson, 2001). 초기 단계에서 부종은 부드럽고 능동적인 움직임과 역행하는 마사지와 거상에 의하여 감소되어진다. 어떤 치료사들은 신축성 있는 장갑이나 옷을 사용하며, 근위부에서 원위부로 붕대를 사용하여 감는다.

편마비측 어깨관절 통증은 일차적이고 이차적으로 많이 발생한다. 발현되지 않은 원인을 간주하여 통증은 기능적인 움직임을 감소시키고 그러므로 치료되어야 한다. Ryerson & Levit(1997)은 편마비측 어깨관절 통증의 원인을 다음과 같다고 하였다:

- 어깨관절의 잘못된 정렬에 의한 불충분한 관절 메카닉
- 경직성이나 활동적인 단축에 의한 근육과 연부조직의

통증

- 감각계의 손상
- 만성적인 통증 증후군(어깨-손 증후군)

부적절한 정렬을 위한 중재전략은 적절한 자세잡기와 위팔뼈의 정렬, 어깨뼈의 움직임을 포함한다. 슬링은 주의해서 사용되야 한다. 치료 동안 달성되어지는 상완관절의 적절한 자세잡기를 유지하는데 도움을 주기도 하지만 반대로 아탈구가 될 수 있다(Ryerson, 2001). 많은 타입의 슬링이 있다; 치료사는 그것들의 특징과 특별한 슬링에 대하여 Ryerson과 Levit의 문서(2001)를 참고한다. 대체할 수 있는 자세 전략은 어깨관절의 치료적 테이핑과 기능적 전기자극을 포함한다(Woodson, 1995). 근육과 연부조직 통증을 감소시키기 위한 중재전략은 경직된 근육을 천천히 통증이 없을 때까지 스트레칭하는 것이다. 종종 통증이 있는 어깨관절은 아픈 치료 때문에 유래되기도 한다(Ryerson & Levit, 1997). 감각 손상과 만성적인 통증 증후군을 갖고 있는 환자를 치료할 때, 일관성이 필요하다. Ryerson과 Levit은(1997, pp.160-161) 만성적인 상지 통증의 중재전략을 다음과 같이 목록화 하였다:

1. 중재와 환자의 일상으로부터 통증을 제거해라.
2. 팔과 손의 접촉에 대해 둔감화 시켜라.
3. 손의 부종을 제거하라.
4. 통증이 없는 상지의 움직임을 소개시켜라.
5. 단계적으로 움직임 요구를 증가시켜라.

■ 잡기와 조작하기 (Grasp and manipulation)

팔이음뼈(견갑대, shoulder girdle)를 통한 근위부 조절은 기능적인 뻗기와 함께 예기조절을 사용한 잡기 형태를 만드는 자세로 손을 위치시키는 것을 보조한다. 신경학적 손상을 갖는 환자는 높거나 낮은 근긴장도나 이차적인 관절 손상 때문에 근위부 조절에 방해를 받는다. 근위부 관절의 중재전략은 거울이다. 관절 정렬을 제공하고 관절가동범위를 증가시키고 수의적인 움직임 조절과 근력을 향상시키며 경직을 감소시키는 것이 일반적인 목표가 된다. 기능적으로 사용하는 손의 움직임 연습과 과제와 관련된 활동은 환자를 참여시키고 기계적으로 반복되는 운동과 비교할 때 더 향상된 결과를 보인다(Trombly & Wu, 1999). 중재는 종종 다른 물체를 사용한 활동을 통하여 강력한 잡기를 완성하는 것으로 시작된다. 이것은 외측집기, 세점집기, 두점집기와 같이 더욱 정교한 집기패턴으로 점진적으로 향하게끔 한다(그림 9-1에서 9-5)(Duff, 1995; Shumway-Cook & Woollacott, 2001). 물체를 잡는 것은 경험적인 지각에 기초하여 잡기 패턴과 손 형태를 예측하는 것에 영향을 받는다. 다양한 크기와 재질의 물체를 사용한 손안 조작하기 활동은 운동학습 원리를 사용하여 중재하는 것과 연관된다. 연습과 언어적이거나 시각적인 단서를 제공한다. 쓰기, 돈세기, 단추 채우기, 스냅 닫기와 같은 매일의 기능적인 활동은 손안 조작하기 기술을 위한 중재와 관련된다. 과도하게 수축되고 팽팽한 손을 위한 위생관리는 중요하게 고려되며, serial casting, 스플린트, 보톨리움 톡신(Botox) 주사가 도움이 될 것이다(7장 참조).

■ 놓기 (Release)

경직성 때문에 능동적인 놓기가 어려운 환자를 위한, 진동, 테이핑, 천천히 지속적으로 스트레칭하기 같은 근긴장도를 감소시키기 위한 기술은 놓기 과정을 시작하는데 도움이 될 것이다. 뇌성마비에 대한 부분에서처럼, 테이블이나 대립하는 손 같은 외부적 지지에 의해 시작되는 성숙한 놓기 발달을 위한 전형적인 순서는 조절이 감소된 사람을 위해 시작점이 될 것이다. 굽힘과 대조적으로 손목의 중립자세나 약간의 폄을 통한 놓기는 비정상적인 패턴을 감소시키며 길항근이 능동적으로 강화되도록 한다.

파킨슨병 (Parkinson's disease)

파킨슨병은 미국에서 약 100만 명의 성인에게 영향을 미치는 만성적인 진행성 병이다(Morris, 2000). 7단원에서 설명한 것과 같이, 파킨슨병 환자는 운동완서(움직임의 느림), 운동불능(움직임의 결핍), 진전(휴식시), 강직(수동적 움직임에서의 저항), 비정상적인 자세를 포함한 운동장애를 가진다(Montgomery, 1995). 이러한 운동 장애는 물체를 향해 뻗고, 잡고, 조작하는 사람의 능력에 영향을 미칠 수 있다. 다음 단락에서, 파킨슨병으로 인한 상지 기

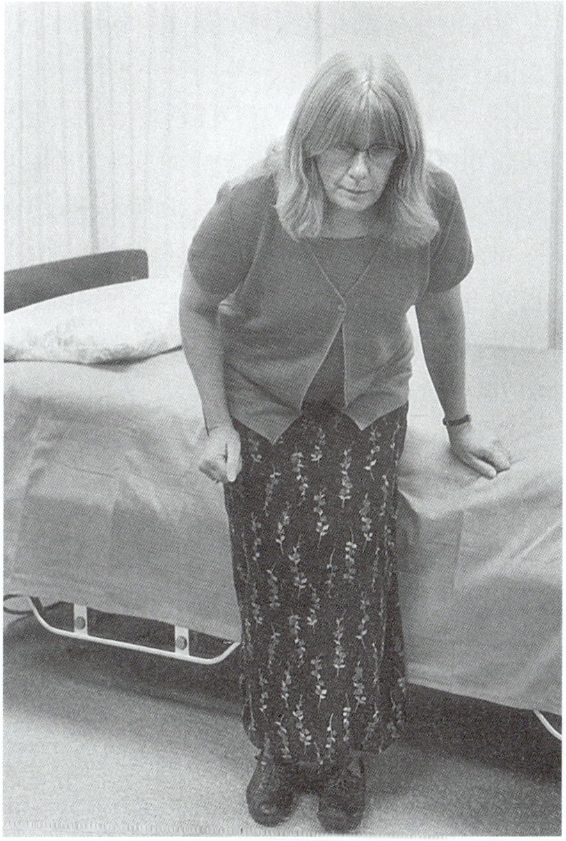

그림 9-15. 침대에서 일어났을 때 앞으로 굽힘된 자세.

능의 손상과 임상적 관리 기술을 설명한다.

▪ 주시 (Regard)

파킨슨병 환자는 물체를 응시하는 능력을 제한할 수 있는 특별한 시각적 손상을 가질 수 있다. 시각 장애는 흐릿한 시야, 저하된 시력, 손상된 순간적인 안구움직임(saccadic eye movement)과 비접합 주시(disconjugate gaze)로 인한 부드러운 시각 추적 부족을 포함한다(O' Sullivan, 2001a). 파킨슨병을 가진 많은 환자들은 어떤 운동 장애의 보상을 위해 그들의 시각계를 사용한다. 그러므로 근본적으로 시각 손상이 존재한다면, 특히 치료사가 기능적 움직임을 돕기 위해 보상 전략으로써 시각을 사용한다면, 해결하는 것이 중요하다.

강직, 운동완서, 운동불능의 특징적인 운동 장애는 머리를 돌리거나 물체를 시각적으로 추적하기 위한 기회를 감소시킴으로써 물체를 시각적으로 응시하기 위한 사람의 능력에 영향을 미칠 수 있다. 파킨슨병 환자의 일반적인 자세는 목, 골반, 무릎의 굽힘과 몸통을 앞으로 굽힘시킨 자세이다(O' Sullivan, 2001a)(그림 9-15). 또한 이 자세는 머리 위치 때문에 환경에서 물체를 시각적으로 집중하는 능력을 감소시킨다.

▪ 뻗기 (Reach)

뻗기의 손상은 파킨슨병 환자마다 다양하다. 운동장애(운동완서, 운동불능, 강직)는 종종 뻗기를 시작하는 것을 방해한다. 만약 사람이 어떤 것을 향해 아주 천천히 뻗을 수 있고 물체에 도달하기 위해 다양한 관절과 움직임을 사용할 필요가 없다면, 뻗기는 성공할 것이다(Shumway-Cook & Woollacott, 2001). 만약 움직임의 폭이 증가되고, 증가된 속도와 정확도로 어떠한 것을 향해 뻗기를 시도한다면, 뻗기 능력은 저하될 것이다. 파킨슨병 환자의 뻗기에서의 성공은 과제 그 자체와 내용에 의존한다. 뻗기와 잡기에서 더 큰 어려움은 다양한 단계를 가지거나 복잡한 행동 순서를 사용하는 과제를 뜻한다(Morris, 2000). 목욕하기, 꾸미기, 먹기, 화장실가기, 다양한 단계가 필요한 많은 일상 과제 때문에, 파킨슨병 환자들은 이러한 과제들을 완성할 수 없거나 천천히 완성한다.

▪ 잡기와 조작하기 (Grasp and manipulation)

잡기와 조작은 다양한 관절을 가로질러 움직임 협응을 요구하기 때문에, 파킨슨병 환자는 많은 소근육 운동 기술에서 어려움을 가진다. 다양한 단계를 가지는 소근육 운동 과제를 완성하기 위한 능력은 움직임을 함께 배열하고 다양한 움직임 순서를 시작하는 것에 대한 무능력으로 인해 방해된다. 쥐기 힘을 제어하는 것, 어떠한 것을 들기 위해 충분한 힘을 생성하는 것과 물체를 잡고 유지하는 것들이 손상된다(Shumway-Cook & Woollacott, 2001). 쥐기 힘을 생성하기 위한 시간은 종종 증가되고, 생성하기 위해 과도한 쥐기 힘을 야기할 수 있다. 소근육 운동 과제의 예로 파킨슨병 환자는 글씨쓰기에 굉장한 어려움을 가진다. 글씨쓰기는 다양한 관절과 다양한 움직임의 협응을 사용한다. 그러므로 파킨슨병 환자는 글씨를 쓸 때 시간과 노력이 필요하다. 일반적으로, 파킨슨병 환자는 정상적인 속

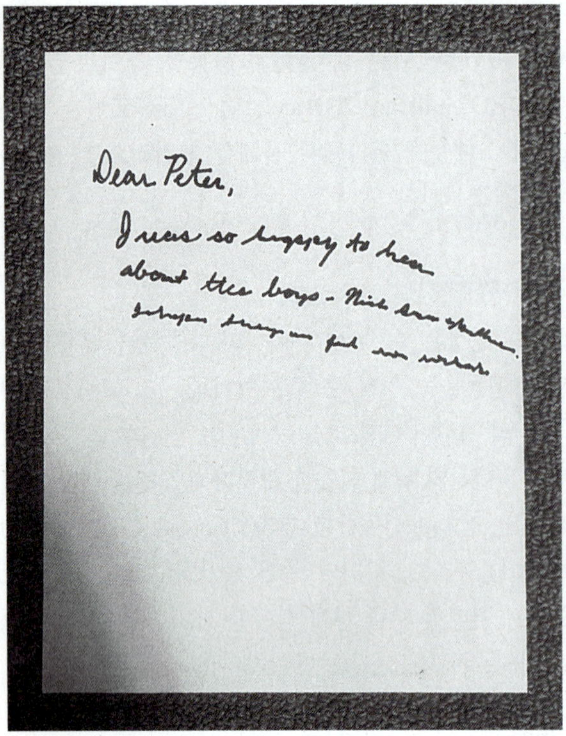

그림 9-16. 소자증의 예.

도로 글쓰기를 시작하고 선긋기는 일반적인 범위 내에 가능하다. 과제를 계속함에 따라, 선긋기의 크기와 읽기(legibility) 속도도 감소하고 **소자증**(micrographia, 비정상적으로 작은 글씨쓰기)을 보인다(Morris, 2000)(그림 9-16).

■ 놓기(Release)

놓기의 어려움 또는 지연된 놓기는 파킨슨병 환자에서 나타난다. 잡기와 놓기는 환자의 선호하는 속도로 했을 때, 손상이 없을 것이다. 환자가 움직임의 속도를 증가시킬 때, 놓기 속도는 감소한다(Shumway-Cook & Woollacott, 2001). 다양한 과제의 부분이라면, 놓기를 시작하는 것은 움직임을 함께 배열하고 내적인 단서를 사용하는 제한된 능력 때문에 파킨슨병 환자는 어려울 것이다.

■ 파킨슨 병의 임상적 관리 (Clinical management of Parkinson's disease)

모든 요소에 대한 기술의 일반화 때문에 응시하기, 뻗기, 조작하기와 잡기, 놓기에서 파킨슨병 환자들을 위한 치료 기술을 나누는 것은 어렵다. 그러므로 이 단원은 파킨슨병 환자 중에서 상지 손상에 대해 접근하여 치료의 개요를 설명한다.

파킨슨병 환자와 함께 일하는 치료사와 그들의 보호자는 기저핵 병리를 우회해서 돕기 위해 피질의 입력을 사용함으로써 기능적 손상을 감소시킬 수 있다(Morris, 2000). 이것을 치료사로서 해석하면 외적인 단서(언어, 시각, 촉각, 고유수용성)는 운동 순서를 수행하는 것에서 파킨슨병 환자를 도울 수 있다. 이러한 예로 스텝 길이를 돕기 위해 바닥에 그어진 선 또는 손으로 선긋기를 돕기 위한 줄이 그어진 종이와 같이 시작하는 단서를 제공한다(Morris, 2000). 그러나 만약 외적인 단서로서 시각을 사용한다면 치료사는 환자가 가지고 있는 시각적 제한을 알고 있어야 한다. 흔들림과 같은 고유수용성 단서는 침대에서 나오기 위해 구르기 같은 움직임을 사용하는데 도움을 줄 수 있다. PNF 패턴은 강직을 감소시키고 움직임을 증가시키는데 도움을 줄 수 있다(O' Sullivan, 2001a). "왼쪽 팔", "오른쪽 팔"과 같은 언어적 단서는 옷입기와 목욕하기에서 도움을 줄 수 있다. 일정한 템포의 음악은 움직이는 동안 리듬을 유지할 수 있도록 도움을 줄 수 있는 청각적 단서를 제공할 수 있다(Morris, 2000 ; Newman et al., 1995).

또한 파킨슨병 환자들은 기능적인 과제의 내용 안에서 복잡한 운동 순서를 실행하는 것에 많은 어려움을 가진다. 작은 단위에서 과제를 멈추는 것은 개별적인 단위 대 복잡한 과제를 수행하는 능력 향상을 이끈다. 상지 운동 동안에, 뻗기, 잡기, 조작하기 능력은 미리 설명한 것과 같이

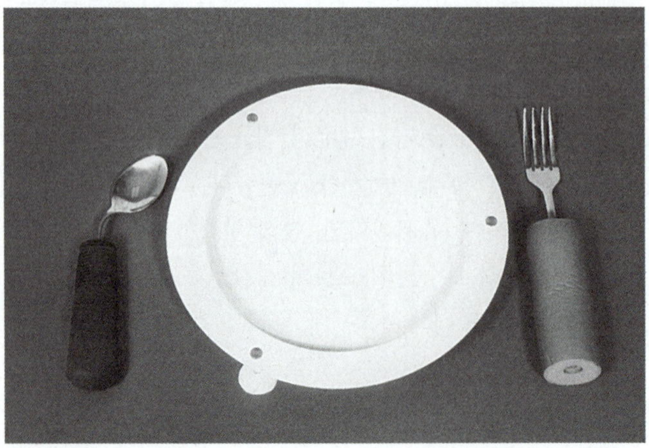

그림 9-17. 손잡이가 두꺼운 숟가락, 포크와 움푹 패인 접시.

손상된다. Meg Morris로부터 적용된 상지 기능 향상을 위한 치료 제안을 보자(2000):

- 활동을 수행하기 전에 활동 순서를 먼저 정신적으로 예행 연습을 한 후, 일상 활동을 수행한다.
- 물체를 꽉 쥐기 전과 움직이는 동안에 물체를 본다. 이 시각적 단서는 계획하고 움직임의 정확성에 도움을 준다.
- 소근육 운동 과제를 개별적인 부분으로 나누고 따로따로 각 부분에 집중한다.
- 팔을 뻗기 위해 움직일 때 "시작"이나 물건을 놓기 위해 "놓기"와 같이 과제를 하는데 언어적인 단서를 준다.
- 환경적인 주의 산만 또는 한번에 한 과제보다 많이 시도하는 것을 피한다.

마지막으로, 보조도구와 기술은 일상생활 동안 손상된 상지 기능을 보조할 수 있다. 약간의 제안은 다음과 같다:

- 헐렁한 옷, 벨크로 잠금, 고무줄, 집게는 옷입기에 도움을 줄 수 있다.
- 두꺼운 손잡이 수저, 접시 가드, 움푹 파인 접시는 먹기에 도움을 줄 수 있다(그림 9-17).
- 높인 변기 의자, 목욕 의자, 보조손잡이, 미끄럼 방지 패드는 화장실에서 도움을 줄 수 있다.

사례 연구:

다음 사례 연구는 상지 기능 장애 환자가 일을 하기 위해 치료사의 치료를 예로 설명하였다. 전체적인 사람이 중요하며 기능의 모든 영역은 사례 연구 시 스트레스를 주므로, 가족 구성원을 참여시킨다.

사례 연구: 아동

Michael: 조산 아동

병력 (History)

Michael은 8½개월이고 4½개월부터 치료를 받았으며 조기치료서비스를 받았다. Michael의 출생력은 24주 재태기간 후 조산하였고, 출생 체중은 1파운드 4온즈였다. 그리고 뇌실내출혈이 III에서 IV 등급이었고 미숙아망막병증과 기관지폐형성이상이었다. 그는 신생아집중치료실에서 4개월을 지냈고 그의 미숙아망막병증에 대해 수술을 받았다. Michael은 ventilation과 nasogastric(NG) 먹기가 요구된다. 그는 현재 산소호흡을 한다. 그는 아직 듣기 검사를 패스하지 못했다. 가족은 그의 모든 치료에 참여하였고 그가 견디고 있는 출혈 때문에 오랫동안에 걸친 손상을 가지게 될 것을 걱정하였다.

Michael은 3살 미만이기 때문에 그는 장애인교육법(IDEA) C부분에 적용되므로 조기치료서비스를 받을 자격이 있다(Stephens & Tauber, 2001). 이러한 서비스는 자격 기준이 서비스를 받을 자격있는 누구에게나 있는 권리이다. 서비스에 대한 자격은 다음과 같다(Stephens & Tauber, 2001).

- 아동이 다운증후군과 같은 진단으로 인해 위험이 확인되었을 때
- 아동이 적절한 평가도구로 발달 지연이 증명되었을 때
- 아동이 저체중과 같은 환경적인 위험 요소로 인한 위험이 있을 때

Michael은 저체중과 평가에서 발달지연이므로 두 가지 목록에 의해 서비스를 받을 권리가 있다. Michael이 살고 있는 주에서, 그는 서비스를 받기 위해서는 하나 이상의 발달 영역에서 25% 이상의 지연이 있어야 한다. 출생에서 3살 미만을 위한 조기치료서비스는 가족에 중점을 두고 집이나 주간보호소(day care)같은 주로 아동이 거주하는 자연적인 환경에서 이루어진다.

평가 결과 (Evaluation findings)

Michael은 Battelle Developmental Inventory(BDI), 관찰, 부모 인터뷰를 사용하여 평가하였다. 평가는 어머니, 치료사, 현재 조기치료서비스 협력자와 함께 하였다. 어머니는 Michael의 오른쪽 팔보다 왼쪽 팔이 심각하게 걱정된다고 하였다. 또한 Michael의 감각을 약간 과도하게 걱정하였다.

Michael은 명료하고 시각적으로 좋았다. 붉은 링과 어머니의 얼굴을 시각적으로 추적하였다. 미소를 짓고 어머니에게 말을 걸며, 어머니 또는 흥미로운 장난감을 보았을 때 움직임의 증가를 보였다. 종소리에 일관되게 반응을 보이지는 않았지만 어머니는 때때로 큰 소리에 돌아본다고 하였다. 똑바로 누웠을 때, Michael은 머리를 오른쪽으로

돌리고 유지하려는 경향이 있고 종종 비대칭성긴장성경반사(ATNR) 자세를 취하고 있었다(그림 9-18). 물체를 추적할 때, 머리를 중앙선으로 가져올 수 있고 일시적으로 왼쪽으로 가져올 수 있다. 어머니는 아동이 머리를 오른쪽으로 돌아서 유지하려는 경향이 있다고 하였다. 머리를 중앙선에 있도록 하고 똑바로 누웠을 때, Michael은 때때로 손을 함께 가져오고 오른쪽 손을 입으로 가져올 수 있었다. 왼쪽 손보다 오른쪽 손을 머리 위로 들어서 활발하게 장난감을 치기 시작하였다. 자연스럽게 양손을 펴고 양손으로 딸랑이를 잠깐 동안 잡았다. 하지는 자연스럽게 찼다. 똑바로 누웠을 때, 무게중심은 midtorso 영역에 있었다. 똑바로 누운 자세를 관찰했을 때, Michael의 머리는 결국에는 오른쪽으로 돌아가고 비대칭성긴장성경반사(ATNR)가 다시 나타났다.

엎드려 누웠을 때, Michael은 짜증을 내고 숨쉬는데 더 많은 노력이 필요하였다. 머리는 들 수 있으나 오른쪽 팔보다 왼쪽 팔이 더 많이 어깨가 거상되고 견인되었다. 옆으로 누웠을 때, Michael의 양손은 왼쪽 팔이 더 굽힘되고 어깨뼈가 내전되면서 잠깐 모을 수 있었다. 앉으려고 했을 때, 여전히 머리가 뒤로 쳐지고 앞으로 굽힘되며 넓은 지지면이 요구되었다. 신체적인 핸들링동안에 Michael의 근긴장도는 그의 사지에서 약간의 증가를 보이고 오른쪽 상지보다 왼쪽 상지에서 더 증가되어 나타난다. 간대성 경련이 양하지에 존재하고 오른쪽 보다 왼쪽이 더 심하였다. 우유병으로 섭식하는(bottle feeding) 동안, Michael은 유아식을 벌컥벌컥 삼키는 경향이 있고 원시적인 빨기를 약간 사용하였다. 입술 닫기가 잘 되지 않고 4온스의 유아식을 먹는데 오랜 시간이 걸렸다.

중재 (Intervention)

평가에 따라, 개별화가족서비스계획(IFSP)은 가족으로부터 입력되도록 계획되었고, 팀멤버는 결과와 목적을 이끌어가는 가족을 선발하였다. 가족에 의해 기록된 주요 결과는 Michael이 구르고 앉고 기기를 하기 위해 그의 팔과 다리를 사용하고, 주변에 관심을 가지는 것이다. 치료사는 1주에 1번씩 60분 동안 Michael의 집에서 치료하였다. 치료계획은 다음과 같다.

결과(outcome) : Michael은 구르고 앉고 기기 위해서 그의 팔과 다리를 사용하였고 주변에 관심을 가졌다.

사례 연구: 성인

Elizabeth: 오른쪽 CVA를 가진 성인

병력 (History)

Elizabeth는 4주 전에 오른쪽 CVA로 인한 왼쪽 반신부전마비로 진단받은 오른손 잡이인 72세 여성이다. 그녀의 과거 병력은 양손과 무릎에 경한 관절염과 과긴장이 있었다. 그녀는 현재 딸과 살고 있고 외래 서비스에서 작업치료와 물리치료를 의뢰하였다. 뇌졸중 전에 Elizabeth는 두 마리 고양이와 단층집에서 혼자 살았고 모든 일상생활기술에서 독립적이었다. 그 지역에 다른 두 딸이 있었으며, 그녀의 치료에 포함되었고, 또한 가족을 도와주는 교회 친구들도 있었다.

평가 결과 (Evaluation findings)

Elizabeth는 지시를 따를 수 있고 사람, 장소, 시간에 대한 지남력이 있다. 약간 감소된 집중력과 충동성이 보였으나 언어적 단서에 잘 반응한다. 감소된 지각 능력과 중등도의 왼쪽 편측무시가 나타났다. 감각은 가벼운 촉각과 입체지각, 위치측정에서 감소되었다.

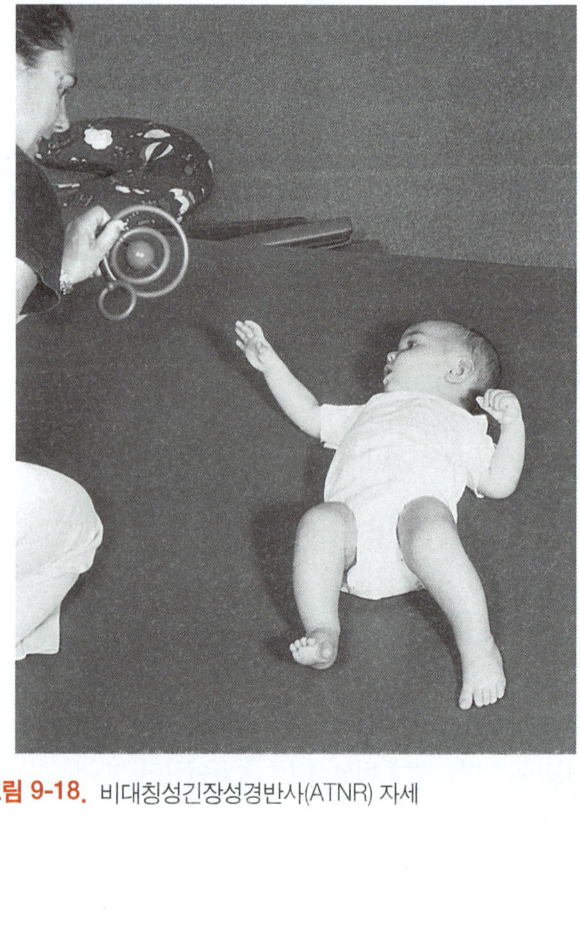

그림 9-18. 비대칭성긴장성경반사(ATNR) 자세

중재방법(methods and material)	가족 훈련(family training)

Objective : Michael은 중심선에서 그의 머리와 팔을 유지하고 똑바로 누운 자세에서 그의 팔을 입으로 가져갈 것이다.

- Boppy cushion(그림 9-19)에 Michael을 놓거나 중심선 지남력의 촉진을 돕기 위해 옆에 롤을 사용한다.

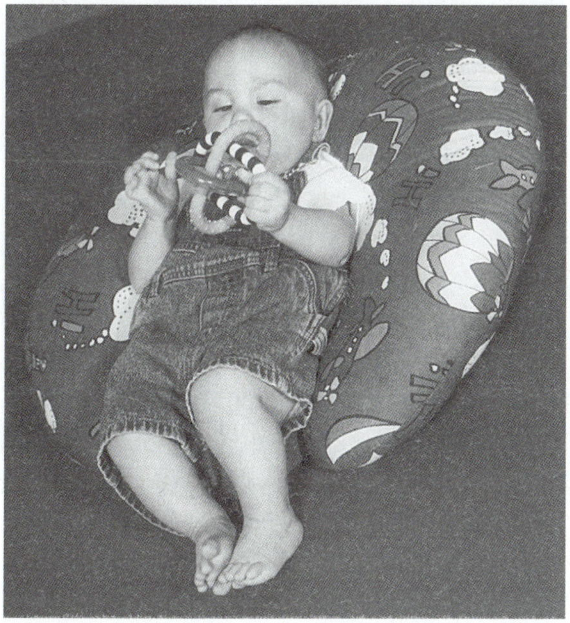

그림 9-19. 중심선 놀이를 촉진시키기 위한 Boppy cushion에서의 자세

- Michael이 시각적으로 주목하는 물건을 중심선으로 가져온다. 청각 손상이 있을 지도 모르기 때문에 시각적으로 자극하는 물체를 사용한다.
- 똑바로 누웠을 때, 턱을 당기며 부드럽게 머리가 중심선에 오도록 하고 어깨의 거상과 어깨뼈의 내전 없이 좋은 정렬에서 상지의 중심선 지남력을 촉진한다.
- 부드럽게 엉덩관절을 굽히거나 골반을 기울임으로써 골반의 거상을 점진적으로 촉진시킨다. 하지는 시각적으로 응시하도록 하고 Michael은 대퇴부와 무릎에 손을 가져가도록 시작할 수 있다(그림 9-21).

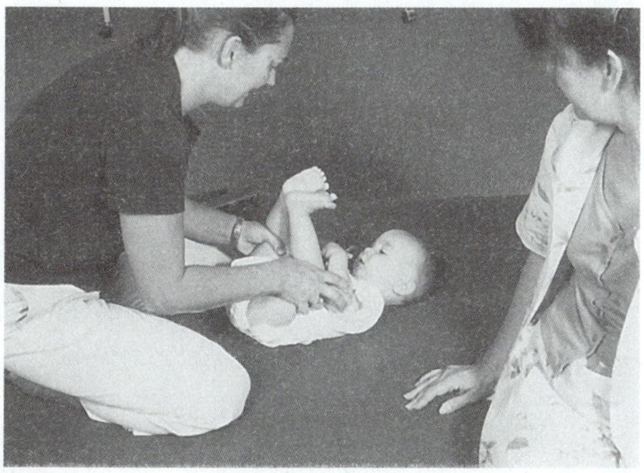

그림 9-21. 치료사가 똑바로 누운 자세에서 손을 무릎에 가도록 촉진함.

- 가족에게 중심선 지남력을 촉진시키기 위한 적절한 자세 취하기 선택을 가르쳐야한다. "jungle gym" 장난감의 사용을 장려하고 장난감은 Michael이 장난감을 치도록 촉진시키기 위해 위에 매달아 놓는다(그림 9-20).

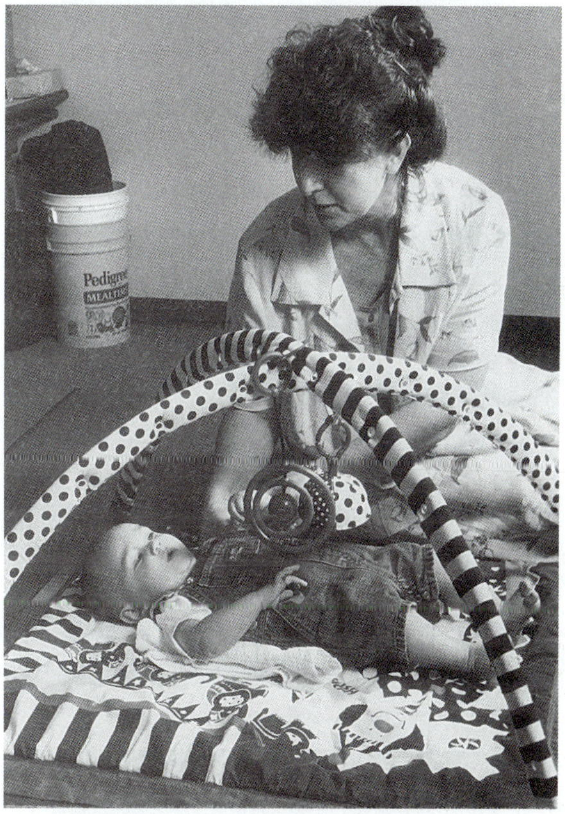

그림 9-20. 장난감을 치는 것을 촉진시키기 위해 걸어두는 장난감 사용.

- 가족은 오른쪽으로 머리 돌리는 것을 좋아하는 것을 감소시키기 위해 어린이 침대의 중앙과 머리 왼쪽에 시각적으로 자극적인 물체를 제공한다.
- 가족은 그를 움직일 때, 밥을 먹일 때, 기저귀 채울 때, 놀 때에 중심선에 양손과 머리가 유지되도록 Michael을 고정시키는 방법을 훈련한다.

(다음 쪽에 계속)

중재방법(methods and material)

가족 훈련(family training)

Objective : Michael은 엎드려 누운 자세에서 머리를 들어서 고정하고 상지에 체중지지를 해서 2분 동안 참을 것이다.

- Michael이 엎드려 누운 자세에서 시각적 응시를 하기 위해 시각적으로 자극하는 장난감을 위치시킨다. 상지 체중지지 보조를 돕기 위해 몸통의 신장과 엉덩이 쪽으로 체중 이동을 촉진한다 (그림 9-22).

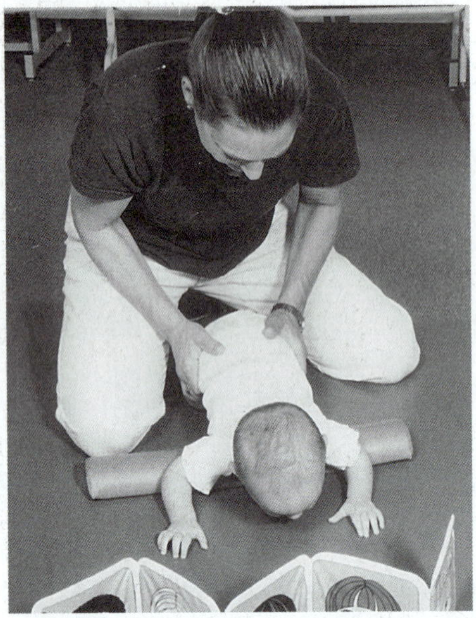

그림 9-22. 치료사는 몸통 신장과 상지의 체중지지를 촉진한다.

- 지지하기 위해 작은 롤 위에 엎드리게 하고 미묘한 외측 체중이동을 안내한다.
- Michael의 주먹이 쥐어져 있으면, 엎드려 있는 동안 손을 벌려서 체중지지를 하거나 다른 재질이나 모양의 장난감에 대한 경험을 촉진한다(그림 9-24).

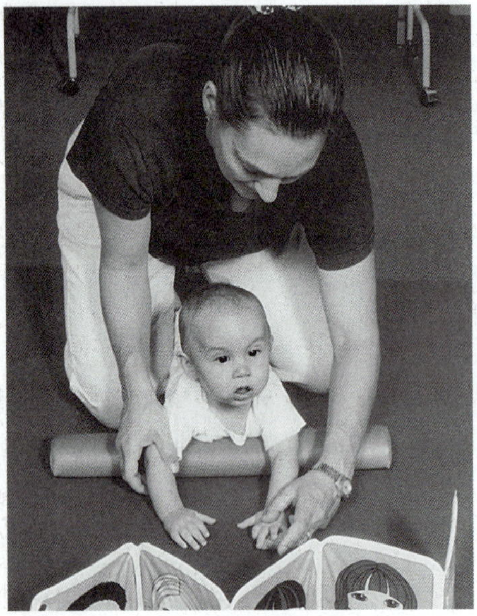

그림 9-24. 손을 펴고 상지로 체중지지.

- 가족에게 엎드린 자세에서 Michael이 참을 수 있다는 것과 가슴 아래 작은 롤과 같은 지지를 사용하는 방법을 시범을 보인다 (그림 9-23).

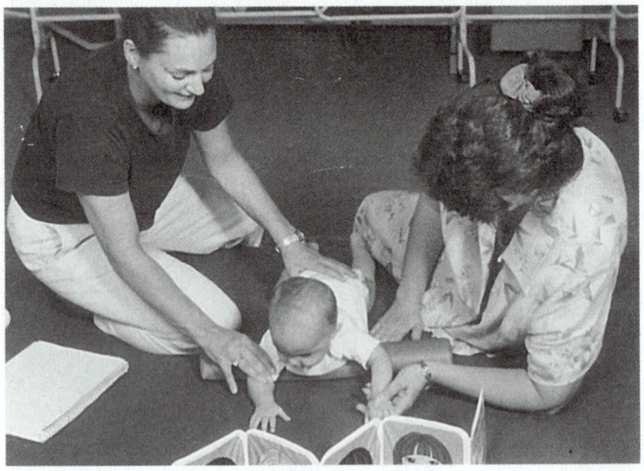

그림 9-23. 치료사는 엎드린 자세를 가족에게 가르친다.

- 주먹을 쥐고 있다면, Michael의 손을 부드럽게 펴는 방법을 보여주고 손을 마사지하고 경험을 위해 다른 재질과 모양의 장난감을 소개한다(그림 9-25).

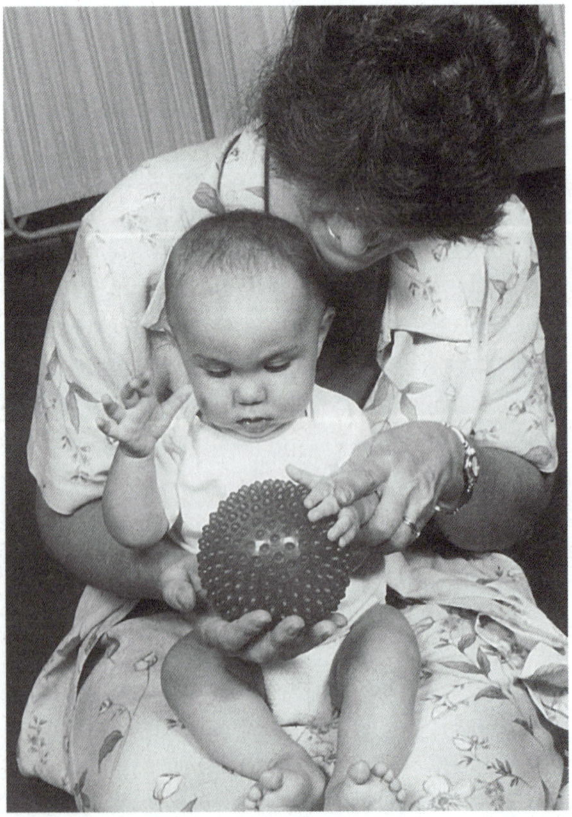

그림 9-25. 그의 왼쪽 손에 장난감의 경험을 촉진하기 위해 촉감 장난감의 사용을 가족에게 가르친다.

중재방법(methods and material) **가족 훈련(family training)**

Objective : Michael은 옆으로 누운 자세에서 양 팔로 장난감을 치고 엎드린 자세로 구르기를 시작하고 지지하고 앉기에서 팔로 체중지지를 할 것이다.

- Michael은 똑바로 누운 자세에서 왼쪽 오른쪽으로 옆으로 누운 자세로 구른다. 체중지지 면의 신장을 촉진한다(그림 9-26).

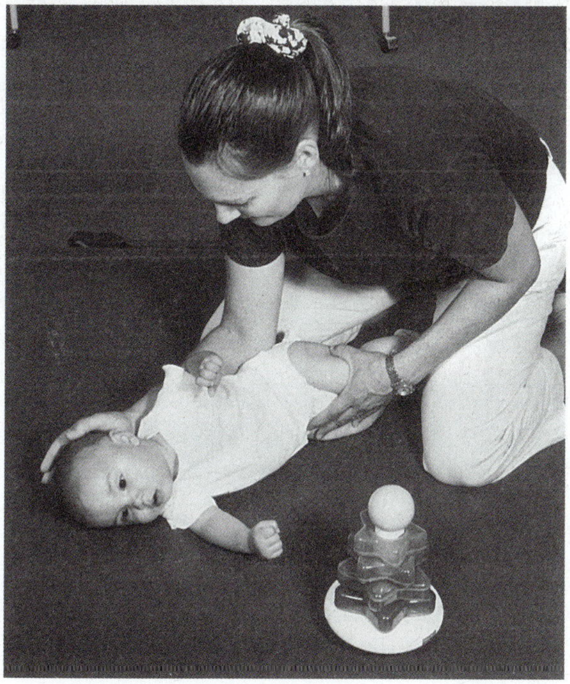

그림 9-26. 옆으로 누운 자세에서 체중 지지면의 신장을 촉진한다.

- 옆으로 누운 자세일 때, Michael이 양손을 함께 가져오고, 그의 손에 장난감을 쥐기 위해 시각적으로 집중하는 활동을 촉진한다.
- 옆으로 누운 자세 동안 체중지지 자세로 Michael의 하지를 촉진한다(그림 9-27).
- 큰 치료공 위에 앉아서 왼쪽 팔 쪽으로 지지하고 체중이동을 한다(그림 9-28).

- 옆으로 누웠을 때 Michael이 자세를 유지하기 위해 그의 등 뒤에 롤을 사용하여 자세를 취하는 방법을 설명한다(그림 9-27).

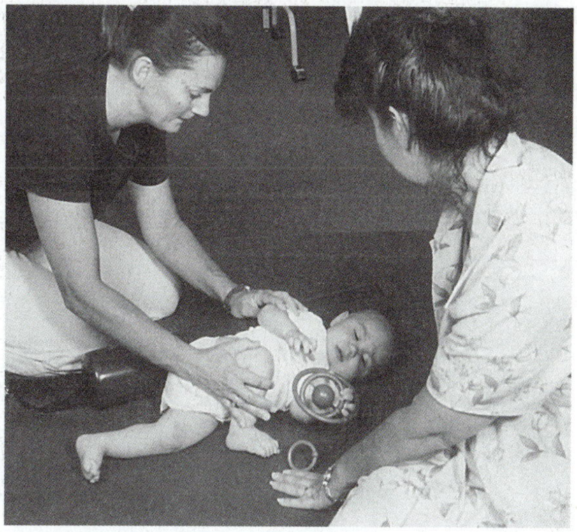

그림 9-27. 가족은 지지를 위해 등에 롤을 사용하는 옆으로 누운 자세를 배운다.

- 감소된 청각을 보상하기 위해 Michael의 시각과 촉각계에 관련하여 장난감과 상호작용의 중요성을 설명한다.
- Michael이 옆이나 앞으로 그의 팔로 받치고 지지하고 앉아서 자세를 취하는 방법을 설명한다.

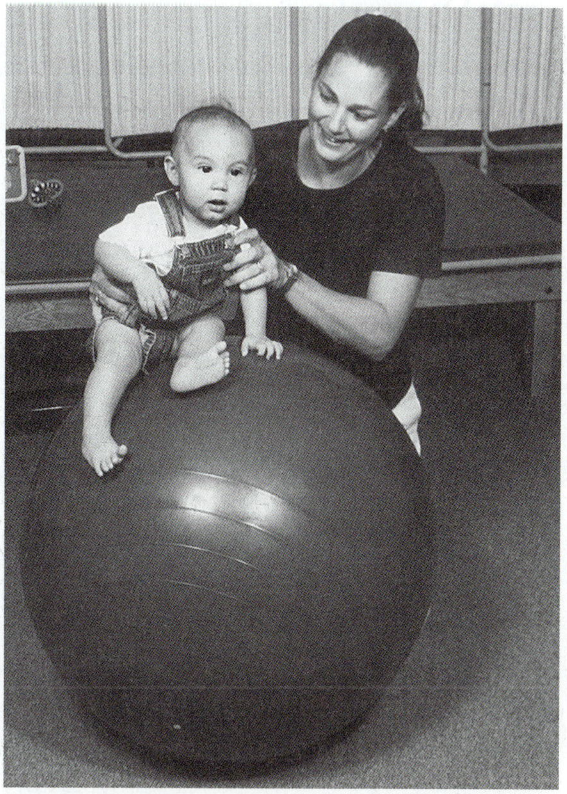

그림 9-28. 치료사는 치료공에서 왼쪽 상지로 체중지지를 촉진한다.

Elizabeth는 왼편에, 하지보다는 상지에서 더 많이 이완성 근긴장이 존재한다. 가슴근(흉근, pectoralis), 어깨올림근(견갑거근, levator scapulae), 위등세모근(상승모근, upper trapezius)에서 약간의 근긴장을 제외하고 왼쪽 상지에서 활동적인 움직임은 적었다. 왼쪽 상지는 어깨뼈의 하방회전과 함께 내회전의 자세를 취한다. 위팔뼈(상완골, humerus)과 팔꿉관절은 폄, 아래팔(전완, forearm)은 엎침(회내, pronation), 손목관절 약간 굽힘되면서 모음된다. 한 손가락에 아탈구가 존재하고 수동관절가동범위에서 약간의 통증을 호소한다. 부종은 손과 손목 전체적으로 존재한다. Elizabeth는 왼쪽으로 외측굴곡하는 몸통 조절이 감소되어 있다. 현재 그녀는 안전과 충동성에 대해 언어적 단서로 조절할 수 있고 짧은 거리는 반쪽보행기를 사용하여 최소한의 보조로 보행할 수 있다. 시간의 대부분은 휠체어에서 보내고 그녀는 왼쪽으로 외측 굽힘되어 있다. 꾸미기와 먹기는 오른손을 사용하여 할 수 있으나 왼쪽 편측무시 때문에 언어적인 단서와 양손이 요구되는 활동에 대한 약간의 보조가 필요하다. 그녀는 편측무시와 감소한 균형 때문에 옷입기에 약간의 보조가 필요하다.

중재 목표 (Intervention goals)

Elizabeth를 위한 치료 목표는 다음과 같다:

1. 상지 기능 촉진을 돕기 위해 자세 조절과 정렬을 향상시킨다.
2. 왼쪽 상지 정렬과 어깨뼈 움직임을 향상시킨다.
3. 왼손 부종을 감소시키고 통증이 없는 ROM을 증가시킨다.
4. ADLs에서 독립성을 증가시킨다.
5. 좋은 잔재(carryover)를 확립하기 위해 적절한 자세 기술, 부종 관리, 적응 도구를 환자와 가족에게 교육한다.

중재 전략 (Intervention strategies)

Elizabeth를 위한 치료 전략은 다음과 같다:

I. *상지 기능 촉진을 돕기 위해 자세 조절과 정렬을 향상시킨다.*
   a. 앉은 자세에서 신경발달 치료를 사용하여 세밀한 체중 이동을 하고 왼쪽에 몸통 신장을 향상시키기 위한 기술을 촉진하며 똑바른 몸통 자세를 향상시키기 시작한다. 언어적인 단서와 거울과 같은 시각적 단서는 도움을 줄 것이다(그림 9-29).
   b. 대칭적으로 스트레스를 주면서 치료사는 구르기와 바로 누운 자세에서 앉은 자세로 이동하는 것 같은 기능적인 기술을 가르쳐야 한다. 환자는 구르는 방법과 양쪽으로 앉은 자세로 옮겨가는 방법을 교육받아야 한다. 마비된 쪽에서 제공하는 단서는 편측무시 때문에 필요할 것이다. 양손을 함께 모으는 것과 하지로 미는 것은 구르기 위한 일반적인 기술이다(그림 9-30).
   c. 휠체어에서 향상된 자세는 필요하다. 왼쪽 상지는 보조 책상(lap tray)으로 지지해야 한다. 왼쪽 외측 지지대는 적절한 몸통 정렬을 위한 보조와 왼쪽 상지를 시야로 가져가기 위해 필요할 것이다(그림 9-31).

II. *왼쪽 상지 정렬과 어깨뼈 움직임을 향상시킨다.*
   a. 앉은 자세에서 치료사는 몸통을 정렬하기 시작하고 양 상지의 아래팔(전완, forearm)은 낮은 책상에서

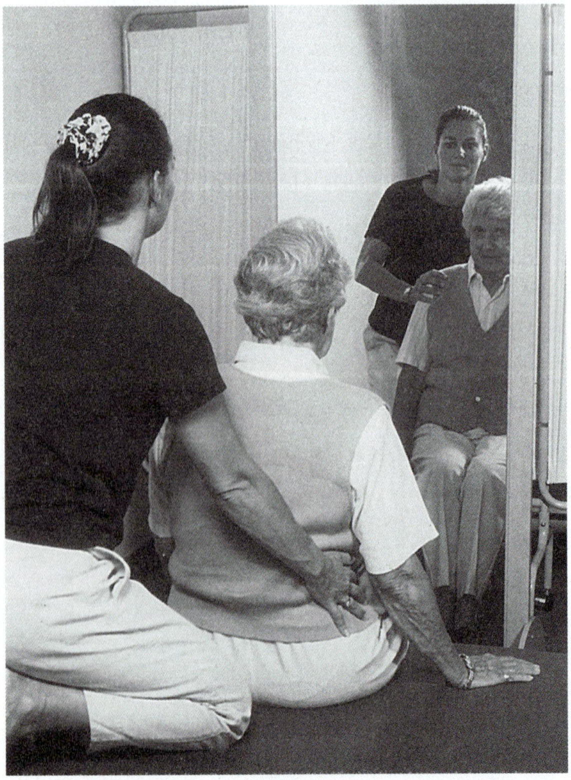

그림 9-29. 치료사는 거울 앞에서 체중이동을 시키고 있다.

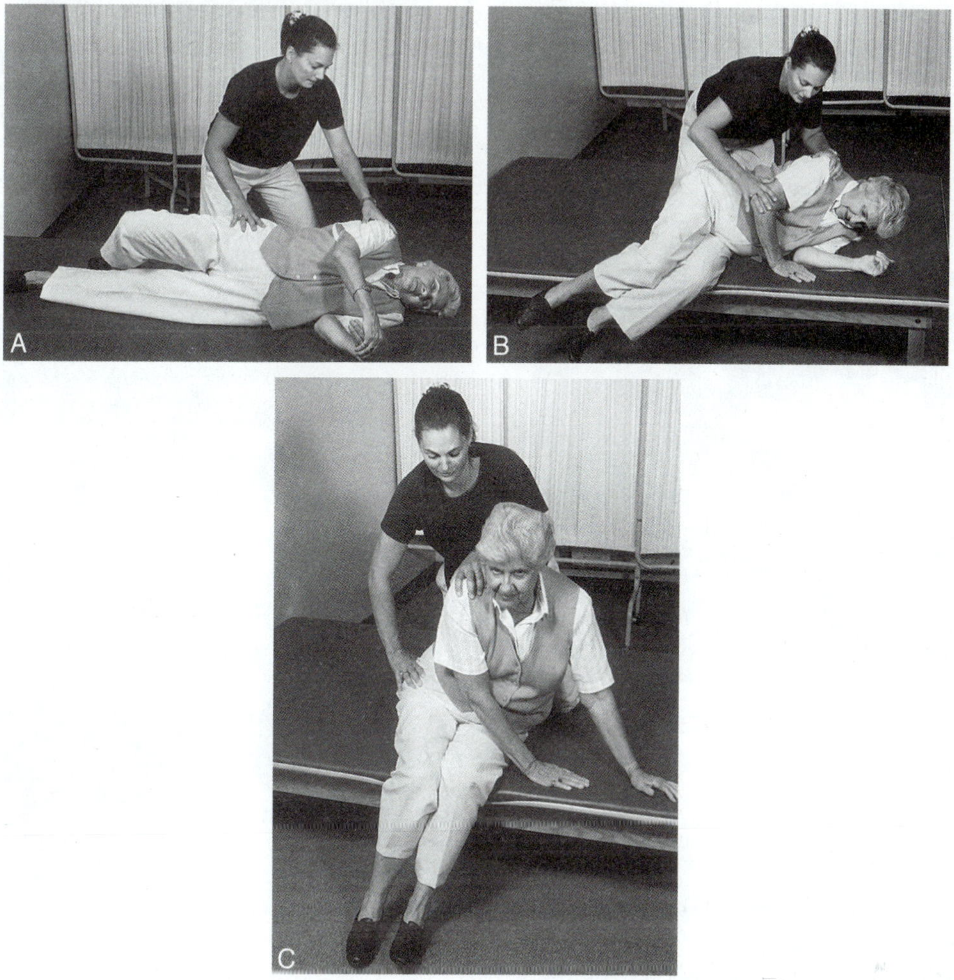

그림 9-30. 구르기 위한 적절한 기술을 교육한다. 그림은 몸통 회전의 시작을 보여준다(A). 옆으로 누운 자세로 이동(B), 앉은 자세로 움직임 완성(C).

체중지지 자세를 취한다(그림 9-32).

b. 치료사는 어깨뼈의 가동성과 관절오목(관절와, glenoid fossa)에서 위팔뼈머리(상완골두, humeral head)의 부드러운 approximation을 촉진한다.

c. 치료사는 보행을 위해 saddle-sling을 제공한다. (슬링은 단지 치료에서 성취된 정렬을 유지하는 것임을 기억해라. 그것은 주의해서 사용해야 한다.) Resting hand splint는 말단 구축을 예방하기 위해 밤 동안 사용한다(그림 9-33). 무지의 web space를 지지하는 low-temperature thermoplastic wrist cock-up splint는 낮 동안에 사용하도록 한다.

III. *왼손 부종을 감소시키고 통증이 없이 관절가동범위를 증가시킨다.*

a. 치료사는 근위부로 액체를 밀기 위해 manual pumping 기술을 사용하고, 그것은 정맥과 림프계에 의해 순환된다. 압박붕대법(compressive wraps), 등척성 수축(isometric contraction), 장갑 착용(elastic gloves)은 복합된 성공과 함께 부종을 감소시키기 위한 다른 방법들이다.

b. 치료사는 통증없이 관절가동범위를 증가시키는 방법을 환자와 가족/보호자에게 교육해야 한다. 자아관절가동범위향상 기술(O' Sullivan, 2001b, p. 551, with permission)은 다음과 같다:

1. 건측 상지로 환측 팔을 흔들어서 arm cradle position을 사용하여 어깨를 90° 로 ROM을 한다.

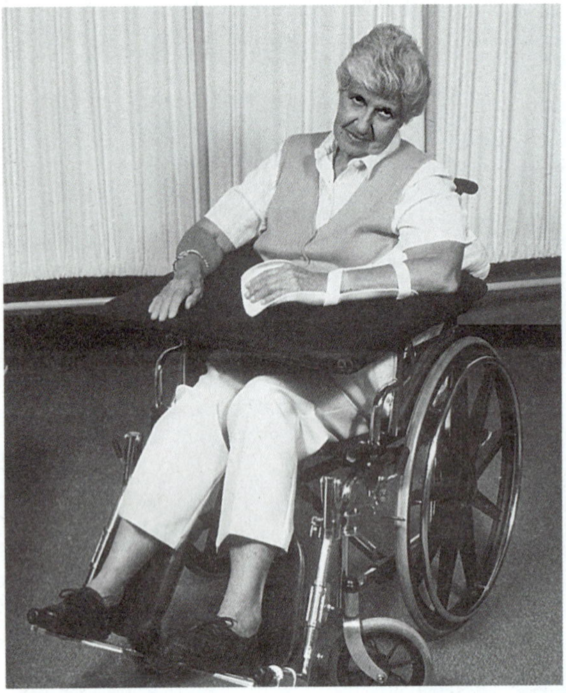

그림 9-31. 보조 책상(lap tray)과 외측 지지대는 휠체어에서 적절한 정렬을 취하는데 도움을 준다.

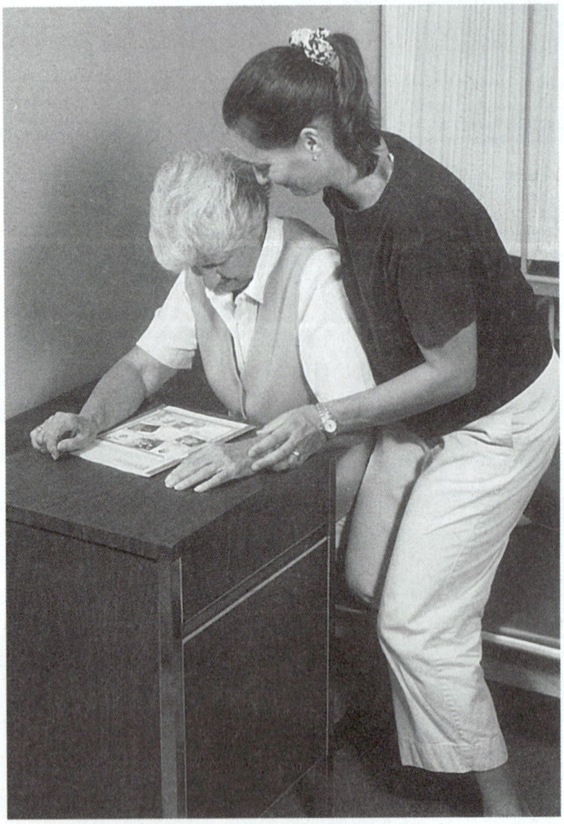

그림 9-32. 낮은 책상에서 상지로 체중지지를 한다.

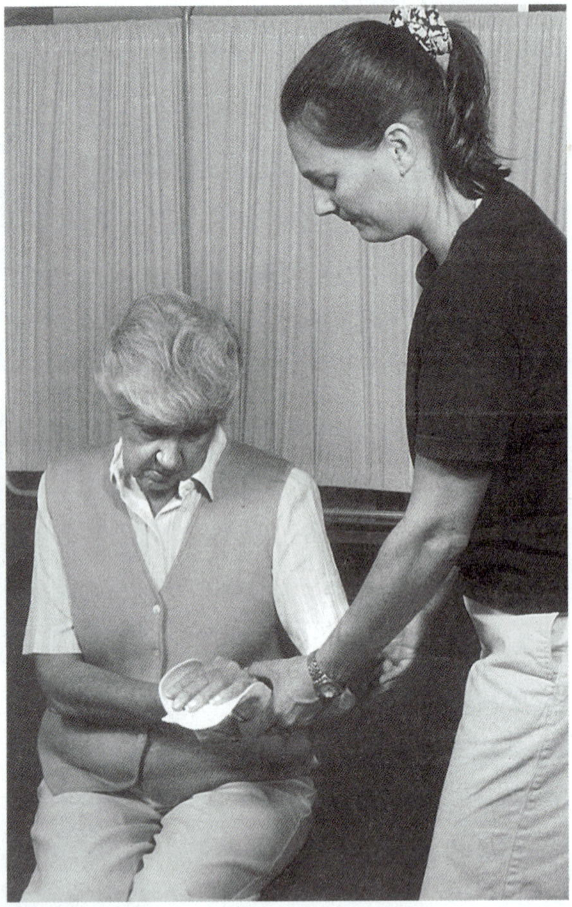

그림 9-33. 손스프린트를 편하게 유지하기

2. "책상 위 닦기" — 환측 사지는 어깨뼈 후인, 팔꿉관절 폄, 손을 펴서 책상에 위치시켜서 상완 굽힘 자세를 취하게 한다; 건측 손은 앞뒤로 움직임을 안내한다.
3. 몸통을 앞뒤로 움직이고 회전시키면서 환측의 책상 위 자세를 취한다.
4. 앉아서 손을 함께 잡고 바닥으로 뻗는다.

c. 치료사는 환측의 편측무시를 감소하기 위해 가족/보호자에게 전략을 교육해야 한다. Elizabeth는 왼팔을 위치시키고 지속적인 기간 동안 옆이나 등 뒤로 떨어뜨리지 않도록 하는 교육이 필요하다.

IV. *일상생활활동에서 독립성을 증가시킨다.*

a. Elizabeth는 왼쪽 상지의 조절이 더 나아질 때까지 한손으로 꾸미고 옷 입는 기술을 배워야 한다. 상지 옷입기 기술은 헐렁한 옷을 사용하고 먼저 소매에 마비된 팔을 위치시키고 등을 가로질러 셔츠를

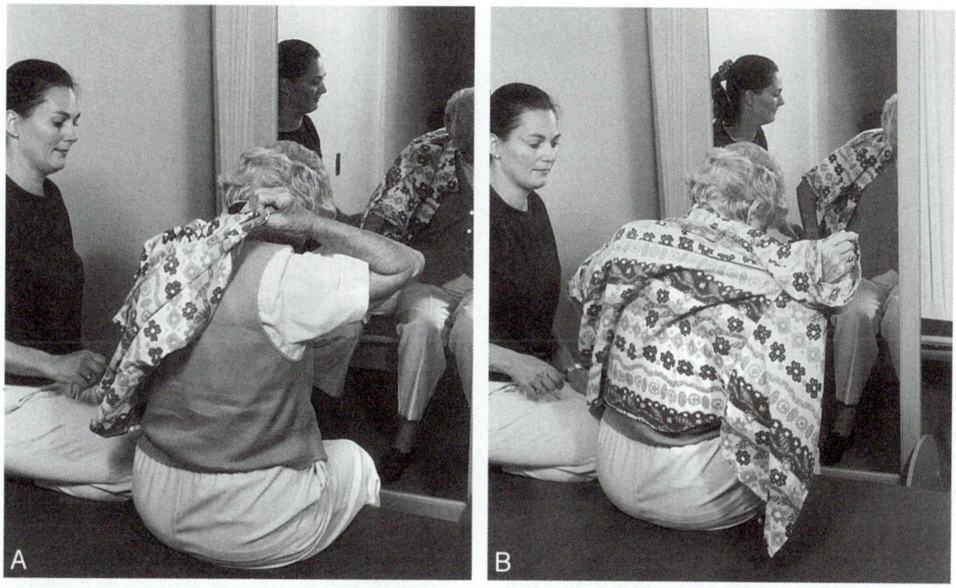

그림 9-34. 셔츠를 입기 위한 적절한 한 손 기술을 연습한다. 과제는 중심선을 가로질러 뻗는 것을 요구하고(A), 셔츠의 소매를 통해서 팔을 성공적으로 움직인다(B).

가져온 후, 다른 쪽 소매에 건측 팔을 넣는다(그림 9-34).

b. 옷입기, 화장실가기, 먹기를 위한 보조도구는 중요시되어야 하고 도구를 사용하기 위해 훈련하는 것은 Elizabeth와 가족/보호자에게 이루어져야 한다. 약간의 도구 설명은 다음과 같다.

옷입기: 한손으로 단추를 잠그기 위한 보조도구(button hook), 손잡이가 긴 구두주걱(long-handled shoe horn), 한 손으로 양말을 신는데 도움을 주는 보조도구(sock aid), 고무줄, 집게(reacher) (그림 9-35).

목욕하기: 미끄럼 방지 패드(nonslip pad), 손잡이(grab bars), 욕조의자(tub bench), 한손으로 씻기 위한 비누가 든 목욕 장갑.

먹기: 한손으로 고기를 자를 수 있는 움직이는 칼(rocker knife), 움푹 패인 접시(scoop dish), 접시 가드(plate guard).

V. *수행기술을 확립하기 위해 적절한 자세, 부종 관리, 보조도구를 환자와 가족에게 교육한다.*

a. 보호자의 이해와 도움을 얻기 위해 기술은 쉽게 설명하며, Elizabeth와 그녀의 가족에게 모두 가르쳐야 한다. 만약 가능하다면, 치료사는 현재 목표와 치료 전략을 의논하기 위해 만나는 것과 교육 시간을 가족 일정에 맞게 잡아야 한다. Elizabeth는 이러한 미팅을 통해서 독립성을 증가시킬 수 있다.

또한 치료사는 그 시기에 Elizabeth가 더 독립적이 되도록 집과 보조도구에 대한 적용에 관한 충고를 위해 가정 방문을 해야 한다.

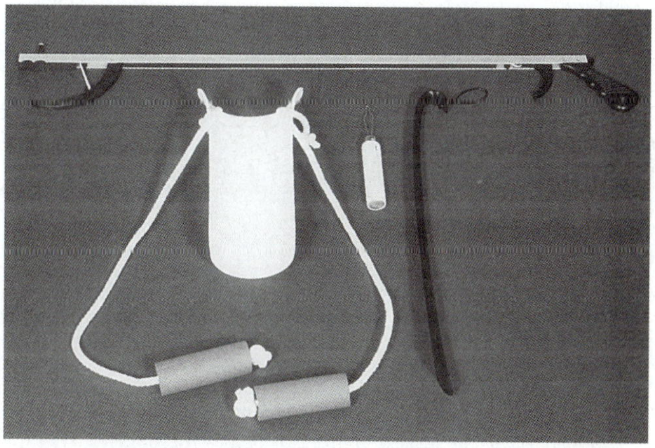

그림 9-35. 보조도구 : 집게, 양말 신기 보조도구, 단추 잠그는 보조도구, 손잡이가 긴 구두주걱.

요 약 Summary

이 장은 환경과 서로 상호작용하기 위해 개인이 그들의 팔과 손을 사용하도록 허용하여 함께 사용 가능한 시스템의 촉진을 갖도록 한다. 시각, 고유수용성감각, 촉각과 같은 감각계는 뻗기를 보조하고 환경 변화에 적응하도록 도와주며 우리가 많은 생각 없이 종종 수행하는 섬세한 손안 조작 기술을 개선하여 생명을 유지한다.

유아와 같은 제중지지 자세에서 근위부의 안정성 발달과 환경에서 물체의 감각 경험을 통해, 개인은 상지를 사용하는 환경과의 역동적인 상호작용에 참여하기 위한 자유를 얻는다. 이러한 상호작용은 자신의 이를 닦는 것처럼 간단하거나, Mozart' s Violin Concerto NO.4를 연주하는 것과 같이 어려울 수도 있다(그림 9-36).

응시하기, 뻗기, 잡기, 조작하기, 놓기의 상지 기능들은 복잡한 신체 시스템의 협응과 개인의 의지 없이는 성취할 수 없다. 환경의 역할인 배경과 활동적인 과제는 결과와 뻗기 능력에 큰 영향을 미친다. 이러한 복잡한 시스템의 지식과 환경과 과제의 조절을 통해 치료사는 상지의 기능적인 수행을 향상시키기 위해 신경학적인 손상을 가진 개인을 도울 수 있다.

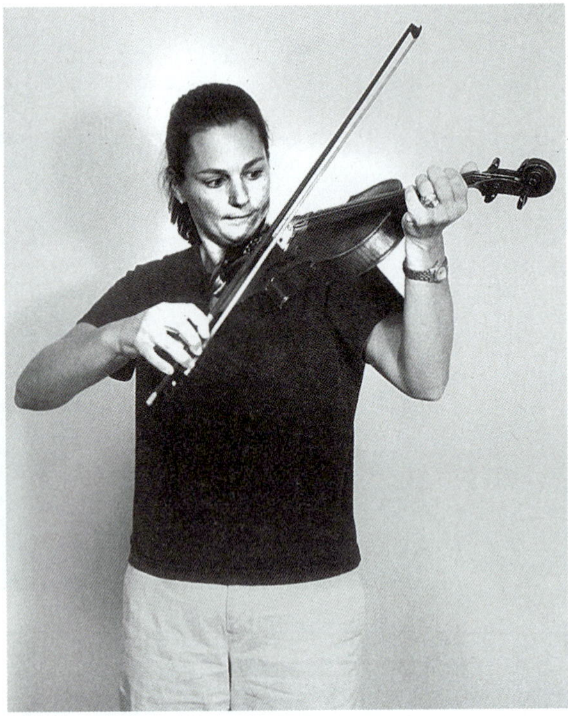

그림 9-36. 상지의 움직임은 우리에게 아주 간단한 것부터 매우 어려운 것까지 다양한 활동에 집중할 수 있다.

참고문헌

Alexander, R., Boehme, R., & Cupps, B. (1993). *Normal development of functional motor skills: The first year of life*. Tucson, AZ: Therapy Skill Builders.

Amundson, S. J. (2001). Prewriting and handwriting skills. In J. Case-Smith (Ed.), *Occupational therapy for children* (4th ed., pp. 545–568). St. Louis, MO: Mosby.

Ayres, A. J. (1987). *Sensory integration and the child*. Los Angles: WPS.

Benbow, M. (1990). *Loops and other groups*. Tucson, AZ: Therapy Skill Builders.

Benbow, M. (1995). Principles and practice of teaching handwriting. In A. Henderson & C. Pehoski (Eds.), *Hand function in the child: Foundations for remediation* (pp. 255–281). St. Louis, MO: Mosby.

Bennett, S. E., & Karnes, J. L. (1998). *Neurological disabilities: Assessment and treatment*. Philadelphia: J. B. Lippincott.

Boehme, R. (1988). *Improving upper extremity control*. San Antonio, TX: Therapy Skill Builders.

Burton, A. W., & Dancisak, M. J. (2000). Grip form and graphomotor control in preschool children. *American Journal of Occupational Therapy, 54*, 9–17.

Byrne, D., & Ridgeway, M. (1998). Considering the whole body in treatment of the hemiplegic upper extremity. *Topics in Stroke Rehabilitation, 4*, 14–34.

Case-Smith, J. (1995). Object manipulation in infants and children. In A. Henderson & C. Pehoski (Eds.), *Hand function in the child: Foundations for remediation* (pp. 136–153). St. Louis, MO: Mosby.

Case-Smith, J., Bigsby, R., & Clutter, J. (1998). Perceptual-motor coupling in the development of grasp. *Journal of Occupational Therapy, 52*, 102–110.

Cech, D., & Martin, S. (1995). *Functional movement development across the life span*. Philadelphia: W. B. Saunders.

Chaikin, L. E. (2001). Disorders of vision and visual-perceptual dysfunction. In D. A. Umphred (Ed.), *Neurological rehabilitation* (4th ed., pp. 821–854). St. Louis, MO: Mosby.

Cope, S. M., & Trombly, C. A. (1998). Grasping in children with and without cerebral palsy: A kinematic analysis. *Scandinavian Journal of Occupational Therapy, 5*, 59–68.

Danella, E., & Vogtle, L. (1992). Neurodevelopmental treatment for the young child with cerebral palsy. In J. Case-Smith & C. Pehoski, *Development of hand skills in the child* (pp. 91–110). Bethesda, MD: American Occupational Therapy Association.

Downing-Baum, S. (1995). Exercises in pediatric vision therapy. *Occupational Therapy Week, 9*, 20–22.

Duff, S. V. (1995). Prehension. In D. Chec & S. Martin, *Functional movement development across the life span* (pp. 313–354). Philadelphia: W. B. Saunders.

Duff, S. V. (2002). Prehension. In D. Chec & S. Martin, *Functional movement development across the life span* (2nd ed., pp. 428–465). Philadelphia: W. B. Saunders.

Eliasson, A. (1995). Sensorimotor integration of normal and impaired development of precision movement of the hand. In A. Henderson & C. Pehoski (Eds.), *Hand function in the child: Foundations for remediation* (pp. 40–54). St. Louis, MO: Mosby.

Erhardt, R. P. (1992). Eye-hand coordination. In J. Case-Smith & C. Pehoski (Eds.), *Development of hand skills in the child* (pp. 13–34). Bethesda, MD: American Occupational Therapy Association.

Exner, C. E. (1992). In-hand manipulation. In J. Case-Smith & C. Pehoski (Eds.), *Development of hand skills in the child* (pp. 35–46). Bethesda, MD: American Occupational Therapy Association.

Exner, C. E. (2001). Development of hand skills. In J. Case-Smith (Ed.), *Occupational therapy for children* (4th ed., pp. 289–328). St. Louis, MO: Mosby.

Fetters, L., & Kluzik, J. (1996). The effects of neurodevelopmental treatment versus practice on the reaching of children with spastic cerebral palsy. *Physical Therapy, 76*, 346–358.

Gillen, G. (1998). Upper extremity function and management. In G. Gillen & A. Burkhardt, *Stroke rehabilitation: A function based approach* (pp. 109–151). St. Louis, MO: Mosby.

Hay, L. (1990). Developmental changes in eye-hand coordination. In C. Bard, M. Fleury, & L. Hay (Eds.), *Development of eye-hand coordination across the life span* (pp. 217–244). Columbia, SC: University of South Carolina Press.

Gibson, J. J. (1966). *The senses considered as perceptual systems.* Boston: Houghton Mifflin.

Kaufman, T. (1994). Mobility. In B. R. Bonder & M. B. Wagner, *Functional performance in older adults* (pp. 42–61). Philadelphia: F. A. Davis.

Levine, K. J. (1991). *Fine motor dysfunction: Therapeutic strategies in the classroom.* Tucson, AZ: Therapy Skill Builders.

Leonard, C. T. (1998). *The neuroscience of human movement.* St. Louis, MO: Mosby.

Ma, H., & Trombly, C.A.(2001). The comparison of motor performance between part and whole tasks in elderly persons. *American Journal of Occupational Therapy, 55*, 62–67.

McCale, K., & Cermak, S. (1992). Fine motor activities in elementary school: Preliminary findings and provisional implications for children with fine motor problems. *American Journal of Occupational Therapy, 46*, 898–903.

Mcgill, R. (2001) *Motor learning concepts and applications* (5th ed.). Madison, WI: Brown and Benchmark.

Menken, C., Cermak, S. A., & Fisher, A.G. (1987). Evaluating the visual perceptual skills of children with cerebral palsy. *American Journal of Occupational Therapy, 41*, 646–651.

Montgomery, E. B. (1995). Bradykinesia and akinesia of parkinsonism: Implications for physical therapy. *Neurology Report: Neurology Section of APTA, 19*, 23–29.

Morris, M. E. (2000). Movement disorders in people with Parkinson's disease: A model for physical therapy. *Physical Therapy,* 80, 578–596.

Myers, C. A. (1992). Therapeutic fine-motor activities for preschoolers. In J. Case-Smith & C. Pehoski (Eds.), *Development of hand skills in the child* (pp. 47–62). Bethesda, MD: American Occupational Therapy Association.

Napier, J. R. (1956). The prehensile movement of the human hand. *Journal of Bone and Joint Surgery, 38*, 902–913.

Nelson, C. C. (2001). Cerebral palsy. In D. A. Umphred (Ed.), *Neurological rehabilitation* (4th ed., pp. 259–286). St. Louis, MO: Mosby.

Niemeier, P. P., Cifu, D. X., & Kishore, R. (2001). The lighthouse strategy: Improving the functional status of patients with unilateral neglect after stroke and brain injury using a visual imagery intervention. *Topics in Stroke Rehabilitation, 8*, 10–18.

Newman, E. M., Echevarria, M. E., & Digman, G. (1995). Degenerative diseases. In C.A. Trombly (Ed.), *Occupational therapy for physical dysfunction* (4th ed., pp. 735–752). Baltimore: Williams & Wilkins.

O'Sullivan, S. B. (2001a). Parkinson's disease. In S. B. O'Sullivan & T. J. Schmitz (Eds.), *Physical rehabilitation: Assessment and treatment* (4th ed., pp. 747–782). Philadelphia: F. A. Davis.

O'Sullivan, S. B. (2001b). Stroke. In S. B. O'Sullivan & T. J. Schmitz (Eds.), *Physical rehabilitation: Assessment and treatment* (4th ed., pp. 519–582). Philadelphia: F. A. Davis.

Pehoski, C. (1995). Cortical control of skilled movements of the hand. In A. Henderson & C. Pehoski (Eds.), *Hand function in the child: Foundations for remediation* (pp. 3–15). St. Louis, MO: Mosby.

Pehoski, C. (1995). Object manipulation in infants and children. In A. Henderson & C. Pehoski (Eds.), *Hand function in the child: Foundations for remediation* (pp. 136–153). St. Louis, MO: Mosby.

Pellegrino, L. (1997). Cerebral palsy. In M. L. Batshaw (Ed.), *Children with disabilities* (pp. 499–525). Baltimore: Paul H. Brookes.

Reily, M. (1962). The Elenor Clarke Slagle lecture: Occupational therapy can be one of the great ideas of 20th century medicine. *American Journal of Occupational Therapy, 16*, 1–9.

Rogers, S. L., Gordon, C. Y., Schanzenbacher, K. E., & Case-Smith, J. (2001). Common diagnoses in pediatric occupational therapy. In J. Case-Smith (Ed.), *Occupational therapy for children* (4th ed., pp. 136–189). St. Louis MO: Mosby.

Roth, E. J., & Olson, D. A. (Eds.). (2001). Introduction. *Topics in Stroke Rehabilitation, 8*, 1.

Ryerson, S. (2001). Hemiplegia. In D. A. Umphred (Ed.), *Neurological rehabilitation* (4th ed., pp. 741–789). St. Louis, MO: Mosby.

Ryerson, S., & Levit, K. (1997). *Functional movement reeducation: A contemporary model for stroke rehabilitation.* New York: Churchill Livingstone.

Scheiman, M. (1997). *Understanding and managing visual deficits: A guide for occupational therapists.* Thorofare, NJ: Slack.

Scherzer, A. L., & Tscharnuter, I. (1982). *Early diagnosis and therapy in cerebral palsy.* New York: Marcel Dekker.

Schneck, C. M. (2001). Visual perception. In J. Case-Smith (Ed.), *Occupational therapy for children* (4th ed., pp. 382–412). St. Louis, MO: Mosby.

Schneck, C. M., & Henderson, A. (1990). Descriptive analysis of the developmental progression of grip position for pencil and crayon control in nondysfunctional children. *American Journal of Occupational Therapy, 44*, 893–900.

Schumway-Cook, A., & Woollacott, M. H. (2001). *Motor control: Therapy and practical applications* (2nd ed.). Philadelphia: Lippincott Williams & Wilkins.

Shiffman, L. M. (1992). Effects of aging on adult hand function. *American Journal of Occupational Therapy, 46*, 785–792.

Stephens, L. C., & Tauber, S. K. (2001). Early intervention. In J. Case-Smith (Ed.), *Occupational therapy for children* (4th ed., pp. 708–730). St. Louis, MO: Mosby.

Stillwell, J. M., & Cermak, S. A. (1995). Perceptual functions of the hand. In A. Henderson & C. Pehoski (Eds.), *Hand function in the child: Foundations for remediation.* (pp. 55–80). St. Louis, MO: Mosby.

Strickland, J. W. (1995). Anatomy and kinesiology of the hand. In A. Henderson & C. Pehoski (Eds.), *Hand function in the child: foundations for remediation* (pp. 16–39). St. Louis, MO: Mosby.

Starkes, J. L. (1990). Eye-hand coordination in experts: From athletes to microsurgeons. In C. Bard, M. Fleury, & L. Hay (Eds.), *Development of eye-hand coordination across the life span* (pp. 309–326). Columbia, SC: University of South Carolina Press.

Sugden, D. A. (1990). Role of proprioception in eye-hand coordination. In C. Bard, M. Fleury, & L. Hay (Eds.), *Development of eye-hand coordination across the life span* (pp. 133–156). Columbia, SC: University of South Carolina Press.

Trombly, C. A., & Wu, C. (1999). Effects of rehabilitation tasks on organization of movement after stroke. *American Journal of Occupational Therapy, 53*, 333–344.

Unsworth, C., & Warburg, C. L. (2001). Assessment and intervention strategies for cognitive and perceptual dysfunction. In S. B.

O'Sullivan & T. J. Schmitz (Eds.), *Physical rehabilitation: Assessment and treatment* (4th ed., pp. 961–997). Philadelphia: F. A. Davis.

Yasukawa, A. (1992). Upper extremity casting. In J. Case-Smith & C. Pehoski (Eds.), *Development of hand skills in the child* (pp. 111–123). Bethesda, MD: American Occupational Therapy Association.

Zoltan, B. (1996). *Vision, perception and cognition: A manual for the evaluation and treatment of the neurologically impaired adult* (3rd ed.). Thorofare, NJ: Slack.

Zorowitz, R.D. (2001). Recovery patterns of shoulder subluxation after stroke: A six-month follow-up study. *Topics in Stroke Rehabilitation, 8*, 1–9.

제 10 장

손상된 하지 기능의 관리

Management of Impaired Lower Extremity Function

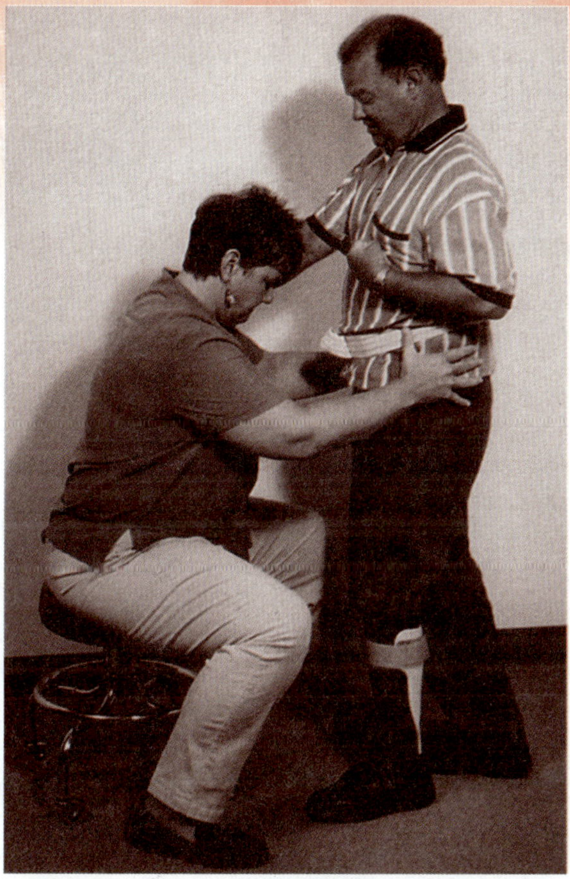

희망을 얻고자 하면, 각 단계별로 앞으로 나아가라.

작자 미상

미래의 물리치료사와 의료보조자들에게 이 마지막 장은 향학심에 불타는 노력을 바쳐야 한다. 다른 것으로 돌아오는 축복을 결코 과소평가해서는 안된다.

- 비정상적인 하지의 기능과 약화된 이동
  - 치료적 중재를 위한 의미
  - 손상된 하지의 기능을 초래하는 신경근 손상
- 보행에서의 기능적 제한: 과제-지향적 접근
  - 체중 지지, 한쪽 사지의 지지, 사지의 전진
  - 보행의 기능적 과제에서 보조나 보장구의 효과
- 하지의 조절 장애는 일반적인 신경학적 이상과 연관된다: 임상적 관리

기본 개념

- 하지의 기능적 과제
- 이동하기: 구르기, 배밀이와 네발기기, 걷기, 그리고 이동과제
  - 보행의 기능적 과제
  - 일상생활 속에서의 보행

서론 Introduction

이번 마지막 장은 신경학적 이상으로 인한 움직임의 기능장애를 가진 개인이 직면하는 일반적인 임상적 딜레마에 대한 치료이다. 이 장은 하지의 기능적 과제를 논의하고, 기능적 재훈련을 위해 중요한 주요 이동하기와 운동성 과제를 설명하고, 일반적인 신경학적 이상과 다양한 나이에 직면한 일반적인 하지 기능 제한의 임상적 치료에 대해

설명함으로써 하지에 초점을 맞출 것이다.

하지의 기능적 과제
Functional Tasks of the Lower Extremity

기능이란, 이 책에서 정의 내렸듯이(4장), 행동을 실행하거나 운동을 수행하고 특별한 역할이나 직업을 말한다. 기능적 움직임은 비슷한 기능의 무리거나 적응되어진 기능, 사용했던 움직임의 패턴이다(Ryerson & Levit, 1997). 이와 같이, 기능적 움직임은 몸통(체간, trunk), 상지, 하지의 협동된 움직임으로 만들어진다. 기능적 움직임은 발달할 수 있고, 몇몇의 중요한 요소가 존재하는 동안 유지된다: 적절한 운동성과 관절가동범위, 적당한 근긴장과 근력, 변동성의 증거와 움직임의 분리, 자세안정성과 중심 조절, 항중력 조절, 근위 안정성, 체중지지와 체중이동능력의 성숙, 그리고 자세조절능력.

사지의 기능적 움직임은 요구되어지는 분명한 과제 — 관련 움직임에 의존하고, 종종 2가지 범주로 나뉘게 된다: 체중지지 또는 닫힌 사슬 활동과 비체중지지 또는 열린 사슬 활동. 상지와 하지의 능숙한 사용은 체중지지와 비체중지지 자세에서의 기능적인 능력을 요구된다.

하지조절은 한 부분에서 다른 부분으로 체중을 옮기거나 한 다리에 체중을 지탱한 뒤 다른 다리를 움직이거나 체간과 상지의 움직임을 지속적으로 유지시키는 양 하지의 신체 체중을 지지하는 능력을 포함한다. 인간은 다양한 자세 선택 안에서 안성성과 균형을 위한 체간조절과 함께 하지의 조절도 사용한다. 하지의 능력은 구르기, 배밀이, 네발기기, 걷기, 달리기, 깡충깡충뛰기의 모든 이동하기 기능을 포함하여 공간을 통한 신체의 움직이는 모든 기능을 하도록 한다. 기능적으로, 하지의 주된 과제는 공간을 통한 이동하기 과제를 이루는 모든 대운동활동을 포함하여, 체중지지, 안정성과 운동성에 더 많이 관련되어 있다: 구르기, 배밀이와 네발기기, 그리고 걷기. 그러나 비체중지지에서의 하지 기능은 또한 완전히 독립된 기능을 위해서는 중요하다. Ryerson과 Levit의 우수한 연구를 인정한 저자는 이 장의 일부를 체계화하는 것을 돕기 위한 지침으로 사용하였다.

비체중지지 (Non-weight bearing)

사지의 **비체중지지 활동들**은 공간에서 사지의 움직임이고, 종종 **열린 사슬활동**(open-chain activity)이라고 언급된다. 열린 사슬에서, 사지의 원위끝은 지지면에 고정되어있지 않고 사지는 공간에서의 움직임이 자유롭다. 비체중지지 움직임은 과제 수행을 위해 사지의 위치를 정하거나, 과제에 의해 요구되는 움직임 패턴을 실행하거나 사지를 기능적 자세에서 신체에 대항하는 안정된 자세로 돌아가기 위해 기능적으로 사용된다. 비체중지지의 움직임들은 종종 직접적인 과제수행과 관련되어 있다(Ryerson & Levit, 1997). 열린 사슬 움직임은 닫힌 사슬 체중지지 움직임 보다 더 많은 양의 변화성을 가진다. 대부분의 상지의 기능적인 사용은 열린 사슬에서의 움직임과 관련 있다.

하지의 비체중지지 움직임은 중요한 기능적인 사용을 지닌다. 보행의 유각기나 계단을 오를 때 다리가 굽혀질 때나 옷 입는 활동에 관여하는 것은 하지의 비체중지지의 기능적 움직임이다. 왜냐하면 상대적으로 움직임 패턴의 적은 양이 많은 유사한 기능을 수행할 때 사용되기 때문이다. 이는 기능적인 수행을 위해 가장 결정적인 하지의 움직임 패턴을 확인 할 수 있다. 이것은 하지 패턴이 근육 활동의 패턴과 관절 움직임의 예상 가능한 결과를 포함한 움직임의 패턴이라고 종합한다. 관절 움직임과 근육 활동의 결과는 많은 유사한 활동을 수행하기 위해 다양한 변화와 함께 사용될 수 있다. 예로, 반대편 다리는 굽힘(굴곡)하고 한 쪽으로 선자세는 다음에 말하는 유사하지만 다른 과제로 사용 된다: 계단오르기, 발을 들어 손으로 가져오기(옷 입는 것처럼), 또는 물건을 방해가 되지 않는 곳으로 옮기기(Ryerson & Levit, 1997).

하지의 비체중지지 움직임은 안고서는 기능적인 자세를 포함해서 다양한 자세에서 매우 중요하다. 앉은 자세에서, 하지의 비체중지지 움직임은 앉은 자세에서 신체의 자세를 바꾸거나 일상생활동작을 차지하는 움직임이다(그림 10-1). 앉은 자세에서 다리의 비체중지지움직임을 위해 가장 중요하게 전제되는 것은 적절한 몸통 조절이다. 몸통은 앉은 자세에서 하지를 들어 올릴 때처럼 하지의 안정성을 제공하기 위해 활동적이고 안정적이여야 한다. 한 다리를

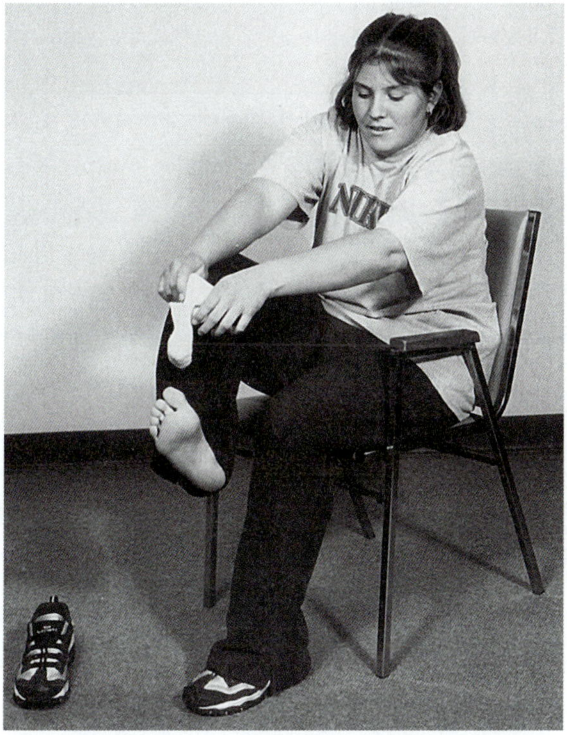

그림 10-1. 하지의 비체중지지움직임의 예는 입기 위해 발을 손 쪽으로 가지고 오기 위해 사지를 굽힘으로 움직인다.

지지면에서 들었을 때, 몸통을 위한 기저면(BOS)은 좁아진다. 추가적으로 몸통 조절은 다리의 움직임을 위해 적응과 조절이 필요하다. Ryerson과 Levit(1997)에 따르면, 앉은 자세에서 비체중지지의 기능적인 수행을 위해 하지가 요구하는 주된 움직임 요소는 다음에 나타난다.

- 엉덩관절(고관절) 굽힘(굴곡, flexion)
- 벌림(외전, abduction)과 모음(내전, adduction)
- 무릎관절(슬관절) 굽힘과 폄(신전, extension)
- 발목관절(족관절) 발등굽힘(배굴, dorsiflexion)과 발바닥쪽굽힘(저굴, plantar flexion)

비정상적인 근긴장도로 인해 고정, 약화, 또는 방해의 2차적인 이런 움직임 제한은 기능적인 제한의 결과일 것이다.

선자세에서, 비체중지지 다리를 앞으로 움직이고, 체간의 정렬과 조절, 몸통과 골반의 안정성, 그리고 근 활동 패턴의 연속성이 모두 허락되면 다리가 앞으로 움직인다. 다리의 비체중지지 움직임에서 척추, 골반과 대퇴는 균형이 요구되거나 더 어려운 과제를 수행할 때 복합성을 증가시키는 복합적인 패턴으로 함께 움직인다. Ryerson과 Levit(1997)에 따르면, 선자세에서 비체중지지의 기능적인 수행을 위해 하지가 요구하는 주된 움직임 요소는 다음에 나타난다.

- 무릎관절 굽힘과 함께 엉덩관절 굽힘
- 무릎관절 폄과 함께 엉덩관절 폄
- 무릎관절 굽힘과 함께 엉덩관절 폄
- 무릎관절 폄과 함께 엉덩관절 벌림
- 발목관절 발등굽힘과 발바닥쪽굽힘

비정상적인 근긴장도로 인해 고정, 약화 또는 방해의 2차적인 이런 움직임 제한은 기능적인 제한의 결과일 것이다.

선자세에서 비체중지지움직임을 하는 동안 하지를 위한 기능적인 목표는 편안함을 위해 섰을 때 손상된 다리를 움직이고, 다리의 위치를 잡고, 기능적 활동을 수행하고, 균형반응의 부분으로써 다리를 사용하는 것이다(그림 10-2).

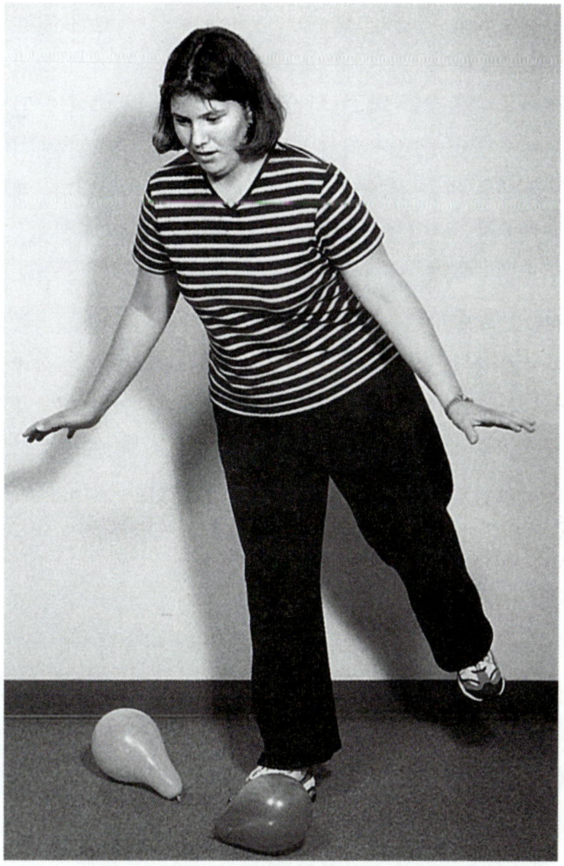

그림 10-2. 균형반응의 한 부분으로 비체중지지에서의 하지의 움직임.

체중 지지 (Weight bearing)

하지는 일반적으로 체중지지 기능과 관련 있다. **체중 지지**는 한 쪽 사지나 전체 사지가 체중을 지지하는 자세에서 표면에 대항해 안정화될 때 일어난다. 체중 지지 패턴은 또한 **닫힌-사슬 활동**(closed-chain activity)이라고 불리고, 이는 신체 분절의 원위 끝은 지지면에 고정되고 근위끝은 움직임이 자유롭다. 체중지지 동안, 사지근육은 지지면에 안정된 접촉을 유지하고, 원위 분절 위의 좋은 정렬을 유지하고, 중력에 대항해 신체의 체중을 유지하고 들어올리기 위해 활동한다. 지지면에 체중이 지지된 사지가 고정되기 때문에 신체의 원위 기저면 위에서의 어떤 움직임은 체중이 지지된 사지의 관절위치와 지지면에 접촉된 체중 지지 사지의 부분에서의 체중 분배의 변화가 나타난다.

임상 사례:

닫힌 사슬 활동은 발달된 상지와 하지 패턴의 발전을 위해 중요하다. 어린 아이일 때, 엎드린 자세에서 자라는 동안 상지가 종종 체중 지지 자세이다. 어린 아이가 엎드린 자세에서 상지를 펴서 밀 때 체중은 집기와 같은 기능적 동작을 하는 동안 열린 손으로 체중이 이동된다. 체중이 지지된 손으로의 체중 이동은 손을 자유롭게 하고, 작은 운동 근육을 활성화 하고, 손가락 굽힘근을 늘이며 촉각과 운동감각을 증가시키고, 마지막으로 섬세한 손놀림을 포함해서 비체중 지지 활동에서 최후의 정확한 기능을 위한 손을 준비하는데 도움이 된다. 이 같은 현상은 초기 선자세에서 발위로 체중 이동을 시키기 위해 주어진 하지에서 일어나고, 발달된 하지 기능의 발전을 위해 허락된다. ▪

체중 지지 사지 주위로 신체의 체중이 이동될 때, 체중 지지 사지에서의 근 활성화 패턴은 변한다. 이는 새롭게 분산된 체중을 지지하는 동안 안전성이 유지되도록 사지를 허락한다. 근활성의 변화는 체중 지지 사지의 자세 적응에 중요하다. 체중을 지지하는 동안 사용되는 근 활성의 형태와 양과 체중을 지지하는 다리의 부분은 기능적 활동과 신체의 자세에 매우 관련 있을 것이다(Ryerson & Levit, 1997).

임상 사례:

예로, 앉은 자세에서 하지 위로의 체중지지는 지지면 위에 있는 발과 좌골 결절과 후방 대퇴 사이이다. 몸통의 능동적인 체중이동은 엉덩관절의 움직임의 결과이고, 체중 분배가 바뀌고 모든 구성요소 부분의 근 활성 결과를 초래한다. 몸통이 움직일 때, 움직임은 양과 다리에 위치한 체중의 양과 분배를 변화시키고 근 활성의 상태를 바꾸고 하지 근육의 요구를 바꾼다. ▪

Ryerson과 Levit(1997)에 의하면, 앉은 자세에서의 일반적인 하지 체중지지 패턴의 요소는 다음과 같다.

- 골반의 체중 이동(전후방과 외측)
- 엉덩관절 굽힘과 폄
- 엉덩관절 벌림과 모음

비정상적인 근긴장도로 인해 고정, 약화, 또는 방해의 2차적인 이런 움직임 제한은 기능적인 제한의 결과일 것이다. 그러나 가장 일반적인 하지의 체중 지지 과제는 선자세 조절과 보행을 위해 요구된다.

▪ 선자세 조절 (Stance control)

선자세에서 하지의 기능은 하지와 몸통 사이의 조화로운 조절 능력에 기초를 둔다. 하지의 근력과 협동은 과제를 수행하고 신체를 지지하기 위해 필요하다. 선자세에서 몸통 조절은 똑바르고 신체 체중을 발 사이로 이동시킬 때 정렬을 유지하고, 신체 균형을 유지하기 위한 하지의 움직임에 반응하며 상지움직임에 반응하고 시작하는 능력을 제공한다. 몸통 조절은 손상되지 않은 선자세 조절에 필요한 조건이다. 선자세에서 몸통 조절은 몸통 움직임을 수행하는 능력을 포함한다; 하위 몸통 위의 상위 몸통 조절; 하지 움직임의 자세 조절로 사용되는 몸통 자세의 작은 변화를 야기; 기능적인 연속 속에서의 몸통과 하지 움직임의 협동; 그리고 복합적 움직임 패턴을 위한 힘 생산, 속도와 균형. 하지 조절은 한쪽 하지에서 다른 하지로 체중을 이동시키고, 몸통과 팔의 움직임을 조절하기 위해 양 하지로 체중을 지지하기 위한 능력이다(Ryerson & Levit, 1997).

자세 흔들림(postural sway)의 기록은 정적인 선자세는 완전하게 멈춘 것이 아니라고 설명하고 있다(Murrey & Peterson, 1973; Perry, 1992). 두 사지 사이에 신체 체중의 이동이 느리지만, 지속적으로 있다. 서 있는 동안, 하지는 하지에 의한 체중 이동의 시작과 몸통에 의한 체중 이동의 시작에 반응하기 위해서 필요하다. 두 가지 경우에서, 하지 근육은 안정성과 균형을 유지하기 위해서 활동한다. 독립적으로, 안전한 선자세는 대부분의 환자/의뢰인들의 중요한 기능적인 목표이다. 선자세에서 신경학적 기능 이상이 있는 개인을 위해, 하지와 몸통의 조절 능력은 어렵고 복합한 과제이다. 이는 하지의 근력, 정렬, 근육 발화, 그리고 연속 패턴을 요구할 뿐 아니라, 움직임의 시작, 균형, 그리고 기능적 수행동안의 적응을 위한 자세 조절을 요구한다.

몸통과 다리 구성 요소의 정확한 상호작용은 운동성, 균형과 걷기, 달리기, 그리고 독립적으로, 안전하게, 효율적으로 똑바른 자세에서의 움직임을 위해 필요한 자세 조절을 나타낸다. 선자세, 상지의 과제 수행, 그리고 보행동안 하지 조절과 몸통 조절은 균형과 안정성을 위해 필요하다(Ryerson & Levit, 1997). O' Sullivan과 Schmitz(2001)는 선자세에서의 기능적인 똑바른 자세 조절의 중요한 특징으로써 기술적인 지침서를 다음과 같이 제공한다. 이 선자세의 특징 이해는 치료적 사정(assessment)과 중재에서의 정확한 문제를 바라는데 도움이 되는 실제적인 지침서의 역할을 할 수 있다. 치료적인 목표가 선자세 조절을 만들거나 회복하는 것이라면 임상의는 다음의 설명된 조절된 사지를 요구하는 조건의 환자/의뢰인을 돕기 위해 노력을 해야 한다.

1. BOS(기저면)는 작고 중력중심(COG)은 높다.
2. **안정성 제한**(LOS)은 개인의 신장과 몸무게뿐만 아니라, 발과 발 사이의 거리로 결정된다(보통 성인은 전후 12와 내외측 16)
3. 최소한의 자세 흔들림.
4. 자세 안정성은 정상 자세정렬에 의해 유지된다(그림 8-1과 10-3 참조).
5. 자세 안정성은 최소한지만 중요한 근 활성에 의해 유지된다: 몸통의 항중력 부척주 폄근(신전근, extensor muscle), 복근, 큰볼기근(대둔근, gluteus maximus), 뒤넙다리근(슬괵근, hamstring) 그리고 가자미근. 엉덩관절 벌림(외전)은 외측 안정성을 위해 중요하다.
6. 수직 자세의 인식은 다양한 감각 입력의 통합을 통해 유지된다: 안정된 응시, 미로에 입력을 제공, 자세긴장조절로써의 전정계; 촉각과 고유감각의 정보를 제공하는 체성감각; 그리고 시간적 신호에 반응하는 시각.
7. 다양한 자세 전략은 똑바른 균형을 유지하기 위해 이용가능하다: 발목관절 전략은 발목 근육을 활성화 시키는 무게 중심의 작은 이동을 포함한다; 엉덩관절 전략은 무엇에 의해 엉덩관절의 굽힘과 폄을 만드는 무게중심의 큰 이동; 스텝핑 전략은 빠르고 작은 걸음의 연속으로 얻어지는 것을 재정렬하는 것이

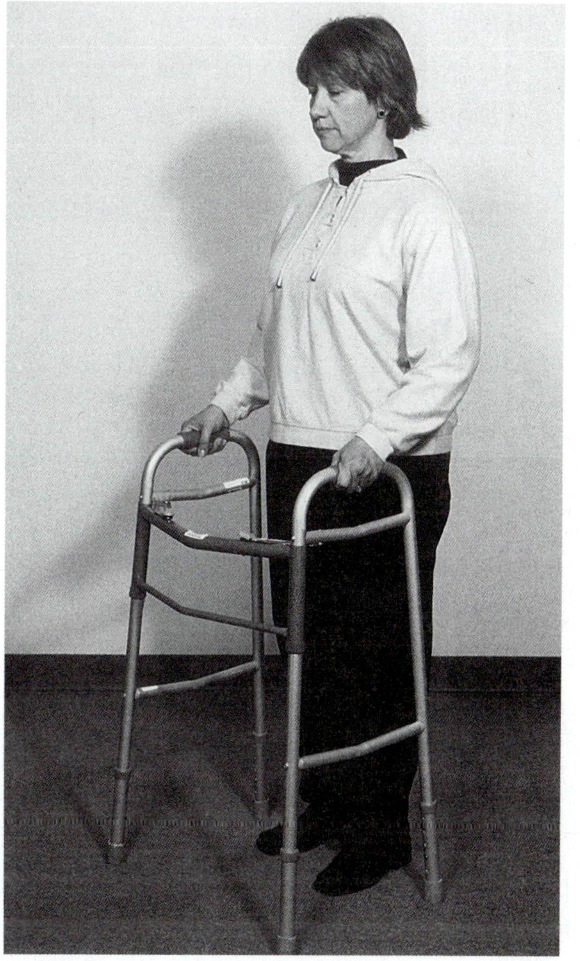

그림 10-3. 선자세의 정상 정렬. 이 그림은 또한 보조 장비를 사용함으로써 획득된 지지 기저면의 증가를 묘사한다.

다(8장, 그림 8-2~8-4 참조).

8. 자세 조절에는 4가지가 있다: 곧바른 자세의 유지를 위한 정적; (손 뻗기, 체중 이동) 자세 동안 기능적 움직임을 조절하는 동적; 지지면이나 무게 중심의 변화에 반응하여 적응하는 반응; 움직임 실행의 진행에서 준비를 하게 하는 예상(O'Sullivan & Schmitz, 2001).

이 8가지의 특징은 손상되지 않은 선자세 조절을 위해 중요한 요소이다. 치료사와 보조자는 신경학적 기능 이상을 가진 환자의 선자세 조절을 확립 또는 재확립하는 중재의 노력을 지시하기 위해서 이 지침을 사용할 수 있다.

이동하기의 정의 Locomotion Defined

이동하기란 용어는 한 장소에서 다른 장소로의 이동 과정으로 정의 내려진다. 정확하게 어떻게 그것이 이루어지는지는 몇 가지 요소에 의존한다: 정확하게 과제를 수행하는 지, 과제로 수행할 수 있는 모든 신체의 하위시스템들의 상호작용, 그리고 과제를 수행할 수 있는 환경(Cech & Martion, 1995, 2002). 이동하기는 개인의 기본적인 욕구를 해결한다: 한 위치에서 다른 위치로 몸을 이동한다. 움직임 형태에서의 가변적 기술인 이동하기는 목표에 의존적인 것과 특별한 목표를 이루기 위해 특별한 움직임을 해결하는 것이 다를 수 있다. 이동하기, 또는 공간을 통한 이동 과제, 구르기, 네발기기와 배밀기, 걷기, 달리기, 빨리 달리기, 깡충깡충 뛰기와 같은 움직임의 많은 형태를 포함한다. 이동하기는 하지의 기능적인 사용뿐만 아니라, 팔과 손의 복합적인 사용을 포함한 기술이다. 팔-손 복합은 이동하기 행동에서 지탱을 할 때 종종 사용되거나, 움직임의 중요한 요소로 사용할 수 있다(Craik & Catis, 1995). 그러나, 일반적으로, 이동하기의 기능적인 능력은 주로 하지의 기능과 관련되어 있다.

임상 사례:

환경의 상태나 과제의 목표는 적적할 이동하기의 형태를 주로 결정할 수 있다. 예로, 목표가 침대 아래에 있는 잊어버린 양말을 되찾는 것이고, 침대 아래의 공간은 똑바른 자세나 네발기기 자세를 허락하지 않는다면, 배밀이 자세는 분명히 이 움직임의 딜레마를 해결할지 모른다. 침대 아래 공간의 크기와 과제의 한계들은 배밀이를 하도록 하게 하고, 네발기기나 구르기, 걷기는 할 수 없게 한다. 손상되지 않은 이동하기 능력을 가진 개인은 움직임 해결에 도달하기 위한 이동하기 패턴 사이에서부터 특별한 과제에 도달하기까지의 많은 선택사항을 연습할 수 있다. 장애나 유연성, 근력, 휘트니스의 제한을 가진 개인은 그들의 선택권에서 제한받게 된다. ▪

하지의 조절은 전형적으로 이동하기 활동과 연관되어 있다. 성공적인 이동하기를 위한 3가지 주요 조건은 원하는 방향으로 몸을 이동할 수 있는 기본적인 패턴을 발생키기 위한 능력인 **진행성**(progression), 중력에 대항하여 몸을 조절하고 지지할 수 있는 능력인 **안정성**(stability), 환경의 요구와 개인의 목표에 맞는 이동하기에 적응하기 위한 능력인 **적응성**(adaptability)이다(Shumway-Cook & Woollacott, 2001). 이 장에서는 기능적인 훈련이나 구르기, 배밀이, 네발기기, 이동하기, 걷기를 포함한 신경학적 손상이 있는 개인의 재훈련에 사용되는 주요 이동하기 패턴을 설명할 것이다.

구르기 (Rolling)

구르기는 이동하기를 위해 사용되는 초기 패턴이고, 이것은 개인의 일생 전체에 중요한 움직임 기술로 남는다. 4장에 설명된 것처럼, **구르기**는 바로 누운 자세에서 엎드린 자세로의 움직임이거나, 엎드린 자세에서 바로 누운 자세로의 움직임으로 보통 약간의 회전도 포함하는 움직임으로 정의된다. 구르기는 실제로 머리의 재정렬이 되기 위해 신체의 여분의 회전, 머리의 회전 때문에 정위 반응으로 정의되어 왔다.

McGraw(1945)는 요람기에서 유아까지 어떻게 구르기가 발전하는지의 가장 상세한 근거를 제공하고 인정받았다. VanSant와 Colleaqies(1990; Richter, Vansant & Newton, 1989)은 성인의 과정으로 변하는 대부분의 구르기 패턴의 관찰과 종류를 했다. 일생동안 구르기의 종류가

표 10-1

이동하기 패턴에서의 구르기

나이	기술	설명
신생아	자발적인, 불수의적	신생아는 현저하게 굽힘된 자세를 취하기 때문에 유아는 중력을 이기는 힘이 아직 없기 때문에, 우연한 것보다 어떤 구르기는 불가능하다.
1-2개월	척추 폄	목과 상위 척추의 폄 발생은 옆으로 누운자세에서 바로 누운 자세로 구르기를 허락한다.
4-5개월	통째로 구르기	움직임은 분절적인 신체의 움직임에서 회전없이 수행된다; 옆으로 누운 자세에서 엎드린 자세와 엎드린 자세에서 바로 누운 자세로 구르기
6-8개월	자동적인 구르기	상지를 사용해서 구르기가 시작되고, 이후 몸통과 하지가 따라간다. 반대 패턴이 발생할 수 있다; 매우 계획적인 활동은 엎드린 자세에서 바로 누운 자세와 바로 누운 자세에서 엎드린 자세로 성공적인 움직임을 허락한다.
8개월	분절 구르기	움직임은 계획적이고 항중력 조절과 분절과 함께 나타난다. 바로 누운 자세에서 엎드린 자세로 구르기를 허락한다.
성인 구르기: 개인의 유연성과 근력과 관련된 다양한 패턴; 2가지 공통된 패턴	성인 구르기 패턴1	바로누운 자세에서, 움직임은 옆을 교차면서 양 상지에 의해서 시작되고 목과 다음 몸통 굽힘, 몸통 회전, 하지의 분리가 따라온다.
	성인 구르기 패턴 2	바로누운 자세에서,다른 상지가 지면을 밀 때 하나의 상지는 몸통 위를 교차한다; 하나의 하지는 지면을 밀어 올리고 몸통이 회전한다.

출처: McGraw, M. B. (1945). *The neuromuscular maturation of the human infant*. New York: Hafner Press; and adapted from Richter, R. R., VanSant, A. F., & Newton, R. A. (1989). Description of adult rolling movements and hypothesis of developmental sequences. *Physical Therapy*, 69, 63–71, with permission of the American Physical Therapy Association.

표 10-1에 설명하였다. 성인과 유아의 구르기 패턴에서 가장 뚜렷한 차이점은 유아기동안의 능숙한 구르기의 발달은 기능적 움직임 요소의 발달과 발생에 근접하게 따르고 있다는 것이다(4장 참고). 유아는 항중력 폄근과 굽힘근의 근력의 증가된 지배력, 각각으로부터의 사지와 사지로부터의 머리와 몸통의 증가된 분리, 그리고 움직임동안의 매끄러운 회전패턴의 발생을 나타냄으로써 구르기 패턴이 발달, 변화, 그리고 성숙한다. 이러한 기본적인 움직임 기술을 가진 유아는 구르기가 자발적인 것에서부터 수의적인 움직임으로 진행하며, 머리와 목으로 시작되며 비본질적으로 수행되는(그림 4-11과 4-20 참조) 큰 행동들로부터 각각으로 신체 부분의 분리된 유동적인 분절 움직임 패턴으로까지 진행된다(그림 4-21 참조) 성인기 동안, 회전과 분리는 계속적으로 분명하게 나타나지만, 성인이 사용하는 패턴은 상체의 근력과 비교하여 하체의 근력, 복부와 몸통 근력, 그리고 유연성에 제한이 있는지 없는지에 의존하는 것이 다를 수 있다(그림 10-4). 부분적인 구르기가 골반과 어깨 사이의 분리를 요구하기 때문에 통증이나 굽힐 수 없는 결과와 함께 퇴행적인 관절의 변화를 동반할 수 있는 나이와 관련한 변화는 비분절 구르기 패턴으로 돌아간다. 구르기 패턴의 시작에서의 변화는 전화에 답하거나, 침대탁자의 물을 가져오거나, 편안함을 위해 자동적인 적응을 제공하기 위한 움직임 같은 기능적인 의미 있는 활동을 수행하도록 허락한다. 구르는 능력은 개인의 자세 변화를 가능하게 하고 침대 가장자리에 앉기 위해 움직이는 방법이다.

일생동안, 구르기는 중요하고 기능적인 이동하기 기술이다. 구르기를 재훈련하기 위해서, Ryerson과 Levit (1997)

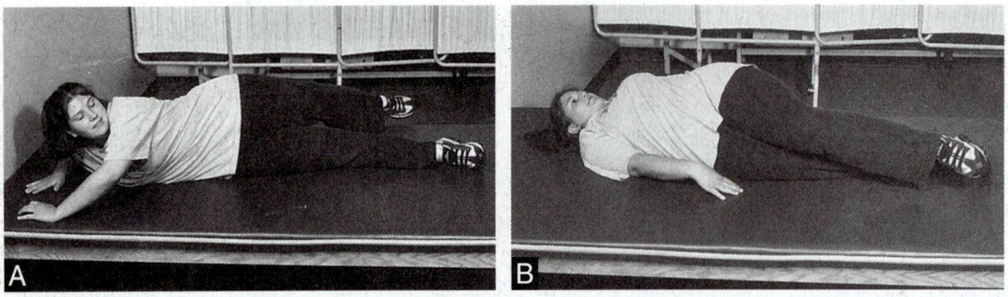

그림 10-4. 엎드린 자세에서 바로 누운 자세로(A)와 바로 누운 자세에서 엎드린 자세로(B) – 근력과 유연성의 제한이 없는 성인의 구르기 패턴

표 10-2

구르기 재훈련

기능적 과제: 바로누운 자세에서 옆으로 누운 자세로 구르기, 바로 누운자세에서 옆으로 누운 자세의 중력 중심의 움직임을 요구한다.

움직임 초기 가능성	변화하는 움직임 선택	사지 활동
상부몸통 굽힘과 회전	상분몸통이 시작하고 하부 몸통이 상부 몸통과 만나기 위해 회전한다.	상부몸통의 시작과 몸통을 보조하기 위해 상지가 움직인다
하부몸통 폄과 회전	하부몸통이 시작하고 상부 몸통이 하부 몸통과 만나기 위해 회전한다.	하부 몸통의 시작과 하지는 몸통움직임을 보조한다
중립의 척주의 비분절적 패턴	상부와 하부 몸통이 함께 움직임에 따라 비분절적으로 시작	비분절 시작은 몸통과 사지의 공동 움직임을 요구한다.

출처: Excerpted from Ryerson, S., & Levit, K. (1996). *Functional movement reeducation*, with permission from Elsevier.

은 표 10-2에서 설명한 것처럼 매우 사용하기 쉬운 움직임 요소의 결손을 제공한다.

배밀이와 네발기기 (Crawling and creeping)

배밀이란 복부가 지지면에 접촉해 있는 엎드린 자세에서의 발달된 모습으로 사지를 몸이 앞으로 또는 뒤로 나아가기 위한 상호간의 방법으로 사용한다고 정의 내려진다. **네발기기**는 지지면에서 복부를 들어올린 네발자세에서의 발달된 모습으로 사지를 몸이 앞으로 뒤로 나아가기 위해 상호적으로 움직이는 것을 뜻한다(Cech & Martion, 1995). 발달적으로 배밀이는 전형적으로 네발기기로 진행하고, 네발기기는 복부가 지면에서 들려져 있기 때문에 배밀이보다 좀 더 많은 자세조절이 요구된다. 두 가지 방법은 근력이 요구되어지고 환경과 과제의 요구도에 따라 설명될 수 있다. 배밀이는 상지를 사용하여 당기거나, 밀기를 하여 하지를 지면으로부터 밀어냄으로써 신체를 전방으로 실제적인 추진력으로 특징되어진다(그림 4-22 참조).

신생아의 배밀이와 네발기기의 패턴은 널리 McGraw에 의해 연구되어 왔다(1945). 엎드린 자세와 네발자세 진행의 성인 패턴은 널리 연구되지 않았지만, 연구보고서에서 어린 시절의 상호적인 네발기기 패턴은 이 움직임 행동의 성인 패턴이라고 나타낸다. 이는 배밀이와 네발기기가 일반적으로 독립된 보행이 획득되어진 이후 이동하기의 방법으로 사용되지 않는다는 것을 설명하기에 확실하다. 배밀이나 네발기기의 능력은 어른이 되어서도 계속 확실히 유지된다. 환경이나 과제가 요구되어진다면, 이는 복구되어지고 근력이나 유연성과 같은 생역학적 요소가 있는 한 허락된다. 성인에서 임상의 연구는 배밀이나 네발기기를 실행하는 그들 자신에 드물게 관심을 가진다. 구르기, 다른 손으로, 이는 얼마간의 삶의 시기를 실행하고 유지하기 위한 초기 이동하기 패턴에 중요하다. 왜냐하면 이것의 기능적인 침상 운동성을 위한 분명히 관련 있기 때문이다.

걷기 (Walking)

사람에게 설명되는 두발로 똑바로 선자세에서의 이동하기는 서서 걷는 것부터 달리기까지, 그리고 시작하고, 멈추고, 방향을 바꾸고, 속도를 바꾸는 것을 포함해 연속성에 따라 일어난다(Delisa, 1998). 보행은 걷고, 조깅하고, 달릴 수 있는 발에서 움직이는 특별한 방법에서 직립자세로 이동하기의 달성을 의미한다. 걷는 것은 보행의 특별한 형태이고, 이동하기 패턴의 가장 흔한 형태이다. 걸을 때 1,000개 이상의 근육이 100개의 가동 관절 주변의 200개 이상의 뼈를 움직이기 위해 동시에 움직인다(Clark, 1995).

보행 용어 Gait Terminology

인간의 보행 과제는 매우 많은 요소를 가지기 때문에 임상의와 학생들은 보행에 대해서 서로 그리고 환자/의뢰인과 함께 의사소통하기 위해 보편적인 언어를 사용해야 한다. 보행 용어의 기본은 다른 책에서 알아보도록 한다. 가설은 독자들이 기본 개념에 친밀함을 가지고 인간의 보행 연구에 관련 있는 전문용어로 이 책에서 만들어졌다. 이 책의 목적, 특히 이 장의 목적은 인간의 직립으로 이동하기, 또는 보행의 기능적인 면을 강조한다.

보행은 연구되었고, 그래서 2가지 종류의 방법론 중 하나 또는 둘 다를 사용함으로써 논의되었다: **운동학**(kinematic) 또는 운동역학. 운동학은 움직임을 만들 때 포함되는 힘을 배제하고 움직임 패턴을 설명하는데 사용되는 용어이다(Craik & Catis, 1998). 움직임의 방향이나 관절 각도와 같은 구성은 움직임의 운동학 종류에 포함되어진다. 반면에 **운동역학**(kinetics)은 움직임 안에 포함되는 힘을 설명하는데 사용되는 용어이다. 운동역학의 종류는 전형적으로 주어진 움직임을 만들기 위해 요구되는 근육의 활동에 대해 세부적으로 포함한다. 이 장에서 주어진 보행 과제를 수행하기 위한 가동범위 요건을 설명할 때, 운동학 요건이 설명되어진다. 보행 중 근육 활동의 종류는 운동역학의 정보로 생각된다. 치료사와 보조자는 두 가지 면에 대한 관심이 필요하다. 왜냐하면 각각이 효율적인 보행을 위해 중요한 요건을 부여하기 때문이다. 어느 쪽 하나가 손상되면 기능적인 제한이나 장애를 만들 수 있다.

보행의 기능적 과제 Functional Tasks of Gait

이 책을 읽는 독자들은 인간의 보행에 대한 운동학과 운동역학의 기본적 지식을 가지고 있다고 생각되어진다. 이 책에서의 기능성의 중요성과 일치해서, 가능한 정확하고 의미 있을 수 있는 관찰, 분석, 그리고 중재를 위해서 보행의 8가지 하위 단계의 기능의 올바른 인식을 가진 임상의들이 필수적이다. 개개의 보행의 기능적인 연구는 각각의 보행 단계의 정확한 평가와 사지 부하, 체중 이동, 그리고 사지 전진의 주요 3가지 기능적 보행의 하위 과제를 만나기 위해 각각의 능력에 의해서 수행된다. 한 번에 한 관절과 한 동작의 정확한 분석은 손상과 실제적인 임상적 치료 계획에 기여하는 결정을 이끌 수 있다.

임상 사례:

놀랍게도, 완전한 보행 주기는 1초 정도 안에 완료되어진다. 보행은 빠른 연속 속에 발생하는 하위 단계와 함께 매우 빨리 이루어지기 때문에 보행의 관찰자(학생과 임상의)는 관찰의 보행 분석을 지시하기 위한 방법을 가지는 것이 중요하다. 다음은 지침서가 제공 되었다:

1. 맨발 또는 편안한 신발을 신고 처방되어진 보조 장구가 있다면, 보조장구를 사용하여 장애물이 없는 밝은 곳에서 각각의 보행을 관찰한다.
2. 관찰은 전형적인 보행에 초점을 맞춰서 여러 가지의 보폭, 이 거리의 중간에 서 있는 관찰자와 함께 여러 미터의 거리 그리고, 가속이나 감속이 없어야 한다.
3. 시상면에서 본 것과 전두면에서 본 것, 오른쪽과 왼쪽, 앞과 뒤에서 관찰한다.
4. 머리와 목에서 시작하여 몸통, 상지, 골반, 엉덩이, 무릎, 발목/발의 움직임의 구조적인 형태를 관찰한다.

지침서에서의 실제적인 학습 경험은 관찰의 보행 분석을 안내하는데 익숙한 질문의 연속을 포함한다 ▪

성공적인 보행을 위한 주요한 조건은 기본적인 이동하기 리듬의 생산이다(Forssberg, 1982); 계획된 방향에서의 신체 지지와 추진력; 신체의 동적인 조절; 그리고 환경적 요구와 목표의 변화에 움직임을 적응시키는 능력이다(Forssberg, 1982). 연구 보고서는 인간의 보행과 관련된 3가지의 기본적인 기능적 과제로서 다음에 나오는 것에 대부분의 저자가 동의한 보행 항목과 보행 분석으로 가득하다; 체중 수용, 한쪽 사지 지지, 그리고 사지의 전진(Craik & Oatis, 1995; Pathokinesilolgy Department Ranchos Los Amigos, 1989).

완전한 한 걸음을 포함한 보행 주기는 입각기와 유각기의 2가지 단계로 나뉜다. 이 두 가지 단계는 더 나아가 다시 작은 구성요소나 단계로 나뉜다. 이는 주로 보행의 전체 과제를 위한 그것들의 독특한 기능적 기여를 설명한다. **입각기**(stance phase)는 초기 접촉, 부하, 중간 입각기, 최종 입각기, 유각기전을 포함한다. **유각기**(swing phase)는 3가지 하위 단계를 가진다: 초기 유각기, 중간 유각기, 최종 유각기. 그림 10-5는 보행의 8가지의 하위 단계와 보행의 과제에서 그것들의 기능적 기여를 설명한다.

3가지 기본 필수적인 이동하기 과제 중 입각기는 3가지 기본 과제의 모든 수행과 관련 있다: 체중 수용, 한 쪽 사지 지지, 그리고 사지 전진. 입각기의 하위 단계는 변화하는 각도 안에서, 지지, 균형, 추진력, 그리고 에너지 흡수의 중요한 목표를 이루기 위한 하지의 기능으로서 과제를 완성하기 위해 모든 것을 부여한다(Carr & Shepherd, 1998). 지지 기능은 체중을 받아들이고, 하지에 체중을 부하하고, 상체를 지탱하기 위한 하지의 능력에 의해 충족된다. 초기 접촉과 하중반응은 초기에 이러한 기능을 초래하는 2가지 하위 단계이다. 균형은 기저면에서의 똑바른 자세의 유지를 통해서 기능적으로 얻어지고, 대부분 몸의 무게를 한쪽 사지로 지지할 때 중간 입각기에서 요구된다. 과제에서 추진력은 공간에서 몸을 앞쪽으로 움직일 수 있게 하는 물리적 에너지의 발생과 사지 전진의 시작을 포함한다. 이러한 과제는 최종 입각기와 전유각기의 하위단계 동안, 입각기의 최종 단계에서 효율적으로 나타난다. 입각기의 모든 것은 효과적인 에너지 사용과 흡수에 관련되어 있다.

3가지 기본 필수적인 이동하기 과제 중 유각기는 3가지 기본 과제의 주요한 하나의 수행과 관련되어있다: 사지 전진. 유각기 동안, 하지의 주요 기능은 지면에서 발을 떼고 적절한 사지의 전진을 얻고, 초기 접촉에서 발을 다시 놓을 준비를 하는 것이다. 유각기의 3가지 하위 단계는 주요 기능적 과제에 도움이 된다. 초기 유각기와 중간 유각기 동안 발을 바닥에서 떼기 위해 사지는 기능적으로 짧게 하여 굽힘되어진다. 최종 유각기는 무릎의 빠른 폄하고 전진을 이루고 발을 놓기 위한 준비에서 단단한 지렛대를 형성하기 위해 효과적으로 사지를 늘이는 것으로 설명된다.

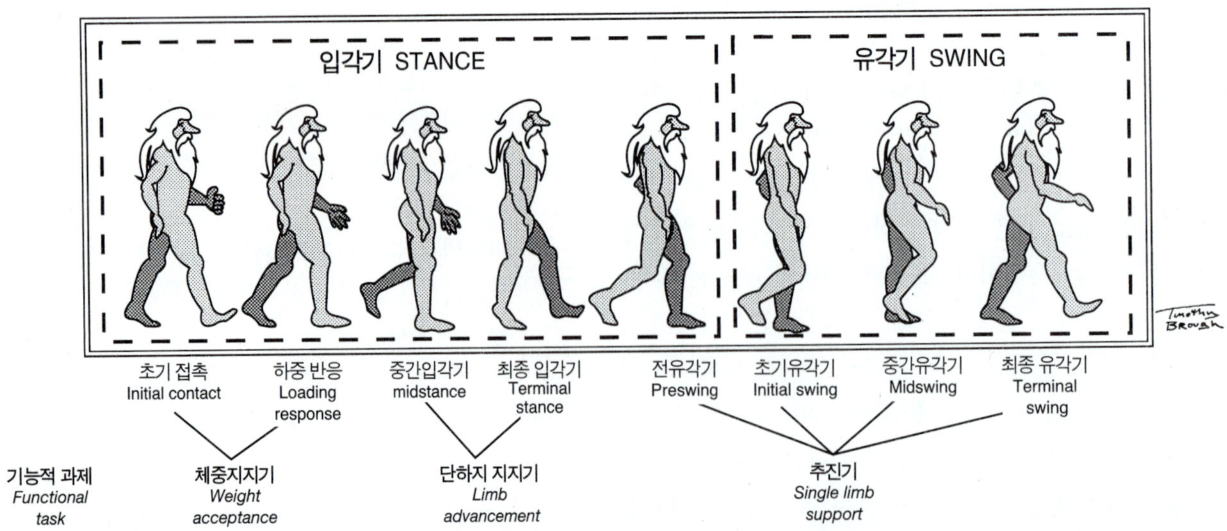

그림 10-5. 입각기와 유각기 두 가지의 주요 단계로 보행 주기는 구성되고 각각은 나아가 5가지와 3가지의 하위단계로 나뉜다. 특별한 주요 기능적 과제는 이러한 각각의 하위단계와 관련된다. 이 그림에서 우측 사지(밝은 그림)가 특정 하위 단계를 묘사한 관련사지이다.

골반 움직임이 정상보행의 중요한 요소라는 것과 종종 신경학적 이상이 있는 사람에게서 손상된다는 것을 기억하는 것은 중요하다. 골반은 앞쪽으로(내뻗다) 유각기 부분에서 4° 움직이고, 뒤쪽으로(뒤로 끌다) 입각기 부분에서 4° 움직인다; 횡단면으로 전체 8°의 골반 움직임을 생산한다. 골반은 또한 5° 정도 외측으로 경사진다. 골반의 기여하는 움직임은 신체의 COG의 최소한의 움직임에서 결정적으로 중요하다, 이 때문에 효율이 극대화 되고 하지의 앞으로, 뒤로의 움직임이 부드럽게 부여된다.

보행 중 보강된 근육의 패턴은 활성화, 발화와 안정화, 현저하게 부드럽고 효율적인 연속적 창조의 훌륭한 유동적 패턴이다. 자연스러운 보행 중 근육 힘의 주요 역할은 보행 주기에서 적절한 시간에 적절한 힘의 발산을 제공하는 것이다. 근육은 움직임을 시작하기 위해 활동하고 나서는 신체의 추진력으로 수행하고 이후 움직임이나 추진력을 넘어서기 위해 활동한다. 게다가 근육의 힘은 빠르게 걷거나 경사지거나 평탄하지 않은 지대, 계단을 오를 때 요구되어진다. 보행동안 근육의 기능은 신체의 무게를 앞으로 추진하는 과제를 수행하기 위해 필요하다고 가정하는 것과 비교해서 전체 힘의 양보다 작은 양을 요구한다. 실제적으로 근육은 상대적으로 짧은 기간 활동한다. 보행주기에서 많은 휴식기동안, 사지는 실제로 이것 스스로의 관성에 의해서 앞으로 가게 된다. 다음에 나오는 부분은 입각기와 유각기 동안 주요 근육의 기능적인 요구를 설명한다(Craik & Oatis, 1985; Pathokinesiology Department Physical Therapy Department, 1989; Perry, 1992).

입각기 동안 첫 번째 기능적 근육의 요구는 이 단계의 주된 기능을 위한 보조적인 것이다: 체중 수용, 부하 그리고 사지의 안정화, 에너지 흡수, 그리고 유각기에서의 사지의 추진력. 초기 접촉 동안 사지는 체중을 받아들이기 위해 위치를 잡아야 한다. 앞정강근(전경골근, tibialis anterior muscle)은 안정된 항중력 발목 위치를 유지하고, 엉덩관절은 비록 엉덩관절이 굽힘된 위치라 할지라도, 중간볼기근과 큰볼기근의 활동에 의해서 안정화된다. 모든 4가지의 무릎 폄 근육들은 즉시 원심성으로 발화되고 유각기 마지막에 활성화 되며, 즉시 체중 부하를 위해 사지를 천천히 내려놓기 위한 뒤넙다리근(슬괵근, hamstring)의 공동의 발화로 속도를 줄인다. 사진의 부하는 바닥에 발을 내려놓는 앞정강근의 원심성 힘에 의해서 부드러워진다. 충격은 약간의 무릎 굽힘과 함께 하지에 받아들여지는 체중을 허락하는 넙다리네갈래근(대퇴사두근, quadriceps femoris)의 원심성 조절에 의해 흡수된다. 큰볼기근의 활동은 이러한 큰 엉덩관절을 안정화시키는 것이 사지에 체중을 부과하는 과제를 만났을 때 증가한다. 중간 입각기는 입각기에서 대부분 불확실한 하위 단계이고, 안정된 똑바른 자세에서 발목이 유지되기 위해서 장딴지근(비복근, gastrocnemius)과 가자미근이 제공하는 분명한 억제력을 요구한다. 그리고 둔근(큰볼기근과 중간볼기근)은 한 쪽으로 지지하고 있는 사지의 안정성을 위해 완전한 엉덩관절 벌림(외전) 그룹과 협력해서 일한다. 넙다리네갈래근은 실제로 중간 입각기에서 상당히 활동하지 않는다. 이 단계에서 무릎에서의 근력은 장딴지근에 의해서 많이 공급된다. 닫힌 사슬에서 경골의 전방 움직임을 억제하고, 안정된 선 자세를 위해 기여한다. 최종 입각기는 전방으로의 사지의 추진력을 위해 힘을 발생시키기 위한 요구의 시작을 표시한다. 그리고 이 힘은 효율적으로 장딴지근에 의해서 공급된다. 즉시 무릎과 바닥에서 뒤꿈치를 들어올리기 위한 발목의 저측굴곡을 안정화시킨다. 추진력을 위한 힘은 유각기에서 사지의 전방으로의 돌출을 만들기 위해 엉덩관절 내전근과 넙다리곧은근(대퇴직근, rectus femoris)에서의 활동의 시작과 함께 장딴지근으로부터 입각기 끝부분에서 발생되기 위해 계속된다.

유각기 동안 첫 번째 기능적 근육의 요구는 단계의 주된 기능을 위한 보조적인 것이다: 운동량 조절, 사지 전진, 그리고 다시 선자세를 위한 준비. 초기와 중간 유각기 하위 단계 동안의 짧아진 사지(바닥에서 떨어진)의 주요 과제를 위한 근육의 요구는 뒤넙다리근의 최소한의 보조와 함께 엉덩허리근(장요근, iliopsoas)과 앞정강근에 의해 직면하게 된다. 최대 무릎 굽힘은 효율적으로 바닥에서 사지를 떼는 중간 유각기에 의해 이루어져야 한다. 그러나 이것은 능동적인 근육의 수축보다 진자의 운동량에 의해 더 많이 이루어진다. 초기 유각기 동안 다리의 전방 가속은 구심성 넙다리네갈래근 힘의 짧은 기간과 관련 있다. 중간 유각기에서, 넙다리네갈래근은 활동하지 않고, 전방 가속은 움직이는 사지의 진자 운동량을 통해 완전해진다. 굉장한 운동량의 폭발은 중간유각기에서 최종 유각기로 힘을 공급하는 책임이 있고 하지의 최대 굽힘 자세에서 사지의 전진을 위한 폄자세를 획득한다. 엉덩관절 폄근(큰볼기근과 뒤넙다리근)은 급격히 전진한 사지의 속도를 줄이기 위해 원심성으로 발화한다. 넙다리네갈래근은 즉시 원심성으로 다시 발화하기 시작하고, 왜냐하면 초기 접촉은 굽힘된 무릎이 만들어져야 할 것이기 때문이다(충격 흡수를 위해). 앞정강근은 바닥 접촉을 위한 준비로 안정된 발목 위치를 유지한다.

8가지 각각의 하위단계에서 보행의 기능적인 요구를 이루기 위해 필요한 관절 가동범위와 근본적인 근육의 힘 요구는 치료하는 임상의가 알기 위해서 중요한 항목이다. 관절의 운동성이나 근육의 힘 생산의 제한은 이러한 주요 과제 요구를 만나는 것을 시도하는 환자/의뢰인들에게 딜레마로 괴롭힐 것이다. 임상의가 어떻게 주요 기능적 과제가 이루어졌는지의 실제적인 이해를 한다면, 임상의는 환자/

표 10-3

보행의 기능적 요구를 위한 실제적 지침

하위단계	기능적 과제	관절각도요구	주요근육힘
초기 접촉	체중 수용 충격 흡수	발목 : 90° 무릎 : 3~5° 굽힘 엉덩관절 : 30° 굽힘	앞정강근 네갈래근과 뒤넙다리근 큰볼기근과 중간볼기근
하중반응	체중 수용 충격 흡수	발목 : 15° 저측굴곡 무릎 : 위로 15° 굽힘 엉덩관절 : 30° 굽힘	앞정강근 네갈래근 큰볼기근
중간입각기	한 쪽 사지 지지	발목 : 15° 저측굴곡으로부터 15° 배측굴곡 무릎 : 5° 굽힘 엉덩관절 : 완전 폄	장딴지근과 가자미근 큰볼기근, 중간볼기근, 작은볼기근 대퇴근막장근
최종입각기	한 쪽 사지 지지 추진력	발목 : 15° 배측굴곡에서 20° 저측굴곡 무릎 : 완전한 폄으로 움직임 엉덩관절 : 10° 폄	장딴지근
전유각기	추진력	발목 : 20° 저측굴곡 무릎 : 40° 굽힘 엉덩관절 : 10° 폄	장딴지근 엉덩관절 모음근군 넙다리곧은근
초기 유각기	발 떼기를 위한 사지 단축	발목 : 중립의 배측굴곡 무릎 : 40~60° 굽힘 엉덩관절 : 폄에서 30° 굽힘	앞정강근 네갈래근(조절) 엉덩허리근
중간 유각기	발 떼기를 위한 사지 단축 모멘텀 생산	발목 : 중립 무릎 : 60° 굽힘 엉덩관절 : 30° 굽힘	앞정강근 엉덩허리근
최종 유각기	사지 전진 초기 접촉을 위한 준비 감속	발목 : 중립 무릎 : 완전한 폄 엉덩관절 : 30° 굽힘	앞정강근 큰볼기근과 뒤넙다리근

출처: Craik, R. L., & Oatis, C. A. (1995). *Gait analysis: Theory and application*. St. Louis, MO: Mosby; Perry, J. (1992). *Gait analysis: Normal and pathological function*. Thorofare, NJ: Slack Inc.; Pathokinesiology Department Physical Therapy Department. (1989). *Observational gait analysis handbook*. Downey, CA: The Professional Staff Association of Rancho Los Amigos Medical Center; Winter, D. A. (1985). Concerning the scientific basis for the diagnosis of pathological gait and for rehabilitation protocols. *Physiotherapy Canada*, 37, 245–252; and Winter, D. A. (1987). *The biomechanics and motor control of human gait*. Waterloo, Ontario: University of Waterloo Press.

의뢰인에게 보여진 것처럼 보행의 어떤 어려움과 마주치면 문제를 해결 할 수 있다. 표 10-3은 이러한 보행의 기능적 요구를 단계별로 요약했다(Craik & Oatis, 1985; Pathokinesiology Department Physical Therapy Department, 1989; Perry, 1992; Winter, 1985, 1987).

그래서, 보행은 환자와 임상의에게 매우 중요한 하위 과제들의 연속으로 만들어진다. 보행의 하위 과제들은 안정된 선자세, 한쪽으로 하지에 체중 부하, 하지의 무게를 빼거나 전지, 바닥에서 발을 떼기 위한 사지의 효율적인 단축, 입각기에서 유각기로의 효율적인 추진력, 그리고 앞으로 전진한 사지의 체중 이동을 설명하는 능력을 포함한다. 요약해서, 다음에 나오는 주요 지침은 보행의 결정적인 하위 과제를 이루는데 필요한 근본적인 최소한의 근육의 힘 요구의 개관으로서 제공된다.

- 안정된 입각기: 양측의 큰볼기근(대둔근, gluteus maximus), 중간볼기근(중둔근, gluteus medius)과 장딴지근(비복근, gastrocnemius)
- 한쪽 하지의 부하: 서 있는 쪽의 큰볼기근, 중간볼기근, 장딴지근
- 입각기에서 유각기로 가는 사지의 효율적인 추진력: 서 있는 쪽의 장딴지근
- 바닥에서 발을 떼기 위한 사지의 효율적인 단축: 스윙하는 쪽의 엉덩허리근(장요근, iliopsoas), 뒤넙다리근(슬괵근, hamstring), 앞정강근(전경골근, tibialis anterior)
- 비체중 하지의 전진과 체중을 줄임: 스윙하는 쪽의 엉덩관절 폄근(원심성), 네갈래근(사두근, quadriceps)과 앞정강근
- 하지의 안정과 정렬된 사지의 전방 전진을 위한 체중 이동: 큰볼기근과 네갈래근.

일생을 통한 보행
Gait Through the Life Span Lens

미숙한 보행 (Immature gait)

아이들의 보행 패턴은 성숙한 성인의 보행 패턴과는 매우 다르다. 아이들은 무릎은 매우 뻣뻣하게 잠긴 반면, 엉덩이에서 주로 한걸음이 시작되는 다리를 벌린 보행을 한다. 한 걸음은 짧고 성인과 비교하여 **동시입각기**(double support)가 길다. 아이들일 때 상지는 초기 보행동안 균형을 위해서 필수적이다. 보행의 발전, 미성숙한 보행과 성숙한 보행의 특징, 보행의 결정요소를 이해하는 것은 임상의에게 아이들에게서의 보행의 기능이상을 이해하고 평가하거나 사정하기 위한 틀을 제공한다. 3세가 지난 모든 아이들에게서 미성숙한 보행 패턴은 전형적으로 다음과 같이 특징화된다(Burnett & Johnson, 1971);

임상 사례:

보행 과제에서 다른 근육 그룹의 기능적 기여의 평가는 기능적 과제나 손상받은 근육의 손상이 있는 개인이 직면한 임상적 딜레마와 함께 평가와 중재를 통해 즉각적인 해석을 제공된다. 기능적으로, 근육의 기여는 다음과 같이 요약할 수 있다.

기능	근육	보행 단계
충격 흡수	네갈래근 배측굴곡근(앞정강근)	초기 입각기 부하
안정화	큰볼기근, 중간볼기근, 작은볼기근 대퇴근막장근 척주기립근	입각기
추진	장딴지근 발가락 굽힘근과 발목 외반근 가자미근 후경골근	최종 입각기 유각기 전
가속	장내전근, 대내전근 봉공근 엉덩허리근	유각기 전 초기 유각기
발 조절	앞정강근	유각기
감속	뒤넙다리근	최종 유각기에서 초기 접촉

출처: Compiled from multiple sources.

보행 문제의 임상적 치료를 위해 기본적 부분을 형성하는 이러한 개념의 숙달은 환자/의뢰인에 의해 설명되었고 이 장에서 나중에 설명된다. ■

1. 불규칙한 **한 발짝 거리**
2. 유각기의 특징: 과도한 엉덩관절과 무릎 굽힘, 엉덩관절 벌림(외전, abduction)과 외회전
3. 입각기의 특징: 뒤꿈치 접촉보다 발바닥 닿기의 초기 접촉에서, 선자세, 체중 부하와 중간 입각기의 발 앞쪽에 체중 지지를 통한 무릎의 젖힘(과신전).
4. 몸통의 외측 넓이보다 넓은 기저면
5. 높은, 중간, 낮은 보호 자세에서의 상지; 높은 보호 자세에서 상호적인 **팔의 흔들림**으로의 변화는 정상적으로 걷기 시작한 후 4~5개월에 나타난다.
6. 경사나 회전과 같은 골반의 움직임 부족

보폭은 줄어들고 **율동적인 리듬**은 증가한다. 필요한 만큼의 속도를 증가시키기 위해서 아이들은 율동적인 리듬을 증가시켜야 한다. 왜냐하면 보폭이 다리 길이에 의해 제한되기 때문이다. 관절에서의 움직임은 3세 정도일 때 어른의 패턴과 유사하고, 7세까지는 성숙한 패턴이 확립된다. 표 10-4는 유아기동안 일어나는 주요 기능적 보행의 변화를 강조한다(Sutherland, Olshen, Cooper & Woo, 1980).

완전한 보행 (Mature gait)

완전한, 정상적 보행은 5가지 중요한 특성을 가진다(Gage, 1991):

1. 입각기에서의 안정성
2. 유각기에서 충분한 발 떼기
3. 초기 접촉을 위한 유각기 동안 발의 적절한 사전배치
4. 적절한 한발짝 거리
5. 에너지의 효율적인 사용

이러한 완전한 특성은 신비하게 나타나는 것이 아니지만, 유아기에 첫 번째 움직임이 시작하고 초기 아장아장 걷는 것을 지나 마침내 7세에 전형적으로 완전한 성인 보행 패턴의 나타남으로 최고점에 달하는 몇 년의 과정에서 더 발달된다는 점을 인식하는 것이 중요하다. 완전한 보행과 이러한 특성의 최후 탄생의 발전은 정상 보행을 위한 첫 번째 가진 조건에 매우 의존한다: 적절한 운동조절과 중추신경계(CNS)의 성숙(정상적인 신경계를 포함), 적절한 가동범위(ROM), 근력, 적당한 골격 구조와 구성, 그리

표 10-4

인생에 걸친 보행 변화

나이	보행변화
18개월	초기 접촉의 요점인 뒤꿈치 닿기 상호적 팔 흔들림 발생 보통 기능적 목표를 위해 보행 속도를 수의적으로 올릴 수 있음
2년	입각기 동안 무릎 굽힘이 더 나타남
3년	보행패턴성숙 : 율동의 증가를 제외한 모든 성인요소 발생과 한 발짝거리는 여전히 감소 Running (with a nonsupport phase) is emerging
42개월	지지기저면이 골반 거리와 같거나 적다.
4년	상호적 팔 흔들림의 확립
6-7년	성숙된 보행 패턴 다리 길이 증가의 기능으로 보폭이 증가
완전한 성인 보행	골반 경사와 회전 뒤꿈치 닿기와 함께 초기 접촉 중간입각기시 무릎 굽힘 엉덩관절, 무릎, 발목의 작용 사이의 성숙한 관계 지지기저면의 완전함 상호적인 팔 흔들림 근 활성 패턴의 정제 최적의 에너지 효율성
나이든 성인	속도가 감소되고 율동이 느림 보폭과 한 발짝 거리가 감소 양발 넓이와 지지기저면 증가 입각기와 동시입각기의 시간 증가 팔 흔들림 감소 엉덩관절, 무릎 발목 굽힘 감소 초기 접촉의 발 닿기의 빈도 증가 입각기 동안 동적인 안정성 감소 근육의 동시 활동 패턴의 재발생

출처: Burnett, C. N., & Johnson, E. Q. (1971). Development of gait in childhood, parts 1 and 2. *Developmental Medicine and Child Neurology*, 13, 196–215; Gage, J. R. (1991). *Gait analysis in cerebral palsy*. London: MacKeith Press; Prince, F., Corriveau, H., Herbert, R., & Winter, D. A. (1997). Review article: Gait in the elderly. *Gait and Posture*, 5, 128–135; Shumway-Cook, A., & Woollacott, M. H. (2001). *Motor control: Theory and practical application* (2nd ed.). Philadelphia: Lippincott Williams & Wilkins; Sutherland, D. H., Olshen, R., Cooper, L., & Woo, S. L-Y. (1980). The development of mature gait. *Journal of Bone and Joint Surgery*, 62A, 336–353; and Wilder, P. A. (1992). Developmental changes in the gait patterns of women: A search for control parameters. PhD Thesis, Madison: University of Wisconsin.

고 정상 감각. 보통 7세까지 달성되는 보행은 몇 가지 중요하게 인식할 수 있는 요소들로 특징지어진다(Burnett & Johnson, 1971):

1. 골반 경사와 회전
2. 발뒤꿈치 닿기와 함께 초기 접촉
3. 중간 입각기에서 무릎 굽힘
4. 엉덩관절, 무릎, 발목의 메커니즘사이의 완전한 관계
5. 완전한 기저면
6. 상호간의 팔 흔들림

자유로운 보행 **속도**(velocity)는 사춘기가 될 때까지 나이와 함께 증가하고, 노년기가 될 때까지 안정수준에 달한다. 완전한 발달과 함께 근 활성 패턴은 더 정교해지고, 에너지 효율도 증가한다. 표 10-4는 또한 완전한 성인 보행 패턴을 요약해서 특징을 기술했다.

성인의 보행 변화 (Gait changes in the older adult)

균형 능력, 다리 근력, 유연성과 가동범위 감소, 감각 정보영향의 효용성 변화는 성인의 보행의 특징에서 바뀐다. 인지요소 또한 기여하는 사람에게 중요할 것이다. 나이든 성인은 젊은 성인보다 보행 속도가 감소하고, 보폭이 줄어들고 한발짝 거리가 줄어든다. 앞을 내다보고 행동하는 이동하기 능력 또한 나이에 따라 변한다. 나이 많은 성인은 시각적 환경을 보기 위해 더 많은 시간을 소요하고, 천천히 접근하는 것처럼 전략을 사용함으로써 장애물을 피하기 위해 다음의 한 발짝을 바꾸게 된다(Shumway-Cook & Woollacott, 2001).

중장년층에서 보행의 변화가 유아기 때 볼 수 있는 미완성의 보행 패턴을 재현하는 것과 관련 있다는 것이 암시되어 왔다. 아주 어릴 때와 아주 늙었을 때의 보행 특징은 많은 유사점을 가진다. 둘 다 한쪽 사지로 서는 기간이 짧고 동시입각기가 긴 것을 보인다. 두 그룹에서, 이것은 균형 능력의 감소를 암시하는 것으로 해석된다(Bril & Breniere, 1993; Gabell & Nayak, 1984; Sutherland et. al., 1980). 어린 보행자의 보행은 균형을 위해 요구되는 기저면이 넓고, 이는 나이 든 사람의 특징에서도 마찬가지이다. 어린 아이와 나이든 어른에서 근 활동 패턴은 보행 중 주동근과 길항근이 동시 활동하는 것이 보인다. 이는 균형 조절을 돕기 위해 근육의 뻣뻣함을 증가시키기 위한 적절한 메커니즘일 것이다(Woollacott, 1986). 이러한 유사점이 기능적으로 하나라는 것은 완전하게 가능할 수도 있다 : 두 가지 나이 그룹은, 다른 이유 때문에, 균형 시스템의 어려움을 가진다. 그러나 이런 어려움을 보상하기 위해 유사한 전략을 사용한다.

나이든 성인에게 일반적인 보행 특징은 넓은 기저면, 상호적인 팔 흔들림은 감소와 느린 율동적 흐름이다. 보폭은 감소하고 동시 입각기는 증가한다. 이런 보행의 변화는 감각 시스템에서의 쇠퇴만큼이나 근골격계의 나이와 관련된 변화와 결합하기 때문이다. 나이든 성인에서 보이는 보행의 적응은 운동 신경, 근 섬유와 유산소수용력의 소실 때문인 근력의 일반적인 감소와 관련이 있을 것이다(Berdall, Bassey & Pearson, 1989; Prince, Corriceau, Hebert & Winter, 1997). 대부분의 조사는 나이 먹는 성인의 이동하기 패턴에서 볼 수 있는 변화는 보폭의 감소와 동시 입각기의 증가된 시간으로 대부분 일반적으로 반영되는 근력의 감소 때문이라고 나타낸다(Wilder, 1992). 보행 특징에서 이러한 대부분의 변화를 초래하는 근력은 현저하게 쇠퇴는 엉덩관절과 발목의 근력손실이다. 나이든 성인에서, 이는 노한 원래 아상아상 선는 아이들에게 보이는 수동근과 길항근의 동시 활동 패턴으로 돌아가는 증거이다. 동시 활동 패턴은 자세 조절의 감소와 균형 결손을 보상하기 위한 적절한 전략일 수도 있다(Woollacott, 1989). 보행은 대부분 나이든 성인을 위해 많은 에너지를 요구한다.

Shumway-Cook와 Woollacott, 2001에 의하면, 나이든 성인의 보행 변화는 다음과 같이 요약할 수 있다.

1. 시간적(시간과 관련) 특징
   - 속도 감소
   - 입각기 시간의 증가
   - 동시 입각기 시간의 증가
   - 유각기 시간의 감소
2. 공간적 특징
   - 한발짝 거리의 감소
   - 보폭의 감소
   - 양발 너비 증가

3. 운동역학 변화
    - 중력 중심의 수직적 움직임 감소
    - 팔의 흔들림 감소
    - 엉덩관절, 무릎과 발목 굽힘 증가
    - 초기 접촉의 발바닥 닿기의 발생률 증가
    - 입각기 동안 동적인 안정성 감소

표 10-4는 나이든 성인에서 보이는 보행의 변화를 강조한다.

이동 과제 Transfer Tasks

이동하기란, 용어는 한 장소에서 다른 장소로의 이동 과정으로 정의되기 때문에 이동 활동은 이동하기의 형태로 설명되어야 한다. **이동**은 한 지면에서 다른 지면으로의 움직임이며 독립적, 보조적, 의존적으로 수행될 것이다. 이 책의 목적에, 의존된 이동은 이 내용에서 포함될 수 없다. 왜냐하면 개인이 변화에 기여하는 전체적인 보조를 요구하며 이동의 독립적인 방법을 제한하기 때문이다. 그래서 이 문장에서는, 이동은 이동하기의 형태로 생각되지 않는다. 다른 사람이나 장비를 통한 보조로서 보강된 개인이 가지고 있는 능력의 모두 사용 사용하는 이동과제에는 많은 여러 가지의 형태가 있다. 환자/의뢰인이 하지에 체중을 지지하지 못한다면, 보조나 독립적인 미끄럼 판 이동을 가르침 받는다. 이 경우, 상지와 몸통 근육은 과제 실행을 수행한다. 하지가 체중부하는 수용할 수 있다면, 몇 가지 방법이 가능함에 따라 개인은 선자세 취하기 위해 그녀 또는 그녀의 상지를 밀고, 축 움직임이나 작은 스텝의 연속은 이동과제를 완전하게 하기 위해 수행되어진다.

이동 움직임의 목표는 한 지면에서 앉은 상태에서 서기 또는 다른 지면에 앉기로 몸의 중력중심을 변화하는 것이다(Ryerson & Levit, 1997). 모델로, 앉은 상태에서 일어서는 이동 과제는 이 장에서 설명될 것이다. 왜냐하면 하지의 기능적 조절과 관련 있기 때문이다.

앉은 자세에서 일어서기 위해 개인은 몸통조절, 하지 조절, 동적인 균형유지를 해야 한다.이 과제의 중요한 요소는 다음에 나온다:

- 전/후 체중 이동 동안 하위몸통 위의 상위몸통을 조절하는 능력
- 바닥에 접촉한 두 발을 유지하는 능력
- 다리의 신전 힘을 생산하는 능력

일어서는 능력은 개인이 일반적으로 수행하는 매일의 과제에서 가장 요구하는 것 중 하나이다(Berger, Riley & Mann, 1988). 이 과제의 독립적인 부족은 규정된 위험과 가장 관련된 것 중 하나라고 기록되어 왔다(Branch & Meyers, 1987). 많은 사람들에게서, 앉은 자세에서 일어서는 능력은 움직임의 시작과 똑바른 자세에서의 기능을 나타낸다. 선자세로부터, 개인은 다른 의자나 자리로 이동하고, 걸음을 시작하고, 다음에 환경과 함께 더 효율적으로 영향을 끼칠 수 있다.

앉은상태에서 일어서는 움직임 과제는 엉덩이, 대퇴, 발로 정의되는 부분에서 오직 발로 정의되는 부분으로의 중력중심의 변화이다. 과제의 중요한 요소는 넓은 기저면(대퇴와 발)에서 좁은 기저면으로 몸의 무게를 움직이는 것이며 발 위로 신체 무게를 올리기 위한 하지의 관절을 뻗는 것이다. 실제 앉은 자세에서 일어서는 과제는 근원에 의존해서 2가지, 3가지 혹은 4가지의 단계로 나누어진다. 이 단계는 표 10-5에 나타나고 이는 중요한 기능적 과제의 재획득을 위해 임상의에게 실질적인 지침을 제공한다. 앉은 자세에서 일어서는 능력은 몸통 안정화근만큼, 하지 관절에 연결된 많은 근육의 힘의 생산 결과로 발생한다. 이 과제동안의 근 활동을 분석하는 근전도검사는 다음에 나오고, 활동 순서대로 나타난다(Kelly, Dainis & Wood, 1976; Millington, Myklebust & Shambes, 1992; Rechards, 1985).

1. 앞정강근(전경골근, tibialis anterior muscle): 발의 후방 배치의 준비와 경골 안정화를 위해.
2. 큰볼기근, 넙다리두갈래근(대퇴이두근, biceps femoris)(엉덩관절 폄근), 넙다리곧은근(대퇴직근, rectus femoris), 외 · 내측광근(무릎 폄근) 동시에 활동이 시작한다; 대퇴가 엉덩이를 들어 올릴 때 폄근의 최대 활동
3. 자세 조절을 위한 장딴지근(비복근, gastrocnemius)과 가자미근의 역할의 각도 변화

비록 선자세에서 앉기와 앉은 자세에서 서기의 연구에서 기본적으로 같은 과제인 것처럼 보일지라도, 이것은 잘

표 10-5

앉은 상태에서 일어나기

기능적 과제: 넓은 지지기저면과 낮은 중력중심의 앉은 상태에서 작은 지지기저면과 높은 중력중신의 선자세로의 이동. 시작 자세는 앉은 상태이다. 상부몸통은 하부몸통위에서 조절하고 엉덩관절과 무릎은 굽힘, 그리고 발목은 약간 배측굴곡된다.

단계	과제	과제의 요구
1. 체중 이동 단계	몸통의 전방 굽힘을 통한 상부 몸통의 전방 모멘텀의 생산	척주기립근의 활동, 원심성 수축 신체의 적당한 안정
2.올리기 시작(의자에서 엉덩이 떼기)	상부 몸통에서 전체 몸통으로 모멘텀의 이동, 신체의 상승을 허락	엉덩관절과 무릎 폄근의 동시 활동 이 단계 동안 안정성은 최대로 요구
3. 올리거나 폄 단계	엉덩관절과 무릎의 폄, 몸통의 수직적 움직임 초래	고관절과 무릎 폄, 몸통 폄, 발목 자세 조절 필요 이전 단계보다 적은 안정성 요구
4. 안정화 단계	새로운 똑바른 자세에서 자세 안정성 획득	과제-의존적 움직임 복합 수직에서 신체 안정성 획득

출처: Schenkman, M. A., Berger, R. A., Riley, P. O., Mann, R. W., & Hodge, W. A. (1990). Whole body movements during rising to standing from sitting. *Physical Therapy*, 10, 638–651, with permission of the American Physical Therapy Association; and Shumway-Cook, A., & Wollacott, M. J. (2001). *Motor control: Theory and practical applications* (2nd ed.). Baltimore: Lippincott Williams & Wilkins.

못된 가정이다. 엉덩관절과 무릎, 발목의 관절 운동은 매우 유사하지만 선자세에서 앉기에서의 하지 근육은 힘과 조절의 처리를 많이 요구하는 수축형태인 원심성으로 활동한다. 앉은 상태에서 일어서기를 할 때 같은 근육이 발화 되지만, 이 과제에서(선자세에서 앉기) 폄 근육은 관절 교차가 굽힘되어 있는 동안 원심성 힘을 만든다. 이것은 몸통이 이 과제에서 많이 중요하지 않지만, 무릎 위에서의 요구는 대단하다는 증거이다(Carr & Shephered, 1998).

임상 사례:

이 과제의 실행에서 나이-관련 변화는 근골격계에서 볼수 있는 정상 노화 변화를 수반한다. 체중 지지 관절이나 척주의 관절염, 하지, 배측 폄근의 약화는 나이든 성인이 앉고 서는 것 사이의 이동을 위해 적절한 전략을 발달시키는 것을 요구할 수 있다. ▪

이동의 가르침은 실제적인 기능적 움직임 목표를 수행하는 것 만큼 몸통 자세 조절을 확립하며 하지의 움직임 패턴을 강화하기 위해 신경재생에 사용된다. 이동 훈련은 또한 개인의 필요와 강화에 기초는 둔 발전을 반들기 위해 효율적으로 사용될 수 있다. 치료사나 보조자는 움직임 조절의 개인적 단계에 따라 과제의 요구를 천천히 증가할 수 있다. 중재는 활동 중에 선택된 목표의 양에 초점을 맞출 수 있다: 체중 지지나 부하 단계, 선자세에서의 자세 조절을 하기 위한 능력, 선자세에서 기능적 활동이나 회전을 하기 위한 능력, 선기와 보행과 관련될 수 있는 움직임 패턴의 획득을 위한 균형 조절 훈련(Ryerson & Levit, 1997).

비정상적인 하지 말단 기능과 손상된 이동하기
Abnormal Lower Extremity Functional and Impaired Locomotion

손상된 하지 말단 기능의 결과로 인해 생기는 운동성과 이동하기 손상의 결과는 다양한 신경학적 이상의 특징 중 하나이다. 독립성을 이루고 유지하는 결정적 부분인 운동성은 인생의 질적인 면에서 필수적인 특징이다(Patla & Shumway-Cook, 1999). 운동성의 손상은 공동사회로 나아가거나 필수적인 일상생활 동작(ADLS)을 수행하기 위한 개인의 능력을 제한할 때 무능을 초래한다.

비정상적인 운동성이 다양한 신경학적 이상의 특징일지라도, 운동성 손상에 기여하는 근본적인 문제는 다양할 수 있다. 몇 가지 공통성이 임상적인 증거이다. 즉, 효과적인 임상적 치료를 위해 환자/의뢰인 문제의 특징을 이해하는 것은 나타날 수 있고, 이는 몇 가지 분류 시스템의 종류가 필요하다. 보행을 포함한 운동성 이상을 이해하고 분류하기 위한 재활 논문에서 볼 수 있는 가장 흔한 구조는 그것의 신경학적 진단이다. 뇌혈관손상(CVA), 파킨슨병, 뇌성마비(CP)의 일반적인 장애가 있는 개인에게 찾을 수 있는 일반적인 손상과 임상적 치료 전략을 설명할 수 있는 풍부한 정보를 찾을 수 있다. 이 분류 접근이 일반적이기 때문에 그리고 또한 정보 그 속에 일반적인 문제의 상태로 일반화 될 수 있기 때문이다. 이 장은 마침내 일반적으로 직면한 신경학적 이상을 말할 때 주요 운동성 문제와 전략의 사용을 설명한다.

그러나, 폭넓은 감각과 일관된 기능적 실제적 접근은 이 책에서 나타나고, 이 장은 먼저 신경학적 기능이상이 있는 개인의 운동성 문제에 기여하는 3가지 주요 기능적 손상의 결합에 의한 비정상적인 운동성을 나타낼 것이다:

1. 비정상적인 힘의 생산이나 약화
2. 비정상적인 근긴장
3. 근육의 연속성, 순서의 어려움이나 불수의적 움직임으로부터의 방해를 포함한 협응운동 문제

실제적인 이용을 위해, 이 장은 비정상적인 보행과 관련된 주요 기능적 제한을 설명할 것이다. 보행이 임상적 치료를 요구하는 근본적인 이동하기 이상이기 때문이다. 병리학적 원인에 관계없이, 비정상적인 보행은 비효율적이고 비효과적이다.

치료적 중재를 위한 암시: 병적인 보행의 기능적 소모 (Implications for therapeutic intervention: functional costs of pathological gait)

걷기와 같은 기술은 하지 패턴 혼자만이 아니라, 오히려 특별한 운동 문제를 적극적으로 해결하는 개인에 의해 나타나는 전체 신체의 반응이다. 효과적으로 걷는 것은 단지 특정한 관절이나 신체 분절의 조절의 요구가 아니라, 어떻게 움직임의 결정적인 특징이 영향을 미치고 전체에 기능적, 목적 있는 움직임 조절이 완성이 결정되는가하는 것이다. 보행 해결은 개인의 현재 상태와 과제와 관련된 속에서 적절하게 나타난다(Marshall & Jennings, 1990).

임상 사례:

부자연스러움이나 손상의 제한이 없는 개인은 그녀 혹은 그의 마음대로 움직임을 해결하는 여러 방법에 제한이 없다. 아마도, 당신은 어떤 주어진 과제에 대해 몇 가지의 적절한 보행 형태를 나타낼 수 있다: 자갈이 있는 시냇물 바닥 위에서 줍기; 새로 왁스칠하거나 물기 있는 바닥 위에서 걷기; 치료실에 있는 부드러운 매트 위에서 걷기. 근골격계나 신경학적 부자연스러움이 있는 개인은 또한 주어진 과제를 위해 그들 스스로의 최고의 움직임을 나타낼 것이다. 임상적으로, 때때로 이런 해결은 일관된 "정상"이나 전형적임 움직임으로 간주되지 않는 병일 것이다 — 이 사례에서, 보행. 그러나, 최근 접근은 문제를 해결하고 그들 스스로 움직임을 발생하기 위한 개인의 상태를 존중한다. 움직임 패턴이 안전하고 이차적 손상이나 새로운 문제에 기여하지 않는다면, 아마도 능력과 시도의 결합으로 인한 부자연스러운 비전형적인 움직임 해결을 존중한다. 움직임을 시도하는 환자는 아마도 움직임 딜레마를 위한 비전형적인 해결의 적응으로 종종 나타난다. 비전형적인 움직임이 안정성의 부족이나 이차적 손상에 기여하는 비적응이 안된다면, 효과적이고 기능적이라고 생각된다. 현재의 견해로는 가능한 쪽으로의 오리엔테이션과 현재의 운동조절, 운동학습, 그리고 중재의 과제-적응 접근의 지식에 일치된다. ■

기여하는 요소에도 불구하고, 병리학적 보행이 정상보행보다 기능적이고 효율적인 부분이 적다. 병리학적 보행은 다음에 나오는 기능적 결손으로 특징된다:

- 선자세의 안정성 상실
- 유각기 동안 부족한 발 떼기
- 초기 접촉을 위한 유각기 동안의 발의 부적절한 배치 준비
- 불충분한 한 발짝거리
- 비효율적이고 불완전한 에너지 유지

정상적인 보행의 운동학이 상대적으로 당면과제, 운동역학이나 근 패턴의 사용 사이에 안정성을 유지한다 할지라도, 당면과제에서부터 당면과제까지 뿐만 아니라 한 과제 속에서 속도와 피로와 함께 다양할 것이다. 연구는 개개의 근육이 사용 될 수 없다면, 다른 근육이나 근육군이 기능을 대신하는 운동/근육 시스템의 중요한 리더던시(과잉, 중복)이라고 나타낸다(Whittle 1991; Winter, 1987). 예로, 선자세동안 무릎은 적어도 4가지의 다른 근육의 조절 아래에 있고 주변환경이 요구한다면, 아마도 하나가 다른 것보다 더 많이 보충될 수 있다. 이 사실은 재미있는 임상적 암시를 가지고 있고, 근골격계 손상에 직면해서 성공적인 보충을 위해서 상당한 희망을 제공한다.

신경학적 기능이상이 있는 개인의 보행 패턴은 첫 번째로 힘의 생산, 근긴장의 비정상, 근육 활동 패턴의 순서와 연속성 손상의 비협응과 불수의적인 움직임의 방해에 의해 영향을 받는다. 기능적으로 이러한 손상은 약화, 운동조절 이상, 미성숙하거나 비효과적인 운동패턴과 비효율성에 기여할 것이다.

손상된 하지 기능을 야기시키는 신경근 손상 (Neuromuscular impairments resulting in impaired lower extremity function)

▪ 약화 (Weakness)

약화는 이 장에 설명된 모든 이동하기 기술을 포함해서 하지조절의 요구에 만족하기 위한 효율적인 힘의 생산에 대해 무능을 야기한다. 흥미롭게, 정상보행 중 근육연구에서 최상의 근기능은 fair+또는 3+단계(Perry, 1992; Perry, Hoffer, Giovan, Antonelli & Greenberg, 1986)라고 설명한다. 이 힘은 지구력이나 여분의 힘없이 평균 정상 근력의 약 25%이다. 근육 약화에 의한 기능적인 제한은 어떤 근육이 약하고, 약화의 정도는 얼마인지, 과제를 수행하는데 있어 약화된 근육을 대신할 다른 근육의 힘은 어떤지에 의존한다. 예로, 정상적으로 걷는 것은 다양한 하지 근육의 최대 능력을 요구하지 않는다(Palta, 1995; Shumway-Cook & Woollacott, 2001). 보행 시 최대에 가까운 힘을 생산하는 오직 한 근육은 장딴지근(비복근, gastrocnemius)이고, 추진력의 주요 요소로 제공된다. 치료사와 보조자는 이 장에 나타난 일반적인 이동하기 과제에서 근육의 힘 요구에 대한 연구를 권유받는다(표 10-1에서 10-3 그리고 10-5). 주어진 근육의 약화는 예측가능한 기능 제한을 초래하거나 움직이는 사람에게 적응이나 보상전략을 요구할 것이다. 이동하기에 영향을 주는 주요 근 약화에 의한 일반적인 기능적 제한은 표 10-6에 나타난다. 임상적 치료는 이전 장과 이책의 최신판에 상세하게 과제-특별 움직임으로 근육강화를 포함한다.

▪ 비정상적인 근긴장 (Abnormalities of muscle tone)

비정상적으로 낮은 근긴장은 임상적으로 약화 같은 기능적 제한을 나타날 것이다. 비정상적으로 높은 근긴장은 특히, 경직성은 손상된 이동하기 능력, 보행에서 다양한 기능적 손상을 초래한다. 경직성은 5가지 중의 하나 또는 어떤 결합이라도 운동성을 손상시킨다.

1. 신장이나 속도 의존적 움직임에 대한 과잉반응
2. 선택적 조절 손상
3. 부적절한 활동, 연송성 그리고 근육 단계 패턴
4. 비정상적인 움직임 패턴의 발생 증가
5. 변화된 고유수용감각

어떻게 경직성이 보행에 영향을 줄 수 있는지에 대한 논의는 이러한 변화의 영향이라고 설명한다(Carr & Shepherd, 1998; Perry, 1992; Shumway-Cook & Woollacott, 2001). 경직성은 보행주기를 포함해서 움직임 동안의 근 활동의 부적절함을 초래한다. 이것은 근육이 움직임 과제 동안 늘어나는 것을 겪을 때 특히, 문제가 된다. 경직성은 원심성 근수축의 질을 산출하는데 방해한다. 바른 신장은 간대성 경련을 만들 수 있다. 주어진 근육군의 경직성은 부드러운 활동의 감소를 나타내는 힘의 효율적인 돌발대신에 지속적인 발화 패턴에 기여할 것이다. 선자세에서 앉는 자세로의 이동과 보행 주기 동안 원심성 근 조절의 중요성을 언급한다. 보행동안, 네갈래근(사두근, quadriceps)군은 사지에 힘이 부하되는 초기 입각기와 다시 전유각기 단계의 추진력동안 무릎의 굽힘 때 2번 신장된다. 뒤넙다리근은 초기 접촉을 위한 준비의 유각기 후반에 한번 신장한

표 10-6

신경학적 기능 이상의 개인이 겪는 약화 패턴과 관련된 이동하기 기술의 기능적 제한

약화 근육군	이동하기 제한
몸통이나 복근 약화	초기 앉은 자세에서 선자세로의 이동을 위한 힘생산 능력 손상 구르기 능력 손상 약화가 분명하지 않는 한 보행에서 영향이 적다
엉덩관절 폄근 약화	앉은 자세에서 선자세로의 이동의 들어 올리는 단계의 어려움 선자세에서 앉은 자세로의 이동에서 원심성 조절 어려움 안정성을 위한 보상으로 보행 중 몸통을 뒤로 기울이는 보상작용, 특히 부하와 한쪽 사지 지지동안.
엉덩관절 외전근 약화	한쪽 사지 지지기간이나 한쪽으로 선자세에서 요구하는 과제의 요소의 어려움: 보행의 중간 입각기와 계단오르기 **트렌델렌버그 보행**(Trendelenburg gait)을 야기, 서 있는 쪽의 약화된 외전근에 반대로 유각기 쪽의 골반의 하강
엉덩관절 굽힘근 약화	하지의 구르기 패턴의 초기 어려움 네발기기 어려움 유각기 동안 부적절한 기능적인 사지의 단축, 종종 사지 휘둘림을 초래 비효율적인 사지 전진과 선자세의 시작을 위한 하지의 사전 배치
무릎 폄근 약화	앉은 자세에서 선자세로의 이동의 들어 올리는 단계의 어려움 선자세에서 앉은 자세로의 이동의 원심성 조절의 어려움 부하동안 무릎 굽힘 조절의 어려움 중간 입각기 동안 무릎의 안정성 어려움, 종종 무릎 젖힘, 무릎 돌룡술, 몸통의 전방 기울임 보상작용을 초래
저측굴곡근 약화	선자세 동안 하지 안정성의 어려움, 굽힘된 무릎보행과 발목 배측굴곡초래 최종 입각기동안 뒤꿈치 올리기의 부족 최종 입각기와 유각기전에 부적절한 추진력 생산,유각기 동안 부적절한 무릎 굽힘을 포함한 비효율적인 유각기를 초래
배측굴곡근 약화	부하동안 원심성 조절 부족, 발떨어짐 현상(foot slap) 초래 유각기 동안 부적절한 발 떼기

출처: Information compiled from multiple sources. See reference list and text for details.

다. 앞정강근(전경골근, tibialis anterior)은 힘의 부하동안 신장된다. 경직성이 이러한 근육의 신장과 관련된 기능적 과제의 수행을 방해할 수 있을 때 동시에 발생한다(Carr & Shepherd, 1998; Perry, 1992; Shumway-Cook & Woollacott, 2001). 경직성은 근육의 기계적 특성을 바꾸고 빠르게 움직이기 위한 신체 분절의 자유에 영향을 미치는 증가된 뻣뻣함의 생산한다. 이것은 사지 분절의 부드러운 관계를 바꾸고 움직임 동안(구르기, 이동, 보행을 포함) 추진력의 이동을 제한한다. 결국 과제의 구성요소가 바뀐다.

임상적 문제로서, 경직성은 전형적으로 영향을 받은 이동하기 특히, 보행의 주요 근육에 따라서 분포한다: 저측굽힘근, 네갈래근, 뒤넙다리근, 엉덩관절 내전근. 저측굴곡근의 경직성은 보행의 입각기와 유각기 둘 다에 문제를 줄 수 있다. 입각기 동안, 저측굴곡 경직은 초기 접촉의 발의 위치와 불안정성의 발생에 영향을 미치고 부드러운 뒤꿈치 닿기를 방해하는 배측굴곡을 제한할 수 있다(그림 10-6). 저측굴곡근의 경직은 또한 전유각기 동안 부적절한 추진력을 초래한다. 환자들은 종종 저측굴곡 경직 때문에

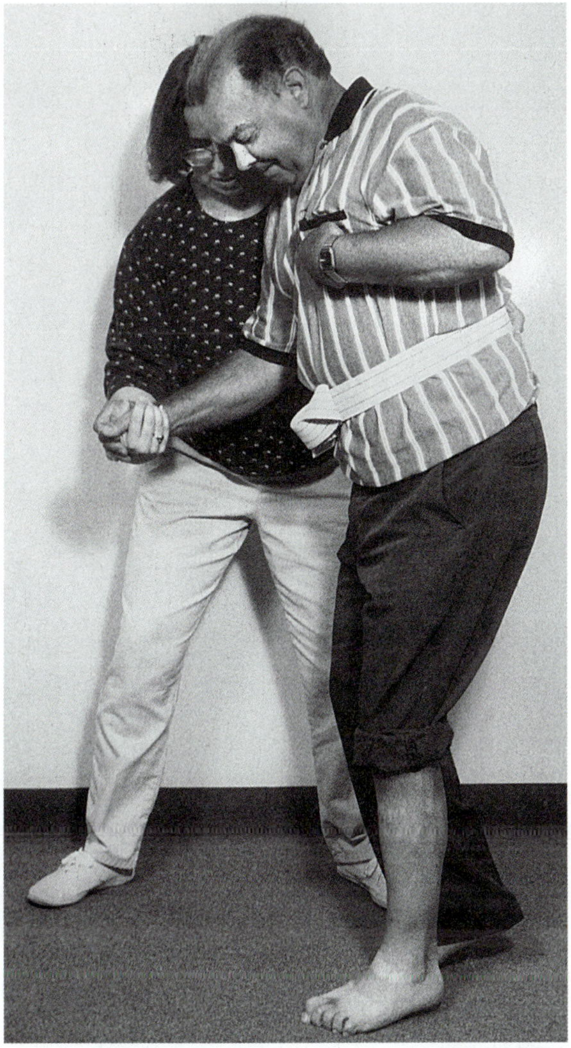

그림 10-6. 저측굴곡근 경직은 뒤꿈치의 부드러운 초기 접촉을 방해할 수 있고, 불안정한 입각기의 시작을 초래한다. 환자는 몸통을 앞으로 기울이면서 불안정성을 위한 보상작용을 한다.

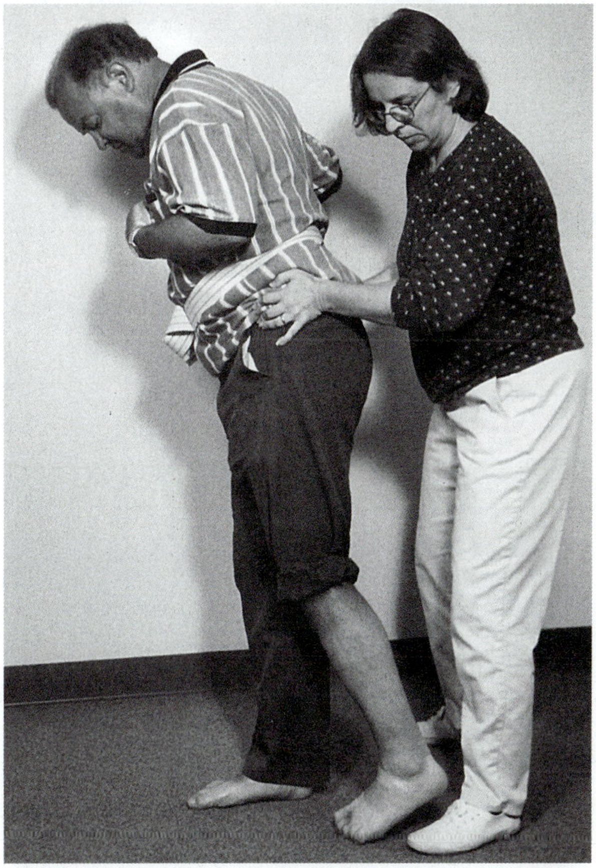

그림 10-7. 저측굴곡근 경직은 유각기 동안 발 떼기를 방해한다.

무릎의 젖힘(과신전, hyperextension)이나 몸통을 앞쪽으로 기울이면서 보상작용한다. 유각기 동안 저측굴곡근의 경직은 발화를 지연하며 배측 굴곡 활동의 방해하고, 바닥에서 발을 뗄 때 무능을 초래한다(그림 10-7). 경직성 저측굴곡근은 또한 안정된 초기 접촉을 위한 적절한 발의 사전 배치를 방해한다. 네갈래근(사두근, quadriceps)의 경직은 보행의 입각기동안 과도한 무릎 폄을 초래하고, 무릎 굽힘 조절이 제한되고 그 다음에 체중 지지를 하는 사지의 안정성을 손상시킨다. 뒤넙다리근의 경직은 입각기나 유각기 전체에 과도한 무릎 굽힘을 야기시키고, 입각기 동안 양쪽으로 불안정성을 초래하고 부적절하게 전진된 사지로부터 한발짝거리가 짧아진다(그림 10-8). 엉덩관절 내전근의 경직은 과도한 내전이 특징인 가위 보행을 초래할 수 있고, 그 결과에 따라 지지 기저면이 감소하고 불안정하다(그림 10-9).

▪ 협응운동장애운동 문제 (Coordination problems)

하지기능의 협응운동장애는 운동피질, 기저핵과 소뇌를 포함한 다양한 신경학적 구조의 이상에 의한 결과로 생길 수 있다. 제7장에 따르면, 협응운동 문제는 움직임분해, 겨냥이상증, 부적절한 동시 활동 패턴, 운동순서 문제를 포함한 여러 가지 다양한 움직임 기능 이상을 포함한다. 운동실조는 하지 협응이 되지 않는 조절이 일반적인 증상이다. **운동실조**(ataxia)는 겨냥이상증, 움직임 분해, 길항운동 반복불능증, 다관절 움직임의 비정상적인 순서로 특징되는 협응된 움직임 실행의 문제이다. 이 장의 마지막에 나오는 사례 연구 중 하나는 운동실조 환자의 임상적 치료를

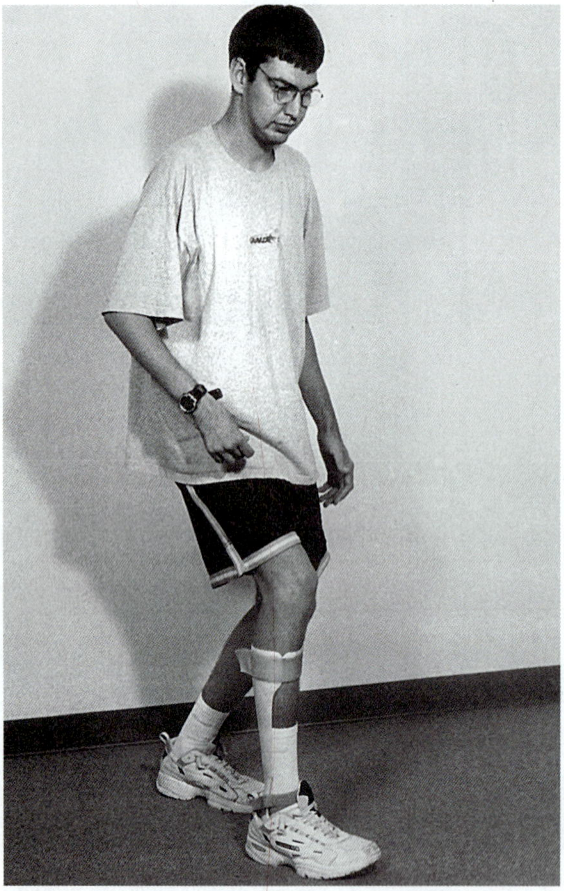

그림 10-8. 뒤넙다리근 경직은 초기 접촉을 위해 준비하는 유각기 사지의 적절한 사지의 전진을 방해하고, 한 발짝 거리의 단축을 초래할 수 있다. 이 그림은 또한 보행의 단계 둘 다를 통해 양 하지의 강하고 우세한 굽힘이 특징인 운동조절 패턴의 확산을 설명한다.

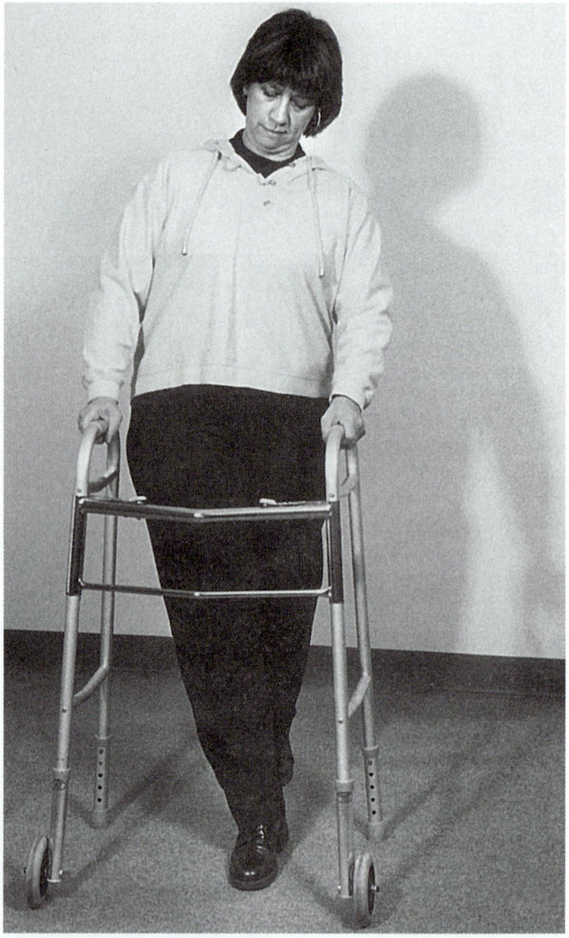

그림 10-9. 모음근의 경직은 하지의 정중선을 교차하는 "가위보행"의 원인이 될 수 있고, 비효율적인 지지기저면과 불안정성을 초래한다.

설명할 것이다. **운동분해**(movement decomposition)는 다관절사이의 움직임 손상이 특징이고, 부드럽고 협응된 단위로써의 움직임보다 개인분절의 움직임을 초래한다. **겨냥 이상증**(dysmetria)는 지나쳐가기, 아래잡기 또는 목표쪽으로 부정확하게 잡기가 특징이며 때로는 목표를 지나서 가르키는 것으로 언급된다. **비협응**(incoordination)은 근 발화율이 붕괴됐을 때 발생하고, 부드러운 상호적 움직임의 소실이나 정확성을 요구하는 움직임 활동을 지시하는 중추신경계의 능력을 잃었을 때 나타난다(O' Sullivan & Schmitz, 2001 ; Shumway-Cook & Woollacott, 2001).

협응의 손실은 변화하는 다양한 범위와 기능적 제한과 함께 어떤 이동하기 패턴의 부드러운 실행을 방해할 것이다. 비정상적인 협력작용의 지속성은 분리된 수의적 운동 조절과 부드러운 근육의 연속적인 발생의 제한된 활동을 야기할 것이다. 부적절한 활동과 연속성은 효율적인 근육 동원의 불능, 증가된 근육의 활동이나 움직임동안 근육 활동 조절의 불능에 의해서 나타났다. 주동근과 길항근의 동시 활동은 분명히 신경학적 기능이상 특히, 뇌졸중이나 뇌성마비 이후 환자에게 비협응으로 나타난다. 비정상적인 동시 활동은 병리학적으로 추가된 자세 지지 활동이나 보상 전략에 필요한 중심조절프로그램의 조직이 파괴됐기 때문이라고 생각된다(Knutson, 1994 ; Crenna, 1998).

▪ 골격근 제한 (Musculoskeletal constraints)

이 책이 신경학적 기능 이상이 있는 개인의 움직임에서 신경근 손상에 대한 영향을 강조하지만, 기능적 움직임 수행의 다른 시스템에서의 이차적 손상과 결손의 영향을 언급하는 것을 잊지 않았다. 이전에 언급된 일차적 손상은 질병의 전형적인 결과이거나 병리학적 과정이다. 이차적 손상은 예방이 가능할 것이고 항상 전형적이지 않지만, 그럼에도 불구하고 기능적 수행과 재활 결과에 굉장한 영향을 끼칠 수 있다. 신경학적 병은 근육 위축과 손상, 과절 구축, 퇴행성 관절 질환이나 관절 불안정, 그리고 골다공증을 포함해서 다양한 범위의 이차적인 문제를 이끌 수 있다. 고정은 결합 조직의 유연성을 감소시키고, 조직의 신장에 대한 저항성을 증가시킨다(Woo et al., 1975). 마비와 그 후의 고정은 무용성 위축과 근절 수의 실제적 감소를 야기할 수 있다(Duncan & Badke, 1987). 유연성의 소실, 비정상적인 가동범위(과운동성과 마찬가지로, 저운동성), 부정렬, 근육의 불균형이 결과이다. 통증은 이러한 골격근 손상의 하나로 동반할 수 있다. 인지 과정이나 지각 능력의 결손뿐만 아니라, 이차적 손상으로부터 환자의 복합적인 기능적 상태의 방해에 기여하는 것은 치료사의 사정으로 이해되어야 한다. 이 부분을 상세한 책 내용에 초점을 맞추진 않았고, 포함된 이 부분이 부족할 수는 있지만, 관련성이나 중요성에 대해 최소화하지는 않았다.

보행의 기능적 제한: 과제-지향적 접근
Functional Limitations in Gait: a Task-Oriented Approach

기본적인 손상이 약화, 비정상적인 높은 근긴장, 협조운동의 어려움, 통증 또는 부동성이든 간에 기능적 수행에 영향을 미치는 결과는 임상의와 환자/의뢰인 둘 다에게 최대로 관련된 것이 무엇이냐하는 것이다. 기본적인 병리, 나이, 또는 손상의 배열에 개의치 않고, 보행 훈련을 하는 개인은 초점을 보행의 3가지 — 체중 수용, 한쪽 사지 지지, 사지 전진 — 에서 주요 기능적 과제의 하나를 정립 또는 재정립하는데 초점을 맞춘다. 중재는 보행의 기본 과제 요구를 마주하기 위해 훈련하는 환자에게 지시되어질 수 있다. 인간의 보행은 중요한 요소로 근육의 연속성과 추진력이 서로 연결된 단계의 연속이기 때문에 구성요소의 부분에서 이 전체 과제를 깨는 것이 부자연스럽다. 임상적으로, 전체와 부분의 훈련이 둘 다 사용되고 환자 개인만의 요구에 의존한다. 부분적 훈련이 특별한 기능적 과제를 강

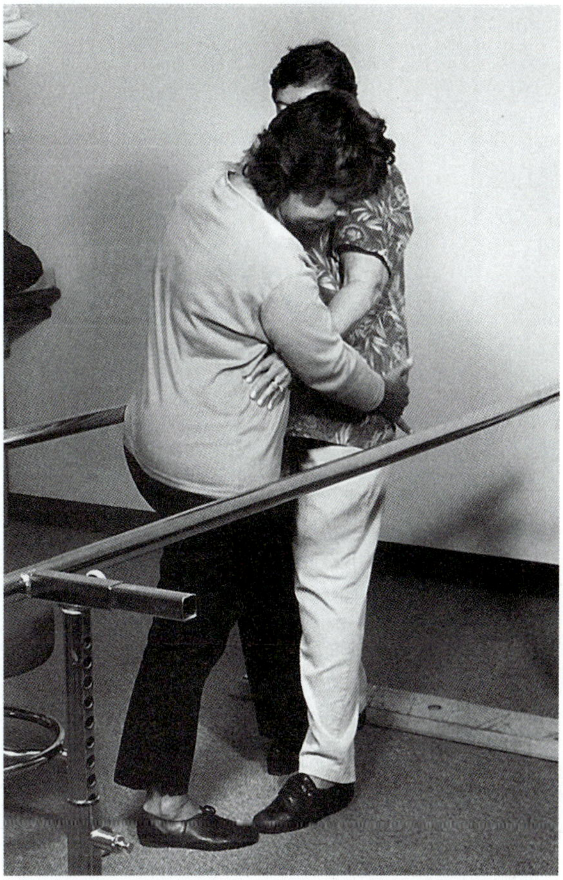

그림 10-10. 체중 수용은 양측으로 선자세에서 전방과 후방과 마찬가지로 좌 · 우로의 체중 이동 훈련을 포함한다.

조하는데 익숙해 있다면, 이것은 어떤 경우든 가능한 전체 보행 과제의 일부분으로서 통합하고 훈련하기 위해 제공되는 기회를 장려한다.

체중 수용 (Weight acceptance)

체중 수용의 기능적 과제 목표와 만나는 유효성을 증가시키기 위한 중재는 주요 근육군과 안정성과 힘을 증가시키고 똑바른 자세에서 몸통의 자세 조절을 향상시키는 활동과 관련 있다. 효율적으로 체중을 수용하기 위해, 하지는 발목/발을 바닥에 접촉함과 함께 엉덩관절 폄, 약간 모음(내전)과 외회전, 무릎 폄이 이루어져야 할 것이다. 이러한 최소한의 요구로부터 약간의 차이는 인정된다. 그러나 체중 지지 선자세의 유효성의 당연한 소모와 함께 인정된다.

중재 기술은 전형적으로 개인의 안정성, 힘, 그리고 몸

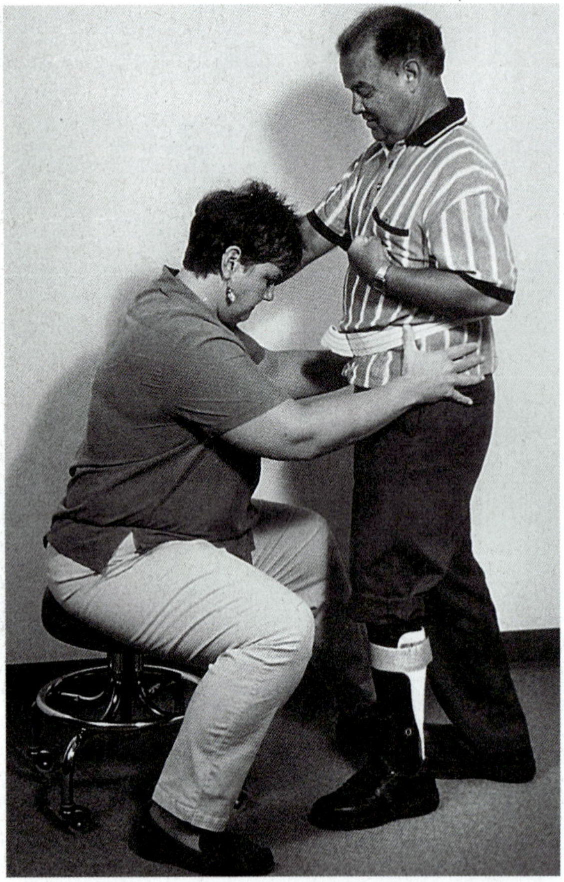

그림 10-11. 체중 수용은 개인이 반대쪽 사지로부터 체중이 이동된 한 쪽 사지에 접촉하고 부하함으로써 훈련되어진다.

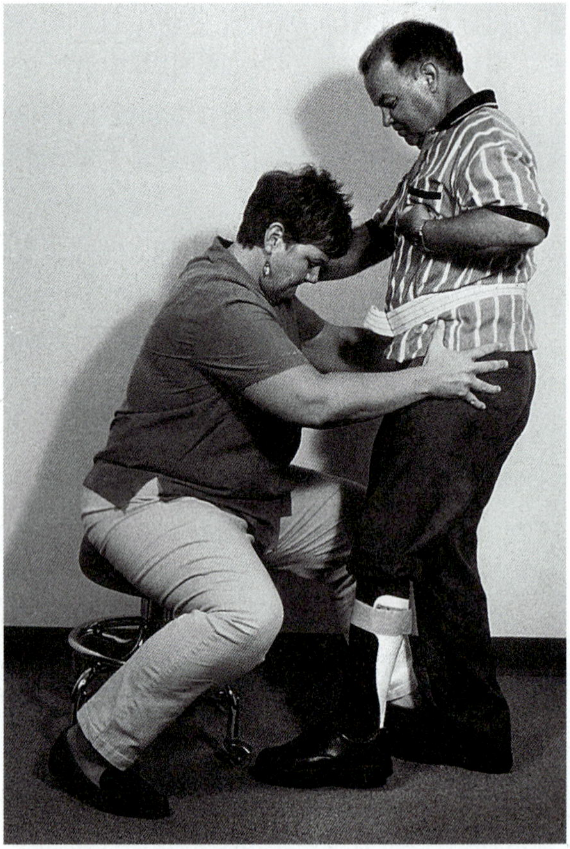

그림 10-12. 우측 하지는 유각기 동안 좌측 하지의 전진으로서 한쪽 사지 지지에 체중 지지를 보조한다. 환자의 골반에 치료사의 손을 올려서 도수적으로 보조한다.

통, 골반, 무릎과 발목의 조절에 주의를 기울이며 똑바른 자세에서 한다. 효과적인 중재의 의견들은 중재 접근이 설명된 6, 7장에서 충족시킨다. 중재는 몸통과 골반의 근위 안정성, 동시 수축 힘과 엉덩관절, 무릎, 발목 주변의 근육 조직의 조절의 증가를 위한 활동에서 지시되어진다. 체중 수용은 환자/의뢰인이 선자세라고 생각한 보행의 초기에 확실히 발생한다. 선자세의 활동은 환자의 적당한 안정성 안에서 양측성 선자세에서 전방과 후방이동뿐만 아니라, 좌 · 우로의 체중 이동 훈련을 포함한다(그림 10-10). 보행 주기 동안 체중 수용은 반대편 사지로부터 체중이 이동되는 것만큼 개인이 한 쪽 사지에 접촉과 부하를 만들어서 일어난다.

효과적인 기술은 감각운동 기술(근육 활동을 활성화 시키기 위한 접근과 두드리기와 빠른 신장), 동시 수축과 등척성 조절을 증가시키기 위한 율동적인 안정성을 포함하며 기술은 기술적인 치료사나 보조자의 신체적 지침을 통해 체중 지지와 체중 이동을 촉진하는 신경발생적 치료에 의해 설명한다. 그림 10-10과 10-11은 선자세에서 체중 수용의 기능적 목표를 만나기 위한 유용한 중재기술을 증명한다. 환자의 골반에 치료사 손이 접촉하는 것이 조절의 중요한 초점이라고 기록한다.

한 쪽 사지 지지 (Single limb support)

한쪽 사지 지지로 기능적 과제를 계속 하는 것은 무게 중심이 이것의 가장 높게 있을 때 사지를 안정화 하는 것과 마찬가지로 한쪽 사지 위에서 몸통의 자세 조절 훈련을 의미한다. 근위 안정성, 동시 수축과 힘을 증가시키기 위한 기술은 이전에 설명한 이러한 기능적 자세에서 훈련되어진다. 그림 10-12는 한쪽 사지 지지의 기능적 목표를 만나기 위한 중재 치료의 유용함을 나타낸다.

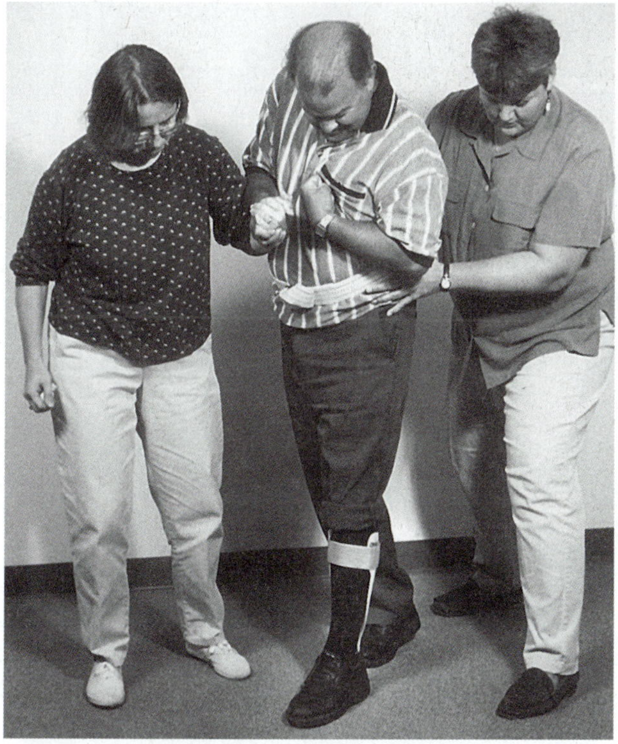

그림 10-13. 좌측하지는 초기 접촉을 위한 준비의 유각기 동안 전인으로 인도된다.

사지 전진 (Limb advancement)

사지 전진의 과제는 유각기의 효율적인 실행에 의해 따라오는 서 있는 다리의 효율적인 추진력의 생산을 요구한다. 한번 더, 중재는 엉덩관절 폄과 함께 저측굴곡에 영향을 주기 때문에 서 있는 사지의 전유각기를 통한 최종 입각기 때 이 기능을 겪게 되고 보행의 특별한 하위 단계에서 지시되어진다. 그림 10-6과 10-7에서 나타난 것처럼 발목의 저측굴곡자세는 균형능력의 손상 있는 많은 환자들의 불안정한 자세이다. 훈련 시간은 적절한 뒤꿈치 들어올리는 것을 달성하고, 서 있는 사지 위에 몸통의 전방 이동, 발을 밀어 떼는 힘을 생산하는데 보낼 수 있다. 이 과제를 위해 효과적인 기술은 저측굴곡 강화 운동과 저측굴곡된 사지 위로 몸통의 전방 이동 움직임을 포함한다. 효과적인 사지 전진은 발을 밀어 떼기 위해 생산되는 추진력을 조절하기 위한 개인의 능력과 마찬가지로 적절한 무릎 폄의 가동범위 요구한다. 효과적인 사지 전진을 위해, 골반은 가장 효율적인 한 발짝을 위한 사지 정렬을 위해 앞으로(전인) 회전해야 한다. 능동적 골반 전인을 보조하기 위한 기술은 신체적으로 사지 전진을 지시하는 동안 조절하는 주요 초점으로서 골반을 사용하는 도수 지침(그림 10-11에서 10-13), 또는 골반 전인근의 활동을 보강하기 위해 유각기 시작에서 빠른 신장을 포함한다. 추진력과 추진력은 이 과제의 중요한 요소이다(그림 10-14). 이것은 가능할 때 하위 과제가 전체 과제로써 훈련된다는 것을 제시한다.

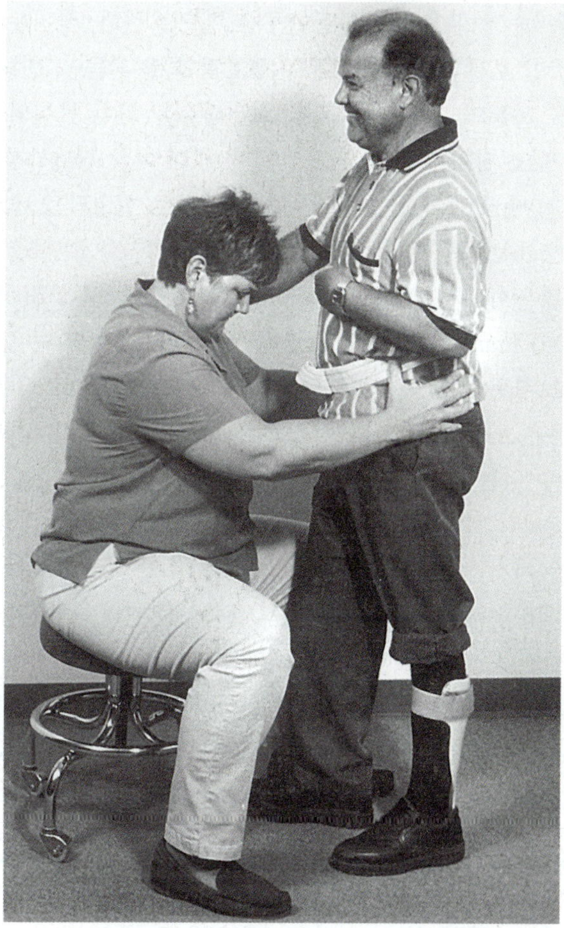

그림 10-14. 치료사는 유각기의 초기동안 조절의 주요 초점으로 골반을 사용한다.

보행의 기능과제에 있어 보조나 보장구의 효과 (Effect of an assistive or orthotic device on the functional task of walking)

물론, 보조 장비나 하지 보장구의 추가가 보행 과제의 특성을 바꾼다. 보조 장비를 사용할 때, 상지는 도움 없이 걸을 때 보다 보행하는 동안 다르게 작용한다. 상지는 실제적인 보행 주기의 일부분인 상호적인 팔 흔들림, 변화에 따른 몸통의 요구, 자유로운 회전감소를 위한 몸통의 능력, 보조 장비를 통해 밀고 있는 팔에 더 이상 관여하지 않는다. 빠르고 가장 능숙한 목발 보행자로 설명되는 swing through 보행을 제외한 보조 장비를 이용한 걸음은 느리고 더 많은 에너지를 요구한다(Foley, Prax, Crowell & Boone, 1996; Franks, Palisano & darbee, 1991). 에너지는 닫힌 사슬 활동에서 상지의 사용에 의해 소모된다. 보조 장비의 사용은 또한 보행 과제를 스스로 실행하는데 강한 영향을 줄 수 있는 사용자의 추가적인 주의 요구를 강요한다고 설명되어진다(Wright & Kemp, 1992). 보조 장비는 똑바르고 넓은 기저면에서 안정성을 강화시키기 위해 규정되고, 현저한 제한과 규제에 직면한 기능적 운동성을 위해 허락된다.

보장구를 규정할 때, 보행에서 특별한 기능적 제한을 치료하는데 사용된다. 신경학적 손상이 있는 사람에게 보장구를 규정하는 가장 흔한 이유는 선자세 동안 발과 발목의 위치를 바로 잡고 안정성의 획득과 발목의 중립을 돕기 위해서이다. 이처럼, 많은 보장구는 선자세 동안 하지의 안정성을 증진시키고, 체중 수용을 위해 적절하게 발의 위치를 잡기 위해 효과적이다. 그래서 유각기동안 발을 떼는 것만큼(그림 10-15) 입각기의 기능과제를 하기 위해 착용한 사람을 돕는다(그림 10-16). 인공적인 장비로써, 보장구의 이득은 항상 소모와 관련되어질 것이다. 예로, 단단한 발목-발 보조기나 표준 발목-발 보조기는 동적인 발의 저측 변형을 바로잡고 체중 수용과 입각기를 위해 발을 중립에 위치시킬 수 있는 반면에, 입각기의 최종 단계 동안 rollover나 추진력 생산에는 저측굴곡이 되지 않기 때문에 효과적이지 못 할 것이다. 보장구의 사용에 대한 임상적 치료의 결정은 소모와 이득, 그리고 최적을 촉진을 위한 보조기의 사용, 안정성 또는 이동 기능의 효율성의 신중한 고려에 바탕이 되어있다. 연구는 입각기의 안정성향상, 입각기와 유각기를 위한 관절 위치 향상 그리고 보행동안 수행의 전체적 질의 증가로 보조기 사용의 효과를 분명히 설명한다(Embrey, Yates & Mott, 1990; Radtda, Skinner, Dixon & Johanson, 1997; O'Sullivan & Schmitz, 2001; Umphred, 2001).

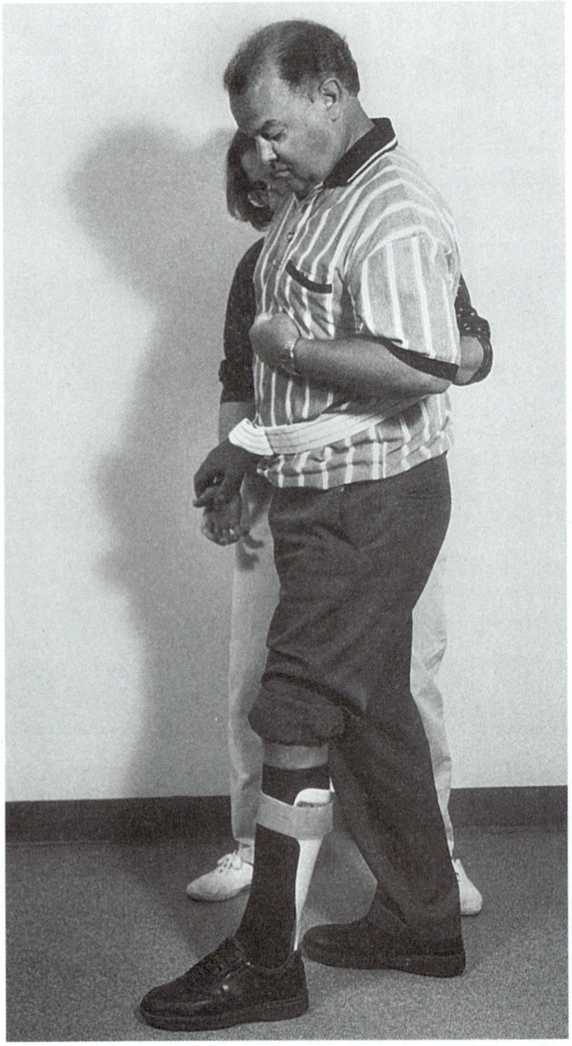

그림 10-15. 보장구의 사용은 선자세에서의 수행을 증가시킨다.

치료사와 보조자는 보장구나 보조 장비를 사용하는 개인의 보행이 손상이 없는 성숙한 성인 보행 주기의 '전형적인' 것과 다른 특징을 가진다는 것을 생각한다. 그럼에도 불구하고, 보행 주기의 기능적 과제 요구와 보행의 기능적 하위 과제를 추가하거나 안하는 것은 여전한 임상적 목표이다.

일반적인 신경학적 손상과 관련된 하지 조절 문제
Lower Extremity Control Problems Associated with Common Neurological Disorders

이동하기 활동이 일반적으로 하지의 기능과 조절에 관

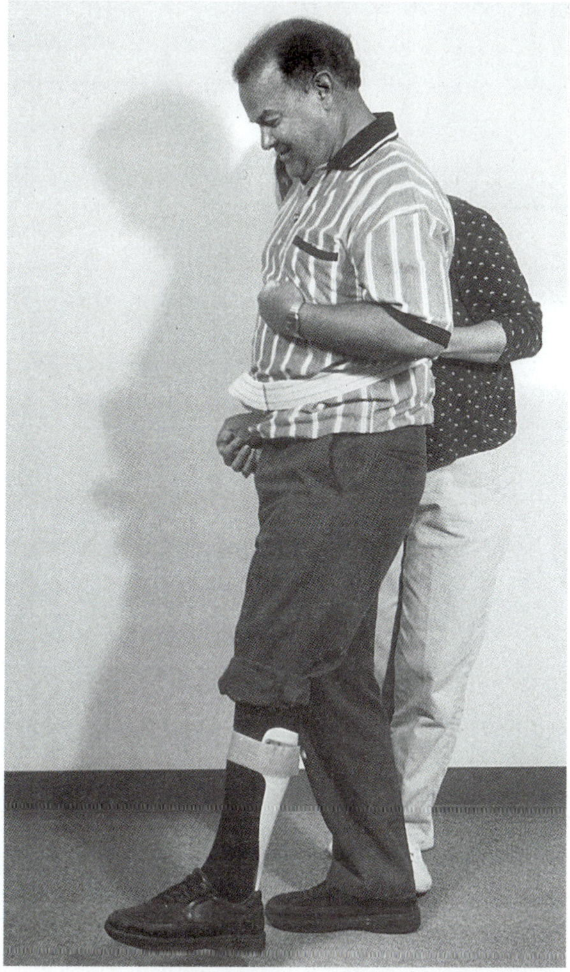

그림 10-16. 보장구의 사용은 유각기동안 수행을 증가시킨다.

련있지만, 보행을 포함한 이동하기는 몸 전체에서의, 실제 전인활동으로 인정하는 것이 결정적으로 중요하다. 인간은 공간에서 로봇처럼 몸을 이동하는 다리가 분리되어 있지 않다. 오히려, 하지는 기능적 목표에 달성하기 위해서 노력과 함께 머리, 팔, 그리고 몸통 움직임의 보안적인 움직임에 영향을 받고 영향을 미치는 복합적인 시스템에 지배받고 영향을 받는다. 매우 간단하지만 요지는 잊으면 안된다. 기본 개념은 어떤 개인, 어떤 연령대, 어떤 신경학적 진단에서 나타나는 하지 기능 손상의 임상적 치료를 보급하고 지시하기 위해 필요하다. 이러한 생각으로, 다음 부분은 대부분 일반적으로 신경학적 이상과 관련된 이동능력 문제에 접근하는 임상적 치료, 실습을 나타낼 것이다. 주요 치료 개념은 유사한 손상이 있는 유사한 장애에 적용하고 더 확대할 수 있다.

뇌성마비 (Cerebral palsy)

뇌성마비 아동의 거의 70%는 실제로 걷는 것이 가능하며 보행 능력은 직접적으로 신경학적 손상 정도와 관련있다(Damiano & Abel, 1996; Johnson, Abel & Damiano, 1996). 일반적으로, 편마비나 양마비의 모든 아동은 걷는 것이 가능하고, 사지마비나 무정위 아동에게서는 보다 적은 성공을 보인다. 뇌성마비 모든 아동에게서, 보행의 습득은 지연된다.

뇌성마비 아동은 종종 근전도에 의한 검증된 보행의 병적인 운동학 차이점을 보인다. 근전도연구는 진폭의 감소(근전도에서 근육 활동의 힘을 나타내는)와 근활동의 단계와 타이밍의 비정상적임을 설명한다. 뇌성마비 아동의 보행에서의 기록상 차이점은 다음에 나온다:

1. 근전도 진폭은 더 낮고, 이것은 근 약화를 나타낸다. 약화는 종종 큰볼기근, 중간볼기근, 네갈래근(사두근, quadriceps), 장딴지근, 앞정강근에서 나타난다.
2. 보행을 포함한, 움직임은 상호 억제와 부드러운 근육형태보다 근육 그룹의 동시 활동이나 상호적인 자극으로 특징되어진다(Cowan, Stilling, Naumann & Colborne, 1998; Mykebust, 1990).
3. 또한 경직성 근 섬유의 물리적 변화가 나타난다. 예로, 종종 뇌성마비 아동들에게서 볼 수 있는 임상적으로 강력한 저측굴곡반응을 만드는 초기 접촉 후 빠르게 긴장 발생이 증가하는 것은, 근육 스스로의 과도한 활동보다는 짧아진 장딴지근을 스스로 물리적으로 신장하기 위해 나타난다(Berger, Quintern & Deitz, 1982)(그림 10-17).
4. 많은 연구자들은 장딴지근의 정상 기능의 결손이 뇌성마비 아동의 보행에서 가장 중요한 물리적 결손의 하나라고 주장한다. 부적절한 힘의 생산은 기립의 불안정성의 결과와 최종 입각기에서 전유각기를 통한 전방 추진력의 비효율과 함께 근육의 약화로서 분명하다.
5. 배측굴곡의 부족은 종종 거골 위의 경골의 부드러운 움직임을 손상시키고, 몸통의 전방 움직임을 억제하는 역할을 할 수도 있다. 이것은 무릎의 젖힘(과신

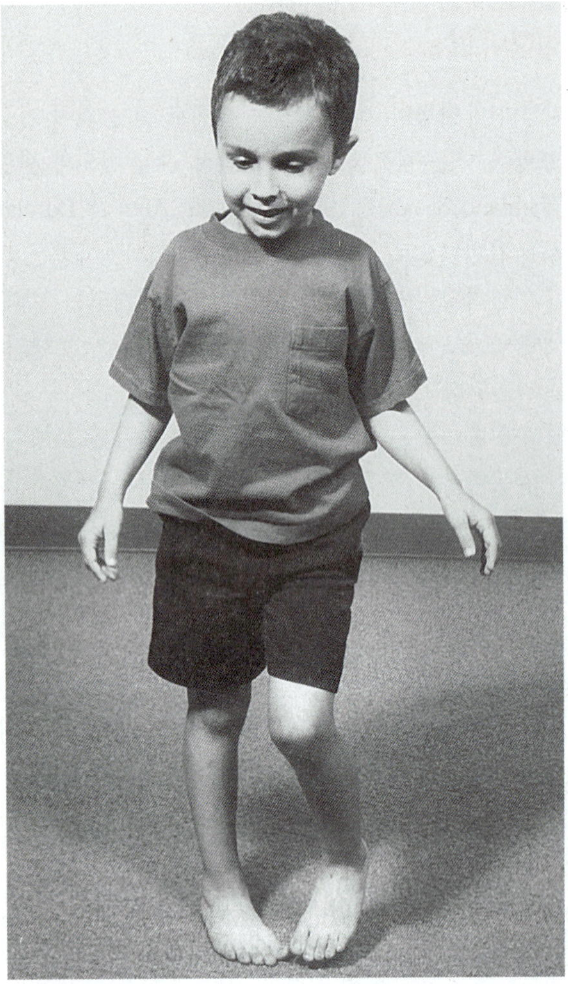

그림 10-17. 종종 뇌성마비 아동에게서 보이는 초기 접촉으로 이동하는 강한 저측굴곡 반응은 짧은 장딴지근의 제한된 범위와 기계적인 신장의 부분일 것이다.

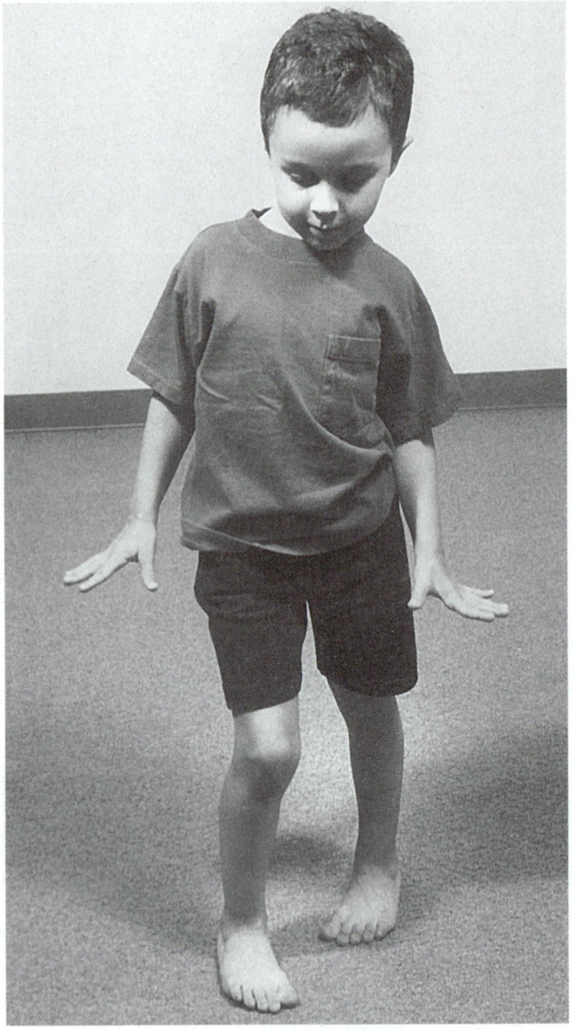

그림 10-18. 부드러운 능동적 배측굴곡의 부족은 아동이 무릎 굽힘과 함께 전족을 올리는(R) 것을 야기할 것이고 질질 끄는 사지의 무릎 젖힘에 의해 보상작용한다.

전, hyperextension)이나 아이들이 굽힘된 엉덩관절과 무릎과 함께 발가락으로 오르는 것을 야기할 수가 있다(그림 10-18).

6. 무릎의 시상면 움직임은 또한 비정상적이다. 초기 접촉은 입각기 동안 종종 상당한 굽힘 이후, 폄이나 과도한 무릎 굽힘으로 만들어진다. 약간 침범받은 아동의 중간 입각기동안 무릎 굽힘 단계는 나타나지만, 그 크기는 줄어든다(Olney, 1989).
7. 엉덩관절 움직임은 더 많이 침범된 아이들에게서 손상될 것이다(Olney, 1989).
8. 보행 중 관절 움직임 패턴의 검사는 더 많은 엉덩관절 내전, 굽힘 그리고 내회전을 보이고, 입각기 동안 무릎 굽힘과 앞발로 내딛는 패턴이 강조된다(그림 10-19).

임상적으로, 보행 패턴의 4가지—웅크린 보행, 반장슬이 특징인 보행, 뻣뻣한 다리 보행이나 편마비의 전형적보행—일반적인 특징은 뇌성마비 아동에게서 관찰된다(O'Byrne, Jenkinson & O'Brien, 1998; Perry, 1992). 가장 일반적으로 웅크린 보행은 과도한 엉덩관절과 무릎의 굽힘, 배측굴곡, 그리고 보통 골반의 전방경사로 특징되어지는 양측 손상이다(그림 10-17 그리고 10-18). 과도한 엉덩관절과 무릎 굽힘은 아마도 항중력의 엉덩관절과 무릎 폄근의 약화와 함께 과도한 엉덩관절 무릎 굽힘근의 결합에 의해 야기된다. 자극이나 보행 속도의 증가는 바람직하지

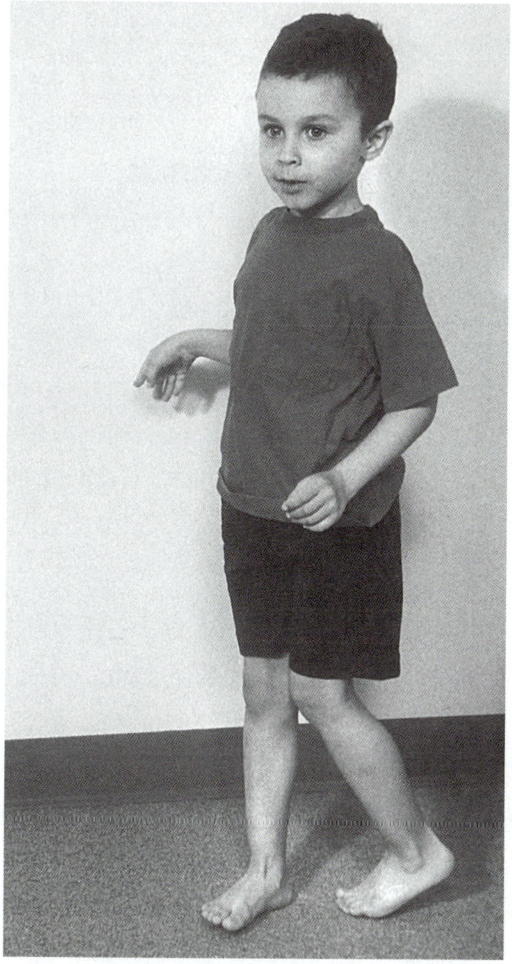

그림 10-19. 보행동안의 관절 패턴은 더 많은 엉덩관절의 내전, 굽힘, 그리고 내회전을 나타낸다; 과도한 무릎 굽힘; 전족 닿기 패턴.

않은 움직임 패턴의 과장됨에 기여할 것이다(그림 10-20). 장딴지근(비복근, gastrocnemius)의 부족한 조절은 웅츠린 보행의 주요한 손상으로 생각된다. 장딴지근의 약화는 입각기에서 무릎이 굽힘된 상태로 남아있기 때문에 경골의 전방 움직임의 효율적인 억제가 안 된다. 네갈래근(사두근, quadriceps)의 약화는 웅츠린 보행의 입각기 조절에서 주요한 공헌 요소로 고려되지 않는다. 그러나 최종 유각기에서 충분히 사지를 넓히지 못하는 비효율적인 한발짝에는 더 도움이 된다. 반장슬은 임상적 상황과 반대로 나타난다. 무릎은 입각기 동안 젖힘(과신전, hyperextension)의 상태로 되어 있고 발목은 종종 과도한 저측굴곡으로 된다(그림 10-21). 엉덩관절은 몸통의 전방으로의 움직임을 보상하기 위해 여전히 과도한 굽힘으로 계속될 것이

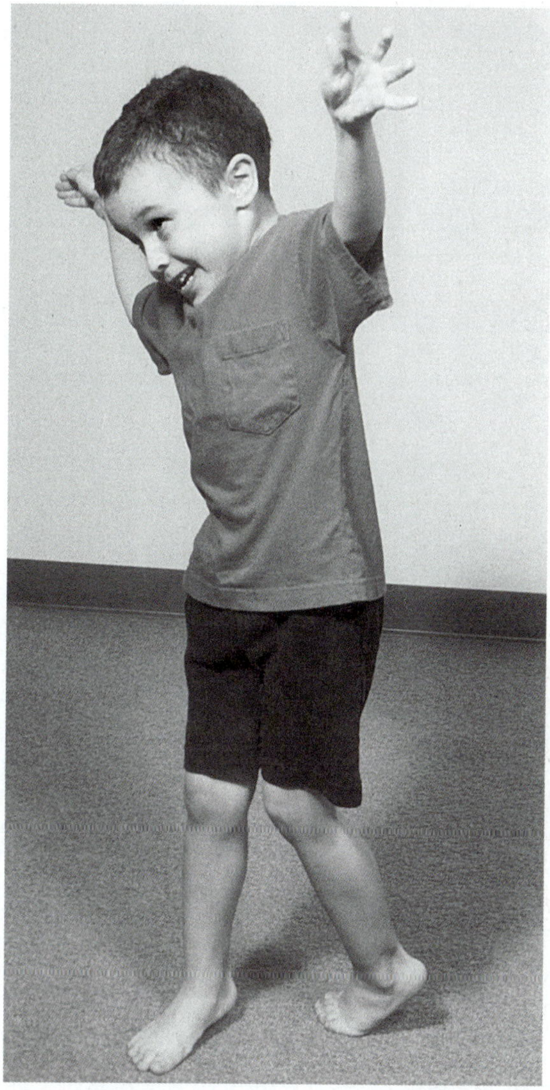

그림 10-20. 흥분의 증가는 바람직하지 못한 움직임 패턴의 과장에 기여한다.

다(Perry, 1992). 뻣뻣한 다리 보행은 몸통 폄, 골반의 후방경사, 그리고 과도한 엉덩관절과 무릎의 신전, 보통 엉덩관절의 내전과 내회전의 결합으로 특징지어진다. 발목은 전형적으로 저측굴곡된다(Cowan et al, 1998). 편마비 뇌성마비 아동의 보행은 비대칭, 불규칙한 체중지지와 한발짝, 엉덩관절 후인, 무릎관절 굽힘, 그리고 비효율적인 뒷꿈치 닿기, 보통 저측으로 굽힘된 발목으로 특징되어진다.

뇌성마비 아동에게서의 이동 에너지 소모는 손상이 없는 아동보다 더 높다(Olney, 1989; Olney, Costigan & Hedden, 1987; Olney, MacPhail, Hedden & Boyce, 1987; Rose, Gamble, Medeiros, Burgos & Haskell, 1989). 일반

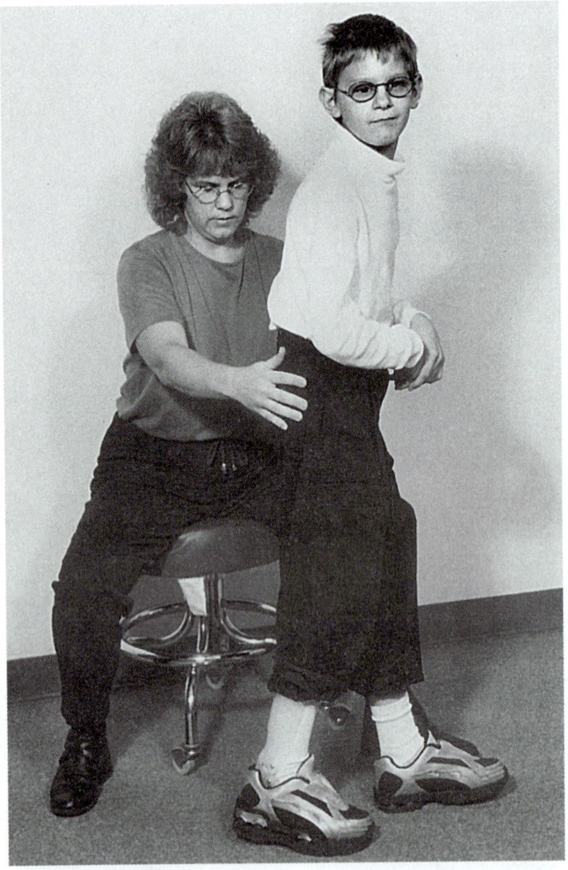

그림 10-21. 우측 편마비 뇌성마비 아동에게서 볼 수 있는 반장슬은 우측 하지의 바른 운동성에 기여하는 안정성과 효율성의 제공을 방해한다. 그 사지는 사실상 왼쪽 뒤에 있고, 기능적인 보행에 통합되지 않는다.

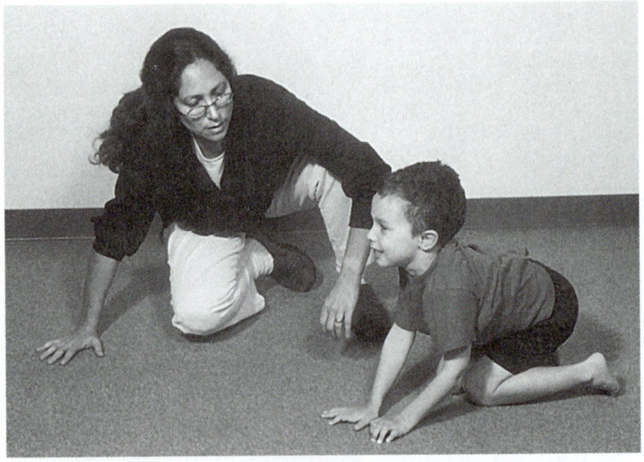

그림 10-22. 경직성 편마비 뇌성마비 아동은 독립적인 변화하는 움직임을 하기 위한 능력을 손상시키는 한 쪽 하지를 다른 하지로부터 분리하는 어려움을 가진다.

적으로, 뇌성마비 아동은 뇌성마비가 없는 아동보다 반정도 느리게 걷고, 에너지 요구는 건강한 아동보다 3배 더 요구되는 것으로 측정된다(Campbell & Ball, 1978; Mossberg, Linton & Fricke, 1990). 에너지 소모는 다음의 요소들 때문에 높다: 움직임을 위한 것이 아닌 불필요한 근활동수준, 패턴의 불규칙한 활동과 발화, 그리고 사지를 받아들이기 위한 효율적인 체중 이동의 불능(Olney et. al., 1987). 심박동수와 산소소모량 둘 다 에너지 소모의 믿을 수 있는 측정법이다(Rose et. al., 1989).

■ 임상적 치료 (Clinical management)

뇌성마비 아동의 중재는 최적의 발달을 증진시키기 위한 노력과 독립적인 기능 안에 특별히 손상 감소와, 이차적 손상의 예방, 그리고 기능적 제한의 감소에 초점을 맞춘다. 중재는 운동, 위치잡기, 그리고 적응된 장비를 통해 근골격계의 발달, 신경생리학적 조절, 그리고 기능 증진에 도움이 되는 최적의 자세 정렬을 증진 시키고 움직임을 발달시키기 위한 아이들의 훈련을 위해 시도된다. 중재는 힘 생산과 기능적인 힘, 비정상적인 근 긴장 치료, 그리고 기능적 제한 감소와 독립적인 운동성 증진을 위해 과제-특성 훈련을 증가시키기 위한 활동을 포함한다. 복합 시스템 손상의 영향 감소와 선택적 조절의 증진, 예상되는 조절과 효과적인 학습과 효율적인 움직임은 기능적 조절의 향상을 촉진한다(Olney & Wright, 2000).

이동은 뇌성마비의 어린 아동에게 도움이 되는 치료사와 보조자에게는 주요한 개념이다. 중재의 주안점은 효과적으로 잘 정렬된 체중 지지를 이루고, 체중 이동과 분리를 증진시키고, 균형을 증진시키는 것처럼 보행 이전의 기술에 있다(4장 참조). 발달 장애를 가진 아이는 종종 구르기, 배밀이, 네발기기, 걷기의 모든 이동하기 기능에 의해 요구되는 상호적 사지 움직임의 조절을 방해하는 분리와 회전과 같은 중요한 기능적 움직임 요소의 획득에 손상을 입는다. 중재제안을 위해 4, 6, 7장에 나타난 정보의 언급은 뇌성마비 아동의 운동 조절과 운동 발달 훈련을 위해 사용된다. 이 부분은 보행 이상의 임상적 치료를 유한 특별한 제안만 설명할 것이다.

특별한 중재 전력은 항 중력 굽힘과 폄근의 근력, 안정된 체중 지지와 부드러운 체중이동, 똑바른 자세 조절, 분

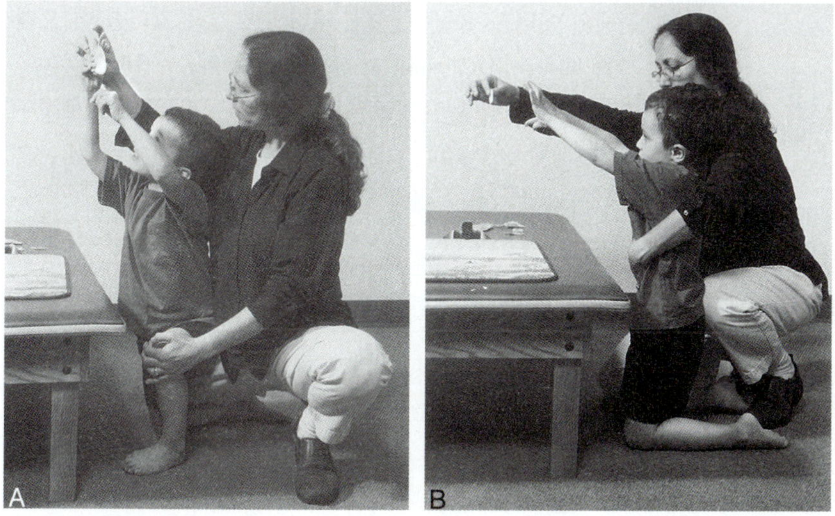

그림 10-23. 반무릎꿇기자세에서 할 수 있는 잡기, 표적에 향하기 동안의 기능적 근력 강화는 엉덩관절 강화와 하지 분리를 증가 시킨다(A). 무릎꿇기 자세에서의 활동은 안정된 골반 자세를 조절하기 위해 엉덩관절과 복부 근육 양측으로 이루어진다(B).

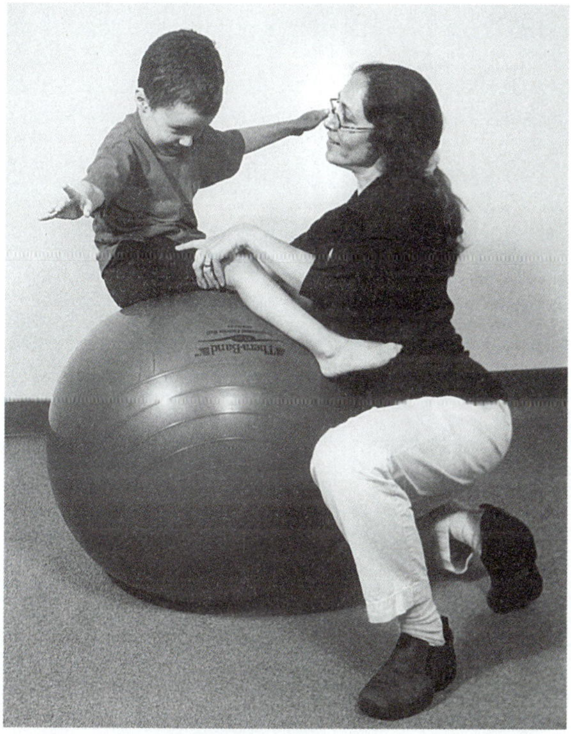

그림 10-24. 외측 몸통 자세 반응 훈련.

리, 그리고 회전과 같은 주요 기능적 움직임 요소의 획득을 증진시키기 위한 활동을 포함한다. 많은 아이들은 특히, 적당한 힘의 생산, 하지 분리의 부족, 한쪽 사지의 지지 감소, 그리고 체중 이동 동안 제한된 자세 반응의 어려움을 가진다. 예로, 경직성 양마비 아동은 종종 다른 하지로부터 한 쪽 하지의 분리와 몸통으로부터 하지의 분리가 어렵다(그림 10-20 그리고 10-22 참조). 중재는 아이가 하지를 강하게 하며 체중을 지지한 상태에서 일을 하기 위해 하지의 체중 지지 자세의 안정화나 선자세가 되도록 훈련을 강조한다(그림 10-23). 외측 몸통자세 반응 훈련은 하지 체중 이동에 답하여 분리의 발생을 보조할 수 있다(그림 10-24). 뇌성마비 아동이 일반적으로 마주치는 보행 어려움을 위한 중재는 이동 전과 보행활동에서 부드러움의 촉진, 사용가능한 기능적 움직임 요소와 기능적 움직임 패턴의 통합의 요구한다. 전형적으로, 치료는 서있기, 서기, 선자세에서 체중 이동, 전방 진행, 그리고 사지의 전진에 초점을 맞출 수 있다. 보장구와 보조 장비는 안전한 이동을 얻는데 보조가 필요하면 규정된다. 이 장의 마지막에서, 사례연구가 뇌성마비 아동을 위한 보행 훈련 프로그램의 예시로 자세하게 나타난다.

임상 사례:

뇌성마비 아동의 최대 효율적인 보행의 주요 개념은 다음에 나오는 주의를 포함한다.

시도들은 보행동안 속도와 관절 위치의 부드러움을 얻음으로 만들어질 수 있다. 엉덩관절 하이킹, 회선의 경향, 과도한 몸통 변위의 발생이나 하지의 가위보행은 감소한다. 왜냐하면 이러한 차이가 높은 에너지 요구를 만들기 때문이다.

자가 선택적 속도는 일반적으로 최대로 효과적이다. 보행이 경련이 있는 동작을 하지 않도록 하기 위해 속도를 부드럽고 정상적인 단계를 이루기 위해 시도한다. ▪

뇌혈관 사고와 성인 편마비 (Cerebrovascular accident and adult hemiplegia)

물리치료와 작업치료의 학생과 임상의 모두는 뇌졸중에 걸린 환자/의뢰인을 치료할 기회를 가진다고 해도 과언이 아니다. 몇몇의 학생과 임상의는 뇌졸증이 아닌 뇌성마비 아동이나 척수손상 환자를 치료할 기회를 갖지 못할 것이 전적으로 가능하다; 물리치료와 작업치료프로그램에서 다량의 적절한 이론적인 준비는 뇌혈관사고와 뇌혈관사고 이후 환자의 임상적인 현상을 논의할 수 있다.

이동하기 결손의 사정(assessment)과 임상적 치료는 뇌졸중 환자 연구에 의해 경험하고 물리치료와 작업치료 연구보고서에 의해 널리 증명된다. Brunnstrom(1970)과 Bobath(1970)는 폭넓은 지식을 저서를 통해 더 나아진 임상적 증거와 함께 성인 편마비환자의 특별한 중재 접근을 가르쳤다(Lennon, 2001; Sawner & LaVigne, 1992). 고유수용성 신경근 촉진법(PNF)는 편마비 보행을 개선하기 위해 재훈련하고, 골반의 움직임을 강화하는 것에 많은 제안을 제공한다(Trueblood, Walker, Perry & Gronley, 1989; Wang, 1994). Carr와 Shepherd(1987)는 운동 재훈련 프로그램(MRP) 상세히 설명한다. 특별하게 뇌졸중 환자의 움직임과 운동조절의 쟁점을 제시하기 위해 고안되었다. 모든 중재접근의 일반적인 특징은 몸통에 주의를 기울이고, 몸통 조절과 공간에서 공간으로 이동하는 개인의 능력 정도의 중요성이다. 이 책의 8장에서 아주 상세하게 몸통 조절과 균형을 포함한 자세 조절을 논의했고 9장에서는 상지를 논의했기 때문에 이러한 개념이나 기술은 여기서 다시 언급하지 않지만, 독자들은 전체적인 치료 접근에서 이러한 개념을 통합하기 위해 상기해야한다. 이 부분은 편마비환자/의뢰인의 주요 이동하기 문제로서 보행 장애의 임상적 치료에 초점을 맞출 것이다.

편마비 환자의 보행은 몇 가지 일반적인 특징이 있다. 속도는 감소한다. 뇌졸중을 겪은 개인은 건강한 대응자들보다 50% 더 느리게 걷는다(Walters, Hislop, Perry & Antonelli, 1978). 그들은 보행은 또한 동시입각기 시간이 길고 손상된 사지에서 반응 시간이 증가하는 것이 특징이다. 정해진 기간에서 에너지 소비가 많이 않다 하더라도, 전체의 에너지 요구는 높다. 왜냐하면 같은 거리를 더 오래 걷기 때문이다(Gersten & Orr, 1971; Perry, 1992). 손상된 다리에서 한 발짝거리는 짧다. 운동역학 자료는 보행주기 동안 정상단계와 근 활성의 조절 소실을 보인다. 개인은 다양하지만, 3가지 꽤 분명한 패턴은 확인된다.

1. 운동조절만 하는 패턴이 나타나는 환자는 유각기 동안 우선 굽힘근이 활동하고 폄근은 입각기 동안 우선 활동하는 경향(그림 10-8과 10-25)(Perry, Gio-van, Harris, Montgomery & Azaria, 1978)
2. 입각근육의 활동이 이르게 나타나고 지속적인 경향(그림 10-25)
3. 동시 수축과 동시 활동패턴의 경향(Montgomery, 1987)

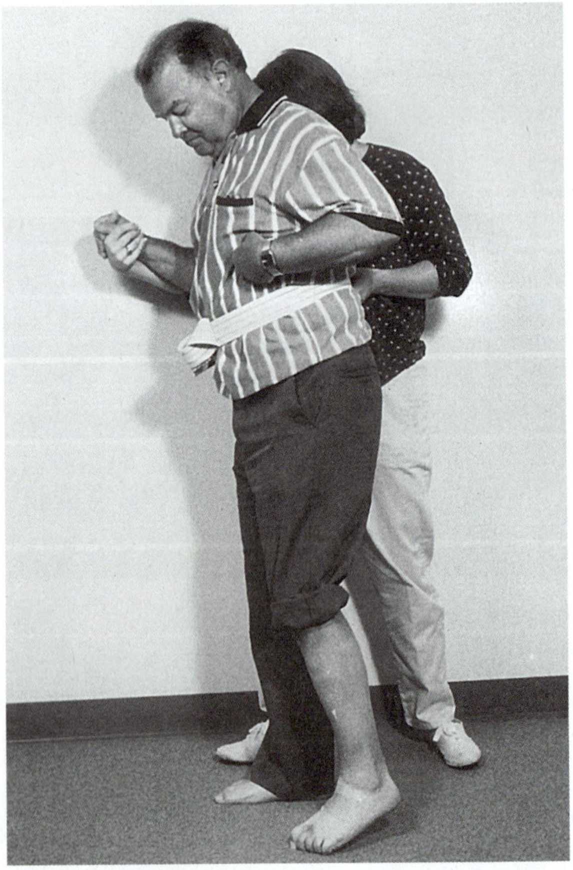

그림 10-25. 운동조절만 하는 패턴의 예, 이 경우는 유각기의 시작에서 과도한 폄이 지속된다. 지속적인 선자세에서의 근육 활동은 효과적인 발끝밀기와 유각기에서의 자연스러운 이행을 방해한다.

편마비 환자의 보행 기능 이상의 이유는 운동조절의 장애, 수의적인 근육의 부족과 약화, 비정상적인 근긴장과 근육의 뻣뻣함으로 인한 방해, 자세 조절 기전의 파괴 때문이다. 표 10-7는 일반적인 보행 이탈과 가능한 이유를 요약하고, 뇌졸중이 있는 환자/의뢰인에게서 일반적으로 관찰되는 보행문제를 위해 몇 가지 중재 제안을 제공한다.

■ 임상적 치료 (Clinical management)

뇌졸중 환자/의뢰인들이 직면한 보행 어려움의 임상적 치료는 보행 주기 동안 협력하는 전체 신체에 대한 분석과 중재를 요구한다. 관절 가동범위감소나 근 약화와 같은 특정 손상은 언급하기 위해 필요하다. 모든 다른 기능적 운동성 훈련과 함께 보행 훈련은 최고로 빨리 시작된다. 특정 활동은 똑바른 균형, 효율적인 선자세 조절을 나타내는 능력, 지지하는 사지 위에 체중을 이동시키는 능력, 효율적인 사지의 안정성과 각각의 사지의 전진 능력을 향상시키기 위한 활동을 포함한다. 중재의 중요성은 보행 훈련의 실제 과제동안과 동시에 이동전 활동에 있다. 보행 훈련동안, 개인은 기능의 실행, 과제-특정 이동하기기술의 기회를 제공받는다: 앞으로 걷기, 뒤로 걷기, 옆으로 걷기, 그리고 한 발짝씩 뛰기(stepping), 장애물 제거, 울퉁불퉁한 지역이나 경사로, 그리고 계단의 사용을 결정하는 것처럼 높이 활동을 실행한다(그림 10-26, 7-16과 7-17).

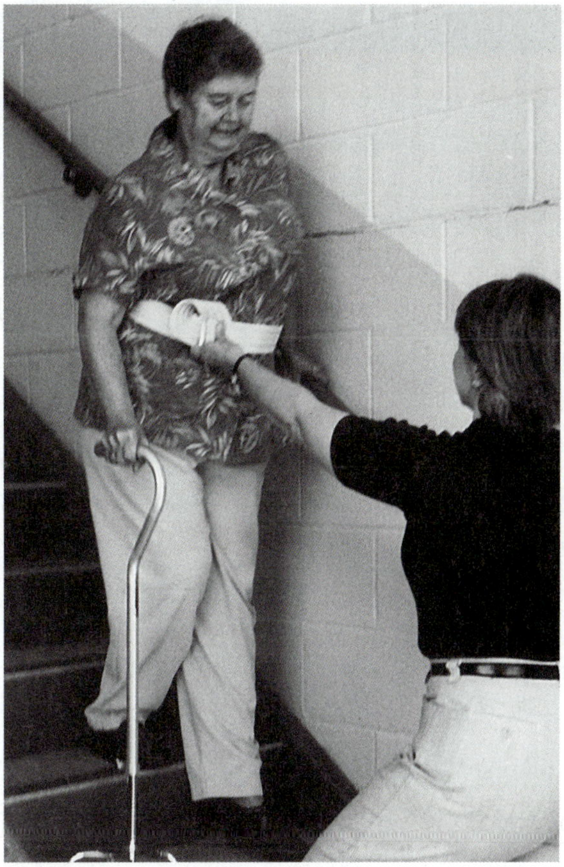

그림 10-26. 계단 사용은 중요한 기능적 이동하기 기술이다.

표 10-7

뇌졸중에서 보이는 일반적인 보행 이탈: 가능한 원인과 중재 제안

이탈	보행 단계	가능한 원인	중재 제안
몸통의 전방 기울임	입각기 전체	손상쪽을 알지못함, 고유수용기의 결손 엉덩관절 폄힘 약화나 엉덩관절 굽힘 구축 발생 무릎 불안정 저측굴곡경직	손상된 신체 쪽의 인식과 움직임 조절 증가 수의적인 엉덩관절 폄 강화 나타난다면 구축 폄 능동적인 배측 굴곡 활동과 저측굴곡 경직 이완
골반 후인	보행 주기 전체, 대부분 유각기 동안 발생	경직성 수의적 전인과 골반 조절 약화 복근약화 골반 후인근의 단축	초기 유각기 전 전인을 위한 빠른 신장 조절의 주요 요점으로써 도수 접촉을 하고 골반을 사용 골반 조절을 증가시키기 위한 복근 강화 짧아진 골반 후인근 신장

(계속)

표 10-7

뇌졸중에서 보이는 일반적인 보행 이탈: 가능한 원인과 중재 제안 *(계속)*

이탈	보행 단계	가능한 원인	중재 제안
엉덩관절 하이킹	유각기 전체	부적절한 엉덩관절이나 무릎 굽힘 부적절한 배측굴곡 경직성	굽힘에서 항중력의 가동범위의 활동 증가: 엉덩관절, 무릎이나 발목 족하수를 보안하기 위한 보장구 사용 시너지 패턴을 제거하기 위한 운동 재훈련 사용
휘돌림 (circumduction)	유각기 전체	폄근 경직 부적절한 엉덩관절이나 무릎 굽힘, 배측굴곡 저측굴곡 구축	굽힘에서 항중력 가동범위 활동 증가: 엉덩관절, 무릎이나 발목 족하수를 보상하기 위해 보장구 사용 시너지 패턴을 제거하기 위한 운동 재훈련 사용
부적절한 엉덩관절 굽힘	유각기 전체	폄 경직 특히, 네갈래근 약화나 비정상적인 하지 근긴장 부적절한 엉덩관절 굽힘	항중력 조절 활동 증가와 항중력 굽힘의 가동범위 증가
Trendelenburg 보행	유각기 쪽의 골반하강의 관찰이나 서있는 사지 위로 외측 몸통의 기울임으로 보상	엉덩관절 외전근 약화	한쪽으로 섰을 때 엉덩관절 외전근 강화, 특히 골반 위치의 반대쪽 조절
가위보행	입각기와 유각기 전체	엉덩관절 내전근 경직	수의적으로 엉덩관절 내전근 조절강화와 엉덩관절 외전근의 활동 강화
선 자세 동안 과도한 무릎 굽힘	입각기 전체, 그러나 특히 초기 접촉과 부하	하지 약화나 비정상적으로 낮은 근긴장 굽힘근 긴장과 하지 굽힘근 시너지의 발생의 증가 굽힘 구축 고유수용감각의 부족	하지 근육의 수의적 근력 강화, 특히 체중 수용과제 동안 원심성 폄 조절 있다면 구축 신장 감각인식증가나 손실에 대한 증명
무릎 젖힘	입각기 특히, 부하와 중간입각기	하지 근육의 약화 특히, 뒤넙다리근과 네갈래근의 부적절한 동시 수축 조절, 엉덩관절 폄 약화 골반 후인 사두근 경직, 하지 폄근 긴장 증가 저측굴곡 구축	체중 지지 과제 동안 수의적으로 하지 항중력근과 뒤넙다리근/네갈래근 조절의 강화 골반 전인활동, 보행동안 골반조절, 네갈래근 조절의 증가를 위한 운동 재훈련 사용 저측굴곡 구축신장과 최소한 중립의 발목배측 굽힘 증가
부적절한 무릎 굽힘	유각기, 특히 중간 유각기	부적절한 항중력 굽힘 네갈래근 경직	항중력의 엉덩관절과 무릎 굽힘조절활동 증가
발떨어짐 현상 (foot slap)	입각기, 초기 접촉과 부하	부적절한 배측 굴곡근의 근력, 특히 원심성 조절 부족 첨족보행이나 저측굴곡 구축	수의적 배측굴곡근 조절, 특히 원심성 조절 저측굴곡 구축신장과 배측굴곡 증가 보장구 사용
족하수	유각기 전체와 유각기 전의 통한 최종 입각기로부터	부적절한 배측굴곡근의 근력, 특히 항중력 조절의 부적절함 근약화 경직성	수의적 배측굴곡근 조절 증가 보장구 사용

출처: Information compiled from multiple sources. See reference list and text for details.

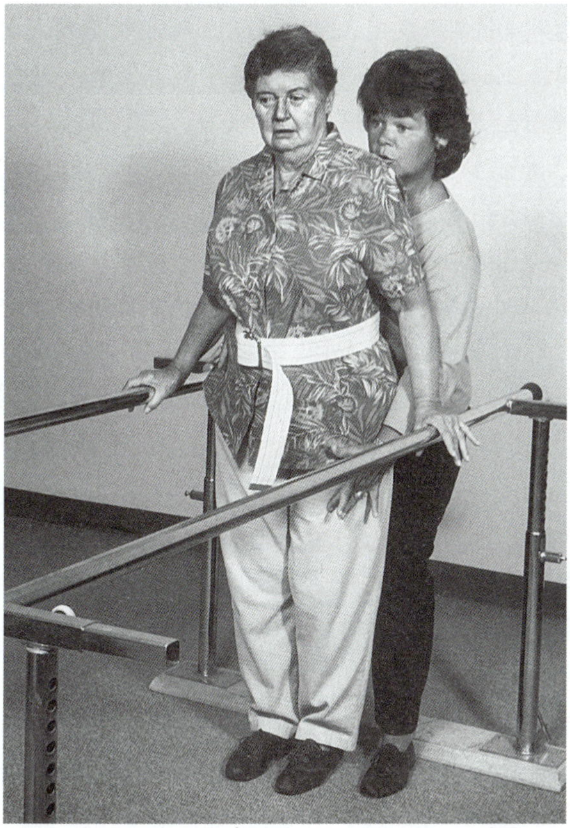

그림 10-27. 거울을 보는 동안, 치료사는 똑바른 몸통, 골반, 하지 위치를 환자에게 구두, 시각적, 도수적 신호를 사용하여 알려준다. 환자는 똑바른 지지기저면, 안정성 위에서 유지되는 정중선에 대한 몸통 조절을 수행하게 된다.

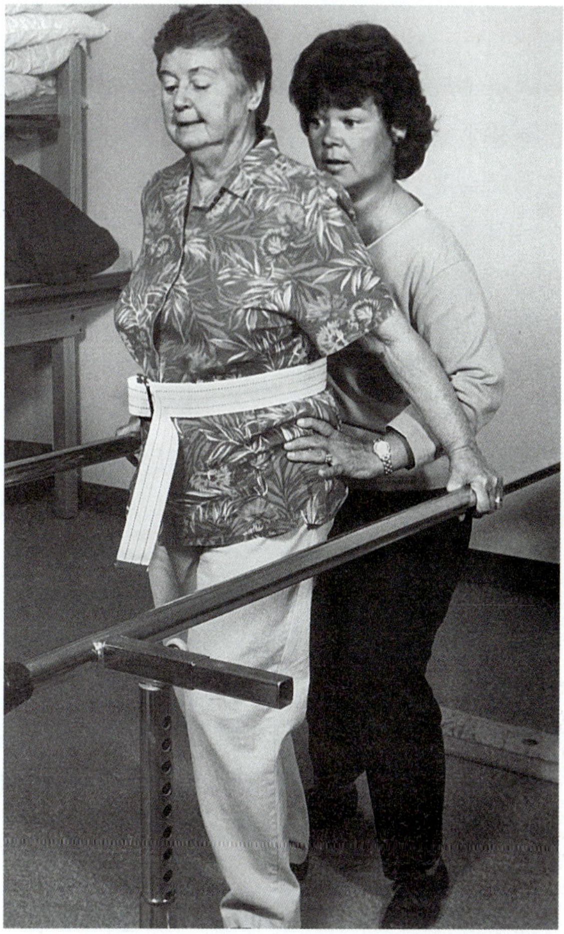

그림 10-28. 치료사는 하부 몸통이 앞쪽으로 회전을 시작하면서 상부몸통의 조절을 유지하는 동안 앞쪽으로 하지의 체중 이동의 시작을 위해 환자에게 신호를 준다.

뇌졸중 환자의 움직임 어려움의 전체적인 이해를 위해, Ryerson과 Levit(1997)은 3가지 부분에서 주요 기능적 제한으로 나누어서 편바미에서 보행의 기능적 재훈련을 준비하기 위한 실제적인 접근을 제공한다: 몸통 손상, 입각기시 직면한 손상과 유각기 손상. 이 모델은 다음에 설명되는 임상적 제안을 지시하는데 유용할 것이다. 뇌졸중 환자의 임상적 치료를 위한 Ryerson과 Levit(1997)에 의해 효율적으로 증진된 같은 조직의 모델은 운동 실조와 파킨슨 병을 포함해 다른 이상이 있는 환자의 중재에 확장되고 적용될 수 있다.

▪ 몸통 손상 (Trunk impairments)

보행의 기능적 과제동안 몸통 정렬과 조절의 재확립을 돕는 것은 중요하다. 몸통의 중재는 또한 개인의 손상된 상지에서 나타나는 중재와 나누어질 수 없다(9장 참조). 몸통이 비대칭적으로 된다면, 골반 조절은 손상 받는다. 비대칭적 자세는 편마비 환자의 일반적인 움직임 문제라고 확인되었다(Wu, Huang, Lin & Chen, 1996). 치료사나 보조자는 안정되고 똑바른 지지기저면 위에 대칭적인 정중선 몸통 조절을 먼저 얻는 개인을 돕기 위해 도수 신호, 조절의 주요 요점, 균형 활동과 강화 활동을 사용할 수 있다(그림 10-27). 앞쪽으로 진행되어 갈 때, 주의집중은 몸통 조절을 얻고, 보행 주기 과정으로서 하지 몸통위의 상지 몸통 사이의 부드러운 움직임을 허락하는 동안 하지를 통한 체중을 이동하는 개인에게 재교육하기 위해 지시된다(그림 10-28).

■ 선자세 손상(Stance impairments)

하지 중재는 근위와 원위 움직임 조절의 융화성이 확립되어야 한다. 근위 목표는 골반위의 정렬을 유지하기 위한 몸통 폄 조절과 관련된 엉덩관절 폄의 증가에 초점 맞춘다. 원위 중재 목표는 선자세 전체의 움직임 동안 연속적이고 근위목표와 결합된다. 치료사와 보조자는 발목, 무릎과 엉덩관절 조절을 재확립하고, 전방에서 하지로부터의 체중이동을 시작하고(그림 10-28), 정확한 몸통과 골반의 위치를 위해 바로잡고 신호를 주는 중재를 한다(그림 10-27). 한쪽 사지 지지동안, 편마비 환자는 불안정성의 최대 위험을 종종 경험한다. 왜냐하면 중력 중심이 중간 입각기에서 가장 높이 나타나기 때문이다. 엉덩관절에서 중재는 과도한 외측 움직임 없이 전방으로 이동하고 움직이기 위해 지시된다. 무릎에서 중재는 등장성, 구심성, 원심성 조절을 위한 재훈련을 포함해서 무릎 주변의 근육조직의 재훈련과 강화하기 위해 지시된다. 발목에서, 중재는 적절한 구심성과 원심성의 효과적인 배측굴곡 조절의 증가를 지시한다.

■ 유각기 손상(Swing impairments)

유각기 동안 비전형적인 근 발화, 부적절한 초기 패턴, 그리고 적절한 발화 유지를 위한 무능이 가장 두드러진다. 전방 추진력은 종종 잃고 일관성 없이 비효율적이 보행을 초래한다. 골반이 후인되었다면, 유각기의 초기에는 골반거상과 몸통의 단축이 일어난다. 임상의의 첫 번째 관심은 하지를 효율적으로 전진하기 위해서 몸통 조절과 골반 후인 활동을 보조하는 몸통과 골반에 필요하다(그림 10-29). 골반 운동성과 후인의 강화에 초점을 맞춘 PNF와 NDT기술의 사용은 골반 안정성 뿐만 아니라, 운동성의 향상에 기여하여 임상에서 성공적으로 나타난다. 한 발짝 거리를 길게 하고 유각기의 향상을 초래한다(Trueblood et al., 1989). 중재에서, 근 발화와 순서의 문제는 유각기 주기의 요구를 반복하기 위해 선자세의 사지를 앞으로 하면서 재훈련되어진다. 보조기나 기능적 전기 자극의 사용은 유각기 동안 발떼기를 돕는데 효율적이라고 알려져 있다(Bertoti, 2000; Pease, 1998)(그림 7-3). 연습을 위한 기회가 없는 한 발생하지 않는 보행 지속은 전체적으로 보행에서 자연히 발생한 과제에서 제공된다. 훈련은 유각기 전부터 편마비 사지의 전진과 조절된 굽힘의 자연스럽게 움직이기 위해 제공된다.

운동 실조(Ataxia)

운동 실조는 특히, 수의적 움직임이 시도될 때 나타나는 근육의 비협응 능력 부족의 문제이다(Taber's, 2001). 운동거리 측정 장애, 움직임의 변질, 길항운동반복불능증, 다관절 움직임의 비정상적인 활동순서는 운동실조의 특징이

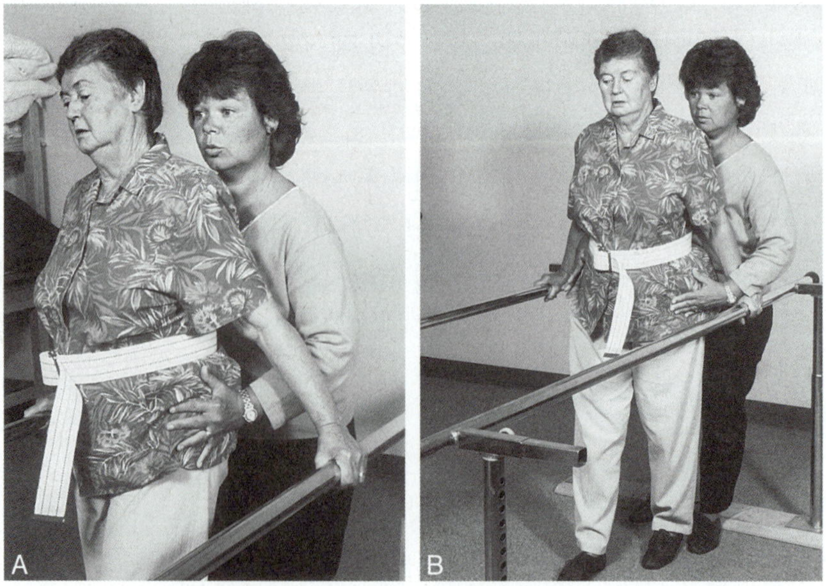

그림 10-29. 엉덩관절에서, 중재는 과도한 외측 움직임 없이 골반 조절에 신호를 줘서 지시된다. 치료사는 유각기 시작에서 만큼이나(B), 유각기의 끝에서 골반을 보조함으로써(A), 환자에게 신호를 주고 안내한다.

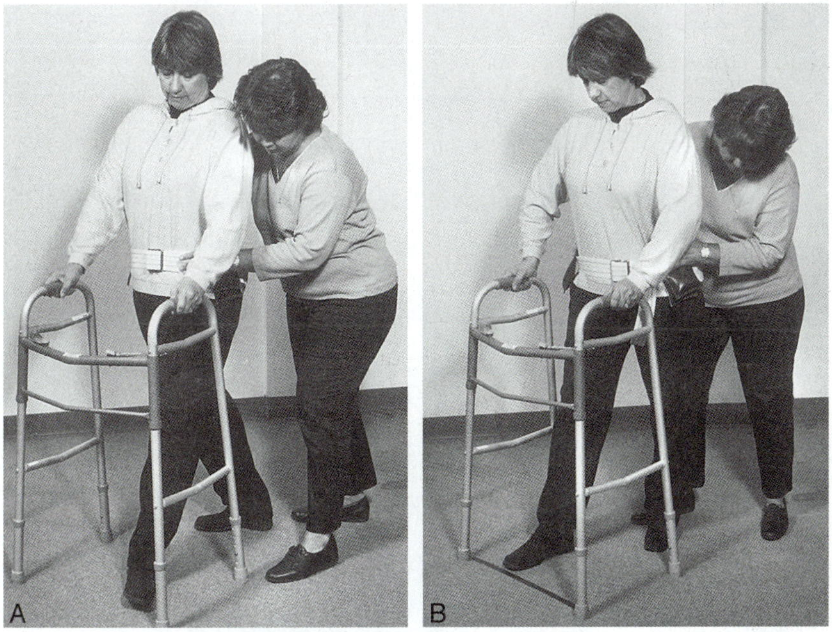

그림 10-30. 운동실조 환자의 보행은 종종 불규칙하고 변덕스럽고, 불충분한 발의 위치와 비효율적인 지지기저면을 초래한다.

다. 운동 조절 이상의 증상으로서 운동 실조는 다발성 경화증(MS)을 포함한 많은 신경학적 이상; 소뇌, 중뇌 또는 척추 질환; Friedreich 운동실조; 만성 알콜 중독; 몇가지 형태의 뇌성마비를 동반할 수 있다. 실조의 움직임 장애가 정상적인 척수소뇌 기능을 방해하고, 게다가 불완전한 협응 움직임의 결과를 만드는 신경학적 손상에 의해 야기된다는 것은 공통적인 요소이다. 이것은 소뇌 질환의 대표적인 증상이다. 운동 실조는 다발성 경화증에서 흔하다. 이것의 특징적인 증상이 재활 전문의들을 위한 치료 딜레마의 독특한 배열과 함께 나타나기 때문에 이 부분은 신체적 질환을 야기시키는 것을 고려하지 않고 운동실조의 증상과 관련된 움직임 문제에 대해 논의되어진다. 하지 기능과 이동하기을 방해하는 운동 실조의 임상적 치료는 여기에서 설명될 뿐만 아니라, 이 장의 마지막에서 사례 연구에 초점을 맞추어 설명될 것이다.

운동 실조는 몸통, 사지, 머리, 입이나 혀에서 명백하게 나타난다. 협조 장애로서 이것의 표현에 의해 암시적이기 때문에 다관절 운동과 움직임 패턴은 단일 관절 움직임보다 더 많이 영향을 받는다. 운동실조의 환자/의뢰인은 전형적인 협응운동 장애, 진전, 그리고 자세와 균형, 보행의 불안을 나타낸다. 치료는 자세 안정성, 사지 움직임의 정확성, 그리고 기능적인 균형과 보행을 증진시키는데 지시

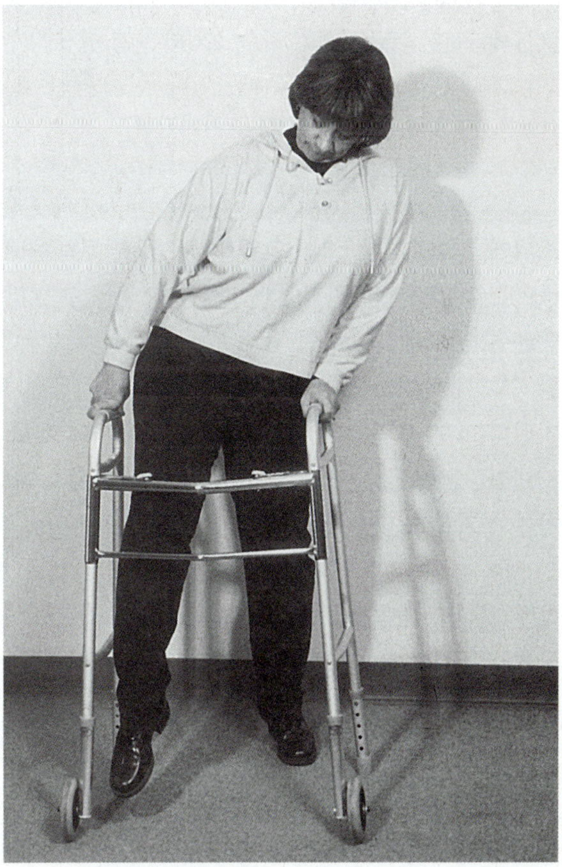

그림 10-31. 운동실조 환자의 보행은 발목의 초기 접촉을 위한 저측굴곡의 불충분한 준비배치와 함께 과도한 엉덩관절과 무릎 굽힘(높은 스텝)이 특징이라 할 수 있다.

된다(O' Sullivan, 2001a). 운동 실조는 대부분 종종 손을 뻗을 때 문제나 보행의 어려움과 관련된다. 실조성 보행은 불규칙한 한 발짝, 일정하지 않은 폭, 리듬이 없고 발은 너무 높이 들어올린다(그림 10-30 그리고 10-31). 보행의 입각기와 유각기 사이의 정상적인 관계가 바뀌게 된다. 팔의 흔들림은 전형적으로 없다(Melnick & Oremland, 2001). 움직임은 전형적으로 어깨와 골반의 부족한 근위 안정성의 근거로 넓은 기저면을 둔다(그림 10-32). 움직임은 또한 이차적으로 부정확한 힘의 생산, 비정상적인 순서와 자세 조절의 무능력으로 방해받는다.

임상 사례:

유감스럽게도, 우리들 중 많은 사람들은 술 마신 사람의 부정확한 말, 손상된 균형, 비협응의 보행 패턴을 볼 수 있다. 그들의 증상은 비록 일시적일지라도, 그들 스스로 나타낸다. 왜냐하면 다른 것들과 척수 소뇌의 신경 연접과 경로 사이에서의 알콜 소모의 영향 때문이다. 알콜중독은 일시적인 운동실조의 종합적인 증상을 야기한다. ▪

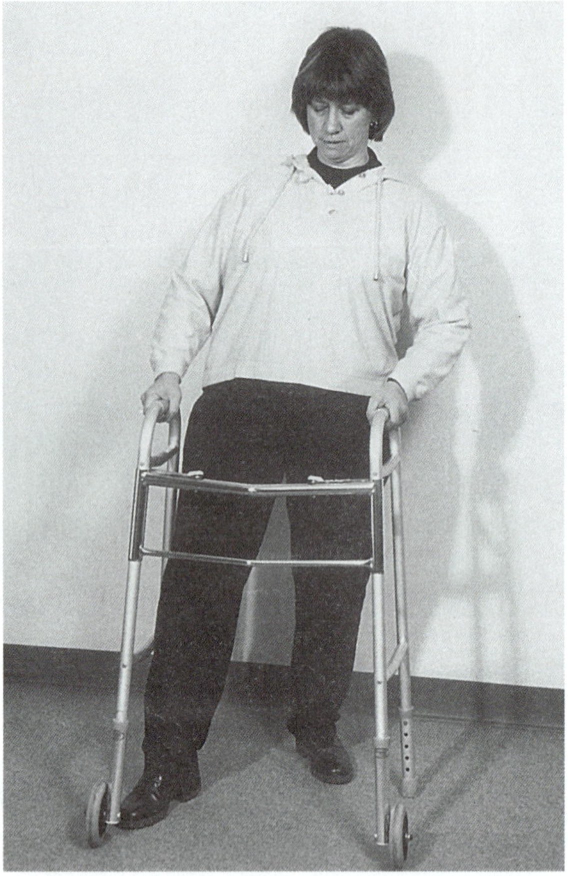

그림 10-32. 운동실조 환자의 움직임은 어깨, 몸통과 골반의 불충분한 안정성의 증거와 함께 전형적으로 넓은 기저면이다.

소뇌에 손상을 받은 병변이나 질병은 또한 **무력증**(asthenia)으로 잘 알려진 일반적인 약화상태를 만들 수 있다. 무력증은 수의적 움직임 동안 척수 운동 신경원의 활동을 감소할 수 있는 운동피질에 대한 소뇌 촉진의 소실에 의해 야기된다고 가정되어 왔다(Bremer, 1935, Melnick & Oremland, 2001). 그 결과는 자세가 불완전하게 유지되고 환자는 무거운 느낌을 호소하고 간단한 과제 수행에 과도한 노력이 요구되고 의식적인 노력동안 피로는 빨리 발생한다는 것이다(Holmes, 1939). 저긴장은 또한 소뇌 기능 이상을 동반한다. 모든 이러한 어려움은 하지의 기능, 운동성, 보행의 효율적이고 부드러움을 감소시킨다.

▪ 임상적 치료 (Clinical management)

중재는 분명히 자세 조절을 향상하기 위해 다양하게 지시될 것이다; 불안정의 방해 효과 감소; 기능적 이동하기 기술의 증진; 이동과 보행을 포함; 기능적 활동 동안 사지 움직임의 정확성 증진. 사제 안정성과 균형을 향상시키기 위한 활동은 이 책의 8장에 설명되어 있다. 이 부분은 하지의 조절과 이동하기를 향상시키기 위한 활동에 초점을 맞출 것이다.

자세 안정성과 힘은 엎드려 팔꿈치로 지지하기, 앉기, 네발기기, 무릎서기, 그리고 서기와 같이 다양한 여러 가지의 체중지지 자세에서 정적인 조절에 초점을 맞춰서 향상될 수 있다. 근력 운동으로서 발달상의 자세의 사용을 요약하기 위해 표 4-2에 언급한다. 발달은 지지 기저면을 바꾸고 협응과 조절되는 신체 분절의 수를 증가시킴으로써 자세 요구를 증가시키는 자세의 연속성에서의 훈련을 포함할 수 있다(O' Sullivan, 2001a, 2001c). 자세 안정성, 특히 어깨와 골반 주변의 근위 안정성을 증가시키기 위한 특별한 기술은 효과적이다(6장 참조). 유용한 기술은 접근, 율동적 안정화, 그리고 범위 안에서 다양한 위치에서의 등척성을 포함한다.

동적인 자세 반응은 기능적 재훈련에서 조절된 운동성 활동을 통합함으로써 요구되어질 수 있다(6장 참조). 조절된 운동성이 이용되는 활동의 예는 체중 이동 활동과 움직임 변화를 포함한다. 움직임은 전형적으로 작게 시작되고 이후 점진적으로 범위를 크게 증가시키면서 발달한다. 보조와 안내는 환자/의뢰인으로부터 능동적 움직임과 수의적 조절의 촉진과 함께 적절하게 주어진다. 앉기와 서기 사이에서의 연결된 변화와 같은 기능적 움직임은 개인의 움직임 목록안에서 조절된 운동성을 통합하기 위한 효과적인 방법이다. PNF는 확립하고 움직임 동안 주동근-길항근 관계를 강화하는데 효과적이다. 무엇이든 PNF에서 사용되는 적절한 촉진 기법은 선택될 수 있다(표 6-2). Frenkel 운동은 비협응 움직임이 있는 환자/의뢰인에서 종종 볼 수 있는 운동 거리 측정 장애의 교정에 유용하다(Frenkel, 1902).

임상 사례:

근위 안정성은 가벼움 체중의 적절한 사용을 통해 운동실조를 감소시키는데 도움이 되고 향상 할 것이다. 체중은 가까이 혹은 멀리 사용될 수 있고, 둘 다 사지의 고유수용기 감성을 증가시키기 위한 시도로 사용할 수 있다. 벨트에 무게를 더하거나 환자 주머니에 둥근 동전을 넣는 것과 같이 근위의 체중 배치는 관절에 접근을 주는데 이용되고 골반/엉덩이 주변의 근위 안정성을 증가시키기 위해 기여한다. 같은 방법은 비록 조끼나 어깨 패트에 바느질하고, 어깨 위에 가벼운 체중을 사용하지만, 상지의 안정성과 각성을 증가시키기 위해 적용될 것이다. 반대로, 발목이나 손목 주변의 원위 체중의 사용은 고유수용기 각성과 효과적인 상지 혹은 하지배치의 추가에서 임상적인 결과를 얻는다. 치료사와 보조자는 두 가지 방법을 시도하고 환자의 반응을 평가하기 위해 힘을 얻는다. 이것이 효과적이라면 계속 된다; 만약 아니라면 중단한다. ▪

문제-해결 기술의 발전과 일상생활 동작 과제를 안전하게 하기 위한 보상 전략을 사용하는데 초점을 맞춘 기능적 훈련은 안전하고 최대로 독립적으로 수행될 수 있다. 훈련은 구르기, 침상 운동성, 이동 훈련과 보행을 포함하는 모든 운동성 기술의 연습을 포함한다. 이 장의 일관된 방식으로, 다음에 나오는 보행 훈련 전략은 보행의 주요한 과제를 성공적으로 실행하기 위해 운동실조가 있는 개인을 보조하기 위해 조직함으로써 제안한다.

▪ 몸통 손상 (Trunk impairments)

정적이고 동적인 자세조절과 균형을 향상시키기 위한 운동과 활동은 보행전 활동과 보행 훈련으로 통합될 수 있다. 서기와 걷기 활동은 제한된 상호적인 팔 흔들림을 재확립하기 위해 몸통 회전과 재훈련과 함께 적절한 체중 이동은 강조될 것이다. 몸통 근력 운동, 율동적인 안정성과 생체 피드백은 모든 효과적인 기술이다. 몸통 회전을 강조하는 PNF 패턴은 유용하다.

▪ 선자세 손상 (Stance impairments)

선자세의 기능은 이 장에서 이전에 설명된 것처럼, 제한되는 것들로부터 방해받으므로 손상될 수 있다: 특히 엉덩관절과 무릎의 폄근에서의 약화; 구축; 감각 손상; 그리고 비정상적인 저긴장으로부터의 방해나 비협응의 움직임. 모든 이러한 손상의 임상적 치료를 위한 제안은 다른 부분에서 세분화되어진다. 하지의 중재는 근위와 원위 움직임 조절이 조화롭게 이루어져야 한다. 근위의 목표는 적절한 자세 조절과 함께 골반 위에 정렬을 유지하기 위한 몸통 폄 조절과 관련하여 엉덩관절 폄을 증가시키는데 초점을 맞춘다. 원위 중재 목표는 선자세에서 움직임 동안의 근위 목표와 함께 연결되고 혼합되어진다. 치료사나 보조자는 몸통과 골반의 위치와 앞쪽 방향에서 하지로부터의 체중 이동의 시작을 바로잡기 위한 신호를 주며 교정하고 발목, 무릎과 엉덩관절 조절을 재확립하기 위해 중재한다.

▪ 유각기 손상 (Swing impairments)

유각기 동안 불규칙적인 근 발화, 부적절한 초기 패턴, 그리고 적절한 발화의 유지의 무능은 더 현저하게 나타난다. 사지의 전방으로 전진은 종종 넓은 기저면, 사지의 외전으로 전진, 선자세 위치를 위한 부족한 사지의 사전 위치설정의 결과로 발생하는 운동 거리 측정장애의 증거로 설명된다(그림 10-30). 운동량은 종종 매우 변덕스럽고 비효율적인 유각기에 결과로 소실된다(그림 10-31). 중재에서 근 발화와 순서의 문제는 유각기 주기의 요구를 복제하여 선자세의 사지를 전방으로 하면서 재교육된다. 근위 또는 원위 체중의 사용은 실조성 움직임을 줄이고 유각기의 정확성을 보조하는데 도울 수 있다. 그러나, 기억하라. 보행을 미루는 것은 본래 발생하는 보행의 과제에서 훈련을 위해 주어지는 기회를 얻지 않는 한 발생하지 않을 수 있다. 훈련은 유각기 전에서 조절된 굽힘과 움직이는 사지의 발전으로의 자연스러운 움직임을 제공된다.

파킨슨 병 (Parkinson's disease)

파킨슨병과 관련된 주요 운동 손상은 근육 강직, 휴식시 진전, 운동 완서, 운동불능증으로 이 모든 것은 이 책의 다른 부분에서 설명하고 있다. 특히 이 장에서, 파킨슨병에 걸린 개인이 당면한 하지 기능문제에 대한 논의는 환자/의뢰인이 겪는 보행 장애의 임상적 치료로 문제를 해결하기 위한 다른 기회를 제공한다.

명백하게 설명하면, 운동불능증과 운동느림증의 증상을 대조하고 비교하는 것은 중요하다. 운동불능증은 움직임의 시작의 어려움을 나타낸다. **운동불능증**(akinesia)은 보행 주기를 시작하기 위해 체중이동을 시작하거나 앉은 상태에서 서기로 이동을 시작하기 위해 몸통을 앞으로 이동시키는 개인에게 어려움을 만든다. 반대로, **운동느림증**(bradykinesia)는 느리거나 한번 시작한 움직임을 유지하는 것이 어려움을 나타낸다. 파킨슨 환자는 정도의 변화에 따라 운동불능증과 운동느림증 둘 다 나타날 수도 있다. 최근의 연구는 질병이 없는 성인 대응자가 경험하는 시작의 어려움 보다 더 제한되는 파킨슨 환자가 경험하는 움직임 시작의 어려움을 설명하고 이 어려움은 파킨슨병에 걸린 젊은 대응자들보다 나이든 환자들에게 더 명백하게 드러난다(Halliday, Winter, Frank, Patla & Prince, 1998; Martin et al., 2002).

강직과 수의적 근 약화의 손상은 또한 하지와 이동하기 기술의 기능적인 사용에 영향을 미칠 것이다. 환자는 유연성 소실, 비정상적인 동시 수축 패턴, 그리고 움직임의 부족에 따른 구축이 나타난다. 하지에서, 일반적으로 엉덩관절과 무릎 굽힘근, 엉덩관절 내전과 저측 굽힘근에서 구축이 나타난다. 이러한 자세 변화는 엉덩관절 폄, 무릎 조절, 그리고 최소한의 중립에서의 발목 위치를 요구하는 하지의 효율적인 체중 부하를 위한 활동에 부정적인 영향을 미친다. 앞쪽으로의 몸통 굽힘은 일반적으로 후만의 변형을 이끈다. 이는 몸통 운동성과 굽힘근과 폄근의 항중력 힘을 손상시킨다(그림 7-17A). 구르기는 보다 작은 분절에서 이루어지고 전형적으로 더 많은 강직 패턴이 나타난다. 앉은 상태에서 일어서기는 이동의 초기 단계뿐만 아니라, 몸통 폄과 단계의 실행에서도 어려움으로 나타날 것이다(표 10-5, 그림 7-38, 7-39).

파킨슨 환자의 보행 패턴에는 몇 가지 독특한 임상적 특징이 있다. 즉, 시작(운동불능증)과 모멘텀(운동느림증)의 어려움은 잘 나타날 것이다. 엉덩관절과 무릎의 폄 부족과 발목의 배측굴곡의 부족으로 일반화되는 엉덩관절, 무릎과 발목 움직임이 감소된다. 상호적인 팔 흔들림의 부족과 회전과 분리의 제한, 효율적인 보행 주기에 기여하기 위한 골반 움직임의 무능, 회전과 추진력 그리고 사지전진의 제한을 야기 시키는 몸통과 골반 움직임이 감소된다. 보폭은 감소되고 환자는 작고 발을 끌면서 걷는다(그림 7-17). 비정상적으로 구부린 자세는 **가속보행**(festinating gait)의 발전에 기여하고 짧은 보폭과 함께 점진적인 속도의 증가로 특징되어진다(O'Sullivan, 2001b). 보행은 가속하는 특징을 가져 **추진력 보행**(propulsive gait)이라고 불리고, 때때로 환자/의뢰인은 멈추기 위해서 벽이나 물체와 만나기를 요구한다. 파킨슨 환자는 보행동안 돌고 방향을 바꾸는 것이 매우 어렵다. 전체 속도는 감소되지만, 비효율적인 율동적인 흐름은 증가한다. 초기 접촉 동안 뒷꿈치 닿기는 소실되고 편평족 또는 발가락과 뒷꿈치 전진을 보인다. 편평족 보행은 장애물을 넘는 걸음이나 카페트를 깔아 놓은 면을 걷는 능력이 감소한다. 파킨슨 환자가 경험한 보행과 자세의 어려움은 개인에게 가장 큰 핸디캡을 야기시킬 수 있는 두 가지 손상이다. 이 부분은 보행 장애의 임상적 치료에 초점을 맞출 것이다. 자세 조절의 내용은 8장에 나타나있다.

임상적 치료 (Clinical management)

일관성을 위하여, 이 장 이전에 사용된 같은 모델을 토론을 안내하기 위해 적용함으로써 파킨슨 환자가 경험한 일반적인 보행 장애의 임상적 치료를 논의하는 것은 도움이 된다. 이전에 쉽게 설명된 증상과 손상을 아는 것은 파킨슨 환자가 보행의 3가지(체중 수용, 한쪽 사지 지지, 사지 전진) 하위 과제를 어려워 할 것이라고 설명한다. 기능적 제한은 파킨슨 환자의 문제인 손상과 증상에 의해 야기될 수 있다: 약화, 강직, 비정상적인 근 활동과 연속, 유연성의 소실, 변형과 구축형성, 움직임의 협응 손상. 이 장의 다른 병리에서 나타난 것처럼 이 부분은 몸통 손상이나 입각기 또는 유각기 동안 보이는 손상에서 나타나는 중재의 논의에 틀을 맞추어서 어떻게 하면 보행 하위 과제가 중재에 초점을 맞출 수 있는지 검사함으로써 파킨슨 환자가 경험한 보행의 어려움을 위해 임상적 치료의 제안을 논의할 것이다(Ryerson & Levit, 1997).

파킨슨병의 질병의 특징 때문에 변화하는 환경과 움직임 기술의 변화하는 훈련의 중요성을 강조하는 것은 중요하다. 파킨슨 환자는 환경이 익숙하고 실제로 움직임 과제의 인지 집중이 움직임에서 실제 익숙한 과제로 이동된다면 더 나은 수행을 할 것이다. 의미있는 환경과 활동속에서 이동하기 훈련 프로그램을 포함한 운동 프로그램을 끼워 넣는 것은 기계적인 운동이나 부분적 훈련보다 더 효과적이다. 무작위 훈련은 환자/의뢰인이 정확한 도식(schema)이나 생활공간 주변에서 움직이는 것처럼 기능적 움직임의 속도나 방향을 계산하는 방법을 배우는 것이 가능하게 할 것이다. 보행 훈련은 현관을 나가거나 그룹 보행, 그리고 다른 지면에서 하는 것이 필요하다. 다른 속도와 다른 보폭의 보행 훈련은 기능적으로 중요하다(그림 7-17B). 과제-특별 훈련은 파킨슨 환자의 재활에서 최적의 효율성으로 증명되었다(Morris, 2001).

▪ 몸통 손상 (Trunk impairments)

파킨슨 환자의 몸통은 구부정하고, 굽힘되며, 회전에서 강하게 제한된다(그림 7-17A). 파킨슨 환자는 종종 유연성이 없고 몸통 회전의 부족과 관련된 상호적인 팔 흔들림이 나타나지 않는다. 몸통 회전을 증가시키기 위해 PNF패턴(그림 8-17), NDT 기술의 사용은 조절의 주요 초점이고 도수 지침이며(그림 7-38과 8-19), 능동적인 몸통 회전을 훈련하기 위한 운동은 모두 효율적으로 보여진다. 먼저 자세 조절이 되지 않는 앉은 자세에서 이런 기술을 훈련하는 것은 쉬워 보인다. 그 후 상호적인 움직임 패턴이 방해되는 똑바른 선자세에서 하고 그 뒤 보행 중에 한다. 양측성 대칭적 움직임 패턴은 처음 시도하기에 상호적 패턴보다 쉽기 때문에 대각선 움직임에 의해서 수행된다(Melnick, 2001). 임상적 연구에서 리듬과 청각적 신호의 사용은 파킨슨 환자의 움직임을 매우 효율적으로 촉진한다고 설명한다. 춤은 회전, 움직임 그리고 유사하고 율동적인 행동을 통합한다. 몸통 강화 프로그램은 자세와 자세 조절의 향상, 척주 유연성의 증가를 위한 척주 폄근을 강화시키는데 초점을 맞추기 위해 중요한다. 이완 운동은 또한 운동성, 효과적인 호흡을 증진시키고 스트레스를 감소시키는데 유익하다고 보고 있다(Schenkman et al., 1989).

▪ 선자세 손상 (Stance impairments)

리듬, 특히 행진하는 움직임처럼 운동불능증의 "동결"에 의한 방해 없이 굽힘과 폄을 교대로 요구하는 개인을 지속적으로 움직이게 할 수 있는 것 같다(5장 참조). 율동적 운동은 강직과 운동완서를 감소시키고 보행 시간의 향상을 보여준다. 기능적 강화 훈련은 특히 선자세 조절을 위해 매우 중요한 근육의 강화에 효율적으로 이용될 수 있다: 골반 안정화근, 엉덩관절 폄근, 무릎 폄근, 앞정강근과 장딴지근의 원심성 조절. 전통적인 신장 기술은 짧아진 근육을 늘이고, 특히 엉덩관절과 무릎의 굽힘근과 저측 굽힘근을 늘이는데 사용할 수 있다. 체중 이동 활동은 기능적 강화와 움직임 패턴에서의 자세 반응을 통합하기 위한 다양한 기회를 제공한다(그림 7-38과 7-39). 선자세의 일은 안전하게 효율적으로 체중을 수용하고 하지를 넓히고 다른 사지처럼 다리에 체중을 이동시키는 초기 접촉 때 뒤꿈치 닿기를 촉진하기 위한 활동을 포함할 수 있다. 보행의 시작에 주의를 기울이는 것은 입각기와 유각기의 자연스러운 훈련 동안 발생할 수 있고 보행 주기 동안 발생하는 모멘텀의 이점을 갖기 위해서이다(Helliday et al., 1998).

▪ 유각기 손상 (Swing impairments)

입각기 끝에 발생하는 추진력힘의 부드러운 조절을 촉

진하는 활동은 환자/의뢰인에서 전진하는 사지를 조절하는 기회를 제공할 것이다. 엉덩관절 굽힘과 무릎 폄 활동의 증가와 더 효율적인 사지 전진과 긴 걸음은 서로 관련이 있다. 다시 한번, 리듬의 사용이나 청각적 신호는 매우 효율적일 것이다. 장애물을 제거하고, 불규칙한 지대를 헤쳐가고, 속도를 바꾸는 것을 포함하는 기능적 과제 훈련은 변화하는 환경에서 훈련될 수 있다. 파킨슨환자는 보행 중 자연히 늘어난 근육의 감속 과제로 바뀔 수 있는 수의적 조절을 증가시키기 위해 원심성 강화 훈련에 초점을 맞춰서 요구할 것이다: 엉덩관절 폄근, 뒤넙다리근(슬괵근, hamstring)과 네갈래근(사두근, quadriceps), 양측 발목 부분.

척수 손상 (Spinal cord injury)

척수손상(SCI)이 이 책의 이전 장에서는 강조되지 않았지만, 여기에서 이 손상을 언급하는 것은 중요하다. 왜냐하면 이 장은 특별하게 척수손상 환자를 위한 주요 손상에 초점을 맞춘 하지 기능을 다루기 때문이다. 먼저 척수의 위에 있는 중추신경계 부위에 손상을 받은 환자의 징후와 비교하여 척수손상환자에서 나타나는 중추신경계 증상의 형태 사이를 구별하는 것은 중요한다. 이것은 종종 학생들이 혼돈하는 부분이다. 그래서 짧고 간단하게 제공한다.

척수 상위 운동신경(UMN)손상에서 보이는 경직성은 대뇌 상위 운동신경원 손상에서 보이는 것과 다르다. 비선천적인 척수손상에 의해 발생되는 **척수 경직성**(spinal spasticity)은 심한 근 경련과 함께 하지의 폄근 장애의 특징이 꽤 심하다(Pedretti, 1996; Preston & Hecht, 1999). 연구는 증가된 근 긴강은 효과 없는 척수 경로 조절과 척수위의 피질과 같은 척수상위 부분의 잔존하는 영향의 결과라고 제안한다(Craik, 1991). **대뇌 경직**(cerebral spasticity)은 이 책에서 뇌성마비 환자, 외상성 뇌 손상, 뇌종양이나 뇌졸중 이후에 볼 수 있다고 설명되어진다. 임상적인 소개에서, 과도한 긴장의 정도는 종종 환자 위치의 변화에 의해 변동하고 항중력근은 현저하게 영향을 받는다(상지에서는 굽힘근이, 하지에서는 폄근) (Young, 1994). 다발성 경화증에서, 경직성은 척수와 대뇌 질병으로부터 생긴다(Blumenkopf, 1997). 이러한 차이를 언급하는 것이 중요

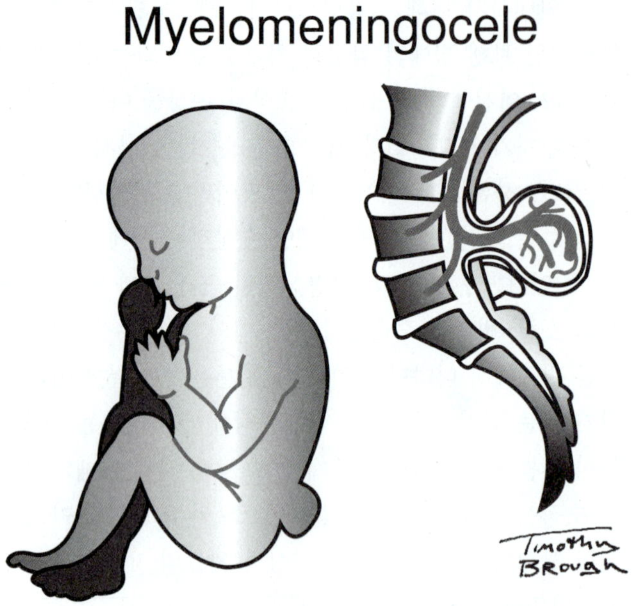

그림 10-33. 척수 수막류: 신경관의 결손에 의해 척수와 척수 신경이 척주의 외부에 있고, 이어서 신경과 운동이 손상 받는다.

하다. 왜냐하면 비록 운동 조절 장애의 병리학적 현상으로 경직성, 수의근 조절과 활동이 손상을 받고 근육의 약화 발생하고 비정상적으로 높은 근 긴장도의 발생이 모든 경우에서 보편적인 사실이 할지라도, 임상적 발현은 임상의나 학생들에게 다르게 나타날 수 있다. 병리학적인 기초에도 불구하고 치료적 중재 전략은 다른 것보다 더 유사하다.

선천적 척수 손상과 후천적 척수 손상사이의 차이점에 대한 최소한의 간단한 지식은 또한 중요하다. 선천적 척수 손상은 대부분 자라는 태아의 척수와 수막이 척주의 바깥쪽 주머니에 포함되는 척수막탈출증으로 알려진 척추 이분의 심각한 형태와 관련된다(그림 10-33). 이 주머니 안에는 척수와 관련된 신경조직이 비정상적으로 넓게 보인다. 신경관이 불완전하게 닫히고, 척수의 비정상적인 성장 그리고 굽은 신경요소의 경로는 비정상적인 신경 자극의 전달을 만든다(Schneider & Krosschell, 2001). 임상적 결과는 손상 레벨과 그 아래의 감각과 운동 손상으로 이완성 마비로 나타난다(Stark, 1977). 가장 흔한 척수막탈출증의 위치는 요천추부위다. 신체적 손상의 결과는 손상 레벨의 독립적인 범위에서의 마비와 하지 근육조직의 탈신경을 포함해서 많다. 반면에 출생후 발생하는 척수손상은 척수와 중추신경계의 일부분을 차단하지만, 신경연접과 조직

은 원래 정상적으로 형성되어 있다. 이 경우의 임상적 결과는 손상의 남아있는 레벨에서 이완성과 손상 레벨 아래에서 경직성이 나타난다.

■ 임상적 치료 (Clinical management)

척수막탈출증 아동이나 척수손상을 입은 개인의 임상적 치료를 세분화하여 논의하는 것은 이 책이나 이 장의 의도가 아니다. 치료 전략은 이러한 손상에 유일하고 다른 요소의 깊이로 덮어진다. 그러나 이 손상들이 최소한으로 언급되지 않는다면, 이 장의 이 부분은 지루해질 것이다. 전형적인 이동능력 치료는 척수 질환으로 손상 받은 근육에서의 운동성 소실을 위한 보상작용으로 규정한 보장구와 보조 장비를 포함한다. 운동성을 확립하고 복구하기 위한 프로그램은 주요 근육조직의 강화를 포함한다; 선택적 신장; 구르기, 매트 운동, 이동, 서기, 보행, 휠체어 훈련을 포함한 모든 운동성 기술에서의 기능적인 훈련. 척수 손상 환자의 재활에 유용하다고 증명된 기술은 보존된 근육 조직과 기능적 활동을 강화시키고 보조기술과 적응된 장비와 함께 그들의 능력을 증가시키는 것에 기초를 둔 임상적 치료 전략의 유일한 경향이다. 깊은 토론을 위해 다른 요소를 언급한다(Campbell, 2000; Cech & Martin, 2000; O'Sullivan, 2001c; Pedretti, 1996; Trombly, 1995; Umphred, 2001).

사례 연구:

다음에 나오는 사례 연구는 뇌성마비 아동과 소뇌성 실조증 환자의 이동하기의 어려움에 대한 임상적 치료를 설명할 것이다.

사례 연구: 아동

Amanda: 경직성 양마비 뇌성마비 아동

병력 (History)

Amanda는 2파운드 5온스의 몸무게로 임신 27주에 태어났다. 어머니의 경련에 의해 응급 제왕절개를 통해서 출산되었다. 그녀는 10주 동안 신생아집중치료실에 있었다; 신생아 과정은 기흉, 신장 이상, 심폐계 정지, 그리고 심각한 무호흡 상태로 인해 악화되었다. Amanda는 경한 시각적 결손으로 안경이 필요하다. 그녀는 사시 수술을 성공적으로 받았다. 병력은 약물이나 발작에 부정적이다. 경직성 양마비 뇌성마비 진단은 10개월 때 받았다. 발달 과정은 지연 된다; 모친은 Amanda가 1세가 될 때까지 앉지 않고, 3세 때 가구를 짚고 일어서고, 4세 때 보조 장비를 이용해 이동했다. 그녀는 현재 6세이며 지역 교실의 1학년에 출석하고 있다. 그녀는 후방 워커를 사용하고 양측성 발목 발 보조기(MAFOs)를 착용한다. 그녀는 정형외과적 수술을 받은 적은 없다. 이 평가는 학교에 있는 동안(명확하게 주변환경에 초점을 맞춘) 기능적 움직임과 독립성을 학교의 의뢰에 의해 실시되어진다.

평가 (Evaluation)

회전과 분리 능력이 부족한 과도기적인 움직임은 활동과 바닥에서 선자세로의 이동 동안 바닥에서의 기능적 움직임이 특징이다. 항중력 굽힘근과 폄근의 힘은 적절하게 나타난다. 앉은 자세와 변화는 제한된 선택을 보인다. Amanda는 네발기기 자세를 취하면서 바닥에서 앉는다; 그녀는 옆으로 앉거나 반 무릎 꿇기로 회전과 함께 움직일 수 없다. 바닥에서의 움직임은 상호적인 네발기기보다는 스스로 전방으로 나아가기 위해 팔과 굽힘된 하지를 사용하여 앞으로 나가는 것으로 특징지어진다. Amanda는 3년 동안 독립적으로 사용한 후방 워커를 포함한 지지에 의해 일어선다. 그녀는 상지를 이용하여 일어선다; 그녀 아래에 수동적으로 오는 하지는 굽힘되어 있다(그림 10-34). 선자세는 기본적으로 펴되고, 몸통의 전방 굽힘, 전방 골반 경사, 엉덩관절의 굽힘과 내전, 무릎 굽힘과 발목의 저측굴곡이 특징이다. 왼쪽 무릎은 선자세 동안 오른쪽 보다 더 굽힘되고, 하지를 통한 제한된 체중의 발생과 함께 전형적으로 체중은 손 위로, 그리고 워커위로 전방 이동한다(그림 10-35).

모두 분리된 수의적 움직임에서의 근 약화와 함께 두 하지의 근 긴장은 높다. 하지에서 증가된 근긴장은 왼쪽 발목에서 나타나는 지속적이지 않은 간대성 경련과 함께 처음으로 엉덩관절 폄근, 엉덩관절 내전근, 뒤넙다리근(슬괵근, hamstring), 저측굴곡에서 분포된다.

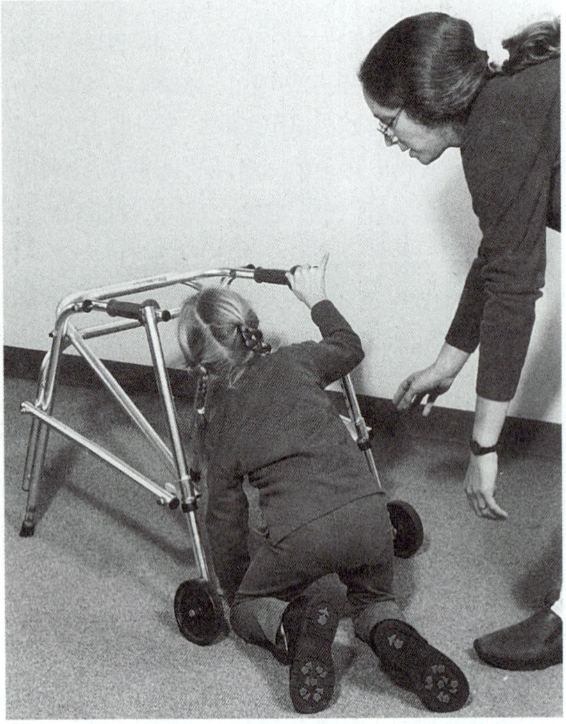

그림 10-34. 지지를 하고 바닥에서 일어서는 과정은 굽힘된 하지와 하지 사이의 분리의 부족이 특징이고 부드러운 체중 이동을 방해한다. 하지의 약화 때문에 당기기 위해 상지에 의지할 것이 분명하다.

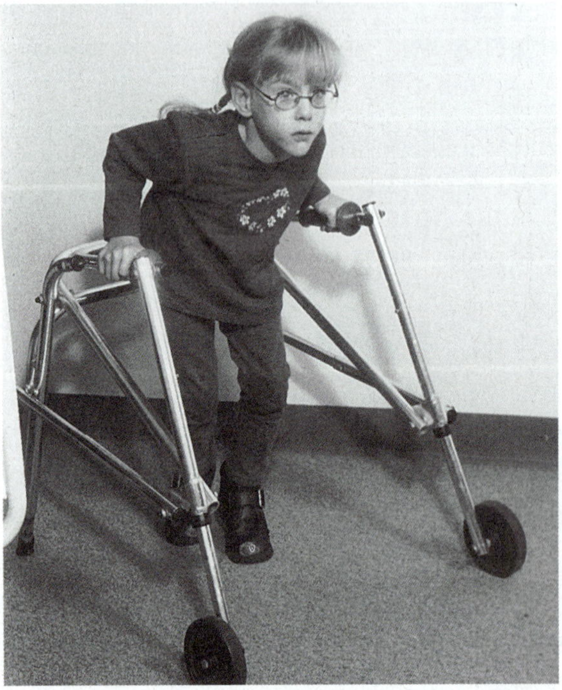

그림 10-35. 선자세는 하지를 통한 불안정한 몸통자세와 비효율적인 체중지지로, 앞으로 굽히고 보조장구 위에 상지의 체중 지지로 의존이 증가한다.

바빈스킨 증상은 양측으로 나타난다. 몸통의 근 긴장도는 낮고 복근의 긴장은 매우 부족하다. 하지와 몸통에서의 근 긴장은 흥분을 증가하고 새로운 활동을 생산하기 위해 나타난다. Amanda는 하지의 분리된 활동의 수의적 근 조절이 제한된다. 다른 사지에서 한 쪽 사지의 분리는 거의 없다.

운동 조절은 현저하게 분리나 회전이 거의 없는 완전한 굽힘이나 폄 움직임 패턴으로 특징되어진다. 움직임은 다양성이 거의 없이 정형화되어 있다. 자세와 중력은 신체 자세와 근 긴장에 영향을 미친다. 자세를 취하는 것은 특히 신체 좌측부위에 증가된 근 긴장과 함께, 종종 비대칭적이다. 움직임의 관찰에서 운동 조절의 정교함의 부족함과 지속적인 움직임과 자세에 영향을 미치는 자세반사를 포함해서 긴장성의 자동 반응의 우세가 일관된다. 변화하는 움직임의 결합과 함께 수의적 운동 조절의 분리는 명확하지 않다. 오히려, Amanda는 제한된 움직임 패턴의 목록와 바람직하지 않은 명백한 보상 전략의 존재를 보였다. Amanda의 균형을 훈련하는 것은 양 하지에 근 긴장을 증가시키고, 몸통의 폄 자세를 증가시키는 결과를 나타낸다. 발달된 균형 반응은 지연되고 부족하며 똑바른 자세의 기능적 독립은 제한된다.

힘의 기능적 사정은 엉덩관절 폄, 엉덩관절 벌림, 무릎 폄의 약화를 드러내고, 체중 지지하는 발의 안정성이 제한되는 것을 나타낸다. 이것은 또한 복부 근력의 약화와 골반 조절의 부족의 증거이다. Amanda는 중력에 대항하여 가능한 범위에서 엉덩관절 폄과 무릎 폄 근력을 분리하고 실지로 해보기 위한 어려운 시도에 마주 한다. 경직은 꽤 강하고 Modified Ashworth Scale에서 4로 평가된다. 경직은 같이 방해하고 수의적인 분리된 움직임을 감춘다. Amanda는 도수보조나 지지 없이 똑바른 무릎 꿇기, 반 무릎 꿇기에서의 이동이나 중간 바닥에서 서는 것을 수행할 수 없다. Amanda는 몸통의 전방 굴곡, 정방 골반경사, 엉덩관절의 굽힘과 내전, 무릎 굽힘, 발목의 저측굴곡과 함께 웅크린 선자세를 보인다. 양쪽에서 보행주기는 엉덩관절과 무릎 굽힘, 제한된 엉덩관절 내전과 발볼로 초기 접촉하는 일치되는 특징을 가진다. 이것은 입각기에 안정성이 거의 없으며 발 구르기가 제한되고 발 떼기가 없다. 제한된 사지 전진은 최종 유각기에서 완전한 무릎 폄의 부족을 분명히

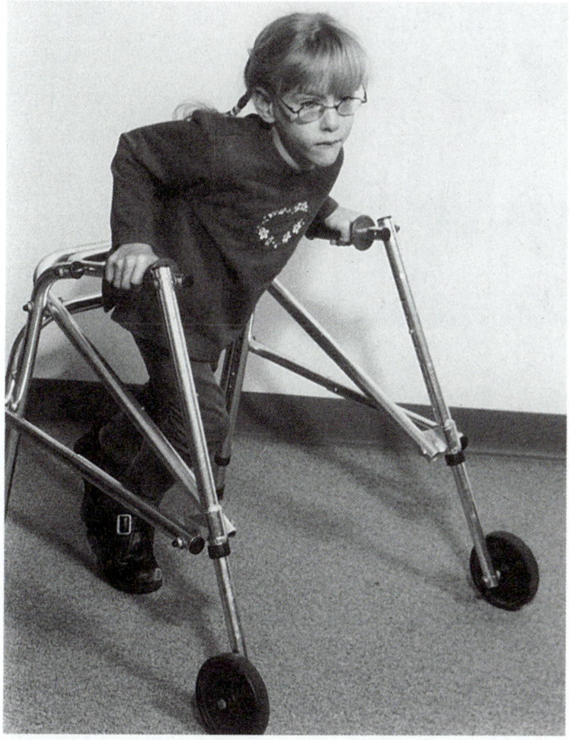

그림 10-36. 보행은 엉덩관절과 무릎 굽힘의 우세, 발 볼에서의 초기 접촉, 불안정성의 발생, 비효율적인 체중 수용이 특징이다.

나타낸다. 초기 접촉은 굽힘된 엉덩관절과 무릎, 저측 굴곡된 발목에서 발생한다. 중간 입각기 동안 제한된 선자세의 안정성의 원인으로 양 무릎은 굽힘되어 있다. 일반적으로, 보행 기능 장애는 무릎 굽힘근의 과도한 활동과 장딴지근, 네갈래근(사두근, quadriceps), 엉덩관절 폄근과 외전근의 약화로 기록된다(그림 10-36). 입각기의 기능은 불안정하고 적절한 사지 지지를 위한 체중의 수용 능력의 손상을 나타낸다. 유각기의 기능은 체중 이동을 위한 준비단계에서 어려운 사지 전진에 의해 손상된다. 기능적으로, Amanda는 현재 수평면에서 그녀를 제한하는 후방 워커의 사용과 학교에서의 층 사이는 엘리베이터를 사용하여 독립적이다. 그녀는 일반적으로 잘 맞는 양측성 단단한 발목-발 보조기를 착용한다.

상지 가동범위는 정상범위 안에서 제한된다. 엉덩관절은 임상적으로 고정된 것처럼 보인다. 하지의 각도계 측정은 최소한의 엉덩관절 굽힘 구축(좌측 엉덩관절 굽힘 5~120°; 좌측의 엉덩관절 완전한 폄 부족; 우측 완전한 범위)과 좌측 무릎의 15° 굽힘 구축을 나타낸다. 이러한 제한은 전혀 정형외과적 수술 중재를 요구하기에는 충분하지 않다. 이 자료는 Amanda의 움직임 기능 이상에 기여하는 주요 손상으로서 가동범위 제한보다 근 약화와 현저한 경직성을 제안한다.

현재 움직임 문제 (Present movement problem)

활동적이고, 적응력이 좋은 경직성 양마비 뇌성마비의 즐거운 6세 소녀 Amanda는 현재 제한된 올바른 운동성과 경직에 의한 이차적인 불편함에 대해 좌절감을 표현한다. 근 긴장은 양 하지에서, 좌측이 우측보다 더 심각하게 높다. 경직은 대부분 선자세와 보행 동안 웅크린 자세에 기여하는 뒤넙다리근(슬괵근, hamstring)과 내전근에서 분명히 나타난다. 그녀의 움직임 이상은 근 약화, 비정상적인 근 긴장, 제한된 운동 조절, 수의적 활동에 영향을 미치는 미성숙한 자세 패턴의 우세, 정형화된 움직임 패턴, 그리고 성숙한 자세 조절 기전의 증거감소로 특징되어진다. 움직임은 회전과 분리의 부족, 제한된 항중력조절로 특징되어진다. 약화는 하지에서 특히 엉덩관절 폄, 무릎 폄과 발목에서의 선자세 조절에서 나타나는 두드러진 특징이다. 경직은 기능을 방해하고 Amanda는 특히, 학교에서 오래 있은 후 고통스러운 경련에 대해 호소한다. 이것들은 적당한 가동범위의 최소한의 제한을 포함해서 이차적인 근골격계 손상의 넻 가지 증거이다. Amanda는 현재 후방 워커를 사용하고 양측 보조기를 하는데 이 두 가지는 그녀에게 잘 맞기에 계속 사용할 것이다.

중재 (Intervention)

물리치료사와 작업 치료사는 사정 결과를 논의하고 중재 전략을 계획하기 위해 Amanda와 그녀의 부모님, Amanda의 선생님을 만났다. Amanda의 첫 번째 목표는 그녀가 "자신있게 일어서기"와 "조금 더, 친구에게 뒤지지 않고 따라가기" 위해 걷는다. 더 독립적인 움직임을 위한 바램에 의해 정해졌다. 가족과 Amanda, Amanda의 치료사들과 만난 후, 경직을 낫게 하기 위한 baclofen pump 배치를 위해 Amanda의 계획을 결정하고, 강화 훈련은 하지의 모든 기능적 근육군에 지시될 수 있었다. 수의적이고 분리된 항중력 근력의 증가는 양하지의 경직 증상에서의 감소와 결합된 운동으로 인해 기대된다. baclofen 주사의 효과는 Amanda가 선택적인

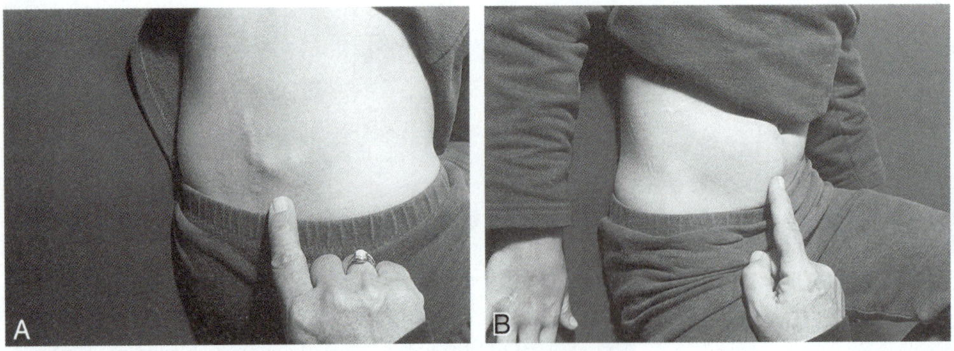

그림 10-37. Baclofen 펌프의 위치: 뒷면(A); 앞면(B).

근력획득을 만들고, 증가된 기능적 기술의 달성에서 예상된 근력 획득의 해석을 안전하게 하기 위해 Amanda를 도움으로써 치료사와 보조자를 도울 것이라고 예상된다(6장). 그림 10-37은 Amanda의 피부 아래에 처방된 baclofen양을 척수 공간초내로 운반하는 펌프의 위치를 보여준다.

다음은 학교에서 수행하고, 매주 예약된 외래 환자 재활센터에서 그리고 집에서의 중재 활동 몇 가지를 요약한다. 중재는 절충적이고, 통합적 접근, NDT, PNF, 치료적운동 접근, 과제-지향적 훈련, 운동 조절을 위한 동적인 시스템의 접근, 그리고 운동 학습의 기술을 이용한다. 물리치료사와 작업치료사로부터 모든 치료 팀의 구성 인원은 Amanda의 치료에 참여하였다. 이러한 목표에 얻기 위한 치료 목표와 견본 활동은 다음에 기술되고 치료 모습을 묘사하면서 동반된다. 목표와 활동은 다음에 초점을 맞춘다.

1. 힘을 증가시킨다. 강화하는 노력은 주요 하지 근육과 몸통에 초점을 맞출 것이다.
   - Amanda는 큰볼기근, 네갈래근, 뒤넙다리근과 장딴지근의 양측으로 증가된 근력을 증명할 것이다.
     ① 큰볼기근: 무릎 꿇기와 선자세에서 처럼 기능적 자세에서 엉덩관절을 펌한다. 기능적 과제동안 엉덩관절 폄의 강화는 포함한다: 무릎 꿇기, 반 무릎 꿇기와 선자세에서의 안정성(그림 10-38과 10-39). 적절한 엉덩관절 폄과 함께 한쪽사지에 체중부하를 위해 진행된다. 원심성 일을 위한 부분적인 웅크린자세의 포함과 후방으로 걷는 활동은 시도된다. 활동과 기능적 과제에서의 통합적인 활동.
     ② 네갈래근: 초기 접촉과 부하와 같은 보행의 하위 단계의 사용동안 원심성 조절, 최종 유각기 동안의 구심성으로 선자세 조절을 위한 등척성을 위해 네갈래근을 강화한다. 웅크렸다가 서는 것 같은 활동은 큰볼기근 만큼이나 네갈래근의 원심성을 강화하기 위해 효과적이다.
     ③ 뒤넙다리근: 뒤넙다리근은 반-웅크린 활동과 선자세에서 무릎 안정화 등척성동안 효율적으로 활동하기 위해 강화한다. 뒤넙다

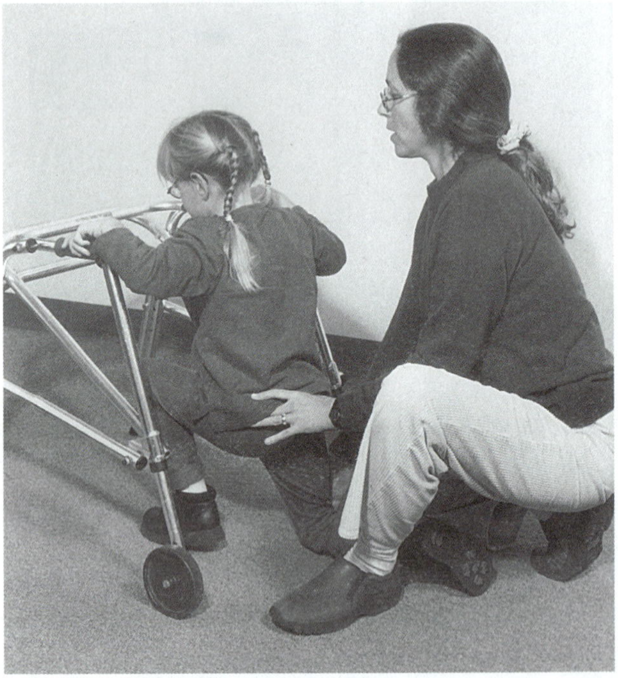

그림 10-38. 분리된 엉덩관절 폄을 강화하고(R), 기능적 과제동안 분리된 움직임 패턴의 발달을 증진시키기 위한 반무릎 꿇기에서의 모습.

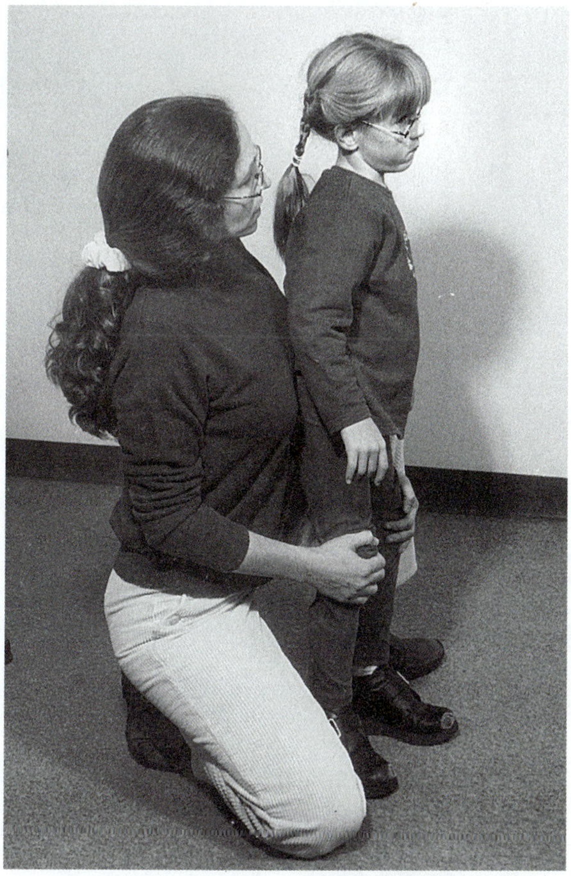

그림 10-39. 기능적 똑바른 선자세 조절을 효율적으로 유지하기 위해서 양측으로 큰볼기근, 네갈래근, 장딴지근을 강화하고 조절하기.

리근군은 보행의 유각기 동안 사지 전진 감소를 위한 원심성 일을 위해 활동한다.

④ 장딴지근: 장딴지근은 선자세의 안정성을 위한 닫힌 사슬에서 후족부와 무릎 활동의 안정성을 위해 강화된다. 발목 주변의 균형과 동시 수축에 일한다.

2. 가동 범위를 늘인다. Amanda, 그녀의 선생님, 그리고 그녀의 가족은 Amanda가 옆으로 앉거나 지지를 위해 가구에 기대어 앉는 것 같은 여러가지의 앉은 자세와 양자택일을 촉진하기 위해서 그녀의 자세 선택에 대해 Amanda를 상기시키는 것을 배울 것이다. 텔레비전을 보거나 잠을 자는 것으로 약간의 기간에 엎드린 자세를 취하는 것은 집에서 가능할 것이다.

3. 움직임의 질을 향상시킨다. 치료는 자세 조절의 발달을 촉진하는 숙달된 움직임 선택에서 Amanda를 지도하는 것으로 초점을 맞출 것이다. 치료는 과도기적 움직임에서 회전과 분리의 이월을 촉진할 것이고, 정형화된 패턴을 감소할 것이다.

- Amanda는 적절한 신체적 교육과 집에서 움직이는 동안 과도기적인 움직임에서 회전과 분리를 만들 것이다.
  ① 바로 누운 자세에서 앉은 자세, 앉은 자세에서 네발기기자세, 그리고 엎드린 자세에서 앉은 자세와 같은 움직임이 만드는 회전과 함께 바닥 운동성을 촉진하고 훈련한다.
  ② 기능적인 과도기적 움직임이 만드는 회전과 함께 이동에서 똑바른 자세: 무릎 꿇기에서 반 무릎 꿇기, 반 무릎 꿇기에서 서기(그림 10-38).
- Amanda는 움직임 선택의 증가된 다양성을 나타낼 것이다.
  ① 다양한 움직임의 선택을 탐구하고 훈련한다.
  ② 움직임을 선택하기 위해 가능한 장애물을 검사하고 새로운 가능성을 탐구한다. 예로, Amanda의 거실과 교실은 Amanda가 그녀의 새롭게 배운 운동성 기술과 책과 같은 세부 항목들을 독립적으로 찾는 훈련하기 위해 Amanda에게 허용된 책꽂이나 책상의 높이를 안진하게 하기 위해 배치될 수 있다. 그녀 또한 지지하여 선자세로 주방 탁자에서 그녀의 어머니를 도와 보도록 격려할 수 있다.

4. 운동성을 증가시킨다. Amanda가 독립적인 이동; 싱크대, 화장실에서 서기나 분수 물 마시기와 같이 선택된 일상생활 동작을 선자세에서 훈련; 워커의 정확한 사용과 같은 독립적인 운동성을 위해 다른 기회를 탐구하도록 권한다.

- Amanda는 똑바른 몸통, 중립의 골반, 엉덩관절 폄, 무릎 폄, 후방 워커의 보조로 발의 땅에 붙이고 설 수 있다(그림 10-40).
  ① 강화하기 위한 목표 근육은 선자세에서 양측의 큰볼기근, 중간볼기근, 장딴지근이다.
- Amanda는 몇 가지 기능적 하위 과제에 초점을 맞춰 25피트를 이동 할 수 있다.
  ① 동시에 몸의 반대쪽에서 체중을 빼고 전진

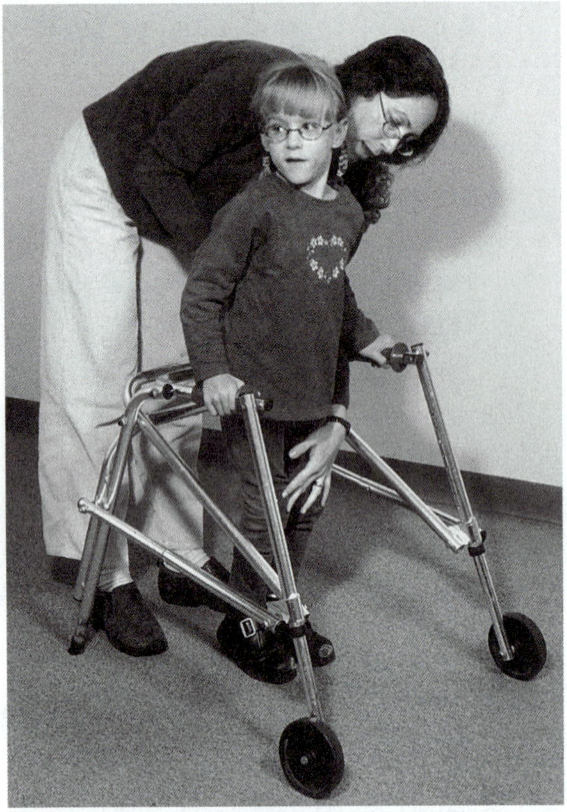

그림 10-40. 아동은 바로선 몸통, 중립의 골반, 엉덩관절과 무릎 폄, 발의 척행성과 함께 선자세를 훈련하도록 장려한다.

하는 동안 한쪽으로 한쪽 하지에 체중을 부하한다. 효율적인 한쪽 사지 체중부하는 안정된 골반 위치, 똑바른 체중 지지를 수용/유지하기 위한 엉덩관절과 무릎의 확장, 바닥에 뒤꿈치닿기로 설명된다. 강화하기 위한 목표 근육은 체중 지지 쪽의 큰볼기근, 중간볼기근, 장딴지근이다.

② 효율적인 사지 전진은 적절한 한박짝과 함께 사지를 전진하기 위해 무릎 폄 뒤에 엉덩관절 굽힘과 무릎 굽힘과 함께 공간을 통한 하지의 전방으로의 변화로 설명된다. 다음 바닥 접촉을 위한 준비로 사지가 적절하게 위치되기 위해서 유각기 동안 바닥에서 발을 뗀다(그림 10-41). 강화하기 위한 목표 근육은 넙다리곧은근(대퇴직근), 뒤넙다리근, 네갈래근, 앞정강근(전경골근, tibialis anterior)을 포함한다.

③ 다음 과제는 적당한 안정성과 하지의 정렬과 함께 사지의 전방 전진으로 체중을 이동하는 것이다. 체중 이동을 수용한 하지는 골반 위치 단계, 엉덩관절의 폄으로의 움직임, 바닥에 접촉하는 뒤꿈치와 함께 무릎을 확장해야 한다(그림 10-41). 강화를 목적으로 삼은 근육은 엉덩허리근(장요근, iliopsoas), 큰볼기근, 뒤넙다리근, 그리고 네갈래근이다.

④ 부드러운 사지 부하, 사지 전진과 체중 이동과 함께 보행 주기를 훈련한다(그림 10-42)(Bertoti, 2000).

사례 연구: 성인

Anna: 실조성의 다발성 경화증

병력 (History)

Anna는 47세의 여성으로 5년 전 다발성 경화증의 진단

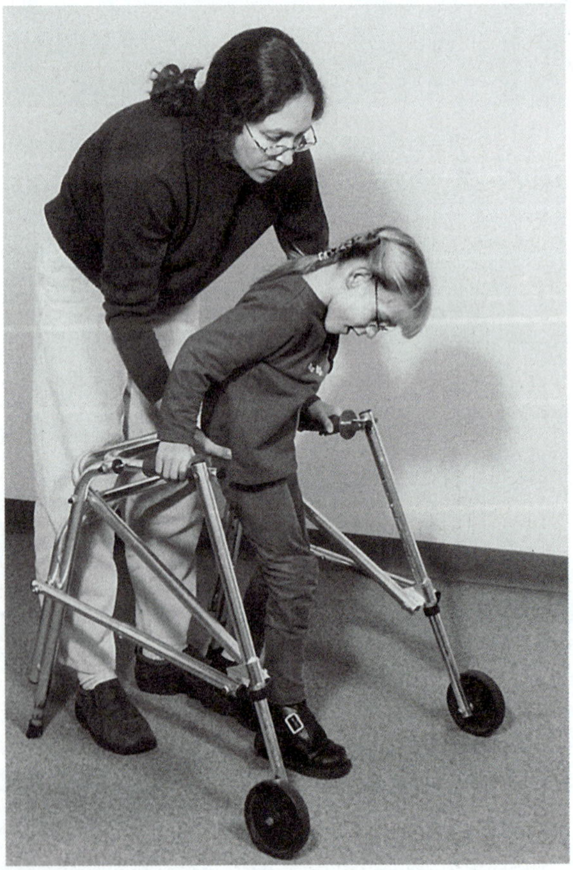

그림 10-41. 최종 유각기와 안정된 발로 바닥에 접촉할 때의 증가된 무릎 폄과 함께 효율적인 사지 전진.

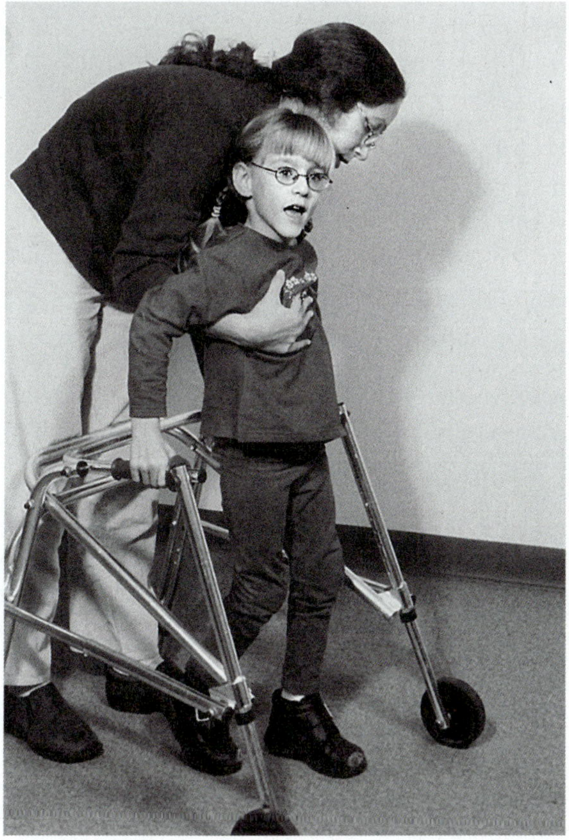

그림 10-42. 성공적인 보행주기의 훈련과 각 단계의 기능적 하위 과제에서의 강조.

을 받았다. 그녀는 결혼했고 대학에 다니는 아들이 하나 있다. 바쁘지만 자상한 남편이 있고 그는 선생님이다. Anna와 그녀의 남편은 작은 마을에 살고 여름은 해변가의 별장에서 지낸다. Anna는 머지 않아 짧은 재활 입원치료를 위해 방문하게 되고, 다발성 경화증 증상의 격화와 기능적능력에 있어서 변화를 경험할 것이다. Anna는 협조적이고 말하기를 좋아한다. 비록 같이 일하는 것을 매우 즐거워하지만, 실제로 약간의 다행증이 있고 때때로 부적절하다.

평가 (Evaluation)

Anna는 휠체어에 타고 있었고 먼 거리를 갈 때와 피곤할 때 2년 넘게 휠체어를 사용했다. 그녀는 과거에 워커를 사용했지만, 현재는 이것을 정확하고 안전한 보조 장비로 사용하는 것에 어려움을 느낀다. Anna는 해안의 산책로에 작은 가게를 가고 그녀의 작은 뒤뜰의 조류 보호 구역 주변을 걷기 위해서 다른 장비 사용의 시작을 받아들여 보행을 유지하기를 원했지만, 그것은 제한되었다. Anna는 휠체어의 사용에서는 모든 이동성이 독립적이다. 의자에 앉고 나오는 이동은 안전하고 일정하게 시행된다. 워커를 이용한 안정하고 효율적인 이동은 매우 걱정스럽다.

근 긴장은 몸통과 사지에 전체적으로 낮고, 원위 근육 그룹과 비교하여 근위 근육 그룹에서 저긴장이 더 많이 나타난다. Anna는 몸 전체에 약화가 나타나고, 사지의 무거움, 불편함, 그리고 잦은 피로를 호소한다. 감각은 날카롭고 가벼운 접촉은 약간 감소하고 무디고 단단한 접촉은 정상이다. 고유수용 감각은 감소되어 있고, 특히 원위 사지에서 감소가 있다. 이러한 악화 이후, Anna는 현재 올바른 활동 동안 하지의 기능적 배치와 조절에 방해하는 발목하수가 양측으로 나타난다. 가동범위는 기능적인 범위 내에서 제한된다.

현재 움직임 문제 (Present movement problem)

Anna는 먼 거리를 갈 때나 피곤할 때 보조 장비로서 휠체어를 사용하면, 대부분의 독립적인 운동성을 가질 수 있다. 몸통과 사지의 피로와 약화, 하지의 실조성 움직임, 그리고 양측성 발목하수의 증가는 기능적 이동을 위태롭게 한다. 재활을 촉진하는 치료사와 보조자는 Anna의 목표와 중재를 논의하기 위해 Anna를 만났다. 표 6-8과 6장의 206쪽에 임상적 관계에서의 제시한 질문은 토의를 안내하고, Anna를 위한 기능적 목표에 도달하기 위해 사용된다. Anna는 몇 가지 제한된 보행 능력을 유지시키기를 원한다. 치료 팀은 현재 Anna에게 움직임 문제와 기능적 제한을 주는 주요 손상인 일반적인 약화와 피로, 근위 불안정성과 발목하수를 일치시켜야 한다.

중재 (Intervention)

중재는 재활센터에 있는 동안 물리치료와 작업치료 둘 다 포함하여 계획된다. 팀은 즉시 Anna에게 발목하수를 막고 발의 안정된 위치를 위해 양측의 발목 — 발 보조기를 맞추도록 지시하고, 발목은 중립위에서 안정화되고 저측굴곡이 예방된다. Anna와 팀은 Anna의 기능적 목표에 가장 적당하게 부합하는 롤링 워커의 보조로 보행 훈련과 기능적 활동을 하기로 결정했다.

다음에 나오는 것은 중재 활동의 요약이다. 치료 목

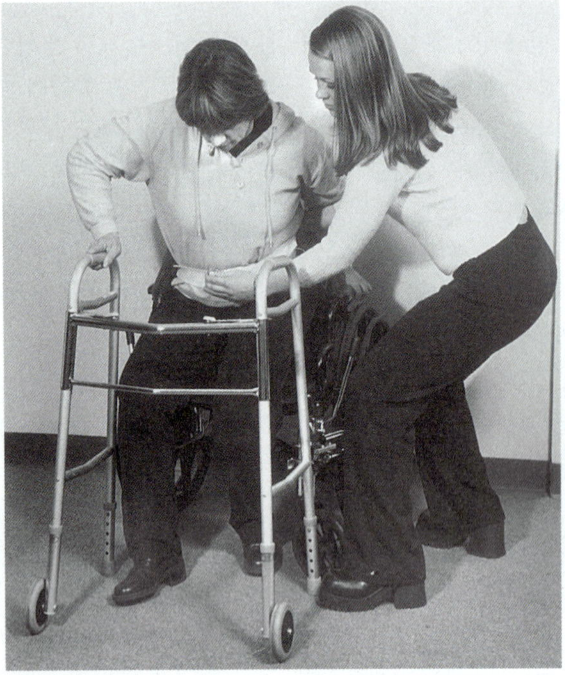

그림 10-43. 앉은 자세에서 일어선 자세로 이동하는 훈련은 몸통의 기능적 자세 조절을 증가와 모든 사지의 안정성과 강화의 기회를 제공한다.

표와 이러한 목적에 맞는 견본 활동은 중재를 묘사한 그림과 함께 다음에 나온다. 이러한 제안으로부터, 각각의 개인의 과제는 일상생활의 활동에 접근하기 위해 요구되는 발달된 보행 기술에서 Anna를 보조하는데 사용된다. 표 6-6과 6-8에 설명된 각각의 과제와 움직임의 딜레마에서 시도된 각각의 움직임을 치료사는 분석한다. 모든 움직임 기술은 기능적 활동의 상황 안에서 훈련되어진다.

1. Anna는 기능적 활동을 수행하는 동안 똑바른 자세에서 몸통의 정적인 자세 안정성의 증가를 증명할 것이다. 활동은 지탱하면서 앉기와 서기동안의 율동적인 안정성과 등척성 운동의 사용으로 몸통 근력 강화 프로그램을 포함한다.
2. Anna는 이동하기 활동을 하면서 몸통의 동적인 자세 안정성의 증가를 증명할 것이다. 활동은 앉은 상태에서 일어서기와 앉은 자세로 돌아가는 이동(그림 10-43), 선자세에서 안정성을 유지하면서 중심을 지나 팔 뻗기(그림 10-44), 방향변화와 몸통 움직임을 요구하는 보행 활동을 실행동안 몸통의 안정성 훈련을 포함한다(그림 10-45).
3. Anna는 평균 기저면과 똑바른 몸통, 엉덩관절과 무릎 폄에 의해 설명되는 선자세 조절의 증가를 증명할 것이다. 활동은 기능적인 워커사용을 통합함으로써 롤링 워커에 기초를 두고 선자세에서 강화하는 활동을 포함한다. 활동은 선자세에서 전화 받기, 부엌이나 세면대에서 워커에 기초를 두고, 서서 전자레인지를 사용하는 것 처럼 앉은 상태에서 일어

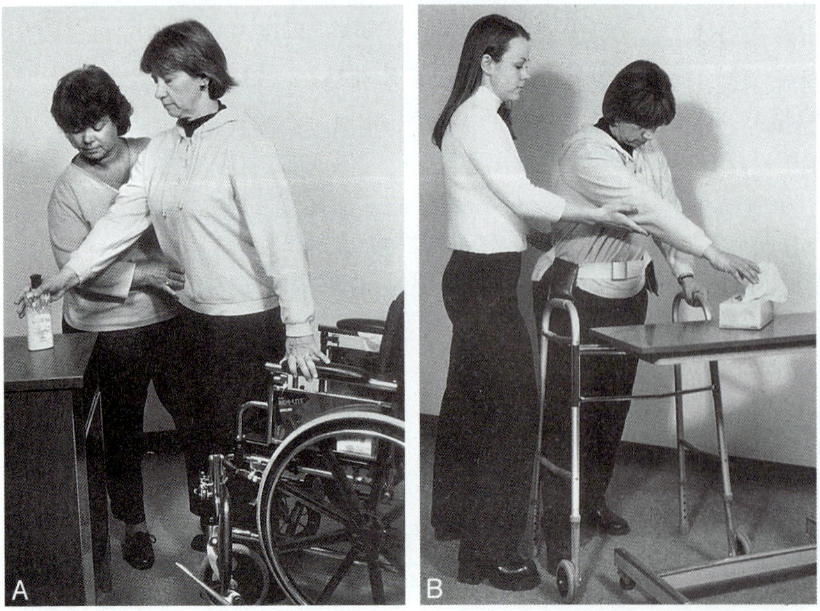

그림 10-44. 몸통 안정성을 훈련하기 위해 효율적인 활동은 앉은 자세에서 일어서는 이동의 실행과 그 후 그 자세에서 기능적 과제를 수행하는 것이다(A). 효과적으로 선자세에서 정중선을 교차하여 잡는 것은 몸통 안정성을 강화하고 몸통과 하지의 선자세 조절의 자세 조절 훈련을 위한 과제-포함 기회를 제공한다(B).

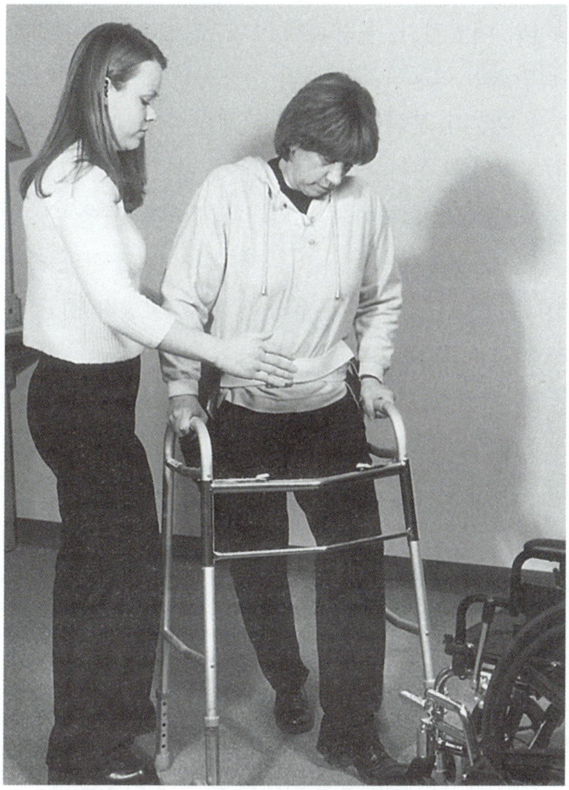

그림 10-45. 방향을 바꾸고 도는 것을 결정하는 동안 보행의 과제를 훈련하는 것을 포함한 효과적인 기능적 훈련

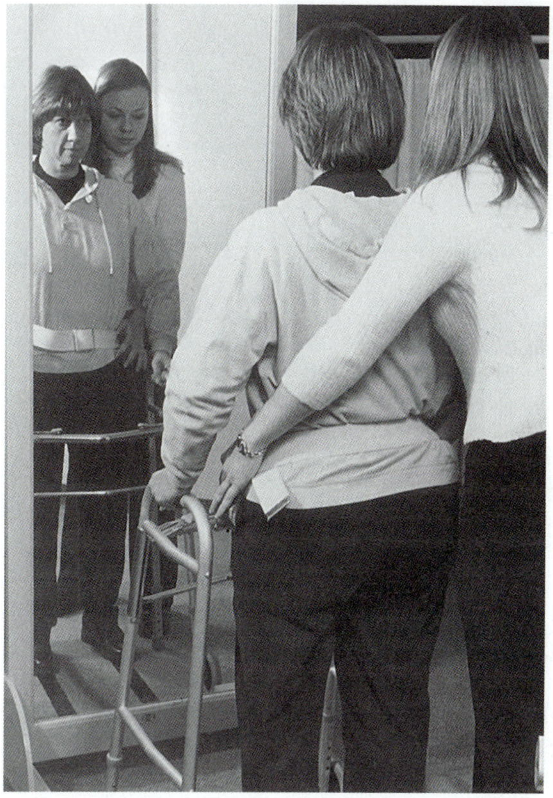

그림 10-46. 거울의 사용, 구두 지시, 도수적 신호, 효과적인 선자세의 운동감각의 각성을 증가시키기 위한 골반 위로 체중부하

나는 이동의 완성된 선자세에서 발생할 것이다(그림 10-44A). 활동은 재훈련과 누 다리에 체중을 시지하는 능력의 하지 조절 훈련(그림 10-46), 한 다리에서 다른 다리로 체중의 이동(그림 10-47), 선자세 동안 몸통과 팔의 움직임에 적응하는 것을 포함할 것이다. 이 장에서 설명한 중재의 제안과 지침은 모두 적절하다. 강화 활동은 몸통의 항중력의 척추의 주위와 관련된 폄근, 복근, 큰볼기근, 골반 안정화근, 네갈래근, 장딴지근(닫힌 사슬), 그리고 가자미근에 지시되어진다.

4. Anna는 보행 동안 한 쪽 하지에서 다른 쪽 하지로의 정확한 체중 이동의 조절 향상을 증명할 수 있다. 활동은 보행의 하위 단계동안의, 특히 반대쪽 사지의 전유각기에서 초기 접촉 때, 훈련을 포함할 것이다. 치료사나 보조자는 도수 안내, 생체피드백, 시각과 구두에 의한 피드백을 사용하고, 이 기술에 초점을 맞춘 보행 주기에서의 훈련을 사용할 것이다.
5. Anna는 보행 동안 보장구에 의해 보조되는 더 정확한 발의 위치를 증명할 것이다. 훈련은 발목-발 보조기를 추가함으로써 체중이동과 발을 떼는 새로운 고유수용의 경험에 Anna가 익숙해함을 생각나게 할 것이다. 활동은 안정된 초기 접촉을 만들고 중립으로 고정된 발목에 체중을 부하는 훈련을 하기 위해 이루어진다.
6. Anna는 유각기의 더 정확한 조절과 더 정확한 사지 전진을 증명할 것이다. 활동은 고유수용기와 골반대에 있는 근위 안정성을 증가시키기 위해 접근과 도수적 신호를 포함할 것이다. 가벼운 무게는 증가된 입력을 강화시키기 위해 벨트에 더해질 것이다. 강화와 피드백은 바닥에 밝은 테이프의 사용과 전진하는 사지의 배열을 위해 Anna의 집중을 이끌어 내는 거울을 포함 할 것이다(그림 10-47).

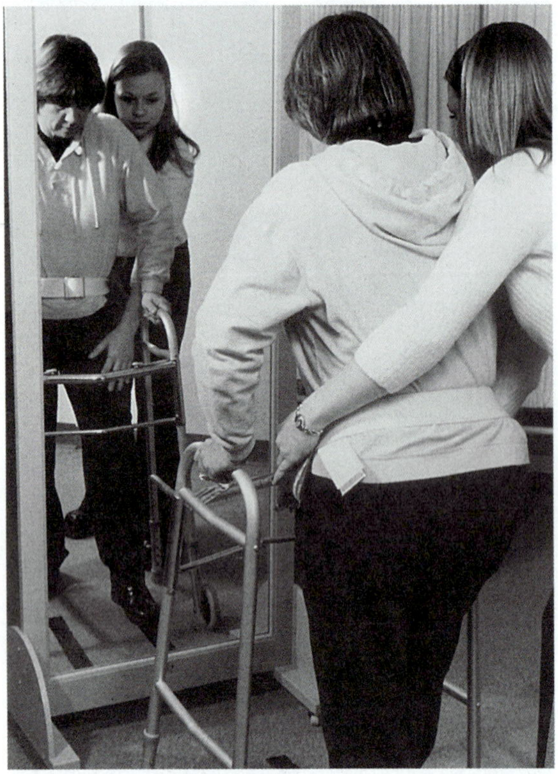

그림 10-47. 전진하는 사지에서 체중을 이동하는 보행의 하위 과제의 재훈련. 치료사는 효과적이고, 정확하고 안전한 하지 전진의 훈련을 보조하기 위해 더해진 지시로서 도수적 신호, 바닥 위의 테이프, 환자 골반 위의 체중, 거울과 구두 지시 모두를 사용한다.

요 약 Summary

이 장은 학생과 임상의에게 하지의 기능적인 과제를 이해하고, 어떻게 이 과제들이 신경학적 손상이 있는 개인에게 영향을 줄 수 있는지를 설명하기 위한 실제적인 접근이 나타나 있다. 하지의 과제는 첫 번째로 체중 지지 또는 비체중 지지의 기능적 움직임 과제로 나뉜다. 그리고 더 나아가 선자세 조절과 이동하기 기능의 토론을 통해 구르기, 배밀이와 네발기기, 이동과제, 그리고 보행이 설명되어진다. 일반적인 이동하기 과제의 성공적인 실행을 위해 요구되는 움직임의 분석은 이러한 과제의 어려움을 경험하는 환자/의뢰인의 문제를 해결하고, 이어서 고안하고 효과적인 중재 전략을 실행하는데 있어 임상의를 도울 수 있다. 구르기, 앉은 상태에서 일어서기, 선자세 조절과 보행을 훈련하거나 재훈련하는데 유용한 과제-지향적 접근이 나타나 있다.

신경학적인 손상이 있는 사람에게서 보행 방해의 중재를 보조하기 위해 과제 분석을 위한 모델을 임상의와 학생이 환자/의뢰인의 보행 동안 과제의 일부분(체중 수용, 한쪽 사지 지지, 또는 사지 전진)에 어려움을 가진다는 것을 인식할 수 있게 하기 위해서 나타나 있다. 이 분석은 나중에 임상의가 다음에 나오는 임상적 질문에 답을 할 수 있는 임상적 결정을 하는데 도움을 줄 수 있다.

- 왜 환자는 기능적 하위 과제에 문제를 가지는가?
- 어떤 제한이나 손상이 환자와 과제에 기능적인 제한을 부여하는가?
- 제한이나 손상을 제거하거나 치료할 수 있나요, 그렇다면 어떻게?

예로, 파킨슨병에 걸린 환자가 체중 수용이나 한쪽 사지 지지보다 사지 전진에 더 어려움을 가질 지라도, 뇌성마비나 뇌졸중환자는 보행의 3가지 기능적 하위 과제에서 모두 어려움을 겪게 될 것이다.

이 책의 마지막 장이다. 이 책은 치료사와 보조자들에게 신경학적 손상이 있는 환자들이 마주하는 움직임 문제를 이해하는 것으로부터 실제적인 이론적 틀을 제공하기 위해 시도한다. 작가는 중재 전략의 적용에서 이러한 움직임 문제에 바탕을 두고, 이론적인 배경을 즉시 이해하기 위해 시도해 오고 있다.

참고문헌

Bendall, M. J., Bassey, E. J., & Pearson, M. B. (1989). Factors affecting walking speed of elderly people. *Age and Ageing, 18*, 327–332.

Berger, W., Quintern, J., & Deitz, V. (1982). Pathophysiology of gait in children with cerebral palsy. *Electroencephalography and Clinical Neurophysiology, 53*, 538–548.

Berger, R. A., Riley, P. O., & Mann, R. W. (1988). Total body dynamics in ascending stairs and rising from a chair following total knee arthroscopy. In *Proceedings of the 34th Annual Meeting of the Orthopedic Research Society.* Atlanta, GA: Orthopedic Research Society.

Bertoti, D. B. (2000a). Cerebral palsy: Lifespan management. In *Orthopaedic interventions for the pediatric patient, orthopaedic section home study course*. Alexandria, VA: American Physical Therapy Association.

Bertoti, D. B. (2000b). Electrical stimulation: A reflection on current clinical practices. *Research and Engineering Society of North America, special issue: Assistive Technology, 12*, 21–32.

Blumenkopf, B. (1997). Intrathecal baclofen for spasticity. In P. D. Charles, *Treatment advances in spasticity*. Nashville, TN: Symposium at Vanderbilt University Medical Center.

Bobath, B. (1970). *Adult hemiplegia: Evaluation and treatment*. London: William Heinemann Medical Books.

Branch, L. G., & Meyers, A. R. (1987). Assessing physical function in the elderly. *Clinical Geriatric Medicine, 3*, 29–51.

Bremer, F. (1935). Le cervelet. In G. H. Roger & L. Binet (Eds.), *Traite de physiologie normale et pathologique, 10*, Paris: Masson.

Bril, B., & Breniere, Y. (1993). Posture and independent locomotion in childhood: Learning to walk or learning dynamic postural control? In G. J. P. Savelsbergh (Ed.), *The development of coordination in infancy*. Amsterdam: North Holland.

Brucker, J. (1998). *The gait workbook: A practical guide to clinical gait analysis*. Thorofare, NJ: Slack.

Brunnstrom, S. (1970). *Movement therapy in hemiplegia: A neurophysiological approach*. New York: Harper & Row.

Burnett C. N., & Johnson, E. Q. (1971). Development of gait in childhood, Parts 1 and 2. *Developmental Medicine and Medical Child Neurology, 13*, 196–215.

Campbell J., & Ball, J. (1978). Energetics of walking in cerebral palsy. *Orthopedic Clinics of North America, 9*, 374–377.

Campbell, S. K., Vander Linden, D. W., & Palisano, R. J. (Eds.). *Physical therapy for children*. Philadelphia: W. B. Saunders.

Carr, J., & Shepherd, R. (1987). *A motor relearning programme for stroke*. Rockville, MD: Aspen Publishers.

Carr, J., & Shepherd, R. (1998). *Neurological rehabilitation: Optimizing motor performance*. Oxford: Butterworth Heinemann.

Cech, D., & Martin, S. (1995). *Functional movement development across the life span*. Philadelphia: W. B. Saunders.

Cech, D., & Martin, S. (2002). Functional movement development across the life span (2nd ed.). Philadelphia: W. B. Saunders.

Clark, J. E. (1995). Dynamical systems perspective on gait. In R. B. Craik & C. A. Oatis (Eds.), *Gait analysis: Theory and application* (pp. 79–86). St. Louis, MO: Mosby.

Cowan, M. M., Stilling, D. S., Naumann, S., & Colborne, G. R. (1998). Quantification of antagonist muscle coactivation in children with spastic diplegia. *Clincal Anatomy, 11*, 314–319.

Craik, R. L. (1991). Abnormalities of motor behavior. In M. J. Lister (Ed.), *Contemporary management of motor control problems: Proceedings of the II-Step Conference*. Alexandria, VA: Foundation for Physical Therapy.

Craik, R. L., & Oatis, C.A. (1985). Gait assessment in the clinic: Issues and approaches. In J. M. Rothstein (Ed.), *Measurement in physical therapy*. London: Churchill Livingstone.

Craik, R. L., & Oatis, C.A. (1995). *Gait analysis: Theory and application*. St. Louis, MO: Mosby.

Crenna, P. (1998). Spasticity and "spastic" gait in children with cerebral palsy. *Neuroscience and Biobehavioral Reviews, 22*, 571–578.

Damiano, D. L., & Abel, M. F. (1996). Relationship of gait parameters and gross motor function in spastic cerebral palsy. *Developmental and Medical Child Neurology, 38*, 389–396.

DeLisa, J. A. (1998). *Gait analysis in the science of rehabilitation*. Baltimore: Department of Veterans Affairs, Veterans Health Administration.

Duncan, P., & Badke, M. B. (1987). *Stroke rehabilitation: The recovery of motor control*. Chicago: Year Book.

Embrey, D. G., Yates, L., & Mott, D. H. (1990). Effects of neurodevelopmental treatment and orthoses on knee flexion during gait: A single-subject design. *Physical Therapy, 70*, 10, 626–637.

Foley, M. P., Prax, B., Crowell, R., & Boone, T. (1996). Effects of assistive devices on cardiorespiratory demands in older adults. *Physical Therapy, 76*, 12, 1313–1319.

Forssberg, H. (1982). Spinal locomotor functions and descending control. In B. Sjolund & A. Bjorklund (Eds.), *Brain stem control of spinal mechanisms*. New York: Elsevier Biomedical Press.

Franks, C. A., Palisano, R. J., & Darbee, J. C. (1991). The effect of walking with an assistive device and using a wheelchair on school performance in students with myelomeningocele. *Physical Therapy, 71*, 570–577.

Frenkel, H. S. (1902). *The treatment of tabetic ataxis by means of systematic exercise*. Philadelphia: Blakiston.

Gabell, A., & Nayak, U. S. L. (1984). The effect of age on variability in gait. *Journal of Gerontology, 39*, 662–666.

Gage, J. R. (1991). *Gait analysis in cerebral palsy*. London: MacKeith Press.

Gauthier, L., Dalziel, S., & Gauthier, S. (1987). The benefits of group occupational therapy for patients with Parkinson's disease. *American Journal of Occupational Therapy, 41*, 360–365.

Gersten, J. W., & Orr, W. (1971). External work of walking in hemiparetic patients. *Scandinavian Journal of Rehabilitation Medicine, 3*, 85–88.

Halliday, S. E., Winter, D. A., Frank, J. S., Patla, A. E., & Prince, F. (1998). The initiation of gait in young, elderly, and Parkinson's disease subjects. *Gait and Posture, 8*, 8–14.

Holmes, G. (1939). The cerebellum of man. *Brain, 62*, 1.

Johnson, D., Abel, M. F., & Damiano, D. D. (1996). Evolution of gait in cerebral palsy. *Journal of Pediatric Orthopaedics, 17*, 392–396.

Kelley, D. L., Dainis, A., & Wood, G. K. (1976). Mechanics and muscular dynamics of rising from a seated position. In P. V. Komi (Ed.), *Biomechanics*. Baltimore: University Park Press.

Knutsson, E. (1994). Can gait analysis improve gait training in stroke patients? *Scandinavian Journal of Rehabilitation Medicine Supplement, 30*, 73–80.

Lennon, S. (2001). Gait re-education based on the Bobath concept in two patients with hemiplegia following stroke. *Physical Therapy, 81, 3*, 924–935.

Marshall, R. N., & Jennings, L. S. (1990). Performance objectives in the stance phase of human pathological walking. *Human Movement Science, 9*, 599–611.

Martin, M., Shinberg, M., Kuchibhatla, M., Ray, L., Carollo, J. J., & Schenkman, M. L. (2002). Gait initiation in community-dwelling adults with Parkinson disease: Comparison with older and younger adults without the disease. *Physical Therapy, 82*, 566–577.

McGraw, M. B. (1945). *The neuromuscular maturation of the human infant*. New York: Hafner Press.

McIntosh, G. C., Brown, S. H., Rice, R. R., & Thaut, M. H. (1997). Rhythmic auditory-motor facilitation of gait patterns in patients with Parkinson's disease. *Journal of Neurology, Neurosurgery and Psychiatry, 62*, 22–26.

Melnick, M. E. (2001). Basal ganglia disorders: Metabolic, hereditary, and genetic disorders in adults. In D. A. Umphred (Ed.), *Neurological rehabilitation* (4th ed.). St. Louis: Mosby.

Melnick, M. E., & Oremland, B. (2001). Movement dysfunction associated with cerebellar problems. In D.A. Umphred (Ed.), *Neurological rehabilitation* (4th ed.). St. Louis: Mosby.

Millington, P. J., Myklebust, B. M., & Shambes, G. M. (1992). Biomechanical analysis of the sit-to-stand motion in elderly persons. *Archives of Physical and Medical Rehabilitation, 73*, 609–617.

Montgomery, J. (1987). Assessment and treatment of locomotor deficits in stroke. In P. Duncan & M. B. Badke, *Stroke rehabilitation: The recovery of motor control.* Chicago: Year Book.

Morris, M. E. (2000). Movement disorders in people with Parkinson disease: A model for physical therapy. *Physical Therapy, 80,* 578–597.

Mossberg, K. A., Linton, K. A., & Fricke, K. (1990). Ankle-foot orthoses: Effect on energy expenditure of gait in spastic diplegic children. *Archives of Physical and Medical Rehabilitation, 71,* 490–494.

Murray, M. P., & Peterson, R. M. (1973). Weight distribution and weight-shifting activity during normal standing posture. *Physical Therapy, 53,* 7, 741–748.

Mykebust, B. M. (1990). A review of myotatic reflexes and the development of motor control and gait in infants and children: A special communication. *Physical Therapy, 70,* 188–203.

O'Byrne, J. M., Jenkinson, A., & O'Brien, T. M. (1998). Quantitative analysis and classification of gait patterns in cerebral palsy using a three-dimensional motion analyzer. *Journal of Child Neurology, 3,* 101–108.

Olney, S. J. (1989). New developments in the biomechanics of gait in children with cerebral palsy. In *Topics in pediatrics: Lesson 1.* Alexandria, VA: American Physical Therapy Association.

Olney, S. J., Costigan, P.A., & Hedden, D. M. (1987). Mechanical energy patterns in gait of cerebral palsied children with hemiplegia. *Physical Therapy, 67,* 1348–1354.

Olney, S. J., MacPhail, H. E. A., Hedden, D. M., & Boyce, W. F. (1987). Work and power in hemiplegic cerebral palsy gait. *Physical Therapy, 67,* 1348–1354.

Olney, S. J., & Wright, M. J. (2000). Cerebral palsy. In S. K. Campbell, D. W. Vander Linden, & R. J. Palisano (Eds.), *Physical therapy for children.* Philadelphia: W. B. Saunders.

O'Sullivan, S. B. (2001a). Multiple sclerosis. In S. B. O'Sullivan & T. J. Schmitz (Eds.), *Physical rehabilitation: Assessment and treatment* (4th ed.). Philadelphia: F. A. Davis.

O'Sullivan, S. B. (2001b). Parkinson's disease. In S. B. O'Sullivan & T. J. Schmitz (Eds.), *Physical rehabilitation: Assessment and treatment* (4th ed.). Philadelphia: F. A. Davis.

O'Sullivan, S. B. (2001c). Strategies to improve motor control and motor learning. In S. B. O'Sullivan & T. J. Schmitz (Eds.), *Physical rehabilitation: Assessment and treatment* (4th ed.). Philadelphia: F. A. Davis.

O'Sullivan, S. B., & Schmitz, T. J. (2001). *Physical rehabilitation laboratory manual: Focus on functional training.* Philadelphia: F A. Davis.

Pathokinesiology Department Physical Therapy Department. (1989). *Observational gait analysis handbook.* Downey, CA: The Professional Staff Association of Rancho Los Amigos Medical Center.

Patla, A. E. (1995). A framework for understanding mobility problems in the elderly. In R. L. Craik & C. A. Oatis (Eds.), *Gait analysis: Theory and application.* St. Louis, MO: Mosby.

Patla, A. E., & Shumway-Cook, A. (1999). Dimensions of mobility: defining the complexity and difficulty associated with community mobility. *Journal of Aging and Physical Activity, 7,* 7–19.

Pease, W. S. (1998). Therapeutic electrical stimulation for spasticity: quantitative gait analysis. *American Journal of Physical Medicine and Rehabilitation, 77,* 351–355.

Pedretti, L. W. (1996). *Occupational therapy: Practice skills for physical dysfunction* (4th ed.). St. Louis, MO: Mosby.

Perry, J. (1992). *Gait Analysis: Normal and Pathological Function.* Thorofare, NJ: Slack.

Perry, J., Giovan, P., Harris, L. J., Montgomery, J., & Azaria, M. (1978). The determinants of muscle action in the hemiparetic lower extremity (and their effect on the examination procedure). *Clinical Orthopedics, 131,* 71–89.

Perry, J., Hoffer, M. M., Giovan, P., Antonelli, P., & Greenberg, R. (1986). Predictive value of manual muscle testing and gait analysis in normal ankles by dynamic electromyography. *Foot and Ankle, 6,* 254–259.

Preston, L. A., & Hecht, J. S. (1999). *Spasticity management rehabilitation strategies.* Bethesda, MD: American Occupational Therapy Association.

Prince, F., Corriveau, H., Hebert, R., & Winter, D. A. (1997). Review article: Gait in the elderly. *Gait and Posture, 5,* 128–135.

Radtka, S. A., Skinner, S. R., Dixon, D. M., & Johanson, M. E. (1997). A comparison of gait with solid, dynamic, and no ankle-foot orthoses in children with spastic cerebral palsy. *Physical Therapy, 77,* 395–409.

Richards, C. L. (1985). EMG activity level comparisons in quadriceps and hamstrings in five dynamic activities. In D. A. Winter, R. P. Norman, & R. P. Wells (Eds.), *International series on biomechanics IX-A.* Champaign, IL: Human Kinetics Publishers.

Richter, R. R., VanSant, A. F., & Newton, R. A. (1989). Description of adult rolling movements and hypothesis of developmental sequences. *Physical Therapy, 69,* 63–71.

Rose, J., Gamble, J. G., Medeiros, J., Burgos, A., & Haskell, W. L. (1989). Energy cost of walking in normal children and in those with cerebral palsy: Comparison of heart rate and oxygen uptake. *Journal of Pediatric Orthopedics, 9,* 276–279.

Ryerson, S., & Levit, K. (1997). *Functional movement reeducation.* Philadelphia: Churchill Livingstone.

Sawner, K., & LaVigne, J. (1992). *Brunnstrom's movement therapy in hemiplegia* (2nd ed.). New York: J. B. Lippincott.

Schenkman, M. A., Berger, R. A., Riley, P. O., Mann, R. W., & Hodge, W. A. (1990). Whole-body movements during rising to standing from sitting. *Physical Therapy, 10,* 638–651.

Schenkman, M. A., Donovan, J, Tsubota, J., Kluss, M., Stebbins, P., & Butler, R. B. (1989). Management of individuals with Parkinson's disease: Rational and case studies. *Physical Therapy, 69,* 944–955.

Schneider, J. W., & Krosschell, K. J. (2001). Congenital spinal cord injury. In D. A. Umphred (Ed.), *Neurological rehabilitation* (4th ed.). St. Louis, MO: Mosby.

Shumway-Cook A., & Woollacott, M. H. (2001). *Motor control: Theory and practical application* (2nd ed.). Philadelphia: Lippincott Williams & Wilkins.

Stark, G. D. (1977). *Spina bifida: Problems and management.* Boston: Blackwell Scientific.

Sutherland, D. H., Olshen, R., Cooper, L., & Woo, S. L-Y. (1980). The development of mature gait. *Journal of Bone and Joint Surgery, 62A,* 336–353.

Trombly, C. A., & Radomski, M. V. (2001). *Occupational therapy for physical dysfunction* (5th ed.). Hagerstown, MD: Lippincott Williams & Wilkins.

Trueblood, P. R., Walker, J. M., Perry J., & Gronley, J. K. (1989). Pelvic exercise and gait in hemiplegia. *Physical Therapy, 69,* 32–40.

Umphred, D. A. (2001). *Neurological rehabilitation* (4th ed.). St. Louis, MO: Mosby.

Taber's cyclopedic medical dictionary. (2001). Philadelphia: F. A. Davis.

Wang, R. (1994). Effect of proprioceptive neuromuscular facilitation on the gait of patients with hemiplegia of long and short duration. *Physical Therapy, 74,* 12, 1108–1115.

Waters, R. L., Hislop, H. J., Perry, J., & Antonelli, D. (1978). Energetics: Application to the study and management of locomotor abilities. Energy cost of normal and pathologic gait. *Clinical Orthopedics, 131,* 54–63.

Whittle, M. W. (1991). *Gait analysis: An introduction.* Oxford, UK: Butterworth Heinemann.

Wilder, P. A. (1992). Developmental changes in the gait patterns of women: A search for control parameters. PhD Thesis, Madison:

University of Wisconsin.

Winter, D. A. (1985). Concerning the scientific basis for the diagnosis of pathological gait and for rehabilitation protocols. *Physiotherapy Canada, 37,* 245–252.

Winter, D. A. (1987). *The biomechanics and motor control of human gait.* Waterloo, Ontario: University of Waterloo Press.

Woo, S. L. V., Matthews, J. V., Akerson, W. H., Amiel, D., & Convery, F. R. (1975). Connective tissue response to immobility. *Arthritis and Rheumatism, 18,* 257–264.

Woollacott, M. (1986). Gait and postural control in the aging adult. In W. Bles & T. Brandt (Eds.), *Disorders of posture and gait.* Amsterdam: Elsevier.

Wright, D. L., & Kemp, T. L. (1992). The dual-task methodology and assessing the attentional demands of ambulation with walking devices. *Physical Therapy, 72,* 306–315.

Wu, S., Huang, H., Lin, C., & Chen, M. (1996). Effects of a program on symmetrical posture in patients with hemiplegia: A single-subject design. *American Journal of Occupational Therapy, 50,* 1, 17–23.

Young, R. R. (1994). Spasticity: A review. *Neurology, 44,* S12–S20.

용어정리

가동성(mobility): 움직임 기능이 주요 과제 목표이다(4장). 자세를 움직이는 능력(6장).

가지돌기(dendrites): 세포몸통 쪽으로 신경자극을 운송하는 세포가지(2장).

가지돌기가지내기(dendritic arborization): 가지돌기의 증식성 성장, 비육 및 가지만들기를 나타내는 용어로, 신경의 이용으로 나타난다(2장).

가쪽삼각잡기(lateral tripod grasp): 연필을 잡는 형태로써, 연필을 가운데손가락의 측면으로 고정하고, 연필에 집게손가락 패드를 붙이고, 집게손가락의 측면에 엄지패드를 댄 상태에서 엄지를 모음하여 연필을 잡는다(9장).

각성(arousal): 대뇌겉질의 전반적인 명료함이나 흥분 레벨(5장). 환경에 대한 명료함을 의미한다(8장).

간대성 경련(clonus): 길항근군 사이의 경련성 근수축 변화로써, 과대활동성 신장반사에 의해 발생된다. 경직의 임상적 징후를 나타내어 위운동신경세포 병터가 있음을 의미한다(7장).

감각겉질(sensory cortex): 감각 정보를 받아들이고 통합하는 영역으로, 마루엽에 주로 위치한다(2장).

감각운동접근(sensorimotor approach): 신경생리적 접근법 혹은 신경촉진법으로 알려져 있으며, 신경학적 손상을 가진 환자에게 제공하는 방법이다(6장).

감각통합(sensory integration, SI): 여러 감각 형태로 들어오는 감각입력의 공간적 측면과 시간적 측면을 통합하고, 연관시키고, 단일화시키는 신경학적 과정. 뇌는 감각 정보를 처리한 다음, 그것을 유연하고 지속적인 변화 패턴에 이용하기 위해, 그 감각정보를 선택하고, 강화하고, 억제하고, 비교하고 연관시킬 수 있다(3장). Jean Ayres의 업적에 근거된 감각운동 중재 접근법은 통제된 감각 입력이 사람에게 감각을 경험할 수 있도록 도와주고, 그 환경을 알아가게 만들고, 또 운동이나 학습 과제내에서 감각을 처리하게 도와준다. 감각 자극 활동은 활동적인 지식 탐구를 강조하고, 목적성 움직임 내에서 촉각, 고유수용성 감각, 안뜰 감각을 경험하게 만들어 준다(6장).

감마운동신경세포(gamma motor neurons): 척수의 앞쪽뿔에 위치한 작은 운동신경세포로, 근방추 안에 있는 방추속근섬유를 신경지배한다(2장).

감정기복(emotional lability): 불안정한 정신 상태로서 무드 변화가 자주 변한다(2장).

강력 잡기(power grasp): 큰 물체를 집어들 때처럼, 손 전제 측, 엄지와 나미지 손가락 모두를 함께 이용하는 잡는 잡기 방법(9장).

강제(constraints): 운동에 가해진 제한으로, 기여 시스템에 의해 제공된 모든 가능성의 최종 결과이다(3장).

강직(rigidity): 과근육긴장의 일종으로, 수동운동에 저항하지만, 신장이나 움직임의 속도에 영향을 받지 않는다. 2종류의 강직이 존재한다. 납파이프성 강직과 톱니바퀴형 강직. 강직은 종종 파킨스씨병과 같은, 바닥핵 병터와 관련된다(2장).

같은쪽 반맹(homonymous hemianopsia): 뇌졸중 환자의 편마비측에 해당하는 각 시야의 반대측 절반의 시야 상실을 의미하는 것으로, 한쪽 눈의 코쪽 시야 절반과 다른쪽 눈의 관자뼈쪽 시야 절반이 상실되는 것이다(2장).

개방 기술(open skills): Gentile 분류에 따르면, 이 기술은 학습자가 지속적인 조절적 조건화의 변화에 적응할 수 있도록 학습의 첫 단계에서 얻어낸 기본적인 움직임 패턴의 "다양화"를 필요로 한다(5장).

개체발생적 결과(ontogenetic sequence): 연속적인 기술 달성으로, 하나의 기술은 다른 기술을 좋게 만든다(8장).

겉질제거강직(decorticate rigidity): 폄된 몸통과 다리와 굽힘된 팔의 유지를 유지하는 지속적인 수축 상태로, 대개 위둔덕 보다 위쪽에 있는 사이뇌의 겉질척수로 병터를 의미한다(7장).

겉질척수로(corticospinal tract): 주요 운동신경로로, 추체로로 불린다. 이 신경로는 이마엽에서 시작한 후, 뇌간에서 교차하고 반대측 척수의 앞쪽뿔로 내려간다(2장).

겨냥이상증(dysmetria): 뻗기나 다리 들기를 할 때 거리를 잘 맞추지 않는 것으로, 종종 소뇌 손상으로 동반된다(2장). 표적에 도달하지 못하거나 표적을 훌쩍 넘어서 뻗기하는 운동 기능장애로, "past-pointing"이라고 한다(7장, 10장).

견인자 상태(attractor states): 생체역학적, 신경운동적, 인지적, 그리고 환경적 변수 등의 복잡한 단위체로서 발달 단계를 발전시킨다. 그리고 발달적 변화를 위한 준비 상태이다. 이것은 전이를 허용하는 주요 변수들을 모두 가져 오는 것이다(4장).

결과 지식((knowledge of results, KR): 외적 피드백의 일종이며, 시도된 목표에 대한 행동의 성과나 결과에 관련된다(5장).

결정적 시기(critical periods): 시냅스 지점와 신경로를 위해 축삭들이 경쟁하는 시기로, 손상이 특정 시기의 이전이나 이후에 따라서 중추신경계의 손상이 다른 행동적 양상을 가진다. 중추신경의 종류에 따라 다른 결정적 시기가 나타난다(3장).

결합된(conjugate): 연결되거나 쌍을 이룸(3장).

경직(spasticity): 위운동신경세포 손상의 징후로, 수동신장의 속도가 빨라질 때 근육의 저항이 증가되는 현상이다. 과활동 신장반사, 비정상적인 팔다리 자세, 과도한 길항근 공동수축, 연합운동, 간대성 경련, 공동현상 등과 같은 비정상적인 운동양상이 일어난다(2장).

곁발아(collateral sprouting): 재생이나 부가적 신경 발아로써, 손상 부위에서 시작하고, 손상 후 5일째 쯤에서 일어난다(2장).

겹보임(diplopia): 이중으로 겹쳐져 보이는 것(2장).

계산곤란증(dyscalculia): 계산을 하지 못하는 것(2장).

계층성(hierarchy): 기여 시스템이 선형으로 배열될 때, 그리고 어떤 것이 다른 것보다 더 중요한 경우(3장).

계층적 구조(hierarchical): 위-아래로 구성된 조직화로, 가장 아래 레벨이 높은 레벨에 의해 지배받는다. 그리고 모든 레벨은 가장 높은 레벨에 의해 통제된다(6장).

고랑(sulci, 단수: sulcus): 대뇌 표면이 아래쪽으로 움푹 들어간 곳으로, 대뇌의 크기와 상관없이 대뇌의 표면적을 증가시킨다(2장).

고유수용기(proprioceptors): 중추신경계로 근육뼈대계의 상태나 위치에 대한 정보를 제공하는 감각수용기로써, 근방추, 관절수용기 및 Golgi 힘줄기관 등이 있다(2장).

고유수용성 신경근육 촉진법(proprioceptive neuromuscular facilitation, PNF): 1950년대 개발된 중재로, 고유수용기의 자극을 통해 신경근육 기전의 반응을 촉진하는 방법이다(6장).

고전적 조건화(classical conditioning): 자극을 서로 연결시켜 주는 연상학습의 일종으로, 초기의 약한 자극이 다른 강한 자극과 연결될 때 효율적으로 반응을 이끌어 낼 수 있다(5장).

고집증(perseveration): 하나의 생각, 발언이나 움직임을 지속하는 것(2장).

공간적 가중(spatial summation): 여러 후시냅스전위가 동시에 도달되는 것이지만, 후시냅스막에서 발생하는 전위는 여러 지점에서 일어난다(2장).

공동작용(synergies): 환경이나 과제에 적응하지 못하거나 변하지 않고 판에 박힌 듯한 움직임 패턴을 일으킨다. 비정상적인 공동작용은 다른 관절의 움직임을 일으키지 않고, 하나의 관절만을 움직일 수 없는 무능력을 의미한다(2장). 뇌혈관사고와 같은 신경학적 사고 이후의 회복기 동안에 나타나는 현상으로, 패턴화된 굽힘이나 폄의 움직임(6장). 움직임을 일으키기 위해 함께 작용하는 근육군(3장).

과도기(transition): 한 위치에서 다른 위치로 변화하는 것(4장).

과분극(hyperpolarization): 안정막전위가 증가하여 더욱 음전위를 띠는 것으로, 활동전위의 문턱값에 도달하기 어렵게 되어, 억제성 효과를 가진다(2장).

과정적 추론(procedural reasoning): 임상가들이 학습된 전문적이고 학문적인 지식을 적용할 때, 그리고 임상적 상황과 결과에 대한 가설을 설정하고자 할 때, 이용되는 지식이다(1장).

과정적 학습(procedural learning): 연상학습의 일종이며, 많은 시도에 따른 반복을 통한 과제를 완수하는 것으로서, 그 과제를 자동적으로 수행하게 한다(5장).

관절수용기(joint receptors): 관절이나 인대에 위치하는 고유수용기로써, Ruffini 소체나 spray 소체, Paccini-form 소체, 인대 수용기, 자유신경종말 등이 있으며, 관절주머니의 전역에 분포되어 있다. 이들 수용기는 관절 위치를 알려주고, 관절범위의 끝지점을 탐지하고, 정확한 정보를 중추신경계로 제공해 준다(2장).

교감신경계(sympathetic nervous system): 자율신경계의 한 부분으로, 스트레스성 상황에 반응하기 때문에, "투쟁-회피" 반응을 담당하는 신경로 알려져 있다. 척수의 등뼈와 허리뼈 부분에서 시작된다(2장).

교육(pedagogy): 아동의 교육과정과 관련된 연구 분야(5장).

교차(decussates): 반대편으로 건너가는 것(3장).

교차감각처리(cross-modality processing): 여러 감각기관에서 나오는 정보들의 동화(3장).

구르기(rolling): 몸을 돌리는 이동의 한 형태이고, 바로누운자세에서 엎드린 자세로, 혹은 엎드린 자세에서 바로누운 자세로 움직이는 것으로 정의된다(4장). 가장 초기의 이동 패턴으로써, 대개 어느 정도의 회전을 요구한다(10장).

국소병터(focal lesion): 단일 위치로 제한된 병터(2장).

균형(balance): 중력을 이기고 똑바른 자세를 유지하는 동안, 체중부하 자세를 변화시키거나 움직일 수 있는 능력(8장).

근긴장(muscle tone): 뼈대근의 준비 상태로 근육계가 각성된 상태이고, 요구된 과제를 준비하는 상태이다. 근긴장은 전반적인 운동신경계고리의 흥분성 수준에 의해 결정되고, 근육의 내적 뻣뻣함, 신경병리적 부재, 많은 반사들의 민감성 수준을 통제한다(2장).

근긴장이상(dystonia): 지속된 근육수축과 근육 긴장 장애가 나타나는 증후군으로써, 종종 비틀리거나, 반복된 비정상적인 자세를 취하게 된다. 이것은 종종 바닥핵 장애와 관련되고, 근육 긴장과 자세 조절의 문제를 보인다(2장, 3장).

근방추(muscle spindle): 독특한 형태의 고유수용기로 뼈대근 섬유 사이에 위치한다. 근방추는 감각 특성과 운동 특성을 모두 가지고 있다. 근방추는 뼈대근의 길이 변화와 속도 변화를 감지한다(2장).

기능(function): 어떤 것의 목적이나 역할; 사회 참여에 필요한 특정 환경 내에서의 신체 기능뿐만 아니라, 개인의 기능을 묘사하는데 사용되는 용어(1장). 활동을 수행하는 행동으로 특정 역할이나 작업을 의미한다(4장).

기능적 목표(functional goals): 환자의 요구와 희망에 근거하고, 평가 동안 치료사에게 확인된 기능적 손상에 근거한 목표로, 환자/고객의 뚜렷한 독립 수준 변화를 의미하고 특별한 기능적 제한이 향상됨을 의미한다(6장).

기능적 뻗기(functional reach): 고정된 기저면 내에서 선 자세를 유지한 채로, 자신의 팔 길이보다 더 멀리 앞으로 뻗을 수 있는 거리(8장).

기능적 운동(functional movement): 기본적인 욕구를 충족시키고, 일상 과제를 수행하고, 목표를 달성하고, 의미있는 활동과 작업에 참여하는데 이용되는 움직임. 기능적 운동은 기능이나 기능과 유사한 활동에 적합하거나 이용되는 움직임 패턴이다(4장).

기능적 제한(functional limitation): 신체 동작, 활동 및 과제를 효율적으로 수행하는 능력이 제한된 것(1장, 6장).

기능적 훈련(functional training): 일상생활동작을 수행할 수 있는 개인의 능력을 설정하거나 재설정하는 시도로, 기능적 과제의 반복 연습을 통해 운동계를 훈련하는 방법(6장).

기본적인 일상생활동작(basic activities of daily living,

BADL): 독립적 일상생활에 요구되는 수면/휴식의 자가관리활동, 식사, 몸치장, 침상 활동, 옷입기, 화장실 사용, 기능적 가동성, 목욕, 성활동 등의 활동들(1장).

기술(skill): 사람이 정교한 타이밍과 정확한 방향을 통해 높은 협응을 만들어낼 수 있는 기능 운동의 수준(6장).

기억(memory): 정보를 학습하고 회상하는 것(8장).

기저면(base of support): 신체의 체중부하 지점에 의해 제한되는 면(8장).

긴장성 자극(tonic stimuli): 신경생리적 접근법의 용어로서, 안정성 반응을 촉진하기 위한 자극의 중재법이다. 앉은 자세 유지 처럼, 선택된 안정성 활동의 조절 발달 능력을 촉진시킨다(6장).

날신경(efferent): 운동성 신호를 운송하는 신경세포(2장).

납파이프성 강직(lead pipe rigidity): 강직의 일종이며, 관절가동범위의 전역에서 움직임에 지속적으로 저항한다. 강직은 종종 바닥핵 손상으로 발생한다(2장).

내부감각수용기(interoceptors): 중추신경계로 정보를 제공하는 내장기관의 감각수용기(2장).

내적 표현(internal representations): 경험을 통해 발달된 물체 특성에 대한 정신적 표현(9장).

내적 피드백(intrinsic feedback): 운동 동안이나 운동 이후에, 고유수용성, 시각, 안뜰감각, 청각 등의 수용기로부터 발생하는 감각정보를 몸으로 보낸다(5장).

네발기기(creeping): 배를 바닥에 붙이지 않고 엎드린 자세에서 움직이는 것으로써, 팔과 다리를 상호적으로 움직여 몸을 앞으로나 뒤로 이동하는 것(4장, 10장).

네발자세(quadruped): 지면에 배를 깔지 않고 네발 자세를 취하는 것(4장).

노안(presbyopia): 원시의 한 형태로, 눈의 수정체가 탄성을 잃게 되어 나타나는 노화와 관련된 정상적인 변화이다. 즉, 수정체가 매우 가까이 있는 물체에 초점을 조절할 수 없게 된다(3장).

노화(aging): 모든 노인들에게 어느 정도 발생하는 물리적, 감각적, 심리사회적 수행능력의 변화. 비록 노화가 다른 속도로 일어날 수 있지만, 구조와 기능의 결과는 놀랍도록 생리적 시스템과 일치한다(3장).

뇌 쇼크(cerebral shock): 급성 병터 이후에 신경계가 쇼크상태될 때, 뇌손상 이후에 침범된 신체분절의 모든 근육들이 침범되고, 일시적 이완 상태가 일어난다. 그리고 운동기능이 급격히 떨어진다(7장).

뇌성 경직(cerebral spasticity): 종종 뇌성마비, 일시적 뇌손상, 뇌종양, 뇌혈관사고 등에 의해 나타나는 경직의 일종. 자세를 바꿀 때 종종 경직의 정도가 변하게 된다. 대개 항중력근이 침범된다(팔에서는 굽힘근, 다리에서는 폄근)(10장).

뇌척수액(cerebrospinal fluid, CSF): 신경계에 쿠션 작용하는 체액으로, 거미아래 공간을 통해 뇌와 척수 주위를 순환하고, 대사노폐물을 제거하고 영양분을 공급해 준다(2장).

뇌혈관사고(cerebrovascular accident, CVA): 뇌졸중으로 불리고, 뇌혈관의 출혈이나 폐쇄에 의해 발생한다(2장).

눈-손 협응(eye-hand coordination): 시각적 정보의 통합을 통한 손과 팔의 숙련된 이용(9장).

눈떨림증(nystagmus): 머리 움직임에 따른 정상적인 결과이며, 눈의 느린 움직임 변화에 영향을 받고, 머리 움직임 방향과 반대 방향으로 눈이 움직인 후, 다시 머리 움직임 방향으로 눈의 움직임이 재빠르게 일어난다(3장). 불수의적이고, 율동적인 눈의 진동으로 일반적으로 다른 쪽보다 한쪽으로 더 많이 움직인다(8장).

눈바로잡기(optical righting): 눈에 대해 몸통이나 머리가 반응하는 움직임(8장).

느린비틀림운동(athetoid movements): 느린 불수의적 비틀림 움직임이나 몸부림치는 움직임을 나타내는 긴장장애성 움직임의 일종으로써, 대개는 다리 보다 팔에서 더 많이 나타난다(2장).

느린비틀림운동증(athetosis): 느리고, 불수의적인 비틀림 운동이 나타나는 긴장장애성 움직임 장애이다. 다리보다는 팔에서 더 많이 나타나고, 근육의 긴장이 예상하지 못하는 방향으로 느림에서 빠름으로 나타난다. 대개 뇌성마비아동에게서 나타난다(7장).

다변성 학습(variable practice): 동일 과제나 비슷한 과제의 여러 변형이 같은 운동회기 동안에 일어날 수 있도록 학습을 구성하는 것(5장).

다초점 병터(multifocal lesion): 여러 개이고 비대칭성 위치로 제한된 병터(2장).

단기 기억(short-term memory): 몇 분간만 유지되는 기억으로써, 우리는 전화번호 등과 같은, 숫자를 기억하기 위해 단기 기억을 이용한다(5장).

단속적 운동(saccades): 표적과 표적 사이에서 일어나는 정교한 눈의 움직임(8장).

닫힌고리 운동조절설(closed-loop motor control theory): 운동조절에 대한 반사이론에 근거하여, 감각입력의 가중이 중추신경계를 자극한다. 이 이론은 운동수행에서의 실수가 단일 시냅스앞 흥분성 신경세포의 내적 자극과 비교되었음을 제안했다(3장).

닫힌사슬활동(closed-chain activity): 팔다리의 체중부하 패턴으로, 신체분절의 먼쪽이 지지면에 고정되고, 몸쪽 끝이 자유롭게 움직이는 활동(10장).

닷징(dodging): 빠른 감속운동과 움직임의 재지정(8장).

대단위 운동(gross movements): 크고 비제한적인 대단위 움직임을 묘사하는 발달적 용어(4장).

대칭성(symmetry): 반대측 신체에 상응하는 상대적인 자세(4장).

더부시각로(accessory optic tract): 시각로에서 다리뇌의 올리브핵까지 뻗어 있는 신경로(8장).

도구일상생활동작(instrumental activities of daily living, IADL): 쇼핑, 지역사회활동, 집관리나 통근용 버스 이용하기 등과 같은 일상생활활동(1장).

도달의 탄도적 형태(ballistic style of reach): 움직이는 도중이 아니라, 움직임의 끝지점에서의 도달 궤적에 대한 교정(9장).

돌림(rotation): 굽힘근과 폄근의 균형된 조절과 신체 분절 사이의 해리(dissociation) 때문에 일어난다(4장). 손가락 끝을 따라 물체를 180~360°로 구르기 하거나 회전한다(9장).

동기화(motivation): 목표로 향하기 위해 신체 기관에 활기를 부여하는 내적 상태(5장).

동요(sway): 똑바른 서기 자세를 유지하는 동안, 앞뒤 혹은 좌우로 약간 흔들리는 움직임(8장).

동적 균형(dynamic balance): 한 지점에서 다른 지점으로 움직일 때 평형을 유지하는 능력(3장). 기저면을 벗어나서도 넘어지지 않고 움직이는 능력(8장).

동적 삼각 잡기(dynamic tripod grasp): 엄지와 집게손가락을 이용해 연필을 잡는 잡기 방법(9장).

동적활동계(dynamic action system): 시간에 따라 변화가 일어나는 시스템으로, 변화는 성장, 성숙, 노화, 질병 및 환경이나 과제에 대한 반응으로 나타난다(3장).

두눈보기(binocular vision): 양쪽 눈으로 거리를 판단하고 깊이를 인지하는 것(3장).

뒤백색기둥[posterior (또는 dorsal) white columns]: 위치감각, 진동, 2점 식별 및 심부 접촉감 등의 정보를 운반하는 2개의 주요 감각로 혹은 오름신경로의 하나이다. 이 신경로의 섬유는 척수의 등쪽뿔로 들어간 후, 척수를 따라 위로 올라가고, 그 다음 뇌간 레벨에서 반대측 뇌로 교차한다(2장).

들신경(afferent): 감각신호에 반응하거나 운반하는 기능의 신경(2장).

등쪽뿔(dorsal horn): 척수의 뒤쪽 영역으로, 모든 감각정보가 중추신경계로 들어오는 부위(2장).

딴곳증(heterotopia): 대아 발달동안에 비정상적인 신경세포의 이주로 인해 제거된 대뇌겉질의 회백질로서, 이것은 종종 간질 질병을 일으킨다(3장).

란다우 반응(Landau reaction): 아기를 수평으로 들어올리고 그 자세를 유지할 때, 목과 몸통에서 폄동작이 일어난다. 이 반응은 충분한 항중력성 폄근 조절과 근력의 발달이 있음을 의미한다(4장).

랑비에 마디(node of Ranvier): 축삭에서 말이집이 없는 해부학적 부위로써, 전류가 랑비에 마디를 타고 도약하듯이 빠르게 전도시키는 역할을 한다(2장).

리어페런스(reafference): 움직임에 대한 수용기로부터 감각 피드백을 받아들이는 소뇌의 능력(2장, 3장).

말초신경병리(peripheral neuropathy): 노화와 관련된 몸감각계의 변화로, 신경전도속도가 감소되고 감각이 둔해지는 것(3장).

말초안뜰질환(peripheral vestibular disarders): 귀속에 있는 안뜰계의 구조에 나쁜 영향을 주는 질환(8장).

맥락(context): 활동이나 과제가 일어나는 환경(5장).

맥락간섭효과(contextual interference): 하나의 과제수행이

다른 과제 수행을 결정하는 학습 상황(5장).

머리 처짐(head lag): 불충분한 굽힘이나 목 근육의 항중력 조절 능력 상실로 머리가 처지는 현상. 이것은 수동으로 앉기 자세를 취할 때 머리가 몸통 뒤쪽으로 처지는 현상이다(4장).

머리-꼬리측(cephalocaudal): 방향에 대한 용어로, 머리에서 발가락으로 향하는 방향(2장과 4장).

머리조절(head control): 시각계와 안뜰계를 위한 안정된 기저면을 제공한 상태에서, 자세 안정(공동수축), 자동운동(바로잡기반응) 및 수의적 운동(구심성 수축과 원심성 수축)으로 머리를 유지하는 능력(4장). 몸통의 자세 변화에 관계없이 머리를 똑바른 자세로 유지하는 능력(8장).

명시적 학습(explicit learning): 수행자의 몸통과 환경 사이의 초기 맵핑을 발달시키는 과정으로써, 연습 동안 정보와 노력의 능동적 처리가 필요하다(5장).

목바로잡기(neck righting): 몸통을 기준으로 머리에 대해 목을 재정렬하는 움직임(8장).

목적성 활동(purposeful activity): 작업을 포함하고 있는 목표지향적인 행동이나 과제로써, 활동이 목적을 가지고 있는 것. 즉, 사람이 활동적이고 수의적인 참여를 하거나 활동이 목표를 가지고 있는 것이다(5장).

몸감각(somatosensation): 몸의 감각정보로서, 촉각과 같은 피부감각과 인대, 근육, 관절 및 힘줄의 고유수용성 감각이 여기에 포함된다(3장).

몸감각계(somatosensory system): 말초에서 감각을 인지하는 모든 구조물과 그 감각정보를 통합하고 해석하는 모든 구조물(3장).

몸감각성(somatosensory): 몸의 감각과 몸에 대한 인지(2장).

몸쪽 안정성(proximal stability): 팔이음뼈와 다리이음뼈 주위의 공동수축을 묘사하는 용어로, 팔이나 다리의 성공적인 협응을 필요로 한다(4장).

몸통 자세조절(postural control of the trunk): 질량중심이 되는 몸통의 과제로써 신체의 균형을 유지하고, 중력에 대항해 자세를 똑바르게 만든다. 그리고 움직이는 팔다리에 잘 적응해야 한다(4장).

몸통바로잡기반응(body righting): 머리에 맞게 몸통을 재정렬하는 움직임(8장).

못섬증(astasia): 일어날 수 없음. 대략 생후 2개월쯤에는 지면에 양 발을 놓아도, 체중을 부하할 수 없게 되는데, 이것은 정상적인 현상이다(4장).

무도병양동작(choreiform movement): 긴장장애운동의 일종으로, 불수의적이고, 빠르고, 불규칙한 형태를 띤다. 근육의 긴장이 낮은 것에서부터 높은 것까지 예측할 수 없는 방향으로 변하게 된다(2장).

무반사(areflexia): 신장반사가 없고, 임상적으로 저긴장증이 나타난다(7장).

문제해결(problem solving): 입력 전략이 환자/고객의 동적 요구를 충족시키기 위해 지속적으로 수정될 수 있도록 임상적 유연성이 요구되는 것. 경험, 그 분야에 대한 전반적인 지식, 전체 환경에 대한 민감성과 3가지 모두를 통합하는 능력에 의해 발달된다(1장).

문턱값(threshold): 세포막의 탈분극이 일어나기 직전까지의 임계전압(2장).

물뇌증(hydrocephalus): 뇌척수액 흐름의 폐쇄로 인해 뇌실이 비대해진 것(2장).

미로바로잡기(labyrinthine righting): 귀속의 안뜰기관 안에 있는 수용기에 반응하는 몸통이나 머리의 움직임(8장).

미로임파(endolymph): 안뜰기관의 반고리관 안에 있는 체액(8장).

미세아교세포(microglia): 비흥분성 신경아교세포성 포식세포로서, 감염이나 손상에 대항해 신경계 방어의 일부를 형성한다(2장).

민감기(sensitive periods): 사람이 특정 자극의 종류에 더욱 민감해지는 시기(4장).

민감화(sensitization): 비연상학습의 일종으로, 유해한 자극이나 위협에 더욱 민감하게 반응하는 것(5장).

바로잡기(righting): 변위나 움직임으로 인한 머리와 몸통의 자세 반응이며, 외부자극에 대해 머리이나 몸통을 재정렬하는 것이다(4장).

바로잡기반응(righting reactions): 자극에 반응하여 몸을 재정렬하는 움직임(8장).

반사(reflex): 특정 자극(특히 감각)에 반응하는 매우 자동적이고, 어느 정도 판에 박은 듯 하고, 일정하고 예측 가능한 운동반응(4장).

반사영역(reflexogenic zones): 반사 반응을 유도하는 자극 영역(3장).

반사저하증(hyporeflexia): 신장반사가 감소되는 근육긴장 저하의 임상적 징후(7장).

반사항진(hyperreflexia): 반사항진의 임상적 징후는 신장반사가 증가되거나 전반적으로 반사가 크게 일어나는 것이다(7장).

반시야(hemifield): 한쪽 눈 시야의 절반(3장).

반신불완전마비(hemiparesis) 혹은 **반신마비**(hemiplegia): 운동약증이나 마비가 신체 절반 쪽에 나타나는 것(2장).

반응성 조절(reactive control): 계속된 피드백에 반응하는 운동조절능력(8장).

반응시간(reaction time): 움직이려고 결정하는 시기와 실제로 움직이기 시작하는 시기 사이의 시간(7장).

발달(development): 지속적인 적응성 변화로, 발달은 생애 과정이다. 이 용어는 각 시스템의 초기 성장과 조성을 나타내는 보다 제한된 감각에서도 종종 이용된다(3장). 형태와 기능의 변화가 뒤얽혀 있는 것으로써, 발달은 단순한 성장이 아니다. 발달적 변화는 성장, 성숙, 적응 및 학습 등의 과정을 통해 일어난다(4장).

발목전략(ankle strategy): 발목과 발로 자세를 조절하는 전략이다(8장).

발병전(premorbid): 질병 발생 이전(3장).

발생기전압(generator potential): 감각신경 축삭의 끝부분에서 발생하는 국소전압의 일종으로, 전파되지 않는다. 그러나 가중에 의해서 발생기전압이 점차 증가될 수 있다(2장).

방출(release): 물체가 손에서 떨어지는 방법(4장, 9장).

방향감(orientation): 기능적 과제를 완성하기 위해, 다른 신체 분절에 맞게 신체 분절을 유지하는 것(8장).

방향성(directionality): 자기 자신에 대한 위치 감각으로써, 물체의 위치는 자기 자신을 기준으로 방향성 언어로 표현된다(8장).

배밀이(crawling): 배를 바닥에 대고 엎드린 자세에서 움직이는 것으로써, 팔과 다리를 상호적으로 움직여 몸을 앞으로나 뒤로 이동하는 것(4장, 10장).

백내장(cataracts): 노화와 관련되어, 눈 수정체의 투명도가 감소되는 것(3장).

변환(translation): 손가락끝에서 손바닥으로, 혹은 손바닥에서 손가락끝으로 물체를 움직이는 것(9장).

별아교세포(astrocytes): 비흥분성 신경아교세포로, 주로 중추신경계의 회백질에 존재하고, 이 세포는 혈관과 직접적으로 연결되어 있어, 혈류를 통해 물질을 교환하고, 혈관뇌장벽을 유지하는 기능을 한다(2장).

병렬처리(parallel processing): 신경계의 정보 수송 능력이 최대화 되도록 신경계가 여러 자원에 의해 운송된 모든 정보를 관리하고 처리하는 방법이다. 병렬처리는 기능의 회복과 과잉을 허용한다(3장).

병리학/병태생리학(pathology/pathophysiology): Disease, condition, disorder 등과 동의어이며, 대개 의학적 진단과 일치하며 주로 세포수준에서 확인된다. 이것은 감염, 외상, 변성과 같은, 많은 병인에 의해 초래될 수 있다. 단일 질환은 정상적인 해부학적 구조나 생리적 과정을 손상시킬 수 있다(1장).

병터(lesion): 기능장애나 손상이 있는 부위(2장).

보상(compensation): 행동성 대체 현상으로, 교대성 과정을 통해 이루어진 과제를 완수하기 위해, 교대성 행동전략이 이루어진다(6장).

보상전략(compensatory strategies): 전형적인 운동패턴을 대체하는 교대성 운동전략으로, 노화와 관련된 변화나 손상이 협응의 전형적인 패턴을 사용하지 못하도록 만든다. 기능적 목표를 달성하기 위해 잔존한 시스템이 보상작용을 한다(6장).

보폭길이(step length): 한쪽 발의 초기 접지와 반대쪽 발의 초기 접지 사이의 거리(10장).

보호성 폄(protective extension): 지지면 쪽으로 팔과 다리를 펴는 동작으로, 넘어지는 것으로 자신을 보호한다(4장).

보행(locomotion): 한 장소에서 다른 장소로 이동하는 과정으로써, 구르기, 배밀이, 네발기기, 걷기, 달리기, 뛰뛰기 등의 여러 가지 방법으로 이루어진다(4장, 10장).

복합조직(heterachy): 기여 시스템(contributing system)은

계층적으로 배열되지 않고, 오히려 모든 기여 시스템이 다른 시스템과 평행하게 작용한다(3장).

복합조직성(heteroarchical): 집합적으로 기여하는 많은 세부 시스템들간의 상호작용과 관련된 조직화. 일부 시스템들은 함께 작용하고, 고정되지도 않는다(6장).

부교감신경계(parasympathetic nervous system): 항상성과 신체 기능의 균형을 유지하는 자율신경계의 한 부분(2장).

부종(edema): 신체 조직이 국소적으로 과도한 체액을 가지는 것(9장).

분리(dissociation): 연합운동에서 한 신체 분절의 움직임을 분리하는 능력에 의해 대단위 움직임 패턴이 깨어지는 것(4장).

분보폭수(cadence): 단위 시간당의 보폭수(보폭/분)(10장).

분산학습(distributed practice): 휴식기간이 학습기간 보다 최소한 동등하게 하거나 더 길게 하는 학습(5장).

분할주의(divided attention): 동시에 여러 과제를 수행하는 능력(5장).

불능화(disablement): 질병이나 병리적 과정의 전형적인 결과로, 생리적, 심리적, 해부학적 구조물이나 기능의 소실이나 비정상(1장).

불응기(refractoriness): 흥분성 세포목(근육이나 신경)이 자극에 저항하는 기간(2장).

비대칭(asymmetry): 한쪽 신체 분절을 다른쪽 신체 분절과 비교할 때 자세가 정상적인 것(4장).

비연상학습(nonassociative learning): 단일 자극이 반복적으로 적용될 때 일어나는 것으로써, 신경계가 자극의 특성을 학습한다(5장).

비조절적 조건(nonregulatory conditions): 기술(skill)의 움직임 특성과 관련없고, 또 그것에 영향을 주지 못하는 수행 환경의 특성(5장).

비체중부하활동(non-weight-bearing activities): 팔다리가 자유롭게 공간에서 움직이는 활동으로, 종종 열린고리활동으로 간주된다(10장).

비협응(incoordination): 근육 흥분이 감소될 때, 민무늬근의 상호 움직임 소실, 그리고 중추신경계가 정확성을 요구하는 움직임을 통제하지 못할 때 일어나는 현상(7장, 10장).

뻗기(reach): 물체에 접근하는 손의 방향과 조절능력(4장). 시간과 공간적 제한 내에서 물체로 향하는 손의 움직임 능력(9장).

뻣뻣함(stiffness): 근육의 과긴장성이 동반된 근육의 점탄성 변화로서 수동신장시 저항이 증가된다(7장).

뼈엉성증(osteoporosis): 노화와 관련된 뼈무기질 밀도의 변화로써, 골절의 위험이 증가된다(3장).

상대불응기(relative refractory period): 흥분성 세포막의 재분극 동안에 일어나는 기간으로써, 세포막의 흥분성이 하강하지만, 반복적이고 강한 자극이 주어지면 반응이 일어날 수 있는 시기(2장).

상반운동반복장애(dysdiadochokinesia): 빠르고 반복된 움직임을 수행할 수 없는 것(7장).

상호(reciprocal): 반대편 팔다리의 굽힘과 폄이 교대로 일어나는 것(4장).

상호 팔 흔들기(reciprocal arm swing): 보행시 한쪽 다리가 앞으로 움직일 때, 반대쪽 팔이 뒤쪽으로 움직이는, 팔의 율동적인 흔들림(10장).

상호신경지배(reciprocal innervation): 주동근이 수축할 때, 길항근이 이완되는 것(2장).

상호어긋짜기(reciprocal interweaving): 발달의 나선형 과정을 나타내는 용어로, 평형과 비평형사이의 교대적인 기간으로 구성된다. 아동의 운동발달에 대한 것으로, Gesell이 제한했고, 반대 근육군의 협응되고 진행적인 어긋짜기가 일어나는 과정(4장).

상호작용적 추론(interactive reasoning): 치료사와 환자/고객이 서로 마주보는 동안, 신체 지남력, 활동, 시선 접촉, 눈운동, 비언어적 행동, 직접적인 언어적 지시 등이 일어난다(1장).

생리적 굽힘(physiological flexion): 임신기간을 완전히 채운 태아의 굽힘된 자세를 나타내는 용어로써, 임신 마지막 주, 태아가 성장할 때까지 자궁 속에서 취하는 자세이다(4장).

생산성(generativity): 지역사회에서의 성인 역할을 추측함. 가치가 있음. 미래 생산을 생각하고 받아들임(4장).

서술적 추론(narrative reasoning): 임상적 추론 접근법으로써, 환자의 이야기에 대한 학습에 관여한다. 치료사는 작업수행이 그 사람의 삶에서 이루어져 온 역할을 식별할 수 있다(1장).

선언적 학습(declarative learning): 인지와 주의를 필요로 하는 연상학습의 일종으로, 지속적으로 회상될 수 있는 지식을 이끌어낸다. 학습된 기술은 학습된 맥락보다는 다른 맥락에서 실증될 수 있다(5장).

선택적 주의(selective attention): 외부 자극을 스크리닝할 때 특정 자극에 초점을 맞추는 능력(5장).

선호 움직임 패턴(preferred pattern of movement): 특정 발달 시간에서 기여 시스템의 구속과 근력 내에서, 협응된 상호작용으로 나타나는 움직임 패턴(4장).

성숙(maturation): 질적 변화로, 보다 높은 쪽으로 진행하며, 개인 간의 페이스와 결과가 변할 수 있다(3장). 신체 내부 시스템의 복잡성이 증가하여, 신경의 말이집화와 같은 과정이 일어난다(4장).

성숙기(maturity): 상대적으로 발달적 안정이 이루어지는 시기로써, 환경이나 과제 요구에 대한 개인적 반응에 의해 대부분의 변화가 일어난다(3장).

성장(growth): 크기와 무게의 증가. 신체의 신체지수 변화(4장).

소단위 운동(fine movement): 보다 정교하고 섬세한 움직임을 설명하는데 이용되는 발달적 용어(4장).

속도(velocity): 움직임의 시간적 특성으로, 시간의 경과에 따른 거리로 정의된다(10장).

손바닥쪽(volar): 손바닥면(9장)

손상(impairments): 질병이나 병리적 과정의 전형적인 결과로, 생리적, 심리적, 해부학적 구조나 기능이 비정상화되거나 소실되는 것으로 정의될 수 있다. 손상은 조직, 기관, 기관계에서 일어나고, 징후와 증상이 그들의 손상을 구분해 준다(1장).

손안 조작 기술(in-hand manipulation skills): 물체를 쥔 상태에서 그 물체를 움직일 수 있는 능력(9장).

쇠약성 근위축(senile muscular atrophy): 노화 과정과 관련되어 나타나는 근육의 쇠약(3장).

수막(meninges): 척수를 둘러싸고 있는 막으로, 감염과 타박상으로부터 척수를 보호해 준다. 수막은 연질막, 거미막 및 경질막으로 구성되어 있다(2장).

수용기전위(receptor potential): 수용기에서 일어나는 국소 반응으로써, 신경계로 자극이 전달될 수 있도록 전기적 신호로 바꾸어 준다(2장).

수용장(receptor field): 수용기가 흥분될 수 있는 특정 영역으로써, 접촉 식별 정도를 결정하는 수용기의 크기와 밀도가 다양하다(2장).

수의적 잡기(voluntary grasp): 의식적으로 잡기를 조절하는 것(9장).

수행(performance): 연습 기간 동안에 쉽게 관찰할 수 있는 행동의 일시적 변화로써, 종종 단기 훈련으로 일어난다(5장).

수행 지식(knowledge of performance, KP): 외적 피드백의 일종이며, 목표성과 밑에 갈려 있는 움직임 패턴의 특정에 대한 정보를 제공한다(5장).

순응(accommodation): 가까운 물체에 먼저 초점을 맞추고, 그 다음 먼 물체에 초점을 맞추는 능력(9장).

순항(cruising): 지지면 위에서 옆으로 걷는 것(4장).

슈반세포(schwann cells): 말초신경계에 존재하는 비흥분성 신경아교세포이며, 중추신경계의 희소돌기아교세포와 비슷한 기능을 한다(2장).

스키마(schema): Schmidt에 의해 제안된, 추론적 기억 구성으로, 운동, 지각, 사건 등에 대한 일반화나 원리를 표현한 것(3장, 5장).

습관화(habituation): 비연상학습의 일종으로, 비유해성 자극의 반복적인 노출에 따른 행동의 감소와 관련된다(5장).

시각-운동 조절(visual-motor control): 사람이 부드럽고 정교한 움직임을 수행하기 위해 시각적 정보를 사용하는 과정(9장).

시각교차(optic chiasm): 양쪽 눈의 시각신경에서 나온 신경섬유들에 의해 형성된 것으로써, 뇌의 바닥에 위치한다. 시각교차에서는 양쪽 눈의 코쪽 망막 신경섬유에서 나온 축삭들이 교차하지만, 관자뼈쪽 섬유들은 교차하지 않는다(3장).

시각성 기억(visual memory): 중추신경계내에서 시각적 정보를 받아들이고, 저장하고, 기억해 내는 것(9장).

시각성 부주의(visual inattention): 시각적 스캐닝과 주의가 감소된 것(9장).

시각성 지각(visual perception): 눈으로 확인한 것들에 의미를 부여할 수 있는 능력(9장).

시각적 고정(visual fixation): 고정된 표적물을 응시하는 능력(9장).

시각적 무시(visual neglect): 시각성 비주의(visual inattention) 참고(9장)

시각적 식별(visual discrimination): 인지하거나, 서로 연결시키거나, 범주화할 수 있도록 물체의 특징을 탐지하는 능력(9장).

시각적 인지(visual cognition): 문제를 해결하고, 계획을 설정하고 결정을 내리기 위해, 시각적 정보를 다른 정보와 함께 조작하고 통합하는 능력(9장).

시각적 회상(visual recall): 시각적 정보를 회상할 수 있는 능력(9장).

시간적 가중(temporal summation): 다른 후시냅스전위가 가중될 수 있도록 충분히 빠르게 후시냅스막의 동일한 지점에서 흥분성 후시냅스전위가 연속적으로 도달하는 것(2장).

시냅스(synapse): 한 신경이 다른 신경과 의사소통하는 특수화된 영역으로, 전기적, 화학적 시냅스로 구분되며, 2개의 축삭, 세포몸통과 축삭, 가지돌기와 축삭사이에서 일어난다(2장).

시냅스틈(synaptic cleft): 전시냅스막과 후시냅스막 사이의 공간으로 약 200 Å 정도된다(2장).

시상의 가쪽무릎핵(lateral geniculate nucleus of the thalamus): 겉질아래핵으로, 시각로로부터 정보를 받아들이고, 시각겉질로 2차 신경세포를 보낸다(8장).

시스템 접근(systems approach): 기능적 목적에 맞게 신경계를 관찰하는 기능적 접근법으로, 구조물들이 한 개 이상의 기능에 영향을 주고 여러 개의 시스템이 작용하는 것이다(2장).

시야(visual field): 물체를 볼 수 있는 공간의 범위로서, 반대측 망막으로 투사된다(3장).

신경가소성(neuroplasticity): 신경계의 능력을 묘사하는 용어로써, 경험, 상태(손상)의 변화, 그리고 반복적인 자극에 의해 뇌가 변화된다는 것을 의미한다(2장).

신경과학(neuroscience): 신경계의 기능을 연구하는 학문(1장).

신경근촉진법(neuromuscular facilitation techniques): 중추신경계 손상 이후에, 근육 반응을 재훈련시키는 접근법(8장).

신경로(tract): 시작점, 목표지점, 기능 등이 비슷한 신경섬유의 집단으로서 신경계 내에서 여러 영역이나 지점으로 자극을 전달하는 통로이다. 대개는 편측으로 진행하다가, 반대편으로 교차한다(2장).

신경발달치료(neurodevelopmental treatment, NDT): 원래 Karl Bobath와 Berta Bobath에 의해 개발된 중재기법이다(6장).

신경생리적 접근(neurophysiological approach): 원래 Margaret Rood의 연구에서 나온 감각운동 접근법이다(6장).

신경세포(neuron): 다른 흥분성 세포에 신호를 보내거나 받아들이는 흥분성 세포로써, 세포몸통(세포핵이 포함됨), 가지돌기 그리고 축삭으로 구성된다(2장).

신경아교세포(neuroglia): 신경계의 비흥분성 지지 세포로서, 말이집 형성, 신경세포 발달 가이드, 세포외 이온 레벨 유지 및 신경활동 이후의 화학전달물의 재섭취 등과 같은, 특별한 지지 기능을 하고 있다. 이들 세포로는 별아교세포, 미세아교세포, 희소돌기아교세포, 슈반세포 등이 있다(2장).

신경얼기(plexus): 신경의 그물망으로써, 말초신경 종말에서 시작되는 많은 척수신경들이 모여 있다(2장).

신경작업(neuro-occupation): 작업치료에서 볼 수 있는 새로운 용어로써, 신경과학, 신경계, 그리고 작업에 참여하는 방법들 사이에서 이루어지는 연결고리를 반영한다(6장).

신경재활(neurorehabilitation): 뇌손상환자의 재활에 신경과학을 적용하는 것(1장).

신경전달물질(neurotransmitter): 시냅스틈 안으로 유리되는 흥분성 물질이나 억제성 물질(2장).

신경절(ganglia, 단수: ganglion): 중추신경계의 가쪽에 있는 신경세포의 그룹으로, 공통된 기능, 형태 및 연결을 이루고 있다(2장).

신경제어자(neuromodulators): 신경세포의 특성이나 성질을 변화시킬 수 있는 물질로써, 신경세포를 후속 자극에 반응하도록 만든다(2장).

신경촉진법(neurofacilitation approach): 신경생리적 접근법 혹은 감각운동 접근법으로 알려졌으며, 처음에는 신경학적 손상 환자를 중재하기 위해 사용되었고, 반사유형과 계층적 유형을 탈피했다(6장).

신장반사(stretch reflex): 척수 레벨에서 중계되는 단일 시냅스이고 단일 반사활을 가지고 있다(2장).

신체도식(body scheme): 전신과 각 신체 분절들간의 위치 관계에 대한 이해(8장).

신체동요(body sway): 가만히 서 있는 동안에도 일어나는 신체의 흔들림(3장과 8장).

신체상(body image): 여러분의 신체와 관련된 정서와 사고에 대한 정신적 표현(8장)

신체훈련(physical practice): 학습자가 직접적인 경험을 얻게 하는 연습의 일종으로써, 운동프로그램의 형태만들기에 있어 매우 중요한 역할을 한다(5장)

실조증(ataxia): 종종 소뇌손상으로 일어나고, 움직일 때 기저면을 넓게 한다(2장). 다음과 같은 문제들이 나타난나. 협응 움직임의 실행, 측정이상증(dysmetria), 상반운동반복장애(dysdiadochokinesia), 움직임 해체, 다관절의 비정상적인 타이밍 등(10장).

쓰기언어불능증(agraphia): 쓰기를 할 수 없는 것(2장).

아래에서 위로의 접근(bottom-up approach): 평가하고 중재하는 전통적인 접근방식으로, 근력, 가동범위, 균형 등과 같이, 기능의 구성 요소에 초점을 맞춘다. 성공적인 작업과 기능적 수행에 꼭 필요한 것이다(6장).

아래운동신경세포(lower motor neurons, LMNs): 척수와 뇌신경핵에서 시작하는 신경세포로서 뼈대근을 직접 신경지배하며, 말초신경으로 불린다(2장).

아래운동신경세포병터〔lower motor neuron(LMN) lesion〕: 말초신경이나 앞쪽뿔세포에 영향을 주는 병터로서, 마비의 관련 증상, 탈신경근의 징후 및 위축과 함께 근육긴장을 감소시키거나 없애준다(7장).

안구운동 요소(oculomotor components): 시각적 주의에 이용되는 눈의 움직임(9장).

안드라고지(andragogy): 성인의 학습과정과 관련된 연구 분야(5장).

안뜰안구반사(vestibulo-ocular reflex, VOR): 운동하는 동안 망막에 정적 이미지가 유지되도록 만드는 눈 위치의 조절로써, 머리와 신체가 움직일 때 물체에 눈이 고정되도록 만든다(3장, 8장).

안정막전위(resting membrane potential): 안정막전위의 기능적 의미로서, 전하(신경의 경우는 -70에서 -90 mV 이고, 근육은 -90 mV 이상)에 반응하는 준비 환경을 만든다. 과학자들은 신경과 근육에 대해서만 이런 흥분성을 이야기하고 있다(2장).

안정성 제한(limits of stability, LOS): 양 발 사이의 거리와 발길이는 물론, 개인의 신장과 체중에 의해서도 결정된다(앞뒤 범위는 대개 12°이고, 좌우범위는 16°이다)(10장).

안정성(stability): 자세를 유지하는 기능(4장). 근육의 공동수축을 통해 정적 자세를 유지할 수 있는 정적 자세 조절능력(6장). 성공적인 이동을 위한 3가지 필수조건 중의 하나로써, 지지할 수 있는 능력과 신체를 중력에 대항해 유지할 수 있는 능력(10장).

알파운동신경세포(alpha motor neuron): 척수의 앞쪽에 있는 앞쪽뿔세포로써, 뼈대근을 신경지배한나(2장).

암묵학습(implicit learning): 이 학습방법은 학습자가 어떤 것이 필요한지를 예측할 때와 같이, 반복된 연습으로 이루어진다. 이런 학습 형태는 중력, 운동량, 근육의 힘과 같은, 힘들을 예측하는 것과 관련된다. 학습자는 움직임의 특성을 견적내고, 적절한 힘의 요구사항을 예측하는 방법을 배운다(5장).

앞쪽뿔(ventral horn): 척수의 앞쪽 영역(2장).

앞쪽뿔세포(anterior horn cell): 척수의 회백질에 있는 큰 신경세포로서, 근섬유를 지배하는 말초신경이 시작되는 지점이다(2장).

앞척수시상로(anterior spinothalamic tract): 2개의 주요 들신경로(감각신경)의 하나이며, 통증과 온각을 전달한다. 이 신경로의 섬유들은 등쪽뿔로 들어가 시냅스하고, 3개의 척수분절 내에서 반대편 척수로 건너간다

(2장).

약증(weakness): 정상 수준으로 근육의 힘을 일으키지 못하는 것으로, 신경계 손상 환자에게서 나타나는 운동기능의 손상(7장).

양발(bipedal): 두 발(10장).

양성 특성(positive features): 직접적인 중추신경계 병터로 인한 이상 행동으로써, 병리적 반사반응과 같은 비정상적인 움직임 패턴(Babinski 징후)이나 과도한 신장반사와 같은 과활동성 반사 반응이 나타난다. 실제로 양성 측면이나 양성 징후는 정상적인 현상이 과대하게 나타나는 것으로써, 뇌의 병리적 병변에 의해 기인된다(7장).

양쪽마비(diplegia): 운동약증이나 마비로, 주로 다리와 몸통에 나타나며, 대개 비정상적인 근육긴장을 동반한다. 그리고 특정 뇌성마비의 형태와 관련된다(2장).

어깨-손 증후군(shoulder-hand syndrome): CVA 환자에게서 나타나는 만성 통증 증후군으로써, 어깨 통증과 손의 부종이 함께 시작된다(9장).

억제성 후시냅스 전위(inhibitory postsynaptic potential, IPSP): 후시냅스에서 일어나는 작고, 국소적이고, 비전달성이거나 비전파성 과분극으로, 단일 전시냅스 억제성 신경세포의 자극으로부터 발생된다(2장).

억제성(inhibitory): 신경의 과분극 효과로 활동전위 문턱값에 도달하기 어려워진다(2장). 특정 반응을 억제하거나 감소시킬 것 같은 자극의 사용을 설명하는 용어이다(6장).

언어상실증(aphasia): 뇌손상으로 인해 언어나 의사소통의 장애가 있는 것(2장).

엉덩관절전략(hip strategy): 골반과 몸통에서 시작되는 자세조절(8장).

연상학습(associative learning): 생각의 연상을 통해 학습자가 환경과 관계되는 원인을 탐지하고 설정할 수 있도록 도움을 주는 학습법이다. 두 개의 사건이나 자극을 일시적으로 짝으로 지어, 원인과 결론을 연관시킨다(5장).

연습(practice): 기술을 능숙해지도록 하는 지속적이고 반복적인 노력(5장).

연합반응(associated reaction): 다른 움직임과 동반되어 불수의적으로 일어나는 신체 분절의 움직임(4장).

연합운동(associated movements): 어떤 신체 분절이 수의적 움직임을 할 때, 다른쪽 신체 분절에서 불수의적인 움직임이 일어나는 것으로써, 종종 비정상적인 근육긴장 특히, 경직이 일어난다. 연합운동은 정상적으로 팔다리의 커플링 움직임을 억제하는 척수위 억제기전의 상실로 나타난다(2장).

열린고리 피드포워드 운동조절계(open-loop feedforward motor control system): 계층적 운동조절이론이나 신경성숙적 운동조절이론에 근거하여, 과거의 경험을 토대로 설정된 중추 기준에 맞게 움직임을 선택하고, 계획하고, 시작하는 프로그램을 제안한다(3장).

열린고리활동(open-chain activities): 비체중부하활동성 팔다리 패턴으로써 팔다리의 먼쪽 끝이 지지면에 고정되지 않고 자유롭게 움직이는 활동(10장).

예상 조절(anticipatory control): 과제와 환경에 맞게 움직임을 준비하는 것(8장). 사전의 경험으로 개발된 물체 특성의 정신적 표현에 근거된 활동의 프로그래밍(9장).

온-가드 포지션(on-guard position): 안정성을 증가시키는 넓은 기저면을 만들기 위해, 어깨를 가쪽돌림과 가로벌림하고, 어깨뼈를 뒷당김하고, 팔꿉관절을 굽힘하는 팔의 자세를 취한다. 온-가드 포지션은 높은 자세, 중간 자세, 낮은 자세로 다시 분류되며, 안정성과 균형을 증가시킨다(10장).

외수용기(exteroceptors): 외부 환경에 대한 중추신경계로 정보(접촉과 같이)를 제공하는 감각수용기(2장).

외적 피드백(extrinsic feedback): 운동체에게 외적 자원으로부터 제공된 움직임에 대한 정보(5장).

운동감소증(hypokinesis): 활동의 감소로서, 노인층에서 주로 나타난다(3장).

운동겉질(motor cortex): 이마엽에 위치하며, 1차 운동겉질과 앞운동겉질, 보상운동영역으로 나누어진다(2장).

운동계(movement system): 움직임에 관여하는 몇몇 하부시스템들과 구조물들의 기능적 상호작용(3장).

운동느림증(bradykinesia): 움직임 느리게 나타나거나 시작된 움직임을 유지하기 어려운 증상. 종종 바닥핵 손상으로 인해 발생한다(2장, 10장).

운동단위(motor unit): 알파운동신경과 그것이 지배하고 있는 근섬유(2장).

운동동등(movement equivalence): 움직임 패턴과 활동 목표 사이에서처럼, 과제분석의 3가지 레벨 사이의 단방향성(many to one) 관계를 설명하는 중요한 개념이다(6장).

운동발달(motor development): 운동행동의 변화 과정으로써, 사람의 연령과 관련된다(4장).

운동분해(movement decomposition): 여러 관절 사이의 운동 파괴로 인한 운동기능장애로, 유연하고 협응된 운동 보다는 오히려 개별 신체 분절의 움직임을 초래한다(7과 10장).

운동불능증(akinesia): 종종 바닥핵 손상으로 인해 초기 움직임이 느리다(2장). 초기 움직임이 어렵고, 보행주기를 시작하기 위한 체중 이동이 어렵고, 또 앉기에서 일어서기를 시작하려고 할 때의 몸통 앞쪽 움직임이 어려운 증상(2장, 3장, 10장).

운동성(motility): 눈 움직임(8장).

운동시간(movement time): 특정 움직임의 과제를 수행하는데 걸리는 시간(7장).

운동역학(kinetics): 근육의 힘과 같이, 움직임과 관련된 힘들을 묘사하는 용어(10장).

운동이상증(dyskinesia): 불수의적인 움직임(3장).

운동조절(motor control): 신경학적, 물리적, 행동적 과정 등의 복잡한 과정의 결과로써 움직임을 연구하는 학문이다. 운동조절은 개인적, 과제적, 환경적 상황 등의 상호작용을 통해 자세를 유지하고 변화시키는 능력이다(3장, 5장).

운동프로그램(motor program): 특정 과제에 따라 수정될 수 있는 일반화되고 구조되기 전의 계획으로, 운동프로그램이 실행될 때, 운동프로그램의 결과는 피드백의 참여 없이 움직임을 일으킨다(5장).

운동학습(motor learning): 운동수행능력을 어느 정도 영구히 변화시키는 내적 과정으로, 경험과 연습의 결과로 일어난다. 운동학습은 새로운 기술을 습득하는 것과 새로운 상황으로 기술을 이전하고 유지하는 것을 포함한다(5장).

운동형상학(kinematics): 움직임을 일으키는 힘을 고려하지 않고, 움직임의 방향이나 관절각도 등과 같은 움직임 패턴을 설명하는 용어(10장).

원치 않는 보상(undesirable compensations): 사람이 원하는 움직임 패턴을 이용하지 못하는 보상운동이며, 몸통과 팔다리의 나쁜 정렬과 비대칭을 촉진하여 적절한 독립적 기능운동을 할 수 없게 만든다. 체중 수용이 감소되어, 비효율적이고 불안정된 움직임을 만든다. 그리고 2차 손상을 일으킬 수 있다(6장).

위둔덕(superior colliculus): 중간뇌의 뒤쪽에 있는 영역으로써, 뼈대근에서 오는 시각공간적 정보를 통합하고 중계하는 중추이다(8장).

위상성 자극(phasic stimuli): 빠른 신장과 빠른 냉적용과 같이, 가동성 반응을 촉진하는데 이용되는 자극으로서, 신경생리적 접근법에서 사용되는 용어이다. 이 위상성 자극은 근육 반응의 활성화나 운동의 시작을 촉진하는데 이용된다(6장).

위상이동(phase shift): 하나의 선호된 협응패턴에서 다른 협응패턴으로 바뀌는 과도기로써, 운동 발달에 대한 동적 시스템의 주요 관점이다. 새로운 선호 패턴이 설정되기 전까지는, 이런 위상 이동 동안, 동적 시스템은 상대적으로 불안정한 상태가 된다(4장).

위에서 아래로의 접근(top-down approach): 환자/고객이 중심이 되는 평가와 중재에 대한 현대적 관점으로, 역할이나 기능이 그 사람에 어떤 의미를 갖는지, 환경에 맞게 얼마나 적절하게 기능을 하는지 등이 주된 관심이다(6장).

위운동신경세포(upper motor neuron, UMN)): 대뇌겉질에서 시작하는 신경세포(2장).

위운동신경세포병터(upper motor neuron lesion, UMN lesions): 척수 등의 중추신경계를 손상시켜, 위운동신경 증후군의 징후를 일으킨다. 일반적으로 병터와 발병시기(급성 혹은 만성)에 따라서, 근육과다긴장이나 긴장저하가 나타날 수 있다(7장).

유각기(swing phase): 보행주기의 단계로써, 다리가 지면으로부터 떨어져 있는 시기이다. 유각기는 초기 유각기, 중간유각기, 종말유각기 등 3가지 세부 단계로 나누어진다(10장).

유형(model): 이론의 도식적 표현이고, 아이디어를 개념화하는데 매우 유용하다(3장).

음성 특성(negative features): 약증, 운동의 느림, 정교성이나 협응성 소실 및 피로와 같은 운동행동의 소실이나 결핍에 의한 징후(7장).

의도성 진전(intention tremor): 목적있는 운동을 할 때 일어나는 진전으로, 종종 소뇌질환과 관련된다(2장). 종종 활동성 진전으로도 불리며, 신체의 목적있는 운동을 할 때 발생된다. 일반적으로 팔을 뻗을 때나 다리를 들어올릴 때 발생된다. 증상은 주로 소뇌병터를 가진 환자에게 나타난다(7장).

의미(meaning): 감각이나 개인의 의미를 말하며, 여러 레벨에 존재한다. 의미는 사회적, 개인적, 문화적 요소 등이 복합적으로 작용하지만, 동적이다(5장).

의사결정(decision making): 문제 해결을 위한 해결책(8장).

의지(volition): 선택이나 결정하는 의지(9장)

이동(shift): 물체를 움직이거나, 손가락 끝으로 물체를 조절하는 것(9장).

이동(transfer): 한 면에서 다른 면으로 움직이는 것으로서, 이동이나 가동성 기술의 한 형태이다(10장).

이랑(gyri, 단수: gyrus): 대뇌 표면에 있는 능선으로, 뇌의 크기에 영향을 주지 않고 뇌의 표면적을 증가시킨다(2장).

이론(theory): 중요한 개념들의 관계를 진술하는 것(1장).

이름못대기증(anomia, 명칭실어증):물체의 이름을 알지 못함(2장).

이완(flaccidity): 근육의 약증이나 마비이며, 뇌손상의 초기에서 주로 나타나며, 근육 긴장이 사라진다(2장). 비정상적으로 낮은 근육 긴장을 의미하며, 근육 긴장의 완전한 소실을 의미한다(7장).

이중지지기(double support): 보행주기의 한 단계로, 양 다리가 지면에 닿아 있는 시기. 보행주기의 약 22%를 차지한다(10장).

이향능력(vergence): 시야에서 멀던 가깝던 간에 명확하게 하나의 물체를 주시하는 능력(9장).

인식불능증(agnosia): 감각으로 일반적인 물체를 인식하지 못하는 것(2장).

일렬(tandem): 일직선으로 보행할 때, 발가락과 발꿈치를 일렬로 배치하는 것(8장).

일상생활동작(activities of daily living, ADL): 수면/안정, 식사, 몸치장, 침상 활동, 옷입기, 화장실 활동, 기능적 가동성, 목욕 및 성생활 등의 일상적인 활동으로써, 다른 사람의 도움을 받지 않고 혼자서 활동하는 것. 그리고 종종 지역사회 활동, 집 관리활동, 애완동물이나 다른 물건 등의 관리, 의사소통장비 사용이 여기에 포함되기도 하는데, 이것을 도구적 일상생활동작이라고 한다. 일상생활동작은 기본적인 기술을 필요로 하는 반면, 도구적 일상생활동작은 문제해결 능력과 사회적 능력을 필요로 한다(1장).

읽기언어상실증(alexia): 읽기를 하지 못함(2장).

임상적 추론(clinical reasoning): 임상적 딜레마를 가진 문제점을 가설하고, 해답을 찾고, 문제해결에 대한 결정을 내리는 과정이다(1장).

임신나이(gestational age): 주 단위로 표현되는 태아의 연령. 사람의 수태 기간은 40주이다(3장).

입각기(stance phase): 보행주기의 단계로써, 다리가 지면에 닿아 있는 시기이다. 입각기는 초기 접지기, 부하수용기, 중간입각기, 종말입각기, 전유각기 등 5가지 세부 단계로 나누어진다(10장).

자동억제(autogenic inhibition): 소위 비상호억제로 불리고, Golgi 힘줄기관에 의해 매개된다. 억제성 입력으로 주동근으로 전달하고, 흥분성 메시지를 길항근으로 전달한다(2장).

자동운동(automatic movements): 특정 자극에 반응하여 일어나는 움직임으로써, 반사, 몸통바로잡기반응과 같은 자세반응, 평형반응, 보호 반응 및 연합반응 등이 종종 무의식적이고 불수의적으로 일어난다(4장).

자세긴장(postural tone): 체중부하관절과 몸통을 고정하기 위한 특정 항중력근의 활동(8장).

자세동요(postural sway): 가만히 선 자세를 취하는 동안, 느리지만 지속적인 체중의 이동이 양쪽 다리 사이에서 일어난다(10장).

자세반응(postural reactions): 운동계획이 실행된 이후, 그 운동계획을 위해 만들어진 조절능력으로써, 예기치 못한 환경 조건에 반응할 수 있도록 만든다(8장).

자세성 반주(postural accompaniments): 운동계획 실행과 동시에 운동계획을 위해 만들어진 조절능력으로, 감각 피드백이 움직임에 영향을 주도록 한다(8장).

자세성 진전(postural tremor): 사람이 팔다리로 체중부하 할 때나 혹은 팔다리, 머리, 몸통 및 목의 움직임이 큰 저항을 만날 때, 관찰될 수 있는 진전의 일종(7장).

자세정렬(postural alignment): 세로중심선에 신체를 정렬 시키는 것(8장).

자세조절(postural control): 자연스런 움직임 조절로서, 안정성(자세 유지)과 가동성(움직임) 사이의 기능적 관계를 보여준다(4장, 8장).

자세준비(postural preparations): 운동계획이 실행되기 전에 운동계획을 위해 만들어진 조절능력(8장).

자유도(degrees of freedom): 특정 관절에서 일어날 수 있는 움직임의 수로서, 여러 관절의 움직임 수가 더해질 수 있다(3장).

자율신경성 반사기능장애(autonomic dysreflexia): 척수손상으로 일어나며, 자율신경계가 중추신경계의 효율적인 지배를 더 이상 받지 못하고, 무질서나 반사기능장애 때문에 생명에 위협을 줄 수 있다. 방광 과잉확장, 요로감염, 카테터 튜브나 심지어 월경성 경련 등에 의해 나타나기도 한다(2장).

작업(occupation): 개인의 의미와 목적에 따라 달라지는 독특한 과제 행동으로써, 작업치료에 이용된다. 작업은 최대 독립과 삶의 만족을 위한 환자/고객의 치료적 목표를 달성하기 위한 수단이다. 작업의 성공적인 참여는 중재를 위한 바람직한 최종 산물이다(6장).

작업성 임베디드(occupationally embedded): 작업을 묘사하는데 이용되는 용어로써, 특정 개인에게 커다란 의미와 목적을 가지고 있다. 움직임 교육이나 재교육을 작업을 통해 이룬다(5장).

작은글씨증(micrographia): 비정상적으로 작은 글씨를 적는 것(9장).

잡기(grasp): 손으로 물체를 잡는 것(4장, 9장).

잡기반사(grasp reflex): 손바닥(특히 자뼈쪽)의 촉각을 자극했을 때 나타나는 강한 손가락 굽힘의 자동반응(4장).

장기 기억(long-term memory): 실제로 뇌에 저장되는 기억이고 나중의 검색에 이용된다. 이 과정의 초기 단계는 뇌 시냅스의 효율성의 기능적 변화를 반영하고, 나중 단계는 이들 뇌 시냅스의 실제적인 구조적 변화를 동반한다(5장).

장기 상승작용(long-term potentiation, LTP): 반복적 자극과 활동 이후에 일어나는 시냅스의 강화(2장).

장애(disability): 특정 사회나 사회문화적 및 신체적 환경에서 동작, 과제 및 활동을 수행하지 못하는 능력. 자가관리, 집관리, 직업(직장/학교/놀이) 및 사회생활/레저 활동 등이 위의 사회적, 문화적, 신체적 환경에 포함된다(1장).

재분극(repolarization): 탈분극 이후에 일어나는 활동전위의 기간으로써, Na^+ 문이 닫히고 K^+ 문이 열려서, 세포막 밖으로 K^+이 유출될 때 일어난다(2장).

재생성 발아(regenerative sprouts): 절단된 축삭의 먼쪽 끝부위나 손상 지점 근처에서 일어나는 성장으로, 표적 조직과 다시 연결하려는 시도이다(2장).

저긴장(hypotonia): 근육 뻣뻣함의 감소로써, 척수소뇌병디와 소아마비나 다운증후군과 같은 발달장애질환에서 종종 나타난다(2장). 이것은 비정상적으로 근육의 긴장이 낮은 것으로 근육 뻣뻣함이 감소되고, 근육 긴장이 낮고, 목과 몸통의 조절이 떨어지고, 근육의 공동수축이 좋지 못하고, 안정성이 제한된다(7장).

적응(adaptation): 근육 당김으로 인해 뼈 내부에서 발생하는 모델링과 같이, 신체조직에 가해진 자극에 이차적으로 반응하는 신체 능력(4장).

적응력(adaptability): 성공적인 가동성에 꼭 필요한 3대 조건 중의 하나로, 개인의 목표와 환경의 요구를 충족할 수 있도록 가동성에 적응하는 능력으로 정의된다(10장).

적절한 보상(appropriate compensations): 정상 움직임과 비슷한 움직임 패턴을 이용하는 것으로서, 침범된 신체 분절과 비침범된 신체 분절을 움직임 패턴에 융합시키고, 개인의 능동적 움직임 패턴을 기능적 수행으로 촉진하는 것이다(6장).

전동력(electromotive force): 흥분성 세포막을 가로지르는 투과성과 전위의 차이에 의해 발생되는 전위로, 전류를 만든다(2장).

전략(strategy): 여러 환경에서 과제를 수행하는데 필요한 운동, 감각, 지각 정보를 어떻게 조성하는 것뿐만 아니라, 과제를 달성하는데 이용되는 움직임 패턴을 포함한다(6장).

절대불응기(absolute refractory period): 활동전위 직후의 짧은 기간으로, 세포막이 어떠한 강한 자극에도 반응하지 않는다(2장).

정밀잡기(precision grasp): 엄지의 맞섬을 이용해 작은 물체나 중간 크기의 물체를 잡는 방법(9장).

정상 근긴장(normal muscle tone): 뼈대근의 준비 상태로써 근육계가 각성된 상태이고, 요구된 과제를 준비하는 상태이다. 근긴장은 전반적인 운동신경계고리의 흥분성 수준에 의해 결정되고, 근육의 내적 뻣뻣함, 신경병리적 부재, 많은 반사들의 민감성 수준을 통제한다(2장).

정신훈련(mental practice): 뚜렷한 움직임 없이, 운동과제에 대한 인지적 예행연습(5장).

정적 균형(static balance): 정적 자세를 취하는 동안 평형을 유지하는 몸의 능력(3장). 안정성 참고(8장).

제뇌강직(decerebrate rigidity): 몸통과 모든 팔다리가 폄한 상태로 지속적으로 수축하는 것으로, 대개 뇌줄기 병터가 있음을 의미한다(7장).

조기발달(early development): 본 책에서는, 태아 성장과 조성동안에 일어나는 변화로 정의된다(3장).

조음장애(dysarthria): 조음, 호흡 및 발음의 협응과 관련된 언어적 문제(2장).

조작(manipulation): 뻗기, 잡기, 해제 등의 모든 활동을 포함하며, 쥐고 있는 물체를 움직이고 조작하는 활동이다(4장).

조작적 조건화(operant conditioning): 연상학습의 일종으로써 시도와 실수를 모두 가진다. 특정 반응에 관련시켜 학습한다(5장).

조작적(manipulatives): 소단위 운동기술을 권장하기 위해 손으로 물체를 움직이는 것(9장).

조절(modulate): 변화시키거나 정제하는 능력, 수렴을 포함한 많은 과정을 통해 신경계 내에서 이루어진다(3장).

조절적 조건(regulatory conditions): 기술을 수행하는데 이용된 움직임의 특성에 영향을 주는 수행 환경의 특성(5장).

종종보행(festinating gait): 활보길이를 짧게 하면서 보행의 속도가 점차 빨라지는 보행. 주로 파킨스씨병 환자에게 나타난다(10장).

주변시(ambient vision): 주변을 시각으로 인지하는 기능이며, 초점시(focal vision)와 반대되는 개념으로서 "여기가 어디지?"나 혹은 큰 그림을 보는 기능(8장).

주요 조절 지점(key points of control): 신체 부위, 특히 골반이나 어깨 등이 여기에 포함된다. 치료사나 보조치료사가 사람의 움직임을 가이드하기 위해 이 지점들을 적절하게 선택한다(6장).

주의(attention): 환경의 정보를 처리하고, 정보를 장기 기억으로 바꾸는 뇌의 능력이다(5장). 인지 과정을 환경에 연결하는 능력이다(8장).

주의학습(massed practice): 학습시간과 휴식시간이 연속적으로 이루어지는 것으로써, 휴식시간이 학습시간보다 더 적다(5장).

중추성 안뜰기관질환(central vestibular disorders): 투사섬유/안뜰계 신경로 내의 병리로 인한 장애(8장).

쥐기에 적당한(prehensile): 잡거나 유지하는데 적절한 상태(9장).

지각(perception): 감각자극을 의미하는 것으로써, 감각겉질에 의한 여러 감각 입력들의 통합(8장).

지각학습(perceptual learning): 비연상학습의 복잡한 형태로서, 행동이나 작업에 대한 자발적 예행연습 기전으로 작용할 수 있는 감각기억의 형성에 관련한다(5장).

지속적 주의(sustained attention): 시간적 과제에 대한 주의를 유지하는 능력(5장).

지속적 학습(constant practice): 학습 기간동안 동일한 과제가 반복적으로 이루어지도록 학습 과정을 조성한다(5장).

지향반응(orienting reactions): 시각이나 신체적 도달을 통해 물체 쪽으로 머리나 몸통을 움직이는 것(8장).

진전(tremor): 신체의 율동적이고, 불수의적이고, 진동적인 움직임으로서, 중추신경계의 손상으로 종종 나타난다(2장).

진행(progression): 성공적인 이동에 필요한 3개의 주요 요구사항 중의 하나로, 원하는 방향으로 신체를 움직일 수 있는 기본적인 패턴을 만드는 능력이다(10장).

질량중심(center of mass, COM): 중력에 대한 모든 질량의 중심점(8장).

참여제한(participation restriction): 활동 수행이 제한되는 것을 의미하며, 특정 환경에서 선택적 과제를 수행할 수 없게 만드는 장애가 초래된다. 그래서 사람이 사회에 자유롭게 참여할 수 없도록 제한하는 것이다(1장).

참조체제(frame of reference, FOR): 환자/고객과 임상가의 상호작용을 위한 체계적인 기초를 제공하는 개념과 원리의 설정(9장).

척수 쇼크(spinal shock): 침범된 신체 분절의 모든 근육이 기능을 하지 못하는 심각한 상태로, 급성 병변으로 인해 중추신경계가 쇼크 상태로 놓여 일시적 이완 상태가 나타난다(7장).

척수반사(spinal reflexes): 척수 레벨에서 이루어지는 가장 초기에 형성되는 시냅스 연결로서, 감각 입력과 운동 반응을 허용한다. 삼키기와 구토와 같이 생명을 유지하는데 필요한 많은 척수반사들이 영구적으로 지속된다(3장).

척수성 경직(spinal spasticity): 대뇌겉질과 같은 위척수중추의 잔존한 영향으로 인해 근육 긴장이 증가된 것으로써, 척수신경로의 조절이 비효율적으로 되며 종종 후천성 척수손상에 의해 일어난다. 다리의 폄근에 주로 경직이 나타난다(10장).

체중부하(weight bearing): 효율적인 공동수축과 자세의 안정성이 일어나고, 체중을 취할 수 있는 능력(4장). 팔다리가 어떤 지면에 고정되어 있을 때 체중부하가 일어나며, 닫힌고리활동으로 간주된다(10장).

체중이동(weight shifting): 자연스런 움직임 조절이며, 하나의 신체분절이 고정되어 있는 동안, 다른 신체 분절은 이동될 수 있도록 체중부하를 하지 않는다(4장).

초점시(focal vision): 환경에서 특정 물체를 인지하고 확인할 수 있는 능력 (8장).

촉각적 지각(haptic perception): 시각을 사용하지 않고 손만으로 물체와 그 물체의 특성을 인지하는 것(9장).

촉진(facilitation): 자연스런 과정을 촉진하는 것. 특히 신경충격에 의한 신경조직의 효과(6장).

촉진성(facilitaory): 신경에 대한 탈분극 효과로써 종종 흥분성인 활동전위 역치에 도달하도록 만든다(2장). 특정 반응을 활성화하거나 증가시키기 위해 자극을 이용한다(6장).

추적(pursuits): 시야의 전역을 걸쳐 눈이 표적을 따라 부드럽게 움직이는 것(8장).

추진성 보행(propulsive gait): 파킨스씨병 환자에게서 종종 나타나는 보행으로, 가속적인 보행 패턴을 보이고, 그 환자의 보행을 멈추기 위해서는 물체나 벽이 필요하다(10장).

치료적 자기 이용(therapeutic use of self): 상호적 추론을 토대로 하는 작업치료의 전문 용어로써, 임상적 추론의 중요한 구성요소이며, 환자/고객과 함께 목표를 설정한다(1장).

탈분극(depolarization): 안정막전위의 감소로서, 양의 전위를 띠는 활동전위의 문턱값에 도달할 때까지 일어나는 것으로, 흥분성과 억제성이 있다(2장).

톱니바퀴형 강직(cogwheel rigidity): 저항과 이완이 교대로 나타나는 강직으로, 파킨스씨병과 같은, 바닥핵 병터와 관련된다(2장).

통제된 가동성(controlled mobility): 안정된 똑바른 자세를 유지하면서 움직일 수 있는 능력으로 종종 동적 안정성이라고 불린다(6장).

특수능력(splinter skills): 다른 환경이나 동일 과제의 변경에 일반화될 수 없는 기술(6장).

판단(judgment): 특정 환경에 대한 적절성을 판단한다(8장).

팔다리마비(quadriplegia): 모든 팔다리, 목 및 몸통에서 운동약증이나 마비가 일어난 것(2장).

팔다리마비(tetraplegia): 모든 팔다리에서 운동약증이나 손상이 있는 것(2장).

패턴인식(pattern recognition): 현상을 관찰하고, 중요한 특성을 인지하고, 특성들 간에 연관성이 있는지를 결정하고, 또 비교와 결정을 만드는 능력으로, 기대나 유사한 패턴을 만들 수 있도록 비교한다(1장).

편측성(laterality): 몸의 양쪽 측면에 대한 자각(8장).

평형(equilibrium): 균형이 깨어졌을 때 다시 균형을 설정하는 행동(4장). 위치를 유지하기 위해 자세를 조절하는 것(8장).

평형반응(equilibrium reaction): 공간에서 신체 방향의 변화에 따라 조절된 것으로, 머리와 몸통의 바로잡기반응과 팔다리의 보호성 폄 반응으로 구성된다(4장). 균형이 깨어졌을 때, 그 균형을 회복하기 위한 움직임(8장).

폐쇄 기술(closed skills): Gentile 분류에 따르면, 학습자가 패턴을 자동적으로 수행하는 능력을 발달시키는 쪽으로 작업하는 것으로 고정을 필요로 하는 기술이다. 학습자에게 요구된 운동 협응을 고착할 수 있는 기회가 주어진다(5장).

피드백(feedback): 기술을 섭득하는 과정으로 동작 조절을 위한 감각정보의 사용(5장).

피드포워드 입력(feed-forward input): 움직임을 예측할 수 있는 능력(9장).

하반신마비(paraplegia): 다리의 마비나 운동약증(2장).

하이 온-가드 포지션(high on-guard position): 팔을 벌림과 가쪽돌림으로 자세 취하기. 새로운 앉기 자세나 선 자세를 취할 때, 이 자세가 나타난다(4장).

학습(learning): 적응의 일종이며, 상대적으로 행동의 영구적 변화를 일으킨다. 대개 연습의 결과로 나타난다(4장과 5장).

학습순서(practice order): 과제를 학습하는 순서로, 구획적, 순차적, 혹은 무작위로 이루어질 수 있다(5장).

학습스타일(learning style): 정보 처리 방법을 의미하고, 이것은 사람마다 다른 양상을 띤다(5장).

학습의 이동(transfer of learning): 과제수행의 이득이나 소실을 의미하는 것으로, 몇몇 다른 과제에 대한 학습이나 경험의 결과로 나타난다. 이전에 학습된 기술의 긍정적 영향은 새로운 기술의 학습이나 새로운 환경에서 일어나는 동일 기술의 수행에 대한 효과를 가진다(5장).

한눈시(monocular vision): 한 눈으로 보는 시야(3장).

항중력성 굽힘(antigravity flexion): 아기가 중력과 싸움을 하면서 발달하는 것으로써, 누운 자세와 옆으로 누운 자세에서 머리를 들어올릴 때 잘 나타난다. 그리고 누운 자세에서 발을 움직이듯이, 수의적이고 능동적인 움직임이다(4장).

항중력성 폄(antigravity extension): 수의적, 능동적 움직임으로써, 중력에 대항해 먼저 목이 폄하고, 그 다음 몸통이 폄한다. 이것은 엎드린 자세에서 머리를 먼저 들고, 그 다음 몸통을 폄할 때 뚜렷하게 나타난다(4장).

핵(nuclei, 단수: nucleus): 중추신경계 내부에 있는 신경세포의 그룹들로, 공통된 기능과 표적을 가지고 있다(2장).

핸들링(handling): 신경발달치료의 용어로서, 자동적 자세운동을 촉진하고 전형적인 움직임 요소의 활성화와 출현을 권장하는 도수 가이드이다(6장).

행동(praxis): 신체가 어떤 공간에 있는지에 대한 지식과 운동과제를 수행하기 위해 계획되어야만 하는 운동의 순서에 대한 지식이며, 촉각, 안뜰감각, 고유수용성 정보 등의 상호작용에 근거된 행위이다(3장).

행동곤란증(dyspraxia): 감각을 처리하고 통합하는 기능을 하지 못하는 질환으로, 특정 과제에 적합한 계획과 실행을 할 수 없다(3장).

행위상실증(apraxia): 움직임을 계획하기 어려운 것으로, 전형적으로 움직임은 느리고 서툴다. 그리고 몸쪽 분절에서 약간의 약증과 협응 소실이 일어난다(2장).

현기증(vertigo): 운동의 잘못된 감각으로 일반적으로 안뜰기관 질환에 의해 동반된다(3장). 운동 감각이 실제로 신체적 운동의 부재로 나타나는 것(8장).

형태만들기(shaping): 교육분야의 용어로, 행동이 시작 상태에서 바람직한 최종 결과로 변화하는 점진적 과정을 의미한다(5장).

확산성 병터(diffuse lesion): 양측의 대칭성 구조물에 침범하지만, 단일 병터로써 중간선을 넘어서지 않는다(2장).

환측 팔다리의 공동운동(homolateral limb synkinesis): 편마비측 팔의 굽힘이 그쪽 다리의 굽힘을 이끌어낼 때와 같이, 종종 편마비측 팔다리 사이에서 관찰되는 의존성을 묘사하는데 사용되는 용어이다(2장).

활동전위(action potential): 화학적 자극, 전기적 자극, 혹은 감각 자극에 반응하여 발생하는 안정막전위의 시간적 역전 현상으로, 축삭의 길이를 따라 전기화학적 신호가 전파된다(2장).

활동제한(activity limitation): 기능적 제한 때문에 개인의 활동 수행능력이 제한되는 것. 활동제한은 신체 구조/신체 기능 뿐만 아니라, 과제의 설계나 환경에 의해서도 좌우된다(1장).

활모양 강직(opisthotonus): 폄근들의 강하고 지속적인 수축으로써 사람은 젖힘 자세를 취한다. 이것은 심각한 뇌손상 환자에게서 종종 나타난다(7장).

활보길이(stride length): 한 발의 초기 접지기에서 시작해 같은 발이 다시 초기 접지기하는 시점 사이의 거리(10장).

황반변성(macular degeneration): 노화와 관련된 망막의 색소 변화이며 침침한 시야나 맹점을 일으킬 수 있다(3장).

회복(recovery): 원래 과정을 통한 기능의 달성(6장).

회전후눈떨림(postrotatory nystagmus): 정상 눈운동의 반전으로써, 돌다가 갑자기 멈출 때 일어난다. 이것은 안뜰계의 손상 여부를 평가하는 임상 도구로 이용된다(3장).

훈련(training): 문제 해결에 대한 내용이 수행자에게 주어질 때 일어나는 것으로, 종종 단기적이고 제한된 수행능력을 초래한다(5장).

휴식성 진전(resting tremor): 몸이 수의적 활동이나 중력에 대항한 활동을 하지 않을 때 일어나는 진전으로써, 움직임이 시작되면 진전이 멈춘다. 파킨스씨병과 같은, 바닥핵 질환의 증상이다(소위, "pill-rolling" 진전이라고 함)(2장).

흥분성 후시냅스전위(excitatory postsynaptic potential, EPSP): 작고, 국소적이고, 비전달성 혹은 비전파성의 후시냅스 탈분극으로써, 전시냅스 흥분성 신경세포의 자극에 의해 유발된다(2장).

희소돌기아교세포(oligodendrocytes): 비흥분성 신경아교세포로서, 중추신경계의 백색질에 주로 위치하며, 말이집이 있는 긴 돌기를 가지고 있고, 지지성 네트웍으로 작용한다(2장).

힘없음증(asthenia): 약증이 전신적으로 일어난 상태. 종종 소뇌질환이 동반된다(10장).

1차 신경세포(first-order neuron): 감각수용기로부터 시작하여, 중추신경계로 들어가고, 세포몸통은 등쪽뿌리 신경절에 위치한다(3장).

2점 식별(two-point discrimination): 물체가 동시에 피부의 2지점에서 접촉되는지를 알아내는 능력으로, 마루엽 내의 억제성 기전을 통해 이루어진다(2장).

2차 신경세포(second-order neuron): 몸감각 정보를 시상으로 운송하는 신경세포로써, 대개 뇌줄기나 척수에서 반대편으로 교차한다(3장).

3차 신경세포(third-order neuron): 시상의 세포몸통에서 시작하는 신경세포로서, 감각겉질까지 투사한다(3장).

Babinski 징후(Babinski sign): 발바닥의 가쪽을 자극할 때, 엄지발가락이 펴되고, 다른 발가락들이 부채처럼 펼쳐진다. 경식 징후를 편단헌디(7장).

Golgi 힘줄기관(Golgi tendon organ, GTO): 뼈대근의 근육힘줄 연결부에 있는 고유수용기의 일종으로, 근육의 당김 방향과 수직으로 배열되어 있다. GTO는 근육이 수축하여 힘줄을 당길 때 근육의 긴장을 모니터링하고, 피로를 탐지한다(2장).

Raimiste 현상(Raimiste's phenomenon): 연합반응의 한 예이며, 비침범측 다리에 저항을 가하면, 침범된 다리쪽에서 비슷한 반응이 일어난다(2장).

Souques 현상(Souques' phenomenon): 편마비환자에게서 종종 나타나는 연합반응의 일종으로써, 편마비측 팔을 수평면 보다 위로 들어올릴 때, 팔꿉관절이 펴되고, 손가락이 펴되고 벌림되는 현상이 일어난다(2장).

Willis 고리(circle of Willis): 뇌의 바닥에서 원형으로 배열된 뇌동맥 형태으로, 목동맥과 척추동맥에서 시작한 후, 앞대뇌동맥, 뒤대뇌동맥, 중간대뇌동맥으로 구성된다(2장).

찾아보기